简明乳腺癌临床研究百年循证

A Concise Centennial Evidence Based
Clinical Research on Breast Cancer

主　编　佟仲生　贾勇圣

副主编　赵伟鹏　董国雷　贾　岩

天津出版传媒集团

天津科学技术出版社

图书在版编目（CIP）数据

简明乳腺癌临床研究百年循证 / 佟仲生 , 贾勇圣主编 . -- 天津 : 天津科学技术出版社 , 2022.7（2022.12 重印）
ISBN 978-7-5576-9371-8

Ⅰ . ①简… Ⅱ . ①佟… ②贾… Ⅲ . ①乳腺癌—诊疗
Ⅳ . ① R737.9

中国版本图书馆 CIP 数据核字 (2021) 第 105295 号

简明乳腺癌临床研究百年循证
JIANMING RUXIANAI LINCHUANG YANJIU BAINIAN XUNZHENG
责任编辑：孟祥刚
责任印制：兰　毅

出　　版： 天津出版传媒集团
天津科学技术出版社
地　　址：天津市西康路 35 号
邮　　编：300051
电　　话：（022）23332390
网　　址：www.tjkjcbs.com.cn
发　　行：新华书店经销
印　　刷：天津印艺通制版印刷股份有限公司

开本 889×1194　1/16　插页 4　印张 42.25　字数 1 100 000
2022 年 12 月第 1 版第 2 次印刷
定价：198.00 元

主编简介

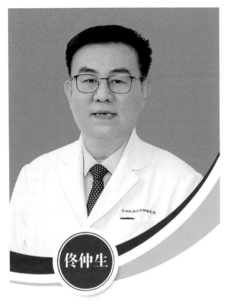

佟仲生

天津医科大学肿瘤医院乳腺肿瘤内科主任，主任医师，硕士研究生导师，兼任中国抗癌协会乳腺癌专业委员会常委、中国抗癌协会靶向治疗专业委员会常委、国家肿瘤质控中心乳腺癌专家委员会委员、国家抗肿瘤药物临床应用监测专家委员会乳腺癌组副组长、中国老年协会老年肿瘤委员会乳腺癌专业组副主委、天津抗癌协会多原发和不明原发性肿瘤专委会主任委员，《中国肿瘤临床》《天津医药》《中华乳腺病杂志》等杂志编委。

从事肿瘤化疗临床与基础研究近 40 年，擅长乳腺癌化疗、内分泌治疗、靶向治疗、免疫治疗及晚期乳腺癌的综合治疗。获得首届中华医学科技一等奖、中国抗癌协会科技进步一等奖、天津市科技进步特等奖、三等奖。近十年来，以第一及通讯作者发表论文百余篇，其中 SCI 文章 80 余篇，主编《乳腺肿瘤内科手册》。荣获"五一劳动奖章"、天津市第四届"人民满意好医生"及天津"名医"称号。

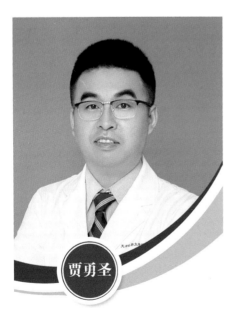

贾勇圣

天津医科大学肿瘤医院乳腺肿瘤内科副主任医师，国家抗肿瘤药物临床应用监测青年专家委员会委员，国家药品监督管理局医疗器械技术审评中心外聘专家，中国抗癌协会乳腺癌专业委员会青年专家，中国抗癌协会国际医疗交流委员会青年专家，中国医药卫生文化协会肿瘤防治与科普分会委员，美国莫菲特癌症中心乳腺系博士后，美国癌症研究协会（AACR）会员，《中华乳腺病杂志（电子版）》通讯编委，*Holistic Integrative Oncology* 中青年编委。

在乳腺癌免疫治疗、新辅助／辅助化疗、内分泌治疗以及靶向治疗等方面拥有丰富的临床经验，致力于提高乳腺癌患者预后，改善晚期乳腺癌患者生活质量；参与开展多项国际多中心乳腺癌临床研究，擅长针对不同分子分型乳腺癌量身定制精准化治疗。

参编人员

按照姓氏首字母排序

白桂颖　天津医科大学肿瘤医院临床试验病房
陈星宇　日照市人民医院肿瘤一科
陈钰沁　厦门医学院附属第二医院胸部肿瘤三科
崔　璨　天津医科大学肿瘤医院乳腺肿瘤内科
单丽芳　普洱市中医医院药剂科
董国雷　天津医科大学肿瘤医院乳腺肿瘤内科
韩有明　天津医科大学总医院滨海医院肿瘤内科
何　洋　天津医科大学肿瘤医院空港医院乳腺肿瘤内科
贾晓晨　天津医科大学肿瘤医院空港医院乳腺肿瘤内科
贾　岩　天津医科大学肿瘤医院乳腺肿瘤内科
贾勇圣　天津医科大学肿瘤医院乳腺肿瘤内科
靳肖寒　济宁市第一人民医院肿瘤内科
李军楠　天津医科大学肿瘤医院乳腺影像诊断科
李芷君　天津医科大学肿瘤医院
刘婷婷　泰安市中心医院乳腺外科
刘晓东　天津医科大学肿瘤医院乳腺肿瘤内科
刘宣辰　天津医科大学肿瘤医院
陆　宁　天津医科大学肿瘤医院乳腺肿瘤内科
路　灿　北京市大兴区妇幼保健院乳腺科
孟文静　天津医科大学肿瘤医院乳腺肿瘤内科
乔　柱　济宁医学院附属医院肿瘤科
邱梅清　枣庄市立医院肿瘤科
任玉琳　河南省肿瘤医院肿瘤内科
孙琳琳　天津医科大学肿瘤医院
孙维昕　天津医科大学肿瘤医院乳腺肿瘤内科
佟仲生　天津医科大学肿瘤医院乳腺肿瘤内科
王　芳　河南省肿瘤医院乳腺科

王　静　天津医科大学肿瘤医院放疗科

王淑玲　天津医科大学肿瘤医院乳腺肿瘤内科

王晓蕊　天津医科大学肿瘤医院乳腺肿瘤内科

王　岩　天津医科大学肿瘤医院滨海医院肿瘤内一科

魏雪晴　天津医科大学肿瘤医院超声诊疗科

谢晓娟　厦门医学院附属第二医院肿瘤内科

于　倩　成都市第二人民医院肿瘤科

张继博　邢台市人民医院肿瘤内二科

张　杰　天津医科大学肿瘤医院乳腺肿瘤内科

张　杰　天津市肿瘤医院空港医院乳腺肿瘤内科

张菊萍　邢台市人民医院肿瘤内二科

张　丽　天津医科大学肿瘤医院乳腺肿瘤内科

张志影　天津医科大学肿瘤医院空港医院血液科

赵伟鹏　天津医科大学肿瘤医院乳腺肿瘤内科

赵晓辉　锦州医科大学附属第一医院消化道肿瘤二病房

郑希希　首都医科大学附属北京天坛医院肿瘤内科

郑雅方　天津市胸科医院放疗科

周　颖　天津医科大学肿瘤医院空港医院中西医结合科

朱玉英　天津医科大学肿瘤医院空港医院放疗科

朱悦红　天津医科大学肿瘤医院空港医院乳腺肿瘤内科

序言·一

喜闻佟仲生教授带领的我院乳腺肿瘤内科青年医生和研究生团队，经过多年的齐心协力，在完成日常繁重的临床工作之余，学习领悟乳腺癌临床研究的基础上进一步总结汇总，完成《简明乳腺癌临床研究百年循证》的论著，可敬可贺。

据全球癌症负担状况的最新现状报道，2020年全球约有1930万新发癌症病例，女性乳腺癌已超过肺癌成为最常见恶性肿瘤，同时也是女性肿瘤死亡的主要原因。我国乳腺癌防控形势同样不容乐观，乳腺癌新发病例数位居第四位，仅次于肺癌、结直肠癌和胃癌。并呈现城市高于农村的分布。基于以上原因，2019年我国国务院发布的《健康中国行动（2019-2030年）》中新增肿瘤防治的专项行动，这就需要从事肿瘤专业工作者，不但需要临床业务知识的提升，还需要加强健康知识普及，使肿瘤负担得到有效控制，促进实现健康中国的宏伟目标。

随着对乳腺癌早期筛查的关注和诊疗技术提高，我国整体乳腺癌5年生存率达到83.2%，特别是近年来新药井喷式开发，小分子靶向药物、单克隆抗体药物不断问世，一定程度上改变了现有治疗模式。尽管和发达国家乳腺癌5年生存率相比还有距离，但这就是我们需要努力提升的空间。

因此，在日新月异的信息化爆炸时代，对临床医生、医学生而言，仍然迫切地需要一本以循证医学证据为基础的指导性书籍。本部著作的问世恰逢其时，全书收集了在乳腺癌诊疗过程中起到非常重要作用并被世界范围内的指南或共识不断引用的主要临床研究成果，比较全面的涉及乳腺癌临床诊疗领域的各个方面，包括：病因与预防、病理、手术、化疗、靶向治疗、内分泌治疗、免疫治疗以及放疗等，通过究本溯源讲述乳腺癌临床试验的设计初衷、研究过程、结论产生及相关问题的探讨，并通过对这些主要临床试验数据解读和分析，进一步提高对临床研究数据理解和把握，全方位地掌握乳腺癌临床研究的精髓，对临床实践工作大有裨益。

佟仲生教授多年来致力于乳腺癌内科治疗领域诊疗工作，颇有成就与造诣。带领的团队经过十几年的努力，已成为国内规模最大的专业乳腺癌诊疗团队之一。承担诸多的国内外临床研究，在同行领域内也是名列前茅，在早期乳腺癌的围手术期治疗、晚期乳腺癌的综合治疗方面经验丰富、见解独到。多次在学术期刊、媒体平面发表专业论文及科普文章，并长期紧随国际上的乳腺癌诊疗前沿。本书作为集体智慧的结晶能够问世，对于促进学科发展，特别是对青年医生及研究生的再学习，起到很好的借鉴作用。

　　"问渠那得清如许，为有源头活水来"，《简明乳腺癌临床研究百年循证》这部临床著作的面世，无疑是乳腺癌诊疗领域的一大幸事，同时定将为进一步推动乳腺癌的临床诊疗起到非常重要的引领作用。

中国工程院院士

中国抗癌协会 名誉理事长

国际乳腺疾病学会（SIS）副主席

序言·二

2020 年乳腺癌发病率超越肺癌，位居恶性肿瘤之首，是严重威胁女性身心健康的重大疾病。随着我国经济发展水平进一步提高，经济、社会、环境包括个人生活方式发生快速变化，我国肿瘤患者人数明显增长，肿瘤发病率迅速上升，对我国肿瘤防治工作带来挑战。与此同时，国内乳腺癌诊疗水平亦在快速提升，随着乳腺癌早期筛查及健康理念的普及，早期乳腺癌治愈率明显提高，国内资料显示，乳腺癌 5 年生存率达到 83.2%，比十年前有明显进步。但也应该看到，与发达国家乳腺癌 5 年生存率相比仍有差距，仍有患者初诊时就发生远处转移。对临床医生而言，如何提高早诊率、优化治疗方案、改善患者生存，是一项任重道远的重大课题。

曾经，医学决策一直依赖传闻和未经检验的理论，直到临床研究数据的出现，把医学工作者从盲从中解放出来。从乳腺癌治疗历史的演变过程，我们更加确信临床研究的重要性。Halsted 认为区域淋巴结在癌细胞扩散过程中扮演重要角色，乳腺癌是一种位于乳房的局部病变，腋窝淋巴结是癌细胞通过的机械屏障，如果能阻断该通路，就可以实现乳腺癌的根治。在这一理论基础上，1894 年 Halsted 建立乳腺癌根治术，逐渐成为全世界外科医生遵奉的圭臬。20 世纪 70 年代，Fisher 提出乳腺癌并非局部性病变，而是全身性、系统性疾病，在乳腺癌诊断早期，癌细胞很可能早已转移到全身各个部位，而且，区域淋巴结也并非癌细胞的有效屏障，与之相比，血液转移是更具有临床意义的转移方式。Fisher 认为再彻底的乳腺癌根治术，也不可能实现对乳腺癌的根治。这不啻是对一个世纪以来乳腺癌外科治疗理念的彻底颠覆。Fisher 并未仅仅停留在对 Halsted 的口诛笔伐，而是有力地拿起了临床试验这个武器去捍卫自己的观点，打破 Halsted 主义。通过涉及数千例患者的数十项临床试验，Fisher 将临床结果转化成为医疗决策，由于他的开创性研究，在全世界乳腺癌有了指导治疗的科学依据，从而改善乳腺癌患者生活质量并增加长期生存机会。

一百年来，我们看到了临床研究结果深刻影响并指导着的临床实践变革：乳腺癌系统治疗迅速发展，患者总生存率不断提高，化疗药物更新优化，内分泌与靶向治疗迭代强化，放疗的进展也影响着手术的局部控制，特别是对腋窝淋巴结阳性患者，手术的局控作用逐渐退出统治地位；由群体走向个体，追求更为精准的医疗模式，分子分型指导下的系统治疗成为乳腺癌治疗的蹊径。

今天我们的医务工作者满怀激情,憧憬拿起临床研究这个利器去改变未来的医学决策,但是每个研究领域都有其独特的发展历程和传统,谈创新和改革之前,更要深入地积淀和学习,借鉴和模仿。佟仲生教授带领团队多年来承担牵头大量乳腺癌临床试验,积累了丰富的有关乳腺癌药物治疗临床研究经验。如何把握和整理这些浩如烟海的临床研究数据?以佟仲生教授为首的中青年团队探索出一条新路,他们在繁忙的临床工作之余,引经据典、化繁为简,通过表格化的书写方式介绍和梳理了一百余年来乳腺癌相关的临床研究数据,勾勒出乳腺癌临床研究的历史脉络,《简明乳腺癌临床研究百年循证》对乳腺癌预防、筛查、手术、新辅助、辅助到晚期的临床研究和试验进行了汇总,同时特别设计了特殊类型乳腺癌,包括老年、男性、炎性乳腺癌等相关章节。为把握乳腺癌研究的时代感,增加乳腺癌免疫治疗,更详细地分析和总结临床试验数据的应用范围和优缺点,同时更贴近临床实践。它的出现对于我国乳腺癌的诊疗具有积极意义。

天津市人大教科文卫委员会副主任委员
前任天津医科大学肿瘤医院院长

序言·三

乳腺癌作为女性发病率第一位的恶性肿瘤，占女性死亡率第四位，近年来我国乳腺癌发病率出现城市化和年轻化的新趋势。由于我国人口基数巨大，乳腺癌仍是国内基础与临床研究热点之一。同时也应清醒地看到，由于经济发展不平衡、医疗资源分配不均衡，导致乳腺癌无论早期还是晚期并未能得到充分有效的规范性治疗，临床试验的结果也缺乏中国人群的循证医学证据。

NCCN、ASCO 和 CACA-CBCS 乳腺癌指南或共识都基于良好的循证医学证据，这些临床试验数据具有较高证据级别，或严谨的前瞻性临床设计，或具有较大宗病例数，等等，引用级别往往都在 Ⅱ B 级以上。在临床实践中，引用这些指南或共识的临床结论作为我们临床诊疗的依据时，由于临床病例复杂性或特殊性，临床试验结论不能完全套用到临床遇到的具体病例情形中，但原则上最终解决方案仍需要参考临床数据作为依据，不能仅凭专家临床经验作为临床工作的绝对决策。因此，临床试验解读和分析在临床工作中的作用和地位不言而喻。

以天津医科大学肿瘤医院乳腺肿瘤内科佟仲生教授为首的团队，长期从事乳腺癌临床工作，具有丰富的临床经验和积累，经过几十年沉淀和发展，形成国内比较领先的专业乳腺肿瘤内科团队，拥有较强的临床科研实力。该团队在引领国内临床试验方面名列前茅，参与大量国际多中心临床试验，以研究者发起多项临床试验在 Clinical Trails 上注册，受到了国内外业内人士好评，为乳腺癌临床试验数据提供了切实可靠地支持，临床试验数据被国内外指南多次引用。

本书编纂工作历经五年，经多次修改和积累，对乳腺癌以往临床研究数据进行了精要解读，可以作为乳腺癌专业人员的进阶工具书籍。

天津医科大学肿瘤医院是我国肿瘤学科的发祥地，是集医、教、研、防、健为一体的大型三级甲等肿瘤专科医院、首批国家恶性肿瘤临床医学研究中心。1861 年英军在津建立军医院，为医院前身，后相继改建为英国伦敦会施医院、马大夫纪念医院。新中国成立后，更名为天津市立人民医院。1952 年金显宅教授在医院建立新中国第一个肿瘤科，后发展成为肿瘤专科医院。1986 年定名为天津市肿瘤医院，1987 年迁入现址，1997 年成为天津医科大学附属肿瘤医院。值天津医科大学肿瘤医院成立 161 年之际，"德高医粹、尚新至善"的院训已经深深融入每位天肿医务工作者的血液，德高医粹是对医务工作者自生品行和业务素质的精进要求，尚新至善则体现了医务工作者对临床试验和科学研究的不断求证和务实创新过程。从医院管理层面，我们相继出台系列优惠政策，切实解决临床实际工作中的羁绊，鼓励一线临床医师积极参加和发起临床试验研究，期待在将来国际临床研究舞台上听到更多天肿的声音。

天津医科大学肿瘤医院 院长

前　言

　　有幸参加 2015 年 ASCO 肿瘤大会，会议间隙欣赏琳琅满目的参展书籍，一本粉红色的精美册子映入眼帘。粉红丝带是全世界乳腺癌防治的标志，书本颜色选择可谓匠心独具，书籍名称是 *Breast Cancer: A Practical Guide*，打开一看，里面是对乳腺癌研究的简明扼要概述，附以参考文献。一下子就爱不释手，这种编写形式正是我们所期冀的，既有乳腺癌研究文献的主要数据及结论，又有原始文献参考之出处，真是简洁明了、直截了当！当时就想将其翻译成中文，以飨国内专业人士。回国之际，已然发现 *Breast Cancer: A Practical Guide* 早以《乳腺癌实用指南》之名翻译出版。但是学习热情一旦被动员起来，就会汇聚成一股力量，我们集全科之力编写的以乳腺癌内科治疗为主要内容的《乳腺肿瘤内科手册》也因此于 2017 年得以出版，期间科室同道广泛查阅文献，加深了对乳腺癌原始文献的认识和提高。*Breast Cancer: A Practical Guide* 成书于 2000 年，但随后的 20 年又是乳腺癌领域飞速发展的 20 年，研究日新月异，成果层出不穷，尽管已经有了乳腺癌 NCCN 指南等各大指南或共识，但乳腺癌临床工作仍然迫切需要一本与时俱进的溯本寻源的临床研究汇总。正因如此，2017 年集结我科年轻医师及已经毕业或即将毕业的研究生为主力军，开始了本书的编写。历经 5 载，几多修撰，集结成册，点开文档审阅的字数统计，100 余万字，这是主编始料未及的。

　　乳腺癌一百余年的研究历史，文献汗牛充栋，那些重要的参考文献仿佛散落在历史长河中的颗颗珍珠，我们将之一枚一枚挖掘出来，编织成一串精美的项链，这 100 余万字，既是对参编的青年医师和研究生临床思维训练、理想信念汇聚的最好回报，也是不枉桃李之大成。当然也更加感慨：此物最相思，愿君多采撷。成书之际，乐意对本书之特点归纳总结。

　　第一，一目了然

　　以表格形式呈现，结合简要阐述。这种形式源于入门肿瘤学的必读书籍《当代肿瘤内科治疗方案评价》，记得"丁香园" 2015 年的一个帖子《这 15 本肿瘤科经典书籍，你看过几本》中对该书的评价是："储大同教授生前为本书呕心沥血，全部是精华内容，涵盖了所有治疗的方案和评价，临床工作中参照价值很大。适合细细品味"。对该书的感受是很强的直观性和易读性，在入门肿瘤学的道路上给予我们很大帮助和启迪。所以本书规划之初借鉴了简洁易读的编书理念，以表格形式将乳腺癌临床研究的题目、时间、方法和结果一一呈现出来，使读者一目了然，能够迅速定位到自己需要的信息和内容。

第二，按图索骥

本书编辑秉承临床医师随手翻阅、应用方便的宗旨，在每个临床研究后面将参考文献一并列出，为的是临床医师能够快速找寻研究出处，按图索骥；对文献原文进行有针对性的简评，则为的是帮助读者找寻到真正需要掌握的信息。从网上的一段话可以看出文献对医务工作者的重要性："文献之于医务工作者，犹如菜谱之于厨师、秘籍之于习武之人，无论临床经验，还是研究前沿，文献都是最直接的载体——医务工作者脱离文献，就好比离开大地的安泰，失去了力量与智慧的源泉"。医务工作者要看文献不仅是等人来"喂"，更要"觅食"，带着目的去检索、去发现。本书的编辑形式无疑为这种精准的寻觅提供了最直接的线索和路径。

第三，历史传承

纸质书籍的印刷永远追赶不上日新月异的临床数据更迭，但是如同老酒，愈久弥新，经过岁月积淀，经典的临床试验文献往往散发出迷人的色彩，临床工作者只有把握历史，才能走向未来。2020年岁末邵峰教授在西湖大学的那场著名的演讲中谈到，做细胞焦亡前对该邻域历史文献从头到尾进行仔细梳理，发现其中的破绽端倪，成就一段新发现。临床研究亦如此，只有对历史上临床研究的深刻掌握，才能把控脉络，进行创新。所以本书的重要特点是对乳腺癌研究历史上重要文献的呈现和梳理，期望起到历史传承的作用。

第四，抛砖引玉

"你站在桥上看风景，看风景的人在楼上看你，明月装饰了你的窗子，你装饰了别人的梦"。卞之琳于1935年写下的《断章》同样适合于今天中国临床研究的现状，当我们在阅读经典，致敬国外临床研究的时候，发现国内的临床研究也已经逐渐走向国际舞台，这是国家软实力的充分体现，目前临床研究设计和发起已逐渐成为临床医师的最新追求，本书的问世无疑起到抛砖引玉的作用，让临床医师在品读经典的同时开始创作属于自己的经典。

第五，感性认知

被鲁迅先生誉为史家之绝唱，无韵之离骚的《史记》给人印象最深的部分是"太史公曰"，是司马迁用以议论史事、表达思想的文体。作为《史记》的重要组成部分，"太史公曰"虽依附于正文而存在，却多为点睛之笔，也为后代史家树立典范。本书描述的是科学问题，是对一个个精确数值和统计差异的阐述，但在实际临床操作中往往对每个临床研究都会有自己的感性认知，因此在每项临床研究后加入编者按，通过编者的认知对该临床研究进行评价，期望在严谨的临床研究中添加几丝感性。

我们将每个临床研究的主要研究者名字和简介一并列出，让伟大的先贤成为照亮我们前进的明灯，期许祖国的乳腺癌防治事业更快更稳地向前发展。

佟仲生 贾勇圣

2022 年仲夏于天津

目　录

第 1 章 乳腺癌临床研究历史沿革

时间	主要研究者 / 通讯作者	事件	参考文献
1889	Stephen Paget	提出乳腺癌转移的"种子土壤"学说	[1]
1889	Albert Schinzinger	认为年轻乳腺癌患者预后差，提出乳腺癌治疗前应切除卵巢	[2]
1891	Cullen Thomas Stephen	首次使用冰冻切片术中诊断乳腺病变	[3]
1894	William Halsted	创立乳腺癌根治术的模式	[4]
1894	Willie Meyer	与 Halsted 同期独立研究乳腺癌根治术，Meyer 主张除切除胸大肌，同时切除胸小肌，史称 Halsted- Meyer 乳腺癌根治术	[5]
1896	George Thomas Beatson	卵巢切除治疗绝经前晚期乳腺癌，开创乳腺癌内分泌治疗先河	[6]
1896	Emil Grubbe	首次使用 X 射线治疗乳腺癌	[7]
1900	Stanley Boyd	卵巢切除术作为乳腺癌术后辅助治疗	[8]
1906	Iginio Tansini	将背阔肌皮瓣用于乳腺切除术后重建	[9]
1906	William Sampson Handley	提出淋巴弥散理论并将之应用于乳腺癌手术治疗	[10]
1906	Louis Ombredanne	首次将胸肌皮瓣用于乳房即时重建	[11]
1913	Albert Salomon	提出乳腺 X 线检查的理念	[12]
1926	Janet Lane-Claypon	首次探讨生殖因素与乳腺癌的关系	[13]
1927	William Sampson Handley	发现腋窝淋巴结转移时应关注内乳淋巴结转移，提出切除内乳淋巴结的乳腺癌扩大根治术	[14]
1930	Stafford Leak Warren	应用乳腺 X 线（钼靶）检测乳腺癌	[15]
1932	David H Patey	建立乳腺癌改良根治术，切除胸小肌、保留胸大肌和胸肌神经	[16]
1937	Sir Geoffrey Keynes	乳腺肿物切除术后镭针植入，开创乳腺癌后放疗先河	[17]
1938	Gray James Hugo	乳腺癌除淋巴转移外，血行扩散更具临床意义	[18]
1939	P Ulrich's	睾酮治疗晚期乳腺癌	[19]
1944	Alexander Haddow	合成雌激素治疗晚期乳腺癌	[20]
1942	Pierre F Denoix	建立恶性肿瘤 TNM 分期系统	[21]
1948	Robert Mc Whirter	提出单纯乳腺切除术后应补加放疗	[22]
1948	Jacob Gershon-Cohen	提出乳腺 X 线比临床查体更具优势	[23]
1949	M Margottini	提出乳腺癌扩大根治术的理念	[24]
1950	Grantley W Taylor	乳腺癌超根治术，手术范围扩大到纵隔和颈部	[25]
1951	Charles Huggins	双侧肾上腺切除治疗绝经后晚期乳腺癌	[26]
1952	Rolf Luft	垂体切除术治疗乳腺癌	[27]
1958	Elwood Jensen	垂体切除术与双侧卵巢 / 肾上腺切除疗效相似	[28]
1959	M T Macklin	提出遗传因素在女性乳腺癌易感性的作用	[29]

时间	主要研究者 / 通讯作者	事件	参考文献
1965	Rudolf Nissen Meyer	预防性卵巢切除或卵巢放射治疗乳腺癌	[30]
1971	Judah Folkman	发现新生微血管与肿瘤进展相关	[31]
1971	MP John Cole	证实他莫昔芬对绝经后晚期乳腺癌治疗有效	[32]
1971	Elwood V Jensen	发现 ER 影响乳腺癌内分泌治疗	[33]
1975	William L McGuire	提出 PR 与乳腺癌内分泌治疗敏感性相关	[34]
1976	Gianni Bonadonna	确立 CMF 方案乳腺癌术后辅助化疗的地位	[35]
1977	Bernard Fisher	NSABP B-04：不同局部治疗方法不改变Ⅰ - Ⅱ期乳腺癌生存率	[36]
1980	Kathleen I Pritchard	证实他莫昔芬对绝经前转移性乳腺癌有效	[37]
1981	Umberto Veronesi	Milan Ⅰ研究：Ⅰ - Ⅱ期乳腺癌保乳术 + 放疗与根治术生存分析未见显著差异	[38]
1983	Michael Baum	他莫昔芬辅助治疗延长早期乳腺癌总生存	[39]
1985	Bernard Fisher	NSABP B-06 研究：确立保乳术 + 放疗为可手术的Ⅰ、Ⅱ期乳腺癌可选治疗模式	[40]
1987	Dennis J Slamon	首次发现乳腺癌预后与 HER2 表达水平相关	[41]
1987	Sandra M Swain	局部晚期乳腺癌的新辅助化疗初始应用	[42]
1988	EBCTCG	早期乳腺癌他莫昔芬辅助治疗时长 5 年优于 2 年	[43]
1991	Frankie Ann Holmes	肯定紫杉醇对晚期乳腺癌疗效	[44]
1990	Mary-Claire King	BRCA1 与遗传性乳腺癌相关	[45]
1990	Bernard Fisher	NSABP B-15 研究：早期乳腺癌辅助化疗 4 周期 AC 方案与 6 周期 CMF 方案疗效相当	[46]
1994	Douglas F. Easton	发现 BRCA2 与乳腺癌患病风险相关	[47]
1995	Vicente Valero	多西他赛对蒽环耐药性转移性乳腺癌有效	[48]
1996	Gabriel N Hortobagyi	双膦酸盐降低乳腺癌骨转移的骨相关事件发生率	[49]
1998	EBCTCG	术后放疗降低淋巴结阳性乳腺癌复发及死亡率	[50]
1998	Charles W Taylor	戈舍瑞林去势与手术去势疗效相当	[51]
1998	Bernard Fisher	NSABP B-17 研究：DCIS 行保乳术 + 放疗较保乳术显著降低同侧乳腺癌复发率	[52]
2000	David Botstein	通过基因表达谱进行乳腺癌内在分型：基底样、Erb-B2 阳性、正常乳腺样、Luminal 型 /ER 阳性	[53]
2000	Nina Bijker	EORTC 10853 研究：DCIS 保乳术后放疗可显著降低复发风险	[54]
2001	J F R Robertson	氟维司群对绝经后转移性乳腺癌有效	[55]
2001	Dennis J Slamon	H0648g 研究：曲妥珠单抗联合化疗延长 HER2 阳性晚期乳腺癌 OS	[56]
2002	ATAC 研究组	ATAC 研究：5 年阿那曲唑较他莫昔芬提高绝经后早期乳腺癌 DFS	[57]
2002	Raimund Jakesz	他莫昔芬 + 戈舍瑞林较 CMF 方案提高绝经前早期乳腺癌 DFS	[58]
2002	Laura J van´t Veer	建立 MammaPrint 乳腺癌 70 基因检测方法	[59]
2003	Kathy D Miller	E2100 研究：紫杉醇 + 贝伐珠单抗延长转移性乳腺癌 PFS	[60]
2003	Umberto Veronesi	前哨淋巴结阴性乳腺癌 SLNB 可安全替代 ALND	[61]

时间	主要研究者 / 通讯作者	事件	参考文献
2004	Rebecca Kirk	建立 Oncotype DX 乳腺癌 21 基因检测方法	[62]
2005	William J Gradishar	白蛋白结合型紫杉醇对晚期乳腺癌有效	[63]
2005	Edith A Perez	NSABP B-31 和 NCCTG N9831 研究：含曲妥珠单抗辅助化疗延长 HER2 阳性早期乳腺癌 DFS 和 OS	[64]
2005	Bernard Fisher	NSABP P-1 研究：他莫昔芬预防乳腺癌发生	[65]
2005	BIG 1-98 研究组	BIG 1-98 研究：绝经后 HR 阳性乳腺癌辅助治疗来曲唑较他莫昔芬显著延长 OS	[66]
2008	START 研究组	START 研究：早期乳腺癌术后大分割放疗对比常规分割放疗，局部复发率相当	[67]
2008	Joseph A. Sparano	ECOG 1199 研究：AC 序贯周方案紫杉醇或 3 周方案多西他赛成为乳腺癌术后辅助化疗的标准方案之一	[68]
2009	Stephen Johnston	EGF3008 研究：拉帕替尼 + 来曲唑可延长绝经后激素受体阳性 HER2 阳性转移性乳腺癌 PFS	[69]
2009	Lorie L. Hughes	ECOG E5194 研究：高级别 DCIS 行局部切除后应补加放疗	[70]
2009	Angelo Di Leo	CONFIRM 研究：绝经后激素受体阳性晚期乳腺癌氟维司群 500mg 优于 250mg	[71]
2010	David Cameron	EGF100151 研究：拉帕替尼 + 卡培他滨对曲妥珠单抗治疗进展后 HER2 阳性晚期乳腺癌有效	[72]
2010	Sandra M Swain	CLEOPATRA 研究：奠定曲妥珠单抗 + 帕妥珠单抗 + 多西他赛一线治疗 HER2 阳性晚期乳腺癌的地位	[73]
2010	David Krag	NSABP B-32 研究：前哨淋巴结活检阴性，SLND 和 ALND 临床预后相当	[74]
2011	Robert E Coleman	AZURE 研究：辅助治疗 + 唑来膦酸降低早期乳腺癌骨转移发生率，改善绝经后患者预后	[75]
2011	Armando E Giuliano	ACOSOG Z0010 研究：前哨淋巴结状态与骨髓微转移关系，指出 SLND 对于早期乳腺癌可行，奠定临床运用 SLND 技术先河	[76]
2011	Armando E Giuliano	ACOSOG Z0011 研究：对 1-2 枚 SLN 阳性行保乳术、放疗和全身治疗的乳腺癌，ALND 与 SLNB 无生存差异	[77]
2012	Luca Gianni	NeoSphere 研究：THP 进一步提高 HER2 阳性早期乳腺癌 pCR 率	[78]
2012	Harry D Bear	NSABP B-40：贝伐珠单抗 + 多西他赛为基础的新辅助化疗提高 HER2 阴性早期乳腺癌的 pCR 率，其中三阴型乳腺癌获益明显	[79]
2012	Gunter von Minckwitz	GeparQuinto（GBG44）研究：含贝伐珠单抗新辅助化疗提高 HER2 阴性乳腺癌 pCR 率，其中三阴型乳腺癌疗效更佳	[80]
2013	Christina Davies	ATLAS 研究：他莫昔芬辅助治疗 5 年后继续 5 年降低 HR 阳性乳腺癌复发和死亡率	[81]
2013	Richard G Gray	aTTom 研究：延长他莫昔芬辅助治疗至 10 年降低 HR 阳性乳腺癌复发风险	[82]
2013	Kelly K Hunt	ACOSOG Z1071 研究：局部晚期乳腺癌经新辅助化疗后可行 SLNB，根据前哨淋巴结状态，决定是否行 ALND	[83]

时间	主要研究者/通讯作者	事件	参考文献
2013	Viviana Galimberti	IBCSG 23-01 研究：前哨淋巴结 1 枚或多个微转移早期乳腺癌，未行 ALND 不影响 DFS 及 OS	[84]
2015	Olivia Pagani	TEXT 和 SOFT 研究：依西美坦 + 卵巢功能抑制剂降低绝经前高危 HR 阳性早期乳腺癌复发风险	[85]
2015	Eric P Winer	APT 研究：HER2 阳性小肿瘤早期乳腺癌从 TH 方案辅助治疗获益	[86]
2016	Richard S Finn	PALOMA-2 研究：哌柏西利 + 来曲唑一线治疗提高 HR 阳性晚期乳腺癌 PFS	[87]
2016	Arlene Chan	ExteNET 研究：基于曲妥珠单抗辅助治疗后，奈拉替尼延长辅助治疗显著降低 iDFS 并延长 DDFS	[88]
2016	John F R Robertson	FALCON 研究：确立氟维司群在绝经后激素受体阳性晚期乳腺癌一线治疗地位	[89]
2016	Massimo Cristofanilli	PALOMA-3 研究：哌柏西利 + 氟维司群二线治疗延长 HR 阳性晚期乳腺癌 PFS，延长内分泌治疗敏感乳腺癌 OS	[90]
2017	David Cameron	HERA 研究：曲妥珠单抗辅助治疗 1 年提高 HER2 阳性乳腺癌 DFS，与辅助治疗 2 年无显著差异	[91]
2017	Gunter von Minckwitz	APHINITY 研究：曲妥珠单抗 + 帕妥珠单抗联合化疗降低 HER2 阳性高危早期乳腺癌复发风险	[92]
2017	Sara A Hurvitz	KRISTINE 研究：TCbPH 方案新辅助治疗 HER2 阳性早期乳腺癌，获得更高 pCR 率	[93]
2017	George W Sledge Jr	MONARCH- 2 研究：阿贝西利 + 氟维司群延长 AI 进展后 HR 阳性晚期乳腺癌 PFS	[94]
2017	Véronique Diéras	EMILIA 研究：确立恩美曲妥珠单抗在 HER2 阳性晚期乳腺癌的二线治疗地位	[95]
2017	Aditya Bardia	肯定 Sacituzumab govitecan 在多线治疗后晚期三阴乳腺癌临床疗效	[96]
2017	Gabriel N Hortobagyi	MONALEESA-2 研究：瑞波西利 + 来曲唑提高 HR 阳性 /HER2 阴性晚期乳腺癌一线疗效	[97]
2017	Ian Smith	FACE 研究：阿那曲唑与来曲唑在绝经后 HR 阳性、淋巴结阳性早期乳腺癌疗效未见明显差异	[98]
2018	Dennis J Slamon	MONALEESA-3 研究：确立瑞波西利 + 氟维司群在 HR 阳性晚期乳腺癌的治疗地位，总生存获益	[99]
2018	Denise A Yardley	BOLERO-2 研究：依维莫司 + 依西美坦延长非甾体类 AI 治疗进展后 HR 阳性 /HER2 阴性晚期乳腺癌 PFS	[100]
2018	Hope S Rugo	BYLieve 研究：CDK4/6 抑制剂进展后，阿培利司 + 氟维司群延长 PIK3CA 突变 HR 阳性 /HER2 阴性乳腺癌 PFS	[101]
2018	Andrew Tutt	TNT 研究：卡铂较多西他赛提高胚系 BRCA1/2 突变晚期乳腺癌疗效	[102]
2018	Tiffany A Traina	恩杂鲁胺治疗 AR 阳性 TNBC	[103]
2019	Robert H Jones	FAKTION 研究：AKT 抑制剂 Capivasertib + 氟维司群改善 AI 进展后 ER 阳性绝经后转移性乳腺癌 PFS	[104]
2019	M E Robson	OlympiAD 研究：在胚系 BRCA1/2 突变的 HER2 阴性晚期乳腺癌，奥拉帕利较化疗延长 PFS	[105]

时间	主要研究者 / 通讯作者	事件	参考文献
2019	Gunter von Minckwitz	KATHERINE 研究：恩美曲妥珠单抗延长曲妥珠单抗新辅助治疗后 non-pCR 乳腺癌生存	[106]
2019	Kenji Tamura	Destiny-Breast01 研究：德喜曲妥珠单抗对 HER2 阳性晚期乳腺癌多线治疗后仍显著获益	[107]
2019	Fabrice André	SOLAR-1 研究：阿培利司显著延长 PIK3CA 突变晚期乳腺癌 PFS	[108]
2019	Debu Tripathy	MONALEESA-7 研究：在绝经前和围绝经期 HR 阳性晚期乳腺癌，瑞波西利＋戈舍瑞林＋他莫昔芬或非甾体芳香化酶抑制剂显著延长 PFS 及 OS	[109]
2020	Peter Schmid	IMpassion130 研究：阿替利珠单抗＋白蛋白结合型紫杉醇是 PD-L1 阳性局部晚期或转移性 TNBC 有效治疗方案	[110]
2019	邵志敏	FUTURE 研究：根据不同基因特征，提出 TNBC 四种不同亚型	[111]
2020	Gerrit-Jan Liefers	BCI（乳腺癌指数）作为识别乳腺癌内分泌反应性的分子特征，是延长早期乳腺癌辅助内分泌治疗和预后改善的关键因素	[112]
2020	Javier Cortes	KEYNOTE-355 研究：一线帕博利珠单抗＋化疗显著改善 PD-L1 阳性晚期 TNBC 的 PFS	[113]
2020	Peter Schmid	KEYNOTE-522 研究：帕博利珠单抗＋化疗提高早期 TNBC 的 pCR 率	[114]
2020	Stephen R D Johnston	Monarch E 研究：阿贝西利＋辅助内分泌改善高危 HR 阳性 HER2 阴性早期乳腺癌的 iDFS	[115]
2021	Snehal S Patel	GP2 疫苗 +GM-CSF 降低 HER2 阳性早期乳腺癌复发率	[116]
2021	Andrew N J Tutt	OlympiA 研究：高风险胚系 BRCA1/2 突变 HER2 阴性早期乳腺癌，奥拉帕利辅助治疗显著延长 iDFS	[117]
2021	徐兵河	PHOEBE 研究：对 HER2 阳性转移性乳腺癌，吡咯替尼＋卡培他滨对比拉帕替尼＋卡培他滨显示更优的疗效及生存获益	[118]

[1]STEPHEN P.The distribution of secondary growths in cancer of the breast[J].Lancet,1889,133(3421):571-573.

[2]SCHINZINGER A.Ueber carcinoma mammae [J].Verh Dtsch Ges Chir,1889,18:28-29.

[3]CULLEN T S.A rapid method of making permanent specimens from frozen sections by the use of formalin[M].Bull Johns Hopkins Hosp,1895,6:67.

[4]HALSTED W S I.The Results of Operations for the Cure of Cancer of the Breast Performed at the Johns Hopkins Hospital from June,1889, to January,1894[J].Ann Surg,1894,20(5):497-555.

[5]MEYER W.An improved method of the radical operation for carcinoma of the breast[J].Med Record,1894,46:746-749.

[6]BEATSON G.On the treatment of inoperable cases of carcinoma of the mamma:suggestions for a new method of treatment,with illustrative cases[J].Lancet,1896,148(3803):162-165.

[7]GRUBBE E H.Priority in the Therapeutic Use of X-rays[J].Radiology,1933,21(2):156-162.

[8]BOYD S.On oöphorectomy in cancer of the breast[J].The British Medical Journal,1900,2:1161-1167.

[9]TANSINI I.Sopra il mio nuovo processo di amputazione della mammella[J].J Gazz MedItal,1906,57(57):141.

[10]ABDALLA S,ELLIS H.William Sampson Handley (1872-1962):champion of the permeation theory of dissemination of breast cancer[J].J Med Biogr,2013,21(2):108-111.

[11]OMBREDANNE L.Restauration autoplastique du sein apres amputation totale[J].Trb Med,1906,4:325.

[12]PICARD J D.History of mammography[J].Bull Acad Natl Med,1998,182(8):1613-1620.

[13]LANECLAYPON J E.A Further Report on Cancer of the Breast with Special Reference to Its Associated Antecedent Conditions[M].Reports on Public Health and Medical Subjects,1926, (32):189.

[14]HANDLEY W S.Parasternal invasion of the thorax in breast cancer and its suppression by the use of radium tubes as an operative precaution[J].J Surg Gynecol Obstet,1927,45:721-728.

[15]WARREN S L.Roentgenologic study of the breast[J].1930,24:113-124.

[16]PATEY D H,DYSON W H.The prognosis of carcinoma of the breast in relation to the type of operation performed[J].Br J Cancer,1948,2(1):7-13.

[17]KEYNES G.The place of radium in the treatment of cancer of the breast[J].Annals of Surgery,1937,106(4):619-630.

[18]GRAY J H.The relation of lymphatic vessels to the spread of cancer [J]. British Journal of Surgery, 1939,26(103):462-495.

[19]ULRICH P.Testosterone (hormone mâle) et son role possible dans le traitement de certains cancers du sein[J].J Unio Int Contra Cancrum,1939,4(4):377-379.

[20]HADDOW A, Watkinson J M, Paterson E,et al.Influence of Synthetic Oestrogens on Advanced Malignant Disease[J].Br Med J,1944,2(4368) :393-398.

[21]DENOIX P F.[Importance of a classification common to the various forms of cancer] [J].Acta Radiol Suppl,1954,116:122-129.

[22]MCWHIRTER R.The value of simple mastectomy and radiotherapy in the treatment of cancer of the breast [J].Br J Radiol,1948,21(252):599-610.

[23]GERSHON-COHEN J.Atlas of Mammography[M].Springer-Verlag,1970.

[24]MARGOTTINI M.Recent developments in the surgical treatment of breast carcinoma [J].Acta Unio Int Contra Cancrum,1952,8(1):176-178.

[25]TAYLOR G W,WALLACE R H.Carcinoma of the breast;fifty years experience at the Massachusetts General Hospital[J].J Annals of Surgery,1950,132(4):833-843.

[26]HUGGINS C,BERGENSTAL D M.SURGERY OF THE ADRENALS.[J].J Am Med Assoc,1951,147(2):101-106.

[27]IKKOS D,LJUNGGREN H,ROLF L,et al.Hypophysectomy in the treatment of malignant tumors[J].Am J Med,1956,21(5):728-738.

[28]JENSEN E V, JORDAN V C.The estrogen receptor:a model for molecular medicine[J]. Clin Cancer Res,2003,9(6):1980-1989.

[29]MACKLIN M T.Comparison of the number of breast-cancer deaths observed in relatives of breast-cancer patients,and the number expected on the basis of mortality Rates[J]. J Natl Cancer Inst,1959,22(5):927-951.

[30]NISSEN-MEYER R.The role of prophylactic castration in the therapy of human mammary cancer [J].Eur J Cancer,1967,3(4):395-403.

[31]FOLKMAN J.Role of angiogenesis in tumor growth and metastasis[J].Semin Oncol,2002,29(6 Suppl 16):15-18.

[32]COLE M P, JONES C T, TODD I D.A new anti-oestrogenic agent in late breast cancer. An early clinical appraisal of ICI46474[J].Br J Cancer,1971,25(2):270-275.

[33]JENSEN E V,BLOCK G E,SMITH S,et al.Estrogen receptors and breast cancer response to adrenalectomy[J].Natl Cancer Inst Monogr,1971,34:55-70.

[34]HOROWITZ K B,MCGUIRE W L.Predicting response to endocrine therapy in human breast cancer: a hypothesis[J]. Science,1975,189(4204):726-727.

[35]BONADONNA G,ROSSI A,VALAGUSSA P,et al.The CMF program for operable breast cancer with positive axillary nodes.Updated analysis on the disease-free interval,site of relapse and drug tolerance[J].Cancer,1977,39(6 Suppl):2904-2915.

[36]FISHER B,MONTAGUE E,REDMOND C,et al.Comparison of radical mastectomy with alternative treatments for primary breast cancer.A first report of results from a prospective randomized clinical trial [J].Cancer,1977,39(6 Suppl):2827-2839.

[37]PRITCHARD K I,THOMSON D B,MYERS R E,et al.Tamoxifen therapy in premenopausal patients with metastatic breast cancer[J].Cancer treatment reports,1980,64(6-7):787-796.

[38]VERONESI U,SACCOZZI R,DEL VECCHIO M,et al.Comparing radical mastectomy with quadrantectomy,axillary dissection, and radiotherapy inpatients with small cancers of the breast[J].N Engl J Med,1981,305(1):6-11.

[39]BAUM M,BRINKLEY D M,DOSSETT J A,et al.Improved survival among patients treated with adjuvant tamoxifen after mastectomy for early breast cancer[J]. Lancet,1983,2(8347):450.

[40]FISHER B,BAUER M,MARGOLESE R,et al.Five-year results of a randomized clinical trial comparing total mastectomy and segmental mastectomy with or without radiation in the treatment of breast cancer[J].N Engl J Med,1985,312(11):665-673.

[41]SLAMON D J,CLARK G M,WONG S G,et al.Human breast cancer:correlation of relapse and survival with amplification of the HER-2/neu oncogene.[J]. Science,1987,235(4785):177-182.

[42]SWAIN S M,SORACE R A,BAGLEY C S,et al.Neoadjuvant chemotherapy in the combined modality approach of locally advanced nonmetastatic breast cancer[J].Cancer

Res,1987,47(14):3889-3894.

[43]EARLY BREAST CANCER TRIALISTS' COLLABORATIVE GROUP.Effects Of Adjuvant Tamoxifen And Of Cytotoxic Therapy On Mortality In Early Breast Cancer.An overview of 61 randomized trials among 28,896 women[J].N Engl J Med,1988,319(26):1681-1692.

[44]HOLMES F A,WALTERS R S,THERIAULT R L,et al.Phase Ⅱ trial of taxol,an active drug in the treatment of metastatic breast cancer[J].J Natl Cancer Inst,1991,83(24):1797-1805.

[45]Hall J M,Lee M K,Newman B,et al.Linkage of early-onset familial breast cancer to chromosome 17q21[J].Science,1990,250(4988):1684-1689.

[46]FISHER B,BROWN A M,DIMITROV N V,et al.Two months of doxorubicin-cyclophosphamide with and without interval reinduction therapy compared with 6 months of cyclophosphamide,methotrexate,and fluorouracil in positive-node breast cancer patients with tamoxifen-nonresponsive tumors:results from the National Surgical Adjuvant Breast and Bowel Project B-15[J].J Clin Oncol,1990,8(9):1483-1496.

[47]WOOSTER R,NEUHAUSEN S L,MANGION J,et al.Localization of a breast cancer susceptibility gene,BRCA2,to chromosome 13q12-13[J].Science,1994,265(5181):2088-2090.

[48]VALERO V,HOLMES F A,WALTERS R S,et al.Phase Ⅱ trial of docetaxel:a new,highly effective antineoplastic agent in the management of patients with anthracycline-resistant metastatic breast cancer[J].J Clin Oncol,1995,13(12):2886-2894.

[49]HORTOBAGYI G N,THERIAULT R L,PORTER L,et al.Efficacy of pamidronate in reducing skeletal complications in patients with breast cancer and lytic bone metastases. Protocol 19 Aredia Breast Cancer Study Group[J].N Engl J Med,1996,335(24):1785-1791.

[50]EBCTCG,McGALE P,TAYLOR C,et al.Effect of radiotherapy after mastectomy and axillary surgery on 10-year recurrence and 20-year breast cancer mortality:meta-analysis of individual patient data for 8135 women in 22 randomised trials[J].Lancet,2014, 383(9935):2127-2135.

[51]TAYLOR C W,GREEN S,DALTON W S,et al.Multicenter randomized clinical trial of goserelin versus surgical ovariectomy in premenopausal patients with receptor-positive metastatic breast cancer:an intergroup study[J].J Clin Oncol,1998,16(3):994-999.

[52]FISHER B,DIGNAM J,WOLMARK N,et al.Lumpectomy and radiation therapy for the treatment of intraductal breast cancer:findings from National Surgical Adjuvant Breast and Bowel Project B-17[J].J Clin Oncol,1998,16(2):441-452.

[53]PEROU C M,SØRLIE T,EISEN M B,et al.Molecular portraits of human breast tumours[J].Nature, 2000,406(6797):747-752.

[54]JULIEN J P,BIJKER N,FENTIMAN I S,et al.Radiotherapy in breast-conserving treatment for ductal carcinoma in situ:first results of the EORTC randomised phase Ⅲ trial 10853.EORTC Breast Cancer Cooperative Group and EORTC Radiotherapy Group[J]. Lancet,2000,355(9203):528-533.

[55]ROBERTSON J. F. R,HARRISON M.ICI 182,780 ('Faslodex')(FAS) 250 mg

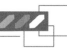

monthly intramuscular (im) injection shows consistent PK during long-term dosing in postmenopausal(PM) women with advanced breast cancer (ABC)[J].Proc Am Assoc Cancer Res 42:856 abstract 4591,2001.

[56]SLAMON D J,LEYLAND-JONES B,SHAK S,et al.Use of chemotherapy plus a monoclonal antibody against HER2 for metastatic breast cancer that overexpresses HER2[J].N Engl J Med,2001,344(11):783-792.

[57]BAUM M,BUDZAR A U,CUZICK J,et al.Anastrozole alone or in combination with tamoxifen versus tamoxifen alone for adjuvant treatment of postmenopausal women with early breast cancer: first results of the ATAC randomised trial[J].Lancet,2002,359(9324):2131-2139.

[58]JAKESZ R,HAUSMANINGER H,KUBISTA E,et al.Randomized adjuvant trial of tamoxifen and goserelin versus cyclophosphamide,methotrexate, and fluorouracil:evidence for the superiority of treatment with endocrine blockade in premenopausal patients with hormone-responsive breast cancer-Austrian Breastand Colorectal Cancer Study Group Trial 5[J].J Clin Oncol,2002,20(24):4621-4627.

[59]VAN 'T VEER L J,DAI H,VAN DE VIJVER M J,et al.Gene expression profiling predicts clinical outcome of breast cancer[J].Nature,2002,415(6871):530-536.

[60]MILLER K D.E2100:a phase Ⅲ trial of paclitaxel versus paclitaxel/bevacizumab for metastatic breast cancer[J].Clin Breast Cancer,2003,3(6):421-422.

[61]VERONESI U,PAGANELLI G,VIALE G,et al.A randomized comparison of sentinel-node biopsy with routine axillary dissection in breast cancer[J].N Engl J Med,2003,349(6):546-553.

[62]KIRK R.Risk factors.Oncotype DX assay predicts local recurrence in breast cancer[J]. Nat Rev Clin Oncol,2010,7(6):300.

[63]GRADISHAR W J,TJULANDIN S,DAVIDSON N,et al.Phase Ⅲ trial of nanoparticle albumin-bound paclitaxel compared with polyethylated castor oil-based paclitaxel in women with breast cancer[J].J Clin Oncol,2005,23(31):7794-7803.

[64]ROMOND E H,PEREZ E A,BRYANT J,et al.Trastuzumab plus adjuvant chemotherapy for operable HER2-positive breast cancer[J].N Engl J Med,2005,353(16):1673-1684.

[65]FISHER B,COSTANTINO J P,WICKERHAM D L,et al.Tamoxifen for the prevention of breast cancer:current status of the National Surgical Adjuvant Breast and Bowel Project P-1 study[J].J Natl Cancer Inst,2005,97(22):1652-1662.

[66]BREAST INTERNATIONAL GROUP (BIG) 1-98 COLLABORATIVE GROUP,THÜRLIMANN B,KESHAVIAH A,et al.A comparison of letrozole and tamoxifen in postmenopausal women with early breast cancer[J].N Engl J Med,2005,353(26):2747-2757.

[67]START TRIALISTS' GROUP,BENTZEN S M,AGRAWAL R K,et al.The UK Standardisation of Breast Radiotherapy(START) Trial B of radiotherapy hypofractionation for treatment of early breast cancer:a randomised trial[J].Lancet,2008,371(9618):1098-1107.

[68]SPARANO J A,WANG M,MARTINO S,et al.Weekly paclitaxel in the adjuvant treatment of breast cancer[J].N Engl J Med,2008,358(16):1663-1671.

[69]JOHNSTON S,PIPPEN JJR,PIVOT X,et al.Lapatinib combined with letrozole versus letrozole and placebo as first-line therapy for postmenopausal hormone receptor-positive metastatic breast cancer[J].J Clin Oncol,2009,27(33):5538-5546.

[70]HUGHES L L,WANG M,PAGE D L,et al.Local excision alone without irradiation for ductal carcinoma in situ of the breast:a trial of the Eastern Cooperative Oncology Group[J].J Clin Oncol,2009,27(32):5319-5324.

[71]DI LEO A,JERUSALEM G,PETRUZELKA L,et al.Results of the CONFIRM phase Ⅲ trial comparing fulvestrant 250 mg with fulvestrant 500 mg in postmenopausal women with estrogen receptor positive advanced breast cancer[J].J Clin Oncol,2010,28(30):4594-4600.

[72]CAMERON D,CASEY M,OLIVA C,et al.Lapatinib plus capecitabine in women with HER-2-positive advanced breast cancer:final survival analysis of a phase Ⅲ randomized trial[J].Oncologist,2010,15(9):924-934.

[73]SWAIN S M,KIM S B,CORTÉS J,et al.Pertuzumab,trastuzumab,and docetaxel for HER2-positive metastatic breast cancer(CLEOPATRA study):overall survival results from a randomised,double-blind,placebo-controlled,phase 3 study[J].Lancet Oncol,2013,14(6):461-471.

[74]KRAG D N,ANDERSON S J,JULIAN T B,et al.Sentinel-lymph-node resection compared with conventional axillary-lymph-node dissection in clinically node-negative patients with breast cancer:overall survival findings from the NSABP B-32 randomised phase 3 trial[J].Lancet Oncol,2010,11(10):927-933.

[75]COLEMAN R E,MARSHALL H,CAMERON D,et al.Breast-cancer adjuvant therapy with zoledronic acid[J].N Engl J Med,2011,365(15):1396-1405.

[76]GIULIANO A E,HAWES D,BALLMAN K V,et al.Association of occult metastases in sentinel lymph nodes and bone marrow with survival among women with early-stage invasive breast cancer[J].JAMA,2011,306(4):385-393.

[77]GIULIANO A E,HUNT K K,BALLMAN K V,et al.Axillary dissection vs no axillary dissection in women with invasive breast cancer and sentinel node metastasis:a randomized clinical trial[J].JAMA,2011,305(6):569-575.

[78]GIANNI L,PIENKOWSKI T,IM Y H,et al.Efficacy and safety of neoadjuvant pertuzumab and trastuzumab in women with locally advanced,inflammatory,or early HER2-positive breast cancer (NeoSphere):a randomised multicentre,open-label,phase 2 trial[J].Lancet Oncol,2012,13(1):25-32.

[79]BEAR H D,TANG G,RASTOGI P,et al.Bevacizumab added to neoadjuvant chemotherapy for breast cancer[J].N Engl JMed,2012,366(4):310-320.

[80]VON MINCKWITZ G,EIDTMANN H,REZAI M,et al.Neoadjuvant chemotherapy and bevacizumab for HER2-negative breast cancer[J].N Engl J Med,2012,366(4):299-309.

[81]DAVIES C,PAN H,GODWIN J,et al.Long-term effects of continuing adjuvant tamoxifen to 10 years versus stopping at 5 years after diagnosis of oestrogen receptor-positive breast cancer:ATLAS,a randomised trial[J].Lancet,2013,381(9869):805-816.

[82]GRAY RICHARD G,REA DANIEL,HANDLEY KELLY,et al.aTTom:Long-term effects of continuing adjuvant tamoxifen to 10 years versus stopping at 5 years in 6,953 women with early breast cancer[J].J Clin Oncol,2013,31(15_suppl):5-5.

[83]BOUGHEY J C,SUMAN V J,MITTENDORF E A,et al.Sentinel lymph node surgery after neoadjuvant chemotherapy in patients with node-positive breast cancer:the ACOSOG Z1071 (Alliance) clinical trial[J].JAMA,2013,310(14):1455-1461.

[84]GALIMBERTI V,COLE B. F,ZURRIDA S,et al.Axillary dissection versus no axillary dissection in patients with sentinel-node micrometastases (IBCSG 23-01):a phase 3 randomised controlled trial[J].Lancet Oncol,2013,14(4):297-305.

[85]PAGANI O,REGAN M M,WALLEY B A,et al.Adjuvant exemestane with ovarian suppression in premenopausal breast cancer[J].N Engl J Med,2014,371(2):107-118.

[86]TOLANEY S M,BARRY W T,DANG C T,et al.Adjuvant paclitaxel and trastuzumab for node-negative,HER2-positive breast cancer[J].N Engl J Med, 2015,372(2):134-141.

[87]FINN R S,MARTIN M,RUGO H S,et al.Palbociclib and Letrozole in Advanced Breast Cancer[J].N Engl J Med,2016,375(20):1925-1936.

[88]CHAN A,DELALOGE S,HOLMES F A,et al.Neratinib after trastuzumab-based adjuvant therapy in patients with HER2-positive breast cancer (ExteNET):a multicentre, randomised,double-blind,placebo-controlled,phase 3 trial[J].Lancet Oncol,2016,17(3):367-377.

[89]ROBERTSON J F R,BONDARENKO I M,TRISHKINA E,et al.Fulvestrant 500 mg versus anastrozole 1 mg for hormone receptor-positive advanced breast cancer (FALCON):an international, randomised, double-blind, phase 3 trial[J].Lancet,2016,388(10063):2997-3005.

[90]CRISTOFANILLI M,TURNER N C,BONDARENKO I,et al.Fulvestrant plus palbociclib versus fulvestrant plus placebo for treatment of hormone-receptor-positive,HER2-negative metastatic breast cancer that progressed on previous endocrine therapy(PALOMA-3):final analysis of the multicentre,double-blind,phase 3 randomised controlled trial[J].Lancet Oncol,2016,17(4):425-439.

[91]CAMERON D,PICCART-GEBHART M J,GELBER R D,et al.11 years' follow-up of trastuzumab after adjuvant chemotherapy in HER2-positive early breast cancer:final analysis of the HERceptin Adjuvant (HERA) trial[J].Lancet,2017,389(10075):1195-1205.

[92]VON MINCKWITZ G,PROCTER M,DE AZAMBUJA E,et al.Adjuvant Pertuzumab and Trastuzumab in Early HER2-Positive Breast Cancer[J].N Engl J Med,2017,377(2):122-131.

[93]HURVITZ S A,MARTIN M,SYMMANS W F,et al.Neoadjuvant trastuzumab,pertuzumab,and chemotherapy versus trastuzumab emtansine plus pertuzumab in patients with HER2-positive breast cancer (KRISTINE):a randomised,open-label,multicentre,phase 3 trial[J].Lancet Oncol,2018,19(1):115-126.

[94]SLEDGE G W JR,TOI M,NEVEN P,et al.MONARCH 2:Abemaciclib in Combination With Fulvestrant in Women With HR+/HER2- Advanced Breast Cancer Who Had Progressed While Receiving Endocrine Therapy[J].J Clin Oncol,2017,35(25):2875-2884.

[95]DIÉRAS V,MILES D,VERMA S,et al.Trastuzumab emtansine versus capecitabine plus

lapatinib in patients with previously treated HER2-positive advanced breast cancer (EMILIA):a descriptive analysis of final overall survival results from a randomised,open-label, phase 3 trial[J].Lancet Oncol,2017,18(6):732-742.

[96]BARDIA A,MAYER I A,DIAMOND J R,et al.Efficacy and Safety of Anti-Trop-2 Antibody Drug Conjugate Sacituzumab Govitecan(IMMU-132)in Heavily Pretreated Patients With Metastatic Triple-Negative Breast Cancer[J].J Clin Oncol,2017,35(19):2141-2148.

[97]HORTOBAGYI G N,STEMMER S M,BURRIS H A,et al.Ribociclib as First-Line Therapy for HR-Positive, Advanced Breast Cancer[J].N Engl J Med,2016,375(18):1738-1748.

[98]SMITH I,YARDLEY D,BURRIS H,et al.Comparative Efficacy and Safety of Adjuvant Letrozole Versus Anastrozole in Postmenopausal Patients With Hormone Receptor-Positive,Node-Positive Early Breast Cancer:Final Results of the Randomized Phase Ⅲ Femara Versus Anastrozole Clinical Evaluation (FACE) Trial[J].J Clin Oncol,2017,35(10):1041-1048.

[99]TOOR K,MIDDLETON M R,CHAN K,et al.Comparative efficacy and safety of adjuvant nivolumab versus other treatments in adults withresected melanoma: a systematic literature review and network meta-analysis[J].BMC Cancer.2021,21(1):3.

[100]YARDLEY D A,NOGUCHI S,PRITCHARD K I,et al.Everolimus plus exemestane in postmenopausal patients with HR(+) breast cancer:BOLERO-2 final progression-free survival analysis[J].Adv Ther,2013,30(10):870-884.

[101]RUGO H,BIANCHI G,CHIA S,et al.BYLieve:A phase Ⅱ study of alpelisib (ALP) with fulvestrant (FUL) or letrozole (LET) for treatment of PIK3CA mutant,hormone receptor-positive (HR+),human epidermal growth factor receptor 2-negative (HER2-) advanced breast cancer (aBC) progressing on/after cyclin-dependent kinase 4/6 inhibitor(CDK4/6i) therapy[J].J Clin Oncol,2018,36(15_suppl):TPS1107-TPS1107.

[102]TUTT A,TOVEY H,CHEANG M C U,et al.Carboplatin in BRCA1/2-mutated and triple-negative breast cancer BRCAness subgroups:the TNT Trial[J].Nat Med,2018,24(5):628-637.

[103]TRAINA T A,MILLER K,YARDLEY D A,et al.Enzalutamide for the Treatment of Androgen Receptor-Expressing Triple-Negative Breast Cancer[J].J Clin Oncol,2018,36(9):884-890.

[104]JONES R H,CASBARD A,CARUCCI M,et al.Fulvestrant plus capivasertib versus placebo after relapse or progression on an aromatase inhibitor in metastatic,oestrogen receptor-positive breast cancer (FAKTION):a multicentre,randomised,controlled,phase 2 trial[J].Lancet Oncol,2020,21(3):345-357.

[105]ROBSON M E.,TUNG N, CONTE P,et al.OlympiAD final overall survival and tolerability results:Olaparib versus chemotherapy treatment of physician's choice in patients with a germline BRCA mutation and HER2-negative metastatic breast cancer[J].Ann Oncol,2019,30(4):558-566.

[106]VON MINCKWITZ G,HUANG C S,MANO M S,et al.Trastuzumab Emtansine for Residual Invasive HER2-Positive Breast Cancer[J].N Engl J Med,2019,380(7):617-628.

[107]TAMURA K,TSURUTANI J,TAKAHASHI S,et al.Trastuzumab deruxtecan (DS-

8201a) in patients with advanced HER2-positive breast cancer previously treated with trastuzumab emtansine:a dose-expansion, phase 1 study[J].Lancet Oncol,2019,20(6):816-826.

[108]ANDRÉ F,CIRUELOS E,RUBOVSZKY G,et al.Alpelisib for PIK3CA-Mutated, Hormone Receptor-Positive Advanced Breast Cancer[J].N Engl J Med,2019,380(20):1929-1940.

[109]IM S A,LU Y S,BARDIA A,et al.Overall Survival with Ribociclib plus Endocrine Therapy in Breast Cancer[J].N Engl J Med,2019,381(4):307-316.

[110]SCHMID P,RUGO H S,ADAMS S,et al.Atezolizumab plus nab-paclitaxel as first-line treatment for unresectable, locally advanced or metastatic triple-negative breast cancer (IMpassion130):updated efficacy results from a randomised,double-blind,placebo-controlled, phase 3 trial[J].Lancet Oncol,2020,21(1):44-59.

[111]JIANG Y Z,MA D, SUO C,et al.Genomic and Transcriptomic Landscape of Triple-Negative Breast Cancers:Subtypes and Treatment Strategies[J].Cancer Cell,2019,35(3):428-440.e5.

[112]LIEFERS G J,NOORDHOEK I,KAI T,et al.Breast cancer index(BCI) predicts benefit of two-and-a-half versus five years of extended endocrine therapy in HR+ breast cancer patients treated in the ideal trial[J].J Clin Oncol,2020,38(15_suppl):512-512.

[113]CORTES J,CESCON D W,RUGO H S,et al.Pembrolizumab plus chemotherapy versus placebo plus chemotherapy for previously untreated locally recurrent inoperable or metastatic triple-negative breast cancer (KEYNOTE-355):a randomised,placebo-controlled,double-blind,phase 3 clinical trial[J].Lancet,2020,396(10265):1817-1828.

[114]SCHMID P,CORTES J,PUSZTAI L,et al.Pembrolizumab for Early Triple-Negative Breast Cancer[J].N Engl J Med,2020,382(9):810-821.

[115]JOHNSTON S R D,HARBECK N,HEGG R,et al.Abemaciclib Combined With Endocrine Therapy for the Adjuvant Treatment of HR+,HER2-,Node-Positive, High-Risk, Early Breast Cancer (monarchE) [J].J Clin Oncol,2020,38(34):3987-3998.

[116]PATEL SNEHAL,MCWILLIAMS DAVID,PATEL MARISA,et al.Abstract PS10-23:Five year median follow-up data from a prospective,randomized,placebo-controlled,single-blinded,multicenter,phase Ⅱb study evaluating the reduction of recurrences using HER2/neu peptide GP2 + GM-CSF vs. GM-CSF alone after adjuvant trastuzumab in HER2 positive women with operable breast cancer[M].2021.

[117]TUTT A N J,GARBER J E,KAUFMAN B,et al.Adjuvant Olaparib for Patients with BRCA1- or BRCA2-Mutated Breast Cancer[J].N Engl J Med,2021,384(25):2394-2405.

[118]XU B,YAN M,MA F,et al.Pyrotinib plus capecitabine versus lapatinib plus capecitabine for the treatment of HER2-positive metastatic breast cancer (PHOEBE):a multicentre,open-label,randomised,controlled,phase 3 trial[J].Lancet Oncol,2021,22(3):351-360.

第2章 乳腺癌发生的影响因素

乳腺癌作为女性最常见恶性肿瘤，发病率居恶性肿瘤首位。其发病原因尚不清楚，有资料表明乳腺癌与多种因素相关，如：年龄、激素水平、生育史、家族史、肥胖、饮酒等，还有一些基因也参与其中。

随年龄增长，乳腺癌发病率持续升高。35 ~ 65 岁期间，乳腺癌发病率增高 6 倍；对于 60 岁女性，预计每 1000 人中有 17 人在 5 年之内可发生乳腺癌。雌激素水平过高是发生乳腺癌的相关因素，初潮年龄早，绝经年龄晚，初潮至绝经时间过长也是发生乳腺癌的主要危险因素之一；35 岁前行手术去势可降低乳腺癌发病风险；激素替代治疗明显增加罹患乳腺癌风险，尤其对于年龄 60 岁以上的女性，激素替代治疗应更为慎重；相对生育年龄越早，乳腺癌发病风险越低，生育者比未生育者患乳腺癌相对危险性降低；有研究表明流产与乳腺癌发病风险存在较弱相关性，结论仍未明确。

乳腺 X 线检查呈现的乳腺密度增高是乳腺癌发生的高风险因素，降低乳腺密度可减少乳腺癌发生风险。乳腺良性病变也是乳腺癌发生的重要危险因素，尤其对于非典型增生的女性，应注意随访。电离辐射对于年轻女性影响较大，应尽量避免过多射线暴露，以降低乳腺癌发病风险。饮酒可增加乳腺癌罹患风险，控制饮酒量可以降低乳腺癌发生风险。有乳腺癌家族史的女性更应警惕饮酒影响。

大部分乳腺癌无乳腺癌家族史，但当一级亲属罹患乳腺癌，乳腺癌风险明显升高。BRCA1/2 基因突变可明显增加乳腺癌发生风险，与家族遗传密切相关。肥胖对乳腺癌发生风险与女性绝经状态有关，绝经前肥胖是保护性因素，绝经后是高危因素。对于绝经后女性，控制体重可有效降低乳腺癌风险。哺乳可降低绝经前乳腺癌发病风险，体育活动可改善女性月经状况从而降低乳腺癌发生风险。对于各年龄阶段的女性来说，体育活动是健康生活的一部分。本章节重点介绍影响乳腺癌发生因素的临床研究。

第1节 激素水平

◆ 2-1-1 研究概况 ◆

研究名称	Menopause and breast cancer risk
入组时间	1960 年～ 1962 年（健康女性）
	1950 年～ 1959 年（乳腺癌患者）
入组对象	3581 例健康女性 3887 例乳腺癌患者

（续表）

研究结果	在 35 岁前手术切除双侧卵巢与自然绝经相比，患乳腺癌风险大约降低 60%，手术 10 年内差异较小，10 年后显著差异
	乳腺癌发病风险随绝经年龄延迟而增加
	55 岁后绝经女性乳腺癌发生风险是 45 岁前绝经女性的 2 倍；70 岁以后，绝经延迟导致的乳腺癌发病风险达到最高

研究简介：

月经初潮早、规律性月经建立时间短及绝经年龄晚均是乳腺癌主要危险因素。统计显示，初潮年龄在 11 ~ 13 岁者乳腺癌发生风险比 17 岁后月经初潮女性高 2 ~ 3 倍。绝经年龄小于 45 岁的女性患乳腺癌风险仅是绝经年龄大于 50 岁女性的 1/3。行经 40 年以上与行经 30 年以下相比，发生乳腺癌的风险增加 1 倍。本研究统计 3581 例健康女性和 3887 例乳腺癌患者。结果表明，双侧卵巢在 35 岁前手术切除与自然绝经相比，其患乳腺癌风险大约降低 60%，但是手术后 10 年内差异较小，10 年后差异显著。乳腺癌发病风险随绝经年龄延迟而增长，55 岁后绝经女性乳腺癌发生风险是 45 岁前绝经女性的 2 倍；70 岁以后，绝经过晚导致的乳腺癌发病风险达到最高。

研究者简介：

Dimitrios Trichopoulos（1938—2014），美国哈佛公共卫生学院流行病学家。

编者按：

初潮年龄早，绝经年龄晚，乳腺癌发病风险高。35 岁以前手术去势可降低乳腺癌发病风险。

参考文献：

TRICHOPOULOS DB,MACMAHON B,COLE P.Menopause and breast cancer risk[J].J Natl CancerInst,1972,48(3):605–613.

◆ **2-1-2 研究概况** ◆

研究名称	Breast cancer and hormone replacement therapy
研究类型	Mantel-Haenszel 分层分析
入组对象	52705 例乳腺癌患者 108411 例健康女性
研究结果	使用激素替代治疗 1 ~ 4 年，停药后罹患乳腺癌的相对危险度是 1.023（95% CI,1.011-1.036,2P=0.0002）
	使用激素替代治疗 5 年及以上，停药后罹患乳腺癌的相对危险度是 1.35（95% CI,1.21-1.49,2P=0.00001）
	即使停用激素替代治疗超过 5 年，仍然存在一定风险

HRT: Hormone replacement therapy, 激素替代治疗；BMI: Body mass index, 体重指数；CI: Confidence interval, 置信区间。

研究简介：

激素替代治疗（Hormone replacement therapy，HRT）是指通过补充激素来治疗因激素分泌减退或者缺乏引起疾病的治疗方法。广义 HRT 涵盖所有激素，狭义 HRT 多是针对女性激素，特别是雌激素替代治疗（Estrogen replacement therapy，ERT）。该研究共纳入 21 个国家 51 项研究，集中分析 52705 例乳腺癌患者和 108411 例健康女性，应用 Mantel-

Haenszel 分层分析法，主要数据分析来源于 53865 例明确绝经年龄的绝经后女性，17830 例女性在绝经的同年使用 HRT。初次使用 HRT 的中位年龄是 48 岁，34% 女性使用 HRT 超过 5 年。结果显示使用 1 年～ 4 年 HRT，停药后罹患乳腺癌相对危险度是每年 1.023（95% CI，1.011 - 1.036，2P=0.0002）；应用 5 年及以上的女性，停药后罹患乳腺癌的相对风险达 1.35（95% CI，1.21 - 1.49，2P=0.00001），同时对 HRT 治疗 5 年及以上的组内平均使用时间为 11 年。即使停用 HRT 超过 5 年，仍存在一定风险。女性体重及体重指数（BMI）是 HRT 长期使者中罹患乳腺癌风险增加的重要因素之一。

研究者简介：

Valerie Beral，英国流行病学名誉教授，百万女性健康研究队列的首席研究员，领导乳腺癌、卵巢癌和子宫内膜癌的国际合作研究。

编者按：

HRT 明显增加罹患乳腺癌风险，使用 HRT 的持续时间是重要影响因素。即使停止激素替代治疗超过 5 年后，罹患乳腺癌风险仍然存在，其中体重及体重指数是重要影响因素。

参考文献：

Breast cancer andhormone replacement therapy:collaborative reanalysis of data from 51 epidemiological studies of 52,705 women with breast cancer and 108,411 women without breast cancer.Collaborative Group on Hormonal Factors in Breast Cancer[J].Lancet,1997,350(9084):1047-1059.

◆ 2-1-3 研究概况 ◆

研究名称	The use of estrogens and progestins and the risk of breast cancer in postmenopausal women
研究类型	队列研究
入组时间	1976 年～ 1992 年
入组对象	121700 例 30 ～ 55 岁女性注册护士
研究方法	调查问卷，每两年随访 1 次，调查包括乳腺癌相关危险因素、口服避孕药物、绝经后使用激素情况
研究结果	使用 5 年～ 9 年激素替代治疗，罹患乳腺癌相对危险是 1.46 大于 60 岁应用激素替代治疗的女性，罹患乳腺癌风险更加显著，相对危险度为 1.71 在雌激素替代治疗中增加孕激素未降低其风险

HRT: Hormone replacement therapy，激素替代治疗；CI: Confidence interval，置信区间。

研究简介：

本研究旨在分析绝经后女性使用激素替代治疗对乳腺癌发病风险的影响。研究中共有 121700 例 30 ～ 55 岁女性注册护士参与调查问卷，每两年随访 1 次，调查的基线情况包括乳腺癌相关危险因素、口服避孕药物、绝经后使用激素情况。结果有 1931 例新发乳腺癌，统计学分析显示，与未行激素替代治疗的绝经后女性相比，单独应用雌激素、或雌激素和孕激素联合应用均显著增加乳腺癌罹患风险。单独应用雌激素的相对危险度为 1.32（95% CI，1.14-1.54），对于雌激素和孕激素联合应用的女性，相对危险度为 1.41（95% CI，1.15-1.74）。使用 5 ～ 9 年激素替代治疗，罹患乳腺癌相对危险度是 1.46（95% CI，1.22-

1.74）；在大于 60 岁应用激素替代治疗的女性，罹患乳腺癌风险更加显著，相对危险度为 1.71。该风险随年龄增高而增加，绝经后使用激素替代治疗的老年女性罹患乳腺癌风险更高。60 ~ 64 岁女性，相对风险为 1.71（95% CI，1.34-2.18），应用雌激素 5 年及以上的女性由于乳腺癌导致的相对死亡风险为 1.45（95% CI，1.01-2.09）。在雌激素替代治疗中增加孕激素不会降低其风险。激素替代治疗显著增加乳腺癌患病风险。

研究者简介：

Colditz GA，华盛顿大学医学院公共卫生主任，Siteman 癌症预防与控制中心副所长。

编者按：

激素替代治疗显著增加罹患乳腺癌风险。对于大于 60 岁的女性，激素替代治疗应用需慎重，但是该研究对象仅局限于护士群体。

参考文献：

COLDITZ G A,HANKINSON S E,HUNTER D J,et al.The use of estrogens and progestins and the risk of breast cancer in postmenopausal women[J].N Engl J Med,1995,332 (24):1589-1593.

第 2 节　生　育

◆ 2-2-1 研究概况 ◆

研究名称	Transient increase in the risk of breast cancer after giving birth
研究类型	病例对照研究
入组时间	1961 年 ~ 1995 年
入组对象	12666 例乳腺癌患者 62121 例年龄匹配的健康女性
研究结果	经产妇在产后 15 年内患乳腺癌风险高于未产妇，此后风险趋于减低。额外风险在首次分娩时年龄较大的女性中最为明显（首次分娩时 35 岁的女性分娩后 5 年 OR=1.26，95%CI，1.10-1.44） 二次生育的女性罹患乳腺癌风险未见显著增加

研究简介：

由于生育对乳腺癌发病风险的影响尚不清楚。在瑞典全国范围内进行病例对照研究，利用癌症登记处和生育登记处之间的计算机联网记录。研究对象是 1925 年至 1960 年出生的瑞典女性，共有 12666 例乳腺癌患者与 62121 例年龄匹配的对照对象进行了比较。结果表明：单胎产妇在产后 15 年内患乳腺癌风险高于未产妇，此后风险趋于减低。额外风险在首次分娩时年龄较大的女性中最为明显（首次分娩年龄 35 岁的女性分娩后 5 年 OR=1.26，95%CI，1.10-1.44）。二次生育的女性罹患乳腺癌风险未见显著增加。研究发现，怀孕对乳腺癌的风险具有双重影响：它会在分娩后暂时性地增加乳腺癌风险，但会在此后的几年中降低乳腺癌风险。在怀孕两次的女性中，第 1 次怀孕所提供的长期保护掩盖了短期不良反应。生物学的合理解释是，怀孕刺激了处于恶性转化早期阶段的细胞生长，从而增加短期内罹患乳腺癌风险；但它通过诱导具有肿瘤性改变潜能的正常乳腺干细胞分化而给予长期性保护，降低乳腺癌风险。

研究者简介：

Lambe M，就职于瑞典乌普萨拉大学医院社会医学系。

编者按：

怀孕对患乳腺癌的风险有双重影响：分娩后短期风险增加，但长期风险降低。

参考文献：

LAMBE M,HSIEH C,TRICHOPOULOS D,et al.Transient increase in the risk of breast cancer after giving birth[J].N Engl J Med,1994,331(1):5-9.

第3节　乳腺 X 线密度

◆ **2-3-1 研究概况** ◆

研究名称	Mammographic density and the risk and detection of breast cancer
研究类型	病例对照研究
入组时间	1993 年～ 1999 年
入组对象	1112 例乳腺癌患者 1112 例匹配对照
研究方法	从恶性肿瘤检测方法、筛选开始时间、年龄三个方面研究乳腺密度与乳腺癌发生风险的关系
研究结果	根据乳腺的钼靶密度，与密度在 10% 水平以下女性相比，乳腺密度大于 75% 的女性罹患乳腺癌的风险明显增高（OR=4.7，95% CI，3.0-7.4）

CI: Confidence interval, 置信区间；OR: Odds ratio, 比值比。

研究简介：

乳腺 X 线呈现的乳腺密度是乳腺癌发生的影响因素，妊娠、绝经及他莫昔芬治疗均可降低乳腺密度，激素替代治疗可致乳腺密度增高。该研究分析乳腺密度与发生乳腺癌风险的关系。采用巢式病例对照研究，共有 1112 例对照研究配对，从恶性肿瘤检测方法、筛选开始时间及年龄三方面研究乳腺密度与乳腺癌发生风险的关系。结果显示与乳腺 X 线影像呈现的乳腺密度低于 10% 的女性相比，无论是经乳腺 X 线筛查（OR=3.5，95%CI，2.0-6.2），或是经 12 个月内乳腺 X 线检查阴性（OR=17.8，95% CI，4.8-65.9），乳腺密度大于等于 75% 的女性罹患乳腺癌的风险明显增高（OR=4.7，95%CI，3.0-7.4）。无论是通过筛查还是其他手段检测到的乳腺癌风险增加，在进入研究后至少持续 8 年，并且年轻女性的风险高于老年女性。

研究者简介：

Boyd Norman F. Boyd，加拿大多伦多大学流行病学系医学博士，坎贝尔家族乳腺癌研究所成员。

编者按：

乳腺 X 线呈现的乳腺密度高是乳腺癌发生的风险因素。

参考文献：

BOYD N F,GUO H,MARTIN L J,et al.Mammographic density and the risk and detection of breast cancer[J].N Engl J Med,2007,356(3):227-236.

第 4 节　乳腺非典型增生

◆ 2-4-1 研究概况 ◆

研究名称	Breast cancer risk associated with proliferative breast disease and atypical hyperplasia
入组时间	1973 年～ 1978 年
入组对象	280000 例女性
研究方法	通过每年乳腺检查，填写关于乳腺手术史等问卷。并经过影像学检查，部分女性接受乳腺病理学检查
研究结果	存在乳腺非典型增生的女性，发生乳腺癌的风险是无非典型增生的女性的 4 倍 存在乳腺良性增生但无非典型增生的女性，发生乳腺癌的相对危险度是 1.3（95% CI：0.77-2.2） 家族史可使乳腺癌发生风险提高到 2.4 倍 同时具备家族史和非典型增生的女性，发生乳腺癌风险大大增高

研究简介：

本研究针对 29 个乳腺检测中心，调查 35 ～ 74 岁的 28000 例女性，分析女性乳腺非典型增生（Atypical hyperplasia，AH）与乳腺癌发生的关系。通过每年对这些女性进行乳腺检查，填写关于乳腺手术史等问卷。经过影像学检查后，19734 例女性接受了乳腺病理学检查，2319 例确诊为乳腺癌。统计学分析显示存在乳腺非典型增生的女性，乳腺癌发生风险是无非典型增生乳腺疾病（Proliferative breast disease，PD）女性的 4.3 倍（95% CI，1.7-11）；存在乳腺增生性疾病但无非典型增生的女性，发生乳腺癌的相对危险度是 1.3（95% CI，0.77-2.2），而具有乳腺癌家族史可增加乳腺癌发生风险 2.4 倍（95% CI，1.4-4.3）。同时具备家族史和非典型增生的女性，有很强的协同作用，发生乳腺癌的风险将大大增高。

研究者简介：

Dupont William D. Dupont，范德堡大学医学院生物统计学和预防医学教授，主要进行乳腺癌流行病学相关研究，美国国家癌症研究所乳腺癌流行病学研究员。

编者按：

乳腺良性病变也是影响乳腺癌发生的重要危险因素，尤其对于乳腺非典型增生及有乳腺癌家族史的女性，应密切随访。

参考文献：

DUPONT W D,PARL F F,HARTMANN W H,et al.Breast cancer risk associated with proliferative breast disease and atypical hyperplasia[J].Cancer,1993,71(4):1258-1265.

第5节　电离辐射

◆ 2-5-1 研究概况 ◆

研究名称	Breast cancer and other second neoplasms after childhood Hodgkin's disease
研究类型	队列研究
入组时间	1955 年～ 1986 年
入组对象	1380 例少年时期曾患霍奇金淋巴瘤的患者
分组情况	第 1 组（23%）：只接受放疗 第 2 组（8%）：只接受化疗 第 3 组（69%）：化疗 + 放疗
研究方法	随访观察第二原发肿瘤发生情况
研究结果	既往有霍奇金淋巴瘤放疗史的女性乳腺癌发病风险升高

研究简介：

对于电离辐射与乳腺癌发病的关系，早有相关研究。患有霍奇金淋巴瘤并得以存活的患者往往有较高风险再次发生肿瘤。青春期至 30 岁时期暴露于射线尤其危险，15 ~ 18 岁具有射线暴露史的女性，乳腺癌发生率较高。40 岁之后暴露于射线，乳腺癌风险不会增高。

对于既往霍奇金淋巴瘤并接受过放疗的人群进行队列研究。1380 例患者，随访 15 年后 7.0% 患者发现第二原发肿瘤，多数为实体瘤（占总数 3.9%）。实体瘤中最常见的是乳腺癌（占实体瘤 35%）。影响霍奇金淋巴瘤患者发生乳腺癌的风险因素是相对年龄偏大（RR=1.9，10 ~ 16 岁 vs. <10 岁）、大剂量放疗（RR=5.9，2000 ~ 4000cGy vs. <2000cGy）。因此，少年时期具有霍奇金淋巴瘤放疗史的女性乳腺癌发病风险增高，对这些患者应定期行乳腺癌筛查。

研究者简介：

Leslie L. Robison，就职于美国明尼苏达州明尼阿波利斯儿科。圣裘德学院成员，流行病学和癌症控制系主任，综合癌症中心人口科学副主任，同时领导癌症控制和生存计划项目。

编者按：

电离辐射对年轻女性影响较大，应尽量避免过多的射线暴露，以降低乳腺癌发病风险。

参考文献：

BHATIA S,ROBISON L L,OBERLIN O,et al.Breast cancer and other second neoplasms after childhood Hodgkin's disease[J].N Engl J Med,1996,334(12):745-751.

第 6 节　饮　酒

◆ 2-6-1 研究概况 ◆

研究名称	Alcohol and breast cancer in women: a pooled analysis of cohort studies
研究类型	队列研究
入组时间	1980 年～ 1993 年
入组对象	322647 例女性
分组情况	根据每日饮酒量分为 7 组： 1) 不饮酒 2) 饮酒量 0 ～ 1.5g/d 3) 饮酒量 1.5 ～ 5.0 g/d 4) 饮酒量 5.0 ～ 15.0 g/d 5) 饮酒量 15.0 ～ 30.0 g/d 6) 饮酒量 30.0 ～ 60.0 g/d 7) 饮酒量 ≥ 60.0g/d
研究方法	接受问卷调查包括饮酒类型、每日饮酒量、饮酒频率、饮酒时间等，同时随访是否罹患乳腺癌
研究结果	共 4335 例女性诊断为浸润性乳腺癌 酒精摄入低于 60g/d 女性，随着每日饮酒量增加，罹患乳腺癌风险随之线性升高，每增加 10g/d 酒精摄入，相对风险 1.09（95% CI，1.04-1.13） 与不饮酒女性相比，每日酒精摄入在 30.0 ～ 60.0g/d 的女性，罹患乳腺癌相对风险 1.41（95% CI，1.18-1.69） 酒精摄入 ≥ 60.0g/d 的女性，由于数据所限，并未发现与乳腺癌远期风险存在更高相关性

研究简介：

　　该研究为评估浸润性乳腺癌发病风险与饮酒的相关性，并评估饮食和非饮食因素是否改变了这种关联。纳入 6 项前瞻性研究中有 200 例乳腺癌，评估食物和营养素长期摄入量，使用有效饮食评估工具。这些研究在加拿大、荷兰、瑞典和美国进行，共纳入 322647 例女性，评估时间长达 11 年，4335 例被诊断为浸润性乳腺癌。经过对主要数据进行汇总分析，使用与每项研究原始设计一致的分析方法和随机效应模型进行整体汇总分析。对于酒精摄入量小于 60g/d（超过 99% 的参与者报告），风险随着摄入量增加而线性增加；酒精摄入量增加 10g/d（约 0.75~1 杯）的汇总多变量相对风险为 1.09（95% CI，1.04–1.13）。总酒精摄入量在 30 ～ 60g/d 以下（约 2 ～ 5 杯）与不饮酒者的多因素调整后的相对风险为 1.41（95% CI，1.18–1.69）。有限的数据表明，酒精摄入量超过 60g/d 与风险进一步增加无关。特定类型的酒精饮料对风险估计没有强烈影响。酒精摄入量与乳腺癌之间的关联没有被其他因素影响。该研究结论是：酒精摄入量与乳腺癌发病率呈线性增加关系。在大多数女性报告的消费范围内，酒精消费与女性乳腺癌发病率的线性增加有关。在经常饮酒的女性中，减少饮酒是降低乳腺癌风险的潜在手段。

研究者简介：

Stephanie A. Smith-Warner，明尼苏达大学流行病学博士，主要研究营养与癌症流行病学，主要研究项目包括饮食与癌症前瞻性研究（DCPP），循环分子标志物、乳腺癌和结直肠癌联合项目（BBC3）。

编者按：

饮酒可增加罹患乳腺癌风险，有乳腺癌家族史的女性更应警惕饮酒的影响。

参考文献：

Smith-Warner S A, Spiegelman D, Yaun S,et al.Alcohol and breast cancer in women:a pooled analysis of cohort studies[J].JAMA,1998,279(7):535-540.

第 7 节　家族史

◆ 2-7-1 研究概况 ◆

研究名称	Familial breast cancer in the family-cancer database
研究类型	描述性流行病学研究
入组时间	1958 年～ 1994 年
入组对象	1896 年～ 1955 年出生的瑞典人（第一代生于 1956 年之前，第二代生于 1941 年～ 1975 年）
研究方法	统计相关乳腺癌患病情况
研究结果	在瑞典所有小于 54 岁的乳腺癌患者中，家族性乳腺癌占 8.7% 家族遗传罹患乳腺癌相对风险为 1.8，随年龄增长，相对风险可降至 1.5 当母亲和女儿患乳腺癌的年龄 <40 岁，其家族年轻女性罹患乳腺癌的相对风险为 4 父系及母系均患有乳腺癌，女儿患乳腺癌风险大大增高，但无统计学意义

研究简介：

本研究应用瑞典基于人口的家庭恶性肿瘤数据库研究家族性乳腺癌。人口规模和全国范围内的恶性肿瘤登记为家族性恶性肿瘤的流行病学研究奠定基础，包括对被调查者及其亲属的病例以及对家族关系进行完整和无偏倚鉴定。利用该数据库，研究拟回答以下问题：家族性乳腺癌在所有乳腺癌的比例；在母亲或女儿中分析单独乳腺癌或合并其他恶性肿瘤的家族相对风险；年龄对家族风险的改变；父系乳腺癌单独或与母系乳腺癌结合的影响。研究结果显示，瑞典小于 54 岁的所有乳腺癌女性患者中家族性乳腺癌比例为 8.7%，家族性相对风险约为 1.8，但在老年人口中可能会降至约 1.5。年轻女性的家族相对风险较高，当母亲和女儿都在 40 岁以下时被确诊，相对风险达到 4.0。父系乳腺癌与母系乳腺癌会给女儿带来更大风险（但无统计学意义）。在母亲和女儿中，卵巢癌发病风险随乳腺癌患病风险而增加。

研究者简介：

Hemminki Kari Hemminki，就职于瑞典卡罗林斯卡医学院生物科学系，主要从事肿瘤危险因素评估。

编者按：

乳腺癌家族遗传可增加罹患乳腺癌风险。

参考文献：

HEMMINKI K,VAITTINEN P.Familial breast cancer in the family-cancer database[J].Int J Cancer,1998,77(3):386-391.

◆ 2-7-2 研究概况 ◆

研究名称	Familial risks in second primary breast cancer based on a family cancer database
研究类型	描述性研究
入组时间	1958 年～ 1994 年
入组对象	1896 年～ 1955 年出生的瑞典人（第一代生于 1956 年之前，第二代生于 1941 年～ 1975 年），55411 例母亲及 9966 例女儿
研究方法	统计相关恶性肿瘤发病状况
研究结果	母亲初次患乳腺癌，其女儿罹患乳腺癌风险为 1.7 母亲患有双侧乳腺癌，其女儿罹患乳腺癌的风险为 3.28 对于有第二原发乳腺癌的家族，乳腺癌风险为 1.93 母亲在 50 岁之前诊断为乳腺癌，女儿在年轻时罹患乳腺癌风险极高 当母亲首发其他恶性肿瘤，第二原发为乳腺癌时，女儿首发乳腺癌风险为 1.03 女儿亦罹患乳腺癌的双侧乳腺癌母亲比女儿未罹患乳腺癌的母亲首诊乳腺癌的年龄小 3.8 岁

研究简介：

瑞典全国家庭恶性肿瘤数据库被用来分析发生对侧乳腺癌（第二乳腺癌）的母亲的女儿患乳腺癌风险。该数据库包含 1940 年后出生的母亲和女儿的家庭关系和恶性肿瘤信息，共包括 55411 例母亲和 9966 例女儿的原发性乳腺癌相关数据。约 95% 的第二乳腺癌是在对侧乳房检查时诊断出来的。当母亲患第一乳腺癌时，女儿患乳腺癌的家族风险为 1.70，当母亲患双侧乳腺癌时，女儿患乳腺癌的家族风险为 3.28。因此，第二乳腺癌的家族风险增加为 1.93。当母亲在 50 岁以前被诊断为乳腺癌时，女儿年轻时被诊断乳腺癌的风险最高。如果母亲患乳腺癌后又患其他类型恶性肿瘤，其家族风险与第一次乳腺癌相同（1.03）。与单侧乳腺癌相比，患双侧乳腺癌的母亲的女儿的乳腺癌发病年龄要小 0.7 岁，但差异无统计学意义。双侧乳腺癌的母亲（女儿也患乳腺癌），其首次乳腺癌的诊断年龄比女儿未患乳腺癌的母亲小 3.8 岁。

研究者简介：

Hemminki Kari Hemminki，瑞典卡罗林斯卡医学院生物科学系教授，主要从事肿瘤危险因素评估。

编者按：

母亲双侧乳腺癌，女儿罹患乳腺癌风险明显升高。

参考文献：

HEMMINKI K,VAITTINEN P.Familial risks in second primary breast cancer based on a family cancer database[J].Eur J Cancer,1999,35(3):455-458.

第8节 BRCA 基因

◆ 2-8-1 研究概况 ◆

研究名称	Risks of Breast, Ovarian, and Contralateral Breast Cancer for BRCA1 and BRCA2 Mutation Carriers
研究类型	队列研究
入组时间	1997 年～ 2011 年
入组对象	BRCA 突变女性 9856 例
分组情况	第 1 组（n=6036）：BRCA1 突变 第 2 组（n=3820）：BRCA2 突变
研究结果	BRCA1 和 BRCA2 突变者至 80 岁时乳腺癌累积风险分别为 72% 和 69% 乳腺癌发病率从成年后迅速增加，直至 30 ～ 40 岁（BRCA1 突变）、40 ～ 50 岁（BRCA2 突变），对于 BRCA2 突变者，在 40 ～ 50 岁之后乳腺癌发病率保持恒定发病率（每年 20‰～ 30‰）直至 80 岁 对于对侧乳腺癌，乳腺癌诊断 20 年后的累积风险为 40%（BRCA1 突变者）和 26%（BRCA2 突变者） 对于 BRCA1 和 BRCA2 突变者，随着一级和二级亲属患乳腺癌人数增加，乳腺癌发生风险增加 乳腺癌发生风险与 BRCA 基因突变的位置相关，在相关区域之外突变的比在相关区域突变的乳腺癌风险要高（BRCA1 基因：c.2282-c.4071，BRCA2 基因：c.2831-c.6401）

BRCA: BReast CAncer gene, 乳腺癌基因；CI: Confidence interval, 置信区间。

研究简介：

该研究入组 1997 年 ~2011 年携带 BRCA 突变女性 9856 例，其中 6036 例 BRCA1 突变、3820 例 BRCA2 突变。2013 年 12 月完成随访，中位随访 5 年。结果显示新发乳腺癌 426 例，新发诊断对侧乳腺癌 245 例，乳腺癌共有 3886 例，对侧乳腺癌 2213 例。BRCA1 和 BRCA2 突变者至 80 岁时乳腺癌累积风险分别为 72%（95%CI，65%-79%）和 69%（95%CI，61%-77%）。乳腺癌发病率从成年后迅速增加，直至 30~40 岁（BRCA1 突变者）、40~50 岁（BRCA2 突变者），而后直至 80 岁乳腺癌发病率保持相似恒定发病率（每年 20‰ ~30‰）。对于对侧乳腺癌，乳腺癌诊断 20 年后的累积风险为 40%（BRCA1 突变者，95%CI, 35%-45%）和 26%（BRCA2 突变者，95%CI, 20%-33%）。对于 BRCA1 和 BRCA2 突变者，随一级和二级亲属患乳腺癌人数增加，乳腺癌发生风险增加。乳腺癌发生风险与 BRCA 基因突变位置相关，在相关区域之外突变的比在相关区域突变的乳腺癌风险要高（BRCA1 基因：c.2282-c.4071，BRCA2 基因：c.2831-c.6401）。

研究者简介：

Karoline B. Kuchenbaecker，英国剑桥大学公共卫生部和初级卫生保健系癌症的遗传流行病学中心医学博士。

编者按：

BRCA1/2 基因突变可明显增加乳腺癌发生风险，证实了家族遗传及基因突变在风险评估中的意义。

参考文献：

KUCHENBAECKER K B,HOPPER J L,BARNES D R,et al.Risks of Breast,Ovarian,and Contralateral Breast Cancer for BRCA1 and BRCA2 Mutation Carriers[J].JAMA,2017,317(23):2402-2416.

◆ 2-8-2 研究概况 ◆

研究名称	Hormone therapy and the risk of breast cancer in BRCA1 mutation carriers
研究类型	病例对照研究
入组时间	1998 年～ 2007 年
入组对象	821 例 BRCA1 突变的绝经后女性
分组情况	304 例乳腺癌，517 例健康女性 通过年龄、绝经年龄、绝经类型配对，产生 236 配对
研究方法	通过病例对照研究在 BRCA1 突变的绝经女性中探讨激素替代治疗与乳腺癌发生风险的关系
研究结果	BRCA1 突变的绝经后女性，既往激素替代治疗能降低罹患乳腺癌风险，相对危险度为 0.58 在分析激素替代治疗方案时发现，仅用雌激素替代治疗可明显降低罹患乳腺癌风险，相对危险度 0.51。使用雌激素和孕激素替代治疗并无显著差异

BRCA: BReast CAncer gene，乳腺癌基因。

研究简介：

该研究共纳入 821 例 BRCA1 突变的绝经后女性，其中 304 例乳腺癌，517 例健康女性，通过年龄（2 年内）、绝经年龄（2 年内）、绝经类型（手术绝经与自然绝经）配对，最终产生 236 例配对分析，采用病例对照研究在 BRCA1 突变的绝经女性中观察激素替代治疗与乳腺癌发生风险的关系。结果显示在 BRCA1 突变的绝经后女性，激素替代治疗能降低乳腺癌罹患风险（OR=0.58，95% CI，0.35-0.96，P=0.03）。在激素替代治疗亚组分析中，仅用雌激素替代治疗可更加明显降低罹患乳腺癌风险（OR=0.51，95% CI，0.27-0.98，P=0.04）。使用雌激素和孕激素替代治疗并无显著差异（OR=0.66，95% CI，0.34-1.27，P=0.21）。

研究者简介：

Steven A. Narod：加拿大多伦多女子学院研究所流行病学系教授，加拿大乳腺癌一级研究主席。

编者按：

对于 BRCA1 突变的绝经后女性，激素替代治疗并未增加乳腺癌风险，反而是一种保护因素。

参考文献：

EISEN A,LUBINSKI J,GRONWALD J,et al.Hormone therapy and the risk of breast cancer in BRCA1 mutation carriers[J].J Natl Cancer Inst,2008,100(19):1361-1367.

第9节　体重指数

◆ 2-9-1 研究概况 ◆

研究名称	Pooled analysis of prospective cohort studies on height, weight, and breast cancer risk
研究类型	7 个前瞻性队列研究的荟萃分析
入组时间	1976 年～ 1993 年
入组对象	337819 例女性，其中 4385 例乳腺癌
研究方法	在多变量分析中控制生育、饮食和其他危险因素，通过汇总分析身高、肥胖因素与乳腺癌发病风险的关系
研究结果	身高每增加 5cm，绝经前女性罹患乳腺癌的相对风险为 1.02，绝经后女性罹患乳腺癌的相对风险为 1.07 对于绝经前女性，BMI>31kg/m² 的女性对比 BMI<21kg/m² 的女性发生乳腺癌的相对风险是 0.54 对于绝经后女性，当 BMI>28kg/m²，乳腺癌发生的相对风险是 1.26，并不随着 BMI 升高而升高

BMI: Body mass index，体重指数；CI: Confidence interval，置信区间。

研究简介：

该研究共纳入 7 个前瞻性队列研究，共 337819 例女性接受问卷调查，其中 4385 例女性患有乳腺癌。结果显示身高每增加 5cm，绝经前女性罹患乳腺癌的相对风险为 1.02（95% CI，0.96-1.10），绝经后女性罹患乳腺癌的相对风险为 1.07（95% CI，1.03-1.12）。而对于绝经前女性，BMI>31kg/m² 的女性比 BMI<21kg/m² 的女性发生乳腺癌的相对风险是 0.54（95% CI，0.34-0.85）。对于绝经后女性，当 BMI>28kg/m²，乳腺癌发生的相对风险是 1.26（95% CI，1.09-1.46），但并不随着 BMI 升高而升高。统计结果显示对于绝经后女性身高是罹患乳腺癌的独立风险因素，而对于绝经前的女性并无明显关系。对于 BMI 与乳腺癌的关系则随月经状态变化，降低体重可减少绝经后女性乳腺癌发生风险。

研究者简介：

Van den Brandt PA，荷兰马斯特里赫特大学医学与生命科学学院公共卫生系医学博士，主要从事生活习惯与癌症发生风险的研究。

编者按：

身高对罹患乳腺癌的风险与女性绝经状态有关，从统计学上看只是趋势，尚存争议，但不失为临床关注的问题。对于绝经后女性，控制体重可以有效降低乳腺癌的发生风险已成为共识。

参考文献：

VAN DEN BRANDT P A,SPIEGELMAN D,YAUN S S,et al.Pooled analysis of prospective cohort studies on height,weight,and breast cancer risk[J].Am J Epidemiol,2000,152(6):514-527.

第 10 节 流 产

◆ 2-10-1 研究概况 ◆

研究名称	Induced abortion and the risk of breast cancer
研究类型	队列研究
入组时间	1968 年 ~ 1992 年
入组对象	1935 年 4 月 1 日—1978 年 3 月 31 日期间出生的丹麦女性
分组情况	根据流产年龄、流产胎次、流产胎龄、流产后时间、诊断乳腺癌的年龄分组
研究方法	统计流产信息，对乳腺癌患病情况的关系
研究结果	流产史与罹患乳腺癌的风险无相关性

CI：Confidence interval，置信区间。

研究简介：

该研究统计 1935.4.1~1978.3.31 期间出生的丹麦女性流产次数、流产年龄等信息，最终 1529512 例女性纳入分析，215902 例女性流产 1 次，47906 例女性流产 2 次，17157 例女性流产 3 次及以上。在 25850000 例无流产史的女性中，8908 例罹患乳腺癌；有流产史的女性中，1338 例女性罹患乳腺癌。统计学分析显示流产史与罹患乳腺癌风险无相关性，流产后 <1 年，罹患乳腺癌的相对危险度 0.97；流产后 1~4 年，罹患乳腺癌的相对危险度 0.99；流产后 ≥ 5 年，罹患乳腺癌的相对危险度 1.0。对于流产年龄、胎次、流产后时间、诊断乳腺癌的年龄等亚组的分析，未见乳腺癌风险升高。而对于流产胎龄亚组，乳腺癌相对风险随流产胎龄升高，<7 周的，相对风险 0.81（95% CI，0.58-1.13），>12 周的，相对风险 1.38（95% CI，1.00-1.90）。结论：流产史与罹患乳腺癌的风险无相关性。

研究者简介：

Mads Melbye，丹麦著名科学家，哥本哈根国立血清研究所的高级副总裁，2016-2020 年担任总裁和首席执行官。哥本哈根大学的医学流行病学教授和斯坦福大学医学院的客座教授。

编者按：

有研究表明流产与乳腺癌发病风险存在弱相关性，但结论仍未明确。目前仍认为流产与罹患乳腺癌并无关联。

参考文献：

MELBYE M,WOHLFAHRT J,OLSEN J H,et al.Induced abortion and the risk of breast cancer[J].N Engl J Med,1997,336(2):81-85.

第11节　哺　乳

◆ **2-11-1 研究概况** ◆

研究名称	Lactation and a reduced risk of premenopausal breast cancer
研究类型	多中心病例对照研究
入组时间	1989 年 4 月～1991 年 12 月
入组对象	5878 例乳腺癌 8216 例健康女性
研究方法	通过电话采集生育史(包括怀孕、哺乳时间、停止母乳原因、抑制乳汁分泌的药物)、激素使用、体育锻炼、酒精摄入、饮食习惯、身高体重等情况
研究结果	在经产数、首次分娩年龄及其他乳腺癌危险因素之后，与生育但不哺乳的女性相比，哺乳可少量降低绝经前女性罹患乳腺癌风险（相对风险 0.78）；但对于绝经后女性来说，相对风险为 1.04，无统计学差异 随着哺乳累积时间增加，绝经前女性乳腺癌发生风险降低，但绝经后经产妇无明显改变 初次哺乳年龄低可降低绝经前女性乳腺癌发生风险 与生育但不哺乳的女性相比，20 岁之前哺乳并持续 6 个月以上的女性，乳腺癌发生相对风险降至 0.54

CI: Confidence interval, 置信区间。

研究简介：

哺乳可降低绝经前乳腺癌发病风险，因哺乳期内分泌改变，乳腺上皮细胞不易癌变。首次哺乳年龄轻，可显著降低绝经前女性乳腺癌发病风险。哺乳累积持续时间增加可降低绝经前乳腺癌发病风险。绝经后女性有哺乳史，并不降低乳腺癌风险。

该研究纳入来自美国威斯康辛州、马萨诸塞州、缅因州和英国汉普省的 75 岁以下乳腺癌患者，以及随机选取的 65 岁以下女性健康者和 65~74 岁的美国老年医保受益人做对照。共计 5878 例乳腺癌，8216 例健康女性。通过电话采集生育史（包括怀孕、哺乳时间、停止母乳的原因、抑制乳汁分泌的药物）、激素使用、体育锻炼、酒精摄入、饮食习惯、身高体重等情况。统计学显示：在经产数、首次分娩年龄及其他乳腺癌危险因素之后，与生育不哺乳的女性相比，哺乳可少量降低绝经前女性罹患乳腺癌风险（HR=0.78，95% CI，0.66-0.91）；但对于绝经后女性来说，相对风险为 1.04（95%CI，0.95-1.14）。随哺乳累积时间增加，绝经前女性乳腺癌发生风险降低（P<0.001），但绝经后经产妇无明显改变（P=0.51）。初产年龄低可降低绝经前女性乳腺癌发生风险（P=0.003）。与生育但不哺乳的女性相比，在 20 岁之前哺乳并持续 6 个月以上的女性，乳腺癌发生相对风险降低至 0.54（95%CI，0.36-0.82）。

研究者简介：

Polly A. Newcomb，就职于威斯康辛大学综合癌症中心。华盛顿大学公共卫生学院，癌症预防项目教授，流行病学研究教授。

编者按:

哺乳可降低绝经前乳腺癌发病风险,有预防乳腺癌的作用;在绝经后女性中,哺乳史并不能降低乳腺癌发病风险。

参考文献:

NEWCOMB P A,STORER B E,LONGNECKER M P,et al.Lactation and a reduced risk of premenopausal breast cancer[J].N Engl J Med,1994,330(2):81-87.

第12节 体育活动

◆ 2-12-1 研究概况 ◆

研究名称	Physical exercise and reduced risk of breast cancer in young women
研究类型	对照研究
入组时间	1983 年 7 月～1989 年 1 月
入组对象	545 例乳腺浸润癌或原位癌患者(诊断年龄≤40 岁) 545 例健康者
研究方法	比较出生日期、种族、生育史等,统计女性参加体育活动与乳腺癌发生风险的关系
研究结果	调整潜在混杂因素后,从月经初潮到病例患者诊断前 1 年,每周从事体育锻炼活动的平均小时数是降低乳腺癌风险的一个重要预测因素(双侧趋势 P<0.0001) 每周 3.8 小时或更多时间体育锻炼的女性,与不运动女性相比(OR=0.42, 95%CL, 0.27-0.64)对于足月产妇效果更明显 对比运动活跃(≥3.8 小时锻炼)与不参加运动,生育过的女性患乳腺癌(OR=0.28, 95%CL, 0.16-0.50),未生育女性患乳腺癌(OR=0.73, 95%CL, 0.38-1.41)

CL: confidence limits,置信界限。

研究简介:

该研究纳入 545 例乳腺浸润癌或原位癌患者和 545 例健康女性,通过比较出生日期、种族、生育史等。统计学结果显示:女性常规进行体育活动作为一项健康的生活方式可降低乳腺癌发生风险。

研究者简介:

Leslie Bernstein,美国南加州大学医学院预防医学系教授。

编者按:

体育活动可改善女性月经状况从而降低乳腺癌发生风险。对年轻女性和成年女性来说,体育活动是健康生活的一部分。尽管以上研究例数偏少,但存在一定临床意义,有关运动方式以及运动量的指标量化仍需进一步研究。

参考文献:

BERNSTEIN L,HENDERSON B E,HANISCH R,et al.Physical exercise and reduced risk of breast cancer in young women[J],J Natl Cancer Inst,1994,86(18):1403-1408.

第3章　乳腺癌筛查

近年来，乳腺癌死亡率下降很大程度上取决于乳腺癌早期发现和早期诊断，乳腺癌预防自检因其简易无害的优势已在许多国家广泛开展，但文献对自我乳腺检查（Breast self-examination，BSE）作为检测方法的效果报道不一。两项随机对照临床试验（Randomized controlled trial，RCT）回顾性研究表明，自我乳腺检查缺乏对自检者有益的直接证据，不能提高乳腺癌检出率和死亡率，反而由于过度检查导致过度手术治疗，故不推荐患者行乳腺自查。

标准的筛查手段是乳腺X线检查和体格检查，两者互为补充。乳腺癌预防普查最初起源于美国，积累了大量有价值的经验和资料。美国纽约健康保障计划（Health insurance plan of New York，HIP）是第一个评估临床检查联合乳腺X线检查普查效果的RCT，最大的RCT是瑞典两省研究（Swedish Two-Country Study），两项研究显示，乳腺X线检查可降低50岁以上女性乳腺癌死亡率，使乳腺癌普查具有理论依据。但是后继许多研究并未得到相同结论，如斯德哥尔摩研究和爱丁堡研究，提出乳腺癌普查对40~49岁女性的诊断价值遭到质疑，在马尔默普查试验I中更是得出乳腺癌筛查的益处与选择人群及年龄和访视管理均相关，在随后进行15年随访的马尔默试验Ⅱ中，对于55~69岁年龄组，乳腺癌筛查增加了10%的过度诊断。加拿大两项国民普查研究也发现在40~49岁和50~59岁女性中是否能从筛查中获益仍不确定，随后25年随访更是得出钼靶筛查并未降低乳腺癌死亡率，22%乳腺癌为过度诊断的结论。

日本J-START研究为辅助超声在40~49岁女性乳腺癌筛查中作用的RCT，研究认为标准钼靶检查中增加超声检查可提高乳腺癌检出率。ACRIN6666研究提出乳腺超声与钼靶在乳腺癌的筛查中具有相似效果，且超声筛查提高浸润性乳腺癌检出率。Ontario乳腺癌筛查项目提出每年MRI和乳腺X线检查都是针对高危女性进行乳腺筛查项目的有效措施，同时被认为是BRCA基因突变携带者的重要管理选择。

乳腺普查是控制乳腺癌发病的重要措施，在开展大规模随机对照研究中探索经济合理的方法是开展乳腺防癌普查努力的方向。

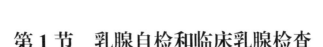

第 1 节　乳腺自检和临床乳腺检查

◆ 3-1-1 研究概况 ◆

试验名称	Randomized trial of breast self-examination in Shanghai
研究类型	随机对照试验
入组时间	1989 年 10 月～ 1991 年 10 月
入组患者	26.6 万例 30 ～ 64 岁女性
分组情况	随机进入 指导组（n=132979） 对照组（n=133085）
干预方法	指导组由医务人员做规范指导进行乳腺自我检查（BSE），并定期进行监督操作，研究进行 5 年，队列人群随访到 2000 年，生存状态随访到 2001 年
研究结果	随访 11 年检出乳腺癌 指导组 857 例，死亡 135 例（0.10%） 对照组 890 例，死亡 131 例（0.10%）

BSE：Breast self-examination，乳腺自我检查。

研究简介：

在实施乳腺自我检查（BSE）的女性中，乳腺癌可能在更早阶段被发现，然而 BSE 对于是否可降低乳腺癌死亡率尚无定论。本研究旨在明确强化 BSE 教学是否可降低乳腺癌死亡率或用于乳腺癌早期诊断。1989 年 10 月至 1991 年 10 月，将上海市 519 家工厂 266064 例女性随机分为指导组和对照组。指导组由医务人员做最规范的 BSE 手法演示，初始指导在 1 年进行强化训练，随后的 4 年中使用 BSE 录像进行二次强化训练，在 5 年内至少每 6 个月进行 1 次 BSE 医疗监督，并定期进行 BSE 指导和在医务人员监督下进行 BSE 操作，各组均接受乳腺 X 检查，指导组检出较多良性病变，且更能熟悉的检出乳腺肿块，但截至 1994 年的随访，两组发现的乳腺癌病例数基本相同，也并未发现较早的或较小的肿瘤，5 年死亡率随访无差别，对人群开展 BSE 教育未能降低乳腺癌死亡率。在 2000 年 12 月随访的应用 Cox 比例风险模型估计乳腺癌死亡的累积风险比。所有的统计检验都是双面的。结果显示，指导组乳腺癌死亡 135 例（0.10%），对照组死亡 131 例（0.10%）。随访 10~11 年的累积乳腺癌死亡率相似（指导组与对照组女性的累积风险比 HR=1.04，95%，0.82-1.33，P=0.72）。然而，指导组比对照组诊断出更多乳腺良性病变。

研究者简介：

David B. Thomas，美国西雅图佛瑞德哈金森癌症研究中心教授，公共健康科学部门，公共卫生学院和社区医学学院负责人，西华盛顿癌症监测系统前主任。

编者按：

BSE 强化指导并未降低乳腺癌死亡率，在没有乳腺检查缺乏钼靶的情况下鼓励 BSE 不太可能降低乳腺癌死亡率。选择使用 BSE 的女性应被告知，其疗效未经证实，且可能增加良性乳腺活检概率。

参考文献：

THOMAS D B,GAO D L,RAY R M,et al.Randomized trial of breast self-examination in Shanghai:final results[J].J Natl Cancer Inst,2002,94(19):1445-1457.

◆ 3-1-2 研究概况 ◆

研究类型	Breast self-examination: self-reported frequency, quality, and associated outcomes
入组时间	1994 年 1 月 1 日～ 1997 年 12 月 30 日
入组患者	27421 例女性
分组情况	自检频率、持续时间及质量
研究结果	41% 受试者进行至少每月 1 次乳腺自我检查（BSE），12% 每次持续时间 >6 分钟，27% 被评价为进行充足 BSE 的受试者。进行充足 BSE 的受试者更易于就诊进行乳腺钼靶检查，最终被诊断为乳腺癌的患者中较少进行充足的 BSE，分期和肿瘤大小与 BSE 行为无关

BSE：Breast self-examination，乳腺自我检查；CBE：Clinical breast examination，临床乳腺检查；RCT：Randomized controlled trial，随机对照临床试验。

研究简介：

尽管缺乏相关证据支持，乳腺自我检查（Breast self-examination, BSE）一直被各国国家机构推广用于乳腺癌筛查，本研究是一项对 27421 例参与西北太平洋健康计划的女性进行回顾性队列研究，通过问卷调查对 BSE 质量进行控制监查，并由此关联后续筛查和诊断工作，评价自检筛查行为与肿瘤分期和假阳性结果的关系。共 75% 的女性完成 BSE，被评价质量充足完善的 BSE 为 27%。对于 BSE 持续时间、频率和质量高的女性更有可能进行诊断性乳腺 X 线检查。最终诊断为乳腺癌（N=300）的患者，进行常规 BSE 的比率显著较少；分期和肿瘤大小与 BSE 无明显关联。本研究认为：有较高比率的受试者进行 BSE，但极少有人进行充足完整的 BSE，并未得到 BSE 获益证据，因而是否鼓励进行系统的 BSE 需要继续探讨研究。

研究者简介：

Shin-Ping Tu, 华盛顿大学医学院医学博士。

编者按：

多数指南并不推荐进行 BSE，证据不能支持其降低乳腺癌检出率和死亡率，反而由于过度检查，提高了假阳性率。本文发现高频高质量 BSE 可提高诊断性乳腺检查的就诊率，但其与乳腺癌分期和肿瘤大小并无关联，无法显示 BSE 优势，尽管大部分受试者提交了较好的 BSE 报告，且花费了比临床乳腺检查更少的时间，但 BSE 是否有益于女性不太可能通过观测得到答案，BSE 推广的有效性和接受性可能受年龄、社会经济和文化的影响。

参考文献：

TU S P,REISCH L M,TAPLIN S H,et al.Breast self-examination:self-reported frequency, quality,and associated outcomes[J].J Cancer Educ,2006,21:175-181.

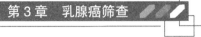

◆ 3-1-3 研究概况 ◆

研究名称	Association of Previous Clinical Breast Examination with Reduced Delays and Earlier-Stage Breast Cancer Diagnosis Among Women in Peru
入组时间	2015 年 2 月 1 日～ 2015 年 5 月 31 日
入组患者	159 例接受乳腺癌治疗的女性患者
观察指标	乳腺癌检测方法，诊断时发病至就诊时间和分期的影响因素
研究结果	有乳腺临床检查史 vs. 无乳腺临床检查史 发病至就诊的延迟时间缩短（OR=2.92，95%CI，1.30-6.60，P=0.01） 排除医疗保险和家庭收入因素影响，早期病变诊断比例增高（OR=2.44，95%CI，1.01-5.95，P=0.048）

CBE：Clinical breast examination，临床乳腺检查。

研究简介：

2017 年 5 月 25 日《美国医学会杂志肿瘤学分册》在线发表一项横断面研究报告，采用乳腺癌延迟调查问卷对个体患者访谈，调查乳腺癌患者确诊时发病至就诊时间和分期的影响因素，以确定既往乳腺临床检查史是否与较早就诊和 / 或肿瘤较早分期有相关性，2015年 2 月 1 日 ~2015 年 5 月 31 日在秘鲁特鲁希略联邦资助的三级护理转诊癌症中心接受治疗的 159 例乳腺癌患者中的 113 例［71.1%，平均年龄（54 ± 10.8）岁，范围 32-82 岁］进行分析。主要观察指标为乳腺癌检测方法、诊断时发病至就诊时间和分期的影响因素。结果发现：其中 105 例（92.9%）自行检出乳腺癌。在 93 例有分期数据的女性中，45 例（48.4%）被诊断为早期病变（AJCC：0- Ⅱ 期），48 例（51.6%）被诊断为晚期病变（AJCC：Ⅲ - Ⅳ期）。从症状出现至治疗开始的总延迟平均（407 ± 665）天，患者所致延迟平均（198 ± 449）天，医疗系统所致延迟平均（241 ± 556）天。52 例女性（46.0%）有临床乳腺检查史（CBE），23 例（20.4%）曾接受过乳腺钼靶检查。与从未接受过临床乳腺检查的女性相比，接受过临床乳腺检查的女性从症状发展到症状出现的延迟时间更短（OR=2.92；95%CI，1.30-6.60，P=0.01）。诊断时间缩短较诊断延迟更容易被诊断为早期疾病（AJCC：0、Ⅰ 或 Ⅱ 期），31例（58.5%）vs. 11 例（30.6%），P=0.01。与从未接受过临床乳腺检查的女性相比，接受过临床乳腺检查的女性更容易被诊断为早期疾病，在控制保险和家庭收入后，这种关系仍然显著（OR=2.44，95%CI，1.01-5.95，P=0.048）。因此，在大多数乳腺癌被自我检出的人群中，既往 CBE 与乳腺癌诊断时患者所致延迟较短、分期较早有相关性。在全球范围内缺乏乳腺钼靶筛查的地区，常规使用 CBE 可为乳腺癌早期诊断提供一种资源适宜的策略，与医疗专业人士的互动可使其认知提高、延迟减少，确诊时的病变分期提前。

研究者简介：

Anya Romanoff，就职于美国西奈山医院外科，西雅图华盛顿大学的全球卫生部门。

编者按：

由于乳腺钼靶检查的准确率高于 CBE，美国癌症学会在其最新指南中，不推荐 CBE 用于任意年龄平均风险女性的乳腺癌筛查。但是，在世界上的绝大多数中低收入地区，首先根据临床症状和体征确定乳腺癌，CBE 可通过发现较早期乳腺癌而直接改善早期诊断，或通过提高女性对乳腺健康问题的认知而间接改善早期诊断。

参考文献：

ROMANOFF A,CONSTANT T H,JOHNSON K M,et al.Association of Previous Clinical Breast Examination With Reduced Delays and Earlier-Stage Breast Cancer Diagnosis Among Women in Peru[J].JAMA Oncol,2017,3(11):1563-1567.

第 2 节　乳腺 X 线检查

◆ 3-2-1 研究概况 ◆

研究名称	Malmo Mammographic Screening Trial- I
研究类型	随机对照研究
入组时间	1976 年 10 月～ 1986 年 12 月
入组患者	大约 42 000 例 45 ～ 69 岁的女性
分组情况	研究组（n=21088） 对照组（n=21195）
干预方法	研究组每 18 ～ 24 月进行 1 次乳腺 X 线检查，共 5 次
研究结果	平均随访 8.8 年
	乳腺癌病例数： 研究组 588 例，对照组 447 例 Ⅱ～Ⅳ期乳腺癌： 研究组 33%（190/537），对照组 52%（231/443） 晚期乳腺癌： 研究组 50%，对照组 72%（P=0.0001）
	全因死亡 研究组 99 例，对照组 94 例
	乳腺癌死亡 研究组 63 例，对照组 66 例（RR= 0.96，95%CI, 0.68-1.35） 研究组 ≥ 55 岁女性中乳腺癌死亡率下降约 20%（35 vs. 44，RR=0.79，95%CI, 0.51-1.24）
	筛查期间乳腺癌病例占总乳腺癌病例： 研究组 100 例（17%），对照组 107 例（18%）

研究简介：

　　1976 年的一项乳腺癌真实世界临床试验以评估反复的乳腺 X 线筛查是否能降低乳腺癌死亡率，命名为马尔摩乳腺癌普查试验（Malmo Mammographic Screening）。大约 42000 例 45~69 岁的女性被随机分为研究组与对照组，并根据年龄段分层。该研究入组年龄在 45 岁以上的女性，21088 人为研究组，21195 人为对照组。研究组每 18~24 个月进行 1 次乳腺 X 线检查，共 5 次，未行乳腺自我检查。乳腺癌在诊断时按分期治疗，研究终点为乳腺癌死亡率。随访前 7 年，研究组累计死亡人数高于对照组，但在试验结束时则呈现相反的情况。此结果在第 7 年后被逆转，乳腺癌死亡人数在研究组明显较低，到 1987 年底这一趋势更为明显，这一现象可能与年龄相关，研究组较高的死亡人数多出现在年轻人群，较年长人群中研究组死于乳腺癌的比率较对照组少。平均随访 8.8 年，研究组确诊乳腺癌 588 例，对照组确诊

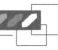

乳腺癌 447 例，全死因 99 例，死于乳腺癌 63 例，差异无统计学意义（HR=0.96，95%CI，0.68-1.35）。在研究组中，年龄小于 55 岁的女性死于乳腺癌的人数增加 29%（28 vs. 22；HR=1.29，95%CI，0.74-2.25）。研究组中更多女性在前 7 年死于乳腺癌；之后这一趋势发生逆转，特别是在进入研究组时年龄为 55 岁的女性。≥ 55 岁女性中乳腺癌死亡率下降约 20%（35 vs. 44，HR=0.79，95%CI，0.51-1.24）。肿瘤分期为 Ⅱ~Ⅳ 期及晚期乳腺癌发生率在对照组明显升高（研究组占 33%（190/579），对照组占 52%（231/443）），两组间有统计学差异。研究者解释造成这样结果的原因是由于对照组有 25% 的人在此期间内自行进行乳腺 X 线检查，研究组中同样有 25% 的人未行乳腺 X 线检查，此消彼长，使结果相近。还有一个原因是筛选登记时间过长，而随访时间过短。总体而言，乳腺 X 线检查，在 55 岁及以上女性人群中可降低乳腺癌死亡率。

研究者简介：

Andersson Ingvar，瑞典马尔默总医院影像学助理教授。

编者按：

乳腺癌钼靶筛查益处在不同地域得出的结果略有偏差，与选择人群及年龄、访视管理均相关，但同样支持钼靶筛查降低乳腺癌死亡率，在 ≥ 55 岁女性尤著。

参考文献：

ANDERSSON I, ASPEGREN K, JANZON L, et al. Mammographic screening and mortality from breast cancer: the Malmo mammographic screening trial[J]. BMJ, 1988, 297(6654):943-948.

◆ 3-2-2 研究概况 ◆

研究名称	The Swedish Two County Trial
入组时间	1977 年 ~ 1980 年
入组患者	居住在瑞典两省 40 ~ 74 岁女性（科帕尔贝里省和东约特兰省）
分组情况	筛查组（n=77092）：乳腺钼靶筛查 对照组（n=56000）：常规护理
观察指标	乳腺癌死亡率
研究结果	乳腺癌死亡率筛查组与对照组相比明显降低（HR=0.68，P=0.002），两省之间比较无统计学差异（P=0.5），年龄矫正后无明显差异 分析所有死亡原因，其对筛查结果并无影响（P=0.5） 乳腺癌相关死亡原因与总死亡相关原因无明显差异（P=0.9） 因乳腺癌并发症的死亡率筛查组与对照组无明显差异（P=0.7），年龄调整后上述结果未改变

研究简介：

瑞典两省乳腺癌筛查结果于 1984 年公布，结果显示，77092 例参加筛查的女性，与未经筛查的 56000 例女性相比，乳腺癌死亡人数更少（RR=0.68，P=0.002），但筛查效果无显著差异（P=0.5）。根据年龄进行调整后，这些结果保持不变。对所有死因的分析显示筛查无显著效果（P=0.5），也没有对除乳腺癌以外的所有死因的死亡有任何显著的影响（P=0.9）。乳腺癌患者的并发疾病死亡率在筛查组和对照组中几乎相同（P=0.7）。在 50~69 岁年龄组入院时，每 4000 例女性/年、每 1460 次乳腺 X 线检查、每 13.5 次活检和每 7.4 次发现乳腺癌可预防一例乳腺癌死亡。研究表明，乳腺癌钼靶筛查能够显著降低死亡率，此次更新的研究结果进一步证实该结论。本文聚焦于乳腺癌相关死亡率的原因及总死亡率原因及随访 8 年的两省人群共同风险因素。结果显示筛查组乳腺癌相关死亡率降低，总死亡率两组并无明显统计学差异，乳腺癌并发症的死亡率两组也无统计学差异，经年龄因素矫正后上述结果并无改变。

研究者简介：

Laszlo Tabar，乌普萨拉大学放射学教授，瑞典法伦市法伦中心医院的乳腺影像中心主任。

编者按：

本研究证实钼靶筛查能够有效地降低乳腺癌相关死亡率。

参考文献：

TABAR L,FAGERBERG G,DUFFY S W,et al.The Swedish Two County Trial of Mammographic Screening for Breast Cancer:Recent Results and Calculation of Benefit[J]. Epidemiology Community Health,1989,43(2):107-114.

◆ 3-2-3 研究概况 ◆

研究名称	CNBSS-2
入组时间	1980 年 1 月～1985 年 3 月
入组患者	39405 例 50～59 岁女性
分组情况	MP 组（n=19711）：钼靶筛查＋体格检查 PO 组（n=19694）：单纯体格检查
观察指标	筛查召回率，乳腺癌检出率，淋巴结状态，肿瘤大小，乳腺癌死亡率
研究结果	第一轮筛查乳腺癌检出率： MP 组 7.2/1000 人，PO 组 3.45/1000 人， MP 组淋巴结阳性率更高；后几轮筛查乳腺癌检出率低于第 1 轮检出率的一半； 第 2～5 年浸润性癌发病例数与期望例数比例： MP 组 1.28，PO 组 1.18
	随访 7 年 无淋巴结转移：MP 组 217 例，PO 组 184 例 1～3 枚淋巴结转移：MP 组 66 例，PO 组 56 例 4 枚以上淋巴结转移：MP 组 32 例，PO 组 34 例 无法得知淋巴结转移情况：MP 组 55 例，PO 组 46 例 乳腺癌相关性死亡：MP 组 38 例，PO 组 39 例 体格检查阴性钼靶筛查阳性的乳腺癌具有较高生存率

研究简介：

对于年龄大于 50 岁女性，乳腺钼靶筛查伴或不伴体格检查都能有效地降低乳腺癌死亡率，然而单纯钼靶筛查能降低乳腺癌死亡率的程度尚不明确。为评估 50~59 岁女性是否从每年 1 次钼靶筛查、体格检查及乳腺自查获益，加拿大 15 个中心进行独立随机对照试验。1980 年 1 月至 1985 年 3 月，选择前期无乳腺癌病史且 12 个月内未行钼靶检查的 50~59 岁女性，共 39405 例，分别入组钼靶筛查联合体格检查组（MP 组）及单纯体格检查组（PO 组），平均随访 8.3 年。主要观察指标：筛查转诊率、筛查和社区护理乳腺癌检出率、淋巴结状况、肿瘤大小、乳腺癌死亡率。继第 1 轮筛查之后，人群的试验参与率约为 85%，两组具有相似人群特征，但与加拿大整体人群相比，入组患者结婚率较高，生育子女数量较少，受教育水平较高，从事职业的专业性较强，吸烟率较低，更多出生于北美地区。MP 组初诊乳腺癌筛查率为 7.20/1000，PO 组 3.45/1000，MP 组较 PO 组发现更多淋巴结阳性乳腺癌。后几轮筛查乳腺癌检出率低于第 1 轮检出率的一半；在 2~5 年期间，MP 组观察到浸润性乳腺癌病例与预期病例的比率为 1.28，PO 组 1.18。对浸润性乳腺癌患者随访至 7 年，MP 组 217 例和 PO 组 184 例无淋巴结转移，66 例和 56 例有 1~3 枚淋巴结转移，32 例和 34 例有 4 枚或 4 枚以上淋巴结转移，55 例和 46 例淋巴结状态不明。MP 组 38 例死于乳腺癌，PO 组有 39 例。与 PO 组相比，MP 组乳腺癌死亡比例为 0.97（95%CI，0.62-1.52），两组存活率相似。仅通过乳腺 X 线检查发现的乳腺癌患者存活率最高。研究结果显示，对于 50~59 岁女性，钼靶联合体格检查筛查出的乳腺癌较单纯体格检查筛查出的乳腺癌恶性程度低，且病理学分期早，两组间乳腺癌相关死亡率无统计学差异。除了乳腺临床检查外，每年进行乳腺钼靶筛查比单纯乳腺临床检查能发现更多的淋巴结阴性的小肿瘤，对乳腺癌死亡率无影响。

研究者简介：

Anthony B Miller，加拿大多伦多大学的达拉娜公共卫生学院名誉教授，内科医师，流行病学家，历任英国医学研究委员会的科学人员，加拿大国家癌症研究所流行病系主任，多伦多大学预防医学和生物统计学部门主任，美国国家癌症预防中心的特殊专家。

编者按：

50~59 岁女性行钼靶筛查联合体格检查能有效检出更多早期癌，对死亡率影响不大。

参考文献：

MILLER A B,BAINES C J,TO T,et al.Canadian National Breast Screening Study:2. Breast cancer detection and death rates among women aged 50 to 59 years[J].CMAJ,1992,147:1477-1488.

◆ 3-2-4 研究概况 ◆

研究名称	The Edinburgh randomized trial
入组时间	1978 年～ 1981 年
入组患者	45 ～ 64 岁女性，共 44288 例
分组情况	试验组（n=22944）：每年 1 次体格检查（共持续 7 年）及每 2 年 1 次乳腺 X 线筛查 对照组（n=21344）：观察
观察指标	乳腺癌检出率
研究结果	随访 10 年 与对照组相比，试验组死亡率降低 14%～ 21%，但差异无统计学意义（RR=0.82，95%CI，0.61-1.11） 间歇癌比例：第 1 年 12%，第 3 年 67% 老年组（≥ 50 岁）组死亡率降低与总体相同 1982-1985 年，10383 例 45 ～ 49 岁女性入组，随访 6 ～ 8 年，乳腺癌死亡率降低 22%（RR=0.78，95%CI，0.46-1.31）

HIP: Health insurance plan of New York, 美国纽约健康保障计划；CI: Confidence interval 置信区间。

研究简介：

爱丁堡乳腺癌筛查试验开始于 1978 年，共有 44288 例年龄在 45~64 岁之间的女性，随机分为两组，1978~1981 年试验组共入组 22944 例，进行每年 1 次的体格检查（共持续 7 年）及每 2 年 1 次的乳腺 X 线筛查，1982~1985 年本试验又入组 45~49 岁女性 10383 例，随访 6~8 年后的结果也一并列入本研究。本试验于 1990 年第 1 次报道 7 年乳腺癌死亡率和 5 年乳腺癌复发转移情况。结果显示乳腺癌相关死亡率 17%，死亡相关风险 0.83（95%CI，0.58-1.18），10 年随访结果主要包括以下三方面：10 年随访中乳腺癌死亡率降低了 14%~21%，但组间比较无统计学差异。乳腺癌是导致死亡的重要原因，相对风险为 0.82（95%CI，0.61-1.11）。间歇癌（在两次乳腺钼靶筛查之间被发现）的发病率逐次增加。在试验组中，肿瘤在局部复发和远处转移的发生率大大降低，筛查未能完全降低淋巴结阳性发生率。

研究者简介：

Freda E. Alexander，爱丁堡大学教授。

编者按：

本研究结果显示乳腺癌筛查仅降低约 18% 乳腺癌相关死亡率，组间比较无统计学意义。虽然本研究病例数有限，但结果显示乳腺癌筛查对于乳腺癌相关死亡率的降低程度存在其他可能性，因此期待更多临床研究来证实。

参考文献：

ALEXANDER F E,ANDERSON T J,BROWN H K,et al.The Edinburgh randomized trial of breast cancer screening: results after 10 years of follow-up[J].Br J Cancer,1994,70(3):542-548.

◆ 3-2-5 研究概况 ◆

研究名称	Aggressiveness of screen-detected breast cancers
入组时间	1977 年～ 1986 年
入组患者	34000 位女性，共 738 例乳腺癌
分组情况	试验组（n=248）：乳腺癌筛查 对照组（n=490）：未筛查
观察指标	DNA 流式检测，肿瘤大小及淋巴结转移
研究结果	经过 1 轮筛查，试验组与对照组 DNA 流式细胞检测结果一致，试验组与对照组比较，T1 期及淋巴结阴性的比例较高

研究简介：

由于前置时间，病程偏倚和其他的偏倚因素，筛查中不能根据乳腺癌检出率的高低来评价死亡率降低程度。生长缓慢预后较好的肿瘤常在筛查中被发现，而生长迅速预后较差的肿瘤通常在筛查间歇得以诊断。因此，由于这种病程选择偏倚，导致筛查癌与间歇癌（在两次乳腺钼靶筛查之间被发现）无太多可比性。目前尚不清楚乳腺癌筛查是否作为公共卫生政策发挥作用，以及早期效果指标是否预测死亡率的最终下降。芬兰筛查服务检测 248 例乳腺癌的恶性潜能与筛查服务建立前诊断的 490 例对照乳腺癌的恶性潜能进行比较。研究选择筛查人群与非筛查人群进行对比，分析乳腺癌在进展过程中其恶性程度是否会改变，并且评价筛查有效性。进行 1 轮筛查后，试验组 248 例，对照组 490 例，通过 DNA 流式检测及肿瘤大小和淋巴结转移情况进行评估肿瘤侵袭性。DNA 流式检测结果两组无统计学差异，与前期关于乳腺癌的生物学侵袭性在肿瘤进展过程中不会发生改变的假设相符，而试验组淋巴结阴性和 T1 期乳腺癌比例较高，表明在筛查人群中诊断分期较早。由于第 1 轮筛查可导致过度诊断和病程偏倚，所以 1 轮筛查的乳腺癌检出率对乳腺癌死亡率的预测能力较低，因此死亡率降低需要长期随访观察，并主要依据后续筛查结果。

研究者简介：

Matti Hakama，芬兰坦佩雷大学教授。

编者按：

该研究证实肿瘤发展过程中侵袭性保持不变；公众健康筛查可以获得与随机筛查干预相同的乳腺癌死亡率降低。筛查癌与间歇癌由于病程选择偏倚无法评估筛查的意义，只有筛查与非筛查的比较才是可靠的评估方法。

参考文献：

HAKAMA M,HOLLI K,ISOLA J,et al.Aggressiveness of screen-detected breast cancers[J]. Lancet,1995,28:345.

◆ 3-2-6 研究概况 ◆

研究名称	HIP
研究类型	随机对照研究
入组时间	1963 年 12 月～1966 年 6 月
入组患者	约 6 万例 40～64 岁女性
分组情况	试验组（约 31000 例）：接受筛查、初检及三次每年 1 次的乳腺 X 线检查和临床乳腺检查 对照组（约 31000 例）：观察
研究结果	5 年患乳腺癌人数：试验组 304，对照组 295 6 年患乳腺癌人数：试验组 367，对照组 364 7 年患乳腺癌人数：试验组 426，对照组 439
	18 年后随访 40～49 岁及 50～59 岁年龄组，试验组乳腺癌死亡率降低 25% 40～49 岁年龄组乳腺癌死亡：试验组 18，对照组 28

HIP: Health insurance plan of New York, 美国纽约健康保障计划。

研究简介：

纽约州健康保险计划（HIP）于 1963 年 12 月启动，用于确定周期性应用乳腺 X 线和 CBE 进行乳腺癌筛查是否能降低女性乳腺癌死亡率。在此项目注册约 6 万例 40~64 岁女性随机分入试验组和对照组。试验组接受筛查、初次检查及三次每年 1 次的复检，筛查包括乳腺 X 线检查（每个乳腺的头尾和侧面）以及乳腺的临床检查 CBE。按治疗组（研究组与对照组）和进入年龄亚组检查乳腺癌和乳腺癌死亡率。较高比例的乳腺癌通过临床检查和钼靶筛查被发现，且在 50 岁以下人群更高，筛查结果显示 10 年随访，筛查减少 30% 乳腺癌死亡率。18 年随访，在 40~49 岁及 50~59 岁年龄组，研究组乳腺癌死亡率降低 25%。筛查效果较好的在 40~49 岁入组的受试者中优势更明显，在 10 年随访时此差异在两个年龄组相对较低，而在 18 年后两个年龄组死亡率基本相似。

研究者简介：

Sam Shapiro，就职于约翰霍普金斯大学公共卫生学院美国华盛顿大学全球卫生学院，西雅图大学名誉教授。

编者按：

HIP 随机试验为首个乳腺癌筛选研究，用于证实乳腺 X 线筛查的有效性，为早期乳腺癌检测提供证据。应用长期随访结果证实，与没有定期接受乳腺 X 线检查的女性相比，定期接受乳腺 X 检查的女性死于乳腺癌的可能性更低。

参考文献：

SHAPIRO S.Periodic screening for breast cancer:the HIP Randomized Controlled Trial. Health Insurance Plan[J].J Natl Cancer Inst Monogr,1997,(22):27-30.

◆ 3-2-7 研究概况 ◆

研究名称	Stockholm mammographic screening trial
入组时间	1981 年～ 1986 年
入组患者	40 ～ 64 岁女性，共 60318 例
分组情况	试验组（n=40318）：行两轮乳腺 X 线筛查，第一轮间隔 28 个月，第二轮 24 个月 对照组（n=20000）：未干预
观察指标	乳腺癌检出率
研究结果	随访 11.4 年 检出乳腺癌：试验组 428 例，对照组 217 例 乳腺 X 线筛查对乳腺癌死亡率影响： 总人群降低 26%（RR=0.74，95%CI, 0.5-1.1） 50 ～ 64 岁女性降低 38%（RR=0.62，95%CI, 0.38-1.0） 40 ～ 49 岁女性无明显降低（RR=1.08，95%CI, 0.54-2.17）

CBE: Clinical breast examination, 临床乳腺检查；RR: Relative risk, 相对危险度；CI: Confidence interval, 置信区间。

研究简介：

多项随机临床试验已证实乳腺 X 线筛查对于年龄大于 50 岁女性可有效降低死亡率。本研究目的是分析斯德哥尔摩试验中试验组与对照组 11 年随访结果，从而明确哪一个年龄群组可从乳腺 X 线筛查受益。1981 年 3 月，40318 位女性入组试验组，年龄区间为 40~64 岁，共行 2 轮筛查（两轮参加率均在 80% 以上），另 20000 例女性入组对照组，1986 年（筛查结束后）对照组行 1 次乳腺 X 线检查。平均随访 11.4 年，试验组和对照组分别有 428 例及 217 例确诊乳腺癌，整个研究组的死亡率降低 26%；50~64 岁年龄组死亡率降低 38%。在 40~49 岁女性未发现对死亡率的影响。

研究者简介：

Elisabet Lidbrink，瑞典卡罗林斯卡大学附属医院教授。

编者按：

本研究受益临界点似乎在 50 岁，但由于在对较年轻年龄组的分析中统计能力较低，这种趋势是不确定的。长时间筛查间隔，单次乳腺 X 线使用，以及在研究结束时 40~49 岁年

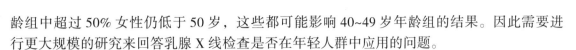

龄组中超过 50% 女性仍低于 50 岁，这些都可能影响 40~49 岁年龄组的结果。因此需要进行更大规模的研究来回答乳腺 X 线检查是否在年轻人群中应用的问题。

参考文献：

FRISELL J,LIDBRIN K E,HELLSTRÖM L,et al.Follow up after 11 years–update of mortality results in the Stockholm mammographic screening trial[J].Breast Cancer Res Treat,1997,45(3):263–270.

◆ **3-2-8 研究概况** ◆

研究名称	CN-BSS-1
研究类型	随机对照研究
入组时间	1980 年 1 月～ 1985 年 3 月
入组患者	50430 例 40 ～ 49 岁女性
分组情况	筛查组（n=25214）：受试者行每年 1 次乳腺自我检查及乳腺 X 线检查，共 4 ～ 5 周期 对照组（n=25216）：常规社区护理和每年随访
观察指标	乳腺癌死亡率
研究结果	平均随访 13 年 筛查组 105 例死亡，对照组 108 例死亡，将本研究外钼靶检查结果进行矫正后，两组累积乳腺癌死亡（HR=1.06，95%CI，0.80-1.40） 筛查组 592 例浸润性癌，71 例原位癌 对照组 552 例浸润性癌，29 例原位癌 乳腺 X 线检出触诊阴性和微小浸润性癌达预期值

CBE：Clinical breast examination，临床乳腺检查。

研究简介：

　　加拿大国家乳腺筛查研究 -1（CN-BSS-1）主要评价在 40~49 岁女性每年 1 次钼靶筛查，乳腺体格检查和乳腺自检是否能降低乳腺癌死亡率。40~49 岁女性乳腺癌筛查的有效性仍然存在争议。1980 年 1 月至 1985 年 3 月在加拿大 15 个中心，招募 50430 例志愿者，年龄 40~49 岁、未孕、既往无乳腺癌诊断、前 12 个月内未行乳腺 X 线检查。随机抽取 25214 例女性进行每年钼靶、乳腺体检和乳腺自我检查，25216 例女性接受常规社区护理和每年随访。随访 7 年，筛查组 38 例死亡，对照组 28 例死亡（HR=1.36，95%CI，0.84-2.21）。随访 10 年，筛查组 82 例死亡，对照组 72 例死亡（HR=1.14，95%CI，0.83-1.56）；随访 11~16 年（平均随访 13 年）筛查组 105 例死亡，对照组 108 例死亡，两组累积乳腺癌死亡 HR=1.06（95%CI，0.80-1.40）。筛查组 592 例浸润性癌，71 例原位癌；对照组 552 例浸润性癌，29 例原位癌。截至 1993 年 12 月 31 日，筛查组共诊断出 592 例浸润性乳腺癌和 71 例原位乳腺癌，对照组分别为 552 例和 29 例。乳腺 X 线发现预期比例的不可触及的小侵袭性肿瘤。本研究表明，经过 11~16 年的随访，每年乳腺 X 线筛查、乳腺体格检查和乳腺自查，与对照组相比未降低乳腺癌死亡率。

研究者简介：

　　Anthony B Miller，加拿大多伦多大学的达拉拉娜公共卫生学院名誉教授，内科医师，流行病学家，历任英国医学研究委员会的科学人员，加拿大国家癌症研究所流行病系主任，多伦多大学预防医学和生物统计学部门主任，美国国家癌症预防中心的特殊专家。

编者按:

CNBSS-1 研究显示对于 40~49 岁女性,每年 1 次钼靶筛查、临床乳腺检查和乳腺自检并未降低乳腺癌死亡率。患者是否能从筛查中获益仍不确定,并且还需考虑筛查所致的假阳性。

参考文献:

MILLER A B,TO T,BAINES C J,et al.The Canadian National Breast Screening Study-1:breast cancer mortality after 11 to 16 years of follow-up. A randomized screening trial of mammography in women age 40 to 49 years[J].Ann Intern Med,2022,137(5 Part 1):305-312.

◆ **3-2-9 研究概况** ◆

研究名称	Rate of over-diagnosis of breast cancer 15 years after end of Malmo mammographic screening trial: follow-up study
入组时间	1986 年～ 2001 年
入组患者	42283 例 45 ～ 69 岁女性
分组情况	在阶段 1 和阶段 2 对两个年龄组分别进行筛查
干预方法	对 45 ～ 54 年龄组的两组进行筛查,对 55 ～ 69 年龄组不再进行筛查
研究结果	55 ～ 69 岁女性筛查的过度诊断风险在阶段 1 为 1.32 (95%CI, 1.14-1.53),阶段 2 为 1.092 (95%CI, 0.79-1.06),至随访结束为 1.10 (95%CI, 0.99-1.22)

研究简介:

本研究以瑞典马尔默筛选研究为背景,在其结束后继续进行 15 年随访,评估乳腺癌过度诊断率。研究对象为 42283 例年龄在 45~69 岁之间女性,分两组:乳腺 X 线筛查组及未行乳腺 X 线对照组。在马尔默研究结束后,继续对 45~54 岁年龄组的两组进行随机化筛查,在随机化时停止对 55~69 岁年龄组筛查。主要观察指标乳腺癌过度诊断率(原位和侵袭性癌),计算试验组和对照组在随机设计期间(阶段 1)、随机设计结束后阶段(阶段 2)和随访结束时的发病率。在随机前的阶段 1 和随机结束后的阶段 2 直至随访结束进行统计分析。结果显示,55~69 岁女性乳腺癌相对误诊率:阶段 1 为 1.32(95%CI, 1.14-1.53),阶段 2 为 0.92(95%CI, 0.79-1.06),随访结束时为 1.10(95%CI, 0.99-1.22)。研究表明,马尔默钼靶 X 线筛查试验中乳腺癌过度诊断的结论主要适用于 55~69 岁的随机对照人群。试验结束 15 年后,这个年龄段(55~69 岁)继续筛查的乳腺癌过度诊断率为 10%。

研究者简介:

Ingvar Andersson,就职于瑞典隆德大学诊断放射学部,马尔姆大学医院。

编者按:

本研究基于对随机对照研究结束后的 15 年随访的直接观察数据,得出在 55~69 岁年龄组与对照组相比,乳腺 X 线筛查导致 10% 的过度诊断率。

参考文献:

ZACKRISSON S,ANDERSSON I,JANZON L,et al.Rate of over-diagnosis of breast cancer 15 years after end of Malmo mammographic screening trial:follow-up study[J]. BMJ,2006,332(7543):689-692.

◆ 3-2-10 研究概况 ◆

研究名称	Mammographic density and the risk and detection of breast cancer
入组时间	1981 年～ 1999 年
入组患者	1112 例配对病例对照研究
观察指标	乳腺癌检出率
研究结果	与纤维腺体密度小于 10% 的女性相比，纤维腺体密度大于 75% 的女性患癌风险升高（OR=4.7，95%CI，3.0-7.4），是否被乳腺 X 线筛查检出（OR=3.5，95%CI，2.0-6.2），继上 1 次阴性筛查结果后 12 个月内被检出（OR=17.8，95%CI，4.8-65.9）

CI：Confidence interval，置信区间。

研究简介：

腺体组织构成不同导致女性乳腺影像学表现各异。1976 年，Wolfe 总结了乳腺 X 线纤维腺体密度分型与乳腺癌发病风险之间的关系，一些后续的研究也证实纤维腺体越致密，患癌风险越高。腺体密度达到 75% 及以上，患癌风险是非致密组的 4~6 倍。纤维腺体越致密，乳腺癌检出率越低，因此间歇癌比例升高。以往研究发现，X 线表现为致密型纤维腺体密度会增加乳腺癌患病风险，不易被 X 线检出。因此，本研究拟评估腺体密度对乳腺癌患病风险的影响。

该研究在筛选人群中进行了三项嵌套式病例对照研究，共有 1112 对病例对照配对。根据肿瘤检测方法、筛查开始时间和年龄，检查了基线乳腺 X 线片中测量的密度百分比与乳腺癌风险的关系。与钼靶密度小于 10% 的女性相比，密度在 75% 或更高的女性患乳腺癌风险增加（OR=4.7，95%CI，3.0-7.4），无论是筛查发现（OR=3.5，95%CI，2.0-6.2），还是阴性筛查后 12 个月以内发现（OR=17.8，95% CI，4.8-65.9），乳腺癌患病风险均增加，并且年轻女性比老年女性风险更大。对于低于中位年龄 56 岁的女性来说，在阴性筛查测试后不到 12 月发现的所有乳腺癌中，26% 和 50% 的肿瘤可归因于 50% 或更高的乳腺 X 线密度。因此，乳腺 X 线密度与筛查或两次筛查之间发现乳腺癌的风险密切相关。很大一部分乳腺癌可以归因于这一危险因素。研究结果显示（将其他危险因素矫正后），无论是筛查检出乳腺癌还是通过其他途径检出乳腺癌，乳腺纤维腺体密度与乳腺癌发病率升高密切相关。

研究者简介：

Norman F. Boyd，就职于英国伦敦大学。

编者按：

乳腺纤维腺体密度升高则乳腺癌发病率升高，而致密的乳腺纤维腺体可对乳腺癌的检出造成困难，因此联合乳腺超声和乳腺 MRI 检查可提高相应的乳腺癌检出率。

参考文献：

BOYD N F,GUO H,MARTIN L J,et al.Mammographic Density and the Risk and Detection of Breast Cancer[J].N Engl J Med,2007,356(3):227-236.

◆ 3-2-11 研究概况 ◆

研究名称	Swedish mammography screening programme
入组时间	1986 年 ~ 1990 年
入组患者	646331 例 40 ～ 74 岁女性
分组情况	试验组（n=328927）：乳腺 X 线筛查组，每年 1 次或每 2 年 1 次 对照组（n=317404）：非筛查组，分组 4 年后至第 6 年行 1 次乳腺 X 线检查
观察指标	乳腺癌检出率
研究结果	随访 4 年 乳腺癌发病率：筛查组 982 例 /100000 人，对照组 658 例 /100000 人 （HR=1.49，95%CI，1.41-1.58） 对照组于 4 年后行乳腺 X 线检查，随访 6 年 乳腺癌发病率：筛查组 1443 例 /100000 人，对照组 1269 例 /100000 人（HR=1.14，95%CI，1.10-1.18）

研究简介：

通过筛查诊断的乳腺癌的自然病程并不明确，20 世纪 90 年代末期，挪威乳腺 X 线筛查随访 10 年显示，试验组连续 3 次筛查所得乳腺癌累积发病率较对照组（仅在第 6 年筛查 1 次）高 22%。使得本研究提出以下假设：许多筛查过度诊断的乳腺癌在治疗前能够进行自动衰退，但是该结果可能会被激素替代治疗消弱。因此本研究选择在大多数女性进行激素替代治疗之前的时段，进行相似的试验设计。1986 年 ~1990 年，试验组入组 328927 例（年龄区间 40~69 岁），共进行 6 年随访，其中 40~49 岁女性行每年 1 次的乳腺 X 线筛查，50~74 岁女性进行每 2 年 1 次的乳腺 X 线筛查；对照组入组 317404 例（年龄区间 40~74 岁），前 4 年无筛查，最后 2 年进行筛查。两组筛查参与率约 80%，最终只计算浸润性癌发病率，排除原位癌。随访至第 4 年，筛查组浸润性乳腺癌累积发病率（982/100000 人）明显高于对照组（658/100000 人）。随访至第 6 年，对照组全部进行乳腺 X 线检查后，筛查组（1443/100000 人）发病率仍高于对照组（1269/100000 人）。

研究者简介：

Per-Henrik Zahl，就职于挪威公共卫生研究院，主要研究方向为流行病学。

编者按：

本研究显示对照组累积乳腺癌发病率与筛查组比较，其检出率较低，因此，经定期乳腺 X 线筛查检出的乳腺癌，并不会在 6 年随访结束时一直存在，提示许多筛查出的浸润性癌可能在自然发展过程中发生自行衰退，这样的研究结果会遭遇多方质疑，因此期待多地域的大型临床试验进一步验证。

参考文献：

ZAHL P H,GØTZSCHE P C,MÆHLEN J.Natural history of breast cancers detected in the Swedish mammography screening programme:a cohort study[J].Lancet Oncol,2011,12(12):1118–1124.

◆ 3-2-12 研究概况 ◆

研究名称	Impact of transition from analog screening mammography to digital screening mammography on screening outcome in The Netherlands
入组时间	2008 年 1 月～ 2011 年 1 月
入组患者	共 123952 例女性
分组情况	数字化 X 线技术组（n=63182）：FFDM 模拟技术组（n=60770）：SFM
观察指标	乳腺癌检出率，阳性预测值
研究结果	数字化 X 线组转诊率和乳腺癌检出率分别为 3.0% 和 6.6‰，模拟技术组分别为 1.5% 和 4.9‰，两组比较转诊率和检出率均有统计学差异（P<0.001） 数字化 X 线组的转诊和经皮穿刺活检的阳性预测值，分别为 21.9% 和 42.9%，模拟技术组分别为 31.6% 和 62.8%，两组比较均有统计学差异（P<0.001） 每 1000 个筛查人群中，数字化 X 线组较模拟技术组的低级别及中等级别导管原位癌的检出率增加（+0.7），浸润性癌 T1a-c 级（+0.9），浸润性导管癌（+0.9），低级别（+1.1），淋巴结阴性的浸润性癌（+1.2），ER/PR 阳性浸润性癌（分别为 +0.9 及 +1.1），HER2 阴性浸润性癌（+0.8） 乳房切除术比例：数字化 X 线技术组 1.1/1000，模拟技术组 1.1/1000

ER：Estrogen receptor，雌激素受体；PR：Progesterone receptor，孕激素受体；FFDM：Full-field digital mammography，全视野数字乳腺 X 线；SFM：Screen-film mammography，屏幕胶片乳腺 X 线；Her2/neu：human epidermalgrowth factor receptor-2/neu，人表皮生长因子受体 -2；DCIS：Ductal carcinoma in situ，导管原位癌。

研究简介：

高质量全数字化乳腺 X 线已广为使用并有替代模拟 X 线技术的趋势。然而从传统的模拟 X 线技术转换为数字化检查技术后对肿瘤分期，组织学分级及其他生物学特性和手术方式的影响仍未可知。就此在荷兰南部进行了转诊率、检出率、转诊后的可利用率、筛查癌特征和手术方式的比较研究。研究结果显示，模拟 X 线技术改为数字化 X 线技术后，转诊率、导管原位癌检出率及浸润性癌检出率显著提高，转诊率和穿刺活检的阳性预测值显著降低，穿刺活检率提高 4 倍。数字化乳腺 X 线检查技术检测出的浸润性癌多为早期癌，肿瘤级别较低，ER/PR 阳性率高，临床多采用保乳手术，但乳房切除术比例与模拟 X 线技术相似。

研究者简介：

Joost Nederend，就职于荷兰埃因霍温凯瑟琳医院的放射科。

编者按：

研究显示从模拟 X 线技术转为数字化 X 线技术可以显著提高导管内癌及早期浸润性癌检出率，因此临床多可采取保乳手术治疗；然而该转变导致转诊率增加，并且转诊率和穿刺活检率阳性预测值降低。乳房切除术比例并无增加，因此过度诊断率也未增加。

参考文献：

NEDEREND J,DUIJM L E M,LOUWMAN M W J,et al.Impact of transition from analog screening mammography to digital screening mammography on screening outcome in The Netherlands:apopulation-based study[J].Ann Oncol,2012,23(12):3098-3103.

◆ 3-2-13 研究概况 ◆

试验名称	CNBSS
研究类型	随机对照试验
入组时间	1980 年～ 1985 年
入组患者	89835 例 40 ～ 59 岁女性
分组情况	钼靶组（n=44925）：连续 5 次钼靶筛查，每年 1 次 对照组（n=44910）：观察（未行钼靶筛查）
干预方法	40 ～ 49 岁钼靶组和 50-59 岁两组均接受每年 1 次乳腺查体 40 ～ 49 岁对照组女性仅接受每年 1 次乳腺查体
研究结果	5 年筛查期间： 诊断乳腺癌：钼靶组 666 例，对照组 524 例 随访 25 年： 筛查期乳腺癌死亡病例：钼靶组 180 例，对照组 171 例 （HR=1.05，95%CI，0.85-1.30） 40 ～ 59 岁女性每年乳腺钼靶检测未能降低乳腺癌死亡率 整体研究期间： 诊断乳腺癌：钼靶组 3250 例，对照组 3133 例 乳腺癌死亡病例：钼靶组 500 例，对照组 505 例 乳腺癌累计死亡率 2 组相似（HR=0.99，95%CI，0.88-1.12）

研究简介：

本研究旨在探讨 40~59 岁女性 25 年随访比较进行或不进行乳腺 X 线筛查对乳腺癌发病率和死亡率的影响。1980~1985 年在加拿大 6 个省 15 个中心进行筛查，89835 例年龄在 40~59 岁的女性受试者随机每年 1 次连续 5 次钼靶或未行钼靶。年龄在 40~49 岁的钼靶组和全部 50~59 岁女性接受乳腺查体，40~49 岁对照组受试者仅接受社区常规查体。主要观察结果是乳腺癌死亡数，随访 5 年，钼靶组和对照组分别诊断出 666 例浸润性乳腺癌和 524 例浸润性乳腺癌，随访 25 年，钼靶组 180 例，对照组 171 例死于乳腺癌。与乳腺 X 线检查相关的筛查期诊断的乳腺癌死亡总体风险比 1.05（95%CI，0.85-1.30）。年龄在 40~49 岁和 50~59 岁的女性的研究结果几乎相同。在整个研究期间，钼靶组和对照组分别有 3250 例和 3133 例女性被诊断患有乳腺癌，分别有 500 例和 505 例死于乳腺癌。因此，钼靶组和对照组的乳腺癌累积死亡率相似（HR=0.99，95%CI，0.88-1.12）。15 年随访，钼靶组另发现 106 例乳腺癌，与过度诊断相关。对 40~59 岁的女性进行年度钼靶检查并未降低乳腺癌死亡率，除非在乳腺癌辅助治疗是免费的情况下进行体检或常规护理。总体而言，22%（106/484）的筛查发现的浸润性乳腺癌被过度诊断，相当于在试验中每 424 例接受钼靶检查的女性中就有一人被过度诊断为乳腺癌。

研究者简介：

Anthony B Miller，加拿大多伦多大学达拉拉娜公共卫生学院名誉教授。内科医师，流行病学家，历任英国医学研究委员会的科学人员，加拿大国家癌症研究所流行病系主任，多伦多大学预防医学和生物统计学部门主任，美国国家癌症预防中心的特殊专家。

编者按：

常规钼靶筛查的目标是降低乳腺癌死亡率，基于钼靶可检出小肿瘤乳腺癌，相比于临床触诊更易发现预后较好的早期乳腺癌，然而由于时间、长度偏差及过度诊断，筛查项目是否能降低乳腺癌死亡率尚需验证。此研究分别在 40~49 岁和 50~59 岁年龄段将随访年限延长至 25 年仍未发现钼靶筛查对于乳腺癌死亡率的影响，是首个认为钼靶筛查为过度诊断的临床研究。此项研究通过钼靶筛查发现无明显肿块的乳腺癌患者比可触及肿块的患者长期存活率高，同时在每年 1 次的乳腺筛查中检测出许多小肿瘤患者，其中一半为过度诊断，说明乳腺筛查的生存获益仍存在不确定因素。

参考文献：

MILLER A B,WALL C,BAINES C J,et al.Twenty five year follow-up for breast cancer incidence and mortality of the Canadian National Breast Screening Study:randomised screening trial[J].BMJ,2014,348:g366.

第 3 节 乳腺超声检查

◆ 3-3-1 研究概况 ◆

研究名称	J-START
入组时间	2007 年 7 月 ～ 2011 年 3 月
入组患者	72998 例 40 ～ 49 岁日本女性
分组情况	干预组（n=36859）：乳腺 X 线＋超声检查 对照组（n=36139）：乳腺 X 线检查
研究结果	检出敏感性：干预组 91.1%，对照组 77.0%（P=0.004） 检出特异性：干预组 87.8%，对照组 91.4%（P=0.0001） 乳腺癌检出：干预组 184 例，对照组 117 例（P=0.0003） 乳腺癌 0～Ⅰ期：干预组 144 例，对照组 79 例（P=0.0194） 间歇癌发生率：干预组 18（0.05%），对照组 35（0.10%）（P=0.034）

研究简介：

目前认为乳腺 X 线检查可降低乳腺癌死亡率，但该观点不适于年轻或乳腺腺体致密的女性。亚洲女性乳腺较为致密，且发病年龄高峰至少比西方国家提前十年，因此单纯乳腺 X 线检查具有一定局限性，超声检查可增加乳腺癌筛查敏感性。本研究旨在探讨在 40~49 岁日本女性乳腺癌筛查中辅以超声检查的作用。要求入选者近 5 年内无肿瘤病史，预期寿命大于 5 年。随机按 1:1 比例分入干预组（乳腺 X 线＋超声）或对照组（乳腺 X 线），其中 36859 例进入干预组，36139 例进入对照组。在 2 年内接受两次乳腺 X 线和超声检查（干预组）或仅接受乳腺 X 线（对照组）两次检查。两组中最终进行筛查的人数分别为 36752 例（99.7%）及 35965 例（99.5%）。研究主要终点为首次筛查敏感性、特异性、乳腺癌检出率及分期。本研究无法对患者及检查者施行盲法，但评估检查结果的医生对分组情况不知情。

无论是否辅以超声筛查，研究均要求对乳腺 X 线及超声检查进行单独评估。评估结果分为 5 类：1. 没有发现；2. 良性；3. 良性可能但需进一步评估；4. 恶性可能；5. 恶性。本研究定义阳性（筛检出乳腺癌）为首次检查评估属 3~5 类，筛检期间癌（间歇癌）定义为首次检查及二次检查之间被诊断阳性（首次检查结果为1或2类）。二次检查后诊断阳性病例不计入研究。

干预组36752例，对照组35965例，两组基线相似，平均年龄44岁。干预组较对照组筛查敏感性显著增加（91.1% vs 77.0%，P=0.0004）但特异性显著降低（87.7% vs. 91.4%，P<0.0001）。干预组乳腺癌检出率高于对照组（0.50% vs. 0.32%，P=0.0003）。干预组0期和Ⅰ期乳腺癌检出率增高，占检查阳性患者71.3%，对照组0期和Ⅰ期占52.0%（P=0.0194）。干预组只有超声结果阳性的患者61例，其中，48例（78%）为0~Ⅰ期乳腺癌。干预组间歇癌检出率低于对照组（0.05% vs. 0.10%，P=0.034）。

干预组在筛查敏感性及乳腺癌检出率方面均优于对照组，61例患者最初仅由超声发现，其中78%的分期为0~Ⅰ期，这些数据在一定程度上说明了超声在辅助筛查中的地位。但是干预组有较低的特异性，即干预组的假阳性高于对照组，增加患者的召回率，会对患者心理产生一定影响。

研究者简介：

Noriaki Ohuchi，日本东北大学医学研究所教授。

编者按：

乳腺癌筛查中标准乳腺X线检查联合乳腺超声检查，可提高乳腺癌的检出率。J-START是第一个基于乳腺超声筛查的随机试验，针对无症状处于平均风险且未行其他影像学检查的女性。以往试验研究对象主要是欧美女性，但亚洲女性乳腺较为致密，且发病年龄高峰至少比西方国家提前十年，因而针对亚洲女性的试验研究尤其重要，对我国乳腺癌筛查具有重要的借鉴意义。

参考文献：

OHUCHI N,SUZUKI A,SOBUE T,et al.Sensitivity and specificity of mammography and adjunctive ultrasonography to screen for breast cancer in the Japan Strategic Anti-cancer Randomized Trial (J-START): a randomised controlled trial[J].Lancet,2016,387(10016):341-348.

◆ 3-3-2 研究概况 ◆

研究名称	ACRIN 6666
入组时间	2004 年 4 月～ 2006 年 2 月
入组患者	美国、加拿大和阿根廷的 20 个地方 2890 名参与者 年龄 >25 岁女性，无任何症状 乳腺至少有一个象限有不均质或高密度乳腺组织 至少有一项乳腺癌危险因素
分组情况	乳腺超声组：乳腺超声检查 4351 次 乳腺 X 线组：乳腺胶片筛查 4351 次，数字钼靶 3122 次
检查方法	所有入组患者接受连续三年的乳腺超声和乳腺 X 线检查 筛查时间点：0 月（筛查 1），12 月（筛查 2），24 月（筛查 3） 筛查 1：2659 名，筛查 2：2493 名，筛查 3：2321 名 2662 名参与者完成了三次年度筛查（7473 次检查），其中乳腺超声和乳腺胶片筛查 4351 次，数字钼靶检查 3122 次，并进行活检或 12 个月随访

（续表）

研究结果	110 例女性诊断出 111 例乳腺癌，其中 1 例在第 1 年被确诊为单侧乳腺癌，随后第 3 年又确诊对侧乳腺癌
	确诊乳腺癌例数： 乳腺超声组 58 例（52.3%），乳腺 X 线 59 例（53.2%），P=0.90
	第 1 年乳腺癌检出率： 乳腺超声组 9‰，乳腺 X 线 7.5‰，P=0.54
	第 2、3 年乳腺癌检出率： 乳腺超声组 7.1‰，乳腺 X 线 8.1‰，P=0.53
	浸润性乳腺癌： 乳腺超声 91.4%（53/58，中位肿瘤大小为 12mm），乳腺 X 线 69.5%（41/59，中位肿瘤大小为 13mm），P<0.001 乳腺超声检出浸润癌，淋巴结阴性占 64.2%（34/53），乳腺 X 线为 43.9%（18/41），P=0.003
	第 1 年 2659 例，乳腺超声召回率高于乳腺 X 线（20.9% vs. 11%，P<0.001） 第 2、3 年 4814 例，乳腺超声召回率仍高于乳腺 X 线（10.7% vs. 9.4%，P=0.03） 乳腺超声相关活检率高于乳腺 X 线（5.5% vs. 2.0%，P < 0.001） 活检阳性预测值乳腺超声低于乳腺 X 线（11.7% vs. 38.1%，P<0.001）

研究简介：

乳腺 X 线检查并非在所有国家广泛使用，鉴于使用乳腺超声的便捷性。ACRIN 6666 研究旨在评估乳腺超声能否替代乳腺 X 线用于女性乳腺癌筛查。该研究自 2004 年 4 月至 2006 年 2 月间，共招募 2725 例女性志愿者。最终 2662 例女性的 7473 个配对筛查结果纳入研究分析。本研究分别进行乳腺超声和胶片筛查（24351 例）或数字乳腺 X 线（3122 例），并进行了活检或 12 个月随访。确定肿瘤检测、召回和阳性预测值。如筛查表明可疑乳腺癌则行活检确诊，或至少临床随访一年无癌发现。随访结束后，110 例女性最终确诊为乳腺癌患者，其中 111 例经乳腺超声或乳腺 X 线检查诊断为乳腺癌，89（80.2）例浸润性癌。乳腺超声筛查次数 129 次（95%CI，110–156），乳腺 X 线 127 次（95%CI，109–152）。结果发现，乳腺超声和乳腺 X 线的肿瘤检出率分别为 58/111（52.3%）和 59/111（53.2%），全部肿瘤阳性率无显著差异（52.3% vs. 53.2%，P=0.90）。超声检查对浸润性乳腺癌筛查敏感性更高，超声对筛查淋巴结阴性的乳腺癌敏感性更高。超声检出的浸润性癌多为淋巴结阴性，对于导管内原位癌，乳腺 X 线筛出率高于超声检查（82% vs. 23%）。

乳腺超声检查中，乳腺癌筛出率随乳腺密度升高而增加：乳腺密度 26%~40% 的乳腺癌超声阳性率 17.6%（3/17），密度大于 80% 的乳腺癌超声筛查率为 37.5%（6/16）。对于浸润性乳腺癌，增加趋势尤为显著：乳腺密度 26%~40% 的乳腺癌中 20%（2/10）仅能通过超声筛出，密度大于 80% 的乳腺癌，超声筛出比例达到 50%（6/12）。在 4814 个发病率筛查（2 年和 3 年）中，乳腺超声的召回率和活检率高于乳腺 X 线。乳腺超声召回率 10.7%（n=1515）vs. 9.4%（n=453，P=0.03），活检率 5.5%（n=2666）vs. 2.0%（n = 97，P<0.001），乳腺 X 线召回率分别为 11.7%（31/266）vs. 38.1%（37/97，P<0.001）。乳腺超声肿瘤检出率与乳腺 X 线检查相当，超声检测中浸润性癌和淋巴结阴性的比例更高，假阳性超声筛查更常见。随访 3 年，23.2%（591/2552）接受乳腺 X 线筛查的女性被至少召回 1 次，诊断特异性为 90.5%。对接受乳腺超声筛查的女性，31.7%（810/2552）的女性被再次召回，诊断特异性为 86.3%。与乳腺 X 线相比，乳腺超声假阳性率明显提高。

研究者简介：

Wendie A Berg，美国宾夕法尼亚州匹兹堡的诊断放射学专家。1987年毕业于约翰霍普金斯大学医学院，在多个领域拥有30多年的丰富经验，尤其是诊断放射学。

编者按：

乳腺X线及乳腺超声检查，互有优缺点。乳腺超声检查无痛，无放射性损害，可短期多次反复，适用于任何年龄和女性任何生理时期；乳腺X线1次成像，可会诊，可视性强，但乳腺X线不适用腺体致密的年轻女性。本研究发现乳腺超声与乳腺X线在乳腺癌筛查中具有相似效果，但乳腺超声检查假阳性率增高，增加患者不必要的焦虑、活检和额外花费。因此在有条件行乳腺X线检查的地区，超声可作为一种补充检查手段，对于经济条件较差，无法行乳腺X线检查的国家和地区，超声可作为替代方案行乳腺癌筛查。

参考文献：

BERG W A,BANDOS A I,MENDELSON E B,et al.Ultrasound as the Primary Screening Test for Breast Cancer:Analysis From ACRIN 6666[J].J Natl Cancer Inst,2015,108 (4):djv367.

第4节　乳腺 MRI 检查

◆ 3-4-1 研究概况 ◆

研究名称	Ontario high risk breast screening program
研究类型	观察性队列研究
入组时间	2011 年 7 月～ 2012 年 6 月
入组患者	2207 例经评估为罹患乳腺癌高风险的女性，研究人群为携带 BRCA1、BRCA2 突变，或有增加乳腺癌风险的其他易感基因突变、或带有家族病史评估终生患病风险≥ 25% 的人群，对胸部进行放射治疗人群（在 30 岁之前，至少在 8 年前）
研究方法	应用 BI-RADS 系统进行 MRI 和乳腺 X 线评估，评价不正常的影像结果作为召回，坚持随访 6 个月，筛选出患癌人群和阴性结果人群，进行数据统计
研究结果	检查异常召回率： 单独 MRI 检查 15.1%，单独乳腺 X 线检查 6.4%，P <0.001
	35 例检测出的乳腺癌患者（16.3‰，95%CI，11.2-22.2）中无仅凭乳腺 X 线检查发现的，23 例（65.7%）仅凭 MRI 发现（10.7‰，95%CI，6.7-15.8），25 例（71%）女性为已知基因突变携带者（30.8‰，95%CI，19.4-43.7）。 阳性预测值在乳腺 X 线检查和核磁共振相结合组最高（12.4%，95%CI，7.3%-19.3%）

BI-RADS: Breast Imaging Reporting and Data System, 乳腺影像报告数据系统；MRI: Magnetic resonance imaging, 磁共振成像；BRCA: BReast CAncer gene, 乳腺癌基因。

研究简介：

Ontario 乳腺癌筛查项目起始于 2011 年 7 月，针对 30~69 岁高风险乳腺癌人群进行每年 1 次的 MRI 和数字乳腺 X 线，是首次针对高风险乳腺癌人群的筛查计划。对 2207 例初筛女性的筛查结果与评估后的指标进行比较，单独行 MRI 检出乳腺癌比率（15.1%，95%CI，13.8%-16.4%）明显高于单独乳腺 X 线（6.4%，95%CI，5.5%-7.3%）。检出 35 例乳腺癌

（16.3‰，95%CI，11.2-22.2）中，无一例单独乳腺 X 线检出，23 例（65.7%）单独 MRI 检出（10.7‰，95%CI，6.7-15.8），25 例（71%）在已知基因突变携带者中检出（30.8/1000，95%CI，19.4-43.7）。乳腺 X 线和 MRI 的阳性预测值最高（12.4%，95%CI，7.3%-19.3%）。因此每年 1 次 MRI 筛查结合乳腺 X 线检查，有可能成为乳腺癌高危女性的乳腺筛查方案，尤其对已知 BRCA 基因突变携带者是一项重要的管理选择。

研究者简介：

Anna M. Chiarelli，多伦多安大略癌症治疗中心预防与癌症控制专业，安大略乳腺筛查项目，安大略癌症护理中心首席研究员。

编者按：

乳腺 MRI 筛查对于高危乳腺癌风险人群，特别是 BRCA 基因突变携带者来说，能够提高检出率。乳腺 MRI 和 X 线检查结合是筛查高风险人群的优选方案。

参考文献：

CHIARELLI A M,PRUMMEL M V,MURADALI D,et al.Effectiveness of screening with annual magnetic resonance imaging and mammography:results of the initial screen from the ontario high risk breast screening program[J].J Clin Oncol,2014,32(21):2224-2230.

◆ 3-4-2 研究概况 ◆

研究序号	Supplemental Breast MR Imaging Screening of Women with Average Risk of Breast Cancer
研究类型	前瞻性观察研究
入组时间	2005 年 1 月～ 2013 年 12 月
入组患者	两大乳腺中心 2120 例 40 ～ 70 岁女性（乳腺癌终生风险 <15%）
干预方法	有少量残留乳腺组织的女性（美国放射学会 A-D 类）和正常的常规成像结果（乳腺 X 线筛查，使用或不使用超声检查）被邀请接受补充 MRI 筛查，计算肿瘤补充检出率，间歇癌发生率以及特异性和阳性检出率
研究结果	MRI 检出 60 例额外乳腺癌（导管原位癌 20 例，浸润性癌 40 例）总体补充检出率：15.5‰（95%CI，11.9-20.0）
	MRI 检出： 肿瘤较小（平均 8mm） 淋巴结阴性比率为 93.4% 高级别肿瘤在普查人群占 41.7% 在筛查人群中占 46.0%
	MRI 检查 特异性高：97.1%（95%CI，96.5-97.6） 检出阳性率高：35.7%（95%CI，28.9-43.1）

MRI: Magnetic resonance imaging, 磁共振成像；PPV: Positive predictive value, 阳性预测值；US: Ultrasound, 超声。

研究简介：

该研究主要探讨乳腺 MRI 作为乳腺癌低中等风险女性辅助筛查工具的实用性和准确性，并探讨 MRI 筛查发现的肿瘤类型。本研究为前瞻性观察研究，纳入 40~70 岁乳腺癌低风险人群，MRI 作为筛查补充手段，观察其对乳腺癌检出的准确性以及对特定肿瘤类型的检出作用。2005 年 1 月至 2013 年 12 月，保留少量残留乳腺组织的女性（美国放射学会 A-D 类）

和正常的常规成像结果（乳腺X线筛查，使用或不使用超声检查）被邀请接受补充MRI筛查。结果指标为补充癌检出率、间歇癌发生率和MRI检测到的附加癌的生物学特征，以及MRI筛查的特异性和阳性预测值（PPV）。以组织诊断或2年随访为参考标准。共招募2120例女性，接受了3861次MRI筛查。乳腺MRI检出60例额外乳腺癌（导管原位癌20例，浸润性癌40例），总体补充检出率为15.5‰（95%CI，11.9~20.0）。观察期间（7007轮筛查）检测60例乳腺癌，59例通过MRI检测出，1例由MRI和乳腺X线联合检测出，无单独乳腺X线或超声检出。在最初筛查时，MRI又发现48例肿瘤（补充癌检出率22.6‰）。随后1741轮筛查中，单独MRI检查发现13例肿瘤中12例（补充癌检测率6.9‰）。1例乳腺癌由三种方法（乳腺X线检查、超声和MRI）全部诊断出来，无单独乳腺X线或单独超声诊断出。MRI诊断肿瘤小（中位大小8 mm），淋巴结阴性比率为93.4%，普查中41.7%的患者和在筛查中46.0%的患者存在去分化。MRI筛查具有高特异度（97.1%；95%CI，96.5~97.6）和高PPV（35.7%，95%CI，28.9-43.1）。因此，对低中等乳腺癌风险女性，MRI筛查提高相关乳腺癌早期诊断率，对于乳腺组织致密女性，MRI优于超声；此外MRI更易于检出侵袭性乳腺癌。

研究者简介：

Christiane A.Kuhl，德国亚琛大学医院教授。

编者按：

乳腺MRI检查特异性和阳性检出率高，可提高低风险乳腺癌早期诊断，作为有益的补充筛查，尤适于致密乳腺组织。

参考文献：

KUHL C K,STROBEL K,BIELING H,et al.Supplemental Breast MR Imaging Screening of Women with Average Risk of Breast Cancer[J].Radiology,2017,283(2):361-370.

第4章 乳腺癌预防

筛查是乳腺癌早期发现的重要手段，药物预防是防治乳腺癌的主要选择，用药原则是确保一级预防用药的益处超过危害。通常35岁以上且患乳腺癌风险高的女性可以考虑预防用药。美国疾病预防工作组（USPSTF）对乳腺癌高风险因素的推荐定义为：未来5年有3%可能性患乳腺癌。风险评估会考虑年龄、初潮年龄、怀孕史、此前乳腺检查结果，以及家族病史和遗传风险（如BRCA基因突变）。在美国普通人群中，已经得到验证的风险模型包括：乳腺癌风险评估工具（the Breast Cancer Risk Assessment Tool）、乳腺癌监测联合会风险计算器（the Breast Cancer Surveillance Consortium Risk Calculator）和国际乳腺癌干预研究风险评估工具（the International Breast Cancer Intervention Study risk assessment tool）。目前，用于降低乳腺癌发病风险的药物主要有两类：①选择性雌激素受体调节剂（SERM），包括他莫昔芬和雷洛昔芬；②芳香酶抑制剂，包括阿那曲唑和依西美坦。一般预防用药周期为5年，需要注意的是，在乳腺癌亚型中，这些药物不能降低雌激素受体阴性乳腺癌的风险。服用药物的女性也应继续定期接受乳腺癌筛查，现实情况是乳腺癌一级预防药物应用率并不高。

第1节 他莫昔芬

◆ 4-1-1 研究概况 ◆

试验名称	NSABP P-1
研究类型	随机对照试验
试验分期	Ⅲ期
入组时间	1992年6月～1997年9月
入组对象	13388例高危风险发生乳腺癌的健康女性
分组情况	第1组（n=6707）：安慰剂 第2组（n=6681）：他莫昔芬
用药方法	他莫昔芬20mg po qd×5年

（续表）

研究结果	随访 69 月 他莫昔芬降低 49% 浸润性乳腺癌累积发生率 第 1 组 4.34%，第 2 组 2.20%（P <0.00001） 他莫昔芬降低 50% 非浸润性乳腺癌累积发生率 第 1 组 1.59%，第 2 组 0.77%（P <0.002） 他莫昔芬降低 69% 的 ER 阳性浸润性乳腺癌累积发生率 第 1 组 13.0%，第 2 组 4.1%（P <0.002） ER 阴性浸润性乳腺癌累积发生率 第 1 组 3.1%，第 2 组 3.8%（未见统计学差异）
	随访 66 月 子宫内膜癌累积发生率（≥ 50 岁女性尤为显著） 第 1 组 0.54%，第 2 组 1.30%（RR=2.53，95% CI，1.35-4.97）
	随访 7 年 浸润性乳腺癌累积发生率 第 1 组 4.25%，第 2 组 2.48%（RR=0.57，95% CI，0.46-0.70） 非浸润性乳腺癌累积发生率 第 1 组 1.58%，第 2 组 1.02%（RR=0.63，95% CI，0.45-0.89）
	随访 7 年 子宫内膜癌累积发生率 第 1 组 0.468%，第 2 组 1.564%（RR=3.28，95% CI，1.87-6.03，P<0.001）

研究简介：

NSABP B-14 试验发现他莫昔芬能降低对侧乳腺癌发生率，基于 NSABP B-14 结果涉及服用他莫昔芬能降低原发性乳腺癌的发生率，NSABP P-1 试验同时入组。入组标准为：①年龄在 60 岁以上；②年龄在 35~59 岁，根据 Gail 模型 5 年患乳腺癌危险度大于 1.66%；③曾患过小叶原位癌的女性。受试者被随机分成两组，一组服用他莫昔芬 5 年，另一组服用安慰剂。1998 年报道 6 年随访结果，他莫昔芬降低了 49% 乳腺癌患病风险；在 49 岁以下、50~59 岁和 60 岁以上女性，危险度分别降低了 44%、51% 和 55%；患过小叶原位癌和不典型增生的女性中，危险度各降低 56% 和 86%。他莫昔芬也减少了 50% 的非浸润性乳腺癌发生率。他莫昔芬组中 ER 阳性乳腺癌发生率比安慰剂组减少 69%，ER 阴性乳腺癌发生率在两组中无显著差别。服用他莫昔芬未改变缺血性心脏病的发生率，减少了髋骨、桡骨和椎骨的骨折发生率。他莫昔芬增加了子宫内膜癌的发生率，未增加肝癌、结直肠癌、卵巢癌和其他恶性肿瘤的发生率。他莫昔芬增加了中风、肺栓塞和深静脉血栓发生率，主要集中在年龄大于 50 岁的患者中。随访 7 年，安慰剂组浸润性乳腺癌累积发生率 4.25%，他莫昔芬组 2.48%（RR=0.57，95% CI，0.46-0.70）。安慰剂组非浸润性乳腺癌累积发生率 1.58%，他莫昔芬组 1.02%（RR=0.63，95% CI，0.45-0.89）。他莫昔芬可使骨质疏松性骨折减少 32%（RR=0.68，95% CI，0.51-0.92）。结果表明：他莫昔芬降低女性患雌激素受体阳性乳腺癌的发病风险，并同时降低骨质疏松性骨折风险。研究者认为他莫昔芬虽然具有副作用，仍不失为良好的乳腺癌化学预防用药。

研究者简介：

Bernard Fisher（1918 -2019），乳腺癌研究的伟大先驱之一，美国匹兹堡大学医学院乳腺外科手术治疗研究项目主席。他创建了联合放疗、化疗或内分泌治疗可以更有效地治疗早期乳腺癌，改变了非根治性乳腺切除术的观点。美国肿瘤学杂志和 OncLive 网站将

Fisher 的研究描述为开启了乳腺癌局部到全身的新纪元，1985 年被授予阿尔伯特·拉斯克临床医学研究奖。

编者按：

首次通过严谨的临床试验设计，揭示他莫昔芬预防性干预治疗可降低乳腺癌高危风险的健康女性乳腺癌累计发生率，显著减少骨质疏松的发生，与发生子宫内膜癌风险相比，他莫昔芬具有临床实用价值，开启他莫昔芬预防乳腺癌发生的药物性干预治疗的先河。他莫昔芬组较安慰剂对照组显著降低约 50% 的乳腺癌风险。他莫昔芬成为首个被 FDA 批准用于乳腺癌化学预防治疗药物。但后续分析发现，他莫昔芬不能预防 ER 阴性乳腺癌，并增加了老年女性子宫内膜癌、栓塞、血栓等发生率。

参考文献：

FISHER B, COSTANTINO J P, WICKERHAM D L,et al.Tamoxifen for prevention of breast cancer:report of the National Surgical Adjuvant Breast and Bowel Project P-1 Study[J].J Natl Cancer Inst,1998,90(18):1371-1388.

FISHER B, COSTANTINO J P, WICKERHAM D L,et al.Tamoxifen for the Prevention of Breast Cancer:Current Status of the National Surgical Adjuvant Breast and Bowel Project P-1 Study[J].J Natl Cancer Inst,2005,97(22):165-262.

◆ 4-1-2 研究概况 ◆

试验名称	IBIS- I
研究类型	随机对照试验
临床试验编号	ISRCTN91879928
入组时间	1992 年 4 月 14 日～2001 年 3 月 30 日
入组对象	7154 例绝经前和绝经后高危风险发生乳腺癌的健康女性
分组情况	第 1 组（n=3579）：他莫昔芬 第 2 组（n=3575）：安慰剂
用药方法	他莫昔芬 20mg po qd×5 年
研究结果	10 年乳腺癌累积发生率 第 1 组 3.8%，第 2 组 2.6%（P=0.009）
	16 年乳腺癌累积发生率 第 1 组 7.0%，第 2 组 9.8%（P<0.0001）

RR: Relative risk，相对危险度；CI: Confidence interval 置信区间；HR: Hazard ratio，风险比；IQR: Inter quartile range，四分位间距。

研究简介：

他莫昔芬可降低健康女性的乳腺癌发病风险。在 IBIS- I 随机对照试验中，被认为有较高患乳腺癌风险的绝经前和绝经后年龄 35~70 岁的女性，按照 1：1 随机分成两组：口服他莫昔芬治疗每天 20 mg 或安慰剂治疗 5 年。主要研究终点是乳腺癌发生（浸润性乳腺癌和导管原位癌）。

1992 年 4 月 14 日到 2001 年 3 月 30 日，来自 8 个国家的遗传学诊所和乳腺癌中心招募 7154 例符合研究标准的女性，入选参加 IBIS- I 临床研究，他莫昔芬组 3579 例，安慰剂组 3575 例。中位随访 16.0 年（IQR 14.1~17.6）。他莫昔芬组 251 例乳腺癌（7.0%），安慰剂组 350 例乳腺癌（9.8％）（HR=0.71，95％ CI，0.60-0.83，P<0.0001）。患乳腺癌风险在 10 年内与 10 年以上相比结果相似，10 年内他莫昔芬组 163 例患乳腺癌（4.6％），安慰剂组 226 例患乳腺癌（6.3％）（HR=0.72，95％ CI，0.59-0.88，P=0.001）。10 年后他莫昔芬组中 88 例患乳腺癌（2.6％），安慰剂组 124 例患乳腺癌（3.8％）（HR=0.69，95％ CI，0.53-0.91，P=0.009）。可见浸润性雌激素受体阳性乳腺癌（HR=0.66，95％ CI，0.54-0.81，P<0.0001）和导管原位癌（HR=0.65，95％ CI，0.43-1.00，P=0.05）发生风险有显著降低。

研究者简介：

Jack Cuzick，英国伦敦玛丽女王大学癌症预防中心主任，流行病学教授。从事癌症预防工作，任国际乳腺癌干预研究（IBIS）指导小组和 ATAC 试验主席。

编者按：

随访 16 年结果显示，5 年他莫昔芬明显降低高危女性乳腺癌累积发生率。10 年内与 10 年以上发生乳腺癌风险相似，明确表明他莫昔芬在治疗终止后仍可提供长期保护，即获益延长至 10 年以上，进一步证实 NSABP P-1 结论。他莫昔芬在治疗终止后提供长期保护，支持在已选定人群中使用他莫昔芬作为一种降低乳腺癌发生风险的药物。

参考文献：

CUZICK J, SESTAK I, CAWTHORN S,et al.IBIS-Ⅰ Investigators.Tamoxifen for Prevention of Breast Cancer:Extended Long-Term Follow-Up of the IBIS-Ⅰ Breast Cancer Prevention Trial[J].Lancet Oncol,2015,16(1):67-75.

◆ **4-1-3 研究概况** ◆

研究名称	Italian Randomized Tamoxifen Trial
研究类型	随机对照试验
试验分期	Ⅲ期
入组时间	1992 年 10 月～1997 年 7 月
入组对象	5408 例子宫切除术后健康女性
分组情况	第 1 组（n=2700）：他莫昔芬 第 2 组（n=2708）：安慰剂
用药方法	他莫昔芬 20mg po qd×5 年
研究结果	随访 7 年（中位随访 81.2 个月） 乳腺癌累积发生率 第 1 组 1.3%，第 2 组 1.7%（P=0.215） 未使用激素替代治疗的女性乳腺癌累积发生率 第 1 组 1.59%（1.00-2.19），第 2 组：1.59%（0.99-2.18）（P=0.986） 使用激素替代治疗的女性乳腺癌累积发生率 第 1 组 1%（6/793），第 2 组 2%（17/791）（P=0.022）
	安全性 脑血管事件发生率 第 1 组 1%，第 2 组 0.3% 深静脉血栓发生率 第 1 组 0.3%，第 2 组 0.2%

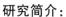

研究简介：

他莫昔芬已被证实会增加子宫内膜癌发生风险，其作为预防健康女性发生乳腺癌用药因此受到质疑。基于此意大利开展了在子宫切除女性中探讨他莫昔芬预防乳腺癌的临床研究，中位随访时间 81.2 个月（66.0~87.2 月），但统计结果显示他莫昔芬并未显著的或是轻微地降低乳腺癌患病率（P=0.215）但可降低激素替代治疗引起的乳腺癌发病风险增高。

研究者简介：

Peter Boyle，国际知名癌症预防研究学者，意大利米兰欧洲肿瘤研究所流行病学与生物统计学教授。

编者按：

他莫昔芬降低激素替代治疗引起的乳腺癌发病风险增高，具有积极临床意义。

参考文献：

VERONESI U,MAISONNEUVE P,COSTA A,et al.Prevention of breast cancer with tamoxifen:preliminary findings from the Italian randomised trial among hysterectomised women. Italian Tamoxifen Prevention Study[J].Lancet,1998,352(9122):93-97.

VERONESI U,MAISONNEUVE P,SACCHINI V,et al.Tamoxifen for breast cancer among hysterectomised women[J].Lancet,2002,359(9312):1122-1124.

◆ 4-1-4 研究概况 ◆

研究名称	Royal Marsden chemoprevention trial
研究类型	随机对照试验
试验分期	Ⅲ期
入组时间	1986 年 10 月～ 1996 年 4 月
入组对象	2494 例高危风险发生乳腺癌的健康女性 最终 2471 例进行数据分析
分组情况	第 1 组（n=1238）：他莫昔芬 第 2 组（n=1233）：安慰剂
用药方法	他莫昔芬 20mg po qd×8 年
研究结果	中位随访 70 月 乳腺癌累积发生 第 1 组 34 例，第 2 组 36 例（P=0.8） 导管原位癌累积发生 第 1 组 4 例，第 2 组 4 例
	安全性 第 1 组不良反应增加 潮热（P<0.0005），妇科问题（P<0.005），月经异常（P = 0.01） 因不良反应终止试验 第 1 组 320 例，第 2 组 176 例（P < 0.0005）

RMH: Royal Marsden Hospital，英国皇家马斯登医院。

研究简介：

1986 年 10 月至 1996 年 4 月，共有 2494 例女性被随机分配接受他莫昔芬（20mg/d）或安慰剂治疗，中位年龄 47 岁（30~70 岁），66%女性处于绝经前或围绝经期。每位参与者至少有一个 50 岁以下患有乳腺癌的一级亲属，或一个患有双侧乳腺癌的一级亲属，或一个不限年龄的患乳腺癌的一级亲属以及另一个患乳腺癌的一级或二级亲属。22%女性既往患乳腺良性疾病并行乳腺手术活检。两组之间任何预后因素的分布均无显著差异。

1998 年行中期分析，中位随访 70 月。5 年内，63%女性服用他莫昔芬，73%女性服用安慰剂。他莫昔芬组不良反应较低，主要为潮热（P <0.0005），妇科症状（P <0.005）和月经异常（P = 0.01）的发生率增加。随机接受他莫昔芬或安慰剂的女性乳腺癌发生率无差异（P = 0.8）。此外，未发现应用激素替代治疗和他莫昔芬对乳腺癌发生率的影响存在相互作用。接受激素替代治疗的 523 例女性中有 12 例患乳腺癌，而安慰剂组 507 例女性中 13 例患乳腺癌（P = 0.6）。他莫昔芬（20 mg/d）用于有乳腺癌家族史致患乳腺癌风险增加的健康女性 8 年时间，未能证实 NSABP P-1 降低早期乳腺癌发生率。两项研究结果的差异可能与参与人群特征有关，对于那些没有小叶原位癌或非典型导管增生的年轻女性，或可能携带乳腺癌易感基因的高风险女性，可能对他莫昔芬的化学预防作用相对耐受。此外，基于健康女性应用他莫昔芬的研究结果，由于缺乏死亡率数据，也无法确认 NSABP 试验中关于他莫昔芬降低乳腺癌的早期发生率的临床益处。因此，给予健康女性使用他莫昔芬以降低乳腺癌风险时需要考虑到这些因素，并且仍需从其他安慰剂对照的临床试验中获取更多信息。

研究者简介：

Trevor J Powles，伦敦癌症研究所乳腺肿瘤学名誉教授，伦敦癌症中心的乳腺肿瘤学家和医学主任顾问。

编者按：

该项临床试验未能明确健康女性使用他莫昔芬可减少乳腺癌早期发病的临床获益，同时认为他莫昔芬减少健康女性的风险尚需要进一步考虑，这可能与参与人群的特征有关，比如本项研究未包括小叶原位癌或非典型导管增生的女性。这是与前两项研究结论相反的临床研究，值得临床医生比较和鉴别。

参考文献：

POWLES T,EELES R,ASHLEY S,et al.Interim analysis of the incidence of breast cancer in the Royal Marsden Hospital tamoxifen randomised chemoprevention trial[J]. Lancet,1998,352(9122):98-101.

POWLES T J.The Royal Marsden Hospital (RMH) trial:key points and remaining questions[J]. Ann N Y Acad Sci,2001,949:109-112.

第 2 节　雷洛昔芬

◆ 4-2-1 研究概况 ◆

研究名称	NSABP P-2
其他名称	STAR
试验编号	NCT00003906
研究类型	随机对照双盲试验
试验分期	Ⅲ 期
入组时间	1999 年 7 月 ～ 2004 年 11 月
入组对象	19747 例高危风险发生乳腺癌的健康女性
分组情况	第 1 组（n=9872）：他莫昔芬 第 2 组（n=9875）：雷洛昔芬
用药方法	他莫昔芬 20mg po qd×5 年 雷洛昔芬 60mg po qd×5 年
研究结果	5 年浸润性乳腺癌累积发生率 第 1 组 0.43%，第 2 组 0.441%（P=0.96） 5 年非浸润性乳腺癌累积发生率 第 1 组 0.151%，第 2 组 0.211%（P=0.052） **安全性** 7 年子宫内膜癌累积发生率 第 1 组 1.47%，第 2 组 0.81%（P=0.07） 6 年血栓事件累积发生率 第 1 组 2.1%，第 2 组 1.6%（P=0.01）

RR: Relative risk, 相对危险度；CI: Confidence interval, 置信区间；SD: Standard deviation, 标准差。

研究简介：

　　他莫昔芬已被批准用于降低乳腺癌发病风险，而雷洛昔芬在患有骨质疏松症的老年女性的临床试验中被证实可降低乳腺癌发病风险。本研究旨在评估雷洛昔芬和他莫昔芬对发展为浸润性乳腺癌和其他疾病风险的作用和安全性。NSABP P-2 研究是一项前瞻性、双盲、随机临床试验，1999 年 7 月 1 日在北美近 200 个临床中心进行，并在至少诊断出 327 例浸润性乳腺癌后才开始进行最终分析。受试者为 19747 例平均年龄为 58.5 岁的绝经后女性，其 5 年乳腺癌风险增加（平均风险 4.03%，SD=2.17%）。所有报告数据截止日期 2005 年 12 月 31 日。受试者口服他莫昔芬（20mg/d）或雷洛昔芬（60mg/d）5 年。主要指标为浸润性乳腺癌、子宫内膜癌、非浸润性乳腺癌、骨折、血栓栓塞事件的发生率。研究结果显示，接受他莫昔芬治疗的女性中有 163 例患浸润性乳腺癌，接受雷洛昔芬的女性中有 168 例，两组发生率分别为 4.30‰和 4.41‰（RR=1.02，95% CI，0.82-1.28）。他莫昔芬组（n=57）的非浸润性乳腺癌病例少于雷洛昔芬组（n=80），两组发生率分别为 1.51‰和 2.11‰（RR=1.40，95% CI，0.98-2.00）。他莫昔芬组 36 例患子宫内膜癌，雷洛昔芬组 23 例（RR=0.62，

95% CI，0.35-1.08）。缺血性心脏病事件或中风发生率，均未发现差异；两组的骨质疏松性骨折的数量相似。雷洛昔芬组血栓栓塞事件发生率较低（RR=0.70，95% CI，0.54-0.91）。此外，雷洛昔芬组中白内障（RR=0.79，95% CI，0.68-0.92）和白内障手术（RR=0.82，95% CI，0.68-0.99）较少。死亡总数（他莫昔芬与雷洛昔芬分别为101例和96例）或死亡原因两组间均无差异。因此，在降低浸润乳腺癌发生风险方面，雷洛昔芬与他莫昔芬作用相同，同时发生血栓栓塞事件和白内障的风险较低。两者在发生其他肿瘤、骨折、缺血性心脏病和中风方面风险相似。

研究者简介：

Victor G Vogel，匹兹堡大学医学院医学部血液和肿瘤学医学和流行病学教授，麦琪女子医院，匹兹堡大学癌症研究所，生物化学预防副主任。

编者按：

NSABP P-02证明雷洛昔芬在预防乳腺癌方面疗效与他莫昔芬相似，而毒副作用更小。与NSABP P-01这两个奠基性研究，确认了选择性雌激素受体调节剂的化学预防价值。

参考文献：

VOGEL V G,COSTANTINO J P,WICKERHAM D L,et al.Update of the National Surgical Adjuvant Breast and Bowel Project Study of Tamoxifen and Raloxifene (STAR) P-2 Trial:Preventing breast cancer[J].Cancer Prev Res (Phila),2010,3(6):696-706.

VOGEL V G, COSTANTINO J P, WICKERHAM D L,et al.Effects of Tamoxifen vs Raloxifene on the Risk of Developing Invasive Breast Cancer and Other Disease Outcomes:The NSABP Study of Tamoxifen and Raloxifene (STAR) P-2 Trial[J].JAMA,2006,295(23):2727-2741.

◆ 4-2-2 研究概况 ◆

研究名称	MORE Trial
研究类型	随机对照试验
试验分期	Ⅲ期
入组时间	1994年～1998年
入组对象	7705例年龄小于81岁绝经后未接受雌激素治疗的健康女性（中位年龄66.5岁）
分组情况	第1组（n=5129）：雷洛昔芬 第2组（n=2576）：安慰剂
用药方法	所有入组对象每天应用500mg钙和400-600IU维生素D3 雷洛昔芬120mg po qd×3年或60mg po qd×3年
研究结果	随访40个月 乳腺癌累积发生率 第1组0.43%，第2组1.24%（P<0.001） 浸润性乳腺癌累积发生率 第1组13例0.25%，第2组27例1.05%（P<0.01） 雷洛昔芬降低90%的ER阳性乳腺癌发生率 第1组4例，第2组20例（RR=0.10，95%CI，0.04-0.24） ER阴性浸润性乳腺癌累积发生率 第1组7例，第2组4例（RR=0.88，95%CI，0.26-3.0）

（续表）

研究结果	安全性 随访 40 月 血栓事件累积发生率 第 1 组 1.0%，第 2 组 0.3%（P=0.002） 子宫内膜癌累积发生率 第 1 组 0.1%，第 2 组 0.2%（P=0.67）

RR：Relative risk，相对危险度；CI：Confidence interval，置信区间；MORE：The Multiple Outcomes of Raloxifene Evaluation，雷洛昔芬评价的多重成果；SD：Standard deviation，标准差。

研究简介：

雷洛昔芬是一种选择性雌激素受体调节剂,对于乳腺和子宫内膜组织有抗雌激素作用,对骨、脂质代谢和凝血方面具有雌激素作用。本研究拟明确雷洛昔芬是否可降低女性乳腺癌发病风险，中位随访 40 月，自 1994 年至 1998 年，来自 180 个临床中心和欧美为主的 25 个国家共计 7705 例绝经后女性入组，年龄小于 81 岁，均患有骨质疏松症。几乎所有受试者（96%）为白种人，具有乳腺癌病史或服用雌激素女性不允许入组。结果表明，雷洛昔芬组 5129 例女性中，13 例确诊乳腺癌；安慰剂组 2576 例，27 例患乳腺癌（RR=0.24，95%CI，0.13-0.44，P<0.001）。雷洛昔芬降低 90% 雌激素受体阳性乳腺癌发病风险（RR=0.10，95%CI，0.04-0.24），对于雌激素受体阴性的浸润性乳腺癌则不同（RR=0.88，95%CI，0.26-3.0）。不良反应方面，雷洛昔芬增加静脉血栓栓塞疾病风险（RR=3.1，95%CI，1.5-6.2），未明显增加子宫内膜癌风险（RR=0.8，95%CI，0.2-2.7）。因此，伴有骨质疏松症的绝经后女性应用 3 年雷洛昔芬可降低浸润性乳腺癌发病率达 76%。

研究者简介：

Steven R.Cummings，就职于美国加州太平洋医疗中心研究所和加利福尼亚大学流行病与生物统计学系。卡明斯医生荣获加州大学旧金山分校医学、流行病学和生物统计学教授，临床研究副主席。

编者按：

雷洛昔芬服用三年显著降低伴有骨质疏松症绝经后女性乳腺癌发生风险，其中雌激素受体阳性乳腺癌发生风险降低尤著。

参考文献：

CUMMINGS S R,ECKERT S,KRUEGER K A,et al.The effect of raloxifene on risk of breast cancer in postmenopausal women:results from the MORE randomized trial.Multiple Outcomes of Raloxifene Evaluation[J].JAMA,1999,281(23):2189-2197.

第3节　依西美坦

◆ 4-3-1 研究概况 ◆

试验名称	NCIC CTG MAP.3
试验编号	NCT00083174
研究类型	随机对照试验
入组时间	2004 年 9 月～ 2011 年 3 月
入组对象	4560 例乳腺癌高风险因素的绝经后健康女性 中位年龄 62.5 岁，中位 Gail 风险评分 2.3%
分组情况	第 1 组 （n=2285）：依西美坦 第 2 组 （n=2275）：安慰剂
用药方法	依西美坦 25mg po qd×5 年
研究结果	中位随访 35 月 浸润性乳腺癌年发生率 第 1 组 0.19%，第 2 组 0.55%（P=0.002） 乳腺癌 （浸润 + 非浸润） 年发生率 第 1 组 0.35%，第 2 组 0.77%（P=0.004）

研究简介：

本研究基于以往他莫昔芬和雷洛昔芬在乳腺癌一级预防中患者接受度有限。与他莫昔芬相比，芳香酶抑制剂在早期乳腺癌预防更多对侧乳腺癌新发病例，并引起较少不良反应。本研究是一项随机、安慰剂对照双盲试验，评估依西美坦干预治疗后的疗效和安全性，35岁以上绝经后女性需要至少满足以下之一的风险因素才能入组：年龄 60 岁及以上，Gail 5年风险评分大于 1.66%（5 年内 100 例中浸润性乳腺癌发生率），早先的非典型导管或小叶增生或小叶原位癌，或导管原位癌并行乳腺切除术。研究入组共计 4560 例女性（中位年龄62.5 岁，中位 Gail 风险评分为 2.3%），随机分配接受依西美坦或安慰剂。中位随访 35 月，依西美坦治疗组检出 11 例浸润性乳腺癌，安慰剂组 32 例，浸润性乳腺癌年发生率相对降低了 65%（0.19% vs. 0.55%；HR=0.35，95% CI，0.18-0.70，P=0.002）。浸润性和非浸润性（原位导管癌）乳腺癌的年发生率在依西美坦组 0.35%，安慰剂组 0.77%（HR=0.47；95% CI，0.27-0.79，P=0.004）。两组在骨折、心血管事件、其他恶性肿瘤、与治疗相关的死亡方面无显著差异。生活质量的差异最小。本研究表明，依西美坦可显著降低绝经后健康女性浸润性乳腺癌发生，中位随访 3 年，依西美坦无严重不良反应，同时对健康相关的生活质量影响很小。

研究者简介：

Paul E. Goss，美国哈佛大学医学院内科学教授，马萨诸塞州总医院癌症中心乳腺癌研究主任，丹纳法伯癌症研究所乳腺癌项目联合主任，其领导的大型临床试验结果拓展了早期乳腺癌治疗和预防的手段。

编者按：

MAP.3 研究明确了依西美坦对绝经后乳腺癌一级预防作用，并未引起严重不良反应，对我国乳腺癌高危风险绝经后健康女性提供临床循证支持。

参考文献：

Goss P E, Ingle J N, ALÉS-MARTÍNEZ J E, et al. Exemestane for Breast-Cancer Prevention in Postmenopausal Women[J]. N Engl J Med, 2011, 364(25): 2381-2391.

第4节 阿那曲唑

◆ 4-4-1 研究概况 ◆

试验名称	IBIS-II
试验编号	ISRCTN31488319
研究类型	随机对照试验
入组时间	2003 年 2 月～ 2012 年 1 月
入组对象	3864 例 40 ～ 70 岁具有乳腺癌高风险因素的绝经后健康女性
分组情况	第 1 组（n=1920）：阿那曲唑 第 2 组（n=1944）：安慰剂
用药方法	阿那曲唑 1mg po qd×5 年
研究结果	5 年乳腺癌累积发生率 第 1 组 2%，第 2 组 4%（HR=0.47，95% CI，0.32-0.68，P<0.0001） 意向分析预测，7 年乳腺癌累积发生率 第 1 组 2.8%，第 2 组 5.6%

IQR: Inter quartile range，四分位间距；IBIS: International Breast Cancer Intervention Study，国际乳腺癌干预研究。

研究简介：

以往研究表明，芳香酶抑制剂可以有效预防绝经后女性乳腺癌复发和对侧乳腺癌的发生。本研究为国际双盲、随机安慰剂对照试验，评估芳香化酶抑制剂阿那曲唑预防高风险绝经后健康女性乳腺癌发生。2003 年 2 月 2 日至 2012 年 1 月 31 日，共招募来自 18 个国家或地区的 40~70 岁绝经后女性。入选女性须具备罹患乳腺癌的风险因素（根据特定标准判断），符合入选的女性按照 1：1 比例随机分组，5 年内每天接受口服 1mg 阿那曲唑或相匹配的安慰剂。其中 1920 例女性随机分配入组接受阿那曲唑治疗，1944 例女性入组接受安慰剂。中位随访 5 年（IQR 3.0-7.1），阿那曲唑组中 40 例女性（占 2%）和安慰剂组中 85 例女性（占 4%）患乳腺癌。所有乳腺癌 7 年预计累积发病率为：阿那曲唑组 2.8%，安慰剂组 5.6%。阿那曲唑组 18 例死亡，安慰剂组 17 例，两组相当（P=0.836）。研究结果表明阿那曲唑有效降低绝经后高风险女性乳腺癌发病率。

研究者简介：

Jack Cuzick，伦敦皇后玛丽大学从事癌症预防工作，国际乳腺癌干预研究（IBIS）联合主席。

编者按:

本研究表明阿那曲唑可用于乳腺癌预防,除他莫昔芬及雷洛昔芬,阿那曲唑可预防乳腺癌高风险的绝经后健康女性乳腺癌发生风险,已进入 NCCN 乳腺癌诊疗指南。

参考文献:

CUZICK J,SESTAK I,FORBES J F,et al.Anastrozole for prevention of breast cancer in high risk postmenopausal women (IBIS-Ⅱ):an international,double-blind,randomized placebo controlled trial[J].Lancet,2014,383(9922):1041-1048.

第5节 非甾体类抗炎药物

◆ 4-5-1 研究概况 ◆

研究名称	Association of Frequency and Duration of Aspirin Use and Hormone Receptor Status With Breast Cancer Risk
研究类型	病例对照研究
入组时间	1996 年~1997 年
入组对象	乳腺癌患者和健康女性
分组情况	研究组(n=1442):1996 年 8 月 1 日~1997 年 7 月 31 日新确诊的原位或浸润性乳腺癌 对照组(n=1420):通过随机数字拨号方法随机抽取年龄小于 65 岁女性,卫生保健财政管理局(HCFA)列表抽取年龄大于等于 65 岁女性
用药方法	曾经使用阿司匹林、布洛芬和/或乙酰氨基酚至少一周 1 次,持续 6 个月或更长
研究结果	所有女性: 曾经使用阿司匹林与乳腺癌风险呈负相关(OR=0.80, 95%CI, 0.66-0.97) 曾经使用布洛芬与患乳腺癌风险无关(OR=0.91, 95% CI, 0.72-1.16) 曾经使用对乙酰氨基酚与患乳腺癌风险无关(OR=1.02, 95% CI, 0.80-1.31) 绝经后女性: 曾经使用阿司匹林与乳腺癌风险呈负相关(OR=0.77, 95% CI, 0.62-0.97) 绝经前女性: 曾经使用阿司匹林与乳腺癌风险无关(OR=0.83, 95%CI, 0.56-1.22) 阿司匹林使用频率与乳腺癌风险相关性: 定期使用阿司匹林(每周 4 次,3 个月)与降低乳腺癌风险相关(OR=0.74, 95%CI, 0.59-0.92)

OR: Odds ratio, 比值比;CI: Confidence interval, 置信区间;TAM: Tamoxifen, 他莫昔芬;NCI: National Cancer Institute, 美国国立癌症研究所;HCFA: Health Care Finance Administration, 卫生保健财政管理局;NSAIDs: Nonsteroidal antiinflammatory drugs, 非甾体类抗炎药。

研究简介:

以往研究发现,阿司匹林和其他非甾体类抗炎药(NSAIDs)的使用与多种恶性肿瘤(包括乳腺癌)风险降低相关。 NSAIDs 抑制环氧合酶活性,从而减少前列腺素合成,而前列腺素刺激芳香化酶基因表达,从而刺激雌激素生物合成。鉴于雌激素在乳腺癌发病中的重要性,基于激素受体状态,阿司匹林和其他非甾体抗炎药预防乳腺癌的能力可能会有所不同。本研究旨在明确阿司匹林和其他非甾体抗炎药的使用频率和持续时间与乳腺癌风险之间的关系，并评估这种相关性是否在激素受体阳性乳腺癌更为明显。本研究是基于人群的乳腺癌女性病例对照研究。主要通过阿司匹林和其他非甾体抗炎药的使用以及激素受体状态对浸润性和原位乳腺癌事件进行评估。结果显示：301 例研究组（20.9%）和345 例对照组（24.3%）女性每周至少使用阿司匹林或其他 NSAIDs 达 6 个月或更长时间（OR=0.80，95% CI，0.66-0.97）。负相关性在经常使用的女性中最为明显（每周 7 片）（OR=0.72，95% CI，0.58-0.90）。使用布洛芬的频率较低的女性的结果通常较弱（每周 <3 次：OR=0.78，95% CI，0.55-1.10；每周 ≥ 3 次：OR=0.92，95% CI，0.70-1.22）。乙酰氨基酚则对降低乳腺癌发病率无明显影响。激素受体阳性患者使用阿司匹林的风险降低（OR=0.74，95% CI，0.60-0.93），激素受体阴性患者（OR=0.97，95% CI，0.67-1.40）的风险未见降低。表明常规使用阿司匹林和其他 NSAID 可能成为有效的乳腺癌化学预防用药。

研究者简介：

Santella Terry，纽约哥伦比亚大学梅尔曼公共卫生学院流行病学家，研究通过多种方法更深入了解高风险家族的乳腺癌发生风险。

编者按：

该文所获得的阿司匹林和其他 NSAIDs 使用频率和持续时间以及激素受体状态与乳腺癌风险的关系的数据得到其他流行病学和基础医学实验的证据支持，使阿司匹林和 NSAIDs 成为预防乳腺癌特别是作为绝经后女性的化学预防药物的作用加强。但潜在获益需要与长期应用阿司匹林导致的有害影响如消化性溃疡病和胃肠道出血相平衡。

参考文献：

TERRY M B, GAMMON M D, ZHANG F F,et al.Association of Frequency and Duration of Aspirin Use and Hormone Receptor Status With Breast Cancer Risk[J].JAMA,2004,291(20):2433-2440.

第 6 节　类胡萝卜素

◆ 4-6-1 研究概况 ◆

研究名称	Serum carotenoids and breast cancer
研究类型	病例对照研究
入组时间	1985 年～ 1994 年
入组对象	纽约 270 例乳腺癌患者和 270 例健康女性
分组情况	研究组（n=270）：乳腺癌患者 对照组（n=270）：健康女性
研究结果	血清中 β- 胡萝卜素低水平与乳腺癌风险呈正相关（OR=2.21，95%CI，1.29-3.79） 总胡萝卜素低水平与乳腺癌风险呈正相关（OR=2.31，95%CI，1.35-3.96）
研究意义	类胡萝卜素摄入不足可能会增加患乳腺癌的风险

OR: Odds ratio, 比值比；CI: Confidence interval, 置信区间。

研究简介：

以往研究发现，食用蔬菜和水果可能会预防多种类型恶性肿瘤，但是对乳腺癌预防研究证据相对匮乏。类胡萝卜素普遍存在于大多数植物中，具有抗氧化作用。类胡萝卜素的血液浓度水平常作为监测食用蔬菜、水果和合成补充剂的综合生化指标。1985~1994 年期间，来自纽约的一项病例对照研究显示，应用液相色谱法分析血清中的类胡萝卜素、叶黄素、玉米黄质、β–隐黄质、番茄红素、α–胡萝卜素和 β–胡萝卜素。结果表明，降低 β–胡萝卜素、叶黄素、α–胡萝卜素和 β–隐黄质后，乳腺癌风险明显增加。采用四分位法分析，与四分位数最高的人群相比，血清中 β–胡萝卜素水平为最低四分位数的受试者患乳腺癌的风险大约增加了一倍（优势比 =2.21，95% CI，1.29–3.79）。与其他类胡萝卜素相关的风险相似，叶黄素为 2.08（95% CI，1.11–3.90），而 β–隐黄质为 1.68（95% CI，0.99–2.86）。总类胡萝卜素的较低四分位数的比值比是 2.31（95% CI，1.35–3.96）。这些发现表明，由于饮食不良或缺乏维生素补充而导致的类胡萝卜素摄入量低，可能与罹患乳腺癌风险增加有关，本研究对类胡萝卜素摄入量明显低的人群具有一定的公共健康意义。

研究者简介：

P Toniolo，就职于美国纽约大学医学院妇产科。

编者按：

本研究表明除 β–胡萝卜素之外，许多类胡萝卜素可能在乳腺癌预防中发挥作用。类胡萝卜素摄入量低与乳腺癌风险增加有关，因此蔬菜和水果的摄入对降低女性患乳腺癌有一定的保护作用。

参考文献：

TONIOLO P,VAN KAPPEL A L,AKHMEDKHANOV A,et al.Serum caroten oids and breast cancer[J].Am J Epidemiol,2001,153(12):1142–1147.

第 7 节　维生素 D

◆ 4-7-1 研究概况 ◆

研究名称	French E3N cohort
研究类型	病例对照研究
入组时间	自 1990 年，血样采集时间 1995 年～1998 年，随访至 2005 年 7 月
入组对象	法国 E3N 队列中 98995 例 1925 年～1950 年出生的法国女性
分组情况	研究组（n=636）：乳腺癌患者 对照组（n=1272）：健康女性
研究结果	25- 羟基维生素 D 血清浓度与乳腺癌风险呈负相关，P=0.02（浓度 >27ng/ml 与 <19.8ng/ml） 年龄小于 53 岁，25- 羟基维生素 D 血清浓度与乳腺癌风险呈负相关，P=0.04（浓度 >27ng/ml 与 <19.8ng/ml）

研究简介：

以往研究发现，25-羟基维生素 D 血清浓度与降低乳腺癌发病风险有关。很少有研究根据更年期情况进一步研究这种联系，也未考虑其他可能影响维生素 D 水平的相关因素，如饮食、血清钙、甲状旁腺激素和雌二醇的血清水平。研究组患者为明确患有乳腺癌的女性（n=636），对照组（n=1272）则匹配研究组中的患者年龄、血液采集时的更年期状态、绝经年龄以及采集中心和年份，并建立多元逻辑回归模型。结果显示，在三分位数最高的女性中，增高的 25-羟基维生素 D 血清浓度（OR=0.73，95%CI，0.55-0.96，P=0.02）罹患乳腺癌风险降低。年龄 53 岁以下女性的血样标本显示出显著负相关（OR=0.60，95%CI，0.37-0.98，P=0.04）。绝经前女性没有显著性降低，但风险降低趋势存在。

研究者简介：

Pierre Engel，法国巴黎南部大学流行病学和人口健康研究中心，美国国家卫生与医学研究所。

编者按：

25-羟基维生素 D 的血清浓度高与乳腺癌风险降低有关，尤其是年轻女性，尽管目前尚无法确定年龄或绝经状态的直接影响。建议进一步补充维生素 D 的随机干预试验以确认其对降低乳腺癌风险的益处，同时公共卫生政策应鼓励绝经前女性维持适当的维生素 D 水平。

参考文献：

ENGEL P, FAGHERAZZI G, BOUTTEN A,et al.Serum 25(OH)vitamin D and risk of breast cancer:a nested case-control study from the French E3N cohort[J].Cancer Epidemiol Biomarkers Prev,2010,19(9):2341-2350.

◆ **4-7-2 研究概况** ◆

试验名称	NSABP P1
研究类型	巢式病例对照研究
入组时间	1992 年 6 月～ 1997 年 9 月
入组对象	包括乳腺癌患者和健康受试者
分组情况	病例组（n=231）：乳腺癌患者 对照组（n=856）：健康女性
研究结果	BMI ≥ 25kg/m² 与乳腺癌发生风险呈正相关（OR=1.45，P=0.02） 血清 25-羟基维生素 D（<72nmol/L）与乳腺癌发生风险无关（OR=1.06，P=0.76）

BMI: Body mass index, 体重指数；OR: Odds ratio, 比值比。

研究简介：

以往观察性研究表明，个体一般情况可能与乳腺癌发生风险有关，但肥胖、维生素 D 水平、胰岛素抵抗、炎症和脂肪细胞因子等因素，对乳腺癌影响尚不明确。对 NSABP-P1 试验人群进行巢式病例对照研究，病例来自患有浸润性乳腺癌并从未受影响的参与者，匹配年龄、种族、5 年 Gail 评分等因素。试验组禁食状态的血清 25-羟基维生素 D、胰岛素、瘦素和 C 反应蛋白水平。Logistic 回归用于检验研究变量与乳腺癌浸润风险之间的关联。231 例与 856 例对照相匹配。平均年龄 54 岁，绝经前女性占 49%。结果显示，25-羟基维生素 D 与体重指数（BMI）、胰岛素、C 反应蛋白和瘦素呈负相关。BMI ≥ 25kg/m² 与较高乳腺癌风险相关，他莫昔芬治疗与较低风险相关（OR=0.44，P<0.001）。25- 羟基维生素 D 水平（<72nmol/L）与乳腺癌风险无关。通过连续变量进行分析，25- 羟基维生素 D、胰岛素、C 反应蛋白和瘦素水平与乳腺癌风险无关（所有 P>0.34）。在高风险人群中，较高 BMI 与较高乳腺癌风险相关。血清 25- 羟基维生素 D、胰岛素、C 反应蛋白和瘦素水平不是乳腺癌风险或他莫昔芬获益的独立预测因子。

研究者简介：

Eitan Ami，就职于加拿大安大略省多伦多市玛格丽特公主医院和多伦多大学医学肿瘤与血液科。

编者按：

本研究发现低水平 25- 羟基维生素 D 与乳腺癌风险无关，但是在乳腺癌高危人群中体重指数越高，罹患乳腺癌风险越大。这种关联机制目前仍不清楚，需进一步的前瞻性数据确定肥胖如何影响乳腺癌风险。

参考文献：

AMIR E, CECCHINI R S, GANZ P A,et al.25-Hydroxy vitamin-D,obesity,and associated variables as predictors of breast cancer risk and tamoxifen benefit in NSABP-P1[J].Breast Cancer Res Treat,2012,133(3):1077-1088.

第5章 乳腺癌病理诊断与分期

病理诊断是肿瘤诊治基石，乳腺癌病理诊断与乳腺解剖学、组织学及疾病发生发展密切相关，随着免疫组化及分子遗传学的发展，乳腺癌病理诊断更为深入和前沿。本章节重点摘录乳腺癌病理与临床密切相关改变临床实践的重要临床研究，并带有一定的历史的延续性。本章共分五节，分别从乳腺癌病理分级及相关病理指标，浸润性乳腺癌、乳腺原位癌、微浸润性乳腺癌、乳腺癌转移与病理分期等五个方面介绍乳腺癌病理诊断与分期的相关内容。

第1节 乳腺癌病理分级及相关病理指标

◆ 5-1-1 研究概况 ◆

研究名称	The position of histology in the prognosis of carcinoma of the breast
入组时间	1919 年～ 1923 年
入组患者	50 例乳腺癌根治术后患者
分组情况	第 1 组（n=16）：轻度组织学恶性 第 2 组（n=12）：中度组织学恶性 第 3 组（n=22）：重度组织学恶性
研究结果	术后 3-7 年 存活良好：第 1 组 11 例，第 2 组 5 例，第 3 组 5 例 因肿瘤复发死亡：第 1 组 2 例，第 2 组 6 例，第 3 组 17 例 治愈率：第 1 组 68%，第 2 组 33%，第 3 组 0% 随着组织学恶性程度增加而预后愈差

研究简介：

1925 年 Greenough 根据腺管形成、分泌小泡、细胞大小及核大小、核多形性、核深染、核分裂象数目、淋巴细胞浸润和细胞退化等 8 个参数，首次提出了一个较为完善的乳腺癌组织学评分系统。乳腺癌组织学分级通常依据两个标准：一是细胞排列，可能是团块状、实心柱状、或者是管状；二是上皮细胞和纤维间质的相对比例。根据前一种标准可能被描述为球状细胞癌（spheroidal-celled carcinoma）和腺癌，而根据后者则被描述为硬癌或髓样癌。本研究目的是确定肿瘤组织学分级和疾病进程间是否存在相关性。主要沿用 Greenough 分类法中的最有意义的三个参数：腺管形成、细胞核多形性和核深染程度。腺管形成被认为预后良好，细胞核增大和形态不规则被认为是高度恶性肿瘤的表现，细胞核深染也是预后不良指标。

本研究包括 50 例 1919 ~ 1923 年间行乳腺癌根治术的患者，根据上述恶性肿瘤组织学指标，患者可分为三组。结果显示随着组织学恶性程度增加预后越差。乳腺癌组织学表现和临床病程之间存在明显的相关性。肿瘤组织学分级在部分患者中有明确的预后预测价值。

编者按：

Patey 和 Scarff 在 Greenough 原有基础上选择腺管形成、细胞核多形性和核深染程度三个最有意义的参数，建立了一个更为简便的分级系统。在一定历史时期内为指导乳腺癌预后判断、后续治疗等做出了突出贡献，有力推动了乳腺癌分级系统的发展。

研究者简介：

David Howard Patey（1899-1977），1952-1964 年任英国米德尔塞克斯大学外科研究主任。

参考文献：

PATEY D H,SCARFF R W.The position of histology in the prognosis of carcinoma of the breast[J].Lancet,1928,211(5460):801-804.

◆ 5-1-2 研究概况 ◆

试验名称	Grading And Progress In Breast Cancer. A Study Of 1409 Cases Which 359 Have Been Followed For 15 Years
研究类型	回顾性分析
入组时间	1936 年 ~ 1949 年
入组患者	1544 例早期乳腺癌术后患者，排除 135 例，实际 1409 例（其中 359 例随访 15 年）
分组情况	第 1 组（n=362）：Ⅰ级（低）3、4、5 分 第 2 组（n=640）：Ⅱ级（中）6、7 分 第 3 组（n=407）：Ⅲ级（高）8、9 分
研究结果	组织学分级比例： 第 1 组 26%，第 2 组 45%，第 3 组 29% 5 年生存率： 第 1 组 75%、第 2 组 47%、第 3 组 32% 淋巴结阴性：第 1 组 86%、第 2 组 68%、第 3 组 64% 淋巴结阳性：第 1 组 66%、第 2 组 33%、第 3 组 19% 10 年生存率： 第 1 组 53%、第 2 组 27%、第 3 组 19% 淋巴结阴性：第 1 组 61%、第 2 组 47%、第 3 组 42% 淋巴结阳性：第 1 组 51%、第 2 组 14%、第 3 组 9% 15 年生存率： 第 1 组 31%、第 2 组 18%、第 3 组 10% 淋巴结阴性：第 1 组 49%、第 2 组 29%、第 3 组 25% 淋巴结阳性：第 1 组 15%、第 2 组 11%、第 3 组 7%

研究简介：

乳腺癌生物学行为复杂，不能仅从临床表现的差异预测患者生存。1925 年 Greenough 首次阐述了乳腺癌形态学特征的分级。根据细胞的组成结构、细胞及细胞核大小的一致性、核染色及核分裂程度，将乳腺癌分为三级。之后关于不同组织学分级方法的研究陆续发表。

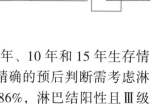

本研究入组 1409 例早期乳腺癌术后患者，通过回顾性分析得到 5 年、10 年和 15 年生存情况。结果提示：低级别恶性患者生存率是高级别的 2 ～ 3 倍。更精确的预后判断需考虑淋巴结转移情况。对于 5 年生存率，淋巴结阴性且 I 级的生存率为 86%，淋巴结阳性且 III 级为 19%。10 年生存率，淋巴结阴性且 I 级为 61%，而淋巴结阳性且 III 级仅为 9%，15 年生存率，淋巴结阴性且 I 级为 49%，淋巴结阳性且 III 级为 7%。因此，组织学分级可提示肿瘤恶性程度，从而预测患者预后。同时还可提示任何组织学级别患者病变发生转移的速度。根据组织学分级可指导临床治疗方法的选择。研究结果显示，妊娠和哺乳可能是组织学分级的影响因素，组织学分级级别越高提示预后越差。

研究者简介：

H.J.G.Bloom，1923 年出生于英国北部的 Sheffield，1942 年进入米德尔塞克斯医院医学部实习，1947 年被正式录取，作为家庭医生工作几年后被调入 Bland-Sutton 研究中心成为病理科医生，开始研究乳腺癌发展史、病理及预后。1949 年在伦敦获得博士学位，后成为皇家内科医学学会会员。

编者按：

该研究阐释了乳腺癌组织学分级与临床预后相关性，是乳腺癌病理学分级相关的里程碑式研究。是关于乳腺癌病理组织学分级方法的经典研究，目前仍有重要的应用价值。其时代先进性是在 Patey 和 Scarff 组织学分级基础上添加了分值，量化了乳腺癌病理分级系统。

参考文献：

BLOOM H J, RICHARDSON W W.Histologic Grading And Progress In Breast Cancer;A Study Of 1409 Cases Which 359 Have Been Followed For 15 Years[J]. Br J Cancer,1957,11(3):359-377.

◆ 5-1-3 研究概况 ◆

试验名称	The Nottingham/Tenovus Primary Breast Cancer Study
研究类型	回顾性研究
入组时间	1973-1989 年
入组患者	由一位外科医生（R.W.Blamey）主管治疗，2200 例原发可手术乳腺癌连续接受乳房切除术或局部切除术和放射治疗，同时行局部区域的淋巴结取样，其中 1830 例为可评估病例
评估方法	组织学分级评分由三个形态特征的半定量评估分数相加总和为 3 ～ 9 分： I 级（高分化）3 ～ 5 分 II 级（中分化）6 ～ 7 分 III 级（低分化）8 ～ 9 分 1. 管状结构形成百分比：管状结构存在 >75%（1 分）；管状结构存在 10% ～ 75%（2 分）；管状结构存在 <10%（3 分） 2. 核多形性程度：核染色一致（1 分）；中等程度增加的细胞核体积和异型性（2 分）；明显的细胞核多形性（3 分） 3. 有丝分裂计数：高倍视野的规格和有丝分裂计数的标准化是有必要的。有丝分裂计数最好在肿瘤生长最活跃周围进行评估，最少十个视野。必须使用严格的鉴定有丝分裂图形标准，只对细胞分裂的中期、后期和末期计数。染色质浓染的细胞核及每十个高倍视野凋亡的细胞核应忽略不计，要注意避免将肿瘤内的淋巴细胞团计数成有丝分裂。分数的分配最初是用 Leitz ortholux 镜广角 25 倍目镜进行。这就形成了一个 0.274mm² 的视野。每 10 个高倍视野分数：<9 个有丝分裂数（1 分），10 ～ 19 个（2 分），20 以上（3 分）。计分系统计算视野面积后可适用于其他显微镜

分组情况	根据乳腺病理组织学分级分组 Ⅰ级：342 例，占 19% Ⅱ级：631 例，占 34% Ⅲ级：857 例，占 47%
研究结果	4 年 DFS：Ⅰ级 194 例，Ⅱ级 266 例，Ⅲ级 261 例 8 年 DFS：Ⅰ级 79 例，Ⅱ级 105 例，Ⅲ级 110 例 12 年 DFS：Ⅰ级 27 例，Ⅱ级 33 例，Ⅲ级 45 例 组织学分级与无复发间期关系分析：P<0.0001 4 年 OS：Ⅰ级 238 例，Ⅱ级 385 例，Ⅲ级 360 例 8 年 OS：Ⅰ级 108 例，Ⅱ级 165 例，Ⅲ级 133 例 12 年 OS：Ⅰ级 33 例，Ⅱ级 41 例，Ⅲ级 48 例 组织学分级与 OS 关系分析：P<0.0001

Recurrence-free interval，无复发间期

研究简介：

多项研究显示代表细胞分化程度的形态学评估可在乳腺癌中提供有价值的预后信息。但因组织学分级重复性和一致性问题，尚未在临床常规应用。在 Nottingham/ Tenovus 原发性乳腺癌研究中，Bloom 和 Richardson 所描述的最常用的组织学分级方法已被修改，从而使分级标准更加客观。修订的分级方法主要涉及三个形态特征的半定量评估：管状结构形成百分比、核多形性程度和准确使用规定区域的有丝分裂计数。使用多种评分系统，总的分级评分是三个形态特征的半定量评估分数的总和。1973 年以来，2200 例行手术治疗的乳腺癌患者进入多个预后因素分析，可评估病例 1830 例乳腺癌组织学分级与预后具有较强相关性，结果显示：与组织学分级Ⅱ级和Ⅲ级相比，组织学Ⅰ级乳腺癌生存率显著提高（P<0.0001），证明这种组织学分级方法可提供重要预后信息，如果分级方法一致，将获得可重复结果。组织学分级是诺丁汉多因素预后指数的一部分，组织学分级和肿瘤大小、淋巴结分期一起用于分层，从而指导乳腺癌个体化治疗。

研究者简介：

Ellis IO. 就职于英国诺丁汉市立医院病理科，英国病理学泰斗。

编者按：

本研究提出诺丁汉分级法，在目前临床病理诊断工作中仍具重要意义。

参考文献：

ELSTON C W,ELLIS I O.Pathological prognostic factors in breast cancer. I. The value of histolo gical grade in breast cancer:Experience from a larger study with long-term follow-up[J].Hi stopalhology,1991,19(5):403-410.

◆ 5-1-4 研究概况 ◆

试验名称	Ki-67 index, HER2 status and prognosis of patients with Luminal B breast cancer
研究类型	回顾性分析
入组时间	队列 A： 英属哥伦比亚大学和华盛顿大学圣路易斯分校登记乳腺癌 队列 B： 英属哥伦比亚癌症中心 1986 年 1 月 -1992 年 9 月登记乳腺癌
入组患者	队列 A：357 例乳腺癌行基因表达谱分子分型 队列 B：4046 例乳腺癌行生存分析及多变量分析
研究结果	基因表达谱分析 357 例乳腺癌： Luminal A 型：101 例（28%），Luminal B 型 69 例（19%）
	在 144 例 Luminal 型乳腺癌用 ROC 法确定 Ki-67 节点值：13.25% 敏感度：72%（95% CI = 59% to 82%） 特异度：77%（95% CI = 67% to 85%）
	4046 例乳腺癌，2847 例激素受体阳性 通过 HER2，Ki-67 免疫组化进行分析： Luminal A 型 1530 例（59%） Luminal B 型 846 例（33%） Luminal-HER2 阳性型 222 例（9%） 其中 976 例行他莫昔芬做为唯一术后辅助全身治疗： Luminal A 型 584 例 Luminal B 型 303 例 Luminal-HER2 阳性型 89 例
	中位随访 12.5 年 10 年 RFS（976 例） Luminal A 型 70%（95% CI，66% -74%） Luminal B 型 53%（95% CI，47%-59%） Luminal-HER2 阳性型 51%（95% CI，41%-63%） Luminal B 型 vs. Luminal A 型 P<0.001 Luminal-HER2 阳性型 vs. Luminal A 型 P<0.001
	10 年乳腺癌特异性生存率（976 例） Luminal A 型 79％（95％ CI，76％ -83％） Luminal B 型 64％（95％ CI，59％ -70％） Luminal-HER2 阳性型 57％（95％ CI，47％ -69％） Luminal B 型 vs. Luminal A 型 P<0.001 Luminal-HER2 阳性型 vs. Luminal A 型 P<0.001

HER2: Human epidermalgrowth factor receptor-2, 人表皮生长因子受体 -2；CI: Confidence interval, 置信区间, RFS: Relapse-free survival, 无复发期生存

研究简介：

乳腺癌基因表达谱分析用于确定乳腺癌两个生物学上独特的 ER 阳性亚型：Luminal A 型和 Luminal B 型。与 LuminalA 型相比，Luminal B 型具有更高的细胞增殖和更差的预后。本研究发现了一种临床实用的免疫组化检测法，用以区分 Luminal B 型和 Luminal A 型，分

析两种类型乳腺癌无复发生存和疾病特异性存活的差异。利用基因表达谱将 357 例浸润性乳腺癌进行分型，免疫组化检测激素受体状态、HER2 状态和 Ki-67 指数（Ki-67 阳性癌细胞核百分比）。使用 Ki-67 分节点以区分 Luminal B 型和 Luminal A 型。通过 Kaplan-Meier 曲线和多变量 Cox 回归，用 4046 个乳腺癌的独立组织微阵列系列研究免疫组织化学方法检测 Ki-67，并探讨对乳腺癌无复发和疾病特异性存活的预后价值。基因表达谱分析将 357 例乳腺癌中 101 例（28%）归为 Luminal A 型，69 例（19%）归为 Luminal B 型。从 Luminal A 型中区分出与 Luminal B 型的最佳 Ki-67 节点值为 13.25%。4046 例乳腺癌的独立队列中，2847 例激素受体阳性。利用 HER2 免疫组织化学和 Ki-67 指数对 2847 例进行分型，将 1530 例（59%，95%CI，57%-61%）分为 Luminal A 型，846 例（33%，95% CI，31%-34%）为 Luminal B 型，222 例（9%，95% CI，7%-10%）为 Luminal-HER2 阳性型。在所有辅助治疗中，Luminal B 和 Luminal-HER2 阳性乳腺癌与较差的乳腺癌无复发和疾病特异性存活率相关。接受他莫昔芬作为唯一辅助性治疗的患者，Luminal A、Luminal B 及 Luminal-HER2 阳性型 10 年乳腺癌特异性生存率分别为：79%，64% 及 57%。研究表明：ER，PR，HER2，Ki-67 指数可区分 Luminal B 型和 Luminal A 型两种乳腺癌亚型。

研究者简介：

Torsten O. Nielsen，就职于加拿大英属哥伦比亚大学遗传病理研究中心。

编者按：

通过简单实用的免疫组化指标替代乳腺癌基因表达谱分析，该研究应用 Ki-67 节点值和 HER2 状态，区分 Luminal A 和 Luminal B 型乳腺癌，具有积极的临床意义：14% 这个 Ki-67 节点值在一段时间内被广泛应用。尽管 Ki-67 具体节点值在后续被不断修订，但本研究的历史价值尤为突出。

参考文献：

CHEANG M C,CHIA S K,VODUC D,et al.Ki-67 index,HER2 status,and prognosis of patients with Luminal B breast cancer[J].J Natl Cancer Inst,2009,101(10):736-750.

◆ 5-1-5 研究概况 ◆

试验名称	Revisiting the definition of estrogen receptor positivity in HER2-negative primary breast cancer.
研究类型	回顾性分析
入组时间	1982 年 6 月～2013 年 6 月
入组患者	3055 例 Ⅱ，Ⅲ 期，HER2 阴性乳腺癌，接受新辅助化疗后手术，其中 Ⅱ 期 1726 例（56.5%），Ⅲ 期 1329 例（43.5%）
治疗方法	2651 例（86.8%）接受 AT 方案新辅助化疗 171 例 ER ≥ 1% 且 <10%，43 例（25.1%）接受辅助内分泌治疗 1952 例 ER ≥ 10%，1906 例（97.6%）接受辅助内分泌治疗
研究结果	1% ≤ ER<10%，辅助内分泌治疗与 TTR 或 OS 均无相关性 ER ≥ 10%，辅助内分泌治疗与 TTR 延长（HR=0.24，95%CI，0.16-0.36，P<0.001）和 OS 延长（HR=0.32，95%CI，0.2-0.5，P<0.001）显著相关 ER 低表达与高 pCR 率显著相关（OR = 0.99，95% CI，0.986-0.994，P < 0.001）

ER: estrogen receptor, 雌激素受体；PR: progesterone receptor, 孕激素受体；pCR: Pathologic complete response, 病理完全缓解；TTR: Time to recurrence, 复发时间；OS: Overall survival, 总

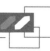

生存期；TNBC：Triple-negative breast cancer，三阴性乳腺癌；ASCO：American Society of Clinical Oncology，美国临床肿瘤学会；CAP：College of American Pathologists，美国病理学会；HER2：human epidermalgrowth factor receptor-2，人表皮生长因子受体 -2；HR：Hazard ratio，风险比；CI：Confidence interval，置信区间。

研究简介：

根据美国临床肿瘤学会 / 美国病理学会（ASCO/CAP）的定义，ER 或 PR 表达 <1% 定义为 HR 阴性。虽然以 1% 作为 ER 阳性界值，但已有多项研究报道 ER<1% 与 1% ≤ ER<10% 具有相似特征。对于 ER 表达在 1% ~ 9% 能否从辅助内分泌获益，临床尚存争议。本研究假设在 HER2 阴性乳腺癌，10% 比 1% 临界值更有助于区分新辅助化疗 pCR 率，以及辅助内分泌治疗生存获益。M.D.Anderson 癌症中心 1982 年 6 月至 2013 年 6 月 Ⅱ - Ⅲ 期 HER2 阴性原发性浸润性乳腺癌 3055 例，新辅助化疗后手术。采用 Logistic 回归模型评估各变量与 pCR 相关性。用 Cox 模型分析复发时间（TTR）和总生存期（OS）。患者 ER 和 PR 表达水平可知，Ⅱ 期和 Ⅲ 期患者分别占 1726 例（56.5%）和 1329 例（43.5%）。ER<1%、≥ 1% 且 <10%、≥ 10% 分别有 932 例（30.5%）、171 例（5.6%）、1952 例（63.9%）。大多数患者（2651 例；86.8%）接受 AT 方案新辅助化疗。171 例 ER ≥ 1% 且 <10%，其中 43 例（25.1%）接受辅助内分泌治疗；1952 例 ER ≥ 10%，1906 例（97.6%）接受辅助内分泌治疗。ER 和 PR 高表达与新辅助化疗 pCR 率低下相关，ER 和 PR 低表达与新辅助化疗高 pCR 率相关（与 ER ≥ 10% 相比，ER<1% 或 1% ≤ ER<10% 的 pCR 率显著增高）。本研究根据 pCR 率来探寻 ER 阳性最佳临界值，显示 ER 表达 9.5% 可推荐作为预测患者能否从新辅助化疗取得 pCR 的临界值。多变量分析显示，ER<10% 对比 ER ≥ 10%，pCR 率显著增高。研究者进一步分析 1% ≤ ER<10% 和 ER ≥ 10% 从辅助内分泌治疗获益差别。结果显示，1952 例 ER ≥ 10% 患者，辅助内分泌治疗与 TTR 和 OS 延长显著相关；171 例 1% ≤ ER<10%，辅助内分泌治疗与 TTR 或 OS 均无相关性。研究结论：Ⅱ ~ Ⅲ 期 HER2 阴性乳腺癌接受新辅助治疗，ER 低表达与更高的 pCR 率相关。ER 表达 <10% 更有可能在新辅助化疗取得较高的 pCR 率。ER ≥ 10% 接受辅助内分泌治疗，TTR 和 OS 显著获益。Ⅱ - Ⅲ 期 HER2 阴性乳腺癌，ER<10% 与 TNBC 临床特征相似，新辅助化疗取得较高 pCR 率，辅助内分泌治疗获益较少，提示对于 ER 和 / 或 PR 表达 <10% 的 HER2 阴性乳腺癌可以临床定义为 TNBC。

研究者简介：

Naoto T. Ueno，美国 M.D. Anderson 癌症中心乳腺肿瘤内科主任。

编者按：

约 5% 乳腺癌 ER 表达为 1% ~ 9%，很难单独设计对这部分人群行辅助内分泌治疗的临床试验。该部分患者是否定义为 ER 阳性一直存有争议。尽管本研究为回顾性分析，但从新的视角看待 ER 低表达患者内分泌治疗预后，值得临床医生思考，为设计严谨的后续研究提供思路。

参考文献：

FUJII T,KOGAWA T,DONG W,et al.Revisiting the definition of estrogen receptor positivity in HER2-negative primary breast cancer[J].Ann Oncol,2017,28(10):2420-2428.

第2节　浸润性乳腺癌

◆ 5-2-1 研究概况 ◆

试验名称	Tumor characteristics and clinical outcome of tubular and mucinous breast carcinomas
研究类型	回顾性分析
入组患者	43587 例非特殊型浸润性导管癌，444 例小管癌和1221 例黏液癌
分组情况	小管癌（n=444） 黏液癌（n=1221） 非特殊型浸润性导管癌（n=43587）
研究结果	小管癌和黏液癌在老年乳腺癌发病率更高、肿物较小（小管癌）、具有显著较少的淋巴结转移、ER/PR 多为阳性、较低比例 S 期细胞、多为二倍体、HER2 多为阴性
	5 年 DFS： 小管癌 94%，黏液癌 90%，非特殊型浸润性导管癌 80% 小管癌 vs. 非特殊型浸润性导管癌（P<0.001） 黏液癌 vs. 非特殊型浸润性导管癌（P<0.001）
	5 年 OS： 小管癌 88%，黏液癌 80%，非特殊型浸润性导管癌 77% 小管癌 vs. 非特殊型浸润性导管癌（P=0.001） 黏液癌 vs. 非特殊型浸润性导管癌（P=0.088）
	与小管癌和黏液癌患者年龄配对的普通人群 5 年 OS 分别为 89% 和 82%，与小管癌和黏液癌 OS 无统计学差异

DFS: Disease free survival, 无病生存期；OS: Overall survival, 总生存期；ER: estrogen receptor, 雌激素受体；PR: progesterone receptor, 孕激素受体。

研究简介：

为明确乳腺小管癌和黏液癌临床和生物学特征，本研究以 43587 例非特殊型浸润性导管癌作为对照（以年龄为匹配条件），对 444 例小管癌和 1221 例黏液癌的临床和生物学特征进行统计分析，并比较两组间无病生存期（DFS）和总生存期（OS）。结果发现：小管癌和黏液癌在老年患者发病率更高、肿物较小（小管癌）、具有显著较少的淋巴结转移、ER/PR 多为阳性、较低比例的 S 期细胞、多为二倍体、HER2 多为阴性。腋窝淋巴结转移是黏液癌而非小管癌的预后不良指标。≤ 1cm 的黏液癌的淋巴结转移发生率 ≤ 15%。小管癌 5 年 DFS 率和 OS 率分别为 94% 和 88%，黏液癌为 90% 和 80%，浸润性导管癌非特殊型为 80% 和 77%。与小管癌和黏液癌患者年龄配对的普通人群的 5 年 OS 率分别为 89% 和 82%，与小管癌和黏液癌患者的 OS 率并无差异。小管癌和黏液癌的生物学表型良好，小管癌和黏液癌患者生存情况与普通人群相似。

研究者简介：

Diab SG，就职于得克萨斯大学卫生科学中心。

编者按：

本文对乳腺小管癌和黏液癌的肿瘤特征和临床预后进行分析，得出其预后较好，甚至部分患者可以免除辅助治疗和淋巴结清扫，避免过度治疗。

参考文献：

DIAB S G,CLARK G M,OSBORNE C K,et al.Tumor characteristics and clinical outcome of tubular and mucinous breast carcinomas[J].J Clin Oncol,1999,17(5):1442-1448.

◆ 5-2-2 研究概况 ◆

试验名称	Breast carcinoma with micropapillary features: clinicopathologic study and long-term follow-up of 100 cases
研究类型	病例对照试验
入组时间	1989 年～ 2001 年
入组患者	100 例中位年龄 50 岁（30 ～ 72 岁）浸润性微乳头状癌 100 例中位年龄 51 岁（32 ～ 81 岁）非特殊型浸润性导管癌
分组情况	第 1 组（n=100）：浸润性微乳头状癌（IMPC） 第 2 组（n=100）：非特殊型浸润性导管癌（NOS-IDC） 第 1 组根据 IMPC 成分占比分为： IMPC 成分 <25% IMPC 成分 25 ～ 49% IMPC 成分 50 ～ 75% IMPC 成分 >75%
研究结果	中位随访：IMPC 组 60.1 月，NOS-IDC 组 75.7 月 肿瘤平均大小：第 1 组：3.38cm，第 2 组：2.39cm（P<0.001） 淋巴结转移率：第 1 组 84.45%，第 2 组 59%（P<0.001） 转移淋巴结数量：第 1 组 14 个，第 2 组 3 个（P<0.001） 淋巴管浸润率：第 1 组 69%，第 2 组 26%（P<0.001） 5 年生存率：第 1 组 59%，第 2 组 77%（P=0.004） 10 年生存率：第 1 组 48%，第 2 组 52%（P=0.004）

IMPC: Invasive micropapillary carcinoma, 浸润性微乳头状癌；NOS-IDC: NOS-invasive ductal carcinoma, 非特殊型浸润性导管癌；WHO: World Health Organization, 世界卫生组织。

研究简介：

乳腺浸润性微乳头状癌（IMPC）的概念在 1993 年由 Siriaunkgul 和 Tavassoli 首次提出，2003 年 WHO 乳腺组织肿瘤学分类将其列为新的独立类型。IMPC 具有腋窝淋巴结转移率高、复发风险大及远处转移率高的特征，目前关于 IMPC 含量达到多少可以确定诊断还未达成共识。为研究乳腺浸润性微乳头状癌临床病理特征和预后，本研究回顾性分析了 100 例 IMPC 与 100 例 NOS-IDC。研究发现与 NOS-IDS 相比，IMPC 肿瘤平均直径更大（3.38cm vs. 2.39cm，P<0.001），有更高的淋巴结转移率（84.45% vs. 59%，P<0.001），更多的淋巴结转移数（14% vs. 3%，P<0.001），更易发生淋巴管浸润（69% vs. 26%，P<0.001）。与 NOS-IDS 相比，即使 IMPC 成分 <25%，其淋巴结转移率（11% vs. 50%，P=0.018）和淋巴管浸润（5% vs. 74%，P=0.009）的差异仍存在。IMPC 组 5 年生存率（59% vs. 77%，P=0.004）、10 年生存率（48% vs. 52%，P=0.004）均低于 NOS-IDS 组。生存曲线分析表明淋巴管浸润和患者生存率呈负相关（P=0.026）。

研究者简介：

付丽，曾任天津医科大学肿瘤医院乳腺病理研究室主任。天津市特聘教授，卫生部有突出贡献中青年专家。教育部长江学者奖励计划乳腺癌创新团队学术带头人。

编者按：

本研究认为乳腺浸润性微乳头状癌是极具侵袭性、预后不良的乳腺癌病理类型，即使浸润性微乳头癌成分含量 <25% 仍具高度侵袭性，在病理诊断中应引起足够重视。

参考文献：

CHEN L,FAN Y,LANG R G,et al.Breast carcinoma with micropapillary features:clinicopathologic study and long-term follow-up of 100 cases[J].Int J Surg Pathol,2008,16(2):155-163.

◆ 5-2-3 研究概况 ◆

试验名称	Rare breast cancer: 246 invasive secretory carcinomas from the National Cancer Data Base.
研究类型	病例对照试验
入组时间	1998 年～ 2011 年
分组情况	第 1 组（n=246）：分泌型乳腺癌（SBC） 第 2 组（n=1564068）：浸润性导管癌（IDC）
研究结果	年龄：第 1 组：56.4±16.0 岁，第 2 组：60.4±13.9 岁（P<0.001）
	肿瘤大小：第 1 组 19.9±17.8mm，第 2 组 21.6±25.5mm（P=0.297）
	SBC 例数 /100000 例 IDC 非裔 / 高加索 / 其他美国人：24.1 vs. 14.8 vs. 13.7 非裔 vs. 高加索，P=0.004
	分化良好：第 1 组 69%，第 2 组 26%（P<0.001）
	激素受体阳性率：第 1 组 59%，第 2 组 77%（P=0.004）
	中位 OS：第 1 组：中位 OS 未达到，第 2 组：14.8 年（P=0.025）

SBC: Secretory carcinoma of breast, 分泌型乳腺癌；IDC: Invasive ductal carcinoma, 浸润性导管癌；ER: Estrogen receptor, 雌激素受体；PR: Progesterone receptor, 孕激素受体。

研究简介：

分泌型乳腺癌（Secretory carcinoma of breast，SBC）是罕见型乳腺癌，1917 年 Lirings 首先报道，1966 年 Mc Divitt 报道 7 例 3 ～ 15 岁女童乳腺癌，命名为幼年型乳腺癌。以后研究发现该类型乳腺癌不仅发生于儿童和青春期女性，任何年龄及两性均可发生，并根据细胞内外均有大量分泌物这一特点而命名为分泌型乳腺癌。2003 年被列入 WHO 国际乳腺癌组织分型 – 上皮性肿瘤项。分泌型乳腺癌占所有乳腺癌的 0.02% 左右。多数对 SBC 的研究局限于病例报告或小规模病例统计。本研究基于美国国家癌症数据库（1998 ～ 2011 年），与浸润性导管癌（IDC）（n=1564068）相比较分析了 246 例 SBC 患者的特征、分期、治疗和预后。与 IDC 相比，SBC 患者年龄更小（56.4 ± 16.0 vs 60.4 ± 13.9 岁，P<0.001），分化程度更高（32% vs 18%，P<0.001），激素受体阳性更低（ER: 64% vs 76%，P<0.001；PR: 43% vs 65%，P<0.001），多为非裔美国人（24.1 vs 14.8 vs 13.7，P=0.004），肿瘤大小相似（19.9 ± 17.8 vs 21.6 ± 25.5mm，P=0.297）；两者在淋巴结转移（32% vs 34%，P=0.520）、Ⅳ期肿瘤（2.4% vs 3.6%，P=0.372）、保乳手术（60% vs 58%，P=0.405）、和内分泌治疗（67% vs 71%，P=0.489）无明显差异。SBC 较少行全身化疗（38% vs 45%，

P=0.035），SBC 的 OS 较 IDC 预后好（P=0.025）。

研究者简介：

John Doromal Jacob，美国阿宾顿医院 - 杰斐逊健康医院外科医生。

编者按：

本研究表明分泌型乳腺癌是一种分化良好的乳腺癌，发病年龄较浸润性导管癌小，多为激素受体阴性，与浸润性导管癌相比，生存期较长。

参考文献：

JACOB J D,HODGE C,FRANKO J,et al.Rare breast cancer:246 invasive secretory carcinomas from the National Cancer Data Base[J].J Surg Oncol,2016,113(7):721-725.

◆ 5-2-4 研究概况 ◆

试验名称	Invasive lobular carcinoma classic type: response to primary chemotherapy and survival outcomes
研究类型	回顾分析
入组时间	1985 年～ 2002 年
入组患者	1034 例 Ⅱ 期和Ⅲ 期乳腺癌
分组情况	ILC 组（n=122）：经典型浸润性小叶癌 IDC 组（n=912）：浸润性导管癌
治疗方法	病例来自 M.D. Anderson 癌症中心的 6 项临床试验 所有患者都接受以蒽环类为基础的化疗，346 例（33.5%）还接受紫杉类化疗
研究结果	中位年龄：ILC 组 53 岁，IDC 组 47 岁
	激素受体阳性比例：ILC 组 92%，IDC 组 62%（P <.001）
	核分级 3 级：ILC 组 16%，IDC 组 56%（P <0 .001）
	ⅡB 或Ⅲ C 期：ILC 组 10%，IDC 组 0%（P <0 .001）
	腋窝淋巴结阳性 >3 个：ILC 组 41%，IDC 组 26%（P =0 .001）
	pCR 率：ILC 组 3%，IDC 组 15%（P <0.001）
	中位随访 70 月 5 年 RFS：ILC 组 87%，IDC 组 66%（P =0 .004） 5 年 OS：ILC 组 93%，IDC 组 70%（P =0 .001）

研究简介：

本研究回顾分析来自 M.D. Anderson 癌症中心的 6 项临床试验病例，观察浸润性小叶癌（ILC）与浸润性导管癌（IDC）对初始化疗的反应和长期疗效。1034 例 Ⅱ 期和Ⅲ 期乳腺癌，来自 1985 年至 2002 年的 6 个临床试验。122 例（12%）ILC，912 例（88%）IDC。所有患者都接受以蒽环类为基础的化疗，346 例（33.5%）还接受紫杉类化疗。病理完全缓解（pCR）被定义为在乳腺和腋窝淋巴结均未发现浸润性癌。患者中位年龄 48 岁（18-79 岁）。ILC 年龄较大，中位年龄 53 岁，IDC 中位年龄 47 岁，ILC 激素受体阳性比例高（92% vs. 62%；P <0 .001），核分级较低（3 级，16% vs. 56%；P < .001），诊断时分期高（Ⅱ B 或Ⅲ C 期，10% vs. 0%，P <0.001）。ILC 获得 pCR 率低（3% vs. 15%，P < 0.001），腋窝淋巴结阳性比例高（41% vs. 26%，腋结阳性 >3 个；P =0.001）。中位随访 70 月，ILC 无复发生存期（P =0.004）和总生存期（P = 0.001）较长。ILC 对初始化疗的 pCR 率较低，但与 IDC 相比，其长期预后较好。

编者按：

本研究通过对 6 项临床试验 1034 例乳腺癌回顾分析发现：相较浸润性导管癌，浸润性小叶癌激素受体阳性比例高，核分级低，腋窝淋巴结阳性率高，虽然新辅助化疗 pCR 率低，但是 RFS 和 OS 显著占优，长期预后良好。

研究者简介：

Massimo Cristofanilli，美国西北大学费恩伯格医学院血液肿瘤学部教授。

参考文献：

CRISTOFANILLI M,GONZALEZ-ANGULO A,SNEIGE N,et al.Invasive lobular carcinoma classic type:response to primary chemotherapy and survival outcomes[J].J Clin Oncol,2005,23(1):41-48.

◆ **5-2-5 研究概况** ◆

试验名称	BIG 1-98（小叶癌研究）
试验编号	NCT00004205
入组患者	2923 例早期乳腺癌，病理诊断明确，激素受体阳性，HER2 阴性
分组情况	ILC 组（n=324）：经典型浸润性小叶癌 IDC 组（n=2599）：浸润性导管癌
治疗方法	来曲唑：2.5mg po qd 他莫昔芬：20mg po qd
研究结果	肿瘤亚型比例（P<0.001） Luminal A 型：ILC 组 73.1%，IDC 组 55.3% Luminal B 型：ILC 组 26.9%，IDC 组 44.7%
	肿瘤 ≥ 2cm：ILC 组 50%，IDC 组 34.8%（P<0.001）
	组织学分级（P<0.001） G1：ILC 组 4.0%，IDC 组 21.3% G2：ILC 组 95.4%，IDC 组 55.5% G3：ILC 组 0.6%，IDC 组 22.7%
	中位随访 8.1 年 ILC 组 DFS：他莫昔芬 66%，来曲唑 82% IDC 组 DFS：他莫昔芬 75%，来曲唑 82% 治疗和组织学之间显著交互作用，交互作用 P=0.03
	ILC 组 OS：他莫昔芬 74%，来曲唑 89% IDC 组 OS：他莫昔芬 84%，来曲唑 88% 治疗和组织学之间显著交互作用，交互作用 P=0.045

研究简介：

本研究是对 BIG 1-98 试验的再次分析，评价来曲唑与他莫昔芬对浸润性导管癌或小叶癌的相对有效性。BIG 1-98 试验中诊断为早期浸润性导管癌（IDC）或经典型浸润性小叶癌（ILC），中位随访 8.1 年，在 DFS 多变量模型中，观察到治疗与组织学（ILC 或 IDC；P=0.006）以及治疗与亚组（Luminal B 型或 Luminal A 型；P=0.01）之间存在明显的交互作用。在 ILC 亚组中，来曲唑对 Luminal B 型 DFS 事件危险性降低 66%（HR=0.34，95%CI，0.21-0.55），对 Luminal A 型降低 50%（HR=0.50，95%CI，0.32-0.78）。在 IDC 亚组中，Luminal B 型使用来曲唑后，DFS 事件危险性明显降低 35%（HR=0.65，95%CI，0.53-0.79），

Luminal A 型中未观察到明显差异（HR=0.95，95%CI，0.76-1.20）。OS 多变量分析，观察到治疗方案和组织学之间的显著交互作用（交互作用 P=0.035），这表明来曲唑与他莫昔芬相比，对 ILC 的影响明显大于 IDC。来曲唑治疗 IDC，死亡危险性在统计学上显著降低 28%（HR=0.72，95%CI，0.59-0.88）。来曲唑治疗 ILC，死亡危险降低 62%（HR-0.38，95%CI，0.22-0.67）。因此，乳腺小叶癌与浸润性导管癌相比，辅助内分泌治疗来曲唑较他莫昔芬获益更大。

研究者简介：

Otto Metzger，就职于美国 Dana-Farber 癌症研究所乳腺肿瘤科。

编者按：

经典型浸润性小叶癌相比浸润性导管癌肿瘤体积大，组织学分级低，辅助内分泌治疗来曲唑获益显著优于他莫昔芬，需引起临床工作者关注。

参考文献：

METZGER FILHO O,GIOBBIE-HURDER A,MALLON E,et al.Relative Effectiveness of Letrozole Compared With Tamoxifen for Patients With Lobular Carcinoma in the BIG 1-98 Trial[J].J Clin Oncol,2015,33(25):2772-2779.

第 3 节　乳腺原位癌

◆ 5-3-1 研究概况 ◆

试验名称	A prognostic index for ductal carcinoma in situ of the breast.
入组患者	333 例行保乳术治疗的 DCIS
治疗方法	第 1 组（n=195）：保乳术 第 2 组（n=138）：保乳术 + 放疗
研究结果	中位随访 79 月 8 年局部无复发率无统计学差异（VNPI 评分 3 或 4） 第 1 组 97%，第 2 组 100%，P 值无统计学差异
	VNP1 评分 5，6 或 7 的患者：在接受放射治疗时（85% vs. 68%，P = 0.017），获得 17% 局部无复发率获益
	VNP1 评分 8 或 9 的患者：虽然结果显示是放疗的最大获益者，但 8 年局部复发率超过 60%

DCIS：Ductal carcinoma in situ，导管原位癌；VNPI：Van Nuys Prognostic Index，预后指数；

研究简介：

乳腺导管原位癌（DCIS）治疗一直存在争议。VNPI 作为预后指标可以指导 DCIS 辅助治疗方案的选择。VNPI 结合局部复发的三个重要预测因素(肿瘤大小、切缘宽度和病理类型)为每一个预测因子分配 1（最佳）至 3（最差）的评分，然后三者评分相加得出总计 3 至 9 的整体 VNPI 评分。333 例行保乳术治疗的 DCIS 为研究对象，局部复发为研究终点。无论是否使用放射治疗，VNPI 评分 3 或 4 的患者 8 年局部无复发率无统计学差异（100% vs. 97%,P 值无统计学差异）。VNP1 评分 5,6 或 7 的患者在接受放疗时（85% vs. 68%; P = 0.017），获得 17% 的局部无复发率获益。VNP1 评分为 8 或 9 的患者，虽然结果显示是放疗的最大相对获益者，但 8 年局部复发率超过 60%。VNPI 评分 3 或 4 的 DCIS 可仅行保乳术治疗。中等评分（5，6 或 7）患者联合放疗可使局部复发率降低 17%。VNPI 评分为 8 或 9 的患者表现较高局部复发率，无论是否行放疗，均应行乳腺切除术。

研究者简介：

Melvin J.Silverstein，美国南加州大学 Keck 医学院 Norris 联合癌症中心的 Harold E. and Henrietta C. Lee 乳腺中心主任。

编者按：

VNP1 评分对 DCIS 患者预后评估和治疗方案选择有较好的指导意义。

参考文献：

SILVERSTEIN M J,LAGIOS M D CRAIG P H,et al.A prognostic index for ductal carcinoma in situ of the breast[J].Cancer,1996,77(11):2267-2274.

第 4 节　微浸润性乳腺癌

◆ 5-4-1 研究概况 ◆

试验名称	Mammary ductal carcinoma in situ with microinvasion
入组时间	1980 年～ 1996 年
入组患者	38 例 DCIS，其中 29 例伴有微浸润
治疗方法	乳腺切除术 + 腋窝淋巴结清扫（乳腺癌根治术）
研究结果	DCIS 病灶的范围与微浸润病灶个数无相关性
	腋窝淋巴结清扫平均数目 19.3 个（7 ～ 38 个），并且所有切除淋巴结均为阴性
	中位随访 7.5 年（1.0 年～ 14.4 年），33 例在随访期均未出现局部复发或转移

DCIS: Ductal carcinoma in situ，导管原位癌。

研究简介：

导管原位癌（DCIS）和微浸润的自然病史定义不清，这些患者的临床治疗，特别是腋窝治疗，一直存在争议。本研究回顾性分析 38 例 1980 年至 1996 年诊断的 DCIS 女性患者，其中 29 例为 DCIS 且伴有微浸润，9 例为 DCIS 且伴有可疑微浸润。患者中位年龄 56.4 岁，治疗方式均为：乳腺切除术 + 腋窝淋巴结清扫。微浸润定义：伴发的浸润性癌单个病灶 ≤ 2mm；或最多伴发 3 个浸润灶且每个病灶的最大直径 ≤ 1mm。本研究 38 例 DCIS 中粉刺型 31 例，乳头型 7 例。微浸润通常与基质反应（55%）或淋巴细胞浸润（39%）有关。微浸润病灶直径为 0.25 ~ 1.75 mm（平均直径为 0.6 mm），所有病灶平均体积为 1.1 mm（0.25 ~ 2.25 mm）。微浸润病灶数 1 ~ 3 个（平均为 1.7 个），95.3% 病例均为与 DCIS 成分毗连，平均 1.7（1 ~ 3）。DCIS 病灶范围与微浸润病灶个数无相关性。腋窝淋巴结清扫平均数为 19.3 个（7 ~ 38），所有切除淋巴结均为阴性。33 例患者中位随访 7.5 年（1.0 ~ 14.4 年）均未出现局部复发或转移。

研究者简介：

Tavassoli，著名病理学家，华盛顿特区军事病理研究所妇科和乳腺病理学系。WHO肿瘤分类《乳腺和女性生殖器官肿瘤的病理学和遗传学》中卵巢肿瘤病理学和遗传学部分由其主编。

编者按：

本研究中乳腺 DCIS 伴微浸润预后良好、无淋巴结转移，但是研究例数偏少，后续需进一步研究和随访来寻找最适合 DCIS 伴微浸润的治疗方式。

参考文献：

SILVER S A,TAVASSOLI F A.Mammary ductal carcinoma in situ with microinvasion[J]. Cancer,1998,82(12):2382-2390.

◆ 5-4-2 研究概况 ◆

试验名称	Microinvasive breast carcinoma: clinicopathologic analysis of a single institution experience
研究类型	回顾性分析
入组患者	59 例微浸润性乳腺癌
分组情况	第 1 组 （n= 23）： 纯 DCIS（n = 16），DCIS 伴可疑微浸润灶（n = 7） 第 2 组 （n=11）： DCIS 伴有 1 个以上微浸润灶 第 3 组 （n=25）： T1 浸润性癌伴 ≥ 90％的成分为 DCIS（n=18） T1 浸润性癌伴 <90％的成分为 DCIS（n=7）
治疗方法	保乳术、乳腺切除术、腋窝淋巴结切除术
研究结果	中位随访 95 月，6 例（10％）患者只有局部复发：伴可疑微浸润癌、微浸润癌和 T1 肿瘤伴 <90％的 DCIS 成分各 1 例，3 例 T1 浸润性癌伴有 90％的 DCIS 成分 4 例 T1 浸润性癌伴有 90％ DCIS 成分患者，全部发生远处转移（7％） MIC 组中只有 1 例患者在保乳术后发生局部复发，没有患者发生腋窝淋巴结转移

DCIS: Ductal carcinoma in situ，导管原位癌；MIC: Minimally invasive cancer，微浸润性癌。

研究简介：

微浸润性乳腺癌（MIC）具有良好预后，但具体定义存在争议，MIC 的临床意义同样有争议。本文回顾复习 59 例最初诊断为 MIC 的组织切片，组织学参数与临床特点和预后的相关性，以更好定义诊断标准。59 例 MIC 患者重新分类如下：纯 DCIS（n= 16），DCIS 伴可疑微浸润灶（n=7），DCIS 伴有 ≥ 1 个微浸润灶（n =11），≥ 90％的成分为 DCIS 的 T1 浸润性癌（n =18），<90％的成分为 DCIS 的 T1 浸润性癌（n =7）。本研究中 MIC 病例浸出基底膜外，平均有 3 个独立的早期浸润灶，每个病灶不超过 1.0 mm。平均随访 95 月，6 例（10％）只有局部复发：伴可疑微浸润癌、微浸润癌和 T1 肿瘤，伴 <90％的 DCIS 成分各 1 例，3 例 T1 浸润性癌伴有 ≥ 90％的 DCIS 成分患者。4 例 T1 浸润性癌伴有 ≥ 90％ DCIS 成分患者，全部发生远处转移（7％）。在 MIC 组中，只有 1 例患者在保乳术后发生局部复发，无患者发生腋窝淋巴结转移。所有患者与局部复发相关的因素是年龄较小、保乳术（相对于乳腺切除术）和手术切缘。与远处转移相关的唯一因素是 DCIS 成分体积大小。7 例 T1 浸润性癌伴 ≥ 90％

DCIS 成分的患者经历局部复发和远处转移，并且其中 5 例（71%）病情进展或死于本疾病。发生复发的其他患者在随访期间均处于疾病缓解期。回顾性分析中，≥ 90% DCIS 成分的患者预后较差，可能与其有较大可能漏诊浸润性癌成分相关。因此需对这些肿瘤进行细致和广泛的切片诊断。本研究表明，MIC 具有良好预后。它具有不同于 T1 浸润癌（DCIS ≥ 90%）的生物学特性，可能进展并导致死亡。具有多个微浸润灶的大肿瘤可能具有转移风险。

研究者简介：

Arthur S. Patchefsky，美国费城福克斯蔡斯癌症中心病理学系。

编者按：

MIC 预后良好，但需警惕多个微浸润灶的大肿瘤可能具有转移风险。

参考文献：

PADMORE R F,FOWBLE B,HOFFMAN J,et al.Microinvasive breast carcinoma:clinicopathologic analysis of a single institution experience[J].Cancer,2000,88(6):1403–1409.

第 5 节　乳腺癌转移与病理分期

◆ 5-5-1 研究概况 ◆

试验名称	The Distribution of Secondary Growths in Cancer of the Breast
入组患者	735 例乳腺癌，并参考相关文献报道的其他肿瘤
研究结果	735 例乳腺癌尸解数据显示： 241 例肝转移，70 例肺转移，17 例脾转移，30 例肾或肾上腺转移

研究简介：

哪些器官会被肿瘤侵袭是由什么决定的？ Virchow 认为癌细胞就如同"种子"，会在转移器官中生长成与它自身一样，Fuchs 则认为某些特定的器官对于继发性恶性肿瘤的生长具有"倾向性"。本研究分析 735 例乳腺癌患者尸解数据：241 例肝转移，70 例肺转移，17 例脾脏转移，30 例肾或肾上腺转移，肝脏转移多于其他器官。乳腺癌骨转移也多发于某些特定部位骨。桡骨、尺骨、腓骨未发现乳腺癌转移，胫骨发现 1 例转移。自发骨折或肿瘤转移事件：股骨 18 次，肱骨 10 次，颅骨 36 次。

研究者简介：

Stephen Paget（1855–1926），英国伦敦皇家医学院外科医生，现代病理学奠基人之一。

编者按：

一百多年前，Stephen Paget 提出癌细胞转移的"种子与土壤"学说，形象描述了原发病灶和转移灶的相互关系。肿瘤二次生长并不是随机的，具有器官特异性。原发肿瘤细胞（种子）发现第二器官（土壤）可能决定转移方向，该学说建立在对 735 例乳腺癌患者尸解数据分析的基础上，至今仍具重要意义。

参考文献：

PAGET S.The distribution of secondary growths in cancer of the breast[J].Lancet, 1889,133(3421):571–573.

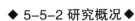

◆ 5-5-2 研究概况 ◆

试验名称	Long-term results of combined-modality therapy for locally advanced breast cancer with ipsilateral supraclavicular metastases		
入组时间	1974 年～ 1991 年		
入组患者	研究组： 598 例局部晚期乳腺癌，70 例单纯同侧锁骨上转移 中位年龄 49 岁（24 ～ 78 岁）		
	对照组：239 例Ⅲ B 期乳腺癌，1531 例具有远处转移的Ⅳ期乳腺癌		
治疗方法	所有患者均接受含环磷酰胺、多柔比星及氟尿嘧啶或含环磷酰胺、多柔比星、长春新碱和泼尼松的新辅助化疗		
	局部治疗（在放疗前或后）： 全乳切除术 +ALND 或区段乳房切除术 +ALND		
	对新辅助化疗无反应的患者接受手术和 / 或放疗 完成局部治疗后，化疗持续 4 ～ 15 个疗程，随后放疗 50 岁以上、雌激素受体阳性患者接受他莫昔芬内分泌治疗 5 年		
研究结果	研究组中位随访 11.6 年 5 年 OS：41％，10 年 OS：31％，中位 OS：3.5 年 与 239 例Ⅲ B 期相比 OS 无统计学差异（P=0.227） 与 1531 例Ⅳ期相比 OS 具有统计学差异（P<0.001）		
	5 年 DFS：34％，10 年 DFS：32％，中位 DFS：1.9 年 与 239 例Ⅲ B 期相比 DFS 无统计学差异（P=0.221） 与 977 例Ⅳ期（1 ～ 2 个转移部位）相比 DFS 具有统计学差异（P<0.001）		

ALND: Axillary lymph node dissection, 腋窝淋巴结清扫术；DFS: Disease free survival, 无病生存期；OS: Overall survival, 总生存期；LABC: Locally advanced breast cancer, 局部晚期乳腺癌。

研究简介：

本研究为明确接受综合治疗的局部晚期乳腺癌（LABC）同侧锁上转移患者在局部区域控制、无病生存和总生存的结果。入组 70 例 LABC 患者，仅有同侧锁上转移，无明确证据表明有远处转移，接受新辅助化疗前瞻性试验。所有患者均接受含环磷酰胺、多柔比星及氟尿嘧啶或含环磷酰胺、多柔比星、长春新碱和泼尼松的新辅助化疗。然后患者在放疗前或放疗后接受局部治疗，包括全乳切除术和腋窝淋巴结清扫术（ALND）或乳房区段切除术及放疗前后的 ALND。对新辅助化疗无效的患者接受手术和 / 或放疗。完成局部治疗后，化疗持续 4~15 疗程，随后放疗。50 岁以上、雌激素受体阳性的患者接受他莫昔芬内分泌治疗 5 年。中位随访 11.6 年（4.8 年 ~22.6 年）。5 年和 10 年 DFS 分别为 34％ 和 32％，中位 DFS 为 1.9 年。5 年和 10 年 OS 分别为 41％ 和 31％，中位 OS 为 3.5 年。解救化疗的总体反应率（CR+PR）为 89％。未发生治疗相关死亡事件。单纯同侧锁上转移并且无其他远处转移的乳腺癌需要化疗、手术和放疗的综合治疗。同侧锁上转移乳腺癌临床病程和预后与Ⅲ B 期 LABC 相似，应该归为Ⅲ B 期。

研究者简介：

Brito RA，就职于美国德克萨斯大学 M.D.Anderson 癌症中心。

编者按：

本项研究解答了之前临床上困惑的关于同侧锁上淋巴结转移是 N3 还是 M1 的问题，明确提出单独同侧锁上淋巴结转移乳腺癌分期应为 Ⅲ B 期而非 Ⅳ 期的论断。

参考文献：

BRITO R A,VALERO V,BUZDAR A U,et al.Long-term results of combined-modality therapyfor locally advanced breast cancer with ipsilateral supraclavicular metastases:The University of Texas M.D.Anderson Cancer Center experience[J].J Clin Oncol,2001,19(3):628-633.

◆ 5-5-3 研究概况 ◆

试验名称	Prognosis of breast cancer after supraclavicular lymph node metastasis: not a distant metastasis
研究类型	回顾性分析
入组时间	1990 年～ 1999 年
入组患者	3170 例原发性乳腺癌
分组情况	第 1 组（n=63）：孤立锁上淋巴结转移（SLNM） 第 2 组（n=151）：局部复发 第 3 组（n=599）：远处转移 1333 例腋窝淋巴结阳性乳腺癌 腋结 1 ～ 3 个阳性（n=633） 腋结 4 ～ 9 个阳性（n=376） 腋结 ≥ 10 个阳性（n=324）
研究结果	中位随访 58.3 月
	5 年 OS：第 1 组 33.6%，第 2 组 34.9%，第 3 组 9.1% 第 1 组 vs. 第 2 组（P=0.5526） 第 1 组 vs. 第 3 组（P<0.001） 第 2 组 vs. 第 3 组（P<0.001）
	年龄对 SLNM 组 5 年 OS 影响 <40 岁：43.3%，≥ 40 岁：16.2%（P=0.0437）
	5 年 DMFS：第 1 组 14.5%，第 2 组 30%（P=0.5790）
	5 年 OS： 腋结 1 ～ 3 个阳性组 83.2% 腋结 4 ～ 9 个阳性组 62.6% 腋结 ≥ 10 个阳性组 42.3% SLNM 组 33.6% SLNM 组 vs. 腋结 1 ～ 3 个阳性组（P<0.001） SLNM 组 vs. 腋结 4 ～ 9 个阳性组（P<0.001） SLNM 组 vs. 腋结 ≥ 10 个阳性组（P<0.001）

OS: Overall survival, 总生存期；DMFS: Distant metastasis-free survival, 无远处转移生存；SLNM: Supraclavicular lymph node metastasis, 锁上淋巴结转移。

研究简介：

本项研究主要分析孤立锁上淋巴结转移（SLNM）乳腺癌生存，并评估 SLNM 是否为远处转移。从 1990 年 ~1999 年 3170 例原发性乳腺癌筛选出 63 例 SLNM、151 例局部复发和 599 例远处转移。比较 SLNM、局部复发、远处转移患者生存率，并根据不同水平和数量的腋窝阳性淋巴结进行分析比较。中位随访 58.3 月，63 例 SLNM 中 35 例死亡。SLNM、局部复发和远处转移患者 5 年 OS 率分别为 33.6%、34.9% 和 9.1%。腋窝淋巴结根据淋巴结与胸小肌关系分为三级：Ⅰ级淋巴结位于胸小肌外侧；Ⅱ级淋巴结位于胸小肌水平；Ⅲ级淋巴结位于胸小肌内侧。Ⅰ级淋巴结阳性患者 5 年 OS 率为 74.4%，明显优于Ⅱ级或Ⅲ级或 SLNM（分别为 49.2%，52.8%，33.6%，P<0.0001）。1~3 个腋窝淋巴结阳性患者 5 年 OS 率 83.2%，明显优于 4~9 个淋巴结阳性、大于 9 个阳性淋巴结及 SLNM 患者（5 年 OS 率分别为 62.6%、42.3%、33.6%）。SLNM 与 9 个以上腋淋巴结阳性无显著性差异。手术切除锁上淋巴结后，SLNM 患者 OS 明显好转（P=0.0327）。

研究者简介：

陈训徹：中国台湾长庚大学医学院教授，台北医学大学学士，长庚纪念医院外科教授，台湾乳房医学会前理事长，美国 Sloan–Kettering 癌症中心研究员。

现任厦门长庚医院普通外科主任医师，专长乳腺肿瘤外科。

编者按：

本项研究详细比较了单纯锁上淋巴结转移、局部复发及远处转移乳腺癌的 OS，发现锁上淋巴结转移与局部复发乳腺癌有相似 OS，提出乳腺癌锁上淋巴结转移并非远处转移，为预测乳腺癌生存及后续治疗方法选择提供有力循证依据。

参考文献：

CHEN S C,CHANG H K,LIN Y C,et al.Prognosis of breast cancer after supraclavicular lymphnode metastasis:not a distant metastasis[J].Ann Surg Oncol,2006,13(11):1457–1465.

第6章　乳腺癌外科治疗

手术治疗一直是乳腺癌综合治疗的重要组成部分，从经典的乳腺癌根治术到保乳保腋窝手术，乳腺癌术式大概经历五个阶段：19世纪末根治性乳腺切除术；20世纪50年代扩大根治术；60年代改良根治术；80年代保乳手术；21世纪的前哨淋巴结活检术和乳腺癌腔镜手术及乳腺再造重建手术等。

19世纪末Halsted通过临床观察和病理解剖研究，认为乳腺癌发展规律先是肿瘤细胞局部浸润，后沿淋巴道转移，最后出现血行播散，即在一定时间范围内，乳腺癌是一种局部疾病，若将肿瘤及区域淋巴结完整切除就可能治愈乳腺癌。1894年Halsted建立乳腺癌根治术，开创乳腺癌外科新纪元。20世纪40年代末，人们认识到乳腺癌淋巴转移除腋窝淋巴途径外，内乳淋巴结同样是乳腺癌转移第一站，锁骨上和纵隔淋巴结为第二站。随后出现的扩大根治术及超根治术因其死亡率高、并发症多、治疗效果差等被摒弃。许多前瞻性临床试验和多中心研究显示，乳腺癌扩大根治术与根治术疗效无统计学差异。随着生物学和免疫学研究的深入，Fisher提出乳腺癌是一种全身性疾病，区域淋巴结虽具重要生物学免疫作用，但不是过滤癌细胞的有效屏障，与之相比，血流扩散更具有重要意义。Fisher理论为缩小手术范围提供理论依据。后续通过积极探索产生两种改良根治术：保留胸大肌，切除胸小肌的改良根治术（Patey式）及保留胸大、小肌的改良根治术（Auchincloss式）。20世纪70年代一些大规模临床前瞻性随机对照试验（RCT）早期乳腺癌行保乳手术与传统根治手术相比，远期疗效无统计学差异，使乳腺癌术式从根治术逐渐趋向保留乳腺和软组织的术式。自此保乳手术成为乳腺癌外科治疗的重大变革。腋窝淋巴结清扫术是目前保乳手术的重要组成部分，但后来证实部分腋窝淋巴结清扫术并未提高腋窝淋巴结阴性患者生存率，并且存在一系列并发症如上肢水肿，淋巴积液等。因此前哨淋巴结活检这一腋窝处理方式应运而生。NSABP B-32，ACOSOG Z0011，ALMANAC，SNB 185，IBCSG 23-01，ACOSOG Z1071等研究确立前哨淋巴结活检术的地位，对于淋巴结阴性乳腺癌患者免行淋巴结清扫，可以避免腋淋巴结清扫产生的并发症，提高患者生活质量。随着乳腺癌治疗从唯手术论向综合治疗观念的转变，在治疗乳腺癌的同时，也更加注意到形体美和心理需求，乳腺癌手术方式逐渐趋向微创化及个体化，由此产生乳房重建术，考虑到患者需求，提高生活质量。

纵观乳腺癌手术的发展历程，手术治疗发展趋势是在保证疗效前提下，肿瘤切除范围不断缩小，同时针对不同生物学类型和不同分期的乳腺癌患者采取个体化、规范化治疗，体现了对乳腺癌生物学特性上更深层次的认识和治疗理念的变革。

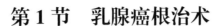

第1节 乳腺癌根治术

◆ 6-1-1 研究概况 ◆

研究名称	The results of operations for the cure of cancer of the breast performed at the johns hopkins hospital
研究类型	病例回顾研究
入组时间	1889 年 6 月～ 1894 年 1 月
入组患者	50 例实施乳腺癌根治术患者
治疗方法	手术切除乳腺＋腋窝淋巴结＋胸大肌（乳腺癌根治术）
研究结果	以既往研究报道为对照（非乳腺癌根治术）： 114 例局部复发 51%～ 60%（1882-1887 年），3 年治愈 30.2% 170 例局部复发 85%（1867-1876 年），3 年治愈 4.7% 102 例局部复发 62%（1877-1886 年），3 年治愈 18.8% 147 例局部复发 75%（1871-1878 年），3 年治愈 9% 154 例局部复发 64%（1878-1886 年），3 年治愈 16.7% 152 例局部复发 58%～ 62%（1875-1885 年），3 年治愈 22.5% 228 例局部复发 60%（1871-1885 年），3 年治愈 21.5% 110 例局部复发 66%（1881-1890 年），3 年治愈 16.2% 131 例局部复发 59%（1874-1878 年），3 年治愈 14%
	50 例实施乳腺癌根治术，无术中死亡病例 术后局部复发 3 例，局部复发率 6%
	区域复发 8 例，4 例存活，4 例由于无法手术或肿瘤转移死亡
	3 年治愈 45%，由当时的 4.7%～ 30.2% 提高到 45%

Local recurrence：局部复发，指复发部位在同侧乳腺、同侧胸壁或皮肤及手术瘢痕处。

Regionary reccurrence：区域复发，指复发部位在淋巴引流区，包括同侧腋窝淋巴结、锁骨上淋巴结、内乳淋巴结或者锁骨下淋巴结。

3-year cure：3 年治愈

◆ 6-1-2 研究概况 ◆

研究名称	The Results of Radical Operations for the Cure of Carcinoma of the Breast
研究类型	病例回顾研究
入组患者	232 例行乳腺癌根治术患者 最终有效随访病例 210 例
分组情况	第 1 组（n=101）：乳腺癌根治术 + 锁骨下和颈部手术 第 2 组（n=18）：首次行乳腺癌根治术 + 锁骨下手术，二次行锁骨上或颈部手术 第 3 组（n=113）：乳腺癌根治术，未行颈部手术
研究结果	5 年总治愈 30.89%（59/191） 第 1 组（n=96）：合计 24 例，5 年治愈 27.27%（24/88） 失访 8，实际 88，治愈存活 13，治愈死亡 6，5 年后转移 5 例 第 2 组（n=16）：合计 5 例，5 年治愈 31.25%（5/16） 实际 16，治愈存活 3，治愈死亡 1，5 年后转移 1 例 第 3 组（n=92）：合计 30 例，5 年治愈 34.48%（30/87） 失访 5，实际 87，治愈存活 23，治愈死亡 3，5 年后转移 4 例 备注：治愈死亡（Cured,dead）指非乳腺癌原因死亡 210 例 3 年治愈 腋窝阴性 + 颈部阴性（n=60）：61 例占 85% 腋窝阳性 + 颈部阴性（n=110）：34 例占 31% 腋窝阳性 + 颈部阳性（n=400）：4 例占 10%

研究简介：

这 2 项经典研究是 Halsted 分别于 1894 年和 1907 年报道的乳腺癌根治术，其理论假说是 Virchow 的肿瘤渐进转移学说，即癌细胞最先经淋巴管转移至局部淋巴结，只有离原发灶较近的淋巴结被癌细胞侵犯后，才会向远处的淋巴结转移。基于此理论，该手术要求切除全部乳腺及其周围脂肪组织、胸肌、腋窝淋巴结以达到控制局部病灶的目的。1894 年公布的结果显示，实施根治术 50 例患者，3 例出现局部复发，局部复发率由过去 60% ~ 82% 下降至 6%，5 年 DFS 率由过去 10% ~ 20% 提高到了 40% ~ 50%，在当时治疗条件下，这是巨大的进步。1907 年 Halsted 再次报道 232 例（有效病例 191）乳腺癌根治术 5 年治愈率达到 30.89 %，规范了当时乳腺癌外科治疗，但是这里的 5 年治愈率也包含了非乳腺癌原因死亡的病例，如果用今天 5 年生存率的标准来衡量，其数值为 25.65%（49/191）。乳腺癌根治术被誉为治疗乳腺癌的标准术式，随后 70 余年中被广泛应用。根治术概念的诞生，为乳腺癌手术治疗提供标准术式，也为其他部位的肿瘤手术治疗提供可借鉴模式。

研究者简介：

William Stewart Halsted（1852-1922），美国外科医生，师从欧洲著名外科医生 Kocher，美国约翰霍普金斯医院四杰之一，主要贡献包括：将德国住院医生培训制度引入美国，并进而推广至全世界；对外科手术方式的改革，很大程度改善外科治疗效果，如经典的乳腺癌根治术和疝修补术等；发明手术用手套，对外科无菌技术的发展以及预防感染和疾病传播具有重要意义。Halsted 是轻柔外科的首倡者，提出术中 6 原则：对组织轻柔操作、正确止血、锐性解剖分离、手术野清晰干净、避免大块结扎、采用良好缝合材料。被誉为乳腺癌外科之父。

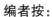

编者按：

Halsted 开创乳腺癌外科新纪元，乳腺癌根治术得到广泛应用，奠定了肿瘤外科的治疗原则，即肿瘤连同周围软组织及区域淋巴结的广泛切除。但是从 1907 年的研究中已可窥见乳腺癌超根治术后来兴起的端倪。

参考文献：

HALSTED W S.The results of operations for the cure of cancer of the breast performed at the johns hopkins hospital from june,1889,to January,1894[J].Ann Surg,1894,20(5):497–555.

HALSTED W S.The Results of Radical Operations for the Cure of Carcinoma of the Breast[J]. Ann Surg,1907,46(1):1–19.

◆ 6-1-3 研究概况 ◆

试验名称	The internal mammary lymph chain in carcinoma of the breast; study of 50 cases
研究类型	回顾性病例研究
入组患者	50 例 I 期乳腺癌根治术 + 胸膜外内乳淋巴结切除患者
研究结果	19 例在内乳淋巴结中发现肿瘤，其中 3 例未侵及腋窝淋巴结，内乳区淋巴结转移率达 38%

研究简介：

早先对 I 期病例的认知是肿瘤尚未扩散至乳腺外，但是无法解释 I 期病例行乳腺癌根治术后 5 年内复发，死亡率达 25%。通常在确定乳腺癌扩散范围时，外科医生和病理专家几乎完全将注意力集中在肿瘤细胞从原发部位转出的唯一途径：腋窝淋巴管。为明确乳腺内乳区淋巴结转移情况，本研究对 50 例早期乳腺癌行根治术 + 胸膜外内乳淋巴结切除术。结果显示 19 例患者内乳淋巴结发现癌细胞，其中 3 例未侵及腋窝淋巴结，内乳区淋巴结转移率高达 38%。上述发现至少部分解释了 I 期病例，乳腺癌根治术无法实现 100% 治愈的原因。

研究者简介：

Handley RS，米德尔塞克斯医院外科医生，致力于乳腺内乳淋巴结研究。

编者按：

最先报道早期乳腺癌内乳区淋巴结转移问题，开展乳腺癌扩大根治术研究。

参考文献：

HANDLEY R S,THACKRAY A.The internal mammary lymph chain in carcinoma of the breast;study of 50 cases[J].Lancet,1949,2(6572):276–278.

◆ 6-1-4 研究概况 ◆

试验名称	Radical excision of the chest wall for mammary cancer
研究类型	回顾性研究
入组患者	17 例乳腺癌根治术 + 胸膜外内乳淋巴结切除的患者
研究结果	10 例生存：其中 3 例出现转移，7 例未发现可探测病灶 40%（7/17）患者未发现可探测病灶

研究简介：

乳腺根治术并未有效控制乳腺癌远处转移，因此受到质疑，研究者试图开创新的术式来治愈乳腺癌，1951 年 Urban 报道 17 例根治术 + 胸膜外内乳淋巴结切除，17 例随访时间较短，10 例生存，3 例出现转移，7 例未发现可探测病灶，40% 患者未发现可探测病灶。乳腺癌扩大根治术在 20 世纪 50 ~ 60 年代达到高峰。1948 年 ~ 1951 年，25 例乳腺恶性肿瘤患者接受根治性胸壁切除术，17 例为局部复发乳腺癌，发生于胸壁软组织，并延伸至邻近骨性结构或粘连于邻近骨性结构。3 例胸壁广泛放射性坏死患者均行根治性切除和即刻整形修复。两例患者接受根治性乳腺切除术，同时连续切除了胸壁下的一部分，以治疗原发的、可手术的乳腺癌。3 例位于乳腺内侧的原发性可手术乳腺癌患者接受了乳腺癌根治术，并对其内乳腺淋巴结进行了整体清扫。在这三年的时间里，这些病变的治疗方法是根治性切除整个胸壁，包括壁层胸膜，然后在 1 次手术中进行整形缝合。扩大根治术并未提高生存率，相反，较大的手术创伤和较多并发症，导致死亡率升高，随着放疗、化疗疗效的不断被证实，乳腺癌扩大手术逐渐被摒弃。

研究者简介：

Jerome A. Urbanm（1914-1991），哥伦比亚大学医生，致力于乳腺癌扩大根治术研究。

编者按：

本研究是对扩大根治术的探索研究，反映了当时病理学观点对治疗的主导地位，忽略了患者耐受能力和功能修复。

参考文献：

URBAN J A.Radical excision of the chest wall for mammary cancer[J].Cancer, 1951,4(6):1263-1285.

◆ 6-1-5 研究概况 ◆

研究名称	Radical versus modified radical mastectomy for breast cancer
研究类型	随机对照试验
入组时间	1969 年 10 月 ~ 1976 年 09 月
入组患者	534 例临床 Ⅰ 或 Ⅱ 期乳腺癌
分组情况	第 1 组（n=278）：乳腺癌根治术 第 2 组（n=256）：改良根治术
研究结果	随访 5 年 5 年 OS 率：第 1 组 25%，第 2 组 27% 局部复发率：第 1 组 26.9%，第 2 组 30.8%（P=0.4） 远处转移率：第 1 组 22.6%，第 2 组 24.6%（P=0.9） 自复发或转移后生存率：第 1 组 20.8 %，第 2 组 22.6%（P=0.8）

OS：Overall survival，总生存期。

研究简介：

19 世纪末，Halsted 通过临床观察和病理解剖学研究，认为乳腺癌发展规律先是肿瘤细胞局部浸润，后沿淋巴道转移，最后出现血行播散，即在一定时间范围内，乳腺癌是一种局部疾病，若能将肿瘤及区域淋巴结完整切除就可能治愈。随着对乳腺癌生物学特性的进一步的研究，发现胸肌筋膜无淋巴管存在，除非是直接浸润，一般不会经胸肌转移。在这种观点影响下，1970 年 Auchincloss 提出了保留胸大、小肌的乳腺癌改良根治术，Patey 和 Dyson 提出了保留胸大肌、切除胸小肌的乳腺癌改良根治术。为比较乳腺癌根治术与改良根治术的生存率，复发情况等，该前瞻性随机试验纳入 1969 年 10 月～1976 年 9 月 534 例临床 Ⅰ 期或 Ⅱ 期乳腺癌，以确定乳腺癌根治术在总存活率、局部复发、远处转移和无病生存期方面是否优于改良根治术。随访 5 年，发现两种治疗方法的预后无统计学差异。

研究者简介：

L Turner，就职于英国曼彻斯特克里斯蒂医院和霍尔特研究所。

编者按：

本研究比较乳腺癌根治术与改良根治术，发现其生存率无统计学差异。但无论是在美观上还是功能方面，改良根治术都优于乳腺癌根治术，乳腺癌手术切除范围缩小的趋势由此开始，此后 20 余年，改良根治术一直是乳腺癌的标准术式。

参考文献：

TURNER L,SWINDELL R,BELL W G,et al.Radical versus modified radical mastectomy for breast cancer[J].Ann R Coll Surg Engl,1981,63(4):239–243.

◆ 6-1-6 研究概况 ◆

试验名称	NSABP-B04
研究类型	随机对照试验
入组时间	1971 年～1974 年
入组患者	1665 例可手术乳腺癌
分组情况	第 1 组（n=1079）：腋窝淋巴结阴性，随机分 3 组 RM：乳腺癌根治术（n=362） TMR：乳腺单纯切除术 + 术后放疗（n=352） TM：乳腺单纯切除术（n=365） 第 2 组（n=586）：腋窝淋巴结阳性，随机分 2 组 RM：乳腺癌根治术（n=292） TMR：乳腺单纯切除术 + 术后放疗（n=294）
研究结果	3 年、5 年、10 年、25 年 DFS、DDFS、OS 无统计学差异 随访 25 年 第 1 组 DFS：RM 组 19%，TMR 组 13%，TM 组 19% RM vs.TMR（P=0.49），RM vs. TM（P=0.39），TMR vs. TM（P=0.78） 第 2 组 DFS：RM 组 11%，TMR 组 10%（P=0.20） 第 1 组 OS：RM 组 25%，TMR 组 19%，TM 组 26% RM vs.TMR（P=0.38），RM vs. TM（P=0.72），TMR vs. TM（P=0.60） 第 2 组 OS：RM 组 14%，TMR 组 14%（P=0.49） 第 1 组死亡风险： TMR vs. RM（HR=1.08, 95%CI, 0.91-1.28, P=0.38） TM vs. RM（HR=1.03, 95%CI, 0.87-1.23, P=0.72） 第 2 组死亡风险： TMR vs. RM（HR=1.06, 95%CI, 0.89-1.27, P=0.49）

DFS: Disease free survival, 无病生存期；OS: Overall survival, 总生存期；DDFS: Distant disease free survival, 无远处转移生存期；TM: Total mastectomy, 单纯切除术；RM: Radical mastectomy, 乳腺癌根治术；TMR: Total mastectomy with postoperative regional radiation, 乳腺单纯切除术后再行

区域淋巴结放疗。

研究简介：

Halsted 乳腺癌根治术（切除乳腺及其皮肤、胸部肌肉、腋窝淋巴结）开启外科治疗乳腺癌新纪元，虽然达到局域控制，但长期生存不令人满意。二十世纪六十年代有研究者开始怀疑乳腺癌是系统性传播，而非区域性，因此，1971 年 NSABP-B04 试验应运而生。该试验拟解决以下问题：① 对于腋淋巴结临床阴性乳腺癌：a. 行乳腺单纯切除术（TM），待发展为淋巴结临床阳性后再行腋淋巴结清扫术；b. 行乳腺单纯切除术后，再加行腋淋巴结放疗（TMR）。以上两种方法与乳腺癌根治术（RM）比较，效果是否相同。②对于腋淋巴结阳性乳腺癌，TMR 与 RM 效果是否相同。第 1 组于 1971 年 ~ 1974 年纳入 1079 例临床腋窝淋巴结阴性乳腺癌随机分为 3 组：乳腺癌根治术、乳腺单纯切除术 + 术后放疗、乳腺单纯切除术。第 2 组纳入腋窝淋巴结阳性 586 例乳腺癌，行乳腺单纯切除 + 术后放疗，并将其与腋窝淋巴结阳性乳腺癌根治术患者做对比，试验结果显示所有亚组在 3 年、5 年、10 年 DFS、DDFS、OS 没有统计学差异，25 年随访后，NSABP-B04 结果显示试验各亚组，无论淋巴结阳性的两组还是淋巴结阴性的三组之间，DFS、DDFS、OS 均未显示统计学差异。说明不同局部治疗方法不改变早期乳腺癌生存，因此认为对腋窝淋巴结阴性患者行激进的乳腺癌根治术是不必要的，乳腺单纯切除术后放疗也非必需。

研究者简介：

Bernard Fisher（1918 -2019），美国匹兹堡大学教授，乳腺癌研究的伟大先驱之一，1967 年被任命为 NSABP 主席。

编者按：

NSABP-B04 是乳腺癌外科治疗理念革新性的里程碑研究，乳腺癌是一种全身性疾病的局部表现，过大损伤的手术方式不会带来更好治疗效果。

参考文献：

FISHER B, MONTAGUE E, REDMOND C,et al.Comparison of radical mastectomy with alternative treatments for primary breast cancer.A first report of results from a prospective randomized clinical trial[J].Cancer,1977,39(6 Suppl):2827-2839.

FISHER B,WOLMARK N,REDMOND C,et al.Findings from NSABP Protocol No.B-04:comparison of radical mastectomy with alternative treatments. Ⅱ. The clinical and biologic significance of medial-central breast cancers[J].Cancer,1981,48(8):1863-1872.

FISHER B,REDMOND C,FISHER E R,et al.Ten-year results of a randomized clinical trial comparing radical mastectomy and total mastectomy with or without radiation[J].N Engl J Med,1985,312(11):674-681.

FISHER B, JEONG J H, ANDERSON S,et al. Twenty-five-year follow-up of a randomized trial comparing radical mastectomy,total mastectomy,and total mastectomy followed by irradiation[J].N Engl J Med,2002,347(8):567-575.

◆ 6-1-7 研究概况 ◆

研究名称	A randomized prospective trial of radical (Halsted) mastectomy versus modified radical mastectomy in 311 breast cancer patients
研究类型	随机对照试验
入组时间	1975 年～1978 年
入组患者	311 例乳腺癌（Ⅰ期 80 例，Ⅱ期 195 例，Ⅲ期 36 例）
分组情况	第 1 组（n=136）：Halsted 乳腺癌根治术 第 2 组（n=175）：改良根治术 术后患者根据淋巴转移和是否远处转移随机接受美法仑或 CMF 方案化疗
研究结果	中位随访 5.5 年
	DFS 曲线计算到 7 年，两组无统计学差异（P=0.10）
	复发率：第 1 组 24%，第 2 组 33%（未见统计学差异）
	OS：第 1 组 84%，第 2 组 76%（P=0.14）
	3 年局部复发率：第 1 组 3%，第 2 组 10%（P=0.09）

研究简介：

为了对比 Halsted 乳腺癌根治术与改良根治术，The Alabama Breast Cancer Project 进行了前瞻性随机对照试验，纳入 1975～1978 年之间阿拉巴马州的 311 例原发性可手术的乳腺癌患者，随机分为 Halsted 乳腺癌根治术组、改良根治术组，术后患者根据淋巴转移和是否远处转移随机接受美法仑或者 CMF 方案化疗，中位随访 5.5 年，两组 DFS 和 OS 无显著性差异。与改良根治术组相比，根治术组 5 年生存率有提高的趋势（84% vs. 76%，P=0.14）。在接受改良根治术的患者中，局部伤口复发的发生率也有所增加，但差异无统计学意义（P=0.09）。仍需要进一步随访患者的预后、术后并发症及生活治疗的情况。。

研究者简介：

William A. Maddox，伯明翰阿拉巴马大学肿瘤外科博士。

编者按：

该项研究初步结果显示 Halsted 乳腺癌根治术与改良根治术对比，其生存未见明显差异，但仍需长期随访关注患者术后并发症，生存治疗问题。

参考文献：

MADDOX W A,CARPENTER J T,LAWS H L,et al.A randomized prospective trial of radical(Halsted) mastectomy versus modified radical mastectomy in 311 breast cancer patients[J]. Ann Surg,1983,198(2):207-212.

第2节 乳腺癌保乳术

◆ 6-2-1 研究概况 ◆

研究名称	Guy's wide excision study
研究类型	随机对照试验
入组时间	1961 ~ 1971 年
入组患者	第 1 次试验 370 例年龄 ≥ 50 岁，T1,2N0,1M0 乳腺癌
分组情况	第 1 组（n=188）：乳腺癌根治术 + 术后放疗（25 ~ 27Gy 锁骨上三角区、内乳区、腋窝） 第 2 组（n=182）：保乳术 + 术后放疗（25 ~ 27Gy 锁骨上三角区、内乳区、腋窝 + 35 ~ 38Gy 乳腺区）未行腋窝手术处理
研究结果	随访 5 年 Ⅰ期乳腺癌局部复发：第 1 组 11%，第 2 组 25% Ⅱ期乳腺癌局部复发：第 1 组 21%，第 2 组 48% Ⅰ期乳腺癌远处复发：第 1 组 29%，第 2 组 28% Ⅱ期乳腺癌远处复发：第 1 组 34%，第 2 组 52% Ⅰ期乳腺癌生存：第 1 组 72%，第 2 组 71% Ⅱ期乳腺癌生存：第 1 组 65%，第 2 组 60% 随访 10 年 Ⅰ期乳腺癌局部复发：第 1 组 15%，第 2 组 37% Ⅱ期乳腺癌局部复发：第 1 组 35%，第 2 组 57% Ⅰ期乳腺癌远处复发：第 1 组 46%，第 2 组 44% Ⅱ期乳腺癌远处复发：第 1 组 60%，第 2 组 65% Ⅰ期乳腺癌生存：第 1 组 58%，第 2 组 52% Ⅱ期乳腺癌生存：第 1 组 43%，第 2 组 30% 随访 25 年 第 1 次试验 局部复发：第 1 组 26%，第 2 组 50%（P<0.001） 乳腺癌死亡率：第 1 组 56%，第 2 组 63%（P=0.020） 第 2 次试验（入组截至到 1975.1.1，治疗方式与第 1 次相同） 255 例淋巴结阴性乳腺癌，第 1 组（n=133），第 2 组（n=122） 局部复发：第 1 组 18%，第 2 组 54%（P<0.001） 乳腺癌死亡率：第 1 组 44%，第 2 组 57%（P = 0.040）

研究简介：

盖伊医院（Guy's Hospital）进行的第 1 次保乳术随机试验在 1961 年 ~ 1971 年入组 370 例年龄 ≥ 50 岁，同时肿瘤局限于 T1，T2，N0 和 N1 乳腺癌，随机分为 2 组：乳腺癌根治术 + 术后放疗组，保乳术 + 术后放疗组。第 1 组术后进行锁骨上三角区、内乳区、腋窝 25 ~ 27Gy 的放疗，第 2 组给予额外 35 ~ 38 Gy 乳腺区放疗，因此，第 2 组没有进行腋窝手术和随后的腋窝放射治疗，但现在看来剂量较低。随访 10 年，第 2 组局部复发风险较高（7% vs.25%），主要的复发部位为腋窝。随访 25 年，局部复发风险：第 1 组 26%，第 2 组 50%（P

< 0.001）；死亡率：第 1 组 56%，第 2 组 63%（P = 0.020）。

腋窝复发风险增加仅限于 N1 患者，因此第 2 次试验只对腋窝临床阴性患者进行（N0 患者）。10 年 OS：临床分期为Ⅰ期的患者都为 80%，Ⅱ期患者第 1 组为 60%，第 2 组为 30%。死亡率增加如果被证实，那么Ⅱ期患者试验可能会被迫终止。因此，The Guy's Hospital 进行了另外一项试验，入组 255 例临床腋窝淋巴结阴性的乳腺癌，分为两组进行与第 1 次试验同样的处理，133 例随机接受乳腺癌根治术，122 例接受保乳手术。放射治疗计划与最初的系列使用相同的计划。随访 25 年，结果：局部复发率：第 1 组 18%，第 2 组 54%（P<0.001），后者远处复发明显增多（P=0.01）。死亡率：第 1 组 44%，第 2 组 57%（P = 0.040）。由此可见，无论腋窝淋巴结是否存在转移，如果初始治疗不充分，乳腺癌复发风险及死亡率同样会增加。

研究者简介：

John Hayward，英国乳腺癌治疗先驱，从 20 世纪 60 年代起的 30 年里，是英国乳腺癌研究的主要权威，将科学方法引入到外科治疗的评估中，证明乳房切除术对所有患者并非必须。

Ian S. Fentiman，英国知名乳腺癌外科医生，参与许多影响目前乳腺癌外科治疗决策的临床研究。乳腺癌保乳手术的先驱，盖伊医院乳腺科的顾问外科医生，服务主管和临床负责人。

编者按：

这是在未广泛引入全身性辅助治疗前保乳术随机临床试验，表明保乳术后需要良好局部控制，如果未能有效腋窝局部治疗，不仅导致腋窝复发率显著增加，而且转移风险增高，增加乳腺癌的死亡率。

参考文献：

ATKINS H,HAYWARD J L,KLUGMAN D J.Treatment of early breast cancer:a report after ten years of a clinical trial[J].Br Med J,1972,2(5811):423-429.

HAYWARD J L.The Guy's trial of treatments of "early" breast cancer[J].World J Surg,1977,1(3):314-316.

FENTIMAN I S.Long-term follow-up of the first breast conservation trial:Guy's wide excision study[J].Breast,2000,9(1):5-8.

◆ 6-2-2 研究概况 ◆

研究名称	Mastectomy versus breast-conserving therapy in the treatment of stage Ⅰ and Ⅱ carcinoma of the breast
研究类型	随机对照试验
入组时间	1979 ～ 1987 年
入组患者	247 例临床Ⅰ - Ⅱ期乳腺癌
分组情况	第 1 组（n=116）：乳房切除 + 腋结清扫（改良根治术） 第 2 组（n=121）：乳腺肿物切除 + 腋结清扫 + 放疗（保乳术 + 放疗）
研究结果	随访 10 年
	OS：第 1 组 75%，第 2 组 71%（P=0.89）
	DFS：第 1 组 69%，第 2 组 72%（P=0.93）
	局部区域复发：第 1 组 10%：第 2 组 5%（P=0.17）

NCI: National Cancer Institute，美国国家癌症研究所；CI: Confidence interval，置信区间。

研究简介：

早期乳腺癌保乳手术虽已广泛接受，但与根治术的可比性仍存在争议。欧洲和北美的一些有关保乳术的随机研究证实保乳术与根治术的生存获益相当。NSABP B-06 研究受到非议，而重新分析结果当时未公布。因此美国国家癌症研究所发起与 NSABP B-06 研究在资格与审查等环节不同的研究，旨在对比改良根治术与保乳术在生存获益以及局部复发等方面是否不同。

1979 年到 1987 年进行的随机单机构试验中，247 例 I 期和 II 期乳腺癌随机分为两组：改良根治术组和保乳术组（乳腺肿物切除+腋窝淋巴结清扫+术后放疗），可观察病例 237 例。所有患者均接受腋窝清扫，所有淋巴结阳性患者接受环磷酰胺+多柔比星辅助化疗。放疗包括外照射整个乳腺，加或不加锁上，序以瘤床加量放疗。中位研究时间 68 月。在总生存率或无病生存率方面没有观察到差异。5 年生存：改良根治术组 85%，保乳术组 89%（P=0.49，95% CI，0%-9% 支持保乳术组）。随访 10 年，DFS、OS 在两组间差异无统计学意义。改良根治术组总 OS 为 75%，保乳术组总 OS 为 77%（P=0.89）。改良根治术组 10 年无瘤存活率 69%，保乳术组为 72%（P=0.93）。术后 10 年，局部区域复率：改良根治术组 10%，保乳术组 5%（P=0.17），差异无统计学意义。

研究者简介：

Joan A Jacobson，美国田纳西州孟菲斯放射肿瘤学家，隶属于孟菲斯退伍军人事务医疗中心。

编者按：

对于早期乳腺癌，保乳术联合放疗与改良根治术生存获益相当，局部复发风险较低，该研究进一步巩固保乳术在早期乳腺癌中地位。

参考文献：

LICHTER A S,LIPPMAN M E,DANFORTH D N,et al.Mastectomy versus breast-conserving therapy in the treatment of stage I and II carcinoma of the breast:a randomized trial at the National Cancer Institute[J].J Clin Oncol,1992,10(6):976-983.

JACOBSON J A, DANFORTH D N, COWAN K H,et al.Ten-year results of a comparison of conservation with mastectomy in the treatment of stage I and II breast cancer[J].N Engl J Med,1995,332(14):907-911.

◆ 6-2-3 研究概况 ◆

研究名称	DBCG-82TM
研究类型	随机对照试验
入组时间	1983 年 1 月～1989 年 3 月
入组患者	1153 例浸润性乳腺癌中，905 例接受随机分组，248 例根据患者意愿选择治疗方式
分组情况	905 例接受随机分组，其中 793 例正确随机 保乳术组（n=404）：乳腺肿瘤切除+腋结清扫+放疗（保乳术+放疗） 乳腺根治术组（n=389）：乳腺切除术+腋结清扫（改良根治术）

（续表）

研究结果	随访 6 年 RFS 率：保乳术组 70%，乳腺根治术组 66%，差异无统计学意义 OS 率：保乳术组 79%，乳腺根治术组 82%，差异无统计学意义
	平均随访 19.6 年 （随机分组可评估 731 例，保乳术组 367 例，乳腺根治术组 364 例） 10 年 RFS：保乳术组 59.5%，乳腺根治术组 61.1%（P=0.57） 20 年 OS：保乳术组 57.8%，乳腺根治术组 50.6%（P=0.20）

RFS: Relapse-free survival, 无复发生存期；OS: Overall survival, 总生存期；DBCG: Danish Breast Cancer Cooperative Group, 丹麦乳腺癌协作组。

研究简介：

为进一步比较保乳术与乳腺癌改良根治术，丹麦乳腺癌协作组（DBCG）进行一项随机试验，1983 年 1 月～1989 年 3 月纳入 1154 例浸润性乳腺癌，入组标准包括单侧、单病灶、原发性可手术乳腺癌、患者年龄 70 岁以下、无远处转移。905 例（79%）随机分配到两种治疗方案，248 例（21%）不接受随机分组。随机分组患者 90% 接受最初分配手术方式。保乳术组切除乳腺肿瘤，明确病理切缘阴性，随后对残留乳腺组织放疗。随访 6 年无复发生存率：保乳术组 70%，乳腺根治术组 66%；总生存率分别为 79% 和 82%，无统计学差异。终末随访截止 2006 年 5 月 1 日，中位随访 19.6 年（时间跨度 17.1~23.3 年）。基于治疗意向的 10 年 RFS 和 20 年 OS 在保乳术和乳腺根治术组没有显著差异，P 值分别为 0.95 和 0.10。随访 20 年，在 10 年 RFS 和 20 年 OS 的结果中，手术方式之间无显著差异，分别为 P=0.94 和 P=0.24，肿瘤局部控制率均无统计学差异。作为保乳术和乳腺根治术首发事件的复发模式无显著差异（P=0.27），乳腺癌首次复发类型无统计差异。局部复发类型包括新原发肿瘤和复发肿瘤，新原发肿瘤与保乳术显著相关，而乳腺根治术组复发肿瘤居多（p<0.001）。综上所述，长期数据表明，在符合条件的患者中，保乳术在局部肿瘤控制、RFS 和 OS 方面与乳腺根治术一样有效。

研究者简介：

Mogens Blichert-Tof：丹麦外科教授，丹麦乳腺癌协作组研究成员，1979 年获得外科医生、内分泌和乳腺癌外科医生资格。1986 年获赫尔辛基芬兰大学荣誉学术奖，1990 年获哥本哈根大学 August Krogh 奖，1995 年获恩斯特 - 卡尔森斯基金会总领事，1997 年获丹麦肿瘤学奖。

编者按：

丹麦乳腺癌协作组研究对比保乳术 + 放疗与改良根治术，再次验证保乳术 + 放疗可以作为早期乳腺癌的标准治疗。

参考文献：

BLICHERT-TOFT M,ROSE C,ANDERSEN J A,et al.Danish randomized trial comparing breast conservation therapy with mastectomy:six years of life-table analysis.Danish Breast Cancer Cooperative Group[J].J Natl Cancer Inst Monogr,1992,(11):19-25.

BLICHERT-TOFT M,NIELSEN M,DURING M,et al.Long-term results of breast conserving surgery vs. mastectomy for early stage invasive breast cancer:20 year follow-up of the Danish randomized DBCG-82TM protocol[J].Acta oncologica,2008,47(4):672-681.

◆ 6-2-4 研究概况 ◆

研究名称	Conservative treatment versus mastectomy in early breast cancer: patterns of failure with 15 years of follow-up data
研究类型	随机对照试验
入组时间	1972 年～ 1979 年
入组患者	179 例肿瘤直径≤ 2cm 乳腺癌
分组情况	第 1 组（n=91）：乳腺切除 + 腋结清扫（改良根治术） 第 2 组（n=88）：乳腺肿瘤切除 + 腋结清扫 + 放疗（保乳术 + 放疗）
	所有患者接受腋窝淋巴结清扫 腋淋巴结阳性患者随机分为局部淋巴结放疗组和无局部治疗组
研究结果	随访 15 年 OS、远处转移、对侧乳腺转移、新的原发肿瘤、局部复发率在 2 组间，以及腋淋巴结阳性放疗组与未放疗组差异均无统计学差异 OS：第 1 组 65%，第 2 组 73%（P=0.19） 局部复发：第 1 组 18%，第 2 组 13%（P=0.44） 远处转移：第 1 组 34%，第 2 组 27%（P=0.20） 对侧乳腺癌发生：第 1 组 12%，第 2 组 15%（P=0.63）

OS：Overall survival，总生存期。

研究简介：

随着乳腺外科发展，已有大量研究对早期乳腺癌行保乳术 + 术后放疗的安全性进行了探索。本研究为一项随机试验，比较肿瘤切除术和乳腺放疗与改良根治术的疗效。研究纳入 1972 年～ 1979 年 179 例肿瘤直径≤ 2cm 的乳腺癌，进行随机分组，第 1 组（91 例）：乳腺癌改良根治术；第 2 组（88 例）：乳腺肿瘤切除 + 术后放疗，所有患者接受腋窝淋巴结清扫及冰冻病理切片检查。腋窝淋巴结阳性患者进行 2 次随机分组：局部淋巴结放疗组和无局部治疗组。随访 15 年 OS、远处转移、对侧乳腺转移、新的原发肿瘤和局部复发率在 2 组间，以及淋巴结阳性放疗组与未放疗组差异均无统计学意义。大多数复发发生在前 10 年。因此，长期随访结果支持保乳治疗，保乳术 + 术后放疗对于早期乳腺癌来说，是一项安全选择。

研究者简介：

Arriagada R，就职于 Gustave Roussy 癌症研究所放疗部，法国巴黎 – 斯德哥尔摩肿瘤学教授。

编者按：

研究结果显示保乳术 + 术后放疗对比改良根治术，两组的 OS 无差异，远处转移、对侧乳腺转移、新的原发肿瘤、局部复发率也未发现明显差别。早期乳腺癌行保乳术 + 术后放疗，创伤小，相对安全。

参考文献：

ARRIAGADA R，LÊ M G，ROCHARD F，et al.Conservative treatment versus mastectomy in early breast cancer:patterns of failure with 15 years of follow-up data.Institut Gustave-Roussy Breast Cancer Group[J].J Clin Oncol,1996,4(5):1558-1564.

◆ 6-2-5 研究概况 ◆

研究名称	NSABP-B06
研究类型	随机对照试验
入组时间	1976 年～ 1984 年
入组患者	1851 例肿瘤 ≤ 4cm 乳腺癌伴或不伴有腋窝淋巴结转移的 I 或 II 期乳腺癌患者
分组情况	第 1 组（n=628）：乳腺肿物切除术 + 淋巴结清扫术 + 术后放疗（保乳术 + 放疗） 第 2 组（n=634）：乳腺肿物切除术 + 淋巴结清扫术 + 术后未放疗（保乳术） 第 3 组（n=589）：乳腺癌改良根治术
研究结果	随访 20 年
	同侧乳腺肿瘤累积复发率： 第 1 组 14.3%，第 2 组 39.2%（P<0.001）
	淋巴结阴性乳腺癌同侧乳腺肿瘤累积复发率： 接受放疗组 17.0%，未放疗组 36.2%（P<0.001） 淋巴结阳性乳腺癌同侧乳腺肿瘤累积复发率： 接受放疗组 8.8%，未放疗组 44.2%（P<0.001）
	DFS：第 1 组 35%，第 2 组 35%，第 3 组 36%（P=0.26） DDFS：第 1 组 46%，第 2 组 45%，第 3 组 49%（P=0.34） OS：第 1 组 46%，第 2 组 46%，第 3 组 47%（P=0.57）

BCS：Breast conserving surgery，保乳术；DFS：Disease free survival，无病生存期；DDFS：distant disease free survival，无远处转移生存期；OS：overall survival，总生存期。

研究简介：

为进一步缩小手术方式，探索早期乳腺癌保乳手术（BCS）的可行性，NSABP-B06 试验应运而生，在 1976 年～ 1984 年共纳入 2163 例肿瘤 ≤ 4cm 乳腺癌患者，其中 1851 名患者被纳入了初步分析，随机分为保乳术放疗组、保乳术未放疗组、乳腺癌改良根治术组，20 年随访发现 3 组 DFS、DDFS、OS 均无统计学差异。然而保乳术未放疗组与保乳术放疗组的同侧乳腺肿瘤累积复发率有统计学差异（P<0.001）。乳腺肿物切除术后切缘阴性的患者行术后放疗对比术后不放疗的死亡风险比是 0.91 (95%CI：0.77 to 1.06; P=0.23)。保乳术对于早期乳腺癌是一种安全的手术方式，同时强调了术后放疗在降低局部复发风险上的重要性，证实了保乳手术 + 放疗为可手术 I、II 期乳腺癌的优先治疗模式。

研究者简介：

Bernard Fisher（1918 –2019），美国匹兹堡大学教授，乳腺癌研究的伟大先驱之一，1967 年被任命为 NSABP 主席。

编者按：

Fisher 理论认为乳腺癌为全身性疾病，患者的生存取决于本身的生物学特性，因此致力于探索有利于患者的更小的手术方式，产生了保乳术。NSABP-B06 试验 20 年随访未发现生存差异，确立保乳手术 + 放疗为可手术的 I、II 期乳腺癌患者的优选治疗模式。

参考文献：

FISHER B,ANDERSON S,BRYANT J,et al.Twenty-year follow-up of a Randomized trial comparing total mastectomy,lumpectomy,and lumpectomy plus irradiation for treament of invasive breast cancer[J].N Engl J Med,2002,347(16):1233-1241.

◆ 6-2-6 研究概况 ◆

研究名称	Milan I study
研究类型	随机对照试验
入组时间	1973 年～ 1980 年
入组患者	701 例年龄小于 70 岁，肿瘤直径≤ 2cm，Ⅰ/Ⅱ期乳腺癌
分组情况	第 1 组（n=349）：乳腺癌根治术 第 2 组（n=352）：乳腺区段切除＋腋窝淋巴结清扫＋术后放疗
研究结果	随访 20 年
	局部复发：第 1 组 8 例，第 2 组 30 例 局部复发累积发生率：第 1 组 2.3%，第 2 组 8.8%（P <0 .001）
	全因死亡率：第 1 组 41.2%，第 2 组 41.7%（P=1.0）
	乳腺癌死亡率：第 1 组 24.3%，第 2 组 26.1%（P=0.8）

BCS: Breast conserving surgery, 保乳术。

研究简介：

1969 年一项比较乳腺癌根治术与保乳术的随机对照试验被世界卫生组织委员会所批准。这项试验由米兰癌症研究所发起，1973 年~1980 年 701 例直径≤ 2cm 的Ⅰ/Ⅱ期乳腺癌（年龄小于 70 岁）患者被随机分为乳腺癌根治术（349 例）和保乳手术（四分割术）后乳腺组织放射治疗（352 例）。主要评估肿瘤负荷比较小的乳腺癌患者行乳腺癌根治术与保乳术是否生存获益，生活质量是否改善。1976 年后，两组腋窝淋巴结阳性患者还接受环磷酰胺、甲氨蝶呤和氟尿嘧啶辅助化疗。保乳术组 30 例同侧乳腺肿瘤复发，根治术组 8 例局部复发（P<0.001）。

随访 20 年，保乳术和乳腺癌根治术两组患者的局部复发累积发生率分别为 8.8% 和 2.3%（P <0.001）。保乳术组和乳腺根治术组的全因死亡率分别为 41.7% 和 41.2%（P=1.0）。乳腺癌死亡率分别为 26.1% 和 24.3%（P=0.8）。在对侧乳腺癌、远处转移癌或第二原发癌发生率方面，两组无显著差异。因此，保乳术与乳腺癌根治术的长期存活率相同，对早期乳腺癌行保乳治疗切实可行。对肿瘤负荷小的患者进行全乳切除术并未发挥更大作用，保乳术同样使患者获得较高生存质量。

研究者简介：

Umberto Veronesi（1925-2016），欧洲肿瘤研究所教授，意大利外科医生，肿瘤学家，被称为定义现代乳腺癌治疗的外科医生。证明在乳腺肿瘤负荷小的情况下应执行保乳加放射治疗而不是彻底切除。60 年从医生涯致力于保乳术研究，使乳腺癌免于乳腺切除。倡导乳腺癌保乳术、前哨淋巴结活检术和术后放射治疗的必要性。1994 年被任命为癌症专家委员会的欧洲共同体委员会主席。2000-2001 任意大利卫生部长。

编者按：

2002 年 10 月，《新英格兰医学杂志》同期分别发表了 Fisher 和 Veronesi 的 20 年随访结果，两项研究一锤定音，稳固了保乳术应用于肿物较小乳腺癌的治疗地位。被大众媒体呼吁多年的"拯救乳腺"行动终取重大胜利。需要指出的是：长期随访保乳术与根治术生存未见显著差异，但是在这两个研究中，保乳术局部复发率显著升高，Fisher 研究高达 14.3%，Veronesi 研究为 8.8%，目前随着乳腺癌综合治疗水平提高，保乳术 10 年局部复发率降至 5%

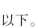

以下。

参考文献：

VERONESI U,CASCINELLI N,MARIANI L,et al.Twenty-year follow-up of a randomized study comparing breast-conserving surgery with radical mastectomy for early breast cancer[J].N Engl J Med,2002,347(16):1227-1232.

◆ 6-2-7 研究概况 ◆

研究名称	NSABP B-17 和 NSABP B-24
研究类型	随机对照试验
入组时间	NSABP B-17：1985 年 10 月～ 1990 年 12 月
	NSABP B-24：1991 年 5 月～ 1994 年 4 月
入组患者	NSABP B-17： 818 例乳腺导管原位癌，乳腺肿物切除术后切缘阴性 失访：LO 组 2 例，LRT 组 3 例。有效随访 813 例
	NSABP B-24： 1804 例乳腺导管原位癌，包括乳腺肿物切除术后切缘阳性 失访：LRT+placebo 组 2 例，LRT+TAM 组 3 例。有效随访 1799 例
分组情况	NSABP B-17： LO 组（n = 403）：乳腺肿物切除术 LRT 组（n = 410）：乳腺肿物切除术 + 放疗
	NSABP B-24： LRT+placebo 组（n=900）：乳腺肿物切除术 + 放疗 +5 年安慰剂 LRT+ TAM 组（n=899）：乳腺肿物切除术 + 放疗 +5 年他莫昔芬
研究结果	同侧乳腺癌复发（IBTR）15 年累积发生率： LO 组 35.0%，LRT 组 19.8% LRT+placebo 组 16.6%，LRT+ TAM 组 13.2%
	同侧浸润性乳腺癌复发（I-IBTR）15 年累积发生率： LO 组 19.4%，LRT 组 8.9% LRT+placebo 组 10.0%，LRT+ TAM 组 8.5%
	对侧乳腺癌 15 年累积发病率： LO 组 10.3%，LRT 组 10.2% LRT+placebo 组 10.8%，LRT+ TAM 组 7.3%
	总计分析 2612 例，385 例（14.7%）死亡 15 年累积全因死亡率： LO 组 15.8%，LRT 组 17.1% LRT+ placebo 组 17.1%，LRT+ TAM 组 14.4%
	385 例全因死亡中 72 例（18.7%）乳腺癌死亡 15 年累积乳腺癌死亡率： LO 组 3.1%，LRT 组 4.7% LRT+ placebo 组 2.7%，LRT+ TAM 组 2.3%

BCS: Breast conserving surgery, 保乳术；IBTR: Ipsilateral breast tumor recurrence, 同侧乳腺癌复发；I-IBTR: Invasive ipsilateral breast tumorrecurrence, 同侧浸润性乳腺癌复发；DCIS: Ductal carcinoma in situ, 导管原位癌；DCIS-IBTR: Ductal carcinomain situ ipsilateral breast tumor recurrence, 同侧导管原位癌复发；LO: Lumpectomy only, 乳腺肿物切除术；LRT: Lumpectomy followed by radiotherapy, 乳

腺肿物切除术后行放疗；HR：Hazard ratio，风险比；CI：Confidence interval，置信区间。

研究简介：

同侧乳腺癌复发是导管原位癌行乳腺肿物切除术后最常见的治疗失败事件，包括同侧浸润性乳腺癌复发（I-IBTR）和同侧导管原位癌复发。浸润性乳腺癌具有转移风险，因此观察 I-IBTR 对长远预后影响十分重要。B-17 试验纳入 818 例 DCIS 随机分为二组：第一组患者仅行乳腺肿物切除术（Lumpectomy only，LO），第二组患者在乳腺肿物切除术后行放疗（Lumpectomy followed by radiotherapy，LRT）。B-24 试验纳入 1804 例患者随机分到 LRT+ 安慰剂组或 LRT+ 他莫昔芬组（LRT+TAM）。研究终点包括 I-IBTR、DCIS-IBTR、对侧乳腺癌（CBC）、总生存率和乳腺癌特异性生存率，以及 I-IBTR 后的生存率。B-17 试验和 B-24 试验中位随访时间分别为 207 月和 163 月。490 例 IBTR 事件中，263 例（53.7%）为浸润性。与 LO 相比，LRT 组 I-IBTR 降低 52%（HR=0.48，95% CI，0.33-0.69，P<0.001）。与 LRT+ 安慰剂相比，LRT+TAM 使 I-IBTR 降低 32%（HR=0.68，95%CI，0.49-0.95，P=0.025）。15 年 I-IBTR 累积发病率 LO 为 19.4%，LRT 为 8.9%，LRT+ 安慰剂为 10.0%，LRT+TAM 为 8.5%。所有对侧乳腺癌 15 年累积发病率 LO 组 10.3%，LRT 组 10.2%，LRT+ 安慰剂组 10.8%，LRT+TAM 组 7.3%。I-IBTR 与死亡风险增加相关（HR=1.75，95%CI，1.45-2.96，P<0.001），DCIS 复发与死亡风险无关。I-IBTR 后的 39 例死亡中有 22 例被归因于乳腺癌。在所有患者（有或无 I-IBTR）中，15 年乳腺癌死亡累积发生率 LO 组为 3.1%，LRT 组为 4.7%，LRT+ 安慰剂组为 2.7%，LRT+TAM 组为 2.3%。虽然 I-IBTR 增加乳腺癌相关死亡风险，但放疗和他莫昔芬降低 I-IBTR，DCIS 手术后远期预后良好。

研究者简介：

Irene L. Wapnir，美国斯坦福大学医学中心教授，女性癌症中心主任，普通外科医生，致力于保留乳腺手术的研究，开展缩小手术范围的临床试验，旨在提高乳腺癌的治疗水平。任美国乳腺外科医生学会委员。

编者按：

乳腺 DCIS 预后相对良好，这些患者能否在术后辅助放疗和内分泌治疗获益存在争议，这项联合分析结果为乳腺 DCIS 治疗领域有关乳腺肿物切除术、放疗及内分泌治疗的可行性提供了较高级别的循证医学证据，相关争议因此尘埃落定。

但 NSABP B-17 试验结果又引起新的疑虑：DCIS 行乳腺肿物切除术后放疗大幅降低同侧乳腺癌复发（35.0% 到 19.8%），15 年死亡率不降反而轻度上升（15.8% 到 17.1%），这一相悖结果值得深思。

参考文献：

WAPNIR I L,DIGNAM J J,FISHER B,et al.Long term outcomes of invasive ipsilateral breast tumor recurrences after lumpectomy in NSABP B-17 and B-24 randomized clinical trials for DCIS[J].J Natl Cancer Inst,2011,103(6):478-488.

◆ 6-2-8 研究概况 ◆

研究名称	ECOG E5194
研究类型	前瞻性非随机试验
入组时间	1997 年～ 2002 年
入组患者	671 例导管原位癌
分组情况	队列 1（n=561）：低或中级别 DCIS，肿瘤直径 ≤ 2.5cm 队列 2（n=104）：高级别 DCIS，肿瘤直径 ≤ 1cm 所有患者行乳腺肿物切除术，不行放射治疗。
研究结果	中位随访 12.3 年 同侧乳腺复发事件：队列 1 为 14.4%，队列 2 为 24.6%（P=0.003） 同侧浸润性乳腺癌复发：队列 1 为 7.5%，队列 2 为 13.4%（P=0.08） 多因素分析： 研究队列分组（P =0.009）和肿瘤大小（P =0.03）均与 IBE 明显相关

DCIS: Ductal carcinomain situ，导管原位癌；LE: Local excision，局部切除；IBE: Ipsilateral breast recurrence of events，同侧乳腺复发事件。

研究简介：

乳腺癌筛查提高 DCIS 检出率。乳腺 DCIS 局部治疗方式多样，如保乳术加 / 不加放疗，乳腺切除术，以及双侧乳腺切除等。这些治疗存在争议，以往研究表明乳腺肿物切除术后放疗以及他莫昔芬治疗可减少复发风险，降低远处转移风险以及延长 OS。

为确定乳腺肿瘤局部切除术后未行放疗的 DCIS 发生同侧乳腺事件（IBE）风险，东部肿瘤协作组对临床和病理低风险特征入选的 DCIS 进行一项前瞻性非随机临床研究。1997 年～ 2002 年纳入 671 例患者。队列 1：肿瘤直径 2.5cm 或更小的低或中度 DCIS；队列 2：高级别 DCIS，肿瘤直径 1cm 或更小。切除 DCIS 肿瘤，其最小阴性切缘宽度至少为 3 mm。30% 患者服用他莫昔芬（未随机分配）。IBE 定义为同侧 DCIS 局部复发或治疗侧的浸润性乳腺癌。中位随访 12.3 年，共有 99 例 IBE，51 例（52%）浸润性。两队列 IBE 和浸润性 IBE 均随时间增加。队列 1 中 IBE 发生率 14.4%，队列 2 为 24.6%（P=0.003）。浸润性 IBE 发生率分别为 7.5% 和 13.4%（P =0.08）。多变量分析中，研究队列分组和肿瘤大小均与 IBE 发生显著相关（分别为 P=0.009 和 P=0.03）。

研究者简介：

Lawrence J. Solin，美国宾夕法尼亚大学放射肿瘤学专家，费城放射肿瘤医学中心名誉教授，费城阿尔伯特·爱因斯坦医疗中心教授。1978 毕业于布朗大学，主要从事肿瘤放疗研究。

编者按：

研究结果回答局部切除后免放疗是否可应用于低 / 中级别 DCIS。低危 DCIS 在局部切除术后 IBE 率在可接受范围，高级别 DCIS 仅行局部切除不可行。

参考文献：

SOLIN L J,GRAY R,HUGHES L L,et al.Surgical Excision Without Radiation for Ductal Carcinoma in Situ of the Breast:12-Year Results From the ECOG-ACRIN E5194 Study[J].J Clin Oncol,2015,33(33):3938-3944.

◆ 6-2-9 研究概况 ◆

研究名称	EORTC 10801
研究类型	随机对照试验
试验分期	Ⅲ期
入组时间	1980 年～ 1986 年
入组患者	902 例组织学证实为浸润性癌、临床分期Ⅰ或Ⅱ期、肿瘤 ≤ 5 cm、腋窝淋巴结阴性或阳性乳腺癌
分组情况	BCT 组（n=448）：乳腺肿物切除 + 腋窝淋巴结清扫 + 术后放疗（保乳术 + 放疗） MRM 组（n=420）：乳腺癌改良根治术
研究结果	中位随访 22.1 年
	远处转移：BCT 组 46%，MRM 组 42% HR 1.13, 95% CI 0.92-1.38; P=0.23
	死亡率：BCT 组 61%，MRM 组 55% HR: 1.11. 95%CI 0.94-1.33; P=0.23
	远处转移累积风险：BCT 组 46.9%，MRM 组 42.6%
	OS：BCT 组 39.1%，MRM 组 44.5%

EORTC: European Organization for Research on Treatment of Cancer, 欧洲癌症治疗研究组织；MRM: Modified radical mastectomy, 乳腺癌改良根治术；BCT: Breast conserving therapy, 保乳术；IQR: Inter quartile range, 四分位间距；DMFS: Distant metastasis-free survival, 无转移生存期；OS: Overall survival, 总生存期；DDFS: Distant disease free survival, 无远处转移生存期；CI, Confidence interval, 置信区间。

研究简介：

过去几十年乳腺癌手术使许多患者获益。一直到 19 世纪 80 年代，根治性乳腺切除术一直是标准治疗选择。保乳术的提出挑战着乳腺癌根治术的地位。多项随机对照试验证实了保乳术 + 术后放疗的地位。EORTC 为探索比较肿瘤直径 ≤ 5cm 乳腺癌（腋窝淋巴结无论阴性或阳性）生存差异，进行 EORTC 10801 试验。对腋窝淋巴结阴性或阳性的肿瘤 ≤ 5 cm 的患者进行保乳术 + 放疗（BCT）和改良根治术（MRM）比较。1980 年—1986 年，在英国、荷兰、比利时和南非等 8 个中心进行，共纳入 902 例组织学证实为浸润性癌、临床分期Ⅰ或Ⅱ期、肿瘤 ≤ 5 cm、腋窝淋巴结阴性或阳性乳腺癌。随机分为两组，448 例接受 BCT，420 例接受 MRM。中心随机分组，按机构、癌症分期（Ⅰ期或Ⅱ期）和绝经状态对患者进行分层。BCT 包括肿物切除和腋窝完全清扫，然后乳腺放疗和瘤床加强。主要终点是远处转移时间。

中位随访 22.1 年，MRM 组 175 例（42%）远处转移，BCT 组 207 例（46%）远处转移。506 例（58%）死亡，MRM 组 232 例（55%），BCT 组 274 例（61%）。远处转移时间 BCT 组和 MRM 组之间无显著差异（HR=1.13，95% CI，0.92-1.38，P= 0.23），死亡时间亦无差异（HR=1.11，95%CI，0.94-1.33，P=0.23）。20 年远处转移累积发生率 MRM 组为 42.6%（95% CI，37.8-46.5），BCT 组 46.9%（95%CI，42.2-51.6）。20 年总生存率 MRM 组是 44.5%（95% CI，39.3-49.5），BCT 组 39.1%（95%CI，34.4-43.9）。不同年龄（<50 岁对比 ≥ 50 岁）远处转移时间和总生存率无统计学差异。

研究者简介：

Harry Bartelink，荷兰肿瘤研究院的放射肿瘤学教授，1985年至2007年任荷兰癌症研究所主席。1980年，Bartelink发现顺铂在肿瘤细胞中具有放疗增敏作用。在动物实验中，随着顺铂剂量的增加，放疗的敏感性也随之增加。1992年临床研究发现顺铂同步放疗可提高肺癌局部控制率，2000年在宫颈癌中顺铂同步放疗的价值进一步得到证实。提出精准和个体化治疗是放疗的重要革新，靶向性放疗增敏研究就是探索肿瘤特定标志物的过程。Bartelink另一个重要贡献是发现瘤床加量放疗可改善乳腺癌局部控制。因其放射治疗领域出色研究荣获2015 ECCO终身成就奖。

编者按：

本研究长期随访显示：保乳术联合放疗与改良根治术在总生存和远处转移差异无统计学意义；为保乳治疗联合放疗作为早期乳腺癌标准治疗提供进一步支持。

参考文献：

LITIERE S,WERUTSKY G,FENTIMAN I S,et al.Breast conserving therapy versus mastectomy for stageⅠ-Ⅱ breast cancer:20 year follow-up of the EORTC 10801 phase 3 randomised trial[J].Lancet Oncol,2012,13(4):412-419.

◆ 6-2-10 研究概况 ◆

研究名称	EORTC 10853
研究类型	随机对照试验
试验分期	Ⅲ期
入组时间	1986～1996年
入组患者	1010例肿瘤直径<5cm的DCIS，年龄<70岁
分组情况	第1组（n=503）：保乳术（LE） 第2组（n=507）：保乳术＋放疗（LE+RT）
研究结果	随访15.8年
	放疗使局部复发风险降低48% （HR=0.52，95% CI，0.40 -0.68，P <0.001） 15年无局部复发：第1组69%，第2组82%（P <0.001） 15年无浸润性癌局部复发：第1组84%，第2组90%（P =0.014） 15年无原位癌局部复发：第1组84%，第2组92%（P =0.002）
	对侧乳腺癌发生率：第1组7%，第2组10%（P =0.157）
	区域复发：第1组19例，第2组9例（P =0.051）
	远处转移：第1组33例，第2组33例（P =0.982）
	15年乳腺癌特异OS：第1组95%，第2组96%（P =0.814）
	15年OS：第1组90%，第2组88%（P =0.931）

BCS: Breast conserving surgery, 保乳术；OS: Overall survival, 总生存期；DCIS: Ductal carcinoma in situ, 导管原位癌；LR: Local recurrence, 局部复发；LE: Local excision, 局部切除；RT: Radiotherapy, 放疗；HR: Hazard ratio, 风险比；CI: Confidence interval, 置信区间。

研究简介：

乳腺癌筛查提高 DCIS 检出率，DCIS 呈逐年上升趋势，本研究分析 DCIS 局部治疗后发生局部复发（LR）长期风险及其对生存影响。EORTC 在 1986 年~1996 年进行一项与 B-17 相似的研究，纳入 1010 例肿瘤直径 <5cm 的 DCIS，随机分为保乳术组，保乳术+放疗组。中位随访 15.8 年，放疗使局部复发风险降低 48%（HR=0.52，95%CI，0.40-0.68，P<0.001）。LE 组 15 年累积 DCIS（14.9% vs.7.5%）和浸润性癌（15.5% vs. 9.8%）复发率均显著高于 LE+RT 组。LE 组 15 年无 LR 率 69%，LE+RT 组 82%。LE 组和 LE+RT 组 15 年浸润性 LR 无瘤生存率分别为 84% 和 90%（HR=0.61，95%CI，0.42-0.87）。两组 LR 差异并未导致乳腺癌特异性生存率（HR=1.07，95%CI，0.60-1.91）或总体生存率（HR=1.02，95%CI，0.71-1.44）差异。浸润性 LR 的乳腺癌特异性生存率（HR=17.66，95%CI，8.86-35.18）和 OS（HR=5.17，95%CI，3.09-8.66）明显低于无 LR 者。LE+RT 组在发生 LR 后补救性全乳切除术率低于 LE 组（分别为 13% 和 19%）。

研究者简介：

Nina Bijker：医学博士，放射肿瘤学专家，荷兰阿姆斯特丹大学教授，主要从事乳腺导管原位癌的放疗问题研究，妇科肿瘤的放疗问题研究。

编者按：

DCIS 保乳术后放疗可显著减小复发风险。多数 DCIS 在治疗后 5 年发生局部复发，放疗对此有持续保护作用，而对浸润性癌复发的保护似乎是短时的、主要在治疗后 5 年内。保乳术后放疗减少局部复发并未转换为 OS 和至远处转移时间的改善，但其重要性仍不容置疑。在 DCIS 更常见的今天，更多患者将从该研究获益。目前 DCIS 保乳术后放疗的研究热点为确定预测复发的生物学指标，避免治疗不足或治疗过度问题。

参考文献：

DONKER M,LITIERE S,WERUTSKY G,et al.Breast-conserving treatment with or without radiotherapy in ductal carcinoma In Situ:15-year recurrence rates and outcome after a recurrence,from the EORTC 10853 randomized phase Ⅲ trial[J].J Clin Oncol,2013,31(32):4054-4059.

第3节　腋窝淋巴结清扫与前哨淋巴结活检

◆ 6-3-1 研究概况 ◆

试验名称	SNB185
研究类型	随机对照试验
试验编号	NCT00970983
入组时间	1998 年 3 月~1999 年 12 月
入组患者	516 例临床 T1N0 乳腺癌
分组情况	第 1 组（n=259）：SLND，前哨淋巴结活检 第 2 组（n=257）：ALND，腋窝淋巴结清扫术

研究结果	中位随访 46 月
	乳腺癌相关事件：第 1 组 10 例，第 2 组 15 例（P=0.26）
	死亡人数：第 1 组 2 例，第 2 组 6 例（P=0.15）
	二组 OS 无统计学意义
	中位随访 95 个月
	乳腺癌相关事件：第 1 组 23 例，第 2 组 26 例（P=0.52）
	10 年无乳腺癌相关事件：第 1 组 89.9%，第 2 组 88.8%
	远处转移：第 1 组 17 例，第 2 组 20 例（P=0.50）
	对侧乳腺癌发生：第 1 组 9 例，第 2 组 10 例（P=0.71）
	OS：第 1 组 93.5%，第 2 组 89.7%（P=0.15）
	乳腺癌相关事件包括腋窝复发、锁骨上淋巴结复发、乳腺复发、远处转移及死亡

SLN：Sentinel lymph node，前哨淋巴结；SLNB：Sentinel lymph node biopsy，前哨淋巴结活检；ALND：Axillary lymph node dissection，腋窝淋巴结清扫术。

研究简介：

虽然大量研究表明前哨淋巴结状态是乳腺癌腋窝淋巴结是否转移的准确预测指标，乳腺癌 SLNB 的开展使临床医生可选择性切除最有可能发生转移的淋巴结，并依据前哨淋巴结病理结果决定下一步治疗方案，使前哨淋巴结阴性乳腺癌免行 ALND，避免 ALND 并发症。已有大规模随机临床试验证实 SLNB 在乳腺癌治疗中的地位，但其安全性及有效性仍需得到进一步验证。意大利米兰 SNB185 研究在前哨淋巴结阴性乳腺癌，SLNB 是否可安全替代 ALND。1998 年 3 月 –1999 年 12 月，516 例临床 T1N0 乳腺癌随机分入 SLNB 组和 ALND 组。两组前哨淋巴结数目相同，腋窝阳性率分别为 35.5% 和 35.4%。SLNB 成功率 96%，假阴性率 8.8%，阴性预测值 95.4%。259 例 SLNB 中 167 例前哨淋巴结阴性仅行 SLNB，前哨淋巴结阳性 92 例转行 ALND。257 例 ALND 组中腋窝阳性 91 例，阴性 166 例。SLNB 组前哨淋巴结状态的总体准确率 96.9%，敏感度 91.2%，特异度 100%。仅接受 SLNB 比同时接受 ALND 的患者疼痛更少，手臂活动度更好。中位随访 46 月，SLNB 替代 ALND 组未见腋窝复发，其生存率与 ALND 组腋窝阴性患者相同。对于前哨淋巴结阴性患者 SLNB 可以安全替代 ALND。

研究者简介：

Umberto Veronesi（1925–2016），欧洲肿瘤研究所教授，意大利外科医生，肿瘤学家，被称为定义现代乳腺癌治疗的外科医生。

编者按：

研究证实 SLNB 是筛查女性乳腺癌腋窝淋巴结转移的一种安全有效方法。SLN 阴性患者 SLNB 可以安全替代 ALND。

参考文献：

VERONESI U,PAGANELLI G,VIALE G,et al.A randomized comparison of sentinel-node biopsy with routine axillary dissection in breast cancer[J].N Engl J Med,2003,349(6):546-553.

◆ 6-3-2 研究概况 ◆

试验名称	ALMANAC
研究类型	随机对照试验
入组时间	1999 年 11 月～ 2003 年 10 月
入组患者	1031 例临床腋窝淋巴结阴性乳腺癌
分组情况	第 1 组（n=515）：SLNB，前哨淋巴活检 第 2 组（n=516）：ALND，腋窝淋巴结清扫术 SLNB 组，SLN 阴性仅行 SLNB，SLN 阳性行 ALND 或腋窝放疗
研究结果	术后 1 年淋巴水肿发生率：第 1 组 5%，第 2 组 13%（P<0.001） 术后 1 年感觉缺失发生率：第 1 组 11%，第 2 组 31%（P<0.001） 生活质量评估，两组间具有统计学差异（P ≤ 0.003） 术后 1 年腋窝局部复发：第 1 组 1 例，第 2 组 4 例 术后 1 年死亡患者：第 1 组 7 例，第 2 组 7 例

SLN: Sentinel lymph node, 前哨淋巴结；ALND: Axillary lymph node dissection, 腋窝淋巴结清扫术；SLNB: Sentinel lymph node biopsy, 前哨淋巴结活检。

研究简介：

英国 ALMANAC 试验是一项国际多中心随机临床研究，比较接受前哨淋巴结活检（SLNB）的临床腋窝淋巴结阴性浸润性乳腺癌和接受标准腋窝治疗（ALND）的患者生活质量结果。1999 年 11 月至 2003 年 10 月，1031 例临床腋窝淋巴结阴性患者随机分为 SLNB 组和 ALND 组。主要观察指标为手臂及肩部并发症和患者生活质量。研究主要目的是评估腋窝并发症、卫生经济学效益、患者生活质量以及腋窝复发等。随访 1 年，SLNB 与 ALND 相比，患者并发症明显降低，生活质量明显改善，SLNB 可成为临床腋窝淋巴结阴性早期乳腺癌首选治疗方法。

研究者简介：

Robert E. Mansel：英国威尔士大学医学院外科系主席，编辑《乳腺疾病诊断彩色图谱》等书籍。

编者按：

早期临床腋窝淋巴结阴性乳腺癌行 SLND，术后并发症少，生存质量高。

参考文献：

MANSEL R E,FALLOWFIELD L,KISSIN M,et al.Randomized multicenter trial of sentinel node biopsy versus standard axillary treatment in operable breast cancer:the ALMANAC Trial[J].J Natl Cancer Inst,2006,98(9):599-609.

◆ 6-3-3 研究概况 ◆

试验名称	ACOSOG Z0011
研究类型	随机对照试验
试验分期	Ⅲ期
入组时间	1999年5月～2004年12月
入组患者	891例SLN阳性（1-2个）乳腺癌（T1-T2）
分组情况	第1组（n=445）：SLND → ALND 第2组（n=446）：SLND →无进一步腋窝治疗
研究结果	5年DFS：第1组82.2%，第2组83.9%（P=0.14） 5年OS：第1组91.8%，第2组92.5%（P=0.25）

SLN: Sentinel lymph node, 前哨淋巴结；ALND: Axillary lymph node dissection, 腋窝淋巴结清扫术；SNR/SLND: Sentinel Lymph Node resection/Sentinel lymph node dissection, 前哨淋巴结切除术；SLNB: Sentinel lymph node biopsy, 前哨淋巴结活检；BRCA: BReast CAncer gene, 乳腺癌基因；DFS: Disease free survival, 无病生存期；OS: Overall survival, 总生存期；CI: Confidence interval, 置信区间。

研究简介：

2013年ASCO会议公布了NSABP B-32试验10年结果，被评为当年度Best of ASCO摘要。NSABP B-32试验显示，SLN阴性时，仅接受SLN切除和接受腋窝清扫的患者临床结果相当。临床研究接下来任务是探讨1个前哨淋巴结阳性时，是否一定要行ALND。SLND能准确识别早期乳腺癌腋窝淋巴结转移，但目前尚不清楚进一步腋淋巴结清扫是否会影响生存率。为探讨ALND对乳腺癌前哨淋巴结转移患者生存率的影响，美国肿瘤外科医师学会研究组（ACOSOG）进行Z0011临床试验，在115个地区进行的3期非劣效性试验，1999年5月到2004年12月招募患者。入组患者为女性临床T1-T2浸润性乳腺癌，临床检查淋巴结阴性，冰冻切片、触诊制片或HE染色证实有1~2个SLN转移。891例患者随机分为SLNB组（446例）和进一步ALND组（445例）。所有患者接受乳腺区段切除和全乳腺放疗，此外按病情行全身辅助治疗，SLND确认SLN转移的患者随机接受ALND或不再接受进一步腋窝治疗。OS是主要研究终点，单侧风险比小于1.3的非劣势边际表明SLND不逊于ALND；DFS是次要研究终点。中位随访6.3年（末次随访2010年3月4日），ALND组和SLNB组患者5年乳腺复发率分别为3.7%和2.1%（P=0.16），5年淋巴结复发率分别为0.6%和1.3%（P=0.44）。多变量分析显示，患者年龄（P=0.026）和肿瘤高分级是复发独立预测因子。ALND组和SLNB组5年OS分别为91.8%（95%CI，89.1%-94.5%）和92.5%（95%CI，90.0%-95.1%）（P=0.25）。ALND组和SLNB组5年DFS分别为82.2%（95%CI，78.3%-86.3%）和83.8%（95%CI，80.2%-87.9%）（P=0.14）。未经调整的治疗相关总生存风险比为0.79（90%CI，0.56-1.11），调整年龄和辅助治疗后的风险比为0.87（90%CI，0.62-1.23）。因此，对于存在1～2个阳性SLN且行保乳手术、放疗和全身治疗的乳腺癌患者而言，ALND相对于SLNB无生存获益。

研究者简介：

Armando E. Giuliano，1973年毕业于芝加哥大学的普利兹克医学院，约翰韦恩癌症研究所自然科学与医药卫生中心主任。美国外科医师学会理事。曾任美国肿瘤外科医师学会研究组（ACOSOG）乳腺癌专业委员会主席。临床研究主要聚焦早期乳腺癌管理和乳腺癌生活质量问题。他发起 Z0010 和 Z0011 研究使早期乳腺癌治疗标准发生重大变化。成为倡导前哨淋巴结活检的先驱，使早期乳腺癌避免更广泛手术，减少淋巴水肿和肩部问题等并发症发生率。

编者按：

ACOSOG Z0011 试验结果表明，对存在 1~2 个前哨淋巴结阳性且行保乳手术、放疗和全身治疗的乳腺癌，行腋窝淋巴结清扫与否，其 OS、DFS 和局部复发率无显著差异，前哨淋巴结 1~2 枚阳性乳腺癌并不能进一步从 ALND 获益，因此对某些特定条件的前哨淋巴结转移患者可不必行 ALND。

参考文献：

GIULIANO A E,HUNT K K,BALLMAN K V,et al.Sentinel Lymph Node Dissection With and Without Axillary Dissection in Women With Invasive Breast Cancer and Sentinel Node Metastasis:A Randomized Clinical Trial[J].JAMA,2011,305(6):569–575.

◆ 6-3-4 研究概况 ◆

试验名称	ACOSOG Z0010
研究类型	随机对照试验
试验分期	Ⅲ期
入组时间	1999 年 5 月～ 2003 年 5 月
入组患者	5210 例临床 T1-2N0M0 乳腺癌
分组情况	通过病理切片免疫组化染色检测确定前哨淋巴结及骨髓转移情况 第 1 组（n=349）：SLN 阳性 第 2 组（n=2977）：SLN 阴性 第 3 组（n=104）：骨髓微转移阳性 第 4 组（n=3309）：骨髓微转移阴性
研究结果	5119 例 SLN 样本 HE 染色，3904 例（76.3%）肿瘤阴性 3326 例 SLN 样本免疫组化染色，349 例（10.5%）肿瘤阳性 5 年 OS：第 1 组 95.1%，第 2 组 95.7%（P=0.64） 3413 例骨髓样本免疫组化染色，104 例（3.0%）肿瘤阳性 5 年 OS：第 3 组 90.1%，第 4 组 95.0%（P=0.01）

HE 染色：Hematoxylin-eosin staining, 苏木精－伊红染色法；BMM：Bone marrow micrometastasis, 骨髓微转移；SLN：Sentinel lymph node, 前哨淋巴结；SLND：Sentinel lymph node dissection , 前哨淋巴结切除术；HR：Hazard ratio, 风险比；CI：Confidence interval, 置信区间。

研究简介：

ACOSOG Z0010 研究探讨了 SLN 微转移和骨髓微转移与早期乳腺癌预后的关系。1999 年 5 月 ~2003 年 5 月，入组临床 T1 或 T2 期浸润性乳腺癌，无淋巴结转移，且接受局部肿瘤切除、SLN 活检术以及全乳放疗。5210 例患者均接受保乳术和 SLN 活检，手术时骨髓活检最初是可选的，后来是强制性的（2001 年 3 月），骨髓活检在病灶切除、SLN 活检术前进行。通过 HE 染色对患者 SLN 进行评估，阴性淋巴结需进一步免疫组化检测。由中心实验室对骨髓活检样本行免疫细胞化学染色检测。本研究排除接受新辅助治疗患者，是否对患者行辅助性治疗由经治医师决定。5119 例 SLN 样本，3904 例（76.3%）HE 染色肿瘤阴性，3326 例 SLN 标本行免疫组化，349 例（10.5%）肿瘤阳性。3413 例骨髓标本行免疫细胞化学检测，104 例（3.0%）肿瘤阳性。中位随访 6.3 年（至 2010 年 4 月），435 例死亡，376 例复发。HE 染色阴性 SLN 患者中，免疫组化阴性与免疫组化阳性 SLN 患者的总生存率无显著性差异（P=0.64），5 年生存率分别为 95.7%（95% CI，95.0%-96.5%）和 95.1%（95%CI，92.7%-97.5%）。免疫组化显示 SLN 转移与 OS 无明显相关性（未调整 HR=0.90，95%CI，0.59-1.39，P=0.64）。骨髓转移与 OS 降低相关，骨髓免疫组化阴性和阳性 5 年生存率分别为：95.0%（95% CI，94.3%-95.8%）和 90.1%（95% CI，84.5%-96.1%）(P=0.01)(未调整 HR=1.94，95% CI，1.02-3.67，P=0.04)。接受保乳治疗和 SLN 清扫的乳腺癌，免疫组化证明 SLN 有无微转移与 OS 无关；骨髓微转移虽罕见，但与 OS 下降相关。

研究者简介：

Armando E. Giuliano，美国外科医师学会理事。曾任美国肿瘤外科医师学会研究组（ACOSOG）乳腺癌专业委员会主席。

编者按：

ACOSOG Z0010 发现影响患者预后的是骨髓微转移而非 SLN 微转移，骨髓微转移患者总生存明显降低。一直以来，有关乳腺癌是全身性疾病的理论缺乏最直接临床证据，本研究在早期乳腺癌（T1-2N0M0）发现 3.0% 的骨髓微转移，为乳腺癌系统性治疗提供有力证据。

参考文献：

GIULIANO A E,HAWES D,BALLMAN K V,et al.Association of occult metastases in sentinel lymph nodes and bone marrow with survival among women with early-stage invasive breast cancer[J].JAMA,2011,306(4):385-393.

◆ 6-3-5 研究概况 ◆

试验名称	NSABP B-32
临床试验编号	NCT00003830
试验分期	Ⅲ 期
研究类型	随机对照试验
入组时间	1999 年 5 月～ 2004 年 2 月
入组患者	5611 例临床腋淋巴结阴性乳腺癌
分组情况	第 1 组（2807 例）：SNR + ALND 第 2 组（2804 例）：SNR（SLN 阴性），SNR + ALND（SLN 阳性）
研究结果	8 年 DFS：第 1 组 82.4%，第 2 组 81.5%（P=0.54） 8 年 OS：第 1 组 91.8%，第 2 组 90.3%（P=0.12） 作为首发事件的局部淋巴结复发： 第 1 组 8 例，第 2 组 14 例（P=0.22） 10 年 DFS：第 1 组 76.9%，第 2 组 76.9% 10 年 OS：第 1 组 88.9%，第 2 组 87.8%（P=0.27） 局部复发率：第 1 组 4.3%，第 2 组 4.0%（P=0.77）

SLN: Sentinel lymph node, 前哨淋巴结；ALND: Axillary lymph node dissection, 腋窝淋巴结清扫术；SNR: Sentinel Lymph Node resection, 前哨淋巴结切除术；DFS: Disease free survival, 无病生存期；OS: Overall survival, 总生存期；HR: Hazard ratio, 风险比；CI: Confidence interval, 置信区间。

研究简介：

NSABP B-32 试验是一项评价临床腋淋巴结阴性患者行前哨淋巴结切除术作为标准替代腋淋巴结清扫的前瞻性随机临床试验，旨在明确乳腺癌行 SLN 切除术是否达到与 ALND 相同生存率和区域控制，且副作用更少。1999 年 5 月 1 日 –2004 年 2 月 29 日在加拿大和美国的 80 个中心进行随机对照 Ⅱ 期试验。试验选择临床腋淋巴结阴性乳腺癌，就前哨淋巴结活检和腋淋巴结清扫后局部复发率、OS 率进行比较，同时比较 2 组并发症、患者自我评价，以及能否提供相同预后信息。

NSABP B-32 研究是迄今为止规模最大的比较前哨淋巴结阴性乳腺癌接受 SLN 切除或 ALND 的前瞻性研究。研究共纳入 5611 例可手术、N0、侵袭性乳腺癌，随机分为 SNR + ALND 组（第 1 组）和 SNR（SLN 阴性）、SNR + ALND（SLN 阳性）（第 2 组），随机分配比为 1 : 1。分层变量为入院年龄（≤ 49 岁，≥ 50 岁），临床肿瘤大小（≤ 2.0 cm，2.1–4.0 cm，≥ 4.1 cm），手术计划（肿瘤切除术，乳腺切除术）。用蓝色染料和放射性示踪剂切除 SLN。

结果分析在那些被评估为具有可用数据，同时前哨淋巴结病理阴性患者中进行，主要观察终点是 OS。分析是在意向治疗基础上进行，死亡原因统计全因死亡。有随访资料 SLN 阴性患者中位随访 95.6 月（70.1 月 ~126.7 月）。5611 例患者中 3989 例患者（71.1%）为 SLN 阴性。有随访资料 3986 例 SLN 阴性患者有 309 例死亡：第 1 组 1975 例患者有 140 例死亡，第 2 组 2011 例患者有 169 例死亡。对总生存期进行对数秩比较第 1 组和第 2 组（未调整 HR=1.20，95%CI，0.96–1.50，P=0.12）。8 年 Kaplan–Meier 估计总生存率，第 1 组 91.8%（95%CI，90.4–93.3），第 2 组 90.3%（95%CI，88.8–91.8）。对无病生存进行比较（未调整 HR=1.05，95%CI，0.90–1.22，P=0.54）。8 年无病生存率 Kaplan–Meier 估计值分别为 82.4%（95%CI，80.5–84.4）和 81.5%（95%CI，79.6–83.4）。第 1 组 8 例区域淋巴结复发，第 2 组 14 例区域淋巴结复发（P=0.22）。最常见不良反应是过敏反应，多与蓝色染料有关。组间总体生存率、无病生存率和区域控制率无统计学差异。随访 10 年，两组 OS 无显著差异（HR=1.11，P=0.27）。10 年 OS 在 SNR 组为 87.8%，在 SNR + ALND 组为 88.9%。两组 DFS 也无显著差异（HR=1.01，P=0.92）。10 年 DFS 率两组均为 76.9%。局部事件累积发生率较低（SNR 4.0%，SNR+ALND 4.3%），组间无显著差异（HR=0.95，P= 0.77）。

接受 SNR 或 SNR + ALND 的 SLN 阴性患者的 10 年 OS 和 DFS 无显著差异，对这部分患者，SNR 可以代替 ALND。

研究者简介：

David Krag，普通外科医生，肿瘤外科教授，任职于佛蒙特州大学乳腺癌医学中心。1980 年毕业于芝加哥洛约拉大学特里奇医学院。

编者按：

NSABP B-32 是乳腺癌里程碑式研究，当前哨淋巴结阴性时，接受前哨淋巴结切除术和接受腋窝淋巴结清扫术的患者临床预后相当。对于临床腋窝淋巴结阴性的早期乳腺癌，前哨淋巴结可代替腋窝淋巴结清扫术，是一种适当、安全和有效的治疗方法。

参考文献：

JULIAN T B,ANDERSON S J,KRAG D N,et al.10-year follow-up results of NSABP B-32,a randomized phase Ⅲ clinical trial to compare sentinel node resection (SNR) to conventional axillary dissection (AD) in clinically node-negative breast cancer patients[J].J Clin Oncol,2013,31:1000-1000.

KRAG D N,ANDERSON S J,JULIAN T B,et al.Sentinel-lymph-node resection compared with conventional axillary-lymph-node dissection in clinically node-negative patients with breast cancer: overall survival findings from the NSABP B-32 randomised phase 3 trial[J].Lancet Oncol,2010,11(10):927-933.

◆ 6-3-6 研究概况 ◆

试验名称	IBCSG 23-01
临床试验编号	NCT00072293
研究类型	随机对照试验
试验分期	Ⅲ期
入组时间	2001 年～ 2010 年
入组患者	934 例前哨淋巴结微转移且肿物不超过 5 cm 的乳腺癌
分组情况	第 1 组（n=467）：未行腋窝淋巴结清扫 第 2 组（n=464）：腋窝淋巴结清扫
研究结果	5 年 DFS：第 1 组 87.8%，第 2 组 84.4 %（P=0.16） 5 年 OS：第 1 组 97.5%，第 2 组 97.6 %（P=0.73）
	10 年 DFS：第 1 组 76.8%，第 2 组 74.9 % %（P=0.24） 10 年 OS：第 1 组 90.8%，第 2 组 88.2 %（P=0.20）

ALND: Axillary lymph node dissection, 腋窝淋巴结清扫术; SLND: Sentinel lymph node dissection, 前哨淋巴结切除术；BCS: Breast conserving surgery, 保乳术；AD: axillary dissection, 腋窝淋巴结清扫; SLNMM: Sentinel Lymph node micrometastases, 前哨淋巴结微转移；HR: Hazard ratio, 风险比；CI: Confidence interval, 置信区间。

研究简介：

乳腺癌前哨淋巴结转移，ALND 已成为标准治疗方法；对于前哨淋巴结受累有限的患者，ALND 可能会过度治疗。针对此问题，国际乳腺癌研究组（International Breast Cancer Study Group，IBCSG）研究腋窝前哨淋巴结有一个或多个微转移（≤2mm），原发肿瘤≤ 5cm，SLND 在 DFS、OS、复发率是否不劣于 ALND，进行 IBCSG 23-01 试验。这项多中心、随机、非劣效 3 期试验于 2001.4.1-2010.2.28 入组 6681 例乳腺癌，其中 934 例 SLNMM 且肿物不超过 5 cm 患者随机分配（1：1）。主要研究终点 DFS，非劣效定义为无腋窝清扫（无 AD）与腋窝清扫（AD）的 HR<1.25。AD 组 464 例，改良根治术占 9%（n=44），保乳术占 91%（n=420），保乳术后未行局部放疗占 2%（n=10），接受辅助治疗占 95%（n=441）；无 AD 组 467 例，乳腺切除术占 9%（n =42），保乳术 91%（n = 425），保乳术后未接受辅助治疗占 3%（n=12），术后接受辅助治疗占 97%（n = 451）。中位随访 5 年（3.6-7.3 年），AD 组 48 例和无 AD 组 47 例发生乳腺癌相关事件。5 年 DFS 率无 AD 组 87.8%（84.4%-91.2%），AD 组 84.4%（80.7%-88.1%），5 年 OS 率无 AD 组 97.5%（95.8%-99.1%），AD 组 97.6%（96.0%-99.2%）；两组差异均无统计学意义。3-4 级不良反应，包括 1 例感觉神经病变（3 级），3 例淋巴水肿（2 例 3 级和 1 例 4 级），3 例运动神经病变（3 级）均在 AD 组，无 AD 组 1 例 3 级运动神经病变。AD 组出现 1 例严重不

良事件，为术后腋窝感染。

中位随访 9.7 年（7.8-12.7 年），10 年 DFS 无 AD 组为 76.8% (95% CI，72.5%-81.0%)，AD 组 74.9% (70.5%-79.3%) (HR=0.85，95% CI，0.65-1.11，对数秩检验 P=0.24，非劣效 P=0.0024)。10 年 OS 无 AD 组 90.8% (95% CI，87.9%-93.8%)，AD 组 88.2% (84.8%-91.6%) (HR=0.78，95% CI，0.53-1.14，P=0.20)。长期手术并发症包括淋巴水肿：无 AD 组 453 例中 16 例 (4%)，AD 组 447 例中 60 例 (13%)；感觉神经病变：无 AD 组 57 例 (13%)，AD 组 85 例 (19%)；运动神经病变：无 AD 组 14 例 (3%)，AD 组 40 例 (9%)。AD 组出现 1 例严重不良事件，为术后腋窝感染，需住院治疗，治愈后无后遗症。

研究者简介：

Viviana Galimberti，自 1985 年任米兰国家癌症研究所研究员，1998 年任 IEO 乳腺护理部副主任，2001 年任分子乳腺科主任。欧洲肿瘤研究所生物分子部在乳腺护理部门的跨学科合作协调员，欧洲肿瘤研究所乳腺癌特别小组成员。

编者按：

IBCSG23-01 试验长期随访证明：对于仅有 1 或多个前哨淋巴结微转移的早期乳腺癌患者，放弃腋窝淋巴结清扫未产生不良结局。这项研究结论对临床实践有重要参考价值和指导意义，面对临床伴有前哨淋巴结微转移早期乳腺癌，临床医生将更有依据选择不行腋清，减少患者手术创伤和腋清术后并发症。

参考文献：

GALIMBERTI V,COLE B F,ZURRIDA S,et al.Axillary dissection versus no axillary dissection in patients with sentinel-node micrometastases (IBCSG 23-01):a phase 3 randomised controlled trial[J].Lancet Oncol,2013,14(4):e254.

GALIMBERTI V,COLE B F,VIALE G,et al.Axillary dissection versus no axillary dissection in patients with breast cancer and sentinel-node micrometastases (IBCSG 23-01):10-year follow-up of a randomised,controlled phase 3 trial[J]. Lancet Oncol,2018,19(10):1385-1393.

◆ 6-3-7 研究概况 ◆

试验名称	ACOSOG Z1071
临床试验编号	NCT00881361
入组时间	2009 年 7 月～ 2011 年 7 月
入组患者	756 例 T0-T4，N1-N2，M0 早期乳腺癌，663 例可评估的 cN1 中，649 例接受新辅助化疗，随后行 SLN 手术和 ALND
研究结果	46 例 (7.1%)SLN 无法鉴别 78 例 (12.0%) 切除 1 枚 SLN 其余 525 例行切除 ≥ 2 个 SLN 215 例腋窝淋巴结未发现癌，pCR 率 41.0%（95%CI 36.7%-45.3%) 39 例经 SLNs 未发现癌，后经 ALND 发现淋巴结转移 假阴性率 12.6%（90% Bayesian 置信区间，9.85%-16.05%)

SLN: Sentinel lymph node, 前哨淋巴结；ALND: Axillary lymph node dissection, 腋窝淋巴结清扫术；SLND: Sentinel lymph node dissection , 前哨淋巴结切除术；SLNB: Sentinel lymph node biopsy, 前哨淋巴结活检；HER2: Human epidermalgrowth factor receptor-2, 人表皮生长因子受体 -2；pCR:

Pathologic complete response, 病理完全缓解；TNBC: Triple-negative breast cancer, 三阴性乳腺癌；
NAC: Neoadjuvant chemotherapy, 新辅助化疗；FNR: False negative rate, 假阴性率。

研究简介：

为研究新辅助化疗降期后行 SLND 能否替代 ALND，ACOSOG 进行 Z1071 试验，2009
年7月至2011年6月，136个机构招募756例 T0-T4，N1-N2，M0 早期乳腺癌，新辅助
化疗后行 SLND 和 ALND。主要研究终点为 cN1 乳腺癌化疗后 SLND 假阴性率（FNR）。
新辅助化疗后663例 cN1 患者，649例化疗后接受 SLND 和 ALND，46例（7.1%）未发
现 SLN；78例（12.0%）仅切除1枚 SLN。其余525例切除2枚或2枚以上 SLN，215例
腋结均未发现癌，淋巴结 pCR 率41.0%。39例 SLND 未检出癌，而在 ALND 检出癌，FNR
为12.6%。新辅助化疗后接受2次或更多次 SLNs 检查的 cN1 乳腺癌女性患者 FNR 不低于
10%。考虑到该 FNR 阈值，治疗方式的改变和患者选择等可提高敏感性的因素也是支持
SLNB 代替 ALND 的必要因素。

研究者简介：

Kelly K. Hunt，德克萨斯大学安德森癌症中心乳腺外科医生。获德克萨斯大学安德森
癌症中心教师成就奖，入选斯顿女性名人堂。

编者按：

ACOSOG Z1071 研究回答了新辅助化疗降期后患者是否可以行 SLND 代替 ALND 的问
题。乳腺癌治疗观念转变为：局部晚期乳腺癌经新辅助化疗也可行 SLNB，根据前哨淋巴结
状态，决定是否行腋窝淋巴结清扫。

参考文献：

BOUGHEY J C,SUMAN V J,MITTENDORF E A,et al.Alliance for Clinical Trials in
Oncology.Sentinel lymph node surgery after neoadjuvant chemotherapy in patients with node-
positive breast cancer:the ACOSOG Z1071 (Alliance) clinical trial[J].JAMA,2013,310(14):1455-
1461.

◆ 6-3-8 研究概况 ◆

试验名称	SENTINA
研究类型	队列研究
入组时间	2009 年 9 月～2012 年 5 月
入组患者	103 个机构 1737 例 cN0-1 乳腺癌
分组情况	A 组（n=662）：临床 cN0，在新辅助化疗前接受 SLNB B 组（n=360）：SLNB 阳性，新辅助化疗后再次 SLNB C 组（n=592）：临床腋结阳性（cN1），新辅助化疗后呈 cN0，行 SLNB +ALND D 组（n=123）：cN1，新辅助化疗后仍为 cN1，直接行 ALND
研究结果	A 组和 B 组新辅助化疗前 SLNB 检出率 99.1% C 组初始临床腋结阳性、化疗后腋结转阴患者 新辅助化疗后 SLNB 检出率为 80.1%，假阴性率 14.2% B 组新辅助化疗后进行第二次前哨淋巴结活检术的患者 检出率 60.8%，假阴性率 51.6%

SLN: Sentinel lymph node, 前哨淋巴结；ALND: Axillary lymph node dissection, 腋窝淋巴结清扫术；

SLNB: Sentinel lymph node biopsy, 前哨淋巴结活检；NAC: Neoadjuvant chemotherapy, 新辅助化疗。

研究简介：

临床腋淋巴结阳性患者经新辅助治疗后降期为临床及影像学阴性，之后行 SLNB 在部分单中心、小样本研究中获得成功，基于相关研究的荟萃分析也提示其具有较高成功率和假阴性率，但其假阴性率尚未在多中心、大样本研究中得到认可。对接受新辅助化疗的乳腺癌行前哨淋巴结活检的最佳时机尚不确定。欧洲 SENTINA（SENTinelNeoAdjuvant）试验旨在评估对接受新辅助化疗患者行标准化 SLNB 的时机选择，本研究为前瞻性、多中心、队列研究，在德国和奥地利 103 个机构进行，共纳入 1737 例至少接受过 6 疗程基于蒽环类药物的新辅助化疗的 cN0-1 乳腺癌。所有分期为 cN0 的患者在前期都接受了 SLNB，如果 SLNB 阴性，就不再接受 ALND（A 组），SLNB 阳性，需要在新辅助治疗结束后接受第二次 SLNB 及 ALND（B 组）。所有 cN+ 患者都先接受新辅助化疗，其中转为 cN0 的患者接受 SLNB 和 ALND（C 组），那些仍然为 cN+ 的患者直接行 ALND（D 组）。主要研究终点是新辅助化疗（C 组）期间从 cN1 转为临床淋巴结阴性（ycN0）患者在新辅助化疗后 SLNB 准确性（假阴性率）。次要观察指标包括新辅助化疗前后 SLNB 检出率比较，以及前哨淋巴结清扫后 SLNB 假阴性率和检出率的比较。

在接受治疗的 1737 例患者中，1022 例在新辅助化疗前接受了前哨淋巴结活检（A 和 B 组），检出率 99.1%（95% CI，98.3%-99.6%，1022 例中的 1013 例）。在新辅助化疗后从 cN+ 转为 ycN0 的患者（C 组），检出率 80.1%（95% CI，76.6%-83.2%，592 例中有 474 例），假阴性率 14.2%（95% CI，9.9%-19.4%，226 例中有 32 例）。切除一枚前哨淋巴结的假阴性率为 24.3%（70 例中的 17 例），切除两枚前哨淋巴结的假阴性率 18.5%（54 例中的 10 例）（C 组）。在新辅助化疗后行第二次前哨淋巴结活检手术的患者中（B 组），检出率 60.8%（95% CI，55.6%-65.9%，360 例中有 219 例），假阴性率 51.6%（95% CI，38.7%-64.2%；64 例中有 33 例）。

研究者简介：

Thorsten Kuehn，欧洲乳腺癌外科试验者研究组织（EUBREAST）主席，德国库恩教授是德国乌尔姆大学妇科和产科系的资深医生。图宾根大学学术教学医院——埃斯林根/内卡医院妇女健康临床中心的主任医师，埃斯林根跨学科乳腺中心负责人。GBG（德国乳腺集团）外科分委员会成员，AGO-B（德国妇科肿瘤学工作组"乳腺"研究委员会）执行委员会成员，欧洲乳腺癌研究组织外科试验者（EUBREAST）的创始成员和主席。

编者按：

研究表明 SLNB 是新辅助化疗前可靠的诊断方法，对于拟接受新辅助化疗的患者，在治疗之前行 SLNB 具有更高的确诊率以及较低的假阴性率。

参考文献：

KUEHN T,BAUERFEIND I,FEHM T,et al.Sentinel-lymph-node biopsy in patients with breast cancer before and after neoadjuvant chemotherapy (SENTINA):a prospective,multicentre cohort study[J].Lancet Oncol,2013,14(7):609-618.

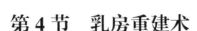

第 4 节　乳房重建术

◆ 6-4-1 研究概况 ◆

研究名称	Effects of immediate breast reconstruction on psychosocial morbidity after mastectomy
研究类型	随机对照试验
入组时间	1978 年 10 月～1980 年 7 月
入组患者	64 例原发可手术乳腺癌（T1,2N0,1）
分组情况	第 1 组（n=33）：乳房切除术后即刻重建 第 2 组（n=31）：乳房切除术后延迟重建（12 月后）
研究结果	术后 3 月，即刻乳房重建组患者精神疾病发病率低于对照组（P<0.05） 协方差分析显示，术后 3 月一般健康问卷调查评分是影响结果的非独立变量，乳房重建、患者婚姻关系和系统治疗方案是独立变量 婚姻不美满患者，即刻乳房重建者一般健康问卷调查评分较低（P<0.02）；婚姻美满患者，是否即刻乳房重建对精神疾病结果无影响 术后 12 月评估，两组患者精神疾病发病无统计学差异

研究简介：

乳腺癌乳房切除术后可能会导致精神、社会心理异常情况出现，可能与患者意识到疾病的痛苦有关，或因乳房切除术后的躯体残缺导致，或兼而有之。乳房重建术可有效减少躯体残缺，此项试验旨在研究乳房切除术后即刻硅胶假体植入乳房重建术对患者的社会心理影响。1978 年 10 月~1980 年 7 月 125 例年龄 <60 岁的原发可手术乳腺癌被邀请参加此项试验，所有患者都被安排精神科约谈，评估其社会工作能力、婚姻和性关系及精神状态。研究中精神疾病的诊断需遵循多项专业表格及评分判定。获邀 125 例女性中，64 例参加这项临床试验，在乳房切除时被随机分配到两组，一组即刻乳房重建组，一组乳房切除术后 1 年乳房重建。术后 3 月和 12 月均行精神评估。结果显示，术后即刻乳房重建组 33 例与对照组 31 例相比，年龄、婚姻状态、TNM 分期及治疗方式均无差异。术后 3 月通过一般健康问卷调查评估发现，即刻乳房重建组患者精神疾病发病率低于对照组（P<0.05）。协方差分析显示，术后 3 月的一般健康问卷调查评分是影响结果的非独立变量，而乳房重建、患者婚姻关系和系统治疗方案是独立变量。进一步分析发现，在婚姻不美满的患者中，即刻乳房重建者一般健康问卷调查评分较低（P<0.02）；对于婚姻美满患者，是否即刻乳房重建对精神疾病结果无影响。术后 12 月进行评估，两组患者精神疾病发病无统计学差异。

研究者简介：

C.Dean，英国爱丁堡大学精神病学与临床外科学系教授。

编者按：

通过即刻假体植入这一简单措施完成乳房重建，可降低术后精神疾病发生率。

参考文献：

DEAN C,CHETTY U,FORRESTA P.Effects of immediate breast reconstruction on psychosocial morbidity after mastectomy[J].Lancet,1983,1(8322):459-462.

◆ 6-4-2 研究概况 ◆

研究名称	SVEA		
研究类型	前瞻性随机对照试验		
入组时间	1995 年～ 1996 年		
入组患者	75 例乳房重建患者		
分组情况	第 1 组（n=16）：胸背外侧皮瓣乳房重建		
	第 2 组（n=30）：背阔肌皮瓣乳房重建		
	第 3 组（n=29）：带蒂腹直肌皮瓣乳房再造		
研究结果	随访 1 年		
	不同乳房重建方法对患者生活影响无显著差异 大部分患者对乳房重建术后整形效果非常满意，乳房重建后生活质量得到了改善，背阔肌和腹直肌肌皮瓣乳房再造后的乳房相对于胸背外侧皮瓣重建的乳房来说与对侧乳房的相似度更高		
	放疗和非放疗患者，三种乳房再造方法无明显差异，均产生良好整形效果		
	研究中未发现乳房重建产生负面影响		

研究简介：

　　SVEA 研究于 1995 年至 1996 年进行，探讨三种方法：胸背外侧皮瓣、背阔肌皮瓣及带蒂腹直肌皮瓣对重要生活领域、患者美容效果及生活品质的影响。在随机分组前和术后 6、12 个月完成问卷调查。术前问卷调查了乳房切除和期望对重建的影响。后续调查问卷涉及对美容效果的满意度以及对重要生活领域的影响。在所有评估点完成健康相关生活质量问卷（SF-36）。

　　该研究选取斯德哥尔摩肿瘤科和外科的 87 例患者，75 例接受了乳房再造术：16 例采用胸背外侧皮瓣，30 例采用背阔肌皮瓣，29 例采用带蒂腹直肌皮瓣（TRAM 皮瓣）。根据乳房重建方式不同随机分为 3 组，采用问卷调查方式进行数据采集，统计分析结果显示：不同乳房重建方法对患者生活影响没有显著差异；并不是更复杂的乳房重建方法就能提高患者的满意度和生活质量。大多数患者在术后 6 月及 1 年评估时生活各方面都有改善，在社交场合第 2、3 组患者得分明显高于第 1 组。乳房重建效果和预期结果相比，所有患者乳房重建的预期效果都在很大程度上得到了满足，只有亲密场合这一项结果低于患者期望值。在整形效果上，大多数患者对乳房重建后的整形效果很满意，唯一有统计学差异的是第 2、3 组与对侧乳房相似程度比第 1 组高，但第 1 组对术后瘢痕满意度最高。SF-36 调查问卷中三种重建术后患者的社会功能和心理健康都有显著改善，三种重建方法之间无显著差异。放疗与非放疗患者中，三种重建方法患者生活质量及整形效果上无显著差异，只有一点，第 2 组中放疗患者较非放疗患者瘢痕满意度低，第 3 组中则相反。

研究者简介：

　　Yvonne Brandberg，瑞典斯德哥尔摩卡洛林斯卡研究所肿瘤病理系及外科教授。

编者按：

　　该研究比较了常用的三种乳房重建手术在改善患者生活质量方面无显著差异，因此所有乳房切除术后患者可建议行乳房重建，在保证患者满意度和生活质量的前提下创造出更简单更先进的乳房重建方法。

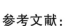

参考文献：

A Prospective and Randomized Study, "SVEA",Comparing Effects of Three Methods for Delayed Breast Reconstruction on Quality of Life,Patient-Defined Problem Areas of Life,and Cosmetic Result[J].Plast Reconstr Surg,2000,105(1):66-74.

◆ 6-4-3 研究概况 ◆

研究名称	Prospective analysis of long-term psychosocial outcomes in breast reconstruction
研究类型	前瞻性队列研究
入组时间	1994 年～ 1999 年
入组患者	173 例乳房切除术后重建的患者
分组情况	第 1 组（n=116）：即刻乳房重建组 第 2 组（n=57）：延迟乳房重建组
研究结果	除了身体形象，无论何种重建术式，即刻乳房重建组在所有社会心理量表都有明显提高
	延迟乳房重建组仅在身体形象方面有评分提高
	延迟乳房重建与组织扩张器 / 假体置入乳房重建相比，带蒂或游离腹直肌皮瓣转移乳房再造的女性身体形象得分更高（P=0.003, P=0.034）

RCT: Reconstruction therapy, 乳房重建；TRAM: Transverse rectus abdominis myocutaneous flap, 横形腹直肌肌皮瓣；FACT-B: Functional assessment of breast cancer treatment, 乳腺癌治疗功能评价。

研究简介：

MBROS（Michigan Breast Reconstruction Outcomes Study）研究是一项关于乳房重建术的多中心前瞻性队列研究，包括组织扩张器或假体植入乳房重建、带蒂腹直肌皮瓣乳房再造、游离腹直肌皮瓣技术。在此研究中，即刻乳房重建和延迟乳房重建均为乳房切除术患者带来实质性社会心理获益。据以往大部分研究观察，重建手术方式未明显影响获益。无论 MBROS 还是类似研究，很少有报道乳房重建术后 1 年以上的社会心理和生活质量结果。已发表的仅有的几项长期研究也存在不同缺陷，比如单中心研究、单一手术方式、证据不足或者是回顾性设计。乳房重建的长期结果研究很重要，因为这些手术结果可能因时而异。之前研究者已阐明自体组织和假体植入术有不同的短期和长期并发症和老化过程。同样，不同乳房重建术式的美学效果也可能随时间改变。

此研究招募 MBROS 研究的部分患者，所有患者均为首次行即刻或延迟乳房重建，包括组织扩张器或假体植入，带蒂腹直肌皮瓣或游离腹直肌皮瓣乳房再造。所有患者均随访至乳房重建术后 2 年以上。参与研究的患者在乳房重建术前，术后 1 年和术后 2 年均会完成一系列关于生活质量、满意度、健康状况、一般幸福感和社会心理信息的问卷调查。至术后 2 年信息完整的患者共 173 例，116 例接受了即刻乳房重建，42 例行组织扩张器 / 假体植入，91 例行带蒂 TRAM 皮瓣乳房再造，40 例行游离 TRAM 皮瓣乳房再造；另外 57 例接受了延迟乳房重建。结果显示，即刻乳房重建组患者在情感角色、生命力、一般心理健康和社会功能方面都有明显获益，相反，身体形象获益无统计学差异。在乳腺癌治疗功能评价（FACT-B）方面，即刻乳房重建组患者术后 2 年评分明显降低。运用回归分析控制年龄和术前得分后，除了 FACT-B 社会幸福评分外，不同术式 7 项社会心理量表评分变化无统计学差异。带蒂 TRAM 皮瓣乳房再造和组织扩张器 / 假体植入乳房重建患者术后 2 年社会幸福评分降低,但游离TRAM皮瓣乳房再造平均分值升高,差异具有统计学意义(P=0.024)。延迟乳房重建组患者身体形象有明显提升。运用回归分析发现,带蒂和游离TRAM皮瓣乳房再造患者与组织扩张器/假体植入乳房重建患者相比,术后2年身体形象评分明显较高(P=0.003,P=0.034)。在保健干预方面,乳房重建达到提高患者健康状况,促进重建术后2年幸存患者恢复的目标。重建术后2年,即刻乳房重建组患者仍有明显的社会心理获益,而延迟乳房重建组患者身体形象的积极效果也逐步显现。乳房重建手术的方式对社会心理影响很小。

研究者简介:

Dunya Atish:美国密歇根大学医学中心,圣约瑟夫仁慈医院整形外科医生。

编者按:

此研究探讨了乳房重建手术对乳腺癌患者的社会心理影响,即刻乳房重建为患者带来显著的社会心理获益,延迟乳房重建患者身体形象更为满意。两种术后均提高患者健康状况。

参考文献:

ATISHA D, ALDERMAN A K, LOWERY J C,et al.Prospective analysis of long-term psychosocial outcomes in breast reconstruction: two-year postoperative results from the Michigan Breast Reconstruction Outcomes Study[J].Annals of Surgery,2008,247:1019-1028.

◆ 6-4-4 研究概况 ◆

研究名称	Survival in breast cancer after nipple-sparing subcutaneous mastectomy and immediate reconstruction with implants: A prospective trial with 13 years median follow-up in 216 patients
研究类型	前瞻性研究
入组时间	1988年12月～1994年9月
入组患者	216例单侧原发乳腺癌
治疗情况	保留乳头的皮下腺体切除术 + 即刻假体置入乳房重建术
研究结果	5年DFS,OS和LRR率分别为68.0,83.5和16.2% 10年DFS,OS和LRR率分别为60.0,80.5和20.8% LRR发生中位时间为术后2.9年(平均4.5年,0.5-14.2年) DM发生中位时间为术后3.6年(平均4.9年,0.2-14.0年) LRR率与年龄有关, 与淋巴结状态、肿瘤大小、ER、组织病理学和分期无关

MRM: Modified radical mastectomy, 乳腺癌改良根治术;NSM: Nipple-sparing subcutaneous mastectomy, 保留乳头的皮下腺体切除术;LRR: Locoregional recurrence, 局部复发;DM: Distant metastases, 远处转移;ER: estrogen receptor, 雌激素受体;OS: Overall survival, 总生存期。

研究简介:

在此项研究进行的同时,部分乳房切除术加放疗成为乳腺癌小肿瘤患者的标准治疗。对体积较大或多病灶乳腺癌(约占45%),一般选择乳腺癌改良根治术(Modified radical mastectomy,MRM)。1984年Hinton等比较MRM和皮下乳房切除后即刻假体置入乳房重建术,发现两种术式的患者生存无统计学差异。本研究主要目的是观察保留乳头的皮下腺体切除术(Nipple-sparing subcutaneous mastectomy, NSM)加即刻假体置入乳房重建术患者的生存,并与其他采纳MRM的乳腺癌现代北欧试验结果相比较。患者局部复发(Locoregional

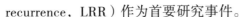

recurrence，LRR）作为首要研究事件。

1988 年 12 月至 1994 年 9 月间，272 例患者接受 NSM，56 例因各种原因被排除。剩余 216 例患者中位年龄 52.8（29 ～ 81）岁，均为单侧原发乳腺癌，不合并其他系统恶性肿瘤，既往未接受过任何治疗。所有患者均行保留乳头的皮下腺体切除术加即刻假体置入乳房重建术，其中 27 例置入硅胶假体，189 例置入毛面生理盐水充注假体。以局部复发（LRR）或远处转移（DM）为首发事件、无病生存（DFS）和总生存（OS）为终点。中位随访期 13 年（平均 11.3 年，0.2 ～ 17.5 年），5 年 DFS，OS 和 LRR 率分别为 68.0%，83.5% 和 16.2%，10 年 DFS，OS 和 LRR 率分别为 60.0%，80.5% 和 20.8%。远处转移（Distant metastases，DM）最常见于骨 / 骨髓（54.5%），肺（18.2%），肝（11.4%）和脑（6.8%）。LRR 发生中位时间为术后 2.9 年（平均 4.5 年，0.5 ～ 14.2 年），DM 发生中位时间为术后 3.6 年（平均 4.9 年，0.2 ～ 14.0 年）。LRR 率与年龄有关，与淋巴结状态、肿瘤大小、ER、组织病理学和分期无关。本研究显示，乳晕下组织冰冻切片特异性 98.5%。LRR 52 例，DM 44 例。DFS 为 51.3%，OS 为 76.4%。照射组和非照射组下呼吸道合并症发生率分别为 8.5% 和 28.4%（P=0.025）。这些结果与其他试验中常规乳房切除术后的结果进行了很好的比较。所有患者在 LRR 发生后至少进行 6 年监测，发现 5 年不再发生 LRR 或 DM 的比例为 60%，OS 为 82%。快速冰冻乳头下组织阴性的 NSM 手术对不适合部分乳房切除的乳癌患者具有肿瘤学安全性。NSM 术后的 LRR 发生与分期和淋巴结状态无关，且不影响 OS。迟发 LRR（≥ 3 年）比早发病例预后稍好。术后放疗可降低 LRR 发生。表明 NSM 是一种肿瘤安全的手术方式，适用于大多数不宜仅行扇形切除的乳腺癌。

研究者简介：

K.P.Benediktsson，瑞典斯德哥尔摩卡罗琳斯卡研究所分子医学及外科学教授。

编者按：

对肿瘤体积较大或者多病灶，不适合保乳术的乳腺癌，可考虑行保留乳头的皮下腺体切除加即刻假体置入乳房重建术，只要术中快速冰冻乳头下组织呈病理学阴性，对患者来说具有良好的肿瘤学安全性。此研究为这一术式的安全性提供循证医学依据。

参考文献：

BENEDIKTSSON K P，PERBECK L.Survival in breast cancer after nipple-sparing subcutaneous mastectomy and immediate reconstruction with implants:A prospective trial with 13 years median follow-up in 216 patients[J].Eur J Surg Oncol,2008,34(2):143-148.

◆ 6-4-5 研究概况 ◆

研究名称	Oncological results of immediate breast reconstruction: long term follow-up of a large series at a single institution
研究类型	单中心非随机临床对照研究
入组时间	1997 年～ 2001 年
入组患者	677 例乳腺癌接受乳房切除术
分组情况	第 1 组（n=518）：IBR，即刻乳房再造 第 2 组（n=159）：NoIBR，非即刻乳房再造

	中位随访 70 月
	两组在总体生存率和 DFS 率上无统计学差异。
研究结果	局部复发率：IBR 组 5.2%，NoIBR 组 9.4%
	区域转移率：IBR 组 1.4%，NoIBR 组 1.3%
	远处转移率：IBR 组 13.9%，NoIBR 组 16.4%
	对侧乳房肿瘤发生率：IBR 组 1.5%，NoIBR 组 1.3%
	死亡率：IBR 组 10.4%，NoIBR 组 16.4%

IBR: Immediate breast reconstruction，即刻乳房再造；NoIBR: No immediate breast reconstruction，非即刻乳房再造。

研究简介：

即刻乳房再造在乳房原位癌中越来越被广泛接受的同时，大部分肿瘤科医生推荐浸润性乳腺癌采用乳房切除后延迟重建。虽然许多报道强调在浸润性乳腺癌中应用假体植入或者皮瓣转移行 IBR 的安全性，但是并无相关的后续研究，也没有对照组与之进行明确比较。为证明 IBR 在浸润性乳腺癌中的安全性，选取在 1997 年 4 月至 2001 年 12 月间接受乳房切除术的 677 例乳腺癌行乳房切除术，518 例（76.5%）接受即刻乳房重建（IBR），159 例接受非即刻乳房重建（NoIBR）。所有患者均为浸润性癌（T1~T3）行 Patey 乳房切除术。根据肿瘤生物学特性和淋巴结状况给予辅助治疗。患者对 IBR 选择是个体化的，两组患者除乳房再造外其余治疗方式相同，均接受乳腺癌改良根治术、三个水平的腋窝淋巴结清扫、相同药物辅助治疗、均不接受放疗，每 6 月随访 1 次，中位随访 70 月（13 ~ 114 月）。每年对患者乳房行影像学检查，对于单纯对侧乳房检查采用钼靶 X 线，双侧乳房则采用超声检查，另外，肝脏、骨、胸部及肿瘤标记物每年复查。该项研究重点在于 IBR 对患者 OS 率及 DFS 率的影响。结果显示，IBR 与 NoIBR 患者的局部复发率为 5.2% 和 9.4%，区域转移率为 1.4% 和 1.3%，远处转移率为 13.9% 和 16.4%，对侧乳房肿瘤发生率为 1.5% 和 1.3%。死亡率为 10.4% 和 16.4%，两组之间在 OS 率和 DFS 率上无统计学差异。本项研究有力地证明 IBR 对于浸润性乳腺癌是一项安全可靠的选择。

研究者简介：

Jean Yves Petit，整形外科医生，欧洲肿瘤研究所整形外科主任。1970 年毕业于巴黎医学院，是前古斯塔夫 – 鲁西癌症研究所乳房外科和整形外科主席（1977–1994 年），主要负责乳房和皮肤肿瘤放疗后引起的皮肤并发症的整形工作，重要成果是关于保留乳头的乳房切除术研究。

编者按：

此研究证明对浸润性乳腺癌来说，即刻乳房再造和延迟乳房再造对患者生存影响无统计学差异，即刻乳房再造对于浸润性乳腺癌是一项安全可靠的选择。

参考文献：

PETIT J Y, GENTILINI O, ROTMENSZ N,et al.Oncological results of immediate breast reconstruction:long term follow-up of a large series at a single institution[J].Breast Cancer Res Treat,2008,112(3):545-549.

◆ 6-4-6 研究概况 ◆

研究名称	BRIOS
临床试验编号	NTR5446
研究类型	前瞻性随机对照试验
入组时间	2013 年 4 月 ~ 2015 年 5 月
入组患者	142 例确诊乳腺癌或具有乳腺癌遗传易感性（BRCA1 或 BRCA2 突变）的女性
分组情况	第 1 组（n=59）：ADM 一期 IBBR 第 2 组（n=62）：二期 IBBR
研究结果	手术并发症：第 1 组 46%，第 2 组 18%（P=0.008） 再次手术：第 1 组 37%，第 2 组 15%（P=0.014） 移除假体、移除 ADM 或二者均移除： 第 1 组 29%，第 2 组 2%（8.80，8.24-9.40，P<0.001） 重度不良反应发生率： 一期 IBBR 组 29%（26/91），二期 IBBR 组 5%（5/92） 轻至中度不良反应两组发生率相似

IBBR: Implant-based breast reconstruction, 假体植入乳房重建；ADMs: Acellular dermal matrices, 脱细胞真皮基质；BRIOS: Breast Reconstruction in One Stage, 一期乳房重建研究；粗 OR: Crude odds ratio。

研究简介：

乳房重建术式有多种选择，最终可归为两类：假体植入乳房重建（Implant-based breast reconstruction，IBBR）和自体组织乳房重建。IBBR 占乳房重建的多数，可以选择一期（即刻假体植入乳房重建）或二期（组织扩张器后假体植入）完成。尽管二期 IBBR 需要再次手术，多次调节组织扩张器，患者负担（时间和治疗次数）较重，且花费高，但多数外科医生偏爱该术式。乳房切除术后的胸大肌后腔隙通常较小，不足以容纳假体，导致假体下极覆盖不够。过去十年中，利用脱细胞真皮基质（Acellular dermal matrices，ADM）增大胸大肌后腔隙，以容纳更大体积的假体或组织扩张器，实现即刻假体植入的应用越来越多。因而一期 IBBR 变得可行，同时可减少患者负担，降低费用。一期 ADM 辅助 IBBR 的美学效果比二期 IBBR 乳房外观更自然。

BRIOS 研究是一项多中心、随机对照的临床试验，旨在比较 ADM 辅助的一期假体植入乳房重建与二期假体植入乳房重建后患者生活质量。2013 年 4 月 14 日至 2015 年 5 月 29 日从荷兰 8 家医院入组 142 例年龄 18 岁以上的乳腺癌或遗传易感性女性（如 BRCA1/2 突变），接受保留皮肤的乳房切除术＋即刻假体植入乳房重建。最终纳入分析：59 例（91 乳房）行 ADM 辅助的一期假体植入乳房重建，62 例（92 乳房）行二期假体植入乳房重建。根据参与者的所在医院和手术类型（治疗或预防）进行分层。主要终点为患者自评生活质量，采用修正后意向治疗人群的健康相关生活质量量表和满意度量表（BREAST-Q）进行定量。两组患者一般特征，包括平均年龄、平均身高体重指数无统计学差异。ADM 一期 IBBR 手术并发症发生率 46%（27/59），二期 IBBR 组 18%（11/62），具有统计学差异（OR=3.47，95%CI，1.39-8.61，P=0.008）。ADM 一期 IBBR 组患者严重不良反应（3 级）发生率为 29%（26/91），包括皮肤坏死，刀口裂开和刀口感染；二期 IBBR 组患者为 5%（5/92）。

ADM 一期 IBBR 组因医学原因再手术比例 37%，二期 IBBR 组 15%（粗 OR=3.7，95%CI，1.31-10.42，P=0.014）。ADM 一期 IBBR 术后早期并发症发生高于二期 IBBR。ADM 一期 IBBR 手术后切口问题明显增加，比如切口裂开，皮瓣坏死和切口感染，导致再手术或者移除假体。本研究建议行 ADM 一期 IBBR 手术需要慎重考虑。结合既往发表的研究结果，BRIOS 研究显示，基于 ADMs 的一期假体植入乳房重建相比于二期假体植入乳房重建，患者的生活质量和满意度评分相似，然而基于 ADMs 的一期假体植入乳房重建不良结局风险显著较高，因此，在临床实践中，应该根据具体情况考虑是否基于 AMD 的一期假体植入乳房重建。

研究者简介：

Rieky E G Dikmans，荷兰阿姆斯特丹自由大学医学中心，整形重建和手外科医学博士，擅长乳房重建，整形外科技术，负责多项临床研究，特色研究包括 BRIOS 临床试验、乳房重建术后的美学测量工具等。

编者按：

乳房重建一步法严重不良事件发生率显著高于两步法，一步法相比两步法有更高的手术并发症、再次手术及植入物取出风险，一步法植入物乳房重建术应该在严格培训，并规范术后处理的前提下谨慎开展。

参考文献：

DIKMANS R E, NEGENBORN V L, BOUMAN M B,et al.Two-stage implant-based breast reconstruction compared with immediate one-stage implant-based breast reconstruction augmented with an acellular dermal matrix:an open-label,phase 4,multicentre,randomised,controlled trial[J].Lancet Oncol,2017,18(2):251-258.

第 5 节　晚期乳腺癌手术治疗

◆ 6-5-1 研究概况 ◆

试验名称	MF07-01
研究类型	随机对照试验
入组时间	2008 年～ 2012 年
入组患者	274 例Ⅳ期乳腺癌
分组情况	Ⅳ期乳腺癌随机分为 2 组 第 1 组（n=138）：LRT → ST，接受局部手术后全身治疗 第 2 组（n=136）：ST，仅接受全身治疗
研究结果	3 年 OS：第 1 组 60%，第 2 组 51%（P=0.10） 5 年 OS：第 1 组 41.6%，第 2 组 24.4%（P=0.005） 亚组分析 单独骨转移 5 年 OS：第 1 组 51.7%，第 2 组 29.2%（P=0.04） 多发性肺 / 肝转移 3 年 OS：第 1 组 31%，第 2 组 67%（P=0.05）

BMI：Body mass index，体重指数；HER2：Human epidermal growth factor receptor-2，人表皮生

长因子受体 -2；ER: Estrogen receptor, 雌激素受体；OS: Overall survival, 总生存期；ST: Systemic therapy, 系统治疗；LRT: Locoregional treatment, 局部治疗。

研究简介：

土耳其 MF07-01 研究是一项Ⅲ期多中心随机对照研究，2007 年 10 月启动，评估手术对初治原发性Ⅳ期乳腺癌 OS 影响。局部治疗包括对临床或前哨淋巴结阳性患者行乳腺切除术或保乳手术，腋窝清扫Ⅰ- Ⅱ级，全乳腺放射治疗在保乳手术后进行。所有患者在随机分成非局部治疗组或在局部治疗组手术切除原发肿瘤后予标准的系统治疗。

入组 274 例，LRT 组 138 例，ST 组 136 例。两组在年龄、BMI、HER2 状态、肿瘤大小、分级和内脏转移情况都匹配良好。中位随访 36 月时两组预后无差异，随访 40 月发现手术联合全身治疗组 OS 延长，LRT 组死亡危险比 ST 组低 34%（HR=0.66，95% CI，0.49-0.88，P=0.005），在探索性亚组分析发现激素受体阳性（HR=0.64，95% CI，0.46-0.91，P=0.01）、HER2 阴性（HR=0.64，95% CI，0.45-0.91，P = 0.01）、小于 55 岁（HR=0.57，95% CI，0.38-0.86，P = 0.007）以及单一骨转移（HR=0.47，95% CI，0.23-0.98，P=0.04）LRT 组 OS 显著均优于 ST 组。疾病局部进展率在手术组仅 1%，在未手术组高达 11%，P=0.001。5 年 OS 在先手术后系统治疗组为 41.6%，系统治疗组 24.4%（P=0.005）。分层分析可见 ER+、HER2 阴性、年龄 <55 岁以及单一骨转移者，先手术后系统治疗组比系统治疗组具有生存优势；有多发肺或肝转移者，两组差异无统计学意义。但从基线特征看，先手术组单一骨转移 71 例（51%），系统治疗组 55 例（40%），前组偏高。随访 36 月，未观察到明显生存期改善；随访 40 月显示生存期有显著性改善。该研究结果提示Ⅳ期乳腺癌局部手术治疗的价值，特别是在高选择的患者中，在全身治疗前进行局部干预可能取得一定的预后改善，还需要考虑年龄、受体表达情况、肿瘤类型及转移性疾病负荷。

研究者简介：

Atilla Soran，土耳其 Magee-Womens Hospital of UPMC 肿瘤外科医生。1989 年毕业于安卡拉大学。

编者按：

MF07-01 结果提示手术可提高初治Ⅳ期患者 OS 率，但应考虑转移灶负荷、年龄、手术完整性。惰性特征的转移性乳腺癌例如 ER+、HER2-、单独骨转移、年龄小于 55 岁的能从初始手术治疗中得到更显著的生存获益。但该研究组间匹配不均衡，手术组中生物学行为较好、肿瘤负荷低、身体状态良好的年轻患者比例高，本身预后较好，因此需要慎重看待该阳性结果，是否先行手术仍存质疑。

参考文献：

SORAN A,et al.2016 ASCO Abstract 1005[C].

SORAN A,OZMEN V,OZBAS S,et al.Randomized Trial Comparing Resection of Primary Tumor with No Surgery in Stage Ⅳ Breast Cancer at Presentation:Protocol MF07-01[J].Ann Surg Oncol,2018,25(11):3141-3149.

◆ 6-5-2 研究概况 ◆

试验名称	TBCRC 013
研究类型	队列研究
入组时间	2009 年 7 月～ 2012 年 4 月
入组患者	127 例 IV 期乳腺癌
分组情况	A 队列（n=112）：原发肿瘤伴转移 B 队列（n=15）：原发肿瘤手术后 3 月内出现转移
研究结果	A 队列 3 年 OS：70%
	3 年 OS：对化疗有反应者 78%，无反应者 24%，P=0.001
	对化疗有反应者 41% 接受手术治疗，3 年 OS 无明显变化

RS: Recurrence score, 复发评分；OS: Overall survival, 总生存期；TTP: Time to progression, 疾病进展时间；ER: Estrogen receptor, 雌激素受体。

研究简介：

国际乳腺癌转移研究协会（TBCRC）的一项多中心前瞻性研究，主要评价手术治疗对初治 IV 期乳腺癌 OS 影响。研究入组 127 例 IV 期乳腺癌，中位年龄为 52 岁（21 ～ 79 岁）。多数激素受体阳性 / HER2 阴性（72 例 66%）或激素受体阳性 / HER2 阳性（20 例 18%）乳腺癌。分 2 队列，A 队列 112 例，为原发肿瘤伴转移；B 队列 15 例，原发肿瘤手术后 3 月内出现转移。所有患者均已接受第 1 次化疗方案，在 A 队列中，对化疗有反应者（包括部分缓解、完全缓解、远处转移病灶稳定）考虑择期手术。为研究 3 年 OS 与患者及肿瘤特性、原发性肿瘤对化疗和手术治疗效果的关系。A 队列 112 例中位年龄 51 岁（21 ～ 77 岁），肿瘤平均体积 3.2 cm³（0.8 ～ 15cm），平均随访 54 月（34-78 月）。ER+/ HER2- 患者 71 例、ER+/ HER2+ 患者 24 例、ER-/ HER2+ 患者 9 例、ER-/ HER2- 患者 8 例。A 队列 3 年 OS 为 70%，其中 94 例（85%）对化疗有反应，3 年 OS 为 78%，无反应者 3 年 OS 为 24%，P=0.001；94 例对化疗有反应者，39 例（41%）接受手术治疗，3 年 OS 无明显变化。接受手术治疗患者中，肿瘤体积较大者（3.8 cm）更易发生单个器官转移及接受第 1 次化疗方案，以上结果均有统计学意义。对 101 例（93%）原发肿瘤样本生成了 21 基因 RS：22 例（23%）低危（<18），29 例（28%）中危（18 至 30）；50 例（49%）高风险（≥ 31）。对于所有患者，RS 与 TTP（P = 0.01）和 2 年 OS（P =0 .04）相关。在 69 例 ER+/ HER2- 患者的多变量 Cox 回归模型中，RS 对 TTP 具有独立的预后性（HR=1.40，95% CI，1.05-1.86，P=0.02）和 2 年 OS（HR=1.83，95% CI，1.14-2.95，P = 0.013）。研究表明，21 基因 RS 对 ER+/ HER2- 首诊 IV 期乳腺癌的 TTP 和 2 年 OS 均具有独立预后意义。无论乳腺癌分型，对化疗有反应者接受手术治疗，其生存期均无明显改变。

研究者简介：

Tari A. King，纽约斯隆 - 凯特琳癌症中心副局长兼乳腺外科服务研究中心主任，1996 年从科罗拉多大学健康科学中心获得医学博士学位。2011 年在法国新奥尔良奥克斯纳诊所完成了外科住院医师培训。在乳腺癌的诊断和手术治疗中具有丰富的经验。斯隆 - 凯特琳癌症中心乳腺外科研究室的临床 PI。

编者按：

TBCRC 013 临床试验结果与 MF 07–01 结果迥异，土耳其试验看似得到了阳性结果，但分组存在不均衡，对系统治疗效果差或进展期患者，其本身生存率偏低，是否先行手术仍存质疑；TBCRC 013 研究貌似符合临床实践结果，但对于系统治疗有效病例以患者选择分组，影响结果可信性。尽管争议仍存，但给临床医生启示：针对初治Ⅳ期乳腺癌手术治疗应多方面考虑，不应轻易手术。

参考文献：

KING T A,et al.2016 ASCO Abstract 1006.

◆ 6-5-3 研究概况 ◆

试验名称	TATA
研究类型	开放性、随机对照
入组时间	2005 年 2 月 7 日 ~ 2013 年 1 月 18 日
入组患者	350 例新发转移性乳腺癌（≤ 65 岁，预期寿命至少为 1 年）
分组情况	局部治疗组（n=173） 无局部治疗组（n=177）
治疗方法	局部治疗：乳房切除术或保乳术 + 腋窝淋巴结清扫→术后放疗 全身治疗： 绝经前内分泌治疗：他莫昔芬 绝经后内分泌治疗：他莫昔芬或来曲唑或阿那曲唑 无法切除原发肿瘤：含蒽环方案化疗
研究结果	中位随访 23 月 总生存期 局部治疗组 19.2 月（15.98-22.46） 无局部治疗组 20.5 月（16.96-23.98） HR=1.04，95％ Cl，0.81-1.34，P=0.79 2 年总生存率 局部治疗组 41.9％（33.9-49.7） 无局部治疗组 43.0％（35.2-50.8） 不良事件 局部治疗组 1 例 3 级感染

研究简介：

在这项开放性随机对照试验中，350 例新发转移性乳腺癌（≤ 65 岁，预期寿命至少为 1 年）按远处转移部位、转移病灶数量和激素受体状态进行随机分配（1:1），分为针对原发性乳腺肿瘤和腋窝淋巴结行局部治疗和不行局部治疗。350 例新发转移性乳腺癌，173 例局部治疗，177 例为非局部治疗。截至 2013 年 11 月 1 日，中位随访 23 月（12.2 - 38.7），死亡 235 例（局部治疗 n=118，无局部治疗 n=117）。中位总生存：局部治疗组 19.2 月，无局部治疗组 20.5 月。2 年总生存率：局部治疗组 41.9%；非局部治疗组 43.0%。唯一不良事件是局部治疗组有 1 例患者发生与手术相关感染。

研究者简介：

Rajendra Achyut Badwe，印度孟买塔塔纪念医院肿瘤外科负责人，2013 年印度政府授予他 Padma Shri 奖，这是第四个最高平民奖项，以表彰他在医学领域的贡献。

编者按：

本研究发现对于转移性乳腺癌，局部治疗原发肿瘤并未改善总生存率，因此不能作为常规治疗手段。该研究组间平衡良好，但疾病总体分期晚，≥3 个转移器官占 70%，且全身系统治疗不足，影响局部治疗效果，只有不到 5% 患者应用紫杉类药物，仅有 2% 应用靶向药物治疗，整体生存降低从而减少了乳腺癌手术潜在获益，导致阴性结果。

参考文献：

BADWE R,HAWALDAR R,NAIR N,et al.Locoregional treatment versus no treatment of the primary tumour in metastatic breast cancer:an open-label randomsed controlled trial[J].Lancet Oncol,2015,16(13):1380-1388.

◆ 6-5-4 研究概况 ◆

试验名称	E2108
研究类型	随机对照
试验分期	Ⅲ期
试验编号	NCT01242800
入组时间	2011 年 2 月 8 日～ 2015 年 7 月 23 日
入组患者	390 例Ⅳ期伴有完整原发性肿瘤乳腺癌
分组情况	全身治疗 (n=131 例)：OST 全身治疗 + 局部治疗 (125 例)：OST+LRT
研究方法	对Ⅳ期伴有完整原发性肿瘤乳腺癌进行登记，根据患者和肿瘤特征进行最佳全身治疗（OST）；选取 OST 治疗后 4 ～ 8 月内无进展患者，随机分配至 LRT 组或持续 OST 组，主要终点为总 OS 率，次要终点为局部疾病控制
研究结果	3 年 OS 率： OST 组 67.9%，OST+LRT 组 68.4% （HR=1.09，90% CI，0.80 ～ 1.49 P=0.63） 3 年局部复发 / 进展： OST 组 25.6%，OST+LRT 组 10.2%（P=0.003）

OST: Optimal systemic therapy, 最佳全身治疗, LRT: Locoregional treatment, 局部治疗

研究简介：

大约 6% 的首诊乳腺癌为Ⅳ期的原发性肿瘤。回顾性分析结果显示对原发性肿瘤采取局部治疗可提高生存率，但随机试验的数据与其矛盾。E2108 研究是一项Ⅲ期试验，试图评估初始全身治疗后采取局部治疗对乳腺原发性肿瘤的治疗价值。最终 256 例符合纳入标准，随机分配接受继续全身治疗或全身治疗后进行局部手术治疗。中位随访 59 月，121 例死亡和 43 例局部进展。两组 3 年 OS 率无显著差异，OST+LRT 组 68.4%，OST 组 67.9%（HR=1.09，90%CI，0.80-1.49，P=0.63），两组无进展生存无显著差异（P=0.40）。OST 组局部复发 / 进展率明显更高（25.6% vs. 10.2%，P=0.003）。通过 FACT-B 试验预后指数测出健康相关生活质量（HRQOL）：随机后 18 月时 OST+LRT 组较单纯 OST 组明显更差（完成率 60%，P=0.01），但在 6 月（74% 完成）和 30 月（56% 完成）未观察到差异。

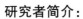

研究者简介：

Seema Ahsan Khan，就职于美国西北纪念医院乳腺外科。

编者按：

局部治疗未改善初始Ⅳ期乳腺癌患者生存，尽管未行局部治疗时局部疾病进展风险增高 2.5 倍，但对原发性肿瘤行局部治疗并未导致健康相关生活质量改善。

参考文献：

KHAN S,ZHAO F,SOLIN L,et al.A randomized phase Ⅲ trial of systemic therapy plus early local therapy versus systemic therapy alone in women with de novo stage Ⅳ breast cancer:A trial of the ECOG-ACRIN Research Group (E2108)[J].J Clin Oncol,2020,3 8(18suppl):LBA2-LBA2.

第7章 乳腺癌内科治疗

第1节 早期乳腺癌内分泌治疗

一、新辅助内分泌治疗

乳腺癌新辅助内分泌治疗（Neoadjuvant endocrine therapy，NET）是指对非转移性乳腺癌，在应用局部治疗之前进行的全身性内分泌治疗，以达到乳腺癌原发病灶和区域淋巴结降期目的，进而提高乳腺癌局部控制率和保乳手术成功率。新辅助内分泌治疗不良反应较轻，如术前内分泌治疗有效，术后可继续应用，尤其对老年和一般情况较差的患者，可以降低化疗风险。因此新辅助内分泌治疗不失为一种重要的治疗手段。绝经后患者首选芳香化酶抑制剂，绝经前患者采用卵巢功能抑制联合芳香化酶抑制剂。

值得注意的是内分泌治疗起效相对较慢，合理选择适应人群很重要。多数专家共识指出，Luminal A 型老年乳腺癌是新辅助内分泌治疗获益的首选人群。新辅助内分泌治疗持续时间尚无明确定论，目前无论是临床研究还是临床实践，新辅助内分泌治疗时长 4~6 个月甚至更长。

◆ 7-1-1 研究概况 ◆

研究名称	P024
研究类型	随机对照研究
试验分期	Ⅲ期
入组时间	1998 年 3 月 -1999 年 8 月
入组患者	324 例绝经后、既往未接受乳腺癌治疗，活检证实 ER 和 / 或 PR ≥ 10%，局部肿瘤体积较大不适宜保乳术 既往接受过芳香化酶抑制剂或他莫昔芬治疗的患者无法入组
分组情况	第 1 组（n=154）：来曲唑 第 2 组（n=170）：他莫昔芬
用药方法	第 1 组：来曲唑 2.5mg po qd 第 2 组：他莫昔芬 20mg po qd 治疗 4 月后手术

	ORR：来曲唑组 60%，他莫昔芬组 41%（P=0.004）
研究结果	亚组分析，ErbB-1 和 / 或 ErbB-2 阳性且 ER 阳性者
	ORR：来曲唑组 88%，他莫昔芬组 21%（P=0.0004）
	保乳术率：来曲唑组 48%，他莫昔芬组 36%（P=0.036）
	Ki-67 表达降低：来曲唑组 87%，他莫昔芬 75%（P=0.0009）
	亚组分析，ErbB-1 和 / 或 ErbB-2 阳性且 ER 阳性者
	Ki-67 表达降低：来曲唑组 88%，他莫昔芬组 45%（P=0.0018）

NET: Neoadjuvant endocrine therapy, 新辅助内分泌治疗；ORR: Objective response rate, 客观缓解率；ER: Estrogen receptor, 雌激素受体；ErbB-1: Receptor Tyrosine Kinase 1, 酪氨酸激酶受体 1；ErbB-2: Receptor Tyrosine Kinase 2, 酪氨酸激酶受体 2；TCGA: The cancer genome atlas, 癌症基因图谱；ASCO: American Society of Clinical Oncology, 美国临床肿瘤学会。

研究简介：

为探索芳香化酶抑制剂和他莫昔芬在乳腺癌新辅助内分泌治疗的差异，随机、双盲、Ⅲ期的 P024 临床研究从 1998 年 3 月至 1999 年 8 月，入组来自 16 个国家 55 个临床中心 324 例绝经后 HR 阳性（10% 为分界点）、不宜行保乳术的原发性乳腺癌，1:1 比例随机分为来曲唑及他莫昔芬治疗组，分别接受 4 月来曲唑或他莫昔芬新辅助内分泌治疗，4 月内疾病进展、难以耐受不良反应、患者意愿要求停止，则停药并退出试验。主要研究终点 ORR，次要研究终点保乳率。来曲唑组 ORR 及保乳率均高于他莫昔芬组（60% vs. 41%，P=0.004）及（48% vs. 36%，P=0.036）。ER 阳性、ErbB-1 和 / 或 ErbB-2 阳性占总人数 15.2%，无论 ErbB-1 还是 ErbB-2 阳性组，他莫昔芬 ORR 均较低，提示 ErbB 阳性者存在他莫昔芬耐药。来曲唑组 ORR 在 ErbB 阳性或阴性中无统计学差异。ER 阳性、ErbB-1 和 / 或 ErbB-2 阳性，来曲唑组 ORR 明显高于他莫昔芬组（88% vs. 21%，P=0.004）。表明 ErbB-1 和 ErbB-2 通过 ER 信号转导是配体依赖性的，这些受体酪氨酸激酶对 ER 阳性乳腺癌的促生长作用可通过有效的雌激素剥夺治疗来抑制。此外，当分析 Ki-67 表达水平时，来曲唑明显比他莫昔芬有效地降低肿瘤细胞增殖（87% vs. 75%，P=0.0009）。

研究者简介：

Matthew J Ellis，休斯顿贝勒医学院分子细胞生物学及医学教授，莱斯特和苏史密斯乳腺中心主任，主要研究方向为影响乳腺癌内分泌治疗敏感性及耐药的基因鉴定。TCGA 乳腺癌计划项目领导。在 HER2 激活突变临床相关性的开创性研究及在人源性肿瘤组织异种移植用于乳腺癌基因组学药理预测方面的突出贡献，被 ASCO 授予 2015 年吉安尼博纳娜乳腺癌奖（ASCO's 2015 Gianni Bonadonna Breast Cancer Award and Lecture）。

编者按：

绝经后 HR 阳性乳腺癌，来曲唑新辅助内分泌治疗的缓解率及保乳率均高于他莫昔芬。ER 阳性、ErbB-1 和 / 或 ErbB-2 阳性表现为他莫昔芬低缓解率，来曲唑较他莫昔芬有更高 ORR，提示该类人群更适合来曲唑治疗。

参考文献：

ELLIS M J,COOP A,SINGH B,et al.Letrozole is more effective neoadjuvant endocrine therapy than tamoxifen for ErbB-1- and/or ErbB-2-positive,estrogen receptor-positive primary breast cancer:evidence from a phase Ⅲ randomized trial[J].J Clin Oncol,2001,19(18):3808-3816.

ELLIS M J,MA C.Letrozole in the neoadjuvant setting:the P024 trial[J].Breast Cancer Res

Treat,2007,105 Suppl 1(Suppl 1):33-43.

◆ 7-1-2 研究概况 ◆

研究名称	IMPACT
研究类型	随机对照试验
试验分期	Ⅲ期
入组时间	1997 年 10 月～ 2002 年 10 月
入组患者	330 例绝经后浸润性乳腺癌，既往未接受过治疗，ER 阳性（>1%）局部晚期乳腺癌，可手术、无远处转移 炎性乳腺癌除外
分组情况	第 1 组（n=113）：阿那曲唑 第 2 组（n=108）：他莫昔芬 第 3 组（n=109）：阿那曲唑 + 他莫昔芬
用药方法	第 1 组：阿那曲唑 1mg po qd+ 安慰剂 第 2 组：他莫昔芬 20mg po qd+ 安慰剂 第 3 组：他莫昔芬 20mg po qd+ 阿那曲唑 1mg po qd 均接受治疗 12 周
研究结果	ORR： 第 1 组 37%，第 2 组 36%，第 3 组 39%（卡尺测量，P>0.05） 第 1 组 24%，第 2 组 20%，第 3 组 28%（超声测量，P>0.05） 亚组分析： ER 表达越高，新辅助内分泌治疗 ORR 越高（P=0.02） HER2 阳性：ORR 分别为 58%、22%、31%（P>0.05） 保乳手术率：阿那曲唑组 46%，他莫昔芬组 22%（P=0.03） 不良反应：三组耐受性均较好，较常见为潮热（P>0.05）

ER: Estrogen receptor，雌激素受体；PR: Progesterone receptor，孕激素受体；ORR: Objective response rate，客观缓解率；BCS: Breast-conserving treatment，保乳治疗。

研究简介：

本研究比较阿那曲唑与他莫昔芬在绝经后 ER 阳性乳腺癌中新辅助内分泌治疗有效性及肿瘤降期效果，并探索新辅助治疗有效性是否可以用来预测手术后辅助内分泌疗效。1997 年 10 月至 2002 年 10 月共入组绝经后 ER 阳性乳腺癌 330 例（中位年龄 73 岁），根据患者临床病理特点，以 1:1:1 的比例将患者随机分为阿那曲唑组、他莫昔芬组及两药联合组，分别接受 12 周内分泌治疗。绝经后女性、ER 阳性、浸润性、非转移性、可手术或局部晚期潜在可手术乳腺癌，被随机分组接受 3 月他莫昔芬或阿那曲唑或他莫昔芬联合阿那曲唑新辅助治疗。结果显示，无论是卡尺测量还是超声测量三组 ORR 均无统计学差异，但阿那曲唑组均高于他莫昔芬组。卡尺测量阿那曲唑组、他莫昔芬组和两药联合组 ORR 分别为 37%、36% 和 39%。超声测量阿那曲唑组、他莫昔芬组和两药联合组的 ORR 分别为 24%、20% 和 28%。通过分析 ER 表达水平发现 ER 表达越高，ORR 较高；HER2 阳性乳腺癌 ORR（n=34），阿那曲唑组 58%，他莫昔芬组 22%（P=0.18）。试验前评估需全乳切除患者（n=124），阿那曲唑组 44% 接受保乳治疗，他莫昔芬组 31%（P=0.23）。试验前评估可接受保乳术，阿那曲唑组 46% 接受保乳治疗，他莫昔芬组 22%（P=0.03），提示阿那曲唑对乳腺癌降期优于

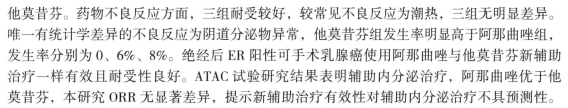

他莫昔芬。药物不良反应方面，三组耐受较好，较常见不良反应为潮热，三组无明显差异。唯一有统计学差异的不良反应为阴道分泌物异常，他莫昔芬组发生率明显高于阿那曲唑组，发生率分别为0、6%、8%。绝经后ER阳性可手术乳腺癌使用阿那曲唑与他莫昔芬新辅助治疗一样有效且耐受性良好。ATAC试验研究结果表明辅助内分泌治疗，阿那曲唑优于他莫昔芬，本研究ORR无显著差异，提示新辅助治疗有效性对辅助内分泌治疗不具预测性。

研究者简介：

Lan E. Smith，伦敦皇家马斯登医院和癌症研究所教授，皇家马斯登医院乳腺中心学术带头人。研究集中在乳腺癌、肺癌及新药的研发，曾参与卡铂和来曲唑的早期临床研究。为多项国际性多中心乳腺癌临床试验首席研究员和主要研究者，尤其在靶向治疗及芳香化酶抑制剂方面。在2009年圣安东尼奥国际乳腺癌会议被授予Susan G Komen for the Cure Brinker Award for Scientific Distinction奖项。是ASCO转移性乳腺癌化疗临床指南团队副主席，同时被任命为英国乳腺癌临床参考组第一任主席，也是英国规模最大的乳腺癌慈善组织赞助人。

编者按：

新辅助治疗意义之一在于对局部晚期乳腺癌进行降期，使其免于全乳切除，增加保乳手术机会，对于ER阳性绝经后乳腺癌新辅助内分泌治疗，阿那曲唑疗效及耐受性均较好，与他莫昔芬相当。新辅助治疗有效性对后期辅助治疗的疗效不具有预测作用。该研究虽然没有观察到阿那曲唑优于他莫昔芬的结果，但联合给药组无明显获益的结果提示了芳香化酶抑制剂与雌激素受体调节剂不存在协同抗肿瘤作用。

参考文献：

SMITH I E,DOWSETT M,EBBS S R,et al.Neoadjuvant treatment of postmenopausal breast cancer with anastrozole,tamoxifen,or both in combination: the Immediate Preoperative Anastrozole, Tamoxifen,or Combined with Tamoxifen (IMPACT) multicenter double-blind randomized trial[J].J Clin Oncol,2005,23(22):5108-5816.

◆ 7-1-3 研究概况 ◆

研究名称	PROACT
研究类型	随机对照试验
入组时间	2000年8月～2002年9月
入组患者	HR阳性初诊乳腺癌，可手术或者有可手术的倾向，肿瘤长径≥3cm
分组情况	第1组（n=228）：阿那曲唑 第2组（n=223）：他莫昔芬
用药方法	第1组：阿那曲唑1mg po qd+安慰剂 第2组：他莫昔芬20mg po qd+安慰剂 注：用药期间可接受化疗，内分泌治疗3个月后手术治疗，术后可选择化疗或放疗，继续应用阿那曲唑或他莫昔芬持续5年
研究结果	ORR： 第1组39.5%，第2组35.4%（超声检测，P＞0.05） 第1组50.0%，第2组46.2%（卡尺测量，P＞0.05） 可手术率：第1组43.0%，第2组30.8%（P=0.04） 不良反应：第1组20.2%，第2组18.1%（P＞0.05）

研究简介：

为比较阿那曲唑与他莫昔芬新辅助内分泌疗效，开展 PROACT 随机、双盲、双模拟的多中心临床研究。2002 年 8 月至 2002 年 9 月入组 81 个临床肿瘤中心的 451 例绝经后 HR 阳性乳腺癌，可手术（T2/3, N0-2, M0）或有潜在手术机会（T4b, N0-2, M0），病理分期 II 期或 III 期。根据患者临床特征以 1:1 随机分组，激素受体阳性乳腺癌初次手术前接受阿那曲唑（n=228）或他莫昔芬（n=223）内分泌治疗，治疗期间出现疾病进展、不可耐受的药物不良反应、或要求退出即可停药。用药期间可接受化疗，内分泌治疗 3 月后手术治疗，术后可选择化疗或放疗，继续应用阿那曲唑或者他莫昔芬持续 5 年。患者内分泌治疗 3 月后对患者评估。结果显示，阿那曲唑组 ORR 高于他莫昔芬组（39.5% vs. 35.4%），但无统计学差异。阿那曲唑和他莫昔芬术前治疗均可对肿瘤降级，在单独接受内分泌治疗的患者（n=314）中，阿那曲唑的降级作用更明显，可显著提高患者手术率（43.0% vs. 30.8%，P=0.04）。3 月治疗后对肿瘤降级进行评价，原发肿瘤和腋窝淋巴结，阿那曲唑组高于他莫昔芬组，但均无统计学差异。两组均未发生严重药物不良反应，阿那曲唑组 20.2%，他莫昔芬组 18.1%，无统计学差异。

阿那曲唑有效性不劣于他莫昔芬，在肿瘤分期较晚仅接受内分泌治疗的人群中，阿那曲唑为高效、耐受性良好的术前治疗药物，肿瘤降期作用明显。该研究同时发现日本临床中心（25 个中心）的数据结果与其他中心存在一致性，表明种族差异不影响新辅助内分泌治疗有效性。

研究者简介：

Aman U. Buzdar，内科学教授，德克萨斯大学 MD 安德森癌症中心临床研究部门副主席。1975 年任美国内科医学委员会委员，1979 年任美国肿瘤学委员会委员，被评为 MD 安德森癌症中心肿瘤研究领域杰出教授。

编者按：

阿那曲唑有效性不低于他莫昔芬，该研究加入化疗影响因素，在仅接受内分泌治疗及肿瘤分期更晚人群中，阿那曲唑组保乳手术率优于他莫昔芬组，阿那曲唑有效性更高。

参考文献：

CATALIOTTI L,BUZDAR A U,NOGUCHI S,et al.Comparison of anastrozole versus tamoxifen as preoperative therapy in postmenopausal women with hormone receptor-positive breast cancer:the Pre-Operative"Arimidex"Compared to Tamoxifen(PROACT)trial[J]. Cancer,2006,106(10):2095-2103.

◆ 7-1-4 研究概况 ◆

试验名称	Effects of fulvestrant 250mg in premenopausal women with oestrogen receptor-positive primary breast cancer
研究类型	随机对照试验
试验分期	Ⅱ 期
入组时间	2001 年 1 月 15 日～ 2002 年 1 月 21 日
入组患者	绝经前 ER 阳性乳腺癌，肿瘤分期为 T1-T3 注：随机后 1 月内可手术治疗
分组情况	第 1 组（n=39）：氟维司群 第 2 组（n=40）：安慰剂
治疗方法	第 1 组：术前 14 ～ 21 天氟维司群 250mg IM 1 次； 第 2 组：术前 14 ～ 21 天安慰剂 5mlIM 1 次。
研究结果	氟维司群组 vs. 安慰剂组：ER、PR 及 Ki-67 水平变化无统计学差异

SERD：Selective estrogen receptor degrader，选择性雌激素受体下调剂；ER：Estrogen receptor，雌激素受体；PR：Progesterone receptor，孕激素受体；Ki-67：Nuclear associated antigen Ki-67，细胞增殖核抗原 Ki-67。

研究简介：

氟维司群是一种选择性的雌激素受体下调剂（SERD），可降低绝经后 ER 阳性乳腺癌激素敏感性及增殖能力。这项 Ⅱ 期双盲、随机、多中心研究比较了 66 例 ER 阳性绝经前原发性乳腺癌术前 14-21 天应用单次肌肉注射 250mg 氟维司群或安慰剂后的 ER、PR 和 Ki-67 表达水平变化。注射后 14-21 天进行测量时，250mg 氟维司群对绝经前原发性乳腺癌在激素敏感性标记物和增殖指标方面均无影响。氟维司群组和安慰剂组在三种标记物的表达水平上无显著性的统计学差异。两组最常见的不良反应是恶心、头痛和发热。

研究者简介：

John F R Robertson，英国皇家德比医院诺丁汉大学医学和健康科学学院的外科教授。

编者按：

本研究显示氟维司群单次注射剂量 250mg 与安慰剂比较没有差异，在绝经前 ER 阳性乳腺癌中不能提供足够抗雌激素活性。鉴于绝经前女性的激素水平较高，提示对于绝经前 ER 阳性乳腺癌可能不适宜接受低剂量氟维司群单药新辅助治疗，在提高氟维司群剂量的同时可能需要尝试加用卵巢功能抑制药物。

参考文献：

ROBERTSON J F,SEMIGLAZOV V,NEMSADZE G,et al.Effects of fulvestrant 250mg in premenopausal women with oestrogen receptor-positive primary breast cancer[J].Eur J Cancer,2007,43(1):64-70.

◆ 7-1-5 研究概况 ◆

试验名称	Effects of fulvestrant 750mg in premenopausal women with oestrogen-receptor-positive primary breast cancer
研究类型	随机对照试验
试验分期	Ⅱ期
入组时间	1989 年 5 月 24 日～1996 年 6 月 25 日
入组患者	绝经前 ER 阳性乳腺癌，肿瘤分期为 T1-T3
分组情况	第 1 组（n=30）：氟维司群组 第 2 组（n=30）：他莫昔芬组
治疗方法	第 1 组：术前 14～16 天氟维司群 750mg IM 1 次 第 2 组：术前 14～16 天他莫昔芬 20mg po qd
研究结果	治疗前→治疗后的变化： ER Allred score：组间 P=0.0849 氟维司群组：7 → 5，P<0.0001 他莫昔芬组：7 → 5，P<0.0001 PR Allred score：组间 P=0.0616 氟维司群组：7 → 5，P<0.0001 他莫昔芬组：7 → 7，P=0.0757 Ki-67%：组间 P=0.062 氟维司群组：15.11 → 7.95，P<0.0001 他莫昔芬组：14.79 → 5.20，P<0.0001

SERD：selective estrogen receptor degrader，选择性雌激素受体下调剂；ER：Estrogen receptor，雌激素受体；PR：progesterone receptor，孕激素受体；Ki-67：Nuclear Associated Antigen Ki-67，细胞增殖核抗原 Ki-67；TAM：Tamoxifen，他莫昔芬；LH：Luteinizing Hormone，黄体生成素；FSH：Follicle-stimulating hormone，促卵泡成熟激素。

研究简介：

这项随机研究比较术前 14-16 天，单次肌注氟维司群 750mg 与每日口服他莫昔芬 20mg，对 60 例绝经前 ER 阳性原发性乳腺癌的疗效。结果显示，同基线相比，两组患者 ER 和 Ki-67 表达水平均较基线显著降低，有统计学差异。两种药物均使 PR 表达水平较基线降低，但只有氟维司群达到统计学差异。治疗组之间未观察到显著性差异。在激素水平方面，不论患者治疗从月经周期何时开始，氟维司群均会引起循环雌激素水平升高。两组均未观察到 LH、FSH 和孕激素水平的显著性变化。氟维司群最常见的不良反应是头痛、潮热、恶心和月经紊乱。与氟维司群 250mg 试验结果相比，750mg 氟维司群可有效降低雌激素对绝经前 ER 阳性乳腺癌的影响。

研究者简介：

J.M. Dixon，爱丁堡西方总医院乳腺外科医生，爱丁堡乳腺癌研究攻关单位临床主任，爱丁堡大学乳腺外科荣誉教授。

编者按：

氟维司群 750mg 单次治疗可以显著降低绝经前 ER 阳性乳腺癌 ER 和 Ki-67 水平，在降低 Ki-67 指数方面的生物效应与他莫昔芬相同，耐受性尚可。

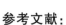

参考文献：

YOUNG O E,RENSHAW L,MACASKILL E J,et al.Effects of fulvestrant 750mg in premenopausal women with oestrogen-receptor-positive primary breast cancer[J].Eur J Cancer,2008,44(3):391-399.

◆ 7-1-6 研究概况 ◆

研究名称	STAGE
研究编号	NCT00605267
研究类型	随机对照研究
试验分期	Ⅲ期
入组时间	2007 年 10 月 2 日～ 2009 年 5 月 29 日
入组患者	绝经前（≥ 20 岁）；ER 阳性（≥ 10%），HER2 阴性，组织学确认可手术和可测量病灶，T（2 ～ 5cm）N0M0，PS 评分 ≤ 2
分组情况	第 1 组（n=98）：阿那曲唑 第 2 组（n=99）：他莫昔芬
用药方法	第 1 组：阿那曲唑 1mg po qd+ 安慰剂 ×24 周 第 2 组：他莫昔芬 20mg po qd+ 安慰剂 ×24 周 均接受戈舍瑞林 3.6mg IH q28d×24 周
研究结果	ORR：阿那曲唑组 70.4%，他莫昔芬组 50.5%（P=0.004） 保乳手术率：阿那曲唑组 86%，他莫昔芬组 68% Ki-67 表达水平降低： 两组均降低，阿那曲唑组更优于他莫昔芬组（P<0.001） 雌激素水平降低：阿那曲唑更优于他莫昔芬组（P<0.001） ES 及 FACT-B TOI 评分：两组均轻微下降
	不良反应：阿那曲唑组 89%，他莫昔芬组 75%。 3 级不良事件：阿那曲唑组 2 例，他莫昔芬组 1 例 腰椎骨密度降低及股骨骨密度降低：阿那曲唑组比他莫昔芬组更严重（P<0.001，P=0.0045）

PS: Performance status, 体力活动状态；FACT-B TOI: Functioned assessment of cancer therapy-breast, 乳腺癌生命质量测定；ES: Endocrine Subscale, 内分泌分量表；ER: Estrogen receptor, 雌激素受体；ORR: Objective response rate, 客观缓解率；HER2: Human epidermal growth factor receptor-2, 人表皮生长因子受体 -2。

研究简介：

与他莫昔芬相比，芳香化酶抑制剂在绝经后早期乳腺癌显示较好疗效。本研究评估阿那曲唑与他莫昔芬在新辅助治疗中对接受戈舍瑞林治疗的绝经前早期乳腺癌的疗效和安全性。2007 年 10 月 2 日至 2009 年 5 月 29 日共入组日本 27 个临床中心 204 例 ER 阳性 HER2 阴性、可手术早期绝经前乳腺癌。需同期化疗，既往接受过乳腺癌相关放疗、化疗、内分泌治疗，3 年之内有其他恶性肿瘤病史无法入组。197 例患者被随机分配到阿那曲唑组（n=98）或他莫昔芬组（n=99）治疗，185 例患者完成了 24 周新辅助治疗并接受乳腺癌手术（阿那曲唑组 95 例，他莫昔芬组 90 例）。新辅助治疗 24 周内，阿那曲唑组比他莫昔芬组有更高客观缓解率（阿那曲唑 70.4%，他莫昔芬 50.5%；组间估计差异 19.9%，95% CI, 6.5-33.3，P= 0.004），阿那曲唑降期效果明显，更多患者新辅助内分泌治疗后接受保乳手术。阿那曲唑明显降低 Ki-67 表达及机体雌激素水平。不良反应方面，两组耐受性均较好，阿那曲唑组有 2 例发生与治疗相关的 3 级不良事件（关节痛和晕厥），他莫昔芬组 1 例（抑郁）。考虑到治疗风险与获益，对于绝经前 ER 阳性早期乳腺癌，阿那曲唑联合戈舍瑞林是一个可供选择的新辅助内分泌治疗手段。

研究者简介：

Shinzaburo Noguchi，日本大阪大学医学研究生院乳腺癌内分泌手术系教授。

编者按：

该研究发现随着新辅助内分泌治疗时间延长，ORR 逐渐提高。新辅助内分泌治疗最佳持续时间尚待研究。阿那曲唑新辅助内分泌治疗临床缓解率超过 70%，与新辅助化疗 66% 的 ORR 接近。绝经前 ER 阳性乳腺癌选择阿那曲唑联合戈舍瑞林行新辅助内分泌治疗，客观缓解率较高，可起到降期作用，增加保乳手术率。尚没有随机对照试验能验证新辅助内分泌治疗及新辅助化疗，哪种更有效。该试验的不足在于缺乏对入选患者基线水平的可能手术方式进行评估，此外样本量较小，无法提示长期预后指导。

参考文献：

MASUDA N,SAGARA Y,KINOSHITA T,et al.Neoadjuvant anastrozole versus tamoxifen in patients receiving goserelin for premenopausal breast cancer(STAGE):a double-blind, randomised phase 3 trial[J].Lancet Oncol,2012,13(4):345-352.

◆ 7-1-7 研究概况 ◆

研究名称	ACOSOG Z1031B
研究类型	队列研究
试验分期	Ⅱ 期
入组时间	2009 年 10 月 1 日 ～ 2011 年 11 月 15 日
入组患者	绝经后 ER 阳性浸润性乳腺癌，临床分期 T2 -T4c, N0-N3, M0
分组情况	接受 2 周 AI 新辅助治疗，进行乳腺粗针活检 Ki-67 表达水平分组 第 1 组（n=167）：Ki-67 ≤ 10% 第 2 组（n=49）：Ki-67>10% 第 3 组（n=22）：无法检测 Ki-67 表达（因活检肿瘤组织不足）
用药方法	第 1 组：继续新辅助 AI 治疗 12-14 周，然后手术 第 2 组：Ki-67>10%，新辅助化疗或者手术 第 3 组：新辅助 AI 治疗 4 周后，再次乳腺粗针活检 Ki-67 表达；或继续新辅助 AI 治疗 新辅助内分泌治疗 16-18 周 依西美坦 25mg po qd, 来曲唑 2.5mg po qd, 阿那曲唑 1mg po qd 新辅助化疗：含蒽环类药物化疗方案
研究结果	2 周新辅助内分泌治疗后 49 例 Ki-67>10%，其中 35 例转行新辅助化疗，2 例达到 pCR（5.7%，95% CI，0.7%-19.1%） 随访 5.5 年 109 例 PEPI=0，4 例（3.7%）复发 341 例 PEPI>0，49 例（14.4%）复发 HR=0.27，95% CI，0.092-0.764，P = 0.014

Ki-67: Nuclear Associated Antigen Ki-67, 细胞增殖核抗原 Ki-67；PEPI: Preoperative endocrine

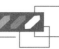
therapy prognosis index, 术前内分泌治疗预后指数；pCR: Pathologic complete response, 病理完全缓解；ER: estrogen receptor, 雌激素受体；HR: Hazard ratio, 风险比；AI: Aromatase Inhibitors, 芳香化酶抑制剂。

研究简介：

临床分期 Ⅱ 或 Ⅲ 期、ER 阳性绝经后乳腺癌，芳香化酶抑制剂新辅助内分泌疗法是一种可以替代化疗的选择，同样增加保乳机会，虽然毒性低，但是临床应用较少。基于这样的临床需求，美国外科医师学会肿瘤组进行 ACOSOG Z1031B 试验，入组 245 例绝经后 ER 阳性浸润性乳腺癌，临床分期为 T2-T4c, N0-N3, M0。该研究纳入 ACOSOG Z1031A 试验中入组的绝经后 Ⅱ 期或 Ⅲ 期 ER 阳性（Allred 评分 6~8 分）患者。ACOSOG Z1031B 试验包括 AI 治疗 2~4 周后的 Ki-67 数据。Ki-67>10% 时患者转为接受新辅助化疗，pCR 率 >20% 为预先设定的有效性临界值。Ki-67 ≤ 10% 时患者继续接受新辅助内分泌治疗。在治疗期间如果出现严重不良反应或者患者拒绝 AI 治疗，则进行手术。此外，新辅助 AI 治疗过程中出现肿瘤进展，终止 AI 治疗。主要研究终点为确定接受 AI 新辅助治疗 2~4 周后，Ki-67>10% 时 ER 阳性原发性乳腺癌接受化疗后的 pCR。次要终点是基于 Ki-67 术前内分泌预后指数 PEPI 监测复发风险。结果表明，ER 阳性且 AI 耐药患者，化疗疗效低于预期。这类患者最佳疗法仍需探究。对于术前新辅助内分泌后 PEPI=0 的患者，即使不化疗，5 年内复发风险较低仅为 3.6%。

研究者简介：

Matthew J Ellis，休斯顿贝勒医学院分子细胞生物学及医学教授，莱斯特和苏史密斯乳腺中心主任。

编者按：

ER 阳性乳腺癌对芳香化酶抑制剂无效后，转行化疗，pCR 率低于预期，新辅助内分泌治疗不敏感的 ER 阳性患者对新辅助化疗不一定敏感，应进一步研究此类患者的最佳疗法。对于 PEPI=0 的患者，单用内分泌治疗、不用化疗的 5 年复发风险仅为 3.7%，复发风险较低。单纯内分泌治疗在特定个人群具有一定可行性和合理性。

参考文献：

ELLIS M J, SUMAN V J, HOOG J,et al.Ki67 Proliferation Index as a Tool for Chemotherapy Decisions During and After Neoadjuvant Aromatase Inhibitor Treatment of Breast Cancer:Results From the American College of Surgeons Oncology Group Z1031 Trial (Alliance)[J].J Clin Oncol,2017,35(10):1061-1069.

◆ 7-1-8 研究概况 ◆

研究名称	NA-PHER2
试验分期	Ⅱ期
研究编号	NCT02530424
入组时间	2015 年 5 月 20 日～ 2016 年 2 月 8 日
入组患者	30 例 HER2 阳性 /ER 阳性早期乳腺癌
治疗方法	四药联合新辅助治疗方案： 曲妥珠单抗 8 mg/kg（负荷剂量），6 mg/kg，q3w×6 周期 帕妥珠单抗 840 mg（负荷剂量），420 mg，q3w×6 周期 哌柏西利 125 mg pod1-21 q4w×4 周期 氟维司群 500mg，q4w×5 周期
研究结果	肿瘤 Ki-67 平均表达量： 基线时 31.9（SD 15.7） 治疗 2 周后 4.3（SD 15.0），P<0.0001 手术前 12.1（SD 20.0），P=0.013
	肿瘤凋亡均数： 基线时 1.2（SD 0.3），手术前 0.4（SD 0.4），P=0.019
	30 例可评估患者 术前临床客观缓解率：97%（29/30；95%CI，83%-100%） 术后乳腺原发灶和腋结达到 pCR：27%（8/30，95%CI，12%-46%）
	未发现Ⅳ度不良事件，未出现患者死亡。 最常见不良反应： 腹泻（74%，26/35），中性粒细胞减少（69%，24/35） 最常见Ⅲ度不良事件： 中性粒细胞减少（29%，10/35），腹泻（14%，5/35） 口腔炎、AST 升高和超敏反应（发生率均为 3%；1/35）

研究简介：

HER2 阳性 /ER 阳性乳腺癌属于 Luminal 型乳腺癌一种特殊亚型，单纯内分泌治疗效果欠佳，通常推荐采用内分泌联合抗 HER2 靶向治疗。CyclinD-CDK4/6-INK4-Rb 通路异常，加速了 G1 期进程，使得肿瘤细胞增殖加快而获得生存优势。分子生物学研究提示 HER2 和 ER 通路间存在交互作用，可以通过进一步活化 RB1 促进肿瘤细胞生长。如果联合采用靶向 RB1、ER 和 HER2 的药物，是否可能达到协同效应。为了证明这一假设，NA-PHER2 研究采用 CDK4/6 抑制剂哌柏西利阻断 RB1，氟维司群阻断 ER，曲妥珠单抗和帕妥珠单抗阻断 HER2 新辅助治疗 HER 阳性 /ER 阳性患者。结果显示：对于 HER2 阳性 /ER 阳性乳腺癌，在新辅助治疗中给予四药联合方案：曲妥珠单抗 + 帕妥珠单抗 + 哌柏西利 + 氟维司群分别阻断 HER2、RB1 和 ER，显示良好临床疗效。

研究者简介：

Luca Gianni，意大利米兰圣拉斐尔科学研究所肿瘤内科主任和实体肿瘤新药开发和创新疗法项目负责人。自 1995 年以来，他一直在国家研究所和米开朗基罗基金会负责与乳腺癌相关的临床和研究活动。他发起并进行了局部晚期 / 炎性 HER2 阳性乳腺癌化疗和曲妥珠单抗的 NOAH 新辅助试验，为曲妥珠单抗成为欧洲首次批准 HER2 阳性乳腺癌新辅助治疗奠定基础。

编者按：

该研究创新在于对 HER2 阳性 /ER 阳性早期乳腺癌新辅助治疗，通过无化疗途径，分别阻断 HER2、RB1 和 ER，显示出较好临床疗效。四药联合新辅助治疗 HER2 阳性 /ER 阳性乳腺癌达到 97% 临床客观缓解率，为今后该类型乳腺癌治疗方案选择提供借鉴。但是，目前该研究结果停留在临床有效率水平，期待后期生存数据以及后续进行更大样本量研究。

参考文献：

GIANNI L,BISAGNI G,COLLEONI M,et al.Neoadjuvant treatment with trastuzumab and pertuzumab plus palbociclib and fulvestrant in HER2-positive,ER-positive breast cancer (NAPHER2):an exploratory,open-label,phase 2 study[J].Lancet Oncol,2018,19(2):249-256.

二、辅助内分泌治疗

随着美国 FDA 批准选择性雌激素受体调节剂他莫昔芬用于临床，激素受体阳性早期乳腺癌复发率、死亡率大幅度下降，患者 OS 获益，改变了早期乳腺癌治疗模式。20 世纪末期，芳香化酶抑制剂开始用于治疗激素受体阳性绝经后乳腺癌，内分泌治疗效果进一步得到提升。21 世纪初至今，促性腺激素释放激素类似物在绝经前早期乳腺癌辅助治疗中的联合应用，使这类患者复发风险进一步降低。随着 CDK4/6 抑制剂问世，激素受体阳性乳腺癌的治疗进入新阶段，靶向联合内分泌治疗成为趋势，乳腺癌内分泌治疗手段更加丰富多彩。

◆ **7-1-9 研究概况** ◆

研究名称	Ovarian ablation in early breast cancer: overview of the randomised trials
研究类型	荟萃分析
入组时间	1990 年前发起的 17 项临床研究
入组患者	绝经前早期乳腺癌
分组情况	第 1 组：卵巢功能抑制 第 2 组：对照组
用药方法	卵巢功能抑制方法：卵巢放疗或手术，药物去势
研究结果	15 年 OS（年龄 <50 岁）：第 1 组 52.4%，第 2 组 46.1%（P=0.001） 第 1 组无化疗 24%，第 1 组加化疗 8% 15 年 RFS（年龄 <50 岁）：第 1 组 45.0%，第 2 组 39.0%（P=0.0007） 第 1 组无化疗 25%，第 1 组加化疗 10% OS 和 RFS 无改善（年龄 >50 岁）：P>0.05

RFS: Relapse-free survival, 无复发生存期；OS: Overall survival, 总生存。

研究简介：

对于早期乳腺癌临床试验，EBCTCC 每 5 年进行 1 次荟萃分析，本研究是对 1995 年收集的数据进行第三轮即 15 年随访，重点在卵巢功能抑制对复发和生存的影响。由于不同研究对绝经状态定义不同，因此本研究将对小于 50 岁（而不是绝经前）的患者进行重点分析。

研究结果显示，入组时年龄小于 50 岁的 2102 例患者（多数诊断时处于绝经前状态），随访 15 年，随机调查后发现，1130 例死亡，153 例复发，卵巢抑制可提高 RFS 和 OS。淋巴结状态的相关性仅能在无化疗的卵巢抑制组中分析，而无论淋巴结阳性或阴性，卵巢抑制均有治疗效果。在卵巢抑制加化疗组和单一化疗组的比较中，卵巢抑制可以降低复发或死亡风险，而且这一效应在 ER 阳性中效果更为明显。卵巢功能可能会被化疗影响，15 年

RFS：卵巢功能抑制无化疗 vs. 卵巢功能抑制加化疗：25% vs. 10%，15 年 OS：24% vs. 8%。但上述结果样本量太小，无法得出可信统计学结果，因此无法对化疗合用卵巢抑制进行评价。1354 例年龄大于 50 岁或处于围绝经期或绝经后患者，OS 和 RFS 无显著改善（P>0.05）。此外，腋淋巴结状态、ER 状态、特殊类的死因（如非乳腺癌死亡等）、对侧乳腺的发生均不具有统计学差异。50 岁以下早期乳腺癌，切除功能正常卵巢可以显著提高长期生存率，至少在没有化疗的情况下观察到以上结论。在有其他辅助治疗的情况下，需进一步的随机研究证明卵巢抑制的附加效应，并评估激素受体测量的相关性。

研究者简介：

EBCTCG（Early breast cancer trialists' collaborative group），1983 年在英国牛津大学成立国际早期乳腺癌研究协作组，该组织旨在通过准确的大数据荟萃分析对于既往早期乳腺癌治疗的主要争议给出一个明确的指导。

编者按：

年龄小于 50 岁的早期乳腺癌，卵巢功能抑制可显著提高患者的长期生存，特别是在无化疗患者中，明确了卵巢功能抑制治疗早期乳腺癌的适宜人群。

参考文献：

Ovarian Ablation In Early Breast Cancer:Overview of the Randomised Trials.Early Breast Cancer Trialists' Collaborative Group[J].Lancet,1996,348(9036):1189-1196.

◆ 7-1-10 研究概况 ◆

试验名称	Scottish adjuvant tamoxifen trial		
研究类型	随机对照试验		
试验分期	Ⅲ期		
入组时间	1978 年 4 月～ 1984 年 9 月（首次入组） 1985 年 2 月～ 1989 年 9 月（2 次随机）		
入组患者	首次入组：1323 例早期乳腺癌：绝经后且淋巴结阳性或绝经前（绝经后 n=1079），HR 状态 43% 未知 2 次随机：342 例完成 5 年他莫昔芬治疗无复发转移患者		
分组情况	首次随机： 第 1 组（n=667）：他莫昔芬 5 年（辅助组） 第 2 组（n=656）：出现复发后开始他莫昔芬（对照组）		
	2 次随机： 第 1 组（n=173）：继续他莫昔芬 第 2 组（n=169）：停用他莫昔芬		
用药方法	他莫昔芬 20mg po qd		
研究结果	15 年随访 5 年他莫昔芬治疗组复发风险降低 26%（P=0.007） 乳腺癌死亡风险降低 27%（P=0.002）		

OS: Overall survival, 总生存期；ER: Estrogen receptor, 雌激素受体；HR: Hormone receptor, 性激素受体；TAM: Tamoxifen, 他莫昔芬。

研究简介：

苏格兰辅助性他莫昔芬临床研究始于 1978 年 4 月，用于评估乳腺癌在乳腺切除术（或乳腺切除术加放疗）后立即给予他莫昔芬治疗（辅助组）或仅在患者复发后服用他莫昔芬（对照组）的治疗效果。本研究入选 1323 例早期乳腺癌，绝经后患者 1079 例，57% 患者 ER 阳性。随机分为两组，分别给予他莫昔芬 5 年（辅助组），或出现复发后开始使用他莫昔芬，即对照组，中位随访 15 年。如患者同意且符合条件，辅助组 5 年无复发患者进入持续试验，并随机分配停止服用他莫昔芬或无限期继续服用他莫昔芬直到复发或死亡。作者分析了来自原始试验和持续试验的 560 例存活患者中除 21 例外所有患者的死亡、复发、生存和其他恶性肿瘤的信息，以确定总生存，系统性疾病复发和乳腺癌死亡的可能性。结果显示，他莫昔芬辅助治疗对 5 年的总生存率（P=0.006）、疾病复发（P=0.007）和因乳腺癌死亡（P=0.002）的有益作用持续 15 年。在随机分配继续服用他莫昔芬超过 5 年的患者未观察到额外获益。5 年他莫昔芬治疗组复发风险降低 47%，乳腺癌死亡风险降低 29%。该研究确立他莫昔芬辅助治疗 5 年成为乳腺癌辅助内分泌治疗的标准时长。

研究者简介：

Helen J. Stewart，就职于英国苏格兰爱丁堡苏格兰癌症试验办公室。

编者按：

该研究开展时间较早，入组患者异质性高，HR 阳性比例低，研究结果发现 5 年他莫昔芬后继续他莫昔芬并未带来生存获益，为 5 年他莫昔芬辅助内分泌治疗奠定循证医学依据，5 年他莫昔芬辅助治疗成为乳腺癌辅助内分泌治疗标准。但由于设计缺陷，该研究在当时并未发现延长治疗时间带来的生存获益。

参考文献：

STEWART H J,PRESCOTT R J,FORREST A P.Scottish adjuvant tamoxifen trial:a randomized study updated to 15 years[J].J Natl Cancer Inst,2001,93(6):456–462.

◆ 7-1-11 研究概况 ◆

试验名称	NSABP B-14
研究类型	随机对照试验
试验分期	Ⅲ期
入组时间	1982 年 1 月 4 日～ 1988 年 1 月 25 日（首次入组） 1988 年 1 月～ 1988 年 10 月（2 次入组）
入组患者	2892 例 ER 阳性、淋巴结阴性乳腺癌术后患者（首次入组） 完成 5 年他莫昔芬辅助治疗且无复发转移 1172 例（首次 +2 次入组符合条件的 1172 例患者进行 2 次随机），约 74% 为绝经后
分组情况	第 1 组（n=579）：安慰剂 第 2 组（n=593）：他莫昔芬
用药方法	第 1 组：安慰剂 10mg po bid ×5 年 第 2 组：他莫昔芬 10mg po bid ×5 年

（续表）

研究结果	中位随访 81 月 DFS：第 1 组 82%，第 2 组 78%（P=0.03） RFS：第 1 组 94%，第 2 组 92%（P=0.13） 生存率：第 1 组 94%，第 2 组 91%（P=0.07）
	复发转移率：第 1 组 6.0%，第 2 组 8.1%（P=0.13） 1-5 年复发转移率：第 1 组 3.2%，第 2 组 6.2%（P=0.02） >5 年复发转移率：第 1 组 3.3%，第 2 组 2.3%（P=0.39） 第二原发癌：第 1 组 9.5%，第 2 组 10.8%
	总事件发生率：第 1 组 18.6%，第 2 组 23.5%（P=0.03） 1-5 年总事件发生率：第 1 组 10.4%，第 2 组 15.8%（P=0.007） >5 年总事件发生率：第 1 组 9.6%，第 2 组 9.5%（P=0.96） 1-5 年死亡率：第 1 组 3.5%，第 2 组 6.0%（P=0.05） >5 年死亡率：第 1 组 3.6%，第 2 组 4.2%（P=0.61）

TAM：Tamoxifen，他莫昔芬；RFS：Relapse-free survival，无复发生存期；DFS：Disease free survival，无病生存期；ER：Estrogen receptor，雌激素受体。

研究简介：

以往研究发现对于 ER 阳性、腋窝淋巴结阴性乳腺癌，5 年他莫昔芬治疗对比安慰剂显示绝对优势。为确定他莫昔芬 5 年以上疗效是否优于 5 年，NSABP B-14 研究选取接受 5 年他莫昔芬治疗且无复发转移患者，随机分为两组，分别接受另外 5 年安慰剂或他莫昔芬治疗，中位随访 81 月的 DFS 分别为 82% 和 78%（P =0.03），RFS 分别为 94% 和 92%（P =0.13），生存率分别为 94% 和 91%（P =0.07），将他莫昔芬治疗的患者重新分配为安慰剂或继续他莫昔芬治疗后的 7 年中，相对于继续接受他莫昔芬，停用他莫昔芬观察到轻微优势。服用安慰剂或他莫昔芬的复发转移率分别为 6.0% 和 8.1%，第二原发癌发生率分别为 9.5% 和 10.8%，总事件发生率分别为 18.6% 和 23.5%；安慰剂组前 5 年死亡率、复发转移率、总事件发生率均低于他莫昔芬组，5 年以后的上述结果却无明显差别。继续他莫昔芬的无获益与年龄或其他特征无关。对于 ER 阳性、淋巴结阴性的乳腺癌，增加他莫昔芬持续治疗时间超过 5 年，并未改善预后。

研究者简介：

Bernard Fisher（1918 -2019），乳腺癌研究的伟大先驱之一，美国匹兹堡大学医学院乳腺外科手术治疗研究项目主席。美国肿瘤学杂志和 OncLive 网站将 Fisher 的研究描述为开启了乳腺癌局部到全身的新纪元，1985 年被授予阿尔伯特·拉斯克临床医学研究奖。

编者按：

NSABP B-14 试验与 ATLAS、aTTom 试验结果相反，可能由于 NSABP B-14 试验入组患者全部为淋巴结阴性，提示延长内分泌治疗更适用于中、高危患者。对于 ER 阳性、腋窝淋巴结阴性的乳腺癌，持续他莫昔芬治疗超过 5 年，并无明显获益。

参考文献：

FISHER B,DIGNAM J,BRYANT J,et al.Five versus more than five years of tamoxifen for lymph node-negative breast cancer:updated findings from the National Surgical Adjuvant Breast and Bowel Project B-14 randomized trial[J].J Natl Cancer Inst,2001,93(9):684-690.

◆ 7-1-12 研究概况 ◆

研究名称	ZEBRA
研究类型	随机对照试验
试验分期	Ⅲ期
入组时间	1990 年 10 月 1 日～1996 年 12 月 30 日
入组患者	早期乳腺癌，年龄 ≤ 50 岁，绝经前或围绝经期，淋巴结阳性，组织学 Ⅱ 级，未接受过系统治疗，未接受过双侧卵巢切除或放疗 ER 阳性约占 74%，阳性淋巴结 1～3 枚约占 70%
分组情况	第 1 组（n=797）：手术后应用戈舍瑞林治疗 2 年 第 2 组（n=817）：手术后应用 CMF 方案化疗 6 周期
用药方法	第 1 组：戈舍瑞林 3.6mg IH q28d×2 年 第 2 组：环磷酰胺 500mg/m² ivd d1, 8 或 100mg/m² po d1-14 　　　　甲氨蝶呤 40mg/m² ivd d1,8 　　　　氟尿嘧啶 600mg/m² ivd d1,8 　　　　q28d×6 周期
研究结果	随访 6 年 DFS: 复发事件：第 1 组 44.8%，第 2 组 40.0% 整体人群：HR=1.18, 95%CI, 1.02-1.37, P=0.29 ER 阳性：HR=1.01, 95%CI, 0.84-1.20, P=0.94 ER 阴性：HR=1.76, 95%CI, 1.27-2.44, P=0.0006 ER 未知：HR 2.00, 95%CI, 1.07-3.75, P=0.026 HR<1：戈舍瑞林更优 交互作用分析：治疗效果与 ER 表达状态显著相关（P=0.0016） OS: 死亡病例：第 1 组 24.3%，第 2 组 20.2% 整体人群：HR=1.21, 95%CI, 0.99-1.49, P=0.067 ER 阳性：HR=0.99, 95%CI, 0.76-1.28, P=0.92 ER 阴性：HR=1.77, 95%CI, 1.19-2.63, P=0.0043 ER 未知：HR=1.81, 95%CI, 0.81-4.06, P=0.14 HR<1：戈舍瑞林更优 交互作用分析：治疗效果与 ER 表达状态显著相关（P=0.0131） 闭经率： 6 月随访：第 1 组高于 95%，第 2 组 58.6% 3 年随访：第 1 组 22.6%，第 2 组 76.9% 不良反应 化疗相关不良反应发生率：化疗组高于戈舍瑞林组 抑制雌激素：戈舍瑞林组较高，一旦停止治疗，戈舍瑞林抑制效应低于 CMF

DFS: Disease free survival, 无病生存期；OS: Overall survival, 总生存；HR: Hormone receptor, 性激素受体；ER: Estrogen receptor, 雌激素受体。

研究简介：

本研究旨在比较药物卵巢去势（戈舍瑞林 2 年）和 CMF 方案（化疗 6 周期）用于绝经前淋巴结阳性乳腺癌辅助治疗的疗效，并评价治疗耐受和患者生活质量。年龄 ≤ 50 岁，绝经前或围绝经期淋巴结阳性患者入组，最初有效的入组患者1614例，1∶1随机分入戈舍瑞林组或CMF组，中位随访6年。本项试验首次证实治疗效果与ER表达状态相关（P=0.0016），ER阳性患者（约74%），两组在DFS、OS方面等效（HR=1.01，95% CI，0.84–1.20）。ER阴性患者中戈舍瑞林治疗劣于CMF方案化疗（P=0.006）（HR=1.76，95% CI，1.27–2.44）。戈舍瑞林组闭经出现更为迅速，6月内观察，戈舍瑞林组超过95%出现闭经，CMF组58.6%。随访延长至3年，CMF化疗患者76.9%出现永久性闭经，戈舍瑞林诱导闭经多可逆转，仅22.6%患者维持闭经状态。化疗不良反应（如恶心、呕吐、脱发和感染等）发生率CMF组高于戈舍瑞林组。对于绝经前早期乳腺癌，治疗选择必须基于ER表达水平。ER阴性，化疗仍是重要辅助治疗，ER阳性淋巴结阳性，戈舍瑞林效果显著并具有良好耐受性，不失为CMF化疗外的另一种治疗选择。

研究者简介：

Walter Jonat，国际著名的乳腺癌内分泌治疗专家，德国基尔大学妇产科临床中心教授、主任；ATAC和ZEBRA等重要内分泌治疗临床研究的首席研究员。

编者按：

ZEBRA研究奠定了药物卵巢去势在ER阳性乳腺癌辅助治疗中的地位。ER阳性淋巴结阳性绝经前乳腺癌，戈舍瑞林治疗2年与CMF化疗6周期等效，具有良好耐受性，可视为CMF方案化疗的替代。ER阴性，CMF方案化疗优于戈舍瑞林。

参考文献：

JONAT W,KAUFMANN M,SAUERBREI W,et al.Goserelin versus cyclophosphamide,methotrexate,and fluorouracil as adjuvant therapy in premenopausal patients with node-positive breast cancer:The Zoladex Early Breast Cancer Research Association Study[J].J Clin Oncol,2002,20(24):4628–4635.

◆ 7-1-13 研究概况 ◆

试验名称	ATAC
研究编号	ISRCTN18233230
研究类型	随机对照试验
试验分期	Ⅲ期
入组时间	1996年7月～2000年3月
入组患者	9366例绝经后早期乳腺癌，HR阳性约占83%，T1约占63%；N0约占60%，约20%接受辅助化疗
分组情况	第1组（n=3116）：他莫昔芬＋安慰剂 第2组（n=3125）：阿那曲唑＋安慰剂 第3组（n=3125）：他莫昔芬＋阿那曲唑
用药方法	他莫昔芬20mg po qd × 5年 阿那曲唑1mg poqd × 5年
研究结果	3年DFS（初始分析）： 第1组87.4%，第2组89.4%，第3组87.2%。

（续表）

10 年随访： DFS：（HR= 0.91，95% CI，0.83-0.99，P=0.04） TTR：第 1 组 19.7%，第 2 组 24.0%（P=0.001） TTDR：第 1 组 15.1%，第 2 组 17.7%（P=0.03） CLBC 发生率：第 1 组 3.2%，第 2 组 4.9%（P=0.01） OS：（HR= 0.97，95% CI，0.88-1.08，P=0.6）

TTR：Time to Recurrence，至复发时间；TTDR：Time to Distant Recurrence，至远处复发时间；CLBC：Contralateral breast cancer，对侧乳腺癌；OR：Odds ratio，比值比；OS：Overall survival，总生存期；DFS：Disease free survival，无病生存期。

研究简介：

ATAC 研究比较阿那曲唑与他莫昔芬的有效性和安全性，两者均口服 5 年，用于绝经后早期乳腺癌辅助治疗。随机分三组，分别给予 5 年阿那曲唑、他莫昔芬、阿那曲唑联合他莫昔芬。初始分析的中位随访 33.3 月，联合治疗组与他莫昔芬治疗组相比，疗效及耐受性均未获益。初始分析后中断联合组，中位随访 120 月。10 年 TTR 分别为 19.7% 和 24.0%，10 年 TTDR 分别为 15.1% 和 17.7%，10 年 CLBC 发生率分别为 3.2% 和 4.9%。全部研究人群中，与他莫昔芬相比，阿那曲唑在 DFS（HR=0.91，95% CI 0.83–0.99，P=0.04），复发时间（HR=0.84，0.75–0.93，P=0.001）和远处复发时间（HR=0.87，0.77–0.99，P=0.03）有显著改善。激素受体阳性乳腺癌结果显著支持阿那曲唑 DFS（HR=0.86，95% CI，0.78–0.95，P=0.003），复发时间（0.79，0.70–0.89，P=0.0002）和远处复发时间（0.85，0.73–0.98，P=0.02）。在激素受体阳性乳腺癌，阿那曲唑和他莫昔芬复发时间绝对差异随时间增加（5 年 2.7%，10 年 4.3%），阿那曲唑复发率显著低于他莫昔芬，8 年后受益较小。激素受体阳性乳腺癌，二组总体死亡率差异不大（HR=0.95，95% CI，0.84–1.06，P=0.4）。积极治疗期间阿那曲唑较他莫昔芬组骨折发生频率更高（451 vs. 351，OR=1.33，95% CI，1.15–1.55，P<0.0001），治疗随访期（110 vs. 112，OR=0.98，95% CI，0.74–1.30，P=0.9）两组骨折发生率相近。治疗相关严重不良事件在阿那曲唑组比他莫昔芬更少见（阿那曲唑 223 例，他莫昔芬 369 例；OR=0.57，95% CI，0.48–0.69，P<0.0001），在治疗完成后相近（66 vs. 78，OR=0.84，95% CI，0.60–1.19，P=0.3）。阿那曲唑对比他莫昔芬显著改善 DFS，未改善 OS。

研究者简介：

Jack Cuzick，英国沃尔夫森预防医学研究所所长兼癌症预防中心负责人。

编者按：

对于绝经后早期激素敏感性乳腺癌辅助内分泌治疗，研究证实阿那曲唑较他莫昔芬显著改善 DFS，阿那曲唑比他莫昔芬有更优越的长期疗效和安全性。同时发现他莫昔芬与阿那曲唑两药联合疗效较单药并无优势，机制需进一步探索。

参考文献：

BAUM M,BUDZAR A U,CUZICK J,et al.Anastrozole alone or in combination with tamoxifen versus tamoxifen alone for adjuvant treatment of postmenopausal women with early breast cancer:first results of the ATAC randomised trial[J].Lancet,2002,359(9324):2131–2139.

CUZICK J,SESTAK I,BAUM M,et al.Effect of anastrozole and tamoxifen as adjuvant treatment for early-stage breast cancer:10-year analysis of the ATAC trial[J].Lancet Oncol,2010,11(12):1135–1141.

◆ 7-1-14 研究概况 ◆

试验名称	IBCSG Trials 12-93 and 14-93
研究类型	随机对照试验
试验分期	Ⅲ期
入组时间	1993 年
入组患者	1035 例围绝经期或绝经后、淋巴结阳性乳腺癌 ER 阳性者占 75%
分组情况	第 1 组：托瑞米芬 第 2 组：他莫昔芬
用药方法	第 1 组：托瑞米芬 60mg/d po qd × 5 年或至复发 第 2 组：他莫昔芬 20mg/d po qd × 5 年或至复发
研究结果	中位随访 5.5 年 5 年 DFS：第 1 组 72%，第 2 组 69%（P=0.31） 5 年 OS：第 1 组 85%，第 2 组 81%（P=0.63）

DFS: Disease free survival, 无病生存期；ER: Estrogen receptor, 雌激素受体；RR: Relative risk, 相对危险度；OS: Overall survival, 总生存期；IBCSG: International Breast Cancer Study Group, 国际乳腺癌研究小组。

研究简介：

托瑞米芬是他莫昔芬的氯化衍生物，国际乳腺癌研究小组（IBCSG）针对围绝经期或绝经后淋巴结阳性乳腺癌进行随机对照试验，比较托瑞米芬与他莫昔芬疗效，同时分析化疗相关问题。1035 例乳腺癌，其中原发性肿瘤 ER 阳性占 75%，累及腋窝淋巴结的中位数 3 枚，81% 患者曾接受辅助化疗。中位随访 5.5 年，5 年 DFS 分别为：托瑞米芬 72%，他莫昔芬 69%（RR= 0.95，95% CI，0.76-1.18），5 年 OS 分别为 85% 和 81%（RR =1.03，95% CI，0.78-1.36）。两组不良事件无显著统计学差异，极少女性（<1%）发生严重血栓栓塞或脑血管并发症，9 例出现早期子宫内膜癌（托瑞米芬 6 例；他莫昔芬 3 例）。两组患者生活质量也相似。对于绝经后乳腺癌，托瑞米芬是替代他莫昔芬的有效且安全的内分泌治疗药物。

研究者简介：

Olivia Pagani，南瑞士肿瘤研究所（IOSI）临床主任，年轻女性乳腺癌国际共识主席。

编者按：

托瑞米芬是他莫昔芬衍生物，作用机理与他莫昔芬相似。应用托瑞米芬的初衷是希望其获得他莫昔芬相同疗效而减少他莫昔芬有关副作用，本研究显示，在绝经后乳腺癌，托瑞米芬与他莫昔芬疗效相当，不良反应两者无显著差异。对于托瑞米芬在绝经前激素受体阳性早期乳腺癌有待深入研究。

参考文献：

INTERNATIONAL BREAST CANCER STUDY GROUP,PAGANI O, GELBER S,et al.Toremifene and tamoxifen are equally effective for early-stage breast cancer:first results of International Breast Cancer Study Group Trials 12-93 and 14-93[J].Ann Oncol,2004,15:1749-1759.

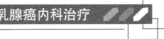

◆ 7-1-15 研究概况 ◆

试验名称	IES（Intergroup Exemestane Study）
研究类型	随机对照研究
研究编号	ISRCTN11883920
试验分期	Ⅲ 期
入组时间	1998 年 2 月～2003 年 2 月
入组患者	4742 例 ER 阳性或未知的绝经后早期乳腺癌，淋巴结阳性约 50%，ER 阳性约 80%，术后完成 2-3 年他莫昔芬辅助治疗
分组情况	第 1 组（n=2380）：他莫昔芬 第 2 组（n=2362）：依西美坦
治疗方法	对病灶进行足够的局部治疗，包括手术、放疗 第 1 组：他莫昔芬 20 或 30mg po qd×2-3 年 第 2 组：依西美坦 2.5mg po qd×2-3 年
研究结果	中位随访 30.6 月 对侧乳腺癌发生率：第 1 组 20 例，第 2 组 9 例（HR=0.44，P=0.04） 3 年 DFS：第 1 组 86.8%，第 2 组 91.5%（HR=0.65，P=0.00005） 3 年 OS：第 1 组死亡 106 例，第 2 组死亡 93 例（HR=0.88，P=0.37）<hr>中位随访 55.7 月 5 年 DFS：第 1 组 455 例，第 2 组 354 例（HR=0.76，95% CI，0.66-0.88；P=0.0001），绝对获益 3.3%（随机化后 2.5 年） 5 年 OS：第 1 组死亡 261 例，第 2 组死亡 222 例（HR=0.83，95% CI，0.69-1.0，P=0.05）

ER: Estrogen receptor，雌激素受体；PR: progesterone receptor，孕激素受体；HR: Hazard ratio，风险比；TAM: Tamoxifen，他莫昔芬；OS: Overall survival，总生存期；DFS: Disease free survival，无病生存期；CRUK: Cancer Research UK，英国癌症研究中心；AI: Aromalase inhibitor，芳香化酶抑制剂。

研究简介：

以往研究表明绝经后 ER 阳性早期乳腺癌可选择 5 年他莫昔芬内分泌治疗，然而在治疗期间可能出现耐药及复发。本项随机双盲临床研究旨在探讨 2～3 年他莫昔芬后序贯依西美坦与继续他莫昔芬的效果比较，首要研究终点为 DFS。中位随访 30.6 月，报告 449 例事件（局部复发、远处转移、对侧乳腺癌及死亡），依西美坦组对比他莫昔芬组未经调整 HR=0.68（95%CI，0.56 -0.82，P<0.001），风险降低 32%，3 年 DFS 绝对获益 4.7%（95 %CI，2.6 - 6.8）。两组 OS 无显著差异，依西美坦组死亡 93 例，他莫昔芬组死亡 106 例。依西美坦严重不良反应较少，有 9 例出现对侧乳腺癌，他莫昔芬组出现 20 例（P=0.04）。中位随访 30.6 月和 55.7 月结果一致证实了序贯治疗在 DFS 获益。依西美坦组严重不良事件如：静脉血栓、阴道出血、刮宫手术等显著减少。特别值得注意的是子宫内膜癌、肺癌和黑色素瘤在依西美坦组发生率也较他莫昔芬组少，虽然这些个体差异并不具有统计学意义。

研究者简介：

Charles Coombes，伦敦皇家大学肿瘤学教授，皇家大学医疗保健信托机构肿瘤学顾问，皇家 CRUK 癌症中心主任，皇家理工学院癌症研究中心（英国）指导委员会主席。

编者按：

本研究提供了他莫昔芬序贯依西美坦治疗的有利证据，显示出序贯治疗的优势及获益，序贯较单药治疗可显著改善激素受体阳性乳腺癌的 DFS、减少对侧乳腺癌发生。

参考文献：

COOMBES R C, HALL E, GIBSON L J,et al.A randomized trial of exemestane after two to three years of tamoxifen therapy in postmenopausal women with primary breast cancer[J].N Engl J Med,2004,350(11):1081-1092.

COOMBES R C, KILBURN L S, SNOWDON C F,et al.Survival and safety of exemestane versus tamoxifen after 2-3 years' tamoxifen treatment (Intergroup Exemestane Study):a randomised controlled trial[J].Lancet,2007,369(9561):559-570.

◆ 7-1-16 研究概况 ◆

研究名称	INT 0101 (E5188)
研究类型	随机对照研究
试验分期	Ⅲ期试验
入组时间	1989 年 7 月～ 1994 年 2 月
入组患者	绝经前、淋巴结阳性、ER 和（或）PR 阳性 既往接受局部治疗如：改良根治术或切缘阴性的肿物切除术，并完成腋淋巴结清扫
分组情况	第 1 组（n=494）：CAF 化疗 第 2 组（n=502）：CAF 化疗→戈舍瑞林（Z） 第 3 组（n=507）：CAF 化疗→戈舍瑞林＋他莫昔芬（ZT）
用药方法	CAF 化疗 q28d×6 周期 环磷酰胺 100mg/m² po d1-14 多柔比星 30mg/m² ivd d1,d8 氟尿嘧啶 500mg/m² ivd d1,d8 戈舍瑞林：3.6mgIH q28d×5 年 他莫昔芬：20mg po qd×5 年
研究结果	中位随访 9.6 年 9 年 DFS：CAF 组 57%，CAF-Z 组 60%，CAF-ZT 组 68% CAF-Z 组 vs. CAF 组（P>0.05） CAF-ZT 组 vs. CAF-Z 组（HR=0.74, 95%CI, 0.60 ～ 0.91, P<0.01） 9 年 OS：CAF 组 70%，CAF-Z 组 73%，CAF-ZT 组 76% CAF-Z 组 vs. CAF 组（P>0.05），CAF-ZT 组 vs. CAF-Z 组（P>0.05） 9 年 TTR： CAF-Z 组 vs. CAF 组（P>0.05） CAF-ZT 组 vs. CAF-Z 组：（HR=0.73, 95%CI, 0.59 ～ 0.90, P<0.01）

ER: Estrogen receptor, 雌激素受体；PR: progesterone receptor, 孕激素受体；HR: Hormone receptor, 性激素受体；TTR: Time to recurrence, 复发时间；TAM: Tamoxifen, 他莫昔芬；OS: Overall survival, 总生存期；DFS: Disease free survival, 无病生存期；FSH: follicle-stimulating hormone, 促卵泡成熟激素。

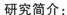

研究简介：

化疗、他莫昔芬和卵巢切除或抑制是绝经前激素受体阳性乳腺癌的有效辅助治疗方法，但联合治疗价值尚未明确。本研究旨在对淋巴结阳性、激素受体阳性的绝经前乳腺癌行化疗联合内分泌的疗效评估。1503 例腋窝淋巴结阳性、激素受体阳性的绝经前乳腺癌入组，绝经前状态定义为：距末次月经至少 4 个月、距末次月经伴绝经前 FSH 水平持续 4 ~ 12 个月、小于 61 岁接受保留卵巢的子宫切除手术并维持绝经前 FSH 水平。经过激素替代治疗但是年龄小于 56 岁并且停药后恢复绝经前 FSH 的患者也属于试验对象。ER 和 PR 阳性定义为生化方法 ≥ 10fm/mg 或免疫组化阳性，所有患者均接受适当的局部治疗，包括手术、放疗等。主要终点为复发时间（TTR）、无病生存（DFS）和总生存（OS）。中位随访 9.6 年，结果显示在 CAF 化疗基础上加用戈舍瑞林并不能改善 TTR、DFS 和 OS，在 CAF 中添加戈舍瑞林无整体优势。与 CAF-Z 相比，CAF-ZT 中他莫昔芬可显著提高 TTR 和 DFS，但不影响 OS；在 CAF-Z 中加入他莫昔芬可改善绝经前淋巴结阳性、激素受体阳性乳腺癌预后。9 年 DFS 在 CAF、CAF-Z、CAF-ZT 组分别为 57%、60% 和 68%，而 OS 分别为 70%、73% 和 76%。值得注意的是 CAF 化疗可诱导卵巢抑制，故在卵巢抑制的患者加用戈舍瑞林的效应不明显，有研究表明年龄超过 40 岁的患者在联合化疗后更易出现卵巢抑制，故对小于 40 岁、接受 CAF 化疗的患者使用戈舍瑞林，以及在 CAF-Z 后加用他莫昔芬能有更好疗效。78% 患者完成 CAF 化疗，三组间无差异。CAF 组 4 例致命不良事件（2 例败血症，1 例心梗，1 例心肌病和肺炎），62% 患者出现 4 级以上不良反应，大多为粒细胞缺乏和白细胞缺乏。维持期共有 5 例致命不良事件（自杀、心肌病等）。非致命性不良事件，CAF-Z 组比 CAF 组高，戈舍瑞林多与体重增加、糖尿病和潮热相关，他莫昔芬会增加糖尿病和潮热的风险，并不影响体重。

研究者简介：

Nancy E. Davidson，美国 Fred Hutchinson 肿瘤研究中心临床研究系副主席，领导多项对绝经前患者化疗和内分泌治疗、早期乳腺癌化疗优化的临床研究。

编者按：

E5188 研究证实，对 HR 阳性、淋巴结阳性绝经前乳腺癌，化疗后加用戈舍瑞林并未显著改善预后，但合用戈舍瑞林、他莫昔芬可以显著改善 TTR 和 DFS。

参考文献：

DAVIDSON N E,O'NEILL A M,VUKOV A M,et al.Chemoendocrine therapy for premenopausal women with axillary lymph node-positive,steroid hormone receptor-positive breast cancer: results from INT 0101(E5188)[J].J Clin Oncol,2005,23(25):5973-5982.

◆ 7-1-17 研究概况 ◆

试验名称	NCIC CTG MA.17
研究类型	随机对照研究
试验分期	Ⅲ期
入组时间	1998 年 9 月～2002 年 5 月
入组患者	5187 例 HR 阳性绝经后乳腺癌 腋窝淋巴结阴性约占 50%；接受辅助化疗约占 45%
分组情况	他莫昔芬辅助治疗约 5 年（4.5～6 年） 第 1 组（n=2593）：来曲唑 5 年 第 2 组（n=2594）：安慰剂 5 年
用药方法	来曲唑 2.5mg po qd
研究结果	中位随访 30 月 4 年 DFS：第 1 组 94.4%，第 2 组 89.8%（P<0.001） 4 年 DDFS：第 1 组较第 2 组降低 40%（P=0.002） 4 年 OS：第 1 组 95.4%，第 2 组 95.0%（P=0.3） 淋巴结阳性 OS（HR = 0.61，95% CI，0.38-0.98，P=0.04） 他莫昔芬使用 >5 年 OS（HR = 0.56，95% CI，0.33-0.97，P =0.04）
	首次分析结果，试验进行揭盲，第 2 组部分患者（61%）交叉到第 1 组，中位随访 64 月， IPCW 法进行再次分析： DFS：HR =0.52，95% CI，0.45～0.61，P<0.001 DDFS：HR =0.51，95% CI，0.42～0.61，P<0.001 OS：HR =0.61，95% CI，0.52～0.71，P<0.001

HR: Hormone receptor，性激素受体；OS: Overall survival，总生存期；DFS: Disease free survival，无病生存期；DDFS: distant disease free survival，无远处转移生存期。

研究简介：

5 年他莫昔芬辅助治疗使乳腺癌获益，但 5 年内分泌治疗后，仍有近 50% 乳腺癌出现复发转移，三分之二甚至更多乳腺癌患者死亡。不论初始淋巴状态如何，复发转移大部分为远处脏器及骨转移。提示在常规 5 年辅助内分泌治疗后，继续强化内分泌治疗可能会有潜在获益。加拿大国家癌症研究所临床试验小组 MA.17 试验选取 5187 例 HR 阳性绝经后已完成他莫昔芬治疗 5 年的乳腺癌，随机分为两组，分别给予来曲唑或安慰剂 5 年，首次分析中位随访 30 月，结果显示，来曲唑较安慰剂在降低复发转移风险有明显优势，在淋巴结阳性亚组和使用他莫昔芬 >5 年亚组中，OS 改善也具有统计学意义。基于首次分析结果，试验揭盲，安慰剂组三分之二的患者交叉到第 1 组开始来曲唑治疗，中位随访 64 月，用 IPCW 法进行再次分析，IPCW 分析得出的来曲唑组和安慰剂组 DFS 的风险比（HR）为 0.52（95% CI，0.45-0.61，P<0.001），DDFS 的 HR=0.51（95% CI，0.42-0.61，P <0.001），OS 的 HR=0.61（95% CI，0.52-0.71，P<0.001）。基于 Cox 模型时间依赖性协变量分析结果：DFS 的 HR=0.58（95% CI，0.47-0.72，P <0.001），DDFS 的 HR=0.68（95% CI，0.52-0.88，P=0.004；OS 的 HR=0.76（95% CI，0.60-0.96，P=0.02）。研究结果肯定了强化内分泌辅助治疗在 DFS、DDFS，甚至 OS 的显著获益。来曲唑组骨质疏松、关节肌肉疼痛、潮热等不良事件发生显著增加，严重不良事件两组间无显著差异。

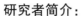

研究者简介：

Paul E. Goss，美国哈佛医学院医学教授，马萨诸塞州总医院 MGH 癌症中心乳腺癌研究主任。

编者按：

该研究首次讨论了他莫昔芬 5 年以后如何继续降低患者复发风险的问题，基于这些患者乳腺癌复发风险持续存在，提出后续强化辅助治疗的概念，是乳腺癌辅助内分泌治疗的进步。证实他莫昔芬 5 年以后继续来曲唑强化内分泌治疗，可使患者显著获益，不良反应可耐受，尤其对于高危患者可能获益更多。

参考文献：

GOSS P E,INGLE J N,MARTINO S,et al.Randomized trial of letrozole following tamoxifen as extended adjuvant therapy in receptor-positive breast cancer:updated findings from NCIC CTGMA.17[J].J Natl Cancer Inst,2005,97(17):1262-1271.

JIN H,TU D,ZHAO N,et al.Longer-term outcomes of letrozole versus placebo after 5 years of tamoxifen in the NCIC CTG MA.17 trial:analyses adjusting for treatment crossover[J].J Clin Oncol,2012,30(7):718-721.

◆ 7-1-18 研究概况 ◆

研究名称	ITA
研究类型	随机对照研究
试验分期	Ⅲ期试验
入组时间	1998 年 3 月～ 2002 年 12 月
入组患者	绝经后早期乳腺癌、ER 阳性、腋淋巴结阳性； 接受他莫昔芬治疗 2 ～ 3 年； 约 67% 接受辅助化疗，约 51% 接受辅助放疗
分组情况	第 1 组（n=225）：继续他莫昔芬，内分泌治疗共 5 年 第 2 组（n=223）：换用阿那曲唑，内分泌治疗共 5 年
用药方法	他莫昔芬 20mg po qd 阿那曲唑 1mg po qd
研究结果	中位随访 36 月 RFS 事件：第 1 组 32 例，第 2 组 12 例（P=0.001） LRFS 事件：第 1 组 32 例，第 2 组 12 例（P=0.003） 无远处转移生存事件：第 1 组 19 例，第 2 组 10 例（P=0.06） AE：第 1 组 150 例，第 2 组 203 例（P=0.04） 总 SAE：第 1 组 22.0%，第 2 组 13.9%（P=0.04）

ER: Estrogen receptor, 雌激素受体；HR: Hazard ratio, 风险比；AE: Adverse Event, 不良事件；OS: Overall survival, 总生存期；DFS: Disease free survival, 无病生存期；SAE: Severe Adverse Event, 严重不良事件；AI, Aromalase inhibitor, 芳香化酶抑制剂，LRFS: locoregional recurrence-free survival, 局部无复发生存期。

研究简介：

他莫昔芬是 ER 阳性早期乳腺癌的标准辅助治疗方案，但会增加子宫内膜癌和其他严重不良事件（如血栓栓塞等）的风险，在治疗中产生耐药性、导致复发。已有研究证实，芳香化酶抑制剂（AI）在晚期乳腺癌一线他莫昔芬治疗失败后使用有较好效果，本临床试验旨在探究在他莫昔芬治疗后，换用第三代芳香化酶抑制剂阿那曲唑的疗效。入组448例ER阳性、淋巴结阳性绝经后早期乳腺癌，均接受手术治疗，部分患者接受辅助化疗或放疗，所有患者均进行2～3年他莫昔芬治疗，随机分入他莫昔芬组和阿那曲唑组，共治疗5年。无病生存是主要终点。无事件生存，总生存和安全性是次要终点。中位随访36月，他莫昔芬组中32例（14.2%）出现复发，阿那曲唑12例（5.4%）；他莫昔芬组10例出现第二原发肿瘤，5例为子宫内膜癌，3例出现非复发造成的死亡，阿那曲唑组5例第二原发肿瘤。他莫昔芬组共有45例不良事件，乳腺癌死亡7例，阿那曲唑组共17例不良事件，4例乳腺癌死亡（P=0.0002）。换用阿那曲唑的DFS和无局部复发生存显著延长。远处转移两组无显著差别。阿那曲唑组不良事件较他莫昔芬组多（P=0.04），但他莫昔芬组出现更多严重不良事件，总体而言两组耐受性均可，因不良事件停药患者比例较少（分别约占4%）。因此，最初2至3年他莫昔芬治疗后转用阿那曲唑耐受性良好，可显著提高绝经后早期乳腺癌无事件生存率和无复发生存率。

研究者简介：

Francesco Boccardo，意大利国家肿瘤研究所及热那亚大学教授。

编者按：

淋巴结阳性ER阳性绝经后早期乳腺癌，经过2～3年他莫昔芬治疗，换用阿那曲唑可显著提高RFS率，并有良好耐受性。尽管随访时间相对较短，样本量也较小，本试验提示了内分泌的转换治疗可成为一种新选择。

参考文献：

BOCCARDO F,RUBAGOTTI A,PUNTONI M,et al.Switching to anastrozole versus continued tamoxifen treatment of early breast cancer: preliminary results of the Italian Tamoxifen Anastrozole Trial[J].J Clin Oncol,2005,23(22):5138-5147.

◆ 7-1-19 研究概况 ◆

研究名称	IBCSG 13-93
研究类型	随机对照研究
试验分期	Ⅲ期试验
入组时间	1993年5月～1999年8月
入组患者	手术后绝经前早期乳腺癌，不适合单用内分泌治疗 淋巴结阳性数：0～3个占61%，≥4个占39% ER阳性59%；ER阴性41%；ER（缺失）9%
分组情况	第1组（n=624）：化疗 ± 放疗→他莫昔芬20mg po qd×5年 第2组（n=622）：化疗 ± 放疗→无内分泌治疗
用药方法	化疗： AC/EC q3w×4周期→CMF q4w×3周期 AC方案：多柔比星60mg/m² ivd d1+环磷酰胺600mg/m² ivd d1 EC方案：表柔比星90mg/m² ivd d1+环磷酰胺600mg/m² ivd d1 及时或间隔16周后行CMF方案： 环磷酰胺100mg/m² po d1-14 甲氨蝶呤40mg/m² ivd d1, d8 氟尿嘧啶600mg/m² ivd d1, d8 内分泌治疗：他莫昔芬20mg po qd×5年

（续表）

研究结果	中位随访 7 年
	5 年 DFS： ER 阳性：第 1 组 75%，第 2 组 62% （HR=0.59，95%CI，0.46-0.75，P<0.0001） ER 阴性：第 1 组 67%，第 2 组 64% （HR=1.02，95%CI，0.77-1.35，P=0.89） ER（缺失）：第 1 组 63%，第 2 组 81% （HR=2.10，95%CI，1.03-4.29，P=0.04）
	5 年 OS： ER 阳性：第 1 组 87%，第 2 组 87%（P=0.36） ER 阴性：第 1 组 79%，第 2 组 77%（P=0.63） ER（缺失）：第 1 组 75%，第 2 组 94%（P=0.18）
	5 年 DFS： ER 阳性：CA 组 77%，未 CA 组 61%（P=0.004） ER 阳性且接受他莫昔芬治疗：CA 组 80%，未 CA 组 65%（P=0.05）

DFS：Disease free survival，无病生存期；ER：Estrogen receptor，雌激素受体；PR：progesterone receptor，孕激素受体；Ki-67：Nuclear Associated Antigen Ki-67，细胞增殖核抗原 Ki-67；HR：Hazard ratio，风险比；CA：chemotherapy-induced amenorrhea，化疗诱导停经。

研究简介：

本研究针对绝经前淋巴结阳性早期乳腺癌，探究在辅助化疗后行他莫昔芬内分泌治疗是否获益，并评估化疗产生卵巢功能抑制对他莫昔芬疗效的影响。1993 年至 1999 年，IBCSG 13-93 招募 1246 例可评估的绝经前腋窝淋巴结阳性可手术乳腺癌。所有患者均接受辅助化疗，随后接受他莫昔芬（20mg/d）治疗 5 年或无进一步治疗。放疗根据病理学分期及手术方式决定是否实施。主要观察终点 DFS。肿瘤分类为 ER 阳性（n=735，59%）；ER 阴性组包括所有其他乳腺癌（n=511，41%）。如果 IHC 结果未染色或 LBA 结果为 0 fmol/mg 胞浆蛋白，ER 阴性组子集定义为 ER 缺失（n=108，9%）。结果显示，他莫昔芬改善 ER 阳性 DFS（P<0.0001），但未改善 ER 阴性人群（P=0.89）。甚至不利于 ER 缺失组 DFS 和 OS。他莫昔芬与对照组 OS 差异并不显著。不良反应多为 1 级或 2 级，3 级以上有 36 例（6%），最常见为体重增加（22 例），2 例 4 级毒性（抑郁和脑血管事件），化疗毒性组间无显著差异。化疗诱导闭经（CA）是指在最初 15 月随访有停经报告，CA 患者中位年龄 45 岁，入组年龄 ≥ 35 岁停经发生率高于年龄 <35 岁（P<0.0001）。无论是否接受他莫昔芬治疗，接受化疗诱导闭经的 ER 阳性乳腺癌 DFS 显著改善（P=0.004）。出现 CA 同时接受他莫昔芬治疗的 ER 阳性患者 5 年 DFS 达 80%，高于其他任何亚组，提示不应因出现 CA 而更替他莫昔芬治疗。

研究者简介：

Marco Colleoni，意大利米兰欧洲肿瘤研究所医学感官科主任。

编者按：

本研究显示化疗后应用他莫昔芬辅助治疗 5 年，对 ER 阳性、淋巴结阳性绝经前乳腺癌有良好效果，显著改善 ER 阳性绝经前乳腺癌 DFS。初步探索了 CA 对预后影响，证实了 ER 阳性乳腺癌出现 CA 对预后显著改善，CA 联合他莫昔芬有进一步提高疗效的趋势。

参考文献：

INTERNATIONAL BREAST CANCER STUDY GROUP,COLLEONI M,GELBER S,et al.Tamoxifen after adjuvant chemotherapy for premenopausal women with lymph node-positive breast cancer:International Breast Cancer Study Group Trial 13-93[J].J Clin Oncol,2006,24(9):1332-1341.

◆ 7-1-20 研究概况 ◆

研究名称	NSABP B-33
研究类型	随机对照试验
试验分期	Ⅲ期试验
入组时间	2001年5月～2003年10月
入组患者	绝经后侵袭性乳腺癌，ER阳性和（或）PR阳性，临床分期为T1-3N0-1M0
分组情况	他莫昔芬5年后随机、安慰剂对照、双盲分组 第1组：依西美坦 第2组：安慰剂
用药方法	初始随机分安慰剂和依西美坦组： 依西美坦25mgpo qd×5年 2003.10揭盲，依西美坦组72%和安慰剂组44%患者选择继续依西美坦治疗
研究结果	中位随访30月 按最初随机分组分析，4年DFS： 第1组91%，第2组89%（RR=0.68，P=0.07） 按最初随机分组分析，4年RFS： 第1组96%，第2组94%（RR=0.44，P=0.004）
	不良反应： 第1组：2例治疗不相关死亡 3级不良事件：第1组9%，第2组6%（P=0.03）

RFS: Relapse-free survival, 无复发生存期；DFS: Disease free survival, 无病生存期；OS: Overall survival, 总生存期。

研究简介：

2001年5月NSABP发起一项随机、安慰剂对照、双盲临床研究，以评估甾体芳香酶抑制剂依西美坦用于延长辅助治疗的效果。本研究探讨5年他莫昔芬治疗后序贯依西美坦的疗效，1577例绝经后激素受体阳性乳腺癌、临床分期为T1-3N0-1M0，接受过57~66月他莫昔芬治疗，随机分组时处于无病状态，且最后1次治疗与分组间隔少于180天。他莫昔芬治疗5年后随机分为安慰剂组和依西美坦治疗组，最终完成随访1562例。2003年10月MA.17试验初步结果显示他莫昔芬序贯来曲唑治疗优于序贯安慰剂，NSABP B-33试验因此自然终止并揭盲，并向安慰剂组患者提供依西美坦。揭盲时依西美坦组中783例有560例（72%）在随访期坚持依西美坦治疗，安慰剂组783例中344例（44%）选择换用依西美坦，两组中未坚持服用依西美坦的不在数据分析范围。安慰剂组于不同时间节点换用依西美坦，揭盲6月内换用的仅3.6%，6~12月的为67.5%，12~18月的为21.5%，余下7.3%在揭盲18至24个月换用。最终两组均有799例形成队列，中位随访30月。按最初分组分析，4年DFS安慰剂组 vs. 依西美坦组为89% vs. 91%（RR= 0.68；P=0.07），就首次复发或死亡事件而言，依西美坦组 vs. 安慰剂组的局部复发为4例 vs. 10例、区域复发为0例 vs. 3例、远处转移11例 vs. 16例、对侧乳腺癌2例 vs. 8例，无复发死亡，7例 vs. 2例。将局部复发、区域复发、远处转移和对侧乳腺癌作为RFS的节点，结果显示4年RFS安慰剂组 vs. 依西美坦组为 94% vs. 96%（RR=0.44，P=0.004）。两组 OS 无统计学差异（安慰剂组 13 例死亡，依西美坦组 14 例死亡）。揭盲时评估不良反应，依西美坦组 2 例与治疗不相关的死亡，依西美坦组 3 级不良反应稍高（9% vs. 6%，P=0.03），常见的 3/4 级不良反应为关节痛、疲劳、骨痛等。454 例揭盲前完成停经后生存质量评估，两组无统计学差异。

研究者简介：

Eleftherios P. Mamounas，佛罗里达州奥兰多地区医疗中心普通外科医生。

编者按：

尽管经历随机分组和揭盲后依西美坦的交叉，对最初分组的数据分析显示 5 年他莫昔芬后序贯使用依西美坦，在 DFS 和 RFS 可有数值上的改善，但统计学差异不显著。

参考文献：

MAMOUNAS E P,JEONG J H,WICKERHAM D L,et al.Benefit from exemestane as extended adjuvant therapy after 5 years of adjuvant tamoxifen:intention-to-treat analysis of the National Surgical Adjuvant Breast And Bowel Project B-33 trial[J].J Clin Oncol,2008,26(12):1965-1971.

◆ 7-1-21 研究概况 ◆

试验名称	SWOG 8814（INT0100）
研究编号	NCT00929591
研究类型	随机对照研究
试验分期	Ⅲ期
入组时间	1989 年 6 月
入组患者	1558 例激素受体阳性、淋巴结阳性、绝经后乳腺癌
分组情况	第 1 组：TAM 第 2 组：CAF-T（CAF → TAM） 第 3 组：CAFT（CAF+TAM → TAM）
用药方法	CAF 方案 ivd q4w×6 周期 CTX 100mg/m^2 po d1-14 ADM 30mg/m^2 ivd d1,d8 5-Fu 500mg/m^2 ivd d1,d8 TAM：他莫昔芬 20mg po qd×5 年
研究结果	10 年 DFS： 第 1 组 48%，第 2+3 组 57%（P=0.002） 第 1 组 48%，第 2 组 60%（P=0.0002） 第 1 组 48%，第 3 组 53%（P=0.062） 第 2 组 60%，第 3 组 53%（P=0.061） 10 年 OS： 第 1 组 60%，第 2+3 组 65%（P=0.057） 第 1 组 60%，第 2 组 68%（P=0.032） 第 1 组 60%，第 3 组 62%（P=0.22） 第 2 组 68%，第 3 组 62%（P=0.30）

DFS: Disease free survival, 无病生存期；ER: Estrogen receptor, 雌激素受体；PR: progesterone receptor, 孕激素受体；HR: Hazard ratio, 风险比；TAM: Tamoxifen, 他莫昔芬；OS: Overall survival, 总生存期。

研究简介：

本研究旨在评估化疗与他莫昔芬联合治疗效果，并探索他莫昔芬与化疗用药时序，入组 1558 例激素受体阳性、淋巴结阳性、绝经后女性乳腺癌，按 2:3:3 的比例随机分为 3 组，分别为他莫昔芬单独治疗组（TAM），CAF 序贯他莫昔芬组（CAF-T）及 CAF 与他莫昔芬同时使用组（CAFT）。研究目标为：与单用 TAM 相比，CAF 联合 TAM 患者 DFS 是否更长；CAF-T 方案 DFS 是否比 CAFT 更长。1558 例乳腺癌 1477 例（95%）符合纳入分析标准。经过最长 13 年随访（中位随访 8.94 年），637 例 DFS（TAM 组 DFS：179 例 /361 例；CAF-T 组 DFS：216 例 /566 例；CAFT 组 DFS：242 例 /550 例）。对于第一个研究目标，CAF+TAM 组（CAFT 和 CAF-T）联合治疗 DFS 明显优于 TAM 单独治疗（P=0.002），但在 OS 上优势微弱（P=0.057）。对于第二个目标，CAF+TAM 与 TAM 单独使用相比，DFS（P=0.061）和 OS（P=0.30）无统计学显著差异。不良反应方面，CAF+TAM 治疗组中性粒细胞减少、口腔炎、血栓栓塞、充血性心力衰竭和白血病发生率比单独使用他莫昔芬组高。因此，与单独 TAM 相比，连续给予 CAF+TAM 的方案对绝经后内分泌敏感、淋巴结阳性乳腺癌更有效。上述研究明确 TAM 在乳腺癌辅助内分泌的疗效、给药时机及与化疗联合的用药时序。激素受体阳性绝经后乳腺癌辅助化疗后序贯 TAM 可以降低复发率和死亡率。

研究者简介：

Kathy S. Albain，美国芝加哥洛约拉大学医学教授，乳腺癌临床研究项目负责人。

编者按：

该研究明确了他莫昔芬辅助内分泌治疗乳腺癌的疗效及给药时机。激素受体阳性绝经后乳腺癌辅助化疗结束后应用他莫昔芬可以降低患者复发率和死亡率。试验存在的不足点：激素受体阳性乳腺癌本身具有生物学差异，其中一部分可能对化疗并不敏感，化疗联合内分泌治疗的辅助治疗方案不一定适用于所有患者。该研究并未细分哪类患者可能从化疗联合内分泌治疗中获益。其次，该研究完成时并无 HER2 状态评价标准，因此一些化疗获益可能发生在 HER2 阳性组。

参考文献：

ALBAIN K S，BARLOW W E，RAVDIN P M，et al.Adjuvant chemotherapy and timing of tamoxifen in postmenopausal patients with endocrine-responsive,node-positive breast cancer:a phase 3,open-label,randomised controlled trial[J].Lancet,2009,374(9707):2055-2063.

◆ 7-1-22 研究概况 ◆

研究名称	NAFTA
研究类型	前瞻性随机对照研究
试验分期	Ⅲ期
入组时间	1998 年 7 月～ 2002 年 12 月
入组患者	围绝经期或绝经后Ⅰ / Ⅱ期 HR 阳性浸润性乳腺癌
分组情况	第 1 组（n=907）：他莫昔芬 第 2 组（n=906）：托瑞米芬
治疗方法	第 1 组：他莫昔芬 20mg po qd×5 年 第 2 组：托瑞米芬 60mg po qd×5 年

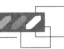

（续表）

研究结果	中位随访 59 月（n=1813） 5 年 OS：第 1 组 92.7%，第 2 组 93.7% （OR=0.951，95%CI，0.623-1.451，P=0.951） 5 年 DFS：第 1 组 91.2%，第 2 组 91.2% （OR=1.037，95%CI，0.721-1.491，P=0.846） 排除出组患者 5 年 OS：第 1 组 92.8%，第 2 组 93.8% 5 年 DFS：第 1 组 91.3%，第 2 组 91.3%

HR: Hormone receptor, 性激素受体；OR: Odds ratio, 比值比；CI: Confidence interval, 置信区间；
DFS: Disease free survival, 无病生存期；OS: Overall survival, 总生存期。

研究简介：

本研究是国际、多中心、开放式标签的随机临床研究，入组 1813 例围绝经期或绝经后被美国癌症联合会诊断为 I 期或 II 期 HR 阳性原发浸润性乳腺癌，患者于开始辅助性全身或化疗 12 周内对原发性肿瘤及腋窝淋巴结予以手术切除，可行辅助性全身化疗。受试者按 1:1 随机分入两组，采用他莫昔芬或托瑞米芬进行辅助治疗。评估的主要终点是 DFS 及 OS，次要终点为评估不良事件差异，采用意向治疗分析。中位随访 59 月，2 组基线特征平衡，证实他莫昔芬与托瑞米芬对 DFS 及 OS 所带来的治疗获益。全部患者 5 年 DFS 在他莫昔芬和托瑞米芬间无显著差异（分别为 91.2%vs. 91.2%），5 年 OS 也无显著差异（分别为 92.7% vs. 93.7%）。在控制了患者年龄、肿瘤大小和肿瘤 Cox 多变量生存分析发现，随机选择他莫昔芬与托瑞米芬的患者在 OS（OR=0.951，95%CI，0.623-1.451，P=0.951）或 DFS（OR=1.037，95%CI，0.721-1.491，P=0.846)方面无显著差异。两组中不良事件相似，血管栓塞、妇科和眼部疾病的发生率呈相似趋势，与托瑞米芬组相比，他莫昔芬组出现发热或寒战有统计学意义（44 vs. 25，P=0.03），他莫昔芬与托瑞米芬组发生夜间出汗的女性数量无显著差异（143 vs. 165，P=0.08），仅发热、寒战两组的发生率有统计学意义。

研究者简介：

Michael J. Edwards，美国俄亥俄州辛辛那提市普通外科医生。

编者按：

HR 阳性早期乳腺癌经他莫昔芬或托瑞米芬辅助治疗 DFS 和 OS 未见显著统计学差异，NAFTA 研究初步奠定托瑞米芬在 HR 阳性乳腺癌辅助治疗中的地位。

参考文献：

LEWIS J D,CHAGPAR A B,SHAUGHNESSY E A,et al.Excellent outcomes with adjuvant toremifene or tamoxifen in early stage breast cancer[J].Cancer,2010,116(10):2307-2315.

◆ 7-1-23 研究概况 ◆

试验名称	ZIPP
研究类型	随机对照研究
试验分期	Ⅲ期
入组时间	1987 年 8 月～ 1999 年 3 月
入组患者	2706 例绝经前早期乳腺癌术后患者
分组情况	第 1 组（n=879）：他莫昔芬 第 2 组（n=469）：戈舍瑞林 第 3 组（n=882）：他莫昔芬＋戈舍瑞林 第 4 组（n=476）：未行辅助内分泌治疗
用药方法	他莫昔芬 20 或 40mg po qd×2 年 戈舍瑞林 3.6mg IH q4w×2 年
研究结果	15 年结果分析 事件发生率：含戈舍瑞林组 47%，无戈舍瑞林组 52%（P=0.0013） 死亡率：含戈舍瑞林组 29%，无戈舍瑞林组 33%（P=0.013） 复发率：含戈舍瑞林组 36%，无戈舍瑞林组 42%（P=0.0018） 因乳腺癌死亡：含戈舍瑞林组 26%，无戈舍瑞林组 30%（P=0.0122） 在应用他莫昔芬组使用戈舍瑞林： 事件数减少 2.8%（95%CI，-7.7 to 2.0） 乳腺癌死亡减少 2.6%（95%CI，-6.6 to 2.1） 在未用他莫昔芬组使用戈舍瑞林： 事件数减少 13.9%（95%CI，-19.4 to -7.5） 乳腺癌死亡减少 8.5%（95%CI，-13.7 to -2.2）

注：事件发生：包括复发、死亡、出现新肿瘤。

LHRH: Luteinizing hormone releasing hormone，促黄体生成素释放激素。

研究简介：

以往研究发现促黄体生成素释放激素（LHRH）激动剂可有效治疗绝经前早期乳腺癌。本研究选取 2706 例绝经前早期乳腺癌术后患者，其中 70%ER 阳性。随机分为 4 组，分别给予他莫昔芬（20mg 或 40mg po qd）2 年、戈舍瑞林（3.6 mg IH q4w）2 年、他莫昔芬＋戈舍瑞林 2 年或未行辅助内分泌治疗。15 年结果分析显示，含戈舍瑞林组与无戈舍瑞林组相比，出现复发、死亡或新肿瘤等的事件发生率分别为 47% 和 52%，死亡率分别为 29% 和 33%，复发率分别为 36% 和 42%，因乳腺癌死亡发生率分别为 26% 和 30%。戈舍瑞林联合标准内分泌治疗显著降低乳腺癌复发和死亡风险。

研究者简介：

Allan Hackshaw，英国癌症研究与 UCL 癌症试验中心，英国伦敦大学学院。

编者按：

该研究评估了 LHRH 激动剂戈舍瑞林与他莫昔芬联合应用的效果，对于绝经前早期乳腺癌，戈舍瑞林联合标准的内分泌治疗，可以显著降低患者的复发与死亡风险，为临床应用提供依据。

参考文献:

HACKSHAW A,BAUM M,FORNANDER T,et al.Long-term effectiveness of adjuvant goserelin in premenopausal women with early breast cancer[J].J Natl Cancer Inst,2009,101(5):341-349.

◆ **7-1-24 研究概况** ◆

研究名称	Meta-Analysis of Breast Cancer Outcomes in Adjuvant Trials of Aromatase Inhibitors Versus Tamoxifen
研究类型	临床病例荟萃分析
入组患者	ER 阳性绝经后乳腺癌
分组情况 / 用药方法	队列 1（2 个试验，n=9856）：5 年 AI vs. 5 年 TAM 队列 2（4 个试验，n=9015）：2-3 年 TAM 后换方案，更换为 2-3 年 AI vs. 2-3 年 TAM，两组均为 5 年内分泌治疗
研究结果	队列 1：中位随访 5.8 年，AI 对比 TAM 疾病复发降低 2.9%（AI vs. TAM，9.6% vs. 12.6%，P<0.00001） 乳腺癌死亡率降低 1.1%（AI vs. TAM，4.8% vs. 5.9%，P=0.1）
	队列 2，中位随访 3.9 年，在 3 年更换治疗方案，AI 对比 TAM 疾病复发降低 3.1%（AI vs. TAM，5.0% vs. 8.1%，P<0.00001） 乳腺癌死亡率降低 0.7%（AI vs. TAM，1.7% vs. 2.4%，P=0.02）
	在任何一个队列中，年龄、肿瘤分级和 PR 状态均对复发无显著性影响，与 AI 相关的非乳腺癌死亡也无显著增加

DFS：Disease free survival，无病生存期；ER：Estrogen receptor，雌激素受体；PR：progesterone receptor，孕激素受体；TAM：Tamoxifen，他莫昔芬；AI：Aromalase inhibitors，芳香化酶抑制剂。

研究简介:

本研究对芳香化酶抑制剂对比他莫昔芬的随机试验进行荟萃分析，分为 2 组队列，第一组为 5 年 AI 与 5 年 TAM 疗效比较，第二组在 2-3 年 TAM 治疗后换用 AI 或 TAM 进行总为期 5 年的内分泌治疗，即 2-3 年 TAM 切换 AI 与 5 年 TAM 比较。

队列 1：5 年 AI vs. 5 年 TAM

队列 1 包括 9856 例患者，中位随访 5.8 年。5 年的 AI 治疗绝对复发率降低 2.9%（SE=0.7%，复发率：AI 组 9.6%，他莫昔芬组 12.6%，2P<0.00001），死亡率降低 1.1%（SE=0.5%，死亡率：AI 组 4.8%，他莫昔芬组 5.9%，2P=0.1）。AI 较 TAM 降低 23% 早期复发率（2P<0.00001），对单一的局部复发、对侧乳腺癌发生要比远处转移作为首发事件的发生率低，但这些均无统计学差异。而 PR 状态、年龄、淋巴结状态、肿瘤分级等均无统计学差异。目前，5 年 AI 与 5 年 TAM 仅有 1.1% 的乳腺癌死亡率的差异，在 1262 例死亡中，有 559 例（44%）未经历过复发或者死于其他不相关的因素，两组在总体死亡率上无统计学差异。

队列 2：2-3 年 TAM 后，2-3 年 AI vs. 2-3 年 TAM

队列 2 包括 9015 例患者，中位随访 3.9 年。差异治疗 3 年后（即开始内分泌治疗后约 5 年），AI 较 TAM 复发率降低 3.1%（SE=0.6%，自治疗差异后：AI 组 5.0%，他莫昔芬组 8.1%，2P<0.00001），乳腺癌死亡率降低 0.7%（SE=0.3%，自差异后 AI 组 1.7%，他莫昔芬组 2.4%；2P=0.02）。

　　总体可降低 29% 疾病复发，换药后 3 年复发风险降低 3.1%，而换药后 6 年复发风险降低 3.6%。对单一局部复发、对侧乳腺癌发生要比远处转移作为首发事件的发生率低，但这些均无统计学差异。而 PR 状态、年龄、淋巴结状态、肿瘤分级等均无统计学差异。在乳腺癌死亡率上，2-3 年 TAM 后换用 AI 可显著降低死亡率，在诊断后 5 年的总死亡率为 1.1%。638 例死亡中 276 例（43%）未经复发或者其他无关原因造成死亡。在任何一个队列中均未发现 AI 导致非乳腺癌死亡增加。与他莫昔芬相比，无论是作为最初的单一药物治疗还是在他莫昔芬 2 至 3 年后，AI 应用均可致乳腺癌复发率显著降低。

　　研究者简介：

　　Mitch Dowsett，英国皇家马斯登医院 Ralph Lauren 乳腺癌研究中心教授。

　　编者按：

　　该荟萃分析关于第三代 AI 对乳腺癌复发率和死亡率的改善提供了重要临床依据，AI 与 TAM 相比能显著降低复发率，无论是 5 年单一 AI 治疗还是 5 年中先行 2-3 年 TAM 后换用 AI 治疗。但是对于 AI 和 TAM 的不良反应并未提及，比如 AI 相关的关节痛和骨折，TAM 相关的子宫内膜癌和血栓栓塞的发生。

　　参考文献：

　　DOWSETT M,CUZICK J,INGLE J,et al.Meta-Analysis of Breast Cancer Outcomes in Adjuvant Trials of Aromatase Inhibitors Versus Tamoxifen[J].J Clin Oncol,2010,28(3):509-518.

◆ 7-1-25 研究概况 ◆

研究名称	Relevance of breast cancer hormone receptors and other factors to the efficacy of adjuvant tamoxifen: patient-level meta-analysis of randomised trials（EBCTCG）
研究类型	病例荟萃分析
入组患者	早期乳腺癌
分组情况	1～2 年 TAM vs. 未处理（n=33 000）：44 个试验 大约 5 年 TAM vs. 未处理（n=21 457）：20 个试验
用药方法	第 1 组：TAM 20mg 或 30 mg 或 40mg po qd 第 2 组：未处理
研究结果	ER 阳性：1 年 TAM vs. 未处理： 10 年复发率：44.5% vs. 52.5%（2P<0.00001） 10 年乳腺癌死亡率：34.6% vs. 40.4%（2P=0.001） ER 阳性：2 年 TAM vs. 未处理： 10 年复发率：36.2% vs. 45.0%（2P<0.00001） 10 年乳腺癌死亡率：26.5% vs. 32.6%（2P<0.00001） ER 阳性：大约 5 年 TAM vs. 未处理： 10 年复发率：25.9% vs. 40.1%（2P<0.00001） 10 年乳腺癌死亡率：17.9% vs. 25.1%（2P<0.00001） ER 阳性：大约 5 年 TAM vs. 未处理： 15 年复发率：33.0% vs. 46.2%（2P<0.00001） 15 年乳腺癌死亡率：23.9% vs. 33.1%（2P<0.00001）

| 研究结果 | ER 阴性：大约 5 年 TAM vs. 未处理：
10 年后年复发率：1.3%/ 年 vs. 1.3%/ 年（2P>0.1）
10 年复发患者死亡率：20.9% vs. 21.6%（2P>0.1） |
| | ER（未知）：大约 5 年 TAM vs. 未处理：
10 年后年复发率：1.9%/ 年 vs. 1.7%/ 年（2P>0.1）
10 年复发患者死亡率：13.8% vs. 19.0%（2P=0.05） |

DFS: Disease free survival, 无病生存期；ER: Estrogen receptor, 雌激素受体；PR: progesterone receptor, 孕激素受体；HR: Hazard ratio, 风险比；TAM: Tamoxifen, 他莫昔芬；OS: Overall survival, 总生存。

研究简介：

20 世纪 90 年代初，EBCTCG 回顾性分析提示早期乳腺癌应用 TAM 辅助治疗，能够改善 10 年生存，但还不确定 TAM 治疗的受益人群和最佳持续时间。为回答这个问题，EBCTCG 收集前瞻性随机试验结果进行荟萃分析，这些试验的主要研究内容均为探索不同持续时间（1 年、2 年、约 5 年）辅助 TAM 治疗对比未处理，乳腺癌的获益情况。分析结果每 5 年更新 1 次，末次更新时间 2011 年，1 年 ~ 2 年辅助 TAM 研究结果与之前报道类似，2011 年主要更新 3 年以上 TAM 分析结果，其中大部分试验（13/20）为 5 年 TAM。

本研究对 20 项临床研究（n=21457）接受约 5 年 TAM 治疗与未使用 TAM 辅助治疗的早期乳腺癌数据进行荟萃分析，依从性达 80%。结果显示，ER 阳性患者中，5 年 TAM 治疗是独立于 PR 状态、年龄、淋巴结状态及化疗的预后因素。ER 阳性乳腺癌（n=10645），口服他莫昔芬治疗约 5 年可显著降低 10 年复发率（在 0~4 年间 RR=0.53 [SE 0.03]；5 年 ~ 9 年间 RR=0.68 [SE 0.06]；P 均 <0.00001）；但是 10~14 年间 RR=0.97 [SE 0.10]，表明第 10 年以后没有进一步的损益）。甚至在 ER 轻微阳性的乳腺癌中（10~19 fmol/mg 胞质蛋白），降低复发的程度也很大（RR=0.67 [SE 0.08]）。ER 阳性乳腺癌，RR 大致与孕激素受体状态（或水平）、年龄、淋巴结状态或化疗使用无关。在第一个 15 年里，乳腺癌死亡率降低了约三分之一（0 ~ 4 年 RR=0.71 [SE 0.05]，5 ~ 9 年间 RR=0.66 [SE 0.05] 和 10~14 年间 RR=0.68 [SE 0.08]；每个单独的时间段内额外降低死亡率 P<0.0001）。尽管血栓栓塞和子宫内膜癌死亡率（仅在 55 岁以上的女性中）有小幅上升，但总体非乳腺癌死亡率几乎未受到影响，因此全因死亡率大幅降低。ER 阴性患者不能从 TAM 治疗中获益或获益甚微。该分析肯定了 TAM 在 ER 阳性乳腺癌的治疗地位，5 年 TAM 辅助治疗可明显降低 15 年复发和死亡风险，5 年 TAM 仍是辅助内分泌治疗的重要选择，尤其用于绝经前激素受体阳性患者，被各大指南所推荐。

研究者简介：

EBCTCG（The Early Breast Cancer Trialists Collaborative Group）是目前国际上研究早期乳腺癌治疗的权威组织，20 世纪 80 年代中期由英国牛津大学临床试验研究中心（CTSU）发起，收集全世界各国开展的临床试验资料，每 5 年对同类数据进行 1 次全面、系统、客观的分析，旨在通过准确的 Meta 分析对于既往早期乳腺癌治疗的主要争议给出明确指导。

编者按：

该研究采集的临床试验开展时间较早，大部分试验 ER 测定是生化方法，以重量为单位分析 ER 含量，采取 fmol/mg 蛋白的单位，ER 阳性的判定标准为 ≥ 10 fmol/mg 蛋白。已有研究证实现行的免疫组化方法优于生化检测，但两者间具有高度一致性。该研究确立 TAM 在 ER 阳性乳腺癌标准辅助治疗的地位。ER 介于 4~9 fmol/mg 的乳腺癌，应用 TAM 并未完全无获益，因为此亚组获益的置信区间非常宽泛。这也许说明，ER 状态及 TAM 获益之间的关联强度是连续的，不能用一个明确的 ER 阈值切断。与之呼应，现行的治疗指南均推荐免疫组化方法 ER ≥ 1%+ 的乳腺癌均可使用内分泌治疗。另外值得注意的是此分析还发现，TAM 获益与进行辅助化疗无关，与化疗和内分泌治疗的给药顺序也无关（同时或序贯）。

参考文献：

DAVIES C,GODWIN J,GRAY R,et al.Relevance of breast cancer hormone receptors andother factors to the efficacy of adjuvant tamoxifen:patient-level meta-analysis of randomised trials[J].Lancet,2011,378(9793):771-784.

◆ 7-1-26 研究概况 ◆

研究名称	BIG 1-98
研究编号	NCT00004205
研究类型	前瞻性研究
试验分期	Ⅲ 期
入组时间	1998 年 3 月～ 2003 年 5 月
入组患者	8010 例绝经后早期、激素受体阳性（ER 和 / 或 PR ≥ 10%+）乳腺癌
分组情况	1998 ～ 2000 第 1 组（n=911）：他莫昔芬 5 年 第 2 组（n=917）：来曲唑 5 年 1999 ～ 2003 第 1 组（n=1548）：他莫昔芬 5 年 第 2 组（n=1546）：来曲唑 5 年 第 3 组（n=1548）：他莫昔芬 2 年→来曲唑 3 年 第 4 组（n=1540）：来曲唑 2 年→他莫昔芬 3 年
用药方法	来曲唑：2.5mg po qd 他莫昔芬：20mg po qd
研究结果	中位随访 8.7 年 （单药治疗综合分析：1998 ～ 2000 合并 1999 ～ 2003） 来曲唑组（n=2463），他莫昔芬组（n=2459） 8 年 DFS：来曲唑 76.4%，他莫昔芬 72.0%，P=0.0002 8 年 OS：来曲唑 85.4%，他莫昔芬 81.4%，P=0.0006 8 年 DRFI：来曲唑 87.9%，他莫昔芬 85.1%，P=0.003 8 年 BCFI：来曲唑 84.3%，他莫昔芬 81.6%，P=0.002 1999 ～ 2003 数据分析 8 年 DFS：第 4 组 77.8%，第 2 组 78.6%，P=0.48 8 年 OS：第 4 组 87.7%，第 2 组 87.5%，P=0.79 8 年 DRFI：第 4 组 88.7%，第 2 组 89.9%，P=0.24 8 年 BCFI：第 4 组 85.3%，第 2 组 86.1%，P=0.34 1999 ～ 2003 数据分析 8 年 DFS：第 3 组 77.3%，第 2 组 78.6%，P=0.36 8 年 OS：第 3 组 85.9%，第 2 组 87.5%，P=0.36 8 年 DRFI：第 3 组 88.1%，第 2 组 89.9%，P=0.06 8 年 BCFI：第 3 组 84.3%，第 2 组 86.1%，P=0.12

ER: Estrogen receptor, 雌激素受体；PR: progesterone receptor, 孕激素受体；AI: Aromalase inhibitor, 芳香化酶抑制剂；TAM: Tamoxifen, 他莫昔芬；OS: Overall survival, 总生存期；DFS: Disease free survival, 无病生存期；DRFI: distant recurrent-free interval, 无远处复发间隔；BCFI: breast cancer-free interval, 无乳腺癌间隔。

研究简介：

芳香化酶抑制剂是激素受体阳性早期浸润性乳腺癌的标准治疗方法之一，以往的研究中单药或与他莫昔芬序贯使用。BIG 1-98 是一项随机、Ⅲ期、双盲试验，对 8010 例激素受体阳性的绝经后早期乳腺癌，比较了 5 年的他莫昔芬或来曲唑或序贯治疗的疗效。主要疗效终点为无病生存期（DFS），包括侵袭性乳腺癌复发、第二次原发（对侧乳腺和非乳腺）或无癌死亡，次要终点为总体生存期（OS）、远处无复发间隔（DRFI）和无乳腺癌间隔（BCFI）。单药治疗的比较包括：他莫昔芬 5 年治疗（n=2459）或来曲唑 5 年治疗（n=2463）。2005 年的研究结果显示来曲唑较他莫昔芬具有显著的 DFS 获益，因此修正并促进了仍在单独接受他莫昔芬的患者向来曲唑的交叉（n=619）。序贯治疗与来曲唑单药治疗的比较，患者随机分入来曲唑 5 年治疗（n=1546）、来曲唑 2 年治疗（n=1540）、来曲唑 3 年治疗（n=1548）或来曲唑 2 年治疗（n=1548）。

中位随访 8.7 年（范围 0-12.4），来曲唑单药治疗明显优于他莫昔芬（IPCW: DFS，HR=0.82，95% CI，0.74-0.92；OS，HR=0.79，0.69-0.900；DRFI，HR=0.79，0.68-0.92；BCFI，HR =0.80，0.70-0.92。ITT 人群：DFS，HR= 0.86，0.78-0.96；OS，HR=0.87，0.77 - 0.999；DRFI，HR=0.86，0.74-0.998；BCFI，HR=0.86，0.76-0.98）。中位随访 8.0 年（范围为 0-11.2），与来曲唑单药治疗相比，任何一个疗程的四个终点均无统计学差异。8 年 ITT 评估（均 SE ≤ 1.1%）来曲唑单药，来曲唑序贯他莫昔芬，他莫昔芬序贯来曲唑 DFS 分别为 78.6%，77.8%，77.3%；OS 分别为 87.5%，87.7%，85.9%；DRFI 分别为 89.9%，88.7%，88.1%；BCFI 分别为 86.1%，85.3%，84.3%。因此，BIG 1-98 试验将他莫昔芬与来曲唑进行对比，同时将双药序贯使用与单药治疗进行对比。对于内分泌治疗敏感的早期乳腺癌的绝经后女性患者，与他莫昔芬相比，来曲唑单药治疗可降低乳腺癌的复发和死亡率。与来曲唑单药治疗相比，他莫昔芬和来曲唑的序贯治疗并未改善预后，但考虑到个别患者的复发风险和治疗耐受性，这可能是一种有用的治疗策略。在不良反应方面，他莫昔芬发生较多的血栓栓塞、阴道出血、潮热和盗汗，而来曲唑发生较多的阴道干燥、骨折、骨质疏松、关节痛 / 肌痛和更高级别的心脏事件。

研究者简介：

Meredith Regan，哈佛医学院医学副教授，Dana-Farber 癌症研究所生物统计学和计算生物学副教授。

编者按：

BIG 1-98 是一项大型前瞻性 Ⅲ 期临床研究，明确了来曲唑单药治疗在绝经后 ER 阳性早期乳腺癌中的疗效，为临床上内分泌治疗方案的选择提供了有力的证据。中位随访 8.7 年分析发现，与单用来曲唑相比，来曲唑序贯 TAM 治疗和 TAM 序贯来曲唑治疗有相似的疗效。作为比较 TAM、AI 相互转换与 AI 疗效的研究，BIG 1-98 研究首次回答了已争论很久的"AI 是序贯模式，还是初始模式更优"的问题，使得 AI 初始治疗及其与 TAM 序贯治疗的内分泌辅助治疗模式被写入 NCCN 等指南，对于内分泌治疗策略的制定有着重要影响。来曲唑

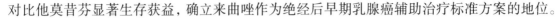

对比他莫昔芬显著生存获益，确立来曲唑作为绝经后早期乳腺癌辅助治疗标准方案的地位。

参考文献：

REGAN M M, NEVEN P, GIOBBIE-HURDER A,et al.Evaluating Letrozole and Tamoxifen Alone and in Sequence for Postmenopausal Women with Steroid Hormone Receptor-Positive Breast Cancer:the BIG 1-98 Randomized Clinical Trial at 8.1 years Median Follow-up[J].Lancet Oncol,2011,12(12):1101-1108.

◆ 7-1-27 研究概况 ◆

试验名称	TEAM
研究编号	NCT00279448 和 NCT00032136
研究类型	随机对照研究
试验分期	Ⅲ期
入组时间	2001 年 1 月～ 2006 年 1 月
入组患者	ER 阳性或 PR 阳性绝经后乳腺癌
分组情况	预设： 第 1 组：他莫昔芬 5 年 第 2 组：依西美坦 5 年 2004 年因 IES 试验结果进行试验调整： 第 1 组（n=4875）：他莫昔芬 2.75 年→依西美坦 2.25 年 第 2 组（n=4904）：依西美坦 5 年
用药方法	他莫昔芬：20mg po qd 依西美坦：25mg po qd
研究结果	首次分析，随访 2.75 年 DFS：第 1 组 vs. 第 2 组（HR=0.89, 0.77-1.03, P=0.12） 5 年 DFS： 第 1 组 85%，第 2 组 86%（HR=0.97, 0.88-1.08, P=0.60） 5 年 OS： 第 1 组 91%，第 2 组 91%（HR=1.00, 0.89-1.14, P>0.99） 10 年 DFS： 第 1 组 67%，第 2 组 67%（HR=0.96, 0.88-1.05, P=0.39） 10 年 OS： 第 1 组 73%，第 2 组 74%（HR=0.98, 0.89-1.09, P=0.74）

IQR: Inter quartile range, 四分位间距；DFS: Disease free survival, 无病生存期。

研究简介：

TEAM 试验是一项多中心、开放标签、随机的Ⅲ期对照试验，纳入了来自 9 个国家的绝经后早期激素受体阳性乳腺癌。患者随机分配（1：1）至口服依西美坦单药治疗 5 年（25 mg po qd）或口服他莫昔芬（20 mg po qd）序贯依西美坦，共 5 年。IES 研究结果发布后，方案进行了修改（2004 年 12 月 13 日），接受他莫昔芬治疗的患者在 2.5-3.0 年后转为依西美坦治疗，总疗程为 5.0 年。主要终点是随访 10 年的 DFS。TEAM 试验中最初的 9776 例患者中有 6120 例患者被纳入当前的意向治疗分析中。58% 为 T1，53% 为 N0，接受辅助化疗约 36%，接受辅助放疗约 68%。中位随访 9.8 年（IQR 8.0‑10.3）。依西美坦组 3075 例有 921 例（30%），序贯组 3045 例有 929 例（31%）有无病生存事件。5 年 DFS 无显著差

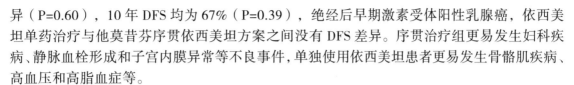

异（P=0.60），10 年 DFS 均为 67%（P=0.39），绝经后早期激素受体阳性乳腺癌，依西美坦单药治疗与他莫昔芬序贯依西美坦方案之间没有 DFS 差异。序贯治疗组更易发生妇科疾病、静脉血栓形成和子宫内膜异常等不良事件，单独使用依西美坦患者更易发生骨骼肌疾病、高血压和高脂血症等。

研究者简介：

Cornelis J H van de Velde，莱顿大学医学中心外科系，内分泌与胃肠外科主任，欧洲癌症研究机构主席。2001 年获得欧洲癌症协会联合会（FECS）奖项，当选为荷兰外科肿瘤学家荣誉院士，并获得荷兰外科医师学会金奖。

编者按：

TEAM 试验长期结果证实，对于绝经后激素受体阳性早期乳腺癌，单独使用依西美坦和使用他莫昔芬序贯依西美坦治疗是辅助内分泌治疗的合理选择。长期随访并未得出两种方案谁更优，而不良事件发生的差异提示我们，对于绝经后乳腺癌单独使用依西美坦或他莫昔芬序贯依西美坦需要根据特定的人群做出判断。根据患者偏好、合并症和耐受性，可对辅助内分泌策略进行相应的个体化调整。

参考文献：

VAN DE VELDE C J,REA D,SEYNAEVE C,et al.Adjuvant tamoxifen and exemestane in early breast cancer (TEAM): a randomised phase 3 trial[J].Lancet,2011,377(976 2):321–331.

DERKS M G M,BLOK E J, SEYNAEVE C,et al.Adjuvant tamoxifen and exemestane in women with postmenopausal early breast cancer (TEAM):10–year follow–up of a multicentre,open–label,randomised,phase 3 trial[J].Lancet Oncol,2017,2(5):514–521.

◆ 7-1-28 研究概况 ◆

研究名称	ABCSG-8
研究类型	前瞻性研究
试验分期	Ⅲ期
入组时间	1996 年 1 月～ 2004 年 6 月
入组患者	激素受体阳性绝经后乳腺癌
分组情况	第 1 组（n=1865）：2 年 TAM → 3 年 ANA 第 2 组（n=1849）：5 年 TAM
研究结果	5 年 DFS：第 1 组 89.5%，第 2 组 88.5%（P=0.33） 5 年 DRFS：HR=0.80，95% CI, 0.631-1.013, P=0.06 5 年 OS：HR=0.87，95% CI, 0.645-1.163, P=0.33
	不良反应：骨痛 第 1 组 32.9%，第 2 组 29.3%（P<0.02） 严重不良事件：子宫异常（子宫息肉、内膜增生） 第 1 组 14.1%，第 2 组 20.2%（P<0.001）

ER: Estrogen receptor, 雌激素受体; PR: progesterone receptor, 孕激素受体; HR: Hazard ratio, 风险比; TAM: Tamoxifen, 他莫昔芬; OS: Overall survival, 总生存期; DFS: Disease free survival, 无病生存期（包括对侧新发癌、第二原发癌、局部复发、远处转移和全因死亡）; DRFS : Distant relapse-free survival（包括远处转移和全因死亡）; ANA: anastrozole, 阿那曲唑; ABCSG-8: 奥地利乳腺癌和结肠直肠癌研究组 8

研究简介：

ABCSG-8 是一项大型Ⅲ期临床研究，针对绝经后低至中等风险组的乳腺癌，比较 5 年 TAM 和 ANA 的治疗策略。3714 例中低危激素受体阳性绝经后乳腺癌，组织学分级 G1 或 G2，74.6% 淋巴结阴性，82% 保乳术后，中位随访 60 月；中位年龄为 63.8 岁，75% 为 T1 肿瘤。所有患者均未接受新辅助治疗和辅助化疗，随机分成两组，1 组为 5 年 TAM，另 1 组 2 年 TAM 序贯 3 年 ANA。结果显示，两组患者预后均较好，序贯治疗的优势并无统计学差异，RFS 无统计学意义的改善（HR=0.80，95% CI，0.63–1.01，P = 0.06）。探索性分析显示无远处复发生存期改善 22%（HR=0.78，95% CI，0.60–1.00）。不良反应和严重不良事件与 ANA 和 TAM 治疗的已知毒性特征一致。

研究者简介：

Raimund Jakesz，就职于奥地利维也纳大学医学院。

编者按：

针对没有接受过辅助化疗的中低危患者，TAM、AIs 序贯治疗和 TAM 单药治疗比较的前瞻性研究数据较少。因此，ABCSG-8 作为前瞻性的Ⅲ期临床研究，展示了 TAM → ANA 治疗的潜在益处，为临床应用提供了一定的循证依据。同时也应注意本研究中的中低危复发风险的绝经后乳腺癌术后辅助内分泌治疗，他莫昔芬序贯阿那曲唑治疗与他莫昔芬单药相比并无统计学优势的结果，他莫昔芬单药与他莫昔芬序贯阿那曲唑疗效相当。

参考文献：

DUBSKY P C,JAKESZ R,MLINERITSCH B,et al.Tamoxifen and anastrozole as a sequencing strategy:a randomized controlled trial in postmenopausal patients with endocrine-responsive early breast cancer from the Austrian Breast and Colorectal Cancer Study Group[J].J Clin Oncol,2012,30(7):722-728.

◆ 7-1-29 研究概况 ◆

研究名称	NSABP-B24
研究类型	随机对照试验数据的回顾性分析
入组时间	1991 年 5 月 9 日～ 1994 年 4 月 13 日
入组患者	乳腺导管原位癌患者；ER 和 PR 状态明确（n=732，41%） ER 阳性 /PR 阳性：64% ER 阳性 /PR 阴性：13% ER 阴性 /PR 阳性：2% ER 阴性 /PR 阴性：21%
分组情况	手术 + 局部放疗后 第 1 组（n=368）：安慰剂 第 2 组（n=364）：他莫昔芬
用药方法	第 1 组：安慰剂 10mg po bid×5 年 第 2 组：他莫昔芬 10mg po bid×5 年

（续表）

研究结果	中位随访 14.5 年 ER 阳性： 乳腺癌发生：第 1 组 31%，第 2 组 20%（HR=0.58，P=0.001） 浸润性乳腺癌发生：第 1 组 19%，第 2 组 12%（HR=0.53，P=0.005） 对侧乳腺癌发生：第 1 组 11%，第 2 组 6%（HR=0.50，P=0.02） ER 阴性：以上均 P>0.05
	10 年无乳腺癌生存事件： ER 阳性：第 1 组 84/274，第 2 组 58/284（P<0.001） ER 阴性：第 1 组 25/94，第 2 组 20/80（P=0.59）

ER: Estrogen receptor, 雌激素受体；PR: progesterone receptor, 孕激素受体；HR: Hazard ratio, 风险比；DCIS: Ductal carcinomain situ, 导管原位癌。

研究简介：

该研究评估导管原位癌（DCIS），乳腺肿物切除术和放疗后使用他莫昔芬辅助治疗是否有效。患者入组时激素受体状态不明，故试验对于激素受体表达与对他莫昔芬的反应进行回顾性评估。1804 例 DCIS 接受乳腺肿物局部切除和放疗后，随机分入安慰剂组（n=902）和他莫昔芬组（n=902），局部放疗（50Gy）在术后 8 周内进行，安慰剂或他莫昔芬（10mg po bid）在手术 56 天内进行并维持 5 年。ER 阳性 DCIS，他莫昔芬可明显抑制乳腺癌事件（HR=0.58，P=0.001）、抑制浸润性乳腺癌（HR=0.53，P=0.005）和对侧乳腺癌（HR 0.50，P=0.02）发生。ER 阴性 DCIS 中两组疗效差异不显著。66% 和 79% 的患者中，PgR 和这两种受体都呈阳性，但总的来说，这两种受体都不如单独使用 ER 更有预测性。在 OS 分析中，对 ER 状态进行分层，他莫昔芬疗效在 ER 阳性 DCIS 亚组中有显著差异。相较安慰剂，他莫昔芬治疗的 ER 阳性 DCIS 患者 10 年乳腺癌发生率显著降低（HR=0.49，P <0.001），总体随访（HR=0.60，P=0.003），多变量分析中仍然显著（总体 HR=0.64，P=0.003）。对已知 ER 状态的患者进行预后多因素分析，只有治疗措施（他莫昔芬组 vs. 安慰剂组，HR= 0.64，P=0.003）和入组年龄（≤ 49 岁 vs. ≥ 50 岁，HR=0.61，P<0.001）是独立预测因素。

研究者简介：

D. Craig Allred，病理学家，华盛顿大学医学院病理与免疫学系教授，擅长乳腺疾病的解剖病理。致力于乳腺癌预后生物标记和预测标记的开发，应用 MultiOmyx 系统，对组织的蛋白核酸进行多通路的免疫标记。

编者按：

ER 阳性导管原位癌，在标准治疗后使用他莫昔芬可以显著降低乳腺癌复发，浸润性乳腺癌和对侧乳腺癌发生，对于 DCIS 应考虑使用他莫昔芬辅助治疗。

参考文献：

ALLRED D C,ANDERSON S J,PAIK S,et al.Adjuvant Tamoxifen Reduces Subsequent Breast Cancer in Women With Estrogen Receptor-Positive Ductal Carcinoma in Situ:A Study Based on NSABP Protocol B-24[J].J Clin Oncol,2012,30(12):1268-1273.

◆ 7-1-30 研究概况 ◆

研究名称	ATLAS
研究编号	ISRCTN19652633
研究类型	前瞻性研究
试验分期	Ⅲ期
入组时间	1996 年～ 2005 年
入组患者	完成 5 年他莫昔芬（TAM）辅助治疗的早期乳腺癌
分组情况	第 1 组（n=6454，ER 阳性 n=3428）：继续 5 年 TAM，共 10 年 第 2 组（n=6440，ER 阳性 n=3418）：停用 TAM
用药方法	他莫昔芬 20mg po qd
研究结果	15 年复发率：第 1 组 21.4%，第 2 组 25.1%（P=0.002） 15 年死亡率：第 1 组 12.2%，第 2 组 15.0%（P=0.01） 他因死亡率两组间无显著差异：RR=0.99，0.89 – 1.10，P=0.78 不良事件： 肺栓塞：RR=1.87，1.13 – 3.07，P=0.01 子宫内膜癌：RR=1.74，1.30 – 2.34，P=0.0002 子宫内膜癌死亡率：第 1 组 0.4%，第 2 组 0.2%

RR：Relative risk，相对危险度；TAM：Tamoxifen，他莫昔芬；ER：Estrogen receptor，雌激素受体；CI：Confidence interval，置信区间。

研究简介：

以往研究发现激素受体阳性早期乳腺癌，TAM 辅助内分泌治疗 5 年有效降低乳腺癌复发和死亡率，疗效优于 2 年治疗。本研究为探究 10 年 TAM 辅助内分泌治疗疗效是否优于 5 年，12894 例完成 5 年（4.8-5.2 年）TAM 治疗的早期乳腺癌，随机分为两组（1:1），一组不再行 TAM 治疗，一组继续予 TAM 治疗至 10 年。对 ER 阳性 6846 例进行疗效分析（其中约 54% 淋巴结阴性，89% 绝经后），结果显示，10 年 TAM 辅助内分泌治疗不仅可降低乳腺癌第一个 10 年（从确诊开始计算）复发风险和死亡率，第二个 10 年同样有效。在 ER 阳性乳腺癌，继续服用他莫昔芬可降低乳腺癌复发风险（3428 例接受继续治疗 617 例复发，3418 例对照中 711 例复发，P=0.002），也降低乳腺癌死亡率（331 例死亡 vs. 397 例死亡，P=0.01）和总死亡率（639 例 vs. 722 例死亡，P=0.01）。虽然 10 年 TAM 治疗组的肺栓塞和子宫内膜癌风险显著上升，但除乳腺癌外的他因死亡率并未增加。对于 ER 阳性乳腺癌，持续服用他莫昔芬 10 年而不是 5 年，可进一步降低复发率和死亡率，特别是 10 年后。这些结果，加上他莫昔芬治疗 5 年与不进行他莫昔芬治对比的试验，提示 10 年他莫昔芬治疗可在诊断后第 2 个十年内将乳腺癌的死亡率降低大约一半。

研究者简介：

Christina Davies，英国牛津大学临床试验服务单位和流行病学研究组主任。

编者按：

ATLAS 试验明确了 TAM 延长使用至 10 年的疗效，改变了以往认为 TAM 使用 5 年即可停药的观念，他莫昔芬辅助治疗 10 年成为绝经前乳腺癌辅助治疗的新标准，为临床工作中辅助内分泌治疗方案的确定提供有力证据。但延长 TAM 的使用时间，将会增加绝经后乳腺癌患子宫内膜癌机率和相关死亡风险，建议在 TAM 使用过程中加强监测，以求获得更高的生存质量和平均寿命。

参考文献：

DAVIES C,PAN H,GODWIN J,et al.Long-term effects of continuing adjuvant tamoxifen to 10 years versus stopping at 5 years after diagnosis of oestrogen receptor-positive breast cancer:ATLAS,a randomised trial[J].Lancet,2013,381(9869):805-816.

◆ 7-1-31 研究概况 ◆

试验名称	NCIC CTG MA.27
研究类型	随机对照研究
试验分期	Ⅲ 期
入组时间	2003 年 6 月～ 2008 年 7 月
入组患者	绝经后 HR 阳性乳腺癌
分组情况	第 1 组（n=3789）：依西美坦 5 年 第 2 组（n=3787）：阿那曲唑 5 年
用药方法	依西美坦 25mg po qd 阿那曲唑 1mg po qd
研究结果	中位随访 4.1 年 EFS：第 1 组 91.0%，第 2 组 91.2%（P=0.85） DDFS：第 1 组 4.1%，第 2 组 4.3%（P=0.64） DSS：第 1 组 2.4%，第 2 组 2.6%（P=0.62） OS：第 1 组 94.5%，第 2 组 94.1%（P=0.46）

EFS: Event free survival, 无事件生存期；OS: Overall survival, 总生存期；DDFS: distant disease free survival, 无远处转移生存期；DSS: disease specific survival, 疾病特异性生存；HR: Hormone receptor, 激素受体；CSCC: Council for the Study of Central Clinical, 中心临床科学协调委员会。

研究简介：

本研究是一项开放标签、随机化、Ⅲ期临床试验，对比 5 年依西美坦与阿那曲唑的疗效和安全性。主要目标是无事件生存率（EFS），次要目标包括总生存、无远处转移生存、对侧新原发乳腺癌发病率和安全性评估。7576 例绝经后 HR 阳性乳腺癌，T1 约占 72%，N0 约占 71%，31% 接受辅助化疗，4% 接受曲妥珠单抗治疗。随机分为两组，分别给予依西美坦或阿那曲唑治疗 5 年，中位随访 4.1 年，结果显示，4 年依西美坦和阿那曲唑的 EFS 分别为 91.0% 和 91.2%（HR=1.02，95% CI，0.87-1.18，P=0.85），4 年 DDFS 分别为 4.1% 和 4.3%，4 年 DSS 分别为 2.4% 和 2.6%，4 年 OS 分别为 94.5% 和 94.1%，差异均无明显统计学意义。此外，两组的无远处转移生存和疾病特异性生存也相似。31.6% 患者由于不良反应、伴随疾病或拒绝研究而终止治疗。依西美坦组患者骨质疏松症 / 骨质减少、高甘油三酯血症、阴道出血和高胆固醇血症的发生率较低，而阿那曲唑组轻度肝功能异常和罕见房颤发生率较低。

研究者简介：

Paul E. Goss，美国哈佛医学院教授、丹娜法伯 / 哈佛癌症中心乳腺癌项目主任；美国麻省总医院癌症中心乳腺癌研究项目主任；美国麻省总医院乳腺癌 / 内分泌研究核心转化实验室主任；美国丹娜法伯 / 哈佛癌症中心临床科学协调委员会（CSCC）；国际 St. Gallen 乳

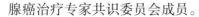

腺癌治疗专家共识委员会成员。

编者按：

　　该研究首次对甾体类及非甾体类芳香化酶抑制剂进行头对头对比研究，5 年辅助治疗后，两组乳腺癌患者预后相近，不良反应方面存在不同，这为绝经后激素受体阳性乳腺癌辅助内分泌治疗药物的选择提供多种可能。

参考文献：

GOSS P E,INGLE J N,PRITCHARD K I,et al.Exemestane versus anastrozole in postmenopausal women with early breast cancer:NCIC CTG MA.27-a randomized controlled phase Ⅲ trial[J].J Clin Oncol,2013,31(11):1398-1404.

◆ 7-1-32 研究概况 ◆

试验名称	aTTom
研究类型	随机对照研究
试验分期	Ⅲ 期
入组时间	1991 年～ 2005 年
入组患者	既往接受 4 年以上他莫昔芬辅助治疗的早期乳腺癌
分组情况	第 1 组（n=3485）：继续他莫昔芬 5 年 第 2 组（n=3468）：停用他莫昔芬
研究结果	首次分析，中位随访 4.2 年，两组复发率无显著差异
	再次分析，中位随访 9 年： 15 年死亡率：第 1 组 21%，第 2 组 24%（P=0.06） 15 年复发率：第 1 组 28%，第 2 组 32%（P=0.003） 15 年子宫内膜癌发生率：第 1 组 2.9%，第 2 组 1.3%（P<0.0001） 15 年子宫内膜癌死亡率：第 1 组 1.1%，第 2 组 0.6%（P=0.02）

　　HR: Hazard ratio, 风险比；ER: Estrogen receptor, 雌激素受体；CI: Confidence interval, 置信区间。

研究简介：

　　该研究选取 6953 例早期乳腺癌，这些患者均接受了 4 年以上的他莫昔芬辅助治疗，ER 阳性占 39%（n=2755），其他 ER 状态未知；淋巴结阴性占 53%。随机分为两组，分别给予继续 5 年他莫昔芬治疗或停用他莫昔芬。结果显示，随访时间延长，继续他莫昔芬治疗组的获益逐渐显现，复发的 HR 在随访 5 ~ 6 年时为 0.99（95% CI, 0.86-1.15）；7 ~ 9 年时为 0.84（0.73-0.95）；9 之后为 0.75（0.66-0.86）。15 年复发率分别为 28% 和 32%，15 年死亡率分别为 21% 和 24%，15 年子宫内膜癌发生率为 2.9% 和 1.3%，15 年子宫内膜癌死亡率分别为 1.1% 和 0.6%。对于雌激素受体阳性乳腺癌，延长他莫昔芬辅助治疗至 10 年而非 5 年，可进一步降低复发风险，但是子宫内膜癌等不良反应发生率也随之明显增高。

研究者简介：

　　Daniel Rea，英国伦敦皇家医学院院士，伯明翰大学基因科学和肿瘤研究所副主任。

编者按：

　　该研究显示，早期雌激素受体阳性乳腺癌的辅助内分泌治疗，延长他莫昔芬治疗至 10 年可降低复发风险和死亡率，但是子宫内膜癌等不良反应发生率也随之明显增高。值得注意的是，该研究 61% 患者激素受体状态不确定，他莫昔芬实际获益程度可能更高。

参考文献：

REA D,HANDLEY K,BOWDEN S J,et al.aTTom:Long-term effects of continuing adjuvant tamoxifen to 10 years versus stopping at 5 years in 6,953 women with early breast cancer[J].J Clin Oncol,2013,31(18):2631-2632.

◆ 7-1-33 研究概况 ◆

试验名称	TEXT & SOFT
研究类型	随机对照试验
试验分期	Ⅲ期
入组时间	2003 年 11 月～ 2011 年 4 月
入组患者	绝经前 HR 阳性乳腺癌
分组情况	第 1 组（n=2358）：他莫昔芬 + 卵巢功能抑制 第 2 组（n=2359）：依西美坦 + 卵巢功能抑制
用药方法	他莫昔芬 20mg po qd × 5 年 依西美坦 25mg po qd × 5 年 卵巢功能抑制剂 3.75mg IH q28d × 5 年
研究结果	5 年 DFS：第 1 组 87.3%，第 2 组 91.1%（P=0.0002） 5 年 BCFI：第 1 组 88.8%，第 2 组 92.8%（P<0.001） 5 年无远处转移率：第 1 组 92.0%，第 2 组 93.8%（P=0.02） 5 年 OS：第 1 组 96.9%，第 2 组 95.9%（P=0.37）

DFS: Disease free survival, 无病生存期；OS: Overall survival, 总生存期；BCFI: Breast cancer - free interval, 无乳腺癌间期；HR: Hormone receptor, 激素受体；CI: Confidence interval, 置信区间。

研究简介：

以往研究表明，与他莫昔芬相比，芳香化酶抑制剂辅助治疗可改善绝经后激素受体阳性乳腺癌预后。本研究选取 TEXT 和 SOFT 两个试验中分别给予他莫昔芬 + 卵巢功能抑制或依西美坦 + 卵巢功能抑制的 4690 例患者，使用促性腺激素释放激素激动剂曲普瑞林、卵巢切除术或卵巢放射抑制卵巢雌激素产生。中位随访 68 月，他莫昔芬 - 卵巢抑制组和依西美坦 - 卵巢抑制组 5 年 DFS 分别为 87.3% 和 91.1%（疾病复发、第二次浸润性癌或死亡 HR=0.72，95 % CI，0.6-0.85，P<0.001），5 年 BCFI 分别为 88.8% 和 92.8%（复发 HR=0.66，95 % CI，0.55-0.80，P<0.001），5 年无远处转移率分别为 92.0% 和 93.8%，5 年 OS 分别为 96.9% 和 95.9%。两组有 194 例死亡（占总病例 4.1%），两组总生存率无显著差异（P = 0.37）。不良反应，依西美坦 + 卵巢抑制组 30.6% 发生 3 级或 4 级不良事件，他莫昔芬 + 卵巢抑制组 29.4%，其情况与绝经后女性相似。

研究者简介：

Olivia Pagani，南瑞士肿瘤研究所临床主任。

编者按：

该研究证实，对于绝经前 HR 阳性乳腺癌，与他莫昔芬 + 卵巢功能抑制相比，依西美坦 + 卵巢功能抑制可以明显降低乳腺癌复发风险，为绝经前激素受体阳性的早期乳腺癌辅助内分泌治疗策略提供证据支持，并改变之前的治疗模式。

参考文献：

PAGANI O,REGAN M M,WALLEY B A,et al.Adjuvant exemestane with ovarian suppression in premenopausal breast cancer[J].N Engl J Med,2014,371(2):107-118.

◆ 7-1-34 研究概况 ◆

试验名称	FACE
研究类型	随机对照研究
试验分期	Ⅲb 期
入组时间	2005 年 12 月～ 2008 年 5 月
入组患者	绝经后 HR 阳性淋巴结阳性早期乳腺癌
分组情况	第 1 组（n=2076）：来曲唑 5 年或至复发 第 2 组（n=2094）：阿那曲唑 5 年或至复发
用药方法	来曲唑 2.5mg po qd 阿那曲唑 1mg po qd
研究结果	5 年 DFS：第 1 组 84.9%，第 2 组 82.9%（P=0.3150） 5 年 OS：第 1 组 89.9%，第 2 组 89.2%（P=0.7916）

DFS: Disease free survival, 无病生存期；OS: Overall survival, 总生存期；HR: Hormone receptor, 性激素受体；PR: progesterone receptor, 孕激素受体；TAM: Tamoxifen, 他莫昔芬；AI: Aromalase inhibitors, 芳香化酶抑制剂。

研究简介：

有研究证实，第三代非甾体类化合物芳香化酶抑制剂（AI）在早期乳腺癌初始治疗优于他莫昔芬，而在晚期乳腺癌中来曲唑临床获益率优于阿那曲唑，说明 AIs 在雌激素抑制效能方面可能不同。目前尚无来自作为辅助疗法的 AI 进行头对头比较的数据，仍然存在 AI 之间是否存在功效差异的问题。FACE 研究是一项Ⅲb 期开放标签、随机、多中心试验，旨在对比来曲唑和阿那曲唑作为绝经后 HR 和淋巴结阳性乳腺癌的辅助治疗是否有更好的疗效。4170 例绝经后 HR 阳性淋巴结阳性早期乳腺癌，转移淋巴结 1 ~ 3 个的比例为 71.4%，HER2 阳性占 8.7 %。随机分为两组，分别给予来曲唑或阿那曲唑 5 年治疗，主要目标是比较 5 年无病生存率。次要终点包括安全性、总生存期、远处转移时间以及对侧乳腺癌的时间。结果显示，5 年 DFS 分别为 84.9% 和 82.9%，5 年 OS 分别为 89.9% 和 89.2%，差异无统计学意义。对于绝经后 HR 阳性淋巴结阳性乳腺癌的辅助内分泌治疗，来曲唑对比阿那曲唑并未显示优越性。

研究者简介：

Joyce O' Shaughnessy，美国 Baylor-Sammons 癌症研究中心乳腺癌防治研究主席，美国肿瘤研究网络科学咨询委员会成员，乳腺肿瘤学院创始人。

编者按：

该研究是来曲唑和阿那曲唑辅助治疗的头对头研究，在绝经后 HR 阳性淋巴结阳性乳腺癌，来曲唑在中、高危患者辅助内分泌治疗中并未显示优越性，从另一角度说明来曲唑与阿那曲唑对绝经后激素受体阳性早期乳腺癌临床疗效相当。

参考文献：

O'SHAUGHNESSY J,et al.Presented at SABCS 2015[C].

O'SHAUGHNESSY J.A decade of letrozole:FACE[J].Breast cancer research and treatment,2007,105Suppl 1:67-74.

◆ **7-1-35 研究概况** ◆

试验名称	SOFT
研究类型	随机对照研究
试验分期	Ⅲ期
入组时间	2003 年 12 月～ 2011 年 1 月
入组患者	3066 例绝经前 HR 阳性乳腺癌
分组情况	第 1 组（n=1018）：他莫昔芬 第 2 组（n=1015）：他莫昔芬 + 卵巢功能抑制剂 第 3 组（n=1014）：依西美坦 + 卵巢功能抑制剂
用药方法	他莫昔芬 20mg po qd × 5 年 依西美坦 25mg po qd × 5 年 卵巢功能抑制剂 3.75mg IH q28d × 5 年
研究结果	5 年 DFS：第 1 组 84.7%，第 2 组 86.6%（P=0.10） 5 年 BCFI：第 1 组 86.4%，第 2 组 88.4%，第 3 组 90.9%； 　　　　　 第 2 组 vs. 第 1 组（P=0.09） 5 年 OS：第 1 组 96.7%，第 2 组 95.1%（P=0.13）
亚组分析：年龄≤ 35 岁 5 年 BCFI：第 1 组 67.7%，第 2 组 78.9%，第 3 组 83.4%	
亚组分析：既往接受化疗 5 年 BCFI：第 1 组 78%，第 2 组 82.5%，第 3 组 85.7% 第 2 组 vs. 第 1 组（HR=0.78，95% CI，0.60-1.02） 第 3 组 vs. 第 1 组（HR=0.65，95% CI，0.49-0.87）	

BCFI：breast cancer-free interval，无乳腺癌间隔；DFS：Disease free survival，无病生存期；HR，Hazard ratio，风险比；CI，Confidence interval，置信区间。

研究简介：

该研究选取 3066 例绝经前 HR 阳性乳腺癌，淋巴结阳性占 34.9%，接受辅助化疗占 53.3%。根据是否接受过化疗进行分层，随机分为三组，分别予他莫昔芬 5 年、他莫昔芬 + 卵巢功能抑制剂 5 年、依西美坦 + 卵巢功能抑制剂 5 年。结果显示，与他莫昔芬单独使用相比，他莫昔芬联合卵巢抑制可提高无病生存期。5 年 DFS 分别为 84.7% 和 86.6%（第 1 组和第 2 组，疾病复发、第二次浸润性癌或死亡 HR=0.83，95% CI，0.66-1.04，P=0.10）。对预后因素多变量分析表明，他莫昔芬加卵巢抑制比单用他莫昔芬具有更好治疗效果（HR=0.78，95% CI，0.62-0.98）。5 年 BCFI 分别为 86.4%、88.4% 和 90.9%，5 年 OS 分别为 96.7% 和 95.1%（第 1 组和第 2 组）；亚组分析显示，≤ 35 岁患者 5 年 BCFI 分别为 67.7%、78.9% 和 83.4%，先前接受化疗的患者 5 年 BCFI 分别为 78%、82.5% 和 85.7%。对于高危患者，特别是年龄小于 35 岁者，卵巢功能抑制能明显减少乳腺癌复发。同他莫昔芬相比，卵巢功能抑制联合依西美坦减少乳腺癌复发作用更明显。

研究者简介：

Prudence A. Franci，墨尔本 Peter MacCallum 癌症中心主任。

编者按：

该研究发现，对于年龄小于 35 岁的 HR 阳性乳腺癌，加用卵巢功能抑制剂可以明显减少乳腺癌复发，且依西美坦比他莫昔芬更有效，卵巢功能抑制联合依西美坦减少乳腺癌复发作用更明显。为年轻乳腺癌内分泌治疗选择提供循证学依据。

参考文献：

FRANCIS P A,REGAN M M,FLEMING G F,et al.Adjuvant ovarian suppression in premenopausal breast cancer[J].N Engl J Med,2015,372(5):436–446.

◆ 7-1-36 研究概况 ◆

试验名称	NSABP B-35
研究编号	NCT00053898
研究类型	随机对照研究
试验分期	Ⅲ 期
入组时间	2003 年 1 月 ～ 2006 年 6 月
入组患者	绝经后 HR 阳性乳腺导管内癌（DCIS）或 / 和小叶原位癌（LCIS）
分组情况	第 1 组（n=1552）：阿那曲唑＋安慰剂 第 2 组（n=1552）：他莫昔芬＋安慰剂
用药方法	他莫昔芬 20mg po qd × 5 年 阿那曲唑 1mg po qd × 5 年
研究结果	中位随访 9 年 BCFI：第 1 组 93.5%，第 2 组 89.2%（P=0.03） DFS：第 1 组 82.7%，第 2 组 77.9%（P=0.21） OS：第 1 组 92.5%，第 2 组 92.1%（P=0.48）
	亚组分析 <60 岁 DFS：第 1 组 88.8%，第 2 组 81.5%（P=0.02） ≥ 60 岁 DFS：第 1 组 77.3%，第 2 组 74.8%（P=0.79）

DCIS: Ductal carcinomain situ, 导管原位癌；LCIS: Lobular carcinoma in situ, 小叶原位癌；BCFI: breast cancer-free interval, 无乳腺癌间隔；HR: Hormone receptor, 性激素受体；OS: Overall survival, 总生存期；DFS: Disease free survival, 无病生存期。

研究简介：

导管原位癌治疗方法包括切除、放疗和辅助内分泌治疗（通常是他莫昔芬）。芳香化酶抑制剂被认为更安全有效。因此，此项试验比较阿那曲唑和他莫昔芬在绝经后接受乳腺肿瘤切除加放疗的原位导管癌患者中的疗效。美国和加拿大 333 个 NSABP 中心进行了双盲，随机，Ⅲ 期 NSABPB-35 试验。选取 3104 例绝经后乳腺导管内癌（DCIS），均接受保乳手术（BCT）及全乳放疗（WBI）。经乳腺肿瘤切除术治疗，切除边缘清晰且全乳照射的激素受体阳性，随机分两组（1：1），分别给予阿那曲唑每天 1 mg 或他莫昔芬每天 20 mg 治疗 5 年，中位随访 9 年（8.2-10.0 年）。BCFI 分别为 93.5% 和 89.2%，DFS 分别为 82.7% 和 77.9%，OS 分别为 92.5% 和 92.1%；亚组分析显示，<60 岁患者 DFS 分别为 88.8% 和

81.5%，≥ 60 岁患者 DFS 分别为 77.3% 和 74.8%。

研究者简介：

Richard G Margolese，加拿大科学家，领导完成了多项研究，改变了早期乳腺癌的标准治疗方法。他是国家外科辅助乳腺项目执行委员会的主要研究员，加拿大国家癌症研究所的前任主席，加拿大癌症协会国家主任，并被授予加拿大首席肿瘤学家之一的荣誉称号。

编者按：

该试验对比了他莫昔芬和阿那曲唑对于绝经后乳腺导管内癌患者的疗效，结果提示对于小于 60 岁的乳腺癌，阿那曲唑较他莫昔芬更有效，安全性可接受，是绝经后乳腺 DCIS 辅助治疗优选方案。

参考文献：

MARGOLESE R G,CECCHINI R S,JULIAN T B,et al.Anastrozole versus tamoxifen in postmenopausal women with ductal carcinoma in situ undergoing lumpectomy plus radiotherapy(NSABP B–35):a randomised,double–blind,phase 3 clinical trial[J].Lancet,2016,387(10021):849–856.

◆ **7-1-37 研究概况** ◆

研究名称	MA 17R
研究类型	随机对照研究
试验分期	Ⅲ期试验
入组时间	2004 年 10 月～ 2009 年 5 月
入组患者	已经完成 4.5-6 年芳香化酶抑制剂（AI）辅助内分泌治疗（AI 或他莫昔芬序贯 AI）的 ER 阳性和 / 或 PR 阳性、绝经后早期乳腺癌，中位预计存活时间超过 5 年
分组情况	第 1 组（n=959）：安慰剂 第 2 组（n=959）：来曲唑
用药方法	第 1 组：安慰剂 po 2.5mg qd×5 年 第 2 组：来曲唑 po 2.5mg qd×5 年
研究结果	中位随访 6.3 年 疾病复发或对侧乳腺癌发生：来曲唑组 67 例，安慰剂组 98 例 乳腺癌导致的死亡：来曲唑组 31 例，安慰剂组 34 例 对侧乳腺癌年发生率：来曲唑 0.21%，安慰剂组 0.49%（P=0.007） --- 5 年 DFS：来曲唑组 95%，安慰剂组 91%， 复发或对侧乳腺癌 HR=0.66，95%CI, 0.48-0.16，P=0.01 5 年 OS： 来曲唑组 93%，安慰剂组 94%，HR=0.42，95%CI, 0.73-1.28，P=0.83 --- 不良反应：两组相当 骨相关不良反应，如：骨痛、骨折、新发的骨质疏松等，来曲唑组更高发生率 生存质量：两组相当

ER: Estrogen receptor, 雌激素受体；AI: Aromalase inhibitors, 芳香化酶抑制剂；HR: Hormone receptor, 性激素受体；TAM: Tamoxifen, 他莫昔芬；OS: Overall survival, 总生存期；DFS: Disease free survival, 无病生存期；CI: Confidence interval, 置信区间。

研究简介：

本研究是一项双盲安慰剂对照试验，1918 例绝经后早期乳腺癌，HR 阳性（未明确 HR 状态的仅限于之前参加过 MA.17 试验），既往接受过 4.5~6 年 AI 治疗，AI 为初始治疗或他莫昔芬后序贯治疗均可。完成 AI 治疗 2 年之内，随机分为 2 组并给予安慰剂和来曲唑，以评估延长使用来曲唑 5 年的效果。主要终点是无病生存。结果显示：在初始 4.5~6 年的 AI 治疗后继续加用 5 年的 AI 治疗有利于降低疾病复发，这与淋巴结状态、之前是否进行化疗、末次 AI 使用节点以及之前他莫昔芬与 AI 治疗长短无关。延长 AI 至 10 年的使用与安慰剂组相比可以显著降低疾病复发和对侧乳腺癌发生的风险。中位随访 6.3 年，165 例疾病复发或对侧乳腺癌事件发生（来曲唑 67 例，安慰剂 98 例），死亡 200 例（每组 100 例）。来曲唑的 5 年无病生存率为 95%（95% CI，93-96），安慰剂为 91%（95% CI，89-93）（疾病复发或对侧乳腺癌发生 HR=0.66；根据淋巴结状态、辅助化疗前、最后 1 次芳香化酶抑制剂治疗的间隔时间、他莫昔芬治疗的持续时间进行双侧 log-rank 检验，P=0.01）。OS 无显著差异，来曲唑 5 年总生存率为 93%（95% CI，92-95），安慰剂为 94%（95% CI，92-95）（HR=0.97，P=0.83）。来曲唑组对侧乳腺癌年发生率为 0.21%（95% CI，0.10-0.32），安慰剂组为 0.49%（95% CI，0.32-0.67）（HR=0.42，P = 0.007）。DFS 在局部复发、区域复发和远处复发中两组均有统计学差异，并且来曲唑组能明显降低对侧乳腺癌发生。不良反应方面，安慰剂组因停止 AI 的使用而很快恢复至正常的停经后雌激素水平，与骨相关的疾病如骨痛、骨折、新发的骨质疏松等，与来曲唑组相比发生率较低。由于毒性作用而终止治疗，来曲唑组 5.4%，安慰剂组 3.7%。生存质量评估，两组均有超过 85% 患者在每一个时间节点完成评估，但是大多数生活质量量表评分均无差异。延长辅助 AI 治疗至 10 年，改善绝经后 HR 阳性早期乳腺癌 DFS，降低 34% 复发风险，同时预防对侧乳腺癌发生。

研究者简介：

Paul E. Goss，哈佛大学医学院医学教授，马萨诸塞州总医院 MGH 癌症中心乳腺癌研究主任。

编者按：

对于 HR 阳性绝经后早期乳腺癌，接受 5 年 AI 治疗后继续延长至 10 年，可显著提高 DFS，并能够降低对侧乳腺癌发生，但对 OS 率并无显著提高。在初始治疗后继续 5 年 AI 治疗是一种安全有效的治疗方式，是否延长 AI 治疗取决于不良反应耐受情况、患者生存质量，以及骨密度维持情况。

参考文献：

GOSS P E,INGLE J N,PRITCHARD K I,et al.Extending Aromatase-Inhibitor Adjuvant Therapy to 10 Years[J].N Engl J Med,2016,375(3):209-219.

◆ 7-1-38 研究概况 ◆

试验名称	IBIS-Ⅱ DCIS
研究编号	ISRCTN37546358
研究类型	随机对照研究
试验分期	Ⅲ期
入组时间	2003 年 3 月 ~ 2012 年 2 月
入组患者	绝经后局部活检病理证实为 HR 阳性乳腺导管原位癌
分组情况	第 1 组（n=1449）：阿那曲唑 + 安慰剂 第 2 组（n=1489）：他莫昔芬 + 安慰剂
用药方法	阿那曲唑 1mg po qd ×5 年 他莫昔芬 20mg po qd ×5 年
研究结果	中位随访 7.2 年 复发率：第 1 组 5%，第 2 组 5%（P=0.49） 不良反应发生率：第 1 组 91%，第 2 组 93%（P>0.05）

DCIS: Ductal carcinomain situ, 导管原位癌；HR: Hormone receptor, 性激素受体。

研究简介：

以往研究发现，第三代芳香化酶抑制剂在预防激素受体阳性的绝经后女性乳腺癌的疾病复发比他莫昔芬更有效。对于绝经后 HR 阳性乳腺导管原位癌（DCIS），辅助内分泌治疗选择阿那曲唑或他莫昔芬是否存在疗效差异尚不明确。本研究是一项双盲、多中心、随机安慰剂对照试验，从 14 个国家 / 地区的 236 个中心招募 2980 例绝经后女性，并随机分配（1:1）接受阿那曲唑（分析 1449 例）或他莫昔芬（分析 1489 例）治疗 5 年，中位随访为 7.2 年（IQR 5.6 ~ 8.9）。144 例乳腺癌复发，复发率无统计学差异（阿那曲唑 67 例复发，他莫昔芬 77 例；HR=0.89，95 % CI，0.64-1.23）。确立阿那曲唑的非劣效性（95 % CI <1.25），但对他莫昔芬的优势不明显（p = 0.49）。共 69 例死亡（阿那曲唑 33 例，他莫昔芬 36 例；　HR= 0.93，95 % CI，0.58-1.50，P=0.78），不良反应发生率分别为阿那曲唑 1323 例（91%）和他莫昔芬 1379 例（93%），差异均无明显统计学意义。两种药物不良反应不同，服用阿那曲唑的患者主要发生肌肉骨骼事件、高胆固醇血症和中风，服用他莫昔芬的患者主要发生肌肉痉挛、妇科疾病（如子宫内膜癌）、血管舒缩性症状和深静脉血栓形成等。

研究者简介：

John F Forbes，英国伦敦女皇玛丽大学肿瘤预防试验组教授。

编者按：

该研究结果显示对于绝经后 HR 阳性乳腺导管内原位癌患者，阿那曲唑与他莫昔芬之间无明显疗效差异。但两种药物具有不同的副作用，为临床上药物的选择提供多种可能性，如具有他莫昔芬禁忌证的女性，可以选择阿那曲唑。

参考文献：

FORBES J F,SESTAK I,HOWELL A,et al.Anastrozole versus tamoxifen for the prevention of locoregional and contralateral breast cancer in postmenopausal women with locally excised ductal carcinoma in situ (IBIS-Ⅱ DCIS):a double-blind,randomised controlled trial[J].

Lancet,2016,387(10021):866-873.

◆ 7-1-39 研究概况 ◆

试验名称	ABCSG-16 / SALSA
研究类型	多中心、前瞻、非盲、随机对照
研究编号	NCT00295620
试验分期	Ⅲ期
入组时间	2004 年 2 月～ 2010 年 6 月
入组患者	3484 例术后接受过 5 年辅助内分泌治疗的绝经后激素受体阳性 I- Ⅲ 期乳腺癌
分组情况	第 1 组（n=1739）：2 年阿那曲唑 第 2 组（n=1745）：5 年阿那曲唑
给药方法	阿那曲唑 1mg po qd
研究结果	8 年 DFS 第 1 组 73.6%，第 2 组 73.9%（HR=0.99，95%CI，0.85-1.15，P=0.90） 8 年 OS 第 1 组 87.5%，第 2 组 87.3%（HR=1.02，95%CI，0.83-1.25） 局部复发率：第 1 组 3.0%，第 2 组 2.4% 远处复发率：第 1 组 5.1%，第 2 组 4.9% 对侧乳腺癌发生率：第 1 组 2.2%，第 2 组 2.1% 第二原发癌发生率：第 1 组 6.2%，第 1 组 6.7% 骨折风险： 第 1 组 4.7%，第 2 组 6.3%，HR=1.35，95%CI，1.00-1.84 骨关节炎：第 1 组 1.7%，第 2 组 4.3%

研究简介：

本试验是一项多中心、前瞻、非盲、随机对照Ⅲ期临床研究，Ⅰ－Ⅲ期 3484 例术后接受过 5 年辅助内分泌治疗的绝经后激素受体阳性乳腺癌，其中 3208 例无疾病进展。患者被随机 1:1 分配至两组，分别继续应用 2 年（共计 7 年）或 5 年（共计 10 年）的阿那曲唑进行辅助治疗。中位随访 118.0 月，主要终点 DFS，主要分析人群为随机分组 2 年后（即 2 年组治疗结束时）未退出研究且未复发。次要终点是 OS、远处复发、对侧乳腺癌、第二原发癌症和临床骨折发生时间。DFS 和 OS 结果显示：2 年组与 5 年组的 8 年无病生存率：73.6% vs. 73.9%（HR=0.99，95%CI，0.85-1.15，P=0.90）；2 年组与 5 年组 8 年总体生存率：87.5% vs. 87.3%（HR=1.02，95%CI，0.83-1.25）。其他次要终点结果显示：2 年组与 5 年组局部复发率：3.0% vs. 2.4%；2 年组与 5 年组远处复发率：5.1% vs. 4.9%；2 年组与 5 年组对侧乳腺癌发生率：2.2% vs. 2.1%；2 年组与 5 年组第二原发癌发生率：6.2% vs. 6.7%；2 年组与 5 年组无复发死亡率：4.4% vs. 5.0%。骨关节炎是最常报告的不良事件，2 年组和 5 年组分别有 29 例患者 (1.7%) 和 74 例患者 (4.3%) 发生骨关节炎，而值得关注的是，在临床骨折发生风险中，尽管两组的骨保护药物使用相当，但骨折风险仍存在差异，2 年组的临床骨折风险低于 5 年组（4.7% vs. 6.3%，HR=1.35，95%CI，1.00-1.84）。本研究评估了 HR 阳性乳腺癌使用 AI 辅助治疗超过 7 年的临床获益和不良反应风险。在中位随访近 10 年后，研究发现延长 AI 辅助内分泌治疗至 7 年与 10 年的疗效相似，但延长至 10 年将增加患者临床骨折及其他不良反应的发生风险。在本项研究中并未有探索延长辅助治疗的临床价值，因为他莫昔芬辅助治疗 5 年后继续延长 AI 治疗的临床获益已经确认。在 MR.17R 研究中，接受延长来曲唑治疗的患者无病生存期显著长于接受安慰剂的患者（HR=0.66，95%CI，0.48 ～ 0.91，P = 0.01）。然而，这种更好的结局主要是由于第二原发性乳腺癌的减少，在任何预定义的亚组中均未观察到显著获益。在 DATA 研究中，比较了他莫昔芬辅助治疗 2~3 年后继续阿那曲唑治疗 3 年和 6 年的临床获益，但较长的治疗持续时间并未或比较短的治疗持续时间获益更多，在 IDEAL 研究中，患者接受辅助治疗 5 年后继续接受 2.5 年或 5 年的来曲唑治疗，结果同样显示两组患者的 DFS 无显著差异。因此，在这些临床研究中均未观察到较长的治疗持续时间内获得总生存获益。

研究者简介：

Michael Gnant，奥地利维也纳医科大学的外科全职教授和外科系主任，担任奥地利乳腺癌和结直肠癌研究小组主席。

编者按：

本研究并未将低复发风险与高复发风险乳腺癌区分，因此不能排除高复发风险具有获益可能。

参考文献：

GNANT M,FITZAL F,RINNERTHALER G,et al.Duration of Adjuvant Aromatase-Inhibitor Therapy in Postmenopausal Breast Cancer[J].N Engl J Med.2021,385(5):395-405.

第 2 节　早期乳腺癌化疗

早期乳腺癌化疗包括新辅助化疗和辅助化疗，新辅助化疗是相对辅助化疗而言，常指乳腺癌手术前的化疗。新辅助化疗是局部晚期乳腺癌或炎性乳腺癌的规范疗法，使肿瘤降期以利于手术，或变不能手术为能手术，获得化疗疗效的相关信息，决定术后是否需要辅助治疗。目前，术前新辅助化疗已经从局部晚期乳腺癌的治疗延伸到早期乳腺癌综合治疗的重要组成部分，改变了乳腺癌治疗首选手术的传统治疗模式，增加保乳机会，提高治疗效果。

辅助化疗是指乳腺癌实施根治性手术切除以后进行的术后化疗，其主要目的是消灭乳腺癌术后微小病灶及残存肿瘤细胞，降低复发和转移风险。因此辅助化疗强调的是治疗的安全性、有效性，最大限度降低化疗药物所引发的不良反应。近年来随着新的化疗药物不断出现并大量进入临床试验研究，系统性辅助化疗在乳腺癌治疗领域取得明显进步，本节主要从乳腺癌的新辅助化疗到淋巴结阳性和阴性乳腺癌辅助化疗、辅助化疗的剂量密度和强度、辅助强化治疗及辅助化疗时机等方面的临床研究进行阐述。

一、新辅助化疗

◆ 7-2-1-1 研究概况 ◆

试验名称	Docetaxel as neoadjuvant chemotherapy in patients with stage Ⅲ breast cancer
研究类型	开放、多中心研究
试验分期	Ⅱ期
入组患者	局部晚期乳腺癌
治疗方法	治疗计划：多西他赛→手术→AC→放疗 ± 他莫昔芬 多西他赛 100mg/m² d1q3w×4 周期 手术（保乳或全乳切除术） AC：多柔比星 60mg/m²+ 环磷酰胺 600mg/m² q3w×4 周期
研究结果	ORR：85% CR 6 例（18%）、PR 22 例（67%）、SD 4 例（12%）、PD 1 例（3%），1 例达到 pCR
	不良反应： 粒缺伴发热（24%），脱发（97%），恶心（51%），腹泻（46%），口腔炎（35%），乏力（70%）

ORR: objective response rate, 客观缓解率；CR: Complete response, 完全缓解；PR: Partial response, 部分缓解；SD: stable disease, 疾病稳定；PD: progressive disease, 疾病进展；pCR: Pathologic Complete Response, 病理完全缓解。

研究简介：

局部晚期乳腺癌（Ⅲ期）治疗一般包括手术（如果可行）后化疗联合局部放疗，以及辅助化疗和辅助内分泌（激素受体阳性者）治疗。本研究评估多西他赛新辅助化疗在局部晚期中的Ⅲ期乳腺癌的疗效及安全性。纳入 33 例中位年龄 50 岁（27-68 岁）的局部晚期乳腺癌，有可测量或可评估的病灶，Karnofsky 指数 60% 以上（2/3 大于 90%），既往未接受过化疗。患者分期情况包括：Ⅲ A 期 12 例（36%）、Ⅲ B 期 16 例（49%）。5 例（15%）原发肿瘤大小 >5cm 伴未明确淋巴结状态。ORR 28 例（85%），CR 6 例（18%）、PR 22 例（67%）、SD 4 例（12%）、PD 1 例（3%）；6 例临床 CR 患者中 1 例经手术病理证实达到 pCR。主要不良反应为骨髓抑制，中性粒细胞缺乏（以下简称"粒缺"）伴发热 8 例（24%），至少发生 1 个周期的Ⅳ度粒缺 31 例（94%），大多数患者（88%）在第一个周期中出现Ⅳ度粒缺。未出现血小板减少。贫血偶见但无需输血治疗。其他的不良反应还包括：脱发（97%），恶心（51%），腹泻（46%）和口腔炎（35%）。3 级非血液学毒性发生率低，如：腹泻（6%），胃炎（6%），过敏（3%）和恶心（3%）。未见 3 至 4 级的神经毒性。70% 患者乏力，但严重的只有 9%。周围水肿和指甲疾病多为轻中度，无重症病例报告。

研究者简介：

William J. Gradishar，美国芝加哥西北大学乳腺肿瘤医学多学科主任，Feinberg 医学院西北大学医学教授和 Robert H. Lurie 综合癌症中心成员，西北大学和西北纪念医院女性癌症护理中心主任。2006 年成为 NEJM 杂志肿瘤学和血液学的主编。

编者按：

本研究病例数仅 33 例，样本量较小，结论待进一步大样本量研究验证。本研究采用早期的 WHO 疗效评价标准，治疗反应分为完全缓解、部分缓解、疾病稳定或疾病进展。部分缓解被定义为肿瘤面积减少至少 50% 以上。稳定定义为减少 <50% 或增加 <25%。进展被定义为肿瘤增大 >25% 或新病变的出现。与目前研究常用的 RECIST 疗效评价标准不同，作为早期新辅助化疗还是进行了有益的探索。

参考文献：

GRADISHAR W J.Docetaxel as neoadjuvant chemotherapy in patients with stage Ⅲ breast cancer[J].Oncology (Williston Park),1997,11(8 Suppl 8):15−18.

◆ 7-2-1-2 研究概况 ◆

研究名称	Primary chemotherapy in operable breast cancer: eight-year experience at the Milan Cancer Institute
研究类型	前瞻性非随机对照研究
试验分期	Ⅲ 期
入组时间	第 1 项研究：1988 年 1 月～ 1990 年 10 月 第 2 项研究：1990 年 10 月～ 1995 年 6 月
入组患者	550 例乳腺癌入组 第 1 项研究：231 例肿瘤最大直径 ≥ 3cm 可手术乳腺癌 第 2 项研究：319 例原发肿瘤最大直径 ≥ 2.5cm 乳腺癌 最终 536 例符合评估标准， 第 1 项研究 227 例，第 2 项研究 309 例
分组情况	第 1 项：分 7 组，每组 33 例 第 2 项：分 3 组，分别为 217 例，37 例，65 例
用药方法	第 1 项研究 术前化疗 3-4 周期， 方案包括：CMF（环磷酰胺 + 甲氨蝶呤 + 氟尿嘧啶），含蒽环方案，含米托蒽醌方案，多柔比星单药 术后化疗： 2-3 周期与术前相同方案 多柔比星单药组术后行 3 周期 CMF 第 2 项研究 术前化疗 3 周期单药蒽环： 多柔吡星 75mg/m² （n=217） 表柔吡星 110mg/m² （n=37） 表柔吡星 120mg/m² （n=65） 术后化疗： 淋巴结 >3 枚予 6 周期 CMF 淋巴结 1 ～ 3 枚予 3 或 6 周期 CMF
研究结果	疗效：ORR76%；cCR16%；pCR3%；PR60% 85％保乳手术，62% 肿瘤 >5cm 患者可接受保乳术 8 年 RFS 率 55% （95％ CI，49％ -60％） 8 年 OS 率 69% （95％ CI，63％ -74％）

ORR: Objective response rate, 客观缓解率；cCR: Clinical complete response, 临床完全缓解；pCR: Pathologic complete response, 病理完全缓解；PR: Partial response, 部分缓解；DFS: Disease free survival, 无病生存期；OS: Overall survival, 总生存期；RFS: Relapse-free survival, 无复发生存期；CI: Confidence interval, 置信区间。

研究简介：

1988 年意大利米兰中心对 550 例乳腺癌开展术前新辅助化疗的前瞻性非随机研究，观察肿瘤 >2.5cm 患者化疗后是否可获保乳手术机会。最终 536 例符合评估标准，中位随访 65 月，两组临床特征相似。第 1 项研究 227 例分 7 组，分别予 3~4 个周期术前化疗（CMF、蒽环或米托蒽醌为基础的化疗方案，或单独多柔比星）。第 2 项研究 309 例予 3 周期单药蒽环。两项前瞻性研究分别使用不同化疗方案，在肿瘤客观缓解情况下行保乳手术。高肿瘤复发风险患者给予额外术后辅助化疗。结果显示多柔比星和其他方案相比并无显著性差异。两项研究结论相近，85% 术前化疗患者接受了保乳术，62% 肿瘤 >5cm 患者可接受保乳术，14 例（3%）达到 pCR，化疗后病理标本阴性乳腺癌生存率明显增高，全部患者 8 年 RFS 率及 OS 率分别为 55% 及 69%。多因素分析显示，腋窝淋巴结受累程度（P<0.001），对初始化疗疗效（P=0.034）是影响 RFS 的重要因素。在接受保乳手术的患者中，局部复发作为首发事件的累积风险为 6.8%（95% CI，3.9%−8.8%）。

研究者简介：

Gianni Bonadonna（1934−2015），意大利肿瘤学之父，肿瘤学先驱。1959 年毕业于米兰大学，1964 年开始在米兰的国家肿瘤研究所工作，1976 年被任命为肿瘤内科主任。1989 年 ASCO 授予 David Karnofsky 纪念奖并发表演讲。Gianni Bonadonna 创立乳腺癌辅助化疗方案 CMF，从根本上改变了乳腺癌治疗进程，为了表彰他对该领域的重大贡献，2007 年 ASCO 创建 Gianni Bonadonna 乳腺癌奖和讲座。

编者按：

本研究发现术前新辅助化疗可安全用于肿瘤较大（>2.5cm）乳腺癌，使大部分患者获得保乳手术机会。

参考文献：

BONADONNA G,VALAGUSSA P, BRAMBILLA C,et al.Primary chemotherapy in operable breast cancer:eight−year experience at the Milan Cancer Institute[J].J Clin Oncol,1998,16(1):93−100.

◆ 7-2-1-3 研究概况 ◆

研究名称	NSABPB-18
研究类型	随机对照研究
试验分期	Ⅲ期
入组时间	1988 年 10 月 ~ 1993 年 4 月
入组患者	可手术Ⅰ~Ⅱ期（T1-3N0-1M0）乳腺癌 1523 例
分组情况	第 1 组（n=763）：手术→AC 第 2 组（n=760）：AC→手术
用药方法	AC 方案： 多柔比星 60mg/m² ivd + 环磷酰胺 600mg/m² ivd q3w×4 周期

（续表）

研究结果	5 年 DFS：第 1 组 67.3%，第 2 组 66.7%（P=0.99） 5 年 DDFS：第 1 组 73.2%，第 2 组 73.3%（P=0.70） 5 年 OS：第 1 组 80.0%，第 2 组 79.6%（P=0.83） 保乳率：第 1 组 59.8%，第 2 组 67.8%（P=0.002） 保乳术后同侧乳腺肿瘤复发率（IBTR）： 第 1 组 5.8%，第 2 组 7.9%（P=0.23）
	9 年 DFS：第 1 组 53%，第 2 组 55%（P=0.50） 9 年 OS：第 1 组 70%，第 2 组 69%（P=0.80） 保乳术后 IBTR： 第 1 组 7.6%，第 2 组 10.7%（P=0.12） 总体人群 <50 岁组 13.1%，≥ 50 岁组 5.2%（P=0.00003）
	第 2 组 ORR：79%，pCR：13% pCR 患者 vs. 非 pCR： 9 年 DFS：75%vs. 58%（P=0.00005） 9 年 OS：85%vs. 73%（P=0.0008）

DFS: Disease free survival, 无病生存期；OS: Overall survival, 总生存期；DDFS: Distant disease free survival, 无远处转移生存期；RFS: Relapse-free survival, 无复发生存期；pCR: Pathologic complete response, 病理完全缓解；cCR: Clinical complete response, 临床完全缓解；cPR: Clinical partial response, 临床部分缓解；cNR: Clinical no response, 临床无缓解；pINV: cCR with residual invasive cancer on pathologic examination, 病理检查有残留浸润性癌的 cCR； IBTR: Ipsilateral breast tumorrecurrence, 同侧乳腺癌复发。注：cCR 包括 pCR 和 pINV。

研究简介：

本研究探讨在可手术乳腺癌术前应用多柔比星和环磷酰胺是否优于术后辅助化疗，探讨术前化疗疗效与预后的关系，以及术前化疗是否提高保乳率。NSABP B-18 研究纳入 1523 例乳腺癌，随机分配接受新辅助化疗 4 周期后手术组或先手术后此方案辅助化疗 4 周期组，其中保乳手术者均接受乳腺放疗。50 岁以上患者不论激素受体状态如何，均接受 5 年他莫昔芬内分泌治疗。随访 5 年，研究结果发现 DFS、DDFS 和 OS 方面，两组均无显著性差异（P=0.99，0.70 和 0.83）。67.8% 患者接受新辅助化疗后取得保乳机会，而先手术者保乳率为 59.8%，两组有显著性差异（P=0.002）。两组的同侧乳腺肿瘤复发率（IBTR）无显著性差异（7.9% vs. 5.8%，P=0.23）。pCR、pINV、cPR 或 cNR 患者的 RFS 率分别为 85.7%、76.9%、68.1% 和 63.9%（P<0.0001）。随访 16 年发现，新辅助化疗组的 5 年、8 年、16 年 DFS 分别为 67%、58%、42%，辅助化疗组分别为 67%、55%、39%，两组间无显著统计学差异（P=0.27）。新辅助化疗组的 5 年、8 年、16 年 OS 分别为 80%、72%、55%，辅助化疗组分别为 81%、72%、55%，两组间无显著统计学差异（P=0.9）。

研究者简介：

Bernard Fisher，详见前文介绍。

编者按：

本研究表明，对于临床Ⅰ－Ⅱ期乳腺癌，新辅助化疗与辅助化疗同样有效，新辅助化疗能增加保乳术机会，显著改善达 pCR 患者 DFS 和 OS。

参考文献：

FISHER B,BRYANT J,WOLMARK N,et al.Effect of preoperative chemotherapy on the outcome of women with operable breast cancer[J].J Clin Oncol,1998,16(8):2672-2685.

WOLMARK N, WANG J, MAMOUNAS E,et al.Preoperative chemotherapy in patients with operable breast cancer:nine-year results from National Surgical Adjuvant Breast and Bowel Project B-18[J].J Natl Cancer Inst Monogr,2001,(30):96-102.

RASTOGI P,ANDERSON S J,BEAR H D,et al.Preoperative chemotherapy:updates of National Surgical Adjuvant Breast and Bowel Project Protocols B-18 and B-27[J].J Clin Oncol,2008,26(5):778-785.

◆ 7-2-1-4 研究概况 ◆

研究名称	Bordeaux
研究类型	随机对照研究
试验分期	Ⅲ期
入组时间	1985 年 1 月～ 1989 年 4 月
入组患者	可手术 T2>3cm 或 T3N0-1M0 乳腺癌
分组情况	第 1 组 (n=138)：改良根治术 + 辅助治疗 第 2 组 (n=134)：新辅助化疗 + 局部治疗
用药方法	第 1 组：改良根治术 　　　　淋巴结阳性或 ER/PR 阴性予辅助化疗 　　　　淋巴结阴性且 ER/PR 阳性无辅助化疗 　　　　均不予放疗 第 2 组：新辅助化疗 化疗方案 2 组相同： 表柔比星 50mg/m² + 长春新碱 1mg/m² + 甲氨喋呤 20mg/m² q3w×3 周期 →丝裂霉素 C 10mg/m²+ 赛替哌 20mg/m²+ 长春地辛 4 mg/m² q3w×3 周期 残余肿瘤 >2 cm，改良根治术 残余肿瘤 <2cm，乳腺肿瘤切除术 + 放疗
研究结果	第 2 组保乳手术率 63％ 中位随访 124 月，两组预后相似 局部复发：第 1 组 12 例，第 2 组 31 例 远处转移：第 1 组 11 例，第 2 组 18 例

OS: Overall survival, 总生存期；RFS: Relapse-free survival, 无复发生存期；ER: Estrogen receptor, 雌激素受体；PR: Progesterone receptor, 孕激素受体。

研究简介：

多数临床研究表明新辅助化疗可改善远期生存，并为局部晚期乳腺癌保乳治疗提供可能。在可手术但乳腺肿瘤体积太大，无法立即通过保乳术治疗的乳腺癌中行新辅助化疗是必要的。本研究纳入 272 例 T2>3cm 或 T3N0-1M0 乳腺癌，随机接受乳腺癌改良根治术 + 术后辅助治疗，或新辅助化疗 + 局部治疗。两组化疗方案一致。接受新辅助化疗患者在新辅助化疗完成后 63％接受保乳手术治疗。中位随访 34 月，两组 RFS 无明显差异，新辅助化疗组 OS 明显优于对照组，这种优势随着随访时间延长并未得到延续。中位随访 124 月，两组预后相似。在预后预测方面，c-erbB2> 0％是整体和无转移生存的独立预后因素。新辅助化疗组31例局部复发（18例最终出现远处转移），对照组12例（11例最终出现远处转移），考虑可能与新辅助化疗组接受保乳手术患者居多有关。尽管局部复发不可忽视，但经新辅助化疗后仍有一半以上患者可行保乳手术治疗而并未改变患者生存。

研究者简介：

Ian C. Smith，就职于阿伯丁大学放射学系。

编者按：

Bordeaux研究在较早期已证实：虽然新辅助化疗较术后辅助化疗未能改善患者的预后，但明显提高患者保乳手术机会，改善患者生活质量。

参考文献：

MAURIAC L,MACGROGAN G,AVRIL A,et al.Neoadjuvant chemotherapy for operable breast carcinoma larger than 3 cm:a unicentre randomized trial with a 124-month median follow-up.Institut Bergonié Bordeaux Groupe Sein (IBBGS) [J].Ann Oncol,1999,10(1):47-52.

◆ **7-2-1-5 研究概况** ◆

研究名称	Aberdeen
研究类型	随机对照研究
试验分期	Ⅲ期
入组时间	1996年7月～1999年3月
入组患者	肿瘤直径≥3 cm或局部晚期（T3/T4/TxN2）乳腺癌
分组情况	初始CVAP方案4周期后达到PR或CR后随机至： 第1组（n=52）：CVAP×4周期 第2组（n=52）：多西他赛×4周期 初始CVAP方案4周期后SD或PD被随机至： 第3组（n=55）：多西他赛×4周期
用药方法	CVAP：环磷酰胺1000mg/m²+多柔比星50mg/m²+长春新碱1.5mg/m²+泼尼松40mg qd×5d（第1-4周期），100mg qd×5d（第5-8周期） 多西他赛100mg/m² q3w×4周期
研究结果	CVAP达到PR或CR后随机至多西他赛治疗组和CVAP组： 临床有效率分别为94%与66%（P=0.001） pCR率：第1组16%，第2组34%（P=0.04） 3年DFS：第1组71%，第2组90%（P=0.03） 55个月OS：第1组78%，第2组97%（P=0.04） 保乳术比例：第1组48%，第2组67%（P=0.01） CVAP治疗后SD或PD接受多西他赛治疗的总cCR为47% 治疗组间患者的生活质量相似

cPR：Clinical partial response，临床部分缓解；cCR：Clinical complete response，临床完全缓解；CR：Complete response，完全缓解；PR：Partial response，部分缓解；SD：Stable disease，疾病稳定；PD：progressive disease，疾病进展；DFS：Disease free survival，无病生存期；OS：Overall survival，总生存期。

研究简介：

新辅助化疗可以提高临床缓解率，并增加保乳手术机会。病理完全缓解率作为重要的指标，可能与根治微转移病灶有关，可能带来更好预后。蒽环类药物长久以来被认为是早期乳腺癌新辅助治疗有效的化疗药物。但并非所有患者都对蒽环为基础的新辅助化疗方案有效。多西他赛作为乳腺癌化疗常用药物，已在新辅助方案中进行尝试，包括 NSABP B-27 及 GeparDuo 等的几项研究，评估了多西他赛在以多柔比星为基础的新辅助方案中的疗效，结果令人振奋。

Aberdeen 研究的目的是①评估初次接受基于蒽环类新辅助化疗方案失败的患者接受多西他赛的疗效；②对前 4 周期基于蒽环类药物治疗有效的患者，将基于多西他赛的方案与基于蒽环类药物的方案进行比较。本研究对于肿瘤体积较大或局部晚期乳腺癌予 CVAP 方案 4 周期，评估临床肿瘤反应。对治疗有效者，再随机分为接受 CVAP 或多西他赛各 4 周期，所有无效病例接受多西他赛治疗 4 周期。162 例患者纳入本研究，145 例完成 8 周期新辅助化疗。接受 4 周期 CVAP 后，104 例（66%）达到临床缓解（PR 或 CR）。随机分组后，47 例最终完成 4 周期多西他赛治疗，50 例患者最终完成 4 周期 CVAP。两组临床有效率分别为 94% 与 66%（P=0.001），pCR 率分别为 34% 与 16%（P=0.04），提示接受进一步多西他赛治疗能够获得更好的疗效。CVAP 治疗 SD 或 PD 患者，4 周期多西他赛治疗的 cCR 和 / 或 cPR 率为 55%，pCR 率为 2%。这些患者 44% 在腋窝淋巴结内有残余肿瘤。生存分析显示，完成 8 周期患者序贯多西他赛组有更高的 3 年 DFS（90% vs. 71%，P=0.03）；更高的 3 年 OS（97% vs. 84%，P=0.05）以及更高的保乳手术比例（67% vs. 48%，P=0.01）。中位随访 65 月，两组生存率分别为 93% 与 78%（P=0.04），分别有 12 例和 4 例死亡。因此认为多西他赛序贯应用可进一步提高乳腺癌新辅助化疗疗效，常规方案新辅助化疗无效的局部晚期乳腺癌仍有可能对多西他赛有效。

研究者简介：

Ian C.Smith，就职于英国阿伯丁大学放射学系。

编者按：

该研究证实新辅助化疗方案加用多西他赛可以增加 pCR 率，这是第 1 个证实含有多西他赛的术前化疗方案能够显著提高疗效并改善预后。这项研究的数据以及来自 NSABP B-27 和 GeparDuo 研究的数据有力地支持新辅助治疗中联用蒽环类及多西他赛。

参考文献：

SMITH I C,HEYS S D,HUTCHEON A W,et al.Neoadjuvant chemotherapy in breast cancer:significantly enhanced response with docetaxel[J].J Clin Oncol,2002,20(6):1456-1466.

◆ 7-2-1-6 研究概况 ◆

研究名称	NSABP B-27
研究类型	随机对照研究
试验分期	Ⅲ期
入组时间	1995 年 12 月～ 2000 年 12 月
入组患者	早期乳腺癌（T1c-3N0M0 或 T1-3N1M0）
分组情况	第 1 组（n=804）：AC →手术 第 2 组（n=805）：AC → D →手术 第 3 组（n=802）：AC →手术→ D
用药方法	AC：多柔比星 60mg/m² + 环磷酰胺 600mg/m² q3w×4 周期 D：多西他赛 100mg/m² q3w×4 周期

（续表）

研究结果	5 年 DFS： 第 1 组 67.7%，第 2 组 71.1%，第 3 组 70.0% 第 2 组 vs. 第 1 组（P=0.22），第 3 组 vs. 第 1 组（P=0.24） 5 年 OS： 第 1 组 80.4%，第 2 组 80.6%，第 3 组 78.6% 第 2 组 vs. 第 1 组（P=0.82），第 3 组 vs. 第 1 组（P=0.51） ORR： 第 1 组 + 第 3 组 85.5%，第 2 组 90.7%（P<0.001） pCR： 第 1 组 + 第 3 组 13.7%，第 2 组 26.1%（P<0.001）
	总体人群分析 DFS：pCR 患者 81.5%，非 pCR 患者 64.5%（P<0.0001） OS：pCR 患者 91.9%，非 pCR 患者 77.9%（P<0.0001）

cCR: Clinical complete response，临床完全缓解；pCR: Pathologic complete response，病理完全缓解；DFS: Disease free survival，无病生存期；OS: Overall survival，总生存期。

研究简介：

NSABP B-27 研究旨在探讨在可手术乳腺癌中术前 4 周期 AC 后予多西他赛对 cCR 和 pCR、DFS 和 OS 的影响。纳入 2411 例可手术原发性乳腺癌，随机分组接受 4 周期 AC 后分别接受手术（第 1 组）或序贯 4 周期的多西他赛后接受手术（第 2 组）或手术后接受 4 周期的多西他赛（第 3 组）。对术前新辅助治疗的临床和病理学反应进行评估。肿瘤平均大小（4.5cm）和其他主要特征在 3 个治疗组中达到均衡。与术前单独使用 AC 相比，术前 AC 序贯多西他赛组显著提高了 cCR（40.1% vs. 63.6%，P <0.001），及 ORR（85.5% vs. 90.7%，P <0.001），pCR 提高近 1 倍（13.7% vs. 26.1%，P <0.001），以及淋巴结阴性患者比例（50.8% vs. 58.2%，P <0.001）。不良反应方面，AC 方案治疗期间，2400 例中 10.3% 有至少 1 次 4 级不良事件，包括：粒细胞减低、粒缺伴发热、感染、呕吐、静脉炎 / 血栓栓塞事件等，而多西他赛方案治疗期间，1584 例中 23.4% 至少发生 1 次 4 级不良事件，包括：粒细胞减低、粒缺伴发热、感染、呕吐、口腔炎、过敏、静脉炎 / 血栓栓塞事件等。AC 方案治疗期间 3 级不良事件发生率 13.0%，略低于多西他赛方案的 15.5%。本研究表明，术前 4 周期 AC 后增加 4 周期多西他赛可显著提高可手术乳腺癌的临床和病理缓解率。

研究者简介：

Norman Wolmark：美国 NSABP 主席和首席调查员，卓克索大学医学院的人类肿瘤学主任和教授，团队致力于研究乳腺癌和肠癌的预防治疗的演变，在使用辅助疗法治疗乳腺癌和结直肠癌方面，以及在预防这些疾病方面均有突破性研究成果。

编者按：

新辅助化疗取得 pCR 的患者，其 DFS 和 OS 明显延长。NSABP B-27 临床研究与其他类似临床研究的结果表明，在蒽环类基础上加用紫杉类可进一步提高 cCR 和 pCR。鉴于此，2009 年 St. Gallen 会议专家共识推荐，新辅助化疗首选含紫杉烷类和蒽环类的化疗方案。2010 年 NCCN 指南推荐的新辅助化疗方案包括 AC 序贯 T、FEC 序贯 T、TAC。

参考文献：

BEAR H D, ANDERSON S, BROWN A, et al. The effect on tumor response of adding sequential preoperative docetaxel to preoperative doxorubicin and cyclophosphamide: preliminary results from National Surgical Adjuvant Breast and Bowel Project Protocol B-27[J].J Clin Oncol,2003,21(22):4165-4174.

RASTOGI P,ANDERSON S J,BEAR H D,et al.Preoperative chemotherapy:Updates of National Surgical Adjuvant Breast and Bowel Protocols B-18 and B-27[J].J Clin Oncol, 2008,26(5):778-785.

◆ 7-2-1-7 研究概况 ◆

研究名称	MD Anderson[MDACC] neoadjuvant paclitaxel → FAC Trial
研究类型	随机对照研究
试验分期	Ⅲ期
入组时间	1998 年 11 月～ 2001 年 7 月
入组患者	T1-3N0-1M0（包括 T1N0 和 T0N1）乳腺癌
分组情况	第 1 组：紫杉醇 qw×12 周→ FAC q3w×4 周期→手术 第 2 组：紫杉醇 q3w×4 周期→ FAC q3w×4 周期→手术
用药方法	第 1 组：紫杉醇 80mg/m²（淋巴结阴性）或 150mg/m²（淋巴结阳性）qw×12 周；序贯 FAC q3w×4 周期 第 2 组：紫杉醇 225mg/m² q3w×4 周期；序贯 FAC q3w×4 周期 FAC：氟尿嘧啶 500mg/m² d1,4 + 多柔比星 50mg/m² d1+ 环磷酰胺 500mg/m² d1
研究结果	两组临床缓解率相似（P=0.25） pCR 率：第 1 组 28.2％，第 2 组 15.7％（P=0.02） 保乳率：第 1 组 48％，第 2 组 38％，（P=0.05） 3 级以上神经毒性： 第 2 组 76.9％，第 1 组（150mg/m²）45.5％，第 1 组（80mg/m²）13.5％

pCR：Pathologic complete response，病理完全缓解。

研究简介：

本研究旨在探讨紫杉醇密集单周方案对比 3 周方案对早期乳腺癌新辅助化疗 pCR 率的影响。纳入 258 例临床分期为Ⅰ—ⅢA 期乳腺癌，随机分为两组：分别接受紫杉醇周方案（共 12 次）或 4 周期的 3 周方案，均序贯 4 周期标准剂量 FAC 每 3 周方案。单周方案治疗组基于超声和细针穿刺确定的淋巴结状态，淋巴结阳性患者接受高剂量紫杉醇，阴性患者接受低剂量紫杉醇。258 例患者中 110 例淋巴结受累，148 例为淋巴结阴性。127 例接受紫杉醇周方案序贯 FAC，131 例接受紫杉醇 3 周方案序贯 FAC。两组临床缓解率结果相似（P=0.25）。在 pCR 方面，紫杉醇周方案组（28.2％）高于 3 周方案组（15.7％）（P =0.02），且保乳率紫杉醇周方案组（48％）较 3 周方案组（38％）提高（P=0.05）。3 周方案组，无论淋巴结状态如何，临床缓解率无显著性差异。单周方案不同剂量组 pCR 率相似。激素受体阳性与激素受体阴性亚组分析显示，两组患者单周方案 pCR 率均高于 3 周方案组（P=0.007）。与激素受体阳性患者相比，激素受体阴性患者具有较高 pCR 率，与治疗方案无关。对于激素受体阴性患者，单周方案 pCR 率达到 22％，远高于 3 周方案组的 11％。

不良反应方面，3 周方案组 3 级以上神经毒性发生率 76.9％，单周方案 150mg/m² 剂量组发生率降低至 45.5％，80mg/m² 剂量组仅为 13.5％。单周方案组无论剂量高低，感染发生率均较低。

研究者简介：

Gabriel Hortobagyi，就职于德克萨斯大学 MD 安德森癌症中心，从事乳腺癌化疗和内科治疗的研究，曾任美国临床肿瘤学会（ASCO）主席。

编者按：

紫杉醇从 3 周方案改为更密集每周方案可显著提高乳腺癌 pCR 率，且激素受体阴性患者获益更大，值得临床推广，仍需进一步完善生存随访结果及更多临床试验数据支持。

参考文献：

GREEN M C,BUZDAR A U,SMITH T,et al.Weekly paclitaxel improves pathologic complete remission in operable breast cancer when compared with paclitaxel once every 3 weeks[J].J Clin Oncol,2005,23(25):5983-5992.

◆ **7-2-1-8 研究概况** ◆

研究名称	GeparDuo
研究类型	随机对照研究
试验分期	Ⅲ 期
入组时间	1999 年 6 月～ 2001 年 9 月
入组患者	可手术的 T2-3N0-2M0 乳腺癌
分组情况	第 1 组（n=455）：ADOC 组 第 2 组（n=458）：AC-DOC 组
用药方法	第 1 组：多柔比星 50mg/m² + 多西他赛 75mg/m² q2w×4 周期 第 2 组：多柔比星 60mg/m² + 环磷酰胺 600mg/m² q3w×4 周期，序贯多西他赛 100mg/m² q3w×4 周期 化疗同时行他莫昔芬治疗 5 年
研究结果	pCR：第 2 组 14.3%，第 1 组 7.0%（P<0.001） 触诊获得的临床缓解率： 第 2 组 85.0%，第 1 组 75.2%（P<0.001） 影像学获得的临床缓解率： 第 2 组 78.6%，第 1 组 68.6%（P<0.001） 保乳率：第 2 组 63.4%，第 1 组 58.1%（P=0.05）

pCR：Pathologic complete response，病理完全缓解。

研究简介：

剂量密集和序贯使用细胞毒药物是改善早期乳腺癌预后的方法。GeparDuo 研究共纳入 913 例未经治疗的可手术乳腺癌（T2-3N0-2M0）。排除标准为双乳癌、入组前接受过任何乳腺癌治疗手段（包括手术、化疗、放疗及内分泌治疗）。患者随机分为 ADOC 组：4 周期多柔比星 + 多西他赛 2 周密集方案，并使用 G-CSF 支持治疗；AC-DOC 组：4 周期多柔比星 + 环磷酰胺每 3 周方案，序贯 4 周期多西他赛每 3 周方案。研究主要终点是 pCR，次要终点是 pCR 的预测因子、临床缓解率、保乳率和安全性。结果发现，94 例（10.6%）达到 pCR，AC-DOC 组（14.3%，n=63）pCR 率明显高于 ADOC 组（7.0%，n=31）（OR=2.22，90% CI，1.52-3.24，P <0.001）。达到 pCR 的独立预测因子包括使用序贯疗法、高肿瘤分级和激素受体阴性。通过触诊和影像学检测到的临床缓解率，AC-DOC 组（分别为 85.0% 和 78.6%）显著高于 ADOC 组（分别为 75.2% 和 68.6%，P 值均 <0.001）。AC-DOC 组

保乳手术率为 63.4%，ADOC 组 58.1%（P =0.05）。主要 3/4 级的毒性包括白细胞减少症（AC-DOC 组为 74.2%，ADOC 组为 53.7%）和中性粒细胞减少症（AC-DOC 组 66.4%，ADOC 组 44.7%），但很少与发热相关（AC-DOC 组 4.6%，ADOC 组 3.1%）。基于此项研究，作为可手术乳腺癌的新辅助化疗，AC-DOC 序贯方案比剂量密集 ADOC 方案获得更高 pCR。

研究者简介：

German Breast Group，德国乳腺组织，位于德国新伊森堡 / 法兰克福，承担并从事多项乳腺癌相关的临床试验研究。

编者按：

GeparDuo 研究证明 AC-DOC 序贯方案比 ADOC 剂量密集方案有更高的 pCR 率，为新辅助序贯化疗作为标准治疗方案提供临床依据。

参考文献：

VON M G，RAAB G，CAPUTO A，et al.Doxorubicin with cyclophosphamide followed by docetaxel every 21 days compared with doxorubicin and docetaxel every 14 days as preoperative treatment in operable breast cancer:the GEPARDUO study of the German Breast Group[J].J Clin Oncol,2005,23(12):2676-2685.

◆ 7-2-1-9 研究概况 ◆

研究名称	GeparSixto；GBG 66
研究类型	随机对照研究
试验分期	Ⅱ 期
入组时间	2011 年 8 月～ 2012 年 12 月
入组患者	未接受治疗的 Ⅱ～Ⅲ 期 TNBC 及 HER2 阳性乳腺癌
分组情况	第 1 组（n=296）：PMCb 组 第 2 组（n=299）：PM 组
用药方法	第 1 组：紫杉醇 80mg/m² qw+ 脂质体多柔比星 20mg/m² qw + 卡铂（AUC=1.5，前部分患者 AUC=2.0）qw×18 周期 第 2 组：紫杉醇 80mg/m² qw+ 脂质体多柔比星 20mg/m² qw×18 周期 TNBC 患者同时接受贝伐珠单抗 15 mg/kg q3w HER2 阳性患者同时接受曲妥珠单抗（首剂 8 mg/kg，维持 6mg/kg q3w）和拉帕替尼（750mg qd）
研究结果	总 pCR：第 1 组 43.7%，第 2 组 36.9%（P=0.107） TNBC 的 pCR：第 1 组 53.2%，第 2 组 36.9%（P=0.005） HER2 阳性的 pCR：第 1 组 32.8%，第 2 组 36.8%（P=0.581）
	不良反应： 3/4 级白细胞减少：第 1 组 65%，第 2 组 27% 3/4 级贫血：第 1 组 15%，第 2 组 <1% 3/4 级血小板减少：第 1 组 65%，第 2 组 27% 3/4 级腹泻：第 1 组 42%，第 2 组 <1%

EFS：Event-free survival，无事件生存；HER2：Human epidermalgrowth factor receptor-2，人表皮生长因子受体 -2；TNBC：Triple-negative breast cancer，三阴性乳腺癌；BRCA：BReast CAncer gene，

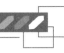

乳腺癌基因；pCR：Pathologic complete response，病理完全缓解；DFS：Disease free survival，无病生存期；DNA：Deoxyribonucleic acid，脱氧核糖核酸。

研究简介：

临床前数据表明，三阴性乳腺癌对 DNA 交联剂敏感；对于 HER2 阳性乳腺癌，紫杉类、曲妥珠单抗和铂类联用可能存在协同作用。因此，本研究旨在评估三阴性和 HER2 阳性乳腺癌新辅助治疗中加入卡铂的疗效。595 例之前未接受治疗、无转移的 II – III 期三阴性乳腺癌和 HER2 阳性乳腺癌，均接受紫杉醇联合脂质体多柔比星新辅助化疗 18 周，HER2 阳性患者接受曲妥珠单抗和拉帕替尼，TNBC 接受贝伐珠单抗（静脉注射 15 mg/kg，每 3 周），按照 TNBC 及 HER2 阳性状况按照 1:1 随机接受卡铂治疗。主要研究终点为 pCR。结果发现，PMCb 组 129 例（43.7%），PM 组 108 例（36.9%）达 pCR（P=0.107）。TNBC 患者中，PMCb 组 158 例有 84 例（53.2%），PM 组 157 例有 58 例（36.9%）达 pCR（P=0.005）。HER2 阳性患者中，PMCb 组 137 例有 45 例（32.8%），PM 组 136 例有 50 例（36.8%）达到 pCR（P=0.581）。全组 3 年 DFS，PM 组与 PMCb 组分别为 81.0% 和 84.7%（P=0.3115）；HER2 阳性组 3 年 DFS，PM 组与 PMCb 组分别为 86.7% 和 83.4%（P=0.3719）；TNBC 的 3 年 DFS，PM 组与 PMCb 组分别为 76.1% 和 85.8%（P=0.035），存在 gBRCA 突变者，PM 组与 PMCb 组分别为 50.0% 和 61.5%（P=0.413）；gBRCA 野生型，PM 组与 PMCb 组为 33.1% 和 50.8%（P=0.005）。不良反应方面，PMCb 组血液学和非血液学毒性比 PM 组明显更常见，包括 3/4 级中性粒细胞减少（65% vs. 27%），3/4 级贫血（15% vs. <1%），3/4 级血小板减少症（14% vs. <1%），3/4 级腹泻（17% vs. 11%），卡铂更多与剂量中止相关（PMCb 组 48%，PM 组 39%，P =0.031）。当卡铂剂量从 AUC 2.0 降低到 1.5 后，PMCb 组 3/4 级血液学毒性发生率从 82% 降至 70%，3/4 级非血液学毒性从 78% 降至 59%。

研究者简介：

German Breast Group 德国乳腺组织，德国新伊森堡 / 法兰克福，承担并从事多项乳腺癌相关的临床试验研究。

编者按：

GeparSixto 研究显示在紫杉醇、蒽环类药物和靶向新辅助治疗方案中添加卡铂可显著增加 pCR 率，该方案在三阴性乳腺癌中疗效显著，但在 HER2 阳性乳腺癌中并不明显。GeparSixto 研究显示含卡铂组比非卡铂组 3 年 EFS 绝对获益率高 9.7%，提示加用卡铂是个体化选择，仍需进一步探索。

参考文献：

VON M G,SCHNEEWEISS A,LOIBL S,et al.Neoadjuvant carboplatin in patients with triple-negative and HER2-positive early breast cancer (GeparSixto;GBG 66):a randomised phase 2 trial[J].Lancet Oncol,2014,15(7):747-756.

◆ 7-2-1-10 研究概况 ◆

研究名称	GeparSepto-GBG69
研究类型	随机对照非劣效研究
试验分期	Ⅲ期
入组时间	2012 年 7 月～ 2013 年 12 月
入组患者	cT2-4 或 cT1c（淋巴结阳性或激素受体阴性或 HER2 阳性或 Ki-67>20%）乳腺癌
分组情况	第 1 组（n=606）：白蛋白结合型紫杉醇 第 2 组（n=600）：普通紫杉醇
用药方法	第 1 组：白蛋白结合型紫杉醇 150mg/m² （后减至 125mg/m²）d1,8,15q3w×4 周期；序贯表柔比星 90 mg/m² + 环磷酰胺 600mg/m²q3w×4 周期 第 2 组：普通紫杉醇 80mg/m² d1,8,15q3w×4 周期；序贯表柔比星 90 mg/m² + 环磷酰胺 600mg/m²q3w×4 周期 HER2 阳性乳腺癌均予曲妥珠单抗及帕妥珠单抗靶向治疗
研究结果	pCR 率：第 1 组 38%，第 2 组 29% （OR=1.53，95% CI，1.20-1.95，未调整 P=0.00065）

HER2: Human epidermal growth factor receptor-2, 人表皮生长因子受体 -2；pCR: Pathologic complete response，病理完全缓解；RFS: Relapse-free survival，无复发生存期；OS: Overall survival，总生存期。

研究简介：

晚期乳腺癌解救治疗证实白蛋白结合型紫杉醇与普通紫杉醇相比可显著改善患者预后。GeparSepto-GBG69 研究旨在探讨每周白蛋白结合型紫杉醇序贯 AC 方案对比普通紫杉醇序贯 AC 方案的疗效。本研究共纳入 1206 例 cT2-4，或 cT1c（淋巴结阳性或激素受体阴性或 HER2 阳性或 Ki-67>20%）未经治疗的单侧或双侧原发浸润性乳腺癌。主要研究终点为 pCR（定义为 ypT0ypN0）。次要研究终点包括用其他方式定义的 pCR 率（例如，ypT0/tis ypN0，ypT0/tis ypN0/+，ypN0），化疗完成后的临床影响评估、保乳率、局部区域 RFS、OS、不良反应。研究结果显示：白蛋白结合型紫杉醇组较普通紫杉醇组具有更高 pCR（P=0.00065）。安全性方面，白蛋白结合型紫杉醇组 3 ～ 4 级贫血发生率 2%，普通紫杉醇组 1%（P=0.048）；白蛋白结合型紫杉醇组 3 ～ 4 级周围神经毒性发生率 10%，普通紫杉醇组 3%（P<0.001）。

研究者简介：

Sibylle Loibl，德国乳腺组织联合主席，就职于德国法兰克福大学。

编者按：

白蛋白结合型紫杉醇较普通紫杉醇可以显著增加新辅助治疗乳腺癌 pCR 率，值得临床进一步推广。

参考文献：

MICHAEL U,CHRISTIAN J,ANDREAS S,et al.Nab-paclitaxel versus solvent-based paclitaxel in neoadjuvant chemotherapy for early breast cancer (GeparSepto-GBG69):a randomised,phase 3 trial[J].Lancet Oncol,2016,17(3):345-356.

二、辅助化疗

（一）淋巴结阳性乳腺癌辅助化疗

◆ 7-2-2-1 研究概况 ◆

研究名称	NSABP B-05
研究类型	随机对照研究
试验分期	Ⅲ期
入组时间	1972 年 9 月～ 1974 年 9 月
入组患者	淋巴结阳性乳癌术后
分组情况	第 1 组（n=108）：安慰剂 第 2 组（n=103）：L-PAM
用药方法	术后 2-4 周开始辅助化疗 第 1 组：安慰剂 d1-5 q6w×2 年 第 2 组：L-PAM 0.15mg/kg d1-5 q6w×2 年
研究结果	治疗失败率：第 1 组 22%，第 2 组 9.7%（P=0.01） 绝经前患者治疗失败率：第 1 组 30%，第 2 组 3%（P=0.008） 绝经后患者治疗失败率：第 1 组 21%，第 2 组 11%（P=0.16）

L-PAM: L-Phenylalanine mustard, 美法仑（苯丙氨酸氮芥）；DFS: Disease free survival, 无病生存期。

研究简介：

NSABP B-05 旨在评估 L-PAM 用于腋窝淋巴结阳性的原发性乳腺癌乳腺切除术后的辅助治疗作用。本研究纳入 211 例淋巴结阳性乳癌术后患者，安慰剂组 22% 治疗失败，L-PAM组 9.7% 治疗失败（P=0.01）。研究结果发现，L-PAM 可显著改善患者 DFS（P=0.02）。对绝经前女性患者，L-PAM 组较安慰剂组的 DFS 有显著性差异（P=0.008）；安慰剂组 30%治疗失败，L-PAM 组仅有 3% 治疗失败（P=0.008）。在绝经后患者中亦观察到类似的趋势，但差异无统计学意义。在不良反应方面，L-PAM 组 63% 患者发生 1-2 级白细胞减低，30%患者恶心呕吐（安慰剂组 11%）。因此，L-PAM 被证实用于治疗原发性乳腺癌有效，特别对于绝经前乳腺癌。

研究者简介：

Bernard Fisher 详见前文介绍。

编者按：

NSABP B-05 试验是第一个大规模、随机化并设立对照组的乳腺癌术后辅助化疗临床试验，成为辅助化疗发展史上的一个里程碑，该试验科学的设计方法使人们对辅助化疗中不同药物、联合用药、不同用药方法及不同人群中药物疗效比较的研究成为可能。NSABPB-05 试验比较了淋巴结阳性乳腺癌患者术后化疗苯丙氨酸氮芥（L-PAM）与安慰剂的差别，结果证实化疗组 DFS 显著提高，绝经前患者获益更明显。

参考文献：

FISHER B, CARBONE P, ECONOMOU S G,et al.1-Phenylalanine mustard (L-PAM) in the management of primary breast cancer.A report of early findings[J].N Engl J Med,1975,292(3):117-122.

◆ 7-2-2-2 研究概况 ◆

研究名称	NSABP B-09
研究类型	随机对照研究
试验分期	Ⅲ期
入组时间	1977 年 1 月～ 1980 年 5 月
入组患者	可手术的淋巴结阳性乳腺癌
分组情况	第 1 组（n=924）：PF 第 2 组（n=934）：PFT
用药方法	PF：美法仑 4mg/m² po d1-5+ 氟尿嘧啶（5-FU）300mg/m² ivd d1-5 q6w×17 周期 PFT：美法仑 4mg/m² po d1-5+ 氟尿嘧啶 300mg/m² ivd d1-5 q6w×17 周期 + 他莫昔芬（TAM）10mg po bid×2 年
研究结果	DFS： 年龄 ≥ 50 岁、≥ 4 个淋巴结阳性：PFT 组较 PF 组显著延长（P=0.002） ER 或 PR ≥ 10 fmol/mg，PFT 组显著获益（P=0.01 和 0.009） 死亡率：PFT 组较 PF 组降低 28%

ER：Estrogen receptor，雌激素受体；PR：Progesterone receptor，孕激素受体；DFS：Disease free survival，无病生存期；OS：Overall survival，总生存期；L-PAM：L-Phenylalaninemustard，美法仑；TAM：Tamoxifen，他莫昔芬；5-FU：5-Fluorouracil，5- 氟尿嘧啶。

研究简介：

1977 年 1 月至 1980 年 5 月，NSABP B-09 研究纳入 1891 例可手术的淋巴结阳性乳腺癌，随机分组为：第 1 组（PF 组）：美法仑 + 氟尿嘧啶；第 2 组（PFT 组）：美法仑 + 氟尿嘧啶 + 他莫昔芬。研究结果发现，PFT 组 DFS 显著延长（P=0.002），同时发现 PFT 的获益与 ER、PR 水平以及患者年龄和淋巴结状态相关。总体而言，PFT 可改善 ER 或 PR 水平 ≥ 10 fmol/mg 乳腺癌的 DFS（P=0.01 和 0.009）。年龄 ≤ 49 岁的患者不论淋巴结状态或激素受体状态如何，DFS 与 OS 均未见明显改善，特别是 PR 为 0-9 fmol/mg 时，PFT 组预后反而不佳（P=0.007）。年龄 ≥ 50 岁、4 个及以上淋巴结阳性患者的 OS 显著获益（P=0.02），同时 ER 或 PR 水平 >10 fmol/mg 患者的 DFS 也显著改善（P<0.001 和 0.002）。在 50~59 岁及 60~70 岁的患者中也观察到了这个趋势。在年龄 ≥ 50 岁、有 4 个及以上淋巴结阳性亚组患者中，PFT 治疗使 PR 水平 >10 fmol/mg 的患者的生存显著获益，死亡率降低 28%，且 ER 及 PR 水平均 >10 fmol/mg 时 DFS 和 OS 均获益。≥ 50 岁亚组患者均能从 PFT 治疗获益。在 ≤ 49 岁的患者中，ER 及 PR 均高表达的患者可能从中获益。本研究认为，在 ≥ 50 岁的有 4 个及以上淋巴结阳性且 ER 及 PR>10 fmol/mg 亚组患者中，应用 L-PAM 及 5-FU 的基础上加用他莫昔芬可延长患者 DFS。

研究者简介：

Bernard Fisher 详见前文介绍。

编者按：

本研究较早地发现辅助化疗后加用他莫昔芬可改善患者预后，为此后内分泌治疗的临床研究打开一扇门。

参考文献：

FISHER B,REDMOND C,BROWN A,et al.Adjuvant chemotherapy with and without tamoxifen in the treatment of primary breast cancer:5-year results from the National Surgical Adjuvant Breast and Bowel Project Trial[J].J Clin Oncol,1986,4(4):459-471.

◆ 7-2-2-3 研究概况 ◆

研究名称	NSABP B-11
研究类型	随机对照研究
试验分期	Ⅲ期
入组时间	1981 年 6 月～ 1984 年 9 月
入组患者	707 例对他莫昔芬不敏感、腋淋巴结阳性乳腺癌 他莫昔芬不敏感标准：年龄在 49 岁以下的患者不论其 ER、PR 状态；年龄在 50 ～ 59 岁之间、PR 阳性
分组情况	第 1 组（n=347）：PAF 组 第 2 组（n=360）：PF 组
用药方法	PAF：美法仑 4mg/m² po d1-5+ 氟尿嘧啶 300mg/m² ivd d1-5 + 多柔比星 30mg/m² ivd d1,21（多柔比星最大量 300mg/m²）q6w×17 周期 PF：美法仑 4mg/m² po d1-5+ 氟尿嘧啶 300mg/m² ivd d1-5 q6w×17 周期
研究结果	6 年随访 PAF 组 DFS（P=0.003）及 OS（P=0.05）更优 除了脱发和呕吐，两组不良反应相似 13.5 年随访 ErbB-2 阳性乳腺癌，PAF 较 PF 临床获益有显著统计学差异 ErbB-2 阴性乳腺癌，两组 DFS 无显著差异

DFS：Disease free survival, 无病生存期；OS：Overall survival, 总生存期；RFS：Relapse-free survival, 无复发生存期；DDFS：Distant disease free survival, 无远处转移生存期；TAM：Tamoxifen, 他莫昔芬。

研究简介：

乳腺癌细胞 erbB-2 蛋白过度表达被认为是对多柔比星敏感性的预测因子。NSABP B-11 研究筛选 707 例腋窝淋巴结阳性、激素受体阴性的乳腺癌，随机分组入 PF 或 PAF 治疗。682 例符合入组条件，638 例表达 erbB-2，239 例（37.5%）过度表达 erbB-2，过表达与肿瘤大小（P=0.02）、雌激素受体缺乏（P=0.008）和阳性淋巴结数量相关（P=0.0001）。随访 6 年，非他莫昔芬反应性患者接受 PAF 较 PF 的 DFS（P=0.003）和 OS（P=0.05）明显改善。除外脱发和呕吐，含多柔比星方案的毒性与不含多柔比星方案相似。未发现发生明显心肌病的病例，无心脏毒性导致的死亡病例。13.5 年随访结果表明，对于 erbB-2 阳性的乳腺癌，多柔比星（PAF 相对于 PF）的临床获益具有统计学意义（DFS：RR=0.60，P=0.001；OS：RR = 0.66，P=0.01；RFS：RR = 0.58，P=0.002；DDFS：RR = 0.61，P=0.003）。然而，erbB-2 阴性患者 PF 加多柔比星未能使 DFS、DDFS 及 OS 获益。多柔比星敏感性与 erbB-2 过表达之间的相关性在 DFS（P=0.02）和 DDFS（P=0.02）方面具有统计学意义，而 OS（P=0.15）或 RFS（P=0.06）方面没有统计学意义。这些数据支持了 erbB-2 阳性乳腺癌优选多柔比星的假说。

研究者简介：

Bernard Fisher，详见前文介绍。

编者按：

本研究结果显示，多柔比星可显著延长 erbB-2 阳性乳腺癌的 DFS 和 OS，在曲妥珠单抗靶向治疗到来前做到按照分子分型给予个体化治疗，具有很好的前瞻性和开创性。

参考文献：

FISHER B,REDMOND C,WICKERHAM D L,et al.Doxorubicin-containing regimens for the treatment of stage Ⅱ breast cancer:The National Surgical Adjuvant Breast and Bowel Project experience[J].J Clin Oncol,1989,7(5):572-582.

PAIK S,BRYANT J,PARK C,et al.erbB-2 and response to doxorubicin in patients with axillary lymph node-positive,hormone receptor-negative breast cancer[J].J Natl Cancer Inst,1998,90(18):1361-1370.

◆ 7-2-2-4 研究概况 ◆

研究名称	NSABP B-16
研究类型	随机对照研究
试验分期	Ⅲ期
入组时间	1984 年 10 月～1989 年 4 月
入组患者	淋巴结阳性他莫昔芬敏感的 >50 岁可手术的女性乳腺癌
分组情况	第 1 组（n=376）：单纯 TAM 组 第 2 组（n=377）：ACT 组 第 3 组（n=73+298）：PFT 组（改良后为 PAFT 组）
用药方法	TAM：他莫昔芬 10mg po bid×5 年 ACT：多柔比星 60mg/m² ivd d1+ 环磷酰胺 600mg/m² ivd d1，q3w×4 周期；他莫昔芬 10mg po bid×5 年 PFT：美法仑 4mg/m² po d1-5+ 氟尿嘧啶 300mg/m² ivd d1-5 q6w×17 周期；他莫昔芬 10mg po bid×5 年； 改良后 PAFT：PFT+ 多柔比星 30mg/m² ivd d1,21 q6w（多柔比星最大剂量 300mg/m²）
研究结果	3 年 DFS：ACT 组 84%，单纯 TAM 组 67%（P=0.0004） 　　　PAFT 组 83%，单纯 TAM 组 66%（P=0.0002） 　　　PFT 组 81%，单纯 TAM 组 72%（P=0.07） 3 年 DDFS：ACT 组 83%，单纯 TAM 组 73%（P=0.04） 　　　PAFT 组 85%，单纯 TAM 组 73%（P=0.003） 　　　PFT 组 85%，单纯 TAM 组 74%（P=0.02） 3 年 OS：ACT 组 93%，单纯 TAM 组 85%（P=0.04）

DFS: Disease free survival, 无病生存期；OS: Overall survival, 总生存期；DDFS: Distant disease free survival, 无远处转移生存期　；L-PAM: L-Phenylalaninemustard, 美法仑；TAM: Tamoxifen, 他莫昔芬。

研究简介：

NSABP B-09 研究的结果显示在他莫昔芬敏感的腋窝淋巴结阳性乳腺癌中，他莫昔芬与化疗联合使用优于单用化疗，但他莫昔芬及化疗联合使用与他莫昔芬单药疗效的对比尚未见报道。NSABP B-16 旨在确定他莫昔芬（TAM）加化疗是否比单独使用 TAM 更有效地改善 ≥ 50 岁淋巴结阳性、TAM 敏感型乳腺癌的 DFS、DDFS 及 OS。1124 例患者随机分入 3 个治疗组：①单纯 TAM 组；② ACT 组：多柔比星、环磷酰胺和 TAM；③ PFT 组：美法仑

+ 氟尿嘧啶 +TAM。1985 年 6 月后，由于当时 NSABP B-12 试验的结果显示 PAF 方案与 PF 方案比较，PAF 显著提高 DFS，故在此以后进入该组的患者都应用 PAF 方案（PAFT）。3 年随访结果显示 ACT 的 DFS 明显优于单纯 TAM（84% vs.67%，P=0.0004），同时发现了 ACT 组 DDFS 和 OS 的优势（DDFS：83% vs.73%，P=0.04；OS：93% vs.85%，P=0.04）。PAFT 的 DFS 和 DDFS 均优于单用 TAM（DFS：83% vs.66%，P=0.0002；DDFS：85% vs.73%，P=0.003）。PFT 患者在 DFS 和 DDFS 中的表现也比 TAM 好（81% vs.72%，P=0.07；85% vs.74%，P=0.02）。目前为止无证据显示 PAFT 或 PFT 组在 OS 方面有明显优势，这些研究未能证明使用的药物方案与同时施用的 TAM 之间有不利的相互作用。在本试验中他莫昔芬加用 AC 方案化疗是最佳的术后治疗方案。

研究者简介：

Bernard Fisher，详见前文介绍。

编者按：

本研究的主要结论是 ≥ 50 岁的淋巴结阳性乳腺癌在术后 TAM 联合 AC 治疗比单药 TAM 治疗预后更好，同时根据该项研究及 NSABP B-15 研究的结果，AC 方案作为腋淋巴结阳性乳腺癌的标准化疗方案，确立了蒽环类药物在乳腺癌术后辅助化疗中的基石地位。

参考文献：

FISHER B,REDMOND C,LEGAULT-POISSON S,et al.Postoperative chemotherapy and tamoxifen compared with tamoxifen alone in the treatment of positive-node breast cancer patients aged 50 years and older with tumors responsive to tamoxifen:results from the National Surgical Adjuvant Breast and Bowel Project B-16[J].J Clin Oncol,1990,8(6):1005-1018.

◆ **7-2-2-5 研究概况** ◆

研究名称	NSABP B-15
研究类型	随机对照研究
试验分期	Ⅲ 期
入组时间	1984 年 10 月 ~ 1988 年 10 月
入组患者	腋淋巴结阳性、他莫昔芬不敏感的乳腺癌改良根治术或保乳手术后患者
分组情况	第 1 组（n=734）：AC 第 2 组（n=728）：AC → CMF 第 3 组（n=732）：CMF
用药方法	第 1 组：多柔比星 60mg/m² ivd d1+ 环磷酰胺 600mg/m² ivd d1，q3w×4 周期 第 2 组：多柔比星 60mg/m² ivd d1+ 环磷酰胺 600mg/m² ivd d1，q3w×4 周期；6 月后序贯环磷酰胺 750mg/m² ivd d1+ 甲氨蝶呤 40mg/m² ivd d1,8 + 氟尿嘧啶 600mg/m² ivd d1,8，q4w×3 周期 第 3 组：环磷酰胺 100mg/m² po d1-14 + 甲氨蝶呤 40mg/m² ivd d1,8+ 氟尿嘧啶 600mg/m² ivd d1,8，q4w×6 周期

（续表）

	3 年随访：
	DFS：
	第 1 组 62%，第 2 组 68%，第 3 组 63%
	第 1 组 vs. 第 2 组（P=0.5）
研究结果	第 1 组 vs. 第 3 组（P=0.5）
	第 2 组 vs. 第 3 组（P=0.2）
	DDFS：第 1 组 68%，第 3 组 68%（P=0.5）
	OS：第 1 组 83%，第 3 组 82%（P=0.8）
	不良反应：各组不良反应差异不明显。

DFS: Disease free survival，无病生存期；OS: Overall survival，总生存期；DDFS: Distant disease free survival，无远处转移生存期；ER: Estrogen receptor，雌激素受体；PR: Progesterone receptor，孕激素受体。

研究简介：

NSABP B-11 研究已证实了多柔比星化疗效果；早在 1973 年，意大利米兰试验已证实 CMF 是一种合理的化疗方案。NSABP B-15 旨在比较 AC（多柔比星 + 环磷酰胺）方案、CMF 方案及 AC+CMF 方案的疗效。第二个目的是确定 AC 序贯 CMF 是否优于 AC。1984 年 10 月开始，2338 例腋淋巴结阳性、他莫昔芬不敏感的乳腺癌改良根治术或保乳手术后的患者进入该研究，2194 例随机分为三组治疗。其中他莫昔芬不敏感的标准来自 NSABP B-09 试验：年龄在 49 岁以下的患者不论其 ER、PR 状态；年龄在 50~59 岁之间、PR 阳性。3 年随访结果发现三组的 DFS（P=0.5）、DDFS（P=0.5）和 OS（P=0.8）无显著差异。AC 和 CMF 的结果几乎相同，但 AC 似乎更好，因为在完成乳腺切除术后，AC 在第 63 天完成，而常规 CMF 在第 154 天完成；CMF 方案需给予约 84 天止吐治疗，AC 仅需约 12 天。不良反应方面，两组间脱发的差异不及预期。AC 治疗后几乎所有患者均出现脱发，CMF 方案 71% 患者也出现了脱发，41% 的患者脱发程度大于 50%。这项研究与 NSABP B-16 试验均提示淋巴结阳性乳腺癌接受 2 个月 AC 治疗是有益的。本研究比较了 AC 和 CMF 方案用药时间和用药方法，认为 AC 方案更方便，耗时更少，节省更多医疗资源，两者不良反应并无很大差别。

研究者简介：

Bernard Fisher，详见前文介绍。

编者按：

NSABP B-15 证明 4 周期 AC 方案和 CMF 方案疗效相当，但 AC 方案更加方便，耗时更少，能节省更多的医疗资源，而且两者的副作用也无很大的差别。所以，根据 NSABP B-15 及 B-16 的结果，确立了 AC 方案作为腋淋巴结阳性乳腺癌的标准辅助化疗方案，奠定了蒽环类在乳腺癌术后辅助化疗中的基石地位。

参考文献：

FISHER B, BROWN A M, DIMITROV N V, et al. Two months of doxorubicin-cyclophosphamide with and without interval reinduction therapy compared with 6 months of cyclophosphamide, methotrexate, and fluorouracil in positive-node breast cancer patients with tamoxifen-nonresponsive tumors: results from the National Surgical Adjuvant Breast and Bowel Project B-15[J]. J Clin Oncol, 1990, 8(9):1483-1496.

◆ 7-2-2-6 研究概况 ◆

研究名称	FASG-01
研究类型	随机对照研究
试验分期	Ⅲ 期
入组时间	1986 年 7 月～ 1990 年 7 月
入组患者	50 岁以下淋巴结阳性绝经前乳腺癌
分组情况	第 1 组（n=212）：6×FEC（表柔比星 50 mg/m^2），6FEC50 第 2 组（n=209）：3×FEC（表柔比星 50 mg/m^2），3FEC50 第 3 组（n=200）：3×FEC（表柔比星 75 mg/m^2），3FEC75
用药方法	第 1 组：氟尿嘧啶 500mg/m^2 d1+ 表柔比星 50mg/m^2 d1+ 环磷酰胺 500mg/m^2 d1 q3w×6 周期； 第 2 组：氟尿嘧啶 500mg/m^2 d1+ 表柔比星 50mg/m^2 d1+ 环磷酰胺 500mg/m^2 d1 q3w×3 周期； 第 3 组：氟尿嘧啶 500mg/m^2 d1+ 表柔比星 75mg/m^2 d1+ 环磷酰胺 500mg/m^2 d1 q3w×3 周期
研究结果	10 年 DFS： 第 1 组 53.4%，第 2 组 42.5%，第 3 组 43.6% 第 1 组 vs. 第 2 组（P=0.02），第 1 组 vs. 第 3 组（P=0.05） 10 年 OS： 第 1 组 64.3%，第 2 组 56.6%，第 3 组 59.7% 第 1 组 vs. 第 2 组（P=0.046），第 1 组 vs. 第 3 组（P=0.59）

DFS：Disease free survival，无病生存期；OS：Overall survival，总生存期。

研究简介：

1988 年法国表柔比星研究小组的研究发现表柔比星用于进展期乳腺癌的疗效相同而不良反应更小，表柔比星作为第 2 代蒽环类药物，因其较小的心脏毒性而备受关注。本研究旨在评估不同化疗周期数和剂量强度的表柔比星联合方案对淋巴结阳性绝经前乳腺癌疗效差异。1986 年至 1990 年间，621 例可手术乳腺癌随机入组，比较 6 疗程 FEC50、3 疗程 FEC50、3 疗程 FEC75 方案的疗效。3 组患者在第 3 周期结束时均接受胸壁照射。中位随访 131 月，3 组的 10 年 DFS 分别为 53.4%，42.5% 和 43.6%（P=0.05）。成对比较表明，6FEC50 方案优于 3FEC50 方案（P=0.02）和 3FEC75 方案（P=0.05）。6FEC50 组的 10 年 OS 为 64.3%，3FEC50 组为 56.6%，3FEC75 组为 59.7%（P=0.25）。成对比较表明，6FEC50 比 3FEC50 更有效（P=0.10）。COX 回归分析显示，6FEC50 组的 OS 明显优于 3FEC50 组（P=0.046）。安全性方面，未观察到严重感染（3 ～ 4 级）、急性心脏毒性或毒性死亡事件。只有 5 例出现心脏迟发性功能障碍，3 例出现急性髓系白血病。这项试验表明，无论剂量如何，6 周期的 FEC50 与 3 周期相比，在 DFS 方面的优势是显著的。6 周期 FEC50 的患者比接受 3 周期 FEC50 的患者 OS 得到显著改善。

研究者简介：

Pierre Fumoleau，就职于法国南特 Renê Gauducheau 中心医学肿瘤学系。

编者按：

接受 6 周期 FEC50 治疗的乳腺癌患者比 3 周期 FEC50 在 DFS 及 OS 方面都具有显著优势，促使 6 周期 FEC 50mg/m² 作为淋巴结阳性乳腺癌标准治疗方案之一。

参考文献：

FUMOLEAU P, KERBRAT P, ROMESTAING P,et al.Randomized trial comparing six versus three cycles of epirubicin-based adjuvant chemotherapy in premenopausal,node-positive breast cancer patients:10-year follow-up results of the French Adjuvant Study Group 01 trial[J].J Clin Oncol,2003,21(2):298-305.

◆ 7-2-2-7 研究概况 ◆

研究名称	CALGB 9344
研究类型	随机对照研究
试验分期	Ⅲ期
入组时间	1994 年 5 月～1999 年 4 月
入组患者	淋巴结阳性的乳腺癌
分组情况	第 1 组（n=1551）：AC 第 2 组（n=1570）：AC → T
用药方法	第 1 组：AC 方案 4 周期（多柔比星 60 mg/m²，75 mg/m²，90 mg/m² 三个剂量亚组；环磷酰胺 600 mg/m² q3w） 第 2 组：AC 方案 4 周期（同上）；序贯紫杉醇 175 mg/m² q3w×4 周期
研究结果	5 年 DFS：第 1 组 65%，第 2 组 70%（P=0.0023） 5 年 OS：第 1 组 77%，第 2 组 80%（P=0.0064） 第 1 组三个剂量亚组 5 年 DFS 率分别为：69%、66%、67%，组间 P>0.05；ER 阴性患者获益显著

DFS：Disease free survival，无病生存期；OS：Overall survival，总生存期；ER：Estrogen receptor，雌激素受体；HR：Hazard ratio，风险比。

研究简介：

本研究旨在确定增加乳腺癌标准辅助化疗方案中多柔比星剂量或序贯加入紫杉醇治疗是否会延长 DFS 和 OS。手术治疗后，3121 例淋巴结转移的已手术的乳腺癌随机入组联合使用环磷酰胺与 4 周期 60、75 或 90 mg/m² 三个剂量之一的多柔比星，序贯或不序贯 4 周期紫杉醇。94% 激素受体阳性患者接受他莫昔芬内分泌治疗。多柔比星用量为 60mg/m²、75mg/m² 和 90 mg/m² 的剂量亚组 5 年 DFS 率别为 69%、66% 和 67%。加用紫杉醇后患者复发风险降低 17%，死亡风险降低 18%。AC 组与 AC → T 组的 5 年 DFS 率分别为 65% 和 70%，OS 分别为 77% 和 80%。加入紫杉醇的疗效在各剂量亚组中无显著统计学差异。但在其他亚组中分析发现，对于雌激素受体阴性乳腺癌，AC → T 组与 AC 组 HR=0.72，而对于几乎均接受他莫昔芬治疗的 ER 阳性患者 HR=0.91。增加四周期紫杉醇的额外毒性通常可耐受。研究结果表明，完成标准疗程后加用四周期紫杉醇可改善早期乳腺癌的无病生存率和总生存率。

研究者简介：

Larry Norton：康奈尔大学威尔医学院的医学教授。

编者按：

CALGB 9344 试验显示 AC 方案 4 周期治疗后加用 4 周期紫杉醇可显著改善早期乳腺癌患者的 DFS 和 OS。该研究与 NSABP B-28 等临床研究的结果确立了紫杉醇在淋巴结阳性早期乳腺癌辅助治疗中的重要地位。

参考文献：

HENDERSON I C,BERRY D A,DEMETRI G D,et al.Improved outcomes from adding sequential paclitaxel but not from escalating doxorubicin dose in an adjuvant chemotherapy regimen for patients with node–positive primary breast cancer[J].J Clin Oncol,2003,21(6),976–983.

◆ 7-2-2-8 研究概况 ◆

研究名称	FASG 08
研究类型	随机对照研究
试验分期	Ⅲ期
入组时间	1991 年 3 月～ 2001 年 4 月
入组患者	65 岁以上淋巴结阳性的乳腺癌
分组情况	第 1 组 （n=164）：TAM 第 2 组 （n=174）：EPI-TAM
用药方法	第 1 组：TAM 30mg po qd×3 年 第 2 组：EPI 30mg d1,8,15 ivd q28d×6 周期；加用 TAM30mg po qd×3 年
研究结果	6 年 DFS：TAM 组 69.3%，EPI-TAM 组 72.6%（P=0.14） 6 年 DFS 多变量分析：RR=1.93，95% CI，1.70-2.17，P =0.005 6 年 OS：TAM 组 79.1%，EPI-TAM 组 79.8%（P=0.41）

DFS：Disease free survival, 无病生存期；OS：Overall survival, 总生存期；LVEF：Left ventricular ejection fraction, 左室射血分数；TAM：Tamoxifen, 他莫昔芬；Epirubicin, 表柔比星。

研究简介：

FASG 08 研究旨在评估基于表柔比星的化疗方案联合内分泌治疗相对于单用他莫昔芬是否能改善已手术的 65 岁以上、淋巴结阳性乳腺癌预后。本研究共纳入 338 例老年乳腺癌术后患者，随机进入 TAM 组或 EPI-TAM 组。两组患者均接受放疗，EPI-TAM 组患者放疗安排在化疗后进行。TAM 组和 EPI-TAM 组 6 年 DFS 分别为 69.3% 和 72.6%（P=0.14）。与 EPI-TAM 组相比，TAM 组复发风险为 1.93 倍（P=0.005）。与疾病进展相关的 6 年 OS 分别为 79.1% 和 79.8%（P=0.41）。EPI-TAM 组患者化疗依从性良好，96.9% 的患者完成了 6 周期化疗。试验中患者急性不良反应轻微，2 级中性粒细胞减少发生率为 5.9%，2 级贫血发生率为 2.0%，3 级恶心或呕吐发生率为 4.6%，3 级脱发发生率为 7.2%。5 例患者出现化疗后 LVEF 下降：3 例出现在辅助化疗后，2 例出现在因复发使用蒽环类化疗后。1 例患者死于与癌性淋巴管炎相关的心律失常。未观察到继发性白血病病例。研究结果表明，在淋巴结阳性的老年患者中，每周 EPI 方案在改善 DFS 方面有显著的贡献。此外，该方案在血液学，非血液学和心脏毒性方面是安全的。

研究者简介：

Pierre Fargeot ，就职于法国第戎乔治·弗朗索瓦·勒克莱尔中心。

编者按：

周方案 EPI 有利于淋巴结阳性老年乳腺癌提高 DFS，且安全性良好。

参考文献：

FARGEOT P,BONNETERRE J,ROCHÉ H,et al.Disease-free survival advantage of weekly epirubicin plus tamoxifen versus tamoxifen alone as adjuvant treatment of operable,node-positive,elderly breast cancer patients:6-year follow-up results of the French adjuvant study group 08 trial[J].J Clin Oncol,2004,22(23):4674-4682.

◆ 7-2-2-9 研究概况 ◆

研究名称	Milan I
研究类型	随机对照研究
试验分期	III 期
入组时间	1973 年 6 月～ 1975 年 9 月
入组患者	386 例淋巴结阳性乳腺癌
分组情况	第 1 组（n=179）：单纯手术 第 2 组（n=207）：CMF 辅助化疗 ×12 周期
用药方法	CMF：环磷酰胺 100mg/m² po d1-14+ 甲氨蝶呤 30 ～ 40mg/m² ivd d1,8 + 氟尿嘧啶 400 ～ 600mg/m² ivd d1,8 q28d×12 周期
研究结果	中位随访 28.5 年 RFS：第 1 组 22%，第 2 组 29%（P=0.002） OS：第 1 组 16%，第 2 组 25%（P=0.04） 中位 OS：第 1 组 8 年，第 2 组 18 年

DFS：Disease free survival，无病生存期；OS：Overall survival，总生存期；RFS：Relapse-free survival，无复发生存期。

研究简介：

该项研究采用环磷酰胺、甲氨蝶呤和氟尿嘧啶长期联合化疗作为原发性乳腺癌伴腋窝淋巴结转移的根治性乳腺切除术后的辅助治疗。经过 27 个月的研究，179 例对照组患者中有 24% 治疗失败，207 例接受联合化疗患者有 5.3% 治疗失败，所有亚组分析中化疗组均具统计学优势。有 4 个或更多阳性腋窝淋巴结的患者比只有较少淋巴结转移的患者复发率高。治疗失败的患者中，81.5% 的复发患者最初的临床表现为远处转移。长期化疗产生的毒性在可接受范围内，提示允许使用较高剂量的化疗药物进行治疗。1989 年和 1995 年发表了随访 14 年和 20 年的结果：辅助化疗较单纯手术 20 年 OS 分别为 35.7% 与 26.8%，DFS 分别为 33.8% 与 24.6%，差异具有统计学意义。随访 28.5 年，CMF 辅助化疗能使复发和死亡风险分别降低 34% 与 22%。

研究者简介：

Gianni Bonadonna（1934-2015），意大利肿瘤学之父，肿瘤学先驱。1964 年开始在米兰的国家肿瘤研究所工作，1976 年被任命为肿瘤内科主任。1989 年 ASCO 授予 David Karnofsky 纪念奖并发表演讲。Gianni Bonadonna 创立乳腺癌辅助化疗方案 CMF，从根本上改变了乳腺癌治疗进程，为了表彰他对该领域的重大贡献，2007 年 ASCO 创建 Gianni Bonadonna 乳腺癌奖和讲座。

编者按：

本研究确立了 CMF 方案在乳腺癌辅助治疗的作用和地位，成为乳腺癌术后辅助化疗的里程碑，具有划时代的意义。

参考文献：

BONADONNA G,MOLITERNI A,ZAMBETTI M,et al.30 years' follow up of randomised studies of adjuvant CMF in operable breast cancer:cohort study[J].Bmj Chinese Edition,2005,330(7485),217-222.

BONADONNA G,VALAGUSSA P,MOLITERNI A,et al.Adjuvant cyclophosphamide,methotrexate,and fluorouracil in node-positive breast cancer:the results of 20 years of follow-up[J].N Engl J Med,1995,332(14),901-906.

BONADONNA G,BRUSAMOLINO E,VALAGUSSA P,et al.Combination chemotherapy as an adjuvant treatment in operable breast cancer[J].N Engl J Med, 1976,294(8),405-410.

◆ 7-2-2-10 研究概况 ◆

研究名称	NCIC-MA5
研究类型	随机对照研究
试验分期	Ⅲ期
入组时间	1989 年～ 1993 年
入组患者	绝经前或围绝经期的淋巴结阳性的乳腺癌
分组情况	第 1 组（n=351）：CEF 第 2 组（n=359）：CMF
用药方法	第 1 组：环磷酰胺 100mg/m² po d1-14+ 甲氨蝶呤 40mg/m² ivd d1,8 + 氟尿嘧啶 600mg/m² ivd d1,8 q4w×6 周期 第 2 组：环磷酰胺 75 mg/m² po d1-14+ 表柔比星 60mg/m² ivd d1,8+ 氟尿嘧啶 500mg/m² ivd d1,8 q4w×6 周期
研究结果	5 年 RFS：第 1 组 63%，第 2 组 53%（P=0.009） 5 年 OS：第 1 组 77%，第 2 组 70%（P=0.03） 10 年 RFS：第 1 组 52%，第 2 组 45%（P=0.007） 10 年 OS：第 1 组 62%，第 2 组 58%（P=0.085）
	MA5 试验回顾分析： CEF 组：TNBC 死亡风险较非 TNBC 高 1.8 倍（P=0.02） CMF 组：TNBC 与非 TNBC 死亡风险无差异 CEF 和 CMF 两组 5 年 OS 分别为 51% 和 71%（P=0.06）

OS: Overall survival, 总生存期；RFS: Relapse-free survival, 无复发生存期；TNBC: Triple-negative breast cancer, 三阴性乳腺癌；ER: Estrogen receptor, 雌激素受体；LN: Lymph node, 淋巴结。

研究简介：

MA5 研究是比较 CEF 与 CMF 辅助化疗疗效的Ⅲ期、多中心随机研究，入组患者为接受全乳切除术或保乳加腋淋巴结清扫的绝经前或围绝经期淋巴结阳性乳腺癌。这项研究采用意大利 Bonadonna 教授的标准 CMF 方案作为对照组，探索环磷酰胺、表柔比星和氟尿嘧啶（CEF）密集方案对淋巴结阳性乳腺癌的疗效。这项研究共纳入 710 例淋巴结阳性绝经前乳腺癌，随机分组：CMF 组接受第 1~14 天口服环磷酰胺 100mg/m²，第 1 和第 8 天甲氨蝶呤 40mg/m² 及氟尿嘧啶 600mg/m² 静注的方案治疗；CEF 组接受第 1~14 天环磷酰胺 75mg/

m² 口服，第 1 天和第 8 天表柔比星 60mg/m² 及氟尿嘧啶 500mg/m² 静注的方案治疗。中位随访 59 个月，CMF 组 359 例患者中 169 例发生复发转移，CEF 组 351 例患者中 132 例发生复发转移，5 年 RFS 分别为 53% 和 63%（P=0.009）。CMF 组 107 例死亡，CEF 组 85 例，5 年 OS 分别为 70% 和 77%（P=0.03）。粒缺伴发热导致的住院率在 CMF 组为 1.1%，CEF 组为 8.5%。CMF 组 1 例出现充血性心力衰竭，在 CEF 组未出现。CEF 组 5 例发生急性白血病。2005 年更新的试验结果显示，中位随访 10 年，CEF 组 10 年 RFS 为 52%，CMF 组为 45%（P=0.007）。CEF 组和 CMF 的组 10 年 OS 分别为 62% 和 58%（P=0.085）。急性白血病发病率未再增加，充血性心力衰竭的发生率增高，但在可接受范围内（CEF 组 4 例占 1.1%，CMF 组 1 例占 0.3%）。

研究者简介：

Mark N Levine，就职于加拿大安大略省汉密尔顿麦克马斯特大学临床流行病学系，加拿大国家癌症研究所临床试验小组成员。

编者按：

与 CMF 相比，含蒽环的 CEF 方案进一步提高乳腺癌 RFS 和 OS。与 CEF 方案相比，三阴性乳腺癌从 CMF 方案获益大。NCIC-MA5 研究确立 CEF 方案超越 CMF 成为乳腺癌辅助化疗标准方案。

参考文献：

LEVINE M N,PRITCHARD K I,BRAMWELL V H,et al.Randomized trial comparing cyclophosphamide,epirubicin, and fluorouracil with cyclophosphamide,methotrexate,and fluorouracil in premenopausal women with node-positive breast cancer:update of National Cancer Institute of Canada Clinical Trials Group Trial MA5[J].J Clin Oncol,2005,23(22):5166-5170.

◆ 7-2-2-11 研究概况 ◆

研究名称	NSABP B28
研究类型	随机对照研究
试验分期	Ⅲ 期
入组时间	1995 年 8 月～1998 年 5 月
入组患者	淋巴结阳性乳腺癌
分组情况	第 1 组（n=1529）：AC 第 2 组（n=1531）：AC → T
用药方法	AC：多柔比星 60mg/m² ivd+ 环磷酰胺 600mg/m² ivd q3w×4 周期 AC → T：多柔比星 60mg/m² ivd+ 环磷酰胺 600mg/m² ivd q3w×4 周期→紫杉醇 225 mg/m² ivd d1 q3w×4 周期
研究结果	5 年 DFS：AC 组 72%，AC → T 组 76%（P=0.008） 5 年 OS：AC 组 85%，AC → T 组 85%（P=0.46）

DFS: Disease free survival, 无病生存期；OS: Overall survival, 总生存期；ER: Estrogen receptor, 雌激素受体；PR: Progesterone receptor, 孕激素受体；PTX: Paclitaxel, 紫杉醇。

研究简介：

NSABP B-28 研究旨在评价在腋窝淋巴结阳性的乳腺癌标准剂量 AC 方案中加入紫杉醇的价值。1995 年 8 月至 1998 年 5 月期间，3060 例患者被随机分组入 AC 组（n=1529）和 AC → T 组（n=1531）。≥ 50 岁及 <50 岁的 ER 或 PR 阳性患者也从第 1 次 AC 化疗开始接受 5 年他莫昔芬治疗。接受保乳手术的患者在化疗完成后接受放疗。中位随访 64.6 个月，AC 序贯紫杉醇显著降低了 17% 的 DFS 事件风险（P=0.006）。AC → T 组 5 年 DFS 为 76%，AC 组为 72%。两组的 5 年 OS 均为 85%。根据激素受体情况或他莫昔芬给药情况进行亚组分析，AC → T 未能改善各组的预后（DFS，P = 0.30，P =0.44）。AC → T 方案作为辅助治疗的毒性是可以接受的。研究结果表明，AC 方案后序贯紫杉醇可显著改善 DFS 且不良反应可耐受，但对 OS 无显著改善。疗效与受体状态或他莫昔芬给药之间无明显相关。

研究者简介：

Eleftherios P Mamounas，美国佛罗里达州奥兰多市普通外科医生，隶属于奥兰多地区医疗中心。

编者按：

含蒽环类的乳腺癌辅助化疗方案中加入紫杉醇可明显改善淋巴结阳性患者 DFS，但对 OS 无明显改善。本研究与 CALGB9344、BCIRG001 和 PACS01 等多项高质量临床研究一同逐步确立并巩固了紫杉类在早期乳腺癌辅助治疗中的地位。

参考文献：

MAMOUNAS E P,BRYANT J,LEMBERSKY B,et al.Paclitaxel after doxorubicin plus cyclophosphamide as adjuvant chemotherapy for node-positive breast cancer:results from NSABPB-28[J].J Clin Oncol,2005,23(16):3686-3696.

◆ **7-2-2-12 研究概况** ◆

研究名称	PACS 01
研究类型	随机对照研究
试验分期	Ⅲ期
入组时间	1997 年 6 月 ～ 2000 年 3 月
入组患者	18 ～ 64 岁腋淋巴结阳性（<T4a 期）乳腺癌
分组情况	第 1 组（n=996）：FEC 第 2 组（n=1003）：FEC → D
用药方法	FEC：氟尿嘧啶 500mg/m² d1+ 表柔比星 100mg/m² d1+ 环磷酰胺 500mg/m² d1 q3w×6 周期 FEC → D：氟尿嘧啶 500mg/m² d1+ 表柔比星 100mg/m² d1+ 环磷酰胺 500mg/m² d1 q3w×3 周期；序贯多西他赛 100mg/m² d1 q3w×3 周期
研究结果	5 年 DFS：第 1 组 73.2%，第 2 组 78.4%（P=0.012） 5 年 OS：第 1 组 86.7%，第 2 组 90.7%（P=0.017） 第 2 组较第 1 组复发风险降低 18%，死亡风险降低 27% 8 年 DFS：第 1 组 65.8%，第 2 组 70.2%（P=0.036） 8 年 OS：第 1 组 78.0%，第 2 组 83.2%（P=0.007） 第 2 组较第 1 组复发风险降低 15%，死亡风险降低 25%

DFS: Disease free survival, 无病生存期; OS: Overall survival, 总生存期; HER2: Human epidermal

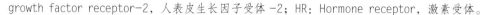

growth factor receptor-2，人表皮生长因子受体 -2；HR: Hormone receptor，激素受体。

研究简介：

PACS 01 研究以 6 周期氟尿嘧啶、表柔比星和环磷酰胺（FEC）方案作为对照，研究 3 周期的 FEC 序贯 3 周期多西他赛（FEC → D）方案作为淋巴结阳性早期乳腺癌的辅助治疗的疗效。1997 年 6 月至 2000 年 3 月期间，共纳入 1999 例可手术淋巴结阳性乳腺癌，随机分组：FEC 组接受 6 个周期 FEC 治疗；FEC → D 组接受 3 周期 FEC 序贯 3 周期多西他赛治疗，每周期 21 天。激素受体阳性患者在化疗后接受了 5 年他莫昔芬治疗。主要研究终点为 DFS。中位随访 60 个月。FEC 组和 FEC → D 组 5 年 DFS 分别为 73.2% 和 78.4%（P=0.012）。多因素分析显示，FEC → D 组的复发相对风险降低了 18%。FEC 组和 FEC → D 组 5 年 OS 率分别为 86.7% 和 90.7%，相对死亡风险降低了 27%（P=0.017）。FEC 组的 3 ~ 4 级中性粒细胞减少症发生率及恶心呕吐发生率较高，粒细胞集落刺激因子的用量较大。FEC → D 组 3 ~ 4 级口腔炎的发生率较高。每个治疗组报告 1 例心源性猝死，但均未明确与化疗相关。FEC 组发生 3 例急性髓系白血病，FEC → D 组发生 1 例。其他恶性血液病分别是淋巴瘤（FEC），骨髓瘤（FEC → D）和慢性粒细胞白血病（FEC → D）各 1 例。3 例接受他莫昔芬辅助治疗的患者出现子宫内膜癌。FEC 组出现 19 例第二原发癌，FEC → D 组报告了 13 例。中位随访 92.8 月，383 例患者死亡，FEC 组及 FEC → D 组 8 年 DFS 分别为 65.8% 及 70.2%，8 年的 OS 分别为 78.0% 及 83.2%。FEC → D 组复发风险降低 15%，死亡风险降低 25%。在 HR 阳性、HER2 阳性和 Ki-67>20% 亚组中 FEC → D 获益更明显。研究结果显示，FEC → D 方案显著改善淋巴结阳性乳腺癌 DFS 和 OS，具有良好安全性。

研究者简介：

Henri Roché，就职于法国图卢兹 Claudius Régaud 研究所医学肿瘤学系。

编者按：

本研究显示 FEC → D 方案显著改善淋巴结阳性乳腺癌预后，进一步确立表柔比星联合或序贯多西他赛在早期乳腺癌辅助治疗的地位。

参考文献：

ROCHÉ H,FUMOLEAU P,SPIELMANN M,et al.Sequential adjuvant epirubicin-based and docetaxel chemotherapy for node-positive breast cancer patients:the FNCLCC PACS 01 Trial[J].J Clin Oncol,2006,24(36):5664-5671.

COUDERT B,ASSELAIN B,CAMPONE M,et al.Extended benefit from sequential administration of docetaxel after standard fluorouracil,epirubicin,and cyclophosphamide regimenfor node-positive breast cancer:the 8-year follow-up results of the UNICANCER-PACS01 trial[J].Oncologist,2012,17(7):900-909.

◆ 7-2-2-13 研究概况 ◆

研究名称	US Oncology 9735
研究类型	随机对照研究
试验分期	Ⅲ期
入组时间	1997.7 ～ 2000.5
入组患者	Ⅰ- Ⅲ期 HER2 阴性乳腺癌
分组情况	第 1 组（n=506）：TC 方案 第 2 组（n=510）：AC 方案
用药方法	TC：多西他赛 75 mg/m² ivd d1 + 环磷酰胺 600 mg/m² ivd d1 q3w×4 周期 AC：多柔比星 60mg/m² ivd d1 + 环磷酰胺 600mg/m² ivd d1 q3w×4 周期
研究结果	5 年 DFS：第 1 组 86%，第 2 组 80%（P=0.015） 5 年 OS：第 1 组 90%，第 2 组 87%（P=0.13） 7 年 DFS：第 1 组 81%，第 2 组 75%（P=0.033） 7 年 OS：第 1 组 87%，第 2 组 82%（P=0.032） 不良反应：TC 方案耐受良好

DFS: Disease free survival, 无病生存期；OS: Overall survival, 总生存期；HER2: Human epidermal growth factor receptor-2, 人表皮生长因子受体 -2；HR: Hazard ratio, 风险比。

研究简介：

US Oncology 9735 旨在比较 4 周期多西他赛联合环磷酰胺（TC 方案）与 4 周期多柔比星联合环磷酰胺（AC 方案）在可手术乳腺癌术后辅助化疗中的疗效。主要研究终点为 DFS 及 OS。本研究共纳入患者 1016 例，16% 的患者年龄 ≥ 65 岁，随机分组，TC 组 506 例，AC 组 510 例。5 年随访结果显示，TC 方案的 5 年 DFS 优于 AC（HR=0.67，P=0.015），5 年 OS 无显著统计学差异。中位随访 7 年结果显示，TC 组预后显著优于 AC 组：DFS 分别为 81% vs. 75%（HR=0.74，P=0.033），OS 分别为 87% 和 82%（ HR=0.69，P=0.032）。以年龄进行分层分析，TC 方案在老年患者以及年龄较轻的患者中均有明显优势。对不同的激素受体状态或 HER2 状态进行亚组分析，两组治疗方案疗效并无差别。<65 岁预后显著优于 ≥ 65 岁，可能原因是后者随访期间非肿瘤复发引起的死亡较多。≥ 65 岁老年患者从 TC 方案获益较 <65 岁明显增多，随着随访时间延长这种趋势更明显。安全性方面，大部分 3/4 级贫血发生在 AC 组中年龄 ≥ 65 岁的患者，TC 组发热性中性粒细胞减少高于 AC 组（5% vs. 2.5%），≥ 65 岁发热性中性粒细胞减少明显高于 <65 岁（8% vs. 4%）。与治疗可能相关的死亡 3 例，均发生在 AC 组。另外，AC 组出现 1 例白血病。研究结果表明，随着随访时间的延长，4 周期 TC 方案在 DFS 和 OS 方面优于标准 AC，老年患者和较年轻患者均可耐受。

研究者简介：

Stephen Jones，Charles A. Sammons 癌症中心乳腺癌研究主任，贝勒大学医学中心，美国肿瘤学乳腺癌研究主席，德克萨斯大学西南分校临床教授。

编者按：

US Oncology 9735 研究虽未颠覆蒽环地位，但提供了乳腺癌辅助化疗的另一选择方案，特别是对于老年或者既往有心脏病史等对使用蒽环类药物有所禁忌的患者。

参考文献:

JONES S,HOLMES F A,O'SHAUGHNESSY J,et al.Docetaxel With Cyclophosphamide Is Associated With an Overall Survival Benefit Compared With Doxorubicin and Cyclophosphamide:7-Year Follow-Up of US Oncology Research Trial 9735[J].J Clin Oncol,2009,27(8):1177-1183.

◆ 7-2-2-14 研究概况 ◆

研究名称	BCIRG 005
研究类型	随机对照研究
试验分期	Ⅲ期
入组时间	2000 年 8 月~ 2003 年 2 月
入组患者	淋巴结阳性 HER2 阴性、手术后（T1-3，N0-1，M0）乳腺癌
分组情况	第 1 组（n=1649）：TAC 第 2 组（n=1649）：AC → T 组
用药方法	TAC：多西他赛 75mg/m² + 多柔比星 50mg/m² + 环磷酰胺 500mg/m² ivd q3w×6 周期 AC → T 组：多柔比星 60mg/m² + 环磷酰胺 600mg/m² ivd q3w×4 周期，序贯多西他赛 100mg/m² ivd q3w×4 周期
研究结果	5 年 DFS 率：第 1 组 79%，第 2 组 79%（P=0.98） 5 年 OS 率：第 1 组 88%，第 2 组 89%（P= 0.37） 不良反应： 第 1 组 > 第 2 组：发热性中性粒细胞减少症、血小板减少症； 第 2 组 > 第 1 组：感觉神经病变、指甲变化和肌痛； 粒细胞减少性感染：两组相似

DFS: Disease free survival, 无病生存期；OS: Overall survival, 总生存期；HER2: Human epidermal growth factor receptor-2, 人表皮生长因子受体 -2；HR: Hazard ratio, 风险比；CI: Confidence interval, 置信区间。

研究简介:

蒽环、紫杉类和烷化剂是乳腺癌辅助治疗的常用药物，但最佳治疗方案尚不明确。本研究对比 AC → T 与 TAC 方案，纳入 3298 例淋巴结阳性、HER2 阴性的可手术的 18~70 岁乳腺癌，分层因素包括腋窝淋巴结数目和激素受体状态，并随机分为接受 TAC 方案或 AC → T 方案化疗。化疗完成后，遵照治疗指南予放射治疗或内分泌治疗（他莫昔芬或芳香酶抑制剂）。中位随访 65 月，两组 5 年 DFS 均为 79%（HR=1.0，95% CI，0.86~1.16，P=0.98）。5 年 OS，TAC 组 88%，AC → T 组 89%（HR=0.91，95% CI，0.75-1.11，P= 0.37）。TAC 组中性粒细胞缺乏伴发热及血小板减少症发生率更高，AC → T 组感觉神经病变、指甲变化和肌痛发生率更高。粒细胞减少性感染的发生率两组相似。研究表明 AC → T 方案与 TAC 方案疗效相当，但不良反应各有差异。

研究者简介:

Wolfgang Eiermann，乳腺癌国际研究组（现肿瘤转化医学研究组）委员，德国乳腺辅助治疗研究组联席主席，德国慕尼黑多学科肿瘤中心顾问。

编者按：

虽然 AC → T 方案的 DFS 及 OS 与 TAC 方案相当，但血液学毒性显著低于后者，更值得临床应用推广。

参考文献：

EIERMANN W,PIENKOWSKI T,CROWN J,et al.Phase Ⅲ study of doxorubicin/cyclophosphamide with concomitant versus sequential docetaxel as adjuvant treatment in patients with human epidermal growth factor receptor 2-normal,node-positive breast cancer:BCIRG-005 trial[J].J Clin Oncol,2011,29(29):3877-3784.

◆ 7-2-2-15 研究概况 ◆

研究名称	SWOG 8814
临床试验编号	NCT00929591
研究类型	随机对照研究
试验分期	Ⅲ期
入组时间	1989 年 6 月～ 1995 年 7 月
入组患者	ER 阳性和 / 或 PR 阳性绝经后的乳腺癌（pT1-3N1-2）
分组情况	第 1 组 （n=61） ：TAM 第 2 组 （n=550） ：CAF-T 第 3 组 （n=566） ：CAFT
用药方法	第 1 组：他莫昔芬 20 mg po qd×5 年 第 2 组：环磷酰胺 100mg/m² po d1-14 + 多柔比星 30mg/m² ivd d1,8 + 氟尿嘧啶 500mg/m² ivd d1,8 q4w×6 周期；序贯他莫昔芬 20mg po qd×5 年 第 3 组：环磷酰胺 100mg/m² po d1 - 14 + 多柔比星 30mg/m² ivd d1,8 + 氟尿嘧啶 500mg/m² ivd d1,8 q4w×6 周期；化疗同时予他莫昔芬 20mg po qd×5 年
研究结果	10 年 DFS： 联合治疗组 57％，TAM 组 48％（P = 0.002）； CAF-T 组 60％，CAFT 组 53％（P=0.055）； 10 年 OS： 联合治疗组 65％，TAM 组 60％（P = 0.043）。 CAF-T 组 68％，CAFT 组 62％（P=0.27） 不良反应： 联合组中性粒细胞减少症、口腔炎、血栓栓塞事件、充血性心力衰竭和白血病的发生率比 TAM 组更常见

DFS: Disease free survival, 无病生存期；OS: Overall survival, 总生存期；TAM: Tamoxifen, 他莫昔芬。

研究简介：

SWOG 8814 研究旨在探讨化疗联合他莫昔芬能否提高疗效以及二者的给药顺序。纳入人群为激素受体阳性淋巴结阳性绝经后的乳腺癌术后患者。本研究主要目标：CAF 联合他莫昔芬的疗效是否优于单用他莫昔芬；CAF 与他莫昔芬联合方案是序贯还是同时疗效更好。共纳入 1477 例患者，以 2：3：3 的比例（TAM：CAF-T：CAFT）随机分配，61 例进入单用 TAM 组；550 例进入 CAF 联合 TAM 同时给药组；566 例进入 CAF 序贯 TAM 组（序贯组）。13 年随访（中位随访 8.94 年）结果显示，637 例患者发生无病生存事件（TAM 组

179 例，CAF-T 组 216 例，CAFT 组 242 例）。联合 CAF 组 10 年 DFS 为 57%，TAM 组为 48%（P =0.002）。联合 CAF 组 10 年 OS 为 65%，TAM 组为 60%（P = 0.043）。CAF-T 组及 CAFT 组 10 年 DFS 分别为 60%、53%（P=0.055），10 年 OS 分别为 68%、62%（P=0.27）。安全性方面，CAF 联合他莫昔芬组的中性粒细胞减少症、口腔炎、血栓栓塞事件、充血性心力衰竭和白血病的发生率比 TAM 组更高。研究结果显示，CAF 序贯他莫昔芬的联合治疗对于内分泌反应型的淋巴结阳性乳腺癌绝经后患者比单独使用他莫昔芬更为有效。

研究者简介：

The Breast Cancer Intergroup of North America（TBCI）北美乳腺癌小组。

编者按：

本研究表明对于内分泌反应性淋巴结阳性乳腺癌绝经后患者，CAF 序贯 TAM 比单用 TAM 可显著改善乳腺癌预后，同时确立了术后辅助化疗及内分泌治疗的给药顺序。

参考文献：

ALBAIN K S,BARLOW W E,RAVDIN P M,et al.A Randomized Trial of Adjuvant Chemotherapy and Tamoxifen Timing in Postmenopausal,Endocrine-Responsive,Node-Positive Breast Cancer[J].Lancet,2011,374(9707):2055-2063.

◆ 7-2-2-16 研究概况 ◆

研究名称	GOIM 9902
研究类型	随机对照研究
试验分期	Ⅲ期
入组时间	1999 年 4 月～ 2005 年 10 月
入组患者	T1-3 淋巴结阳性乳腺癌
分组情况	第 1 组：EC 组 374 例 第 2 组：D → EC 组 376 例
用药方法	第 1 组：表柔比星 120 mg/m²＋ 环磷酰胺 600mg/m² q3w×4 周期 第 2 组：多西他赛 100mg/m² q3w×4 周期；序贯表柔比星 120 mg/m²＋ 环磷酰胺 600mg/m² q3w×4 周期
研究结果	5 年 DFS： EC 组 73.4%，D → EC 组 73.4%（P=0.95） 5 年 OS： EC 组 89.5%，D → EC 组 90.7%（P=0.45） 不良反应： 3-4 级不良事件在第 2 组中更常见

DFS：Disease free survival，无病生存期；OS：Overall survival，总生存期。

研究简介：

GOIM 9902 试验比较了 4 个周期的高剂量表柔比星 + 环磷酰胺（EC 组）与 4 个周期的多西他赛（D）序贯 4 周期的高剂量 EC（D → EC 组）作为淋巴结阳性乳腺癌辅助治疗的疗效。本研究共纳入 750 例患者，随机分配：EC 组：4 个周期 EC；D → EC 组：4 个周期的 D 序贯 4 个周期 EC。激素受体阳性患者给予 5 年内分泌治疗。主要研究终点为 5 年 DFS，次要研究终点为 OS 及安全性。中位随访 64 个月，两组的 5 年 DFS 均为 73.4%，EC 组、

D → EC 组的 5 年 OS 分别为 89.5％ 及 90.7％。不良反应方面，D → EC 组 3~4 级粒细胞减少发生率高于 EC 组（64.2％ Vs.54.2％，P=0.007），粒缺伴发热发生率高于 EC 组（6.6％ Vs.2％，P=0.02）。EC 组及 D → EC 组分别有 1 例及 19 例患者观察到超敏反应（P<0.0001）。共 6 例患者发生可逆性心脏毒性，均发生在随访期间，EC 组为 1 例，D → EC 组为 5 例。尚未发现继发性白血病或骨髓增生异常综合征的病例，EC 组观察到 1 例非霍奇金淋巴瘤。研究结果表明，本研究没有显示出将多西他赛加入大剂量 EC 作为淋巴结阳性乳腺癌辅助化疗的优势。提示对预后相对较好的低危复发风险乳腺癌而言，紫杉类药物可能是一种过度治疗。小样本量和 DFS 事件数低可能限制了观察两组间统计学显著差异的能力。

研究者简介：

P.Vici，就职于意大利罗马 ReginaElena 国家癌症研究所，医学肿瘤科。

编者按：

本研究结果显示在大剂量 EC 基础上联合多西他赛作为淋巴结阳性乳腺癌辅助化疗并未显示出优势，样本量小和 DFS 事件数低可能导致两组间未出现显著统计学差异。另外，本研究中表柔比星为高剂量，可能会在一定程度上稀释紫杉类药物作用，而采用高剂量紫杉醇的 NSABP B-28 研究却显示出优势。

参考文献：

VICI P, BRANDI M, GIOTTA F,et al.A multicenter phase Ⅲ prospective randomized trial of high-dose epirubicin in combination with cyclophosphamide (EC) versus docetaxel followed by EC in node-positive breast cancer.GOIM (Gruppo Oncologico Italia Meridionale) 9902 study[J]. Ann Oncol,2012,23(5):1121-1129.

◆ **7-2-2-17 研究概况** ◆

研究名称	BCIRG 001
研究类型	随机对照研究
试验分期	Ⅲ 期
入组时间	1997 年 6 月～ 1999 年 6 月
入组患者	淋巴结阳性早期乳腺癌
分组情况	第 1 组（n=745）：TAC 第 2 组（n=746）：FAC
用药方法	TAC：多西他赛 75mg/m² + 多柔比星 50mg/m² + 环磷酰胺 500mg/m² q3w×6 周期； FAC：5-FU 500mg/m² + 多柔比星 50mg/m² + 环磷酰胺 500mg/m² q3w×6 周期
研究结果	5 年 DFS：第 1 组 76%，第 2 组 69%（P=0.001） 5 年 OS：第 1 组 87%，第 2 组 81%（P=0.008） 10 年 DFS：第 1 组 62%，第 2 组 55%（P=0.0043） 10 年 OS：第 1 组 76%，第 2 组 69%（P=0.002） 不良反应： TAC 组 26 例（3%）3 ～ 4 级心衰，FAC 组 17 例（2%） TAC 组 2 例死亡，FAC 组 4 例死亡

DFS: Disease free survival, 无病生存期；OS: Overall survival, 总生存期；RFS: Relapse-free survival, 无复发生存期；LVEF: Left ventricular ejection fraction, 左室射血分数。

研究简介：

1997年6月11日至1999年6月3日，来自欧洲、北美洲、南美洲、非洲及中东等20个国家的1491例女性乳腺癌参与该项研究。最终共有745例乳腺癌接受TAC方案辅助化疗，746例接受FAC方案。中位随访124个月（四分位数间距为90～126个月），TAC组10年DFS为62%，FAC组55%（P=0.0043）。TAC组10年OS为76%，FAC组69%（P=0.0020）。与FAC方案相比，无论淋巴结、激素受体和HER2状态，TAC均提高患者生存率。TAC组和FAC组分别有26例（3%）和17例（2%）发生3～4级心力衰竭，TAC组致死病例2例，FAC组4例。本研究将LVEF降低定义为与基线相比降低20%或以上，在接受TAC治疗的58例（17%）患者和接受FAC的41例（15%）患者中观察到LVEF显著下降。6例接受TAC的患者及3例接受FAC的患者发生白血病或骨髓增生异常。TAC辅助化疗方案在提高患者DFS及OS方面均明显优于FAC方案，但是，两组中均有相当比例的患者出现LVEF大幅下降，可能与蒽环类药物相关。

研究者简介：

Miguel Martin，就职于加拿大爱德蒙顿交叉癌症研究所。

编者按：

研究显示蒽环联合紫杉可提高患者DFS和OS，尤其是对腋淋巴结1～3个转移的患者，逐步确立并巩固了紫杉类在早期乳腺癌辅助治疗中的地位。

参考文献：

MACKEY J R,MARTIN M,PIENKOWSKI T,et al.Adjuvant docetaxel,doxorubicin,and cyclophosphamide in node-positive breast cancer:10-year follow-up of the phase 3 randomised BCIRG 001 trial[J].Lancet Oncol,2013,14(1):72-80.

◆ 7-2-2-18 研究概况 ◆

研究名称	NSABP B38
研究类型	随机对照研究
试验分期	Ⅲ期
入组时间	2004年11月～2007年5月
入组患者	可手术的腋窝淋巴结阳性乳腺癌
分组情况	第1组（n=1630）：TAC 第2组（n=1634）：ddAC → P 第3组（n=1630）：ddAC → PG
用药方法	TAC：多柔比星50mg/m² + 环磷酰胺500mg/m²+ 多西他赛75mg/m² q3w×6周期 ddAC → P：多柔比星60mg/m² + 环磷酰胺600mg/m² q2w×4周期；序贯紫杉醇175 mg/m² q2w×4周期 ddAC → PG：多柔比星60mg/m² + 环磷酰胺600mg/m² q2w×4周期；序贯紫杉醇175 mg/m² + 吉西他滨2000mg/m² q2w×4周期

（续表）

研究结果	5 年 DFS： 第 1 组 80.1%，第 2 组 82.2%，第 3 组 80.6% 第 1 组 vs. 第 2 组（P=0.14） 第 2 组 vs. 第 3 组（P=0.27） 第 1 组 vs. 第 3 组（P=0.71） 5 年 OS： 第 1 组 89.6%，第 2 组 89.1%，第 3 组 90.8% 第 1 组 vs. 第 2 组（P=0.92） 第 2 组 vs. 第 3 组（P=0.25） 第 1 组 vs. 第 3 组（P=0.32） 不良反应： TAC 组粒缺伴发热及腹泻的频率较高 ddAC → P 和 ddAC → PG 组神经病变、贫血、输血及使用促红细胞生成素的频率较高

DFS：Disease free survival，无病生存期；OS：Overall survival，总生存期。

研究简介：

基于蒽环和紫杉的三药化疗方案已作为早期乳腺癌辅助治疗的标准方案，在此基础上加第 4 种药物能否改善乳腺癌预后尚无文献报道。NASBPB-38 试验中，4894 例淋巴结阳性早期乳腺癌女性患者被随机分组：接受 6 周期多西他赛、多柔比星和环磷酰胺（TAC）；4 周期剂量密集多柔比星和环磷酰胺序贯 4 周期剂量密集紫杉醇（AC → P）；或剂量密集 AC 序贯 4 周期剂量密集紫杉醇联合吉西他滨（AC → PG）。根据阳性淋巴结数、激素受体状态、手术类型和放疗计划对患者进行分层。由研究者根据情况来决定是否需要粒细胞集落刺激因子和使用促红细胞生成素支持。主要研究终点是 DFS。中位随访 64 个月后，5 年 DFS 分别为：AC → PG 组 80.6%、AC → P 组 82.2%（P=0.41），TAC 组 80.1%（P=0.39）。AC → P 对比 TAC 组的 HR 为 0.87（P=0.07）。对于 ER 阴性（P=0.09）和那些有 1 ~ 3 个阳性淋巴结（P=0.08）的患者，AC → P 方案可能优于 TAC 方案。5 年 OS 率分别为：AC → PG 组 90.8%、AC → P 组 89.1%（P=0.13），TAC 组 89.6%（P=0.17）。AC → P 对比 TAC 组的 HR 为 1.01（P=0.96）。总体而言，有 1 ~ 3 个阳性淋巴结、ER 阳性和瘤体较小的患者及那些曾接受放疗的患者，其 DFS 或总死亡率并未显著降低。毒性方面：TAC，AC → P 和 AC → PG 组中的 3/4 级毒性包括：粒缺伴发热（9%，3%，3%; P <0.001）、感觉神经病变（<1%，7%，6%; P<0.001）、腹泻（7%，2%，2%; P <0.001）、贫血（<1%，2%，2%; P <0.001）和关节痛 / 肌痛（4%，11%，12%; P <0.001）。研究者认为，剂量密集 AC → P 中加入吉西他滨并未改善预后，标准辅助治疗方案加第 4 种药物治疗淋巴结阳性乳腺癌无附加获益。未发现剂量密集 AC → P 和 TAC 间的疗效具有显著差异。

研究者简介：

Sandra M. Swain，华盛顿癌症研究所、MedStar 华盛顿医院中心的医学主任，2012-2013 年担任 ASCO 主席，董事会成员，征服癌症基金会董事会成员。美国最杰出的女性肿瘤专家之一，多次获得 NIH merit award。

编者按：

NSABP B-38 研究显示标准辅助治疗方案加第四种药物治疗淋巴结阳性乳腺癌无附加获益；另一方面，时间密集型 AC → T 优于 TAC，该试验奠定了 AC → T 方案作为乳腺癌标准辅助化疗方案的基础。

参考文献:

SWAIN S M,TANG G,GEYER C E,et al.Definitive results of a phase Ⅲ adjuvant trial comparing three chemotherapy regimens in women with operable,node-positive breast cancer:the NSABP B-38 trial[J].J Clin Oncol,2013,31(26):3197-3204.

◆ 7-2-2-19 研究概况 ◆

研究名称	ADEBAR
研究类型	随机对照研究
试验分期	Ⅲ期
入组时间	2001 年 9 月~ 2005 年 5 月
入组患者	乳腺癌术后(pT1-4N2-3M0)
分组情况	第 1 组(n=689):EC-Doc 组 第 2 组(n=675):FEC120 组
用药方法	第 1 组:表柔比星 90 mg/m² d1+ 环磷酰胺 600mg/m² d1 q3w×4 周期;序贯多西他赛 100mg/m² d1 q3w×4 周期; 第 2 组:氟尿嘧啶 500mg/m² d1,8+ 表柔比星 60 mg/m² d1,8 + 环磷酰胺 75mg/m² po d1-14 q4w×6 周期
研究结果	中位随访 60.6 个月 5 年疾病进展:第 1 组 26.0%,第 2 组 23.1%(P=0.218) 死亡病例:第 1 组 19.4%,第 2 组 19.4% 中位 OS:第 1 组 105.7 月,第 2 组未达到 多变量 Cox 回归分析 5 年 DFS:HR=1.087,95%CI,0.878- 1.346,P=0.444 5 年 OS:HR=0.974,95% CI,0.750 - 1.264,P=0.841 不良反应: 第 2 组血液学毒性较常见,第 1 组非血液学毒性较常见 3/4 级不良反应:第 1 组 85.5%,第 2 组 86.8%(P=0.952) 严重不良事件发生率:第 1 组 22.5%,第 2 组 29.7%(P=0.003)

DFS:Disease free survival,无病生存期;OS:Overall survival,总生存期。

研究简介:

含紫杉类辅助化疗方案已被确定为淋巴结阳性乳腺癌标准治疗方案。ADEBAR 研究比较表柔比星 + 环磷酰胺序贯多西他赛方案与剂量密集的氟尿嘧啶 + 表柔比星 + 环磷酰胺联合方案的疗效及安全性。ADEBAR 研究共纳入 1364 例 4 枚及以上腋窝淋巴结阳性的乳腺癌,随机分组,接受表柔比星 + 环磷酰胺 3 周方案治疗 4 周期,序贯多西他赛 3 周方案 4 周期(EC-Doc),或表柔比星 + 氟尿嘧啶 + 环磷酰胺 4 周方案 6 周期治疗(FEC120)。多因素 Cox 回归分析表明,两个治疗组 DFS 相似(P=0.444)。两组 OS 无明显差异(P=0.841)。接受 FEC120 的血液学毒性更为常见,非血液学毒性则更多见于 EC-Doc 组。FEC120 严重不良事件发生率明显较高(29.7% vs. 22.5%)。

研究者简介:

Wolfgang Janni,德国杜塞尔多夫海因里希 - 海涅大学妇产科教授、主任。曾担任德国慕尼黑大学妇产科副教授、副主任,国际 ADEBAR-Study、SUCCESS-A-Trial、Success-C-

Trial 首席研究员。

编者按：

EC-Doc 与 FEC120 相比，疗效相当，但安全性更佳，因此为高风险乳腺癌提供了安全性不同于 FEC120 的可行且有效的替代治疗方案。

参考文献：

JANNI W,HARBECK N,RACK B,et al.Randomised phaseⅢ trial of FEC120 vs EC-docetaxel in patients with high-risk node-positive primary breast cancer:final survival analysis of the ADEBAR study[J].Br J Cancer,2016,114(8):863-871.

◆ 7-2-2-20 研究概况 ◆

研究名称	TITAN
研究类型	随机对照研究
试验分期	Ⅲ 期
入组时间	2008 年 12 月～ 2011 年 1 月
入组患者	淋巴结阴性或淋巴结阳性（pN1mi-pN3a）三阴性乳腺癌
分组情况	第 1 组（n=306）：AC / 伊沙匹隆 第 2 组（n=308）：AC / 紫杉醇
用药方法	第 1 组：多柔比星 60 mg/m² ivd + 环磷酰胺 600 mg/m² ivd q3w×4 周期；序贯伊沙匹隆 40mg/m² q3w×4 周期 第 2 组：多柔比星 60 mg/m² ivd + 环磷酰胺 600 mg/m² ivd q3w×4 周期；序贯紫杉醇 80mg/m² qw×12 周期
研究结果	中位随访 48 月 5 年 DFS：第 1 组 87.1%，第 2 组 84.7%（P=0.70） 5 年预估 OS：第 1 组 89.7%，第 2 组 89.6%（P=0.71） 不良事件：外周神经病变是最常见的 3/4 级不良事件

DFS: Disease free survival, 无病生存期；OS: Overall survival, 总生存期；TNBC: Triple-negative breast cancer, 三阴性乳腺癌。

研究简介：

伊沙匹隆是一类新型微管蛋白抑制剂、半合成埃博霉素 B 类似物，可作为单药或联合其他化疗药物治疗对蒽环类、紫杉醇类耐药的转移性或局部晚期乳腺癌。TITAN 试验旨在比较 TNBC 术后辅助治疗中多柔比星 / 环磷酰胺后以伊沙匹隆替代紫杉醇的疗效。本研究共纳入 614 例乳腺癌，以 1∶1 的比例随机分组，接受 4 周期 AC 序贯 4 周期伊沙匹隆或 12 周期紫杉醇周方案的治疗。伊沙匹隆组 306 例，紫杉醇组 308 例。中位随访 48 个月，59 例复发（伊沙匹隆组 29 例，紫杉醇组 30 例）。中位复发间隔时间 20.8 月。两组 5 年 DFS 相近（伊沙匹隆组 87.1%，紫杉醇组 84.7%）。5 年预估 OS 也相近（伊沙匹隆组 89.7%，紫杉醇组 89.6%）。伊沙匹隆组常见 3/4 级不良反应包括中性粒细胞减少、白细胞减低、外周神经病变、乏力、关节痛、肌痛。紫杉醇组常见 3/4 级不良反应包括中性粒细胞减少、白细胞减低、外周神经病变、乏力。外周神经病变是最常见 3/4 级不良反应。另外，紫杉醇组治疗期间剂量减低及治疗中断发生率更高。

研究者简介：

Denise A. Yardley，2000 年加入 Sarah Cannon 研究所，乳腺癌研究项目高级研究员，多项乳腺癌临床试验的主要研究者。美国内科、肿瘤内科和血液学委员会的专科医生，美国癌症协会临床肿瘤学职业发展奖的获得者。

编者按：

对于 TNBC 术后患者，多柔比星／环磷酰胺治疗后序贯伊沙匹隆对比序贯紫杉醇存在相似 DFS 和 OS，两种方案毒性类似。相对 AC 序贯 T 而言，将 AC 序贯伊沙匹隆作为 TNBC 标准辅助化疗方案并不占有更佳生存优势。

参考文献：

YARDLEY D A,ARROWSMITH E R,DANIEL B R,et al.TITAN:phase Ⅲ study of doxorubicin/cyclophosphamide followed by ixabepilone or paclitaxel in early-stage triple-negative breastcancer[J]. Breast Cancer Res Treat,2017,164(3):649-658.

◆ 7-2-2-21 研究概况 ◆

研究名称	WSG-plan-B
临床试验编号	NCT01049425
研究类型	随机对照研究
试验分期	Ⅲ期
入组时间	2009 年～ 2011 年
入组患者	RS ≥ 12、pN2-3 或 HR 阴性 /HER2 阴性乳腺癌
分组情况	第 1 组（n=1222）：TC 第 2 组（n=1227）：EC → D
用药方法	TC：多西他赛 75mg/m² d1+ 环磷酰胺 600mg/m² d1 q3w×6 周期； EC → D：表柔比星 90 mg/m² d1+ 环磷酰胺 600mg/m² d1 q3w×4 周期；序贯多西他赛 100mg/m² d1 q3w×4 周期
研究结果	5 年 DFS：第 1 组 89.9％，第 2 组 90.2％； 5 年 OS：第 1 组 94.7％，第 2 组 94.6％； 5 年治疗相关死亡率：第 1 组 0.4％，第 2 组 0.1％； 高危亚组（TNBC、淋巴结状态或高复发评分）：两组疗效无显著差异。 不良反应：第 2 组发生率更高

DFS：Disease free survival，无病生存期；OS：Overall survival，总生存期；EBC：Early breast cancer，早期乳腺癌；RS：Recurrence score，复发评分；ET：Endocrine therapy，内分泌治疗；SAE：Serious adverse event，严重不良事件；IHC：Immunohistochemistry，免疫组化；HER2：Human epidermal growth factor receptor-2，人表皮生长因子受体 -2；TNBC：Triple-negative breast cancer，三阴性乳腺癌；HR：Hormone receptor，激素受体；PR：progesterone receptor，孕激素受体。

研究简介：

本研究比较 6 周期无蒽环 TC 方案和标准 EC → D 方案的疗效。Oncotype DX 在所有激素受体阳性患者中进行检测，并建议 RS ≤ 11 激素受体阳性 pN0-1 不予化疗。随机选取 RS ≥ 12、pN2-3 或 HR 阴性 /HER2 阴性患者行含或不含蒽环的化疗。主要研究终点为 DFS，次要研究终点包括安全性及 OS。2009 ～ 2011 年纳入 3198 例乳腺癌，348 例因

RS ≤ 11 未予化疗，2449 例随机分为 TC 或 EC → D。本研究中 41% 淋巴结阳性，42% 组织学 3 级，18% 激素受体阴性。中位随访 55 个月，RS ≤ 11 且接受内分泌治疗 5 年患者的 DFS 为 94%（pN0 和 pN1），化疗患者 DFS 分别为 94%（RS 12-25）和 84%（RS>25）（P<0.001）；5 年 OS 分别为 99%（RS ≤ 11）、97%（RS 12-25）和 93%（RS>25）（P<0.001）。HER2 阴性患者 6 周期 TC 疗效与 EC → D 相当。在 Ki-67 中度表达（>10%，<40%）的乳腺癌患者中，RS 影响尤为明显。中位随访 61 个月，第 1 组、第 2 组 5 年 DFS 类似，分别为 89.9% 和 90.2%；5 年 OS 分别为 94.7% 和 94.6%。亚组分析：TNBC、淋巴结状态或高复发评分定义的高危亚组中，两组并无差异。虽然复发风险评分是一个很有代表意义的预后预测指标，但其并不能预测蒽环类药物疗效。安全性方面，主要的 3/4 级不良反应包括白细胞减少、粒细胞减少、粒细胞减少伴发热、感染、恶心、呕吐、外周神经疾病、手足综合征、腹泻、粘膜炎、关节痛 / 肌痛、疼痛、心功能衰竭、疲劳。第 2 组 SAE 发生率稍高于第 1 组（第 1 组 358 vs. 第 2 组 397）。尽管第 2 组出现不良反应的趋势更明显，但 5 年治疗相关的死亡率第 2 组仅为 0.1%，低于第 1 组的 0.4%。在 HR 阳性 HER2 阴性 EBC 中，低危（RS ≤ 11）pN0-1 不接受辅助化疗的 5 年良好预后结果支持使用 RS 和标准化病理学进行治疗决策。

研究者简介：

Oleg Gluz，就职于德国门兴格拉德巴赫西德学习小组，Ev. Hospital Bethesda，Niederrhein 乳腺中心。

编者按：

从本研究结果来看，可以考虑将 TC 方案应用于 RS 评分 >11、ER 阳性且淋巴结 0 ~ 3 的乳腺癌术后辅助化疗。但是在 HER2 阴性的高危乳腺癌辅助治疗中去蒽环为时过早，还需进一步的前瞻性研究证实。

参考文献：

NITZ U,GLUZ O,CHRISTGEN M,et al.Reducing chemotherapy use in clinically high-risk,genomically low-risk pN0 and pN1 early breast cancer patients:five-year data from the prospective,randomised phase 3 West German Study Group (WSG) PlanB trial[J].Breast Cancer Res Treat,2017,165(3):573-583.

NADIA H,OLEG G,MICHAEL R,et al.Prospective WSG phase Ⅲ PlanB trial:Final analysis of adjuvant 4xEC → 4x doc vs. 6x docetaxel/cyclophosphamide in patients with high clinical risk and intermediate-to-high genomic risk HER2-negative,early breast cancer[J].J Clin Oncol,2017,35:15_suppl,504-504.

◆ 7-2-2-22 研究概况 ◆

研究名称	tAnGo
研究类型	随机对照研究
试验分期	Ⅲ期
入组时间	2001 年 8 月～ 2004 年 11 月
入组患者	存在明确辅助化疗指征的早期乳腺癌
分组情况	第 1 组（n=1576）：EC-T 第 2 组（n=1576）：EC-GT
用药方法	第 1 组：表柔比星 90 mg/m² d1+ 环磷酰胺 600mg/m² d1 q3w×4 周期；序贯紫杉醇 175 mg/m² d1 q3w×4 周期 第 2 组：表柔比星 90 mg/m² + 环磷酰胺 600mg/m² d1 q3w×4 周期；序贯紫杉醇 175 mg/m² d1 + 吉西他滨 1250mg/m² d1,8 q3w×4 周期
研究结果	中位随访 10 年 10 年 DFS：第 1 组 65%，第 2 组 65%（P=0.64） 10 年 OS：第 1 组 71%，第 2 组 70%（P=0.81）

ER: Estrogen receptor，雌激素受体；PR: Progesterone receptor，孕激素受体；DFS: Disease free survival，无病生存期；HER2: Human epidermal growth factor receptor-2，人表皮生长因子受体 -2。

研究简介：

吉西他滨在转移性乳腺癌治疗中疗效显著，并且有证据表明它与紫杉醇有良好协同作用。tAnGo 试验旨在探讨含蒽环类和紫杉烷类的辅助化疗方案中加入吉西他滨对早期乳腺癌的潜在作用。tAnGo 研究是一项国际性的、非盲的、随机Ⅲ期优效性试验，2001 年 8 月 22 日至 2004 年 11 月 26 日，共纳入 3152 例来自英国和爱尔兰的 127 个临床中心和医院的患者，随机分配进入 EC-GT 组（1576 例）和 EC-T 组（1576 例）。主要终点是 DFS。其中 77% 患者腋窝淋巴结阳性，55% 患者年龄 <50 岁，ER 阴性占 41%，PR 阴性占 37%，26% HER2 过表达（总共 909 例患者接受检测）。中位随访 10 年，共发生 1087 例无病生存事件和 914 例死亡事件。两组间 10 年 DFS 无显著差异（P=0.64）。EC-GT 组 10 年 OS 为 70%，EC-T 组为 71%（P=0.81）。安全性方面，两种方案都是安全、可行和可耐受的。两组 3 级和 4 级不良反应发生情况均在预期范围。最常见的是中性粒细胞减少症（EC-GT 组 34%，EC-T 组 26%），肌痛和关节痛（13% vs. 12%），疲劳（13% vs. 10%），感染（13% vs. 9%），呕吐（9% vs. 7%）和恶心（8% vs. 7%）。在含蒽环类和紫杉烷的辅助化疗方案中增加吉西他滨对早期乳腺癌的 DFS 未显示优势，并且会增加毒性。因此，对于任何亚组，在乳腺癌标准辅助化疗中均无需加入吉西他滨。

研究者简介：

Helena M. Earl，就职于英国剑桥，剑桥大学阿登布鲁克医院肿瘤科、英国剑桥 NIHR 剑桥生物医学研究中心、剑桥乳腺癌研究室。

编者按：

该研究最终结果为阴性：在标准辅助化疗（EC → T 方案）中加入吉西他滨，对于早期乳腺癌的 DFS 并无治疗优势，对于避免过度医疗和经济负担有一定意义。

参考文献：

EARL H M,HILLER L,HOWARD H C,et al.Addition of gemcitabine to paclitaxel, epirubicin,and cyclophosphamide adjuvant chemotherapy for women with early-stage breast cancer (tAnGo):final 10-year follow-up of an open-label,randomised,phase 3 trial[J].Lancet Oncol,2017,18(6):755-769.

（二）淋巴结阴性乳腺癌辅助化疗

◆ 7-2-2-23 研究概况◆

研究名称	NSABP B-13
研究类型	随机对照研究
试验分期	Ⅲ期
入组时间	1981 年 8 月～ 1988 年 1 月
入组患者	ER 阴性淋巴结阴性绝经前及绝经后乳腺癌
分组情况	第 1 组 （n=384）：手术 +M → F 第 2 组 （n=376）：手术
用药方法	手术后 14-35 天开始化疗： M → F：甲氨蝶呤（M）100mg/m² ivd d1,8 + 氟尿嘧啶（F）600mg/m² ivd d1,8 q4w×12 周期
研究结果	DFS： 第 1 组 74%，第 2 组 59%（P<0.001） 亚组分析 ≤ 49 岁组： 第 1 组 69%，第 2 组 56%（P=0.006） ≥ 50 岁组： 第 1 组 81%，第 2 组 63%（P=0.002） OS： 第 1 组 89%，第 2 组 80%（P=0.03）

DFS: Disease free survival, 无病生存期；OS: Overall survival, 总生存期；DDFS: Distant disease free survival, 无远处转移生存期；ER: Estrogen receptor, 雌激素受体；IBTR: Ipsilateral breast tumor recurrence, 同侧乳腺癌复发。

研究简介：

早在 20 世纪 70 年代，术后化疗对于腋窝淋巴结阳性乳腺癌的获益就已被证实；但当时对于腋窝淋巴结阴性乳腺癌，人们普遍认为单纯外科治疗已能达到很好的疗效，故无需术后化疗。直到 80 年代，人们逐渐在动物模型上发现术后化疗对淋巴结阴性肿瘤同样有效。20 世纪 80 年代，NSABP 致力于开展有关联合化疗和内分泌治疗对腋窝淋巴结阴性乳腺癌疗效的研究。本研究比较甲氨蝶呤 + 氟尿嘧啶（M → F 组）与单纯手术对腋窝淋巴结阴性、雌激素受体阴性乳腺癌的作用。纳入 760 例患者随机分组。研究终点包括 DFS、DDFS 和 OS。随访 8 年，M → F 组 DFS 得到明显改善（74% vs. 59%，P <0.001），绝经前和绝经后 ER 阴性、LN 阴性乳腺癌 DFS 均获益。其中≤ 49 岁 M → F 组与单纯手术组 DFS 分别为 69% 和 56%（P=0.006），≥ 50 岁 M → F 组与单纯手术组 DFS 分别为 81% 和 63%（P=0.002）。老年患者生存率明显改善（89% vs.80%，P=0.03）。M → F 组同侧乳腺肿瘤复发率（IBTR）为 2.6%，单纯采用乳腺

切除术 IBTR 为 13.4%。M → F 对淋巴结阴性、ER 阴性乳腺癌有效，治疗后局部复发或远处转移和 IBTR 发生率均有所下降。随访 14 年，M → F 组与单纯手术组相比，无瘤生存率和 OS 均提高，并与随访 5 年和 8 年的研究结果一致。50 岁以下和 50 岁以上（包括 50 岁）的患者无瘤生存率均显著提高，而 OS 获益主要集中在 50 岁以上患者，50 岁以下患者 OS 提高不明显。

研究者简介：

Bernard Fisher，详见前文介绍。

编者按：

NSABP B-13 证实化疗对淋巴结阴性、ER 阴性乳腺癌同样有效，治疗后局部复发或远处转移及同侧乳腺肿瘤复发率均有所下降。该研究首次证明全身辅助化疗对于肿瘤局部复发具有抑制作用，为这些患者术后辅助化疗开展奠定基础。

参考文献：

FISHER B,REDMOND C,DIMITROV N V,et al.A randomized clinical trial evaluating sequential methotrexate and fluorouracil in the treatment of patients with node-negative breast cancer who have estrogen-receptor-negative tumors[J].N Engl J Med,1989,320(8):473-478.

FISHER B,DIGNAM J,MAMOUNAS E P,et al.Sequential methotrexa te and fluorouracil for the treatment of node-negative breast cancer patients with estrogen receptor-negative tumors:eight year results from National Surgical Adjuvant Breast and Bowel Project (NSABP) B-13 and first report of findings[J].J Clin Oncol,1996,14(7):1982-1992.

◆ 7-2-2-24 研究概况 ◆

研究名称	NSABP B-20
研究类型	随机对照研究
试验分期	Ⅲ期
入组时间	1988 年 10 月～ 1993 年 3 月
入组患者	淋巴结阴性、雌激素受体阳性乳腺癌术后
分组情况	第 1 组（n=771）：单纯 TAM 第 2 组（n=767）：MFT 第 3 组（n=768）：CMFT
用药方法	第 1 组：TAM 10mg po bid×5 年 第 2 组：甲氨蝶呤 100mg/m² ivd d1,8+ 氟尿嘧啶 600mg/m² ivd d1,8 q4w×6 周期；TAM 10mg po bid×5 年 第 3 组：环磷酰胺 100mg/m² po d1-14+ 甲氨蝶呤 40mg/m² ivd d1,8 + 氟尿嘧啶 600mg/m² ivd d1,8 q4w×6 周期；TAM 10mg po bid×5 年
研究结果	5 年 DFS：MFT 组 90%，单纯 TAM 组 85%（P=0.01） 　　　　　CMFT 组 89%，单纯 TAM 组 85%（P=0.001） 5 年 DDFS：MFT 组 92%，单纯 TAM 组 87%（P=0.008） 　　　　　CMFT 组 91%，单纯 TAM 组 87%（P=0.006） 5 年 OS：MFT 组 97%，单纯 TAM 组 94%（P=0.05） 　　　　　CMFT 组 96%，单纯 TAM 组 94%（P=0.03）

DFS: Disease free survival, 无病生存期；OS: Overall survival, 总生存期；DDFS: Distant disease free survival, 无远处转移生存期；ER: Estrogen receptor, 雌激素受体；TAM: Tamoxifen, 他莫昔芬。

研究简介:

NSABP B-13 和 B-19 研究已证实术后化疗对 ER 阴性、腋淋巴结阴性的乳腺癌是有效的, NSABP B-14 研究也已验证了 ER 阳性、腋窝淋巴结阴性患者术后单用他莫昔芬的疗效。但 ER 阳性、腋窝淋巴结阴性患者术后单用他莫昔芬和联用化疗的对比尚未报道。NSABP B-20 研究旨在明确淋巴结阴性、ER 阳性乳腺癌, 化疗联合他莫昔芬是否比他莫昔芬单药有更多获益。2306 例乳腺癌手术后随机分入三组, 771 例单纯接受他莫昔芬治疗, 767 例 MFT 治疗; 768 例 CMFT 治疗。随访 5 年, 化疗联合他莫昔芬比他莫昔芬单药有更高 DFS, MFT 组 90%, CMFT 组 89%, 而 TAM 组 85%（P<0.05）。DDFS 方面有相似的趋势, MFT 组 92%, CMFT 组 91%, TAM 组 87%（P<0.05）。OS 方面, MFT 组 97%, CMFT 组 96%, TAM 组 94%（P<0.05）。

研究者简介:

Bernard Fisher, 详见前文介绍

编者按:

NSABP B-20 证实: 与单纯使用他莫昔芬相比, MFT 和 CMFT 降低乳腺癌术后同侧乳腺肿瘤复发风险和其他局部、区域和远处的复发转移风险。不论肿瘤大小、雌激素或孕激素受体水平和患者年龄, 两种化疗均可降低治疗失败风险, 在 ≤ 49 岁患者, 这种风险降低最明显。

参考文献:

FISHER B,DIGNAM J,EMIR B,et al.Tamoxifen and chemotherapy for lymphnode-negative,estrogen receptor-positive breast cancer[J].J Natl Cancer Inst,1997,89(22):1673-1682.

◆ 7-2-2-25 研究概况 ◆

研究名称	NSABP B-23
研究类型	随机对照研究
试验分期	Ⅲ 期
入组时间	1991 年 5 月～ 1998 年 12 月
入组患者	2008 例淋巴结阴性、HR 阴性乳腺癌
分组情况	第 1 组（n=503）: CMF+ 安慰剂 第 2 组（n=502）: CMF+TAM 第 3 组（n=501）: AC+ 安慰剂 第 4 组（n=502）: AC+TAM
用药方法	手术后 14-35 天开始化疗 AC: 多柔比星 60mg/m² d1+ 环磷酰胺 600mg/m² d1 q3w×4 周期 CMF: 环磷酰胺 100mg/m² d1-14+ 甲氨蝶呤 40mg/m² d1,8 + 氟尿嘧啶 600mg/m² d1,8 q4w×6 周期 TAM: 10mg po bid×5 年与化疗同时开始

（续表）

研究结果	随访 5 年 RFS：第 1 组 88%，第 2 组 87%，第 3 组 87%，第 4 组 87%（P=0.96） ≤ 49 岁 RFS 第 1 组 87%，第 2 组 88%，第 3 组 86%，第 4 组 85%（P=0.97） ≥ 50 岁 RFS 第 1 组 88%，第 2 组 85%，第 3 组 89%，第 4 组 88%（P=0.7）
	EFS：第 1 组 83%，第 2 组 83%，第 3 组 83%，第 4 组 82% （P=0.8） OS：第 1 组 89%，第 2 组 89%，第 3 组 90%，第 4 组 90% （P=0.8）
	CMF 组（第 1 组 + 第 2 组），AC 组（第 3 组 + 第 4 组） RFS：CMF 组 87%，AC 组 87%（P=0.9） EFS：CMF 组 83%，AC 组 82%（P=0.6） OS：CMF 组 89%，AC 组 90%（P=0.4）

RFS：Relapse-free survival，无复发生存期；EFS：Event-free survival，无事件生存；OS：Overall survival，总生存期；ER：Estrogen receptor，雌激素受体；TAM：Tamoxifen，他莫昔芬。

研究简介：

NSABP B-23 研究旨在明确 AC 方案与 CMF 方案以及他莫昔芬对于 ER 阴性乳腺癌的疗效。2008 例乳腺癌随机分组接受 CMF+ 安慰剂，CMF+TAM，AC+ 安慰剂或 AC+TAM 方案治疗，用药时长分别为：6 周期 CMF 共 6 个月；4 周期 AC 共 63 天； TAM 持续 5 年。研究终点为 RFS、EFS 及 OS。随访 5 年，无论是 ≤ 49 岁或 ≥ 50 岁，四组 RFS、EFS 及 OS 无显著性差异。对比 CMF 组和 AC 组的结果显示，RFS（5 年 RFS 均为 87%，P=0.9）、EFS（5 年 EFS 分别为 83% 和 82%，P=0.6）及 OS（5 年 OS 分别为 89% 和 90%，P=0.4）均无显著性差异。≤ 49 岁或 ≥ 50 岁亚组中，CMF 组和 AC 组的 RFS、EFS 及 OS 均无显著差异。当化疗组患者加或不加 TAM 治疗，两组预后未观察到显著差异，两组的 RFS 均为 87%（P=0.6）。AC 组和 CMF 组患者预后的差异无统计学意义。在两种方案中加入 TAM 与单独使用化疗相比无明显优势。他莫昔芬不影响 ER 阴性乳腺癌生存。

研究者简介：

Bernard Fisher，详见前文介绍。

编者按：

NSABP B-23 试验表明，化疗后加用他莫昔芬并不能延长激素受体阴性乳腺癌无瘤生存和总生存。4 周期 AC 与 6 周期 CMF 等效，在预后方面无统计学差异。

参考文献：

FISHER B,ANDERSON S,TANCHIU E,et al.Tamoxifen and Chemotherapy for Axillary Node-Negative,Estrogen Receptor-Negative Breast Cancer:Findings From National Surgical Adjuvant Breast and Bowel Project B-23[J].J Clin Oncol,2001,19(4):931-942.

（三）化疗剂量密度和强度

◆ 7-2-2-26 研究概况 ◆

研究名称	CALGB 8541
研究类型	随机对照研究
试验分期	Ⅲ期
入组时间	1985 年 1 月
入组患者	腋窝淋巴结阳性Ⅱ期乳腺癌（T1 或 T2N1M0）
分组情况	第 1 组（n=513）：高剂量组 第 2 组（n=507）：中剂量组 第 3 组（n=509）：低剂量组
用药方法	高剂量组：环磷酰胺 600 mg/m² d1 + 多柔比星 60mg/m² d1 + 氟尿嘧啶 600mg/m² d1,8 q4w×4 周期 中剂量组：环磷酰胺 400 mg/m² d1 + 多柔比星 40mg/m² d1 + 氟尿嘧啶 400mg/m² d1,8 q4w×6 周期 低剂量组：环磷酰胺 300 mg/m² d1 + 多柔比星 30mg/m² d1 + 氟尿嘧啶 300mg/m² d1,8 q4w×4 周期
研究结果	中位随访 9 年 DFS： 高剂量组 66%，中剂量组 61%，低剂量组 56% 高剂量组 vs. 中剂量组（P=0.11） 中剂量组 vs. 低剂量组（P=0.0001） OS： 高剂量组 78%，中剂量组 77%，低剂量组 72% 高剂量组 vs. 中剂量组（P=0.85） 中剂量组 vs. 低剂量组（P=0.0095）

DFS：Disease free survival, 无病生存期；OS：Overall survival, 总生存期。

研究简介：

本研究比较了在Ⅱ期（腋淋巴结阳性）乳腺癌应用 CAF 的 3 种剂量密度和强度预后差别。在手术后 6 周（根治性乳腺切除术，乳腺改良根治术或乳腺肿瘤切除术），1550 例单侧乳腺癌被随机分配到三组：高剂量组、中剂量组、低剂量组。患者在每个化疗周期的第 1 天接受环磷酰胺，多柔比星和氟尿嘧啶，第 8 天重复应用氟尿嘧啶。大剂量组的剂量强度及总剂量为低剂量组的两倍，中等剂量组的剂量强度为高剂量组的三分之二，但总剂量相同。主要研究终点为 DFS 和 OS。中位随访 9 年，高剂量组、中剂量组及低剂量组患者的 DFS 分别为 66%、61%、56%；OS 分别为 79%、77%、72%。高剂量组患者的 DFS 和 OS 优于低剂量组患者的相应生存率（P< 0.001 和 P= 0.004），中剂量和高剂量组之间的 DFS 或 OS 无显著差异。因此，在该化疗方案的常规剂量范围内，较高剂量与更好的无病生存期和总生存期有关。

研究者简介：

William C. Wood，就职于美国乔治亚州亚特兰大市埃默里大学 Winship 癌症中心。

编者按：

CALGB 8541 研究表明化疗方案的常规剂量范围内，较高剂量组具有更好的 DFS 和 OS，CAF 方案中、高剂量组预后显著优于低剂量组。

参考文献：

WOOD W C,BUDMAN D R,KORZUN A H,et al.Dose and dose intensity of adjuvant chemotherapy for stage Ⅱ,node-positive breast carcinoma[J].N Engl J Med,1994,330(18):1253-1259.

◆ 7-2-2-27 研究概况 ◆

研究名称	NSABP B-22
研究类型	随机对照研究
试验分期	Ⅲ期
入组时间	1989 年 7 月～ 1991 年 5 月
入组患者	淋巴结阳性早期乳腺癌
分组情况	第 1 组（n=769）：标准 AC 组 第 2 组（n=764）：单纯强化组 第 3 组（n=772）：增量强化组
用药方法	第 1 组：多柔比星 60mg/m²×4 周期，环磷酰胺 600mg/m²×4 周期 第 2 组：多柔比星 60mg/m²×4 周期，环磷酰胺 1200mg/m²×2 周期 第 3 组：多柔比星 60mg/m²×4 周期，环磷酰胺 1200mg/m²×4 周期
研究结果	5 年 DFS： 第 1 组 62%，第 2 组 60%，第 3 组 64% 第 1 组 vs. 第 2 组（P=0.43），第 1 组 vs. 第 3 组（P=0.59） 5 年 OS： 第 1 组 78%，第 2 组 77%，第 3 组 77% 第 1 组 vs. 第 2 组（P=0.86），第 1 组 vs. 第 3 组（P=0.82）

DFS：Disease free survival，无病生存期；OS：Overall survival，总生存期。

研究简介：

乳腺癌术后辅助化疗可以显著改善预后，1980 年代中期，人们普遍认为有必要进一步提高辅助化疗的疗效，研究者们设想用提高化疗药剂量来提高疗效。NSABP B-22 旨在确定 AC 中加强环磷酰胺的密度和强度哪个更能改善淋巴结阳性乳腺癌预后。2305 例乳腺癌被随机分为三个组：①四个疗程的标准 AC 治疗；②单纯强化组，总剂量相同的环磷酰胺在两个疗程中应用；③增量强化组，其中环磷酰胺的总剂量加倍。三组中多柔比星剂量和强度相似。根据 1997 年公布的结果：5 年 DFS、DDFS 和 OS 均没有明显差别，5 年 DFS 第 1 组与第 2 组（62% vs. 60%，P = 0.43）及第 3 组（62% vs. 64%，P =0 .59）均相似。5 年 OS 第 1 组与第 2 组（78% vs. 77%，P =0 .86）及第 3 组（78% vs 77%，P =0 .82）均相似。第 2、3 组患者的 4 级毒副作用明显增加。不能明确各组间的结果差异与环磷酰胺的总剂量和强度或剂量延迟和疗程间间隔无关。单纯强化或强化且增加环磷酰胺的总剂量均未能显著改善患者的 DFS 或 OS。因此，强化 AC 方案中环磷酰胺的剂量在乳腺癌的治疗中是不适宜的。

研究者简介：

Bernard Fisher，详见前文介绍。

编者按：

在试验设计中，由于环磷酰胺的剂量 - 反应作用强于多柔比星，且增加多柔比星的剂量会带来致命的心脏毒副作用，所以 NSABP 研究者选择性提高环磷酰胺的剂量。但是，该试验没有证实大剂量环磷酰胺化疗的优越性。

参考文献：

FISHER B,ANDERSON S,WICKERHAM D L,et al.Increased intensification and total dose of cyclophosphamide in a doxorubicin-cyclophosphamide regimen for the treatment of primary breast cancer:findings from National Surgical Adjuvant Breast and Bowel Project B-22[J].J Clin Oncol,1997,15(5):1858-1869.

◆ 7-2-2-28 研究概况 ◆

研究名称	NSABP B-25
研究类型	随机对照试验
试验分期	Ⅲ 期
入组时间	1992 年 4 月～ 1994 年 2 月
入组患者	可手术的淋巴结阳性乳腺癌
分组情况	第 1 组（n=850）：B-22 试验标准治疗组 2 倍剂量 第 2 组（n=848）：单纯强化组 第 3 组（n=850）：增量强化组
用药方法	第 1 组：环磷酰胺 1200mg/m²×4 周期 + 多柔比星 60mg/m²×4 周期 第 2 组：环磷酰胺 2400mg/m²×2 周期 + 多柔比星 60mg/m²×4 周期 第 3 组：环磷酰胺 2400mg/m²×4 周期 + 多柔比星 60mg/m²×4 周期
研究结果	DFS 和 OS：各组无显著的统计学差异

DFS: Disease free survival, 无病生存期；OS: Overall survival, 总生存期；DDFS: Distant disease free survival, 无远处转移生存期。

研究简介：

NSABP B-25 为确定增强和增加环磷酰胺剂量能否改善预后。2548 例患者被随机分为 3 组。3 组中多柔比星的剂量和强度相似。第 1 组：接受 B-22 标准治疗给予的四个疗程，即两倍剂量和强度的环磷酰胺；第 2 组：接受与第 1 组相同剂量的环磷酰胺，但以两个疗程（加强）施用；第 3 组：接受两倍于第 1 组剂量的环磷酰胺（强化和增量）。所有患者均使用重组人粒细胞集落刺激因子。研究终点为 DFS 和 OS。三组间 DFS（P=0.20）、DDFS（P=0.31）及 OS（P=0.76）差异无统计学意义。随访 5 年，第 1 组和第 2 组（61％ vs. 64％，P=0.29）的 DFS 相似但略低于第 3 组（61％ vs. 66％，P=0.08）。第 1 组 OS 与第 2 组（78％ vs. 77％，P=0.71）和第 3 组（78％ vs. 79％，P=0.86）均一致。第 1 组，第 2 组和第 3 组的 4 级毒性发生率分别为 20％，34％和 49％。第 3 组严重感染和败血病发生率较高。在第 3 组第 3、4 疗程，环磷酰胺剂量和强度的下降和治疗延迟最多。所有组的急性骨髓性白血病发病率均有所增加。研究者认为，用如此大的副作用来换取 DFS 微弱提高得不偿失。所以，在该试验中，大剂量化疗的优越性同样无法确定。

研究者简介：

Bernard Fisher，详见前文介绍。

编者按：

两个 NSABP 试验，B-25 与 B-22 试验结果类似，即 AC 联合化疗中进一步提高环磷酰胺剂量强度和总剂量不能提高 DFS 和 OS，未显示出优越性。

参考文献：

FISHER B,ANDERSON S,DECILLIS A,et al.Further evaluation of intensified and increased total dose of cyclophosphamide for the treatment of primary breast cancer:findings from National Surgical Adjuvant Breast and Bowel Project B-25[J].J Clin Oncol,1999,17(11):3374-3388.

◆ 7-2-2-29 研究概况 ◆

研究名称	CALGB 9741
研究类型	随机对照试验
试验分期	Ⅲ期
研究编号	NCT00003088
入组时间	1997 年 9 月～1999 年 3 月
入组患者	2005 例腋淋巴结阳性（T0-T3, N1/2, M0）的乳腺癌
分组情况	第 1 组（n=484）：A×4 → T×4 → C×4（q3w） 第 2 组（n=493）：A×4 → T×4 → C×4（q2w） 第 3 组（n=501）：AC×4 → T×4（q3w） 第 4 组（n=495）：AC×4 → T×4（q2w）
用药方法	A：多柔比星 60 mg/m² C：环磷酰胺 600 mg/m² T：紫杉醇 175 mg/m²
研究结果	剂量密集组（第 2 组＋第 4 组），常规组（第 1 组＋第 3 组） 4 年 DFS：剂量密集组 82%，常规组 75% （RR= 0.74，95%CI，0.59-0.93，P=0.010） 3 年 OS：剂量密集组 92%，常规组 90% （RR=0.69，95%CI，0.50-0.93，P=0.013） 同时组（第 3 组＋第 4 组），序贯组（第 1 组＋第 2 组） 治疗顺序不影响 DFS（P=0.58） 治疗顺序不影响 OS（P=0.48）

DFS：Disease free survival，无病生存期；OS：Overall survival，总生存期；RFS：Relapse-free survival，无复发生存期；RR：Relative risk，相对危险度。

研究简介：

密集化疗即剂量不变而化疗周期缩短，密集化疗在乳腺癌辅助治疗中的作用和地位已得到多个国际多中心临床试验证实，最著名的当属 CALGB9741 试验。本试验研究腋窝淋巴结阳性乳腺癌辅助化疗，将序贯应用多柔比星、紫杉醇和环磷酰胺与同期使用多柔比星和环磷酰胺序贯紫杉醇的 DFS 和 OS 进行比较，以确定药物的剂量密度是否改善 DFS 和 OS。2005 例患者随机分组：①序贯使用 A×4 → T×4 → C×4 每 3 周方案；②序贯使用 A×4 → T×4 → C×4 每 2 周方案，同时应用非格司亭；③ AC×4 → T×4 每 3 周方案；④ AC×4 → T×4 每 2 周方案，同时应用非格司亭。中位随访 36 月，剂量密集治疗改善主要评估指标，DFS（RR= 0.74，P=0.010）和 OS（RR=0.69，P=0.013）。4 年 DFS 剂量密集组 82%，常规组 75%，同时和序贯方案之间 DFS 和 OS 均没有差异。密集化疗使复发和死亡风险降低。剂量密度和应用顺序之间无相互作用。激素受体阴性乳腺癌受益更多，毒性可以耐受。安全性方面，AC → T 的 2 周方案组与 3 周方案组的严重中性粒细胞减少发生率分别为6%和33%（P<0.0001），血红蛋白降低需要输注悬浮红细胞的比例分别为13%和4%（P=0.0002）。心脏毒性发生率分别为2%和1%（P=0.11）。Ⅲ度以上呕吐发生率分别为7%和3%（P=0.0002）。由于非格司亭的预防性应用，2周方案组粒细胞减少降低，但血红蛋白降低和消化道反应有所增加。本研究表明，尽管现在的事件数量低于预期，但剂量密集方案可显著改善预后。

研究者简介：

Larry Norton：详见前文介绍。

编者按：

CALGB 9741研究表明，无论是联合治疗还是序贯治疗，剂量密集方案化疗均可获得生存优势，剂量密集的2周方案组DFS和OS均要明显优于3周方案。正如Piccart教授在2003年的S.t G allen国际乳腺癌会议上所言，其研究结果已经动摇了对淋巴结阳性的乳腺癌术后辅助化疗应采用每3周1周期的观点。

参考文献：

CITRON M L,BERRY D A,CIRRINCIONE C,et al.Randomized trial of dose-dense versus conventionally scheduled and sequential versus concurrent combination chemotherapy as postoperative adjuvant treatment of node-positive primary breast cancer:first report of Intergroup Trial C9741/Cancer and Leukemia Group B Trial 9741[J].J Clin Oncol,2003,21(8):1431-1439.

◆ 7-2-2-30 研究概况 ◆

研究名称	FASG 05
研究类型	随机对照试验
试验分期	Ⅲ期
入组时间	1990年4月～1993年7月
入组患者	腋窝淋巴结阳性乳腺癌
分组情况	第1组（n=289）：FEC 50 第2组（n=276）：FEC 100
用药方法	FEC 50：氟尿嘧啶500mg/m²+环磷酰胺500mg/m²+表柔比星50mg/m² q3w×6周期 FEC 100：氟尿嘧啶500mg/m²+环磷酰胺500mg/m²+表柔比星100mg/m² q3w×6周期
研究结果	10年DFS：第1组45.3%，第2组50.7%（P=0.036） 10年OS：第1组50.0%，第2组54.8%（P=0.038）

DFS: Disease free survival, 无病生存期；OS: Overall survival, 总生存期；CI: Confidence interval, 置信区间。

研究简介：

本研究旨在探索FEC方案中表柔比星两组不同剂量（100mg/m²与50mg/m²）对早期乳腺癌预后的影响以及化疗远期毒性。565例腋窝淋巴结阳性乳腺癌术后患者，随机分入FEC 50组或FEC 100组。绝经后患者接受3年他莫昔芬治疗，几乎所有患者(96%)接受放疗。中位随访110个月。FEC 50组10年DFS为45.3%（95% CI，41.9%-48.7%），FEC 100组为50.7%（95% CI，47.3%-54.1%）（Wilcoxon P=0.036，log-rank P=0.08）。FEC 50组10年OS为50.0%（95% CI，46.7%-53.3%），FEC 100组54.8%（95% CI，51.3%-58.3%）（Wilcoxon P=0.38，log-rank P=0.05）。

FEC 50 组 4 例（1.5%）和 FEC 100 组 3 例（1.1%）发生迟发心脏毒性（复发前）。FEC 50 组的 6 例（4.3%）和 FEC 100 组的 5 例（4.1%）发生复发后心脏不良反应。

研究者简介：

Jacques Bonneterre，就职于法国 Oscar Lambret 中心医学肿瘤学系。

编者按：

FEC 100 辅助治疗与 FEC 50 相比在 10 年的随访中表现出更好的 DFS 和 OS，这种优势未被远期并发症如心脏毒性和继发恶性肿瘤所抵消。鉴于风险收益比，FEC 100 是预后不良乳腺癌术后辅助化疗优选方案。本研究进一步证实表柔比星存在明显的剂量提高、疗效提高的关系，明确了表柔比星的标准剂量。

参考文献：

BONNETERRE J,ROCHÉ H,KERBRAT P,et al.Epirubicin increases long-term survival in adjuvant chemotherapy of patients with poor-prognosis,node-positive,early breast cancer:10-year follow-up results of the French Adjuvant Study Group 05 randomized trial[J].J Clin Oncol,2005,23(12):2686-2893.

◆ 7-2-2-31 研究概况 ◆

研究名称	SWOG S9313（INT-0137）
研究类型	随机对照研究
试验分期	Ⅲ期
入组时间	1994 年 4 月～1997 年 5 月
入组患者	肿瘤 >2cm 或肿瘤 >1cm 且 ER（-）、PR（-）或 1～3 个腋窝淋巴结阳性的 Ⅰ～Ⅱ 期乳腺癌
分组情况	第 1 组（n=1590）：AC 第 2 组（n=1524）：A → C
用药方法	AC：多柔比星 54mg/m² ivd + 环磷酰胺 1.2g/m² ivd q3w×6 周期 A → C：多柔比星 40.5mg/m² ivd d1,2 q3w×4 周期；序贯环磷酰胺 2.4g/m² ivd q2w×3 周期
研究结果	5 年 DFS：AC 组 79%，A → C 组 81%（P=0.20） 5 年 OS：AC 组 88%，A → C 组 89%（P=0.25） 不良事件： 4 级非血液学发生率相似（P=0.99） 4 级血液学发生率 A → C 组较高（P<0.0001）

DFS: Disease free survival, 无病生存期；OS: Overall survival, 总生存期。

研究简介：

SWOG S9313 研究探讨在总剂量相同情况下，比较多柔比星与环磷酰胺联合或序贯两种不同给药顺序在高危淋巴结阴性或低危淋巴结阳性乳腺癌的疗效。3176 例高危淋巴结阴性或低风险淋巴结阳性乳腺癌，随机分组：① AC 组；② A → C 组。A → C 组总剂量和持续时间与 AC 组相同，但 A → C 组中单次给药剂量得到增加。两组均接受粒细胞集落刺激因子支持及预防性抗生素治疗。除外激素受体阴性的绝经后患者，其余患者均在化疗后接受了他莫昔芬治疗。1994 年至 1997 年间，3176 例患者被随机分配。符合条件的患者中有 48% 为淋巴结阴性，48% 为雌激素受体阳性。预后分析显示，两组 DFS 及 OS 未观察到显著统计学差异；AC 组与 A → C 组的 5 年 DFS（95% CI）分别为 79%（77% ~ 81%）和 81%（79% ~ 83%）；AC 组与 A → C 组的 5 年 OS（95% CI）分别为 88%（87% ~ 90%）和 89%（87% ~ 91%）。分层分析结果显示：淋巴结阴性组，AC 组与 A → C 组的 5 年 DFS 分别为 83% 及 82%；淋巴结阳性组，AC 组与 A → C 组的 5 年 DFS 分别为 76% 及 81%。激素受体阳性组，AC 组与 A → C 组的 5 年 DFS 分别为 81% 及 86%，而激素受体阴性组未见明显差异。安全性方面，共 2 例患者出现治疗相关性死亡，均出现在 A → C 组。A → C 组的 4 级血液学不良反应发生率较高，但两组的非血液学 4 级不良反应发生率相似。AC 组与 A → C 组 3 级不良反应发生率分别为 9% 和 8%。A → C 组心脏毒性、腹泻、呼吸困难、非感染性发热、感染、疲乏、咽 / 食管炎、静脉炎 / 血栓 / 栓塞和口腔炎发生率较 AC 组多见，而 AC 组呕吐多见。

研究者简介：

Hannah M. Linden，就职于美国华盛顿州西南肿瘤学集团统计中心，普吉特海湾肿瘤学联盟。

编者按：

SWOG S9313 表明多柔比星与环磷酰胺序贯给药较联合给药未能显示出明显的生存获益，而不良反应发生率增加，因此不推荐常规给予序贯方案。

参考文献：

LINDEN H M,HASKELL C M,GREEN S J,et al.Sequenced compared with simultaneous anthracycline and cyclophosphamide in high-risk stage I and II breast cancer:final analysis from INT-0137(S9313) [J].J Clin Oncol,2007,25(6):656-661.

◆ 7-2-2-32 研究概况 ◆

研究名称	ECOG 1199
研究类型	随机对照研究
试验分期	III 期
研究编号	NCT00004125
入组时间	1999 年 10 月 ~ 2002 年 1 月
入组患者	可手术的腋窝淋巴结阳性（肿瘤分期 T1, T2, 或 T3，淋巴结分期 N1 或 N2）或高危淋巴结阴性（T2 或 T3, N0）无远处转移的乳腺癌
分组情况	第 1 组（n=1253）：P3 第 2 组（n=1231）：P1 第 3 组（n=1236）：D3 第 4 组（n=1230）：D1
用药方法	AC 方案 4 周期（d'r'b'x 60mg/m² + 环磷酰胺 600mg/m² q3w） 第 1 组：序贯紫杉醇 175mg/m² q3w×4 周期 第 2 组：序贯紫杉醇 80mg/m² qw×12 周期 第 3 组：序贯多西他赛 100mg/m² q3w×4 周期 第 4 组：序贯多西他赛 35mg/m² qw×12 周期

（续表）

研究结果	5 年 DFS： 第 1 组 76.9%，第 2 组 81.5%，第 3 组 81.2%，第 4 组 77.6% 5 年 OS： 第 1 组 86.5%，第 2 组 89.7%，第 3 组 87.3%，第 4 组 86.2% 10 年 DFS： 第 1 组 65.5%，第 2 组 70.7%，第 3 组 71.9%，第 4 组 67.1% 10 年 OS： 第 1 组 75.3%，第 2 组 77.7%，第 3 组 78.5%，第 4 组 75.9% 亚组分析（TNBC）： 10 年 DFS： 第 1 组 58.7%，第 2 组 69.0%，第 3 组 62.3%，第 4 组 56.8% 10 年 OS： 第 1 组 65.6%，第 2 组 75.1%，第 3 组 68.7%，第 4 组 68.6%

DFS: Disease free survival, 无病生存期; OS: Overall survival, 总生存期; HER2: Human epidermal growth factor receptor-2, 人表皮生长因子受体-2; TNBC: Triple-negative breast cancer, 三阴性乳腺癌; OR: Odds ratio, 比值比。

研究简介：

本研究比较多西他赛或紫杉醇周方案或 3 周方案在乳腺癌辅助治疗中的疗效。共纳入 4950 例腋窝淋巴结阳性或高危淋巴结阴性乳腺癌。随机分组后，所有患者首先接受 4 周期多柔比星和环磷酰胺治疗，然后分别给予 4 周期的 3 周方案紫杉醇或多西他赛，或 12 周期的单周方案。主要评估指标是 DFS。与接受标准治疗（每 3 周紫杉醇）相比，紫杉醇周方案 DFS 的 OR=1.27（P=0.006），多西他赛 3 周方案患者 DFS 的 OR=1.23（P=0.02），多西他赛周方案 DFS 的 OR=1.09（P=0.29）。与标准治疗相比，紫杉醇周方案显著改善 OS（OR=1.32，P=0.01）。在总人群中，AC 方案序贯紫杉醇周方案或多西他赛 3 周方案相比紫杉醇 3 周方案，显著改善 DFS，小幅改善 OS。HER2 阴性亚组分析显示，无论激素受体表达情况如何，紫杉醇周方案对 DFS 及 OS 均有相似改善。对于三阴性乳腺癌，最有效的是紫杉醇周方案，10 年的 DFS 从 58.7% 提高至 69.0%，10 年 OS 从 65.6% 提高至 75.1%。安全性方面，相对于紫杉醇 3 周方案，紫杉醇周方案患者发生 2 级、3 级或 4 级神经毒性频率较高（27% 对 20%）。本研究提示，多柔比星和环磷酰胺标准辅助化疗后序贯紫杉醇周方案治疗可改善早期乳腺癌 DFS 和 OS。

研究者简介：

Joseph A. Sparano，美国阿尔伯特爱因斯坦医学院的医学教授和妇产科教授，蒙蒂菲奥里医疗中心肿瘤学系的副主席，同时担任爱因斯坦癌症中心临床研究的副主任，并领导爱因斯坦乳腺癌工作组，致力于乳腺癌转化研究，担任国家癌症研究所乳腺癌相关科学委员会副主席。

编者按：

剂量密集方案动摇了对淋巴结阳性乳腺癌术后辅助化疗应采用每 3 周为 1 周期的传统观点。AC 方案 4 周期序贯单周方案紫杉醇 12 周期或 3 周方案多西他赛 4 周期成为淋巴结阳性乳腺癌术后辅助化疗的标准方案之一。

参考文献：

SPARANO J A,WANG M,MARTINO S,et al.Weekly paclitaxel in the adjuvant treatment of breast cancer[J].N Engl J Med,2008,358(16):1663-1671.

◆ 7-2-2-33 研究概况 ◆

研究名称	AGO
研究类型	随机对照研究
试验分期	Ⅲ 期
入组时间	1998.11-2003.4
入组患者	≥ 4 个阳性腋窝淋巴结的 Ⅱ - Ⅲ A 期乳腺癌
分组情况	第 1 组 （n=658）：剂量密集 （IDD-ETC） 第 2 组 （n=626）：常规剂量
用药方法	第 1 组：表柔比星 150mg/m² q2w×3 周期，序贯紫杉醇 225mg/m² q2w×3 周期，序贯环磷酰胺 2500mg/m² q2w×3 周期 第 2 组：表柔比星 90mg/m²+ 环磷酰胺 600mg/m² q3w×4 周期，序贯紫杉醇 175mg/m² q3w×4 周期
研究结果	5 年 EFS： （P<0.001） IDD-ETC 组 70%，常规剂量组 62%，相对复发风险降低 28% 5 年 OS： （P=0.0285） IDD-ETC 组 82%，常规剂量组 77%，相对死亡风险降低 24%

EFS: Event-free survival, 无事件生存；OS: Overall survival, 总生存期。

研究简介：

鉴于腋窝淋巴结广泛转移的乳腺癌在常规辅助治疗后预后仍然不佳，本研究比较了剂量密集辅助化疗与常规剂量辅助化疗对高危乳腺癌预后影响。1284 例 ≥ 4 枚腋淋巴结阳性乳腺癌随机分两组：每 2 周接受剂量密集表柔比星序贯紫杉醇再序贯环磷酰胺治疗，或者给予常规剂量表柔比星和环磷酰胺 3 周方案后序贯紫杉醇 3 周方案。主要研究终点为EFS。中位随访 62 个月，常规剂量组的 5 年 EFS 为 62%，IDD-ETC 组为 70%，相对复发风险降低了 28%（P <0.001）。这种改善独立于绝经状态、激素受体或 HER2 表达情况。常规剂量组 5 年 OS 率为 77%，IDD-ETC 组为 82%，相对死亡风险降低了 24%（P= 0.0285）。IDD-ETC 组非血液学和血液学毒性显著增加，但没有发生治疗相关的死亡。在 IDD-ETC 组中观察到 4 例急性髓性白血病或骨髓增生异常综合征，没有报道严重充血性心力衰竭。

研究者简介：

Volker Moebus，就职德国法兰克福歌德大学医学院附属医院 Klinikum Frankfurt Hoechst 妇产科。

编者按：

剂量密集型 E-C-T 方案疗效优于传统 EC-T 方案。与常规剂量化疗相比，IDD-ETC 耐受性较差，但是 ≥ 4 枚阳性腋窝淋巴结高危乳腺癌 EFS 和 OS 得到显著改善。

参考文献：

MOEBUS V,JACKISCH C,LUECK H J,et al.Intense dose-dense sequential chemotherapy with epirubicin,paclitaxel,and cyclophosphamide compared with conventionally scheduled chemotherapy in high-risk primary breast cancer:mature results of an AGO phase Ⅲ study[J].J Clin Oncol,2010,28(17):2874-2880.

◆ 7-2-2-34 研究概况 ◆

研究名称	SWOG S0221
研究类型	随机对照研究
试验分期	Ⅲ期
入组时间	2003 年 12 月 ～ 2010 年 11 月
入组患者	高危病理分期 Ⅰ ～ Ⅲ 期乳腺癌
分组情况	第 1 组（n=678）：AC q2w×6 → 紫杉醇 q2w×6 第 2 组（n=693）：AC qw×15 → 紫杉醇 q2w×6 第 3 组（n=697）：AC q2w×6 → 紫杉醇 qw×12 第 4 组（n=648）：AC qw×15 → 紫杉醇 qw×12
用药方法	第 1 组：多柔比星 60mg/m² ivd d1+ 环磷酰胺 600mg/m² ivd d1q2w×6；序贯紫杉醇 175mg/m² ivd q2w×6 第 2 组：多柔比星 24 mg/m² ivd qw + 环磷酰胺 60mg/m² po qd×15；序贯紫杉醇 175mg/m² ivd q2w×6 第 3 组：多柔比星 60mg/m² ivd d1 + 环磷酰胺 600mg/m² ivd d1q2w×6；序贯紫杉醇 80mg/m² ivd qw×12 第 4 组：多柔比星 24 mg/m² ivd qw + 环磷酰胺 60mg/m² po qd×15；序贯紫杉醇 80mg/m² ivd qw×12
研究结果	中位随访 6 年，通过 Cox 模型评估 DFS： 与第 1 组相比，第 2 组 HR=1.32，P=0.022，第 3 组 HR=1.24，P=0.072，第 4 组 HR=1.12，P=0.38 OS： 与第 1 组相比，第 2 组 HR=1.44，P=0.013，第 3 组 HR=1.46，P=0.011，第 4 组 HR=1.24，P=0.17

DFS：Disease free survival，无病生存期；ER：estrogen receptor，雌激素受体；PR：progesterone receptor，孕激素受体；HR：Hazard ratio，风险比。

研究简介：

本研究共纳入 2716 例高危病理分期 Ⅰ ～ Ⅲ 期乳腺癌，高危病理分期定义是淋巴结阳性（pN1-3），或任何原发肿瘤 ≥ 2cm，或 ER 阴性 /PR 阴性或激素受体阳性且 21 基因复发评分 ≥ 26 的任何 ≥ 1cm 的肿瘤。研究通过 2×2 析因研究设计，将早期高危乳腺癌患者随机分为 4 组：① AC 双周方案 6 周期，序贯紫杉醇双周方案 6 周期，化疗第 2 天均给予培非格司亭；② AC 周方案 15 周，第 2~7 天给予 G-CSF，序贯紫杉醇双周方案 6 周期，培非格司亭同前；③ AC 双周方案 6 周期，培非格司亭同前，序贯紫杉醇周方案 12 周；④ AC 周方案 15 周，G-CSF 同前，序贯紫杉醇周方案 12 周。中位随访 6 年的结果发现四组患者的 DFS 无显著差异（P=0.011），在 OS 方面四组之间存在统计学差异，AC 方案与紫杉醇均为双周方案可改善乳腺癌患者的 OS（P=0.04）。进一步亚组分析发现，此方案对于三阴性乳腺癌患者的的预后似有改善趋势（P=0.067），而并不能改善其他类型乳腺癌的预后。患者 DFS 方面单周和双周方案疗效相似。而亚组分析结果提示双周化疗方案可能更适用于三阴性乳腺癌。安全性方面，AC 周方案发生口腔炎症及皮肤毒性较多，AC 双周方案发生更多骨髓抑制及心脏毒性，可见给药剂量及策略的改变显著影响化疗疗效及不良反应发生率。

研究者简介：

George T Budd，医学博士，美国克利夫兰诊所 Taussig 癌症中心肿瘤科医师。

编者按：

蒽环和紫杉是乳腺癌辅助化疗基石，哪种给药方式可最大限度改善预后是临床医生关注的问题，ECOG 1199 研究发现常规 3 周方案 AC 辅助治疗 4 周期后序贯单周紫杉醇疗效在 OS 和 DFS 均优于常规的紫杉醇 3 周方案，因此，对于 AC 方案不同密集化疗方案是否能进一步提高治疗效果（双周 AC 和周 AC)，同样作为密集化疗的紫杉醇（双周和单周）之间是否具有差别，而 AC 和紫杉醇之间的不同用药策略间是否具有协同效应等问题值得进一步深入研究。SWOG S0221 正是基于上述基础研究的进一步延伸，通过比较 4 种 AC 序贯紫杉醇方案，实质上这四种不同组合的方案构成都是密集化疗的不同组成，来确定同样的密集化疗之间是否有差别。全组范围内 DFS 间未见显著统计学差异，但在 OS 上双周方案显示出优势，对于高危三阴性乳腺癌患者，术后双周方案可能改善总生存，这也同时提示不同密集化疗之间对不同分子分型的乳腺癌效果可能不同。

参考文献：

BUDD G T,BARLOW W E,MOORE H C,et al.SWOG S0221:a phase Ⅲ trial comparing chemotherapy schedules in high-risk early-stage breast cancer[J].J Clin Oncol,2015,33(1):58-64.

◆ 7-2-2-35 研究概况 ◆

研究名称	PANTHER
研究类型	开放随机对照临床研究
试验分期	Ⅲ期
研究编号	NCT00798070
入组时间	2007 年 2 月 20 日～ 2011 年 9 月 14 日
入组患者	淋巴结阳性或者高危淋巴结阴性乳腺癌
分组情况	第 1 组（n=1006）：剂量密集（2 周方案） 第 2 组（n=1011）：对照（3 周方案）
用药方法	第 1 组：表柔比星＋环磷酰胺 q2w×4 周期；序贯多西他赛 q2w×4 周期 第 2 组：表柔比星＋环磷酰胺＋氟尿嘧啶 q3w×4 周期；序贯多西他赛 q3w×4 周期
研究结果	5 年 BCRFS：第 1 组 88.7%，第 2 组 85.0%（P=0.06） EFS：第 1 组 86.7%，第 2 组 82.1%（P=0.04） DDFS：第 1 组 89.4%，第 2 组 86.7%（P=0.17） OS：第 1 组 92.1%，第 2 组 90.2%（P=0.09）

EFS: Event-free survival, 无事件生存；OS: Overall survival, 总生存期；DDFS: Distant disease free survival, 无远处转移生存期；BCRFS: Breast cancer recurrence - free survival , 无乳腺癌复发生存期。

研究简介：

PANTHER 研究旨在探讨剂量密集化疗是否能够较标准 3 周化疗方案进一步提高早期乳腺癌疗效。本研究是一项随机、开放标签的Ⅲ期临床研究，2007 年 2 月 20 日至 2011 年 9 月 14 日纳入 2017 例淋巴结阳性或者高危淋巴结阴性（肿瘤 >2cm、激素受体阴性、组织学分级 3 级或年龄 ≤ 35 岁）乳腺癌术后患者。中位年龄为 51（45 ～ 58）岁，激素受体阳性肿瘤 80%；淋巴结转移 97%。随机分组入剂量密集组及对照组，研究终点为无乳腺癌复发生存期（BCRFS），次要研究终点 EFS、DDFS、OS。中位随访 5.3 年，报告 269 例无乳腺癌复发生存事件，其中剂量密集组 118 例，对照组 151 例，5 年 BCRFS 分别为 88.7％ 及 85.0％（HR=0.79；95％ CI，0.61-1.01，P = 0.06）。剂量密集组 EFS 优于对照组，5 年 EFS 分别为 86.7％ 及 82.1％（HR=0.79，95％ CI，0.63-0.99，P=0.04）。剂量密集组与对照组 DDFS 及 OS 均无显著差异。安全性方面，3 ~ 4 级非血液不良反应剂量密集组发生率为 52.6％，而对照组发生率为 36.6％。研究结果表明，在高风险早期乳腺癌中，与标准辅助化疗相比，采用剂量密集化疗并没有显著提高乳腺癌无复发生存率，非血液学毒性在剂量密集组更为常见。

研究者简介：

Jonas Bergh，瑞典卡罗林斯卡学院癌症战略研究项目主任，2009-2010 年在英国曼彻斯特大学担任乳腺肿瘤学教授，1995-2016 年担任 Swedish Breast Cancer Group 主席。

编者按：

个体化剂量密集化疗并未改善高危早期乳腺癌结局，且对患者健康相关生活质量有一定负面影响。

参考文献：

FOUKAKIS T,VON MINCKWITZ G,BENGTSSON N O,et al.Effect of Tailored Dose-Dense Chemotherapy vs Standard 3-Weekly Adjuvant Chemotherapy on Recurrence-Free Survival Among Women With High-Risk Early Breast Cancer:A Randomized Clinical Trial[J]. JAMA,2016,316(18):1888-1896.

◆ 7-2-2-36 研究概况 ◆

研究名称	ABC
研究类型	荟萃分析
试验分期	Ⅲ期
入组患者	HER2 阴性乳腺癌
分组情况	第 1 组：蒽环类、紫杉类联合方案 第 2 组：TC 方案
用药方法	第 1 组： ①多西他赛＋多柔吡星＋环磷酰胺，q3w×6 周期 ②多柔吡星＋环磷酰胺，q3w×4 周期；序贯紫杉醇 qw×12 周 ③多柔吡星＋环磷酰胺，q2w×4 周期；序贯紫杉醇 qw×12 周 ④多柔吡星＋环磷酰胺，q2w×4 周期；序贯紫杉醇 q2w×4 周期 第 2 组：多西他赛＋环磷酰胺，q3w×6 周期
研究结果	4 年 IDFS：第 1 组 90.7％，第 2 组 88.2％（P=0.04） 4 年 OS：第 1 组 95.0％，第 2 组 94.7％（P=0.60）

IDFS: Invasive disease free survival，无浸润性肿瘤复发生存期；RFI: Recurrent-free interval，无复发间期；OS: Overall survival，总生存期；HER2: Human epidermal growth factor receptor-2，人表皮生长因子受体 -2；ER: Estrogen receptor，雌激素受体。

研究简介：

在早期乳腺癌临床研究中，多西他赛和环磷酰胺（TC）优于多柔比星和环磷酰胺（AC）。本研究探讨6周期TC治疗对比蒽环类联合紫杉类在高危HER2阴性乳腺癌的疗效。本研究为3个临床试验联合分析，包括USOR06-090,、NSABP B-46-I/USOR 07132以及NSABP B-49。本研究纳入HER2阴性乳腺癌，病理分期要求如下：① pT1-3，pN1、pN2a、pN3a、pN3b；② pT2-3，pN0；③ pT1c，pN0且同时满足以下条件之一：ER且PR阴性，ER阳性或PR阳性同时组织学分级3级或USOR-090试验中21基因复发风险评分≥31分，NSABP B-46-I/USOR 07132以及NSABP B-49临床试验中21基因复发风险评分≥25分。主要研究终点为无浸润性疾病生存期（IDFS），次要研究终点为RFI、OS及安全性。研究结果显示，TC组及对照组4年IDFS分别为88.2%及90.7%（P=0.04）；TC组及对照组4年OS分别为94.7%及95.0%，差异无统计学意义（P=0.60）。亚组分析显示，在ER阳性且4个及以上淋巴结阳性和ER阴性且淋巴结阳性亚组中蒽环类联合紫杉类获益更多。安全性方面，蒽环类联合紫杉醇组共观察到5例（0.24%）出现急性白血病，TC组未观察到。

研究者简介：

Joanne L. Blum，美国德克萨斯州达拉斯市肿瘤专家，美国肿瘤学网络乳腺癌委员会的成员。

编者按：

本研究显示与TC方案比较，蒽环联合紫杉方案显著改善高危乳腺癌预后，进一步巩固了蒽环类在HER2阴性高危乳腺癌治疗中的基石地位，目前辅助化疗中去蒽环类为时尚早。但对于低危患者及蒽环类禁忌患者而言，TC方案不失为综合考虑的可选方案之一。

参考文献：

BLUM J L,FLYNN P J,YOTHERS G,et al.Anthracyclines in Early Breast Cancer:The ABC Trials-USOR 06-090,NSABP B-46-I/USOR 07132,and NSABP B-49 (NRG Oncology) [J].J Clin Oncol,2017,35(23):2647-2655.

（四）辅助强化治疗

◆ 7-2-2-37 研究概况 ◆

研究名称	FinXX
研究类型	随机对照试验
试验分期	Ⅲ期
入组时间	2004年6月～2007年5月
入组患者	淋巴结阳性或淋巴结阴性肿瘤直径>2 cm且PR阴性的乳腺癌
分组情况	第1组（n=753）：TX-CEX 第2组（n=747）：T-CEF
用药方法	第1组：多西他赛60mg/m² d1＋卡培他滨900mg/m² bid d1-15 q3w×3周期；序贯环磷酰胺600mg/m² d1+表柔比星75mg/m² d1+卡培他滨900mg/m² bid d1-15 q3w×3周期； 第2组：多西他赛80mg/m² d1 q3w×3周期；序贯环磷酰胺600 mg/m²+表柔比星75 mg/m²+氟腺嘧定600 mg/m² q3w×3周期

	5 年 RFS： TX-CEX 组 86.6%，T-CEF 组 84.1%（P=0.087）； 5 年 OS： TX-CEX 组 92.6%，T-CEF 组 86.7%（P=0.080）； 10 年 RFS： TX-CEX 组 78.5%，T-CEF 组 76.5%（P=0.225）； 10 年 OS： TX-CEX 组 84.0%，T-CEF 组 82.4%（P=0.150）； 亚组分析显示： TX-CEX 提高三阴性乳腺癌 5 年 BCSS：（HR=0.64，P=0.027）
研究结果	

OS：Overall survival，总生存期；RFS：Relapse-free survival，无复发生存期。

研究简介：

卡培他滨是治疗乳腺癌的常用化疗药物，目前对卡培他滨加入含有紫杉烷类、蒽环类和环磷酰胺的辅助治疗方案是否可以改善早期乳腺癌的预后尚不明确。FinXX 研究进一步探讨在标准辅助化疗方案的基础上加入卡培他滨是否可以改善早期乳腺癌的预后。FinXX 是由芬兰乳腺癌研究组（FBCG）开展的一项前瞻性大型、开放、多中心随机 III 期临床研究，分别在 15 所芬兰医院和 5 所瑞典医院中开展，纳入 1500 例 18 ~ 65 岁淋巴结阳性或淋巴结阴性肿瘤直径 >2 cm 且 PR 阴性的乳腺癌随机分组。主要研究终点为 RFS，次要研究终点为 OS。中位随访 35 个月，含卡培他滨组与对照组的 3 年无复发生存率分别为 93% 和 89%（HR=0.66，95%CI，0.47-0.94，P=0.020），提示卡培他滨的加入降低乳腺癌复发率。中位随访 59 月，发生了 214 次 RFS 事件（TX-CEX 组 96 例，T-CEF 组 118 例）。5 年 RFS：TX-CEX 组 86.6%，T-CEF 组 84.1%（P=0.087）。TX-CEX 组 56 例在随访期间死亡，T-CEF 组 75 例死亡（P=0.080）。提示卡培他滨并不能降低患者复发风险 (HR=0.79，95% CI，0.60-1.04，P=0.087)。亚组分析显示，三阴性乳腺癌及大于 3 个腋窝淋巴结转移者从含卡培他滨的辅助化疗中获益，提高 RFS（HR=0.48，95%CI，0.26-0.88，P=0.018）及乳腺癌特异性生存率（HR=0.64，95%CI，0.44-0.95，P=0.027）。中位随访 10.3 年，研究结果显示在辅助治疗中加入卡培他滨未能改善患者预后（RFS：HR=0.88; 95% CI，0.71-1.08，P =0.23；OS：HR=0.84，95% CI，0.66-1.07，P=0.15）。亚组分析显示，含卡培他滨组在三阴性乳腺癌中的 RFS 及 OS 总生存均有显著改善（RFS：HR=0.53，95% CI，0.31-0.92，P=0.02；OS：HR=0.55，95% CI，0.31-0.96，P =0.03）。最终结果提示卡培他滨加入辅助化疗不延长生存，但是三阴性乳腺癌可以从卡培他滨获益。

在安全性方面，两组不良反应均可耐受，但又有所不同。与对照组相比，试验组具有较低的 3~4 级中性粒细胞减少相关感染（10.0%Vs.20.0%）和肌痛（1.9%Vs.8.0%）。手足综合征（11.1%Vs.0.3%）、（6.2%Vs.1.6%）、（4.2%Vs.1.6%）的发生率上均以试验组较高。FinXX 研究认为，与未使用卡培他滨的方案相比，将卡培他滨纳入含有多西他赛、表柔比星和环磷酰胺的方案中，不能显著改善患者预后，但三阴性乳腺癌可以从含卡培他滨方案中获益。本研究是首次探索卡培他滨在乳腺癌术后辅助治疗中的作用，为卡培他滨术后辅助应用的有效性和安全性提供了循证医学依据。

研究者简介：

Heikki Joensuu：ESMO 成员，赫尔辛基大学教授，赫尔辛基综合癌症中心的研究主任。

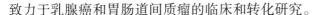

致力于乳腺癌和胃肠道间质瘤的临床和转化研究。

编者按：

FinXX 试验是第一项研究卡培他滨联合标准辅助化疗方案治疗早期乳腺癌的 Ⅲ 期临床试验。紫杉烷类 – 蒽环类为基础辅助化疗方案联合卡培他滨并未延长患者 RFS 或 OS。然而，TX-CEX 可使 TNBC 患者生存受益，但由于样本量小及可能存在分析偏倚，这一研究结果仍应慎重看待。

参考文献：

JOENSUU H,KELLOKUMPU–LEHTINEN P L,HUOVINEN R,et al.Adjuvant capecitabine,docetaxel, cyclophosphamide, and epirubicin for early breast cancer:final analysis of therandomized FinXX trial[J].J Clin Oncol,2012,30(1):11–18.

◆ **7-2-2-38 研究概况** ◆

研究名称	IBCSG 22-00
研究类型	开放随机对照研究
试验分期	Ⅲ 期
入组时间	2000 年 11 月 ~ 2012 年 12 月
入组患者	T1-3/T4 伴极少真皮侵犯的激素受体阴性乳腺癌
分组情况	第 1 组（n=542）：维持治疗（CM） 第 2 组（n=539）：空白对照
用药方法	第 1 组：标准辅助化疗后，环磷酰胺 50mg po qd + 甲氨蝶呤 2.5mg po bid d1-2 qw，持续 1 年 第 2 组：标准辅助化疗后，未予化疗
研究结果	中位随访 6.9 年 5 年 DFS 第 1 组 78.1%，第 2 组 74.7% （HR=0.84，95% CI，0.66-1.06，P=0.14） 5 年 DFS（TNBC） 第 1 组 78.7%，第 2 组 74.6%（HR=0.80，95% CI，0.60-1.06）

DFS: Disease free survival, 无病生存期；OS: Overall survival, 总生存期；DDFS: Distant disease free survival, 无远处转移生存期；BCFI: Breast cancer – free interval, 无乳腺癌间期

研究简介：

激素受体阴性早期乳腺癌在标准辅助化疗后是否能从低剂量环磷酰胺和甲氨蝶呤维持化疗中获益。2000 年 11 月至 2012 年 12 月，一项 Ⅲ 期随机国际乳腺癌研究组（IBCSG）22-00 研究纳入 1081 例 T1-3 或 T4 伴极少真皮侵犯的激素受体阴性的早期乳腺癌术后患者，随机分组入维持治疗组或空白对照组。在初次手术至辅助化疗最后 1 天的 56 天后的任何时间随机分配给 CM 维持（环磷酰胺 50 连续口服 50mg/ 天，并在每周的第 1 天和第 2 天每天口服两次甲氨蝶呤 2.5mg，持续 1 年）或无 CM。主要研究终点 DFS，次要研究终点 BCFI、DDFS、OS。中位随访时间 6.9 年，CM 维持治疗组有 71 例（13%）未接受 CM 方案治疗，其余 456 例中仅 177 例（39%）完成全方案 75% 以上。激素受体阴性亚组中，增加低剂量维持治疗的 DFS 事件发生率较少，但差异无统计学意义（P=0.14）。早期三阴性乳腺癌患

者疾病进展风险降低了 16%，但差异无统计学意义。对于三阴性乳腺癌患者，CM 组第 5 年 DFS 事件绝对减少 4.1%，三阴性和淋巴结阳性患者效果更好 (第 5 年复发下降 7.9%)。安全性方面，低剂量口服环磷酰胺和甲氨蝶呤组，64 例发生 3-4 级治疗相关不良反应，最常见的是转氨酶升高（7%），其次为白细胞减少（2%）。

研究者简介：

Marco Colleoni，就职于意大利米兰的欧洲肿瘤研究所（IEO），IBCSG 科学委员会执行主席，同时也是基金会理事会执行委员会的成员。2016 年 ESMO 大会上担任乳腺癌早期研究的主席。

编者按：

虽然 IBCSG 22-00 研究样本规模较大，但并未发现低剂量节拍化疗环磷酰胺 + 氨甲喋呤（CM）能够显著改善激素受体阴性早期乳腺癌的无病生存期，因此，不应推荐此类患者使用维持化疗。尽管该研究最终结果为阴性，但仍不失为一项设计严谨的随机对照研究，其结果可能为我们寻求三阴性乳腺癌辅助化疗后进一步提高疗效的方式提供依据。

参考文献：

COLLEONI M,GRAY K P,GELBER S,et al.Low-Dose Oral Cyclophosphamide and Methotrexate Maintenance for Hormone Receptor-Negative Early Breast Cancer:International Breast Cancer Study Group Trial 22-00[J].J Clin Oncol,2016,34(28):3400-3408.

◆ 7-2-2-39 研究概况 ◆

研究名称	CREATE-X
研究类型	随机对照研究
试验分期	Ⅲ期
研究编号	UMIN000000843
入组时间	2007 年 2 月～ 2012 年 7 月
入组患者	HER2 阴性且新辅助化疗（含蒽环类、紫杉烷类或两者）后仍有残留或淋巴结阳性的乳腺癌
分组情况	第 1 组（n=455）：术后标准治疗 + 卡培他滨 第 2 组（n=455）：术后标准治疗
用药方法	第 1 组：卡培他滨 1250 mg/m² po bid d1-14 持续 6-8 周期 第 2 组：未予卡培他滨
研究结果	DFS：第 1 组 74.1%，第 2 组 67.7%（P=0.01） OS：第 1 组 89.2%，第 2 组 83.3%（P=0.01） 三阴性乳腺癌亚组分析： DFS：第 1 组 69.8%，第 2 组 56.1% （HR=0.58，95% CI，0.39-0.87） OS：第 1 组 78.8%，第 2 组 70.3% （HR=0.52，95% CI，0.30-0.90）

DFS: Disease free survival, 无病生存期；OS: Overall survival, 总生存期；HER2: Human epidermal growth factor receptor-2, 人表皮生长因子受体 -2；pCR: Pathologic complete response, 病理完全缓解。

研究简介：

新辅助化疗的标准方案包含蒽环及紫杉烷类，治疗后残留浸润性癌的 HER2 阴性乳腺癌预后不良，术后辅助化疗的疗效在这些患者尚不明确。卡培他滨作为一种新型的口服氟尿嘧啶类药物，在晚期乳腺癌的解救治疗中占据重要地位。卡培他滨在早期乳腺癌治疗中的作用需要临床试验进一步探索。本研究共纳入 910 例 20~74 岁 HER2 阴性且新辅助化疗（含蒽环类、紫杉烷类药物或两者联合）后仍有残留的乳腺癌患者，随机入组，分为有或无卡培他滨的标准术后治疗。主要研究终点 DFS，次要研究终点包括 OS 及安全性。因预先规定的中期分析结果达到了主要终点，因此该试验提前终止。最终分析结果表明，卡培他滨组 DFS 优于对照组，5 年 DFS 分别为 74.1% 和 67.6%（P=0.01）。卡培他滨组的 OS 优于对照组，5 年 OS 分别为 89.2% 和 83.6%（P=0.01）。三阴性乳腺癌中，卡培他滨组 DFS 为 69.8%，对照组 56.1%，OS 分别为 78.8% 和 70.3%。手足综合征是卡培他滨最常见的不良反应，发生率为 73.4%。且中性粒细胞减少和腹泻及其他所有等级的不良反应的发生率均显著高于对照组。本研究作者认为含蒽环类、紫杉烷类或二者的标准新辅助化疗后，卡培他滨治疗可显著改善仍有残留浸润性癌的 HER2 阴性乳腺癌的预后。

研究者简介：

Masakazu Toi：就诊于日本京都大学医学院研究生院，任命为乳腺外科教授以及京都大学医院乳腺癌部门负责人。

编者按：

CREATE-X 研究的意义在于，对可手术乳腺癌，不宜不分情况都予既往先手术再术后辅助治疗的模式，尤其对三阴性乳腺癌，更应该给予术前新辅助化疗，对化疗后仍有残存病灶者，后续再给卡培他滨强化辅助化疗，这种模式可以让这部分高危复发风险的患者的生存率显著提高。

参考文献：

MASUDA N,LEE S J,OHTANI S,et al.Adjuvant Capecitabine for Breast Cancer after Preoperative Chemotherapy[J].N Engl J Med,2017,376(22):2147-2159.

◆ **7-2-2-40　研究概况** ◆

试验名称	SYSUCC-001
研究类型	随机对照研究
试验分期	Ⅲ期
研究编号	NCT01112826
入组时间	2010 年 4 月 ～ 2016 年 12 月
入组患者	完成标准辅助治疗的早期三阴性乳腺癌
分组情况	第 1 组：完成标准治疗后卡培他滨持续 1 年 第 2 组：完成标准治疗后观察持续 1 年
用药方法	卡培他滨 650mg/m² po bid 持续 1 年

（续表）

研究结果	5 年 DFS： 第 1 组 82.8%，第 2 组 73%（HR=0.64，95%CI，0.42-0.95，P=0.03） 5 年 DDFS： 第 1 组 85.8%，第 2 组 75.8%（HR=0.60，95% CI，0.38-0.92，P=0.02） 5 年 OS： 第 1 组 85.5%，第 2 组 81.3%（HR=0.75，95% CI，0.47-1.19，P=0.22） 5 年 RFS： 第 1 组 85.0%；第 2 组 80.8%（HR=0.72，95% CI，0.46-1.13，P=0.15） 不良反应（卡培他滨组）： 手足综合征 45.2%，白细胞减低 23.5%，胆红素升高 12.7%，腹痛 / 腹泻 6.8%

DFS: Disease free survival, 无病生存期；DDFS: distant disease free survival, 无远处转移生存期；OS: Overall survival, 总生存期；RFS: Recurrence free survival, 无复发生存期；CI: Confidence interval, 置信区间。

研究简介：

在所有乳腺癌亚型中，三阴性乳腺癌的复发率相对较高，标准治疗后预后较差。SYSUCC-001 是一项大型的随机对照研究，旨在评价早期三阴性乳腺癌接受标准辅助化疗后，卡培他滨节拍化疗的维持治疗的疗效和不良反应。该项随机临床试验在中国多个中心进行，在 2010 年 4 月至 2016 年 12 月共纳入 443 例已完成标准辅助化疗的早期三阴性乳腺癌。患者按 1:1 的比例随机分配，卡培他滨组接受卡培他滨（n=222），剂量为 650 mg/m²，每日两次，连续 1 年不间断口服，对照组在完成标准辅助化疗后进行观察 1 年（n=221）。T1/T2 期占 93.1%；淋巴结阴性占 61.8%；98.0% 患者完成研究。主要终点是无病生存期。次要终点包括无远处转移生存期、总生存期、无复发生存期和不良事件。中位随访 61 个月，卡培他滨组 38 个事件（37 例复发，32 例死亡），观察组 56 个事件（56 例复发，40 例死亡）。卡培他滨组和观察组的 5 年无病生存期分别为 82.8% 和 73.0%（P=0.03）。卡培他滨组与观察组的 5 年无远处转移生存期分别为 85.8% 和 75.8%（P=0.02），5 年总生存期分别为 85.5% 和 81.3%（P=0.22），5 年无复发生存期分别为 85.0% 和 80.8%（P=0.15）。最常见的卡培他滨相关不良事件是手足综合征（45.2%），7.7% 的患者发生 3 级事件。中位随访 5 年后，研究组的 5 年 DFS 较对照组绝对提高 10%，患者相对复发风险降低 37%。对复发的降低主要来源于对远处转移发生率的降低，尤其是肺转移发生率降低一半。因此，标准治疗后节拍卡培他滨维持治疗 1 年可显著改善可手术后 TNBC 的 DFS，安全性及耐受性良好。

研究者简介：

袁中玉，中山大学附属肿瘤医院主任医师，主要从事肿瘤内科治疗的临床工作及抗癌药物研究，主要研究方向为乳腺癌的内科治疗。

编者按：

该研究是首次将节拍化疗用于三阴性乳腺癌标准治疗后的维持治疗并取得阳性结果的大型 Ⅲ 期临床试验。说明 TNBC 在标准治疗以后，进行节拍化疗维持会带来显著临床获益，为改善 TNBC 不良预后提供有价值证据，可能改变 TNBC 的临床治疗策略。

参考文献：

WANG X,WANG S S,HUANG H,et al.Effect of Capecitabine Maintenance Therapy Using Lower Dosage and Higher Frequency vs Observation on Disease-Free Survival Among Patients

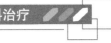

With Early-Stage Triple-Negative Breast Cancer Who Had Received Standard Treatment:The SYSUCC-001 Randomized Clinical Trial[J].JAMA,2021,325(1):50-58.

（五）辅助化疗时机

◆ 7-2-2-41 研究概况 ◆

试验名称	Impact on survival of time from definitive surgery to initiation of adjuvant chemotherapy for early-stage breast cancer
研究类型	回顾分析
入组时间	1989 年～ 1998 年
入组患者	2594 例 Ⅰ - Ⅱ 期乳腺癌，接受辅助化疗
分组情况	根据辅助化疗时间间隔分 4 组： 第 1 组：≤ 4 周 第 2 组：>4 ～ 8 周 第 3 组：>8 ～ 12 周 第 4 组：>12 周
研究结果	5 年 OS： 第 1 组 84%，第 2 组 85%，第 3 组 89%，第 4 组 78%，（P =0.013） 5 年 RFS： 第 1 组 74%，第 2 组 79%，第 3 组 82%，第 4 组 69%，（P =0.004） 5 年 OS：辅助化疗时间 >12 周 vs. 辅助化疗时间 ≤ 12 周 （HR=1.5，95%CI, 1.07-2.10，P=0.017）

研究简介：

本研究回顾分析 1989-1998 年加拿大不列颠哥伦比亚癌症中心的 2594 例早期乳腺癌患者，根据辅助化疗的时间间隔将患者分为 4 组：≤ 4 周、>4 ～ 8 周、>8 ～ 12 周和 >12 周，术后 12 周内开始化疗的 RFS 和 OS 相似。单因素回归分析表明：辅助化疗时间 >12 与 ≤ 12 周的 OS（HR=1.5，95%CI，1.07-2.10，P=0.017），提示辅助化疗时间间隔小于 12 周的患者 5 年 OS 优于大于 12 周。≤ 4 周、>4 ～ 8 周、>8 ～ 12 周和 >12 周相对应的 5 年 OS 分别是 84%、85%、89% 和 78%（log-rank P=0.013）；RFS 依次为 74%、79%、82% 和 69%（log-rank P=0.004）。多因素分析，独立的预后因素是组织学分级、肿瘤大小、淋巴结状态、ER、年龄、淋巴和 / 或血管侵犯，术后 12 周以上开始辅助化疗仍与生存率低下明显相关（HR=1.6，95%CI，1.2-2.3，P =0.005）。

研究者简介：

Caroline Lohrisch，加拿大温哥华市 Valley Cancer Medical Center 肿瘤内科主任。

编者按：

这项回顾性分析表明，辅助化疗在明确的手术后 12 周内同样有效，但 RFS 和 OS 似乎会因术后超过 12 周的延迟而受影响。

参考文献：

LOHRISCH C,PALTIEL C,GELMON K,et al.Impact on survival of time from definitive surgery to initiation of adjuvant chemotherapy for early-stage breast cancer[J].J Clin Oncol,2006,24(30):4888-4894.

第3节　早期乳腺癌靶向治疗

一、新辅助靶向治疗

（一）抗HER2新辅助治疗

随着分子靶向药物的研究深入，曲妥珠单抗、帕妥珠单抗等单克隆抗体药物在乳腺癌新辅助治疗中的应用，使得乳腺癌预后得到进一步改善，部分已经成为标准治疗并进入各项指南。不断问世的分子靶向药物为乳腺癌治疗带来新的希望，在验证其疗效方面，新辅助疗法提供了一个重要的研究平台。本章节将就乳腺癌的新辅助治疗领域具有重要参考意义的临床试验进行汇总，主要包括：曲妥珠单抗、曲妥珠单抗联合小分子TKI、小分子TKI、曲妥珠单抗联合帕妥珠单抗等。

1. 曲妥珠单抗

◆ 7-3-1 研究概况 ◆

研究名称	MDACC
研究类型	随机对照研究
试验分期	Ⅲ期
入组时间	2001年6月～2003年10月
入组患者	Ⅱ～ⅢA期HER2阳性浸润性非炎性乳腺癌
分组情况	第1组（n=23）：曲妥珠单抗＋化疗 第2组（n=19）：单纯化疗
治疗方法	第1组：P+H → FEC+H → 手术 第2组：P → FEC → 手术 P：紫杉醇225mg/m² ivd d1 q3w ×4周期 FEC方案 q3w ×4周期 氟尿嘧啶500mg/m² ivd d1,4 环磷酰胺500mg/m² ivd d1 表柔比星75mg/m² ivd d1 H：qw×24周 曲妥珠单抗初始4mg/kg ivd d1，维持2mg/kg ivd d1
研究结果	pCR率：第1组65.2%，第2组26.3%（P=0.016） 3年DFS率：第1组100%，第2组85.3%（P=0.041）

HER2: Human epidermal growth factor receptor-2, 人表皮生长因子受体-2；pCR: Pathologic complete response, 病理完全缓解；DFS: Disease free survival, 无病生存期。

研究简介：

该研究评价曲妥珠单抗联合紫杉醇、表柔比星，能否进一步提高HER2阳性乳腺癌的临床疗效。42例HER2阳性可手术乳腺癌随机分为两组，单纯化疗组和曲妥珠单抗联合化疗组。原计划该研究入组164例患者，该研究入组42例后不得不提前结束，研究发现加入曲妥珠单抗显著提高乳腺癌pCR率，联合组疗效显著提高。当时已报道的任何单纯的化疗方案均很难达到 65% 的 pCR，从而充分提示了曲妥珠单抗靶向治疗优势。为避免违反伦理，监测委员会要求中止未使用曲妥珠单抗的患者继续入组。此后又有 22 例患者入曲妥珠单抗治疗组，pCR 达到 54.5%，曲妥珠单抗联合化疗组（45 例）总 pCR 为 60%。经过 47.6 月随访，曲妥珠单抗联合化疗组 DFS 明显提高（化疗组 3 年 DFS 为 85.3%，曲妥珠单抗联合化疗组 3 年 DFS 为 100%，P=0.041），曲妥珠单抗组 DFS 得到明显改善。

研究者简介：

Aman U Buzdar，来自美国德克萨斯大学 M.D.Anderson 癌症中心，毕业于巴基斯坦 Nishtar 医学院，在美国先后从事血液肿瘤和肿瘤内科研究，担任美国 M.D.Anderson 癌症中心乳腺肿瘤内科主任，Clinical Cancer Research 杂志副主编。

编者按：

曲妥珠单抗联合化疗较单纯化疗可显著提高患者 pCR 率。对于需要接受术前新辅助化疗 HER2 阳性乳腺癌，可以考虑曲妥珠单抗联合化疗方案。该研究取得有意义结论，有一定指导价值，但由于该研究样本含量较小，仍需要进一步大样本研究支持。后续 NOAH 试验在一定程度上弥补了该研究的不足。

参考文献：

BUZDAR A U, IBRAHIM N K, FRANCIS D,et al.Significantly higher pathologic complete remission rate after neoadjuvant therapy with trastuzumab, paclitaxel, and epirubicin chemotherapy:results of a randomized trial in human epidermal growth factor receptor 2-positive operable breast cancer[J].J Clin Oncol,2005,23(16):3676-3685.

BUZDAR A U, VALERO V, IBRAHIM N K,et al.Neoadjuvant Therapy with Paclitaxel followed by 5-Fluorouracil,Epirubicin,and Cyclophosphamide Chemotherapy and Concurrent Trastuzumab in Human Epidermal Growth Factor Receptor 2-Positive Operable Breast Cancer:An Update of the Initial Randomized Study Population and Data of Additional Patients Treated with the Same Regimen[J].Clin Cancer Res,2007,13(1):228-233.

◆ 7-3-2 研究概况 ◆

研究名称	NOAH
研究类型	随机对照试验
试验分期	Ⅲ 期
入组时间	2002 年 6 月 20 日～ 2005 年 12 月 22 日
入组患者	235 例 HER2 阳性局部晚期乳腺癌及炎性乳腺癌
分组情况	HER2 阳性 第 1 组（n=117）：化疗 + 曲妥珠单抗 第 2 组（n=118）：化疗
	平衡对照组（99 例）：HER2 阴性使用相同新辅助化疗方案

（续表）

治疗方法	第 1 组： AT+H → T+H → CMF+H → 手术→放疗→ H
	第 2 组，平衡对照组： AT → T → CMF → 手术→放疗
	AT 方案：q3w ×3 周期 多柔比星 60mg/m² ivd d1＋ 紫杉醇 150mg/m² ivd d1
	T 方案：紫杉醇 175mg/m² ivd d1，q3w ×4 周期
	CMF 方案：q4w ×3 周期 环磷酰胺 600mg/m² ivd d1,8 甲氨蝶呤 40mg/m² ivd d1,8 氟尿嘧啶 600mg/m² ivd d1,8
	H：曲妥珠单抗初始 8 mg/kg ivd d1，维持 6 mg/kg ivd d1，q3w 术后继续接受 3 周方案曲妥珠单抗至第 52 周
	化疗组和 HER2 阴性组均接受共 10 周期上述新辅助化疗方案
研究结果	pCR 率（tpCR：乳腺 + 腋下淋巴结）： 第 1 组 38%（38/117），第 2 组 19%（23/118），（P=0.001） 平衡对照组 16%
	5 年 EFS： 第 1 组 58%，第 2 组 43%（HR=0.64，95%CI，0.44-0.93，P=0.016） 平衡对照组 61%
	pCR 患者 5 年 EFS： 第 1 组 86.5%，第 2 组 54.8%（P<0.0001） 平衡对照组 85.9%
	5 年 EFS： pCR 患者（n=68）vs. 非 pCR 患者（n=167）（P<0.0001）
	5 年 OS： 第 1 组 74%，第 2 组 63%（P=0.055） 平衡对照组 76%
	5 年乳腺癌特异 OS： 第 1 组 77%，第 2 组 64%（P=0.021） 平衡对照组 79%

HER2：Human epidermal growth factor receptor-2，人表皮生长因子受体 -2；pCR：Pathologic complete response，病理完全缓解；EFS：Event-free survival，无事件生存；OS：Overall survival，总生存期。

研究简介：

本研究是一个国际、多中心、开放式标签的随机Ⅲ期临床研究，研究者将符合入组标准受试者按 1：1 随机分入两组：化疗＋曲妥珠单抗组（n=117），术后序贯曲妥珠单抗；化疗组（n=118），单纯新辅助化疗组。研究另设具有可比性的 HER2 阴性使用相同新辅助化疗方案 99 例作为平衡对照。治疗方案分配对研究者不设盲。主要终点是无事件生存期（EFS），采用意向性分析。中位随访 5.4 年，证实曲妥珠单抗对 EFS 带来了明显的治疗获益。68 例获得病理完全缓解的患者中，45 例来自联合曲妥珠单抗组，23 例为单纯化疗组。在化疗基础上联合曲妥珠单抗治疗有改善 OS 的趋势。除了同时应用曲妥珠单抗和多柔比星外，研究所观察到的心脏毒性反应并非很明显。有 2 例受试者（2%）出现了可逆性的症状性充血性心力衰竭。NOAH 研究结果支持 pCR 作为首要研究终点的可行性，认为 pCR 在抗 HER2 靶向药物新辅助治疗的临床研究中可以早期预示生存获益。

研究者简介：

Luca Gianni，意大利米兰 San Raffaele 癌症中心肿瘤科主任，实体肿瘤新药开发和创新治疗项目负责人。参与设计临床研究包括 NOAH 试验、NEOSPHERE 试验和 HERA 试验。

编者按：

NOAH 研究是最早证实在化疗基础上增加曲妥珠单抗的新辅助治疗可以显著提高 HER2 阳性乳腺癌 pCR 率并且能明显改善达 pCR 乳腺癌预后。初步奠定曲妥珠单抗在 HER2 阳性乳腺癌新辅助治疗地位，其联合化疗的治疗方案被推荐作为 HER2 阳性局部晚期乳腺癌新辅助治疗的标准方案。

参考文献：

LUCA G,WOLFGANG E,VLADIMIR S,et al.Neoadjuvant chemotherapy with trastuzumab followed by adjuvant trastuzumab versus neoadjuvant chemotherapy alone,in patients with HER2-positive locally advanced breast cancer (the NOAH trial):a randomised controlled superiority trial with a parallel HER2-negative cohort[J].Lancet,2010,375(9712):377-384.

GIANNI L,EIERMANN W,SEMIGLAZOV V,et al.Follow-up results of NOAH, a randomized phase Ⅲ trial evaluating neoadjuvant chemotherapy with trastuzumab (CT+H) followed by adjuvant H versus CT alone, in patients with HER2-positive locally advanced breast cancer[J].J Clin Oncol,2013,31(15_suppl):503-503.

GIANNI L, EIERMANN W, SEMIGLAZOV V,et al.Neoadjuvant and adjuvant trastuzumab in patients with HER2-positive locally advanced breast cancer (NOAH):follow-up of a randomised controlled superiority trial with a parallel HER2-negative cohort[J].Lancet Oncol,2014,15(6):640-647.

◆ 7-3-3 研究概况 ◆

研究名称	HannaH
研究类型	随机对照研究
试验分期	Ⅲ期
入组时间	2009 年 10 月 19 日～ 2010 年 12 月 1 日
入组患者	596 例 ≥ 18 岁，HER2 阳性、可手术、局部晚期或者炎性乳腺癌（Ⅰ-Ⅲc 期，LVEF ≥ 55%）
分组情况	H-SC 组（n=297）：曲妥珠单抗皮下注射 H-IV 组（n=299）：曲妥珠单抗静脉注射
治疗方法	治疗方案： D+H → FEC+H →手术→ H D：多西他赛 75 mg/m² ivd d1，q3w×4 周期 FEC 方案：q3w ×4 周期 氟尿嘧啶 500 mg/m² ivd d1 表柔比星 75 mg/m² ivd d1 环磷酰胺 500 mg/m² ivd d1 H 皮下注射：曲妥珠单抗 600mg（5ml）ih d1，q3w H 静脉注射： 曲妥珠单抗初始 8 mg/kg ivd d1，维持 6 mg/kg ivd d1，q3w 术后继续接受 3 周方案曲妥珠单抗至 1 年

（续表）

研究结果	pCR 率： H-SC 组 45.4%（118/260），H-IV 组 40.7%（107/263） 差异为 4.7%，95%CI，-4.0% ～ 13.4%
	Ctrough（血药谷浓度）： H-SC 组 69.0 μg/mL，H-IV 组 51.8 μg/mL GMR（几何平均数比）为 1.33（95%CI，1.24 ～ 1.44）

pCR：Pathologic complete response，病理完全缓解；EFS：Event-free survival，无事件生存；HER2：Human epidermal growth factor receptor-2，人表皮生长因子受体 -2；EC：European Commisson，欧盟委员会；CHMP：Committee for medical production for human use，人用医药产品委员会；Ctrough（血药谷浓度）是指定给药干预的最小血药浓度，当达到 Ctrough 时表示需要再次给药；GMR：Geometric Mean Ratio，几何平均数比

研究简介：

HannaH 为一项Ⅲ期、开放标签多中心随机试验。曲妥珠单抗皮下注射剂型与常规静脉滴注剂型相比，它可以在患者使用方便性与资源利用方面提供潜在改善。针对 HER2 阳性早期乳腺癌，该研究对皮下注射剂型与静脉滴注剂型的药动学特征、药效以及安全性进行了对比。该研究通过对完成治疗方案的人群进行分析，得到两个共同主要目标，术前第 8 周期前剂量时的血药谷浓度（Ctrough，组间比值为 0.80 时的非劣效性界值），以及病理完全缓解（pCR 组间差异 -12.5% 时的非劣效性界值）。结果显示，在两个主要共同目标方面，曲妥珠单抗皮下注射并不劣于静脉滴注。组间 3-5 级不良反应的发生率类似。最常见不良反应为中性粒细胞减少、白细胞减少及粒缺性发热。然而在皮下注射组中出现严重不良反应患者人数高于静脉滴注组；造成该差异的主要原因是感染及寄生虫。有 4 例患者因不良反应死亡（静脉滴注组 1 例，皮下注射组 3 例），所有死亡病例均发生于新辅助治疗阶段。其中皮下注射组的 2 例死亡病例均被认定为与治疗有关。在 5 分钟内将曲妥珠单抗以皮下注射方式完全给药，其药动学特征与疗效并不劣于常规静脉滴注给药方式，而且安全性与静脉滴注类似，因此，可作为另一种安全有效的治疗方式。

研究者简介：

Gustavo Ismael，就职于巴西阿马拉尔橡树医院（Hospital Amaral Carvalho），在美国从事血液肿瘤和肿瘤内科研究。

编者按：

HannaH 研究结果表明，皮下注射曲妥珠单抗，给药时间约为 5 分钟，其药代动力学和疗效不劣于标准静脉给药，且安全性相近，因此，基于本研究结果的皮下注射剂型曲妥珠单抗具有与静脉注射剂型相一致的安全性和疗效，欧盟委员会人用医药产品委员会（CHMP）建议批准皮下注射剂型曲妥珠单抗进入临床。

参考文献：

ISMAEL G,HEGG R,MUEHLBAUER S,et al.Subcutaneous versus intravenous administration of (neo)adjuvant trastuzumab in patients with HER2-positive,clinical stage Ⅰ - Ⅲ breast cancer(HannaH study):a phase 3,open-label,multicentre,randomised trial[J].Lancet Oncol,2012,13(9):869-878.

◆ 7-3-4 研究概况 ◆

研究名称	Z1041
研究类型	随机对照试验
试验分期	Ⅲ期
入组时间	2007 年 9 月 15 日～ 2011 年 12 月 15 日
入组患者	282 例可手术的 HER2 阳性浸润性乳腺癌
分组情况	序贯组（n=140）：蒽环序贯曲妥珠单抗 联合组（n=142）：蒽环联合曲妥珠单抗
治疗方法	序贯组：FEC → P+H → 手术 联合组：P+H → FEC+H → 手术
	P：紫杉醇 80mg/m² ivd d1 qw ×12 周 FEC 方案：q3w ×4 周期 氟尿嘧啶 500 mg/m² ivd d1 表柔比星 75 mg/m² ivd d1 环磷酰胺 500 mg/m² ivd d1
	H：曲妥珠单抗初始 4 mg/kg，维持 2 mg/kg ivd d1，qw×12 周
研究结果	乳腺原发灶 pCR： 序贯组 56.5%（78/138），联合组 54.2%（77/142） （差距 2.3%，95% CI，-9.3% ～ 13.9%）
	不良反应 中性粒细胞减少： 序贯组 25.3%（35/138），联合组 31.7%（45/142） 乏力：序贯组 4.3%（6/138），联合组 8.5%（12/142）
	12 周 LVEF 降至低于机构正常值下限： 序贯组 0.8%（1/130），联合组 2.9%（4/137） 24 周 LVEF 降至低于机构正常值下限： 序贯组 7.1%（9/126），联合组 4.6%（6/130）

HER2: Human epidermal growth factor receptor-2，人表皮生长因子受体 -2；pCR: Pathologic complete response，病理完全缓解；LVEF: Left ventricular ejection fraction，左室射血分数。

研究简介：

Z1041 研究探索 HER2 阳性乳腺癌 HER2 靶向治疗联合新辅助化疗的最佳剂量和治疗时机，确定在蒽环和紫杉类为基础的新辅助化疗中加曲妥珠单抗的时机对治疗的影响。研究在美国和波多黎各的 36 个临床中心进行。将可手术切除的 HER2 阳性浸润性乳腺癌按年龄、肿瘤大小和激素受体类型分层，1:1 随机分配到序贯组和联合组中，序贯组先应用 FEC 治疗，然后序贯紫杉醇与曲妥珠单抗周疗，联合组紫杉醇序贯 FEC 化疗全程联合曲妥珠单抗。完成新辅助化疗六周内进行手术，同时对腋窝淋巴结进行评估。主要观察终点是治疗人群中 pCR 百分比。评估两组患者疗效和心脏安全性。患者 pCR 率在联合组并未比序贯组有所提高，并且会增加 LVEF 下降的发生率。在蒽环治疗同时加入曲妥珠单抗会增加心脏不良反应发生风险，并不会给患者带来额外治疗获益，因此不推荐同时行蒽环和曲妥珠单抗治疗。

研究者简介：

Aman U Buzdar，来自于美国德克萨斯大学 M.D.Anderson 癌症中心，毕业于巴基斯坦 Nishtar 医学院，在美国先后从事血液肿瘤和肿瘤内科研究，目前担任美国 M.D.Anderson 癌症中心乳腺肿瘤内科主任，Clinical Cancer Research 杂志副主编。

编者按：

曲妥珠单抗和蒽环联用一直存在争议，在传统含蒽环和紫杉方案基础上增加曲妥珠单抗，可获得较高 pCR 率，曲妥珠单抗给药时机对 pCR 无显著影响，同步给予蒽环和曲妥珠单抗未提高 pCR 率，因此不推荐蒽环联合曲妥珠单抗。

参考文献：

BUZDAR A U,SUMAN V J,MERIC-BERNSTAM F,et al.Fluorouracil,epirubicin,and cyclophosphamide (FEC-75) followed by paclitaxel plus trastuzumab versus paclitaxel plus trastuzumab followed by FEC-75 plus trastuzumab as neoadjuvant treatment for patients with HER2-positive breast cancer (Z1041):a randomised,controlled,phase 3 trial[J].Lancet Oncol, 2013,14(13):1317-1325.

2. 曲妥珠单抗 + 酪氨酸激酶抑制剂

◆ **7-3-5 研究概况** ◆

研究名称	NSABP B-41
研究类型	随机对照试验
试验分期	Ⅲ期
入组时间	2007 年 7 月～ 2011 年 6 月
入组患者	529 例 HER2 阳性可手术乳腺癌，T2-3N0-2a ECOG 评分 0-1
分组情况	第 1 组（n=177）：化疗 + 曲妥珠单抗 第 2 组（n=171）：化疗 + 拉帕替尼 第 3 组（n=171）：化疗 + 曲妥珠单抗 + 拉帕替尼
治疗方法	第 1 组：AC → P+H →手术 第 2 组：AC → P+L →手术 第 3 组：AC → P+H+L →手术
	AC：q3w×4 周期 表柔比星 75mg/m² + 环磷酰胺 500mg/m² ivd d1
	P：紫杉醇 80mg/m² ivd d1,8,15 q4w×4 周期 H：曲妥珠单抗初始 4 mg/kg，维持 2 mg/kg ivd d1，qw
	L： 拉帕替尼 1500mg po qd（第 2 组） 拉帕替尼 1000mg po qd（第 3 组）

（续表）

研究结果	乳腺 pCR 率： 第 1 组 52.5%，第 2 组 53.2%，第 3 组 62.0% 第 3 组 vs. 第 1 组（P=0.095），第 2 组 vs. 第 1 组（P=0.9852）
	乳腺及淋巴结 pCR 率： 第 1 组 49.4%，第 2 组 47.4%，第 3 组 60.2% 第 3 组 vs. 第 1 组（P=0.056），第 2 组 vs. 第 1 组（P=0.078）
	不良反应 G3/4 中性粒细胞减少： 第 1 组 16%，第 2 组 16%，第 3 组 17% G3 腹泻： 第 1 组 2%，第 2 组 20%，第 3 组 27% 第 3 组 vs. 第 1 组，P<0.0001 G3/4 症状性充血性心力衰竭（组约心脏协会定义）： 第 1 组 4%，第 2 组 4%，第 3 组 <1% 第 3 组 vs. 第 1 组，P=0.185

HER2：Human epidermal growth factor receptor-2，人表皮生长因子受体 -2；pCR：Pathologic complete response，病理完全缓解；RFI：Recurrence free interval，无复发间隔。

研究简介：

NSABP B-41 研究旨在验证双靶向治疗能否提高 HER2 阳性乳腺癌 pCR 率。通过与以前研究进行对比，尽管应用双重靶向治疗后，乳腺癌 pCR 率从 52.5% 增至 62%，但是差异并不显著（P=0.095）。应该注意到曲妥珠单抗对照组疗效比预想要好。双靶向治疗只有 63% 完成治疗（由于胃肠不良反应），而曲妥珠单抗组 78% 完成治疗。拉帕替尼组 3 级腹泻发生率 20%，联合治疗组 3 级腹泻发生率 27%。第 2 组拉帕替尼作为单一 HER2 靶向治疗药物，该组 pCR 率也较高（53%），尽管这些患者中有 7 例（4%）改用曲妥珠单抗。5 年随访结果显示，拉帕替尼新辅助治疗，无论联合曲妥珠单抗、还是替代曲妥珠单抗，无复发间隔（RFI）或 OS 均未显示优于曲妥珠单抗。探索性分析表明三个治疗组间长期疗效存在差异，不同激素受体状态的 RFI 探索性分析表明，激素受体阴性和阳性患者 RFI 结果相似。pCR 与 RFI 改善具有显著相关性，pCR 和 RFI 相关性因激素受体状态不同而异，HER2 阳性乳腺癌 ER 阴性 /PR 阴性亚组分析显示，pCR 是长期疗效改善的预后指标。未达到 pCR 预示高复发风险。该试验结果与 CALGB 40601 试验相似，CALGB 40601 试验显示双重靶向治疗组 pCR 率较高（51% vs. 曲妥珠单抗组 40%），但未见统计学差异。

研究者简介：

André Robidoux，加拿大蒙特利尔大学医院肿瘤外科专家，NSABP 成员。

编者按：

曲妥珠单抗联合拉帕替尼组 pCR 率更高，但与拉帕替尼组或曲妥珠单抗组的差异无统计学差异。尽管 NeoALTTO 研究中化疗联合拉帕替尼和曲妥珠单抗组 pCR 率显著优于单药曲妥珠单抗或拉帕替尼，但 NSABP B-41 及 CALGB 40601 临床试验的阴性结果使得拉帕替尼 + 曲妥珠单抗的新辅助治疗方案存在争议。尽管如此，HER2 双重抑制机理可行，在未来的乳腺癌治疗中仍是令人期待的研究方向。

参考文献：

ROBIDOUX A, TANG G, RASTOGI P,et al.Lapatinib as a component of neoadjuvant therapy for HER2-positive operable breast cancer (NSABP protocol B-41):an open-label,randomised phase 3 trial[J].Lancet Oncol,2013,14(12):1183-1192.

◆ **7-3-6 研究概况** ◆

研究名称	NeoALTTO
研究类型	随机对照试验
试验分期	Ⅲ期
入组时间	2008 年 1 月 5 日～ 2010 年 5 月 27 日
入组患者	455 例 HER2 阳性早期乳腺癌（T>2cm）
分组情况	第 1 组（n=154）：化疗 + 拉帕替尼 第 2 组（n=149）：化疗 + 曲妥珠单抗 第 3 组（n=152）：化疗 + 拉帕替尼 + 曲妥珠单抗
用药方法	第 1 组：L（6 周）→ P+L（12 周）→ 手术→ FEC → L（34 周） 第 2 组：T（6 周）→ P+T（12 周）→ 手术→ FEC → T（34 周） 第 3 组：T+L（6 周）→ P+T+L（12 周）→ 手术→ FEC → T+L（34 周） L： 拉帕替尼 1500mg po qd（第 1 组） 拉帕替尼 1000mg po qd（第 3 组） T：曲妥珠单抗初始 4 mg/kg，维持 2 mg/kg ivd d1，qw FEC 方案：q3w ×3 周期 氟尿嘧啶 500 mg/m² ivd d1 表柔比星 100 mg/m² ivd d1 环磷酰胺 500 mg/m² ivd d1 P：紫杉醇 80mg/m² ivd d1 qw×12 周
研究结果	pCR 率： 第 1 组 24.7%，第 2 组 29.5%，第 3 组 51.3% 第 1 组 vs. 第 3 组（P=0.0001），第 2 组 vs. 第 3 组（P=0.34） 3 年 EFS： 第 1 组 78%，第 2 组 76%，第 3 组 84% 第 2 组 vs. 第 1 组（P=0.81），第 3 组 vs. 第 2 组（P=0.33） 整体人群 EFS：pCR 患者 86%，非 pCR 患者 72%（P=0.0003） 3 年 OS： 第 1 组 93%，第 2 组 90%，第 3 组 95% 第 2 组 vs. 第 1 组（P=0.65），第 3 组 vs. 第 2 组（P=0.19） 整体人群 EFS：pCR 患者 94%，非 pCR 患者 87%（P=0.005）

pCR: Pathologic complete response, 病理完全缓解；EFS: Event-free survival, 无事件生存；OS: Overall survival, 总生存期。

研究简介：

作为 ALTTO 试验姊妹篇，NeoALTTO 试验评估对于获得 pCR 的 HER2 阳性乳腺癌的无事件生存率和总生存率是否比未获 pCR 患者有进一步提高。已经发布的研究结果表明，与单独用药相比，拉帕替尼和曲妥珠单抗联用可显著改善病理完全缓解率。试验共招募 455 例患者：拉帕替尼组 154 例（34%）、曲妥珠单抗组 149 例（33%）和拉帕替尼联合曲妥珠单抗组 152 例（33%）。随访 3.77 年，拉帕替尼组 3 年 EFS78%，曲妥珠单抗组 76%，联合治疗组 84%。拉帕替尼和曲妥珠单抗组间 EFS 无差异（HR=1.06，95% CI，0.66–1.69，P=0.81），联合治疗组与曲妥珠单抗组也无差异（0.78，0.47–1.28，P=0.33）。中位随访期 3.84 年，拉帕替尼组、曲妥珠单抗组和联合治疗组的 3 年总生存率分别为 93%，90% 和 95%。拉帕替尼和曲妥珠单抗组间的总生存无显著差异（HR=0.86，95% CI，0.45–1.63，P=0.65），联合治疗组与曲妥珠单抗组间无差异（HR=0.62，0.30–1.25，P=0.19）。界标性分析显示，与那些未实现 pCR 患者相比，实现 pCR 患者 3 年 EFS 明显改善（HR=0.38，95% CI，0.22–0.63，P=0.0003），3 年 OS 也明显改善（HR=0.35，0.15–0.70，P=0.005）。拉帕替尼组 149 例患者（99%），曲妥珠单抗组 142 例患者（96%），及联合治疗组 147 患者（99%）出现不良反应。最常见的不良反应为腹泻，皮疹或红斑，肝功能异常和中性粒细胞减少（与 FEC 治疗无关），与拉帕替尼和曲妥珠单抗已知的不良反应一致。共发生 3 次主要及 8 次次要心脏事件，治疗组间的主要或次要心脏事件发病率无显著差异。

研究者简介：

Evandro de Azambuja，比利时布鲁塞尔自由大学肿瘤研究所（Institut Jules Bordet）欧洲乳腺辅助研究小组数据中心的医学主任。ASCO、ESMO 及比利时医学肿瘤学会（BSMO）成员。主要研究领域是乳腺癌辅助及新辅助治疗。

编者按：

NeoALTTO 试验在整体人群观察到 pCR 患者生存获益，但是分组分析发现联合组未能将 pCR 率转化为生存优势，所以对 pCR 率改善是否等同于 EFS 和 OS 改善又存有争议。根据该结果，认为联合治疗并未改变临床实践。该试验仍存局限性，表现为使用曲妥珠单抗 90% 以上都能用满一年，拉帕替尼组只有 60% 用到一年，与腹泻影响患者持续用药有关，另外随访时间短导致无病生存期的事件数未达到预设值。

参考文献：

AZAMBUJA E D,HOLMES A P,PICCART–GEBHRT M,et al.Lapatinib with trastuzumab for HER2–positive early breast cancer (NeoALTTO):survival outcomes of a randomised,open–label,multicentre,phase 3 trial and their association with pathological complete response[J].Lancet Oncol,2014,15(10):1137–1146.

◆ 7-3-7 研究概况 ◆

研究名称	CALGB 40601
研究类型	随机对照试验
试验分期	Ⅲ期
入组时间	2008 年 12 月～ 2012 年 2 月
入组患者	305 例Ⅱ、Ⅲ期 HER2 阳性乳腺癌
分组情况	THL 组（n=118）：化疗 + 曲妥珠单抗 + 拉帕替尼 TH 组（n=120）：化疗 + 曲妥珠单抗 TL 组（n=67）：化疗 + 拉帕替尼
治疗方法	THL 组：P+H+L（16 周）→手术→ AC → H（36 周） TH 组：P+H（16 周）→手术→ AC → H（36 周） TL 组：P+L（16 周）→手术→ AC → H（36 周）
	P：紫杉醇 80mg/m² ivd d1 qw×16 周
	AC：q2w-q3w ×4 周期 多柔比星 60 mg/m²+ 环磷酰胺 600 mg/m² ivd d1
	L： 拉帕替尼 1000mg po qd（THL 组） 拉帕替尼 1500mg po qd（TL 组） 备注：由于其他临床试验数据报道拉帕替尼引起的腹泻不良反应，THL 组自 2010.4 调整拉帕替尼为 750mg
	H：曲妥珠单抗初始 4 mg/kg，维持 2 mg/kg ivd d1，qw
研究结果	pCR 率： THL 组 56%，TH 组 46%，TL 组 37% （THL vs. TH，P=0.12；TH vs. TL，P=0.12）
	基因分子亚型 pCR 率： HER2 富集型 70%，Luminal A 型 34%，Luminal B 型 36% （P<0.001）
	激素受体阴性亚型患者 pCR 率在 THL 组更高 （THL 组 77%，TH 组 55%，TL 组 37%，P = 0.01）
	在激素受体阳性患者中，各亚组 pCR 相似 （THL 组 42%，TH 组 39%，TL 组 31%）
	7 年 RFS 率： THL 组 93%，TH 组 79%，TL 组 69%（THL vs. TH，P=0.005）
	7 年 OS 率： THL 组 96%，TH 组 88%，TL 组 84%（THL vs. TH，P=0.037）

HER2：Human epidermal growth factor receptor-2，人表皮生长因子受体 -2；pCR：Pathologic complete response，病理完全缓解；OS：Overall survival，总生存期；EFS：Event-free survival，无事件生存。

研究简介：

本研究探讨应用双重抗 HER2 靶向治疗能否进一步提高 pCR，取得生存获益，同时探索 HER2 阳性靶向药物的敏感分子标志物。由于 GeparQuinto 研究出炉，含拉帕替尼的新辅助治疗未能提高疗效且不良反应发生率较高，随即本研究 TL 组提前终止。研究终点目标集中在 TH 及 THL 两组评价。术后推荐所有患者采用密集 AC（多柔比星＋环磷酰胺）方案化疗，并完成曲妥珠单抗辅助治疗至 1 年。治疗前取患者肿瘤组织标本做活检分析。主要终点显示，拉帕替尼双靶组较曲妥珠单抗 pCR 率有所提高（56% vs. 46%，P=0.13），无统计学意义；但激素受体阴性、HER2 基因扩增、p53 基因突变、某些免疫细胞浸润的亚组患者可显著提高。2020 年 JCO 杂志再次报道 CALGB 40601 研究次要终点，无复发生存和总生存结局，以及预测病理完全缓解和生存结局的基因表达特征。中位随访 83 月，TL 组、TH 组和 THL 组的复发事件数分别为 18（26.9%）、24（20%）和 8（6.8%），7 年 RFS 率分别为 69%、79% 和 93%；THL 组相较 TH 组的复发风险有显著差异（HR=0.32，95%CI，0.14-0.71，P=0.005）。TL 组、TH 组和 THL 组的死亡事件数分别为 9（13.4%）、14（11.7%）和 4（3.4%），7 年 OS 率分别为 84%、88% 和 96%；THL 组相较 TH 组死亡风险有显著差异（HR=0.34，95%CI，0.12-0.94，P=0.037）。综合所有治疗组来看，pCR 与 RFS 存在显著相关。141 例达到 pCR 的患者中仅有 14 例（9.9%）复发，而 154 例新辅助后残存病灶患者 35 例（23%）复发，pCR 患者相较残存病灶患者的复发风险有显著差异（HR=0.42，95%CI，0.23-0.78，P=0.006）；死亡风险也显著降低 70%（HR=0.30，95%CI，0.12-0.74，P=0.009）。

研究者简介：

Lisa A. Carey，2010 年成为美国北卡罗来纳大学教堂山分校综合癌症中心临床科学部副主任，同时担任乳腺中心的医务主任，乳腺肿瘤研究项目的联合组长，并主持肿瘤治疗方案审查委员会。

编者按：

本研究近期随访发现 HER2 双靶新辅助治疗未能像 NeoALTTO 研究取得 pCR 显著差异。除研究设计不同以外，NeoALTTO 和 CALGB 40601 研究入组患者的基线特征也存在较大差异，CALGB 40601 研究中的 HR 阳性人群比例更高（59% vs. 48%），HR 阳性患者 pCR 转化为生存获益的难度更大。CALGB 40601 远期随访发现对于 HER2 阳性早期乳腺癌，双靶抗 HER2 新辅助治疗可显著改善患者无复发生存和总生存，结合分子亚型和免疫特征可预测 pCR 和 RFS，包括所有患者以及有残存病灶患者。这些方法可为 HER2 阳性乳腺癌合理升级或降级治疗策略提供方向。

参考文献：

CAREY L A,BERRY D A,CIRRINCIONE C T,et al.Molecular Heterogeneity and Response to Neoadjuvant Human Epidermal Growth Factor Receptor 2 Targeting in CALGB 40601,a Randomized Phase Ⅲ Trial of Paclitaxel Plus Trastuzumab With or Without Lapatinib[J].J Clin Oncol,2016,34(6):542-549.

FERNANDEZ-MARTINEZ A,KROP I E,HILLMAN D W,et al.Survival,Pathologic Response,and Genomics in CALGB 40601 (Alliance),a Neoadjuvant Phase Ⅲ Trial of Paclitaxel-Trastuzumab With or Without Lapatinib in HER2-Positive Breast Cancer[J].J Clin Oncol,2020,38(35):4184-4193.

3. 曲妥珠单抗 + 帕妥珠单抗

◆ 7-3-8 研究概况 ◆

试验名称	NeoSphere
研究类型	随机对照研究
试验分期	Ⅱ期
研究编号	NCT00545688
入组时间	2007 年 12 月～ 2009 年 12 月
入组患者	417 例局部晚期、炎性或早期 HER2 阳性乳腺癌
分组情况	A 组（n=107）：多西他赛 + 曲妥珠单抗（TH） B 组（n=107）：多西他赛 + 曲妥珠单抗 + 帕妥珠单抗（THP） C 组（n=107）：曲妥珠单抗 + 帕妥珠单抗（HP） D 组（n=96）：多西他赛 + 帕妥珠单抗（TP）
给药方法	A 组：TH →手术→ FEC+H B 组：THP →手术→ FEC+H C 组：HP →手术→ TH → FEC+H D 组：TP →手术→ FEC+H
	T： 多西他赛 75mg/m² ivd d1，q3w×4 周期 如果耐受性可，第 2 周期可增至 100mg/m²
	FEC： 氟尿嘧啶 600mg/m²+ 表柔比星 90mg/m²+ 环磷酰胺 500mg/m² ivd d1，q3w×3 周期
	H： 曲妥珠单抗起始 8mg/kg，之后 6mg/kg ivd d1，q3w 术前 4 周期，术后 5-17 周期
	P： 帕妥珠单抗起始 840mg，之后 420mg ivd d1，q3w×4 周期
研究结果	pCR 率： A 组 29%，B 组 45.8%，C 组 16.8%，D 组 24% THP 组 vs. TH 组（P=0.0141），HP 组 vs. TH 组（P=0.0198） THP 组 vs. TP 组（P=0.003）
	5 年 PFS： A 组 81%，B 组 86%，C 组 73%，D 组 73% 整体人群中：pCR 患者 85%，非 pCR 患者 76% （HR=0.54，95% CI，0.29-1.00） 5 年 DFS： A 组 81%，B 组 84%，C 组 80%，D 组 75%
	不良反应 中性粒细胞减少 A 组 66%，B 组 55%，C 组 37%，D 组 64% 中性粒细胞减少性发热 A 组 9%，B 组 11%，C 组 5%，D 组 16% 白细胞减少 A 组 12%，B 组 6%，C 组 4%，D 组 9%

pCR: Pathologic complete response，病理完全缓解；HER2: Human epidermal growth factor

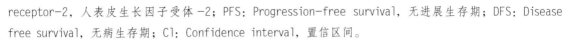

receptor-2，人表皮生长因子受体 -2；PFS：Progression-free survival，无进展生存期；DFS：Disease free survival，无病生存期；Cl：Confidence interval，置信区间。

研究简介：

Neosphere 是一项开放性、多中心 Ⅱ 期随机临床试验。主要目的是研究 HER2 阳性乳腺癌，在新辅助治疗期间，化疗同时联合双靶向治疗是否可改善 pCR。入组局部晚期、炎性乳癌以及部分早期乳腺癌，随机分为 4 组，分别接受 4 周期曲妥珠单抗 + 多西他赛（A 组）、曲妥珠单抗 + 帕妥珠单抗 + 多西他赛（B 组）、曲妥珠单抗 + 帕妥珠单抗（C 组）或帕妥珠单抗 + 多西他赛（D 组）治疗。主要终点是 pCR 率，2012 年报告：接受双靶向治疗 + 多西他赛化疗的 B 组在 pCR 率上远高于其他 3 组，分别为 B 组 45.8%、A 组 29%、C 组 16.8% 和 D 组 24%。2016 年报道 5 年生存分析，提示双靶向联合多西他赛新辅化疗（B 组）的 pCR 优势在 4 年后有转化为 DFS 优势的可能。对于接受新辅助治疗的患者，手术后除了 C 组外皆序贯 3 周期 FEC 化疗，C 组患者则接受 4 个周期多西他赛化疗序贯 3 周期 FEC 化疗。后续放疗和内分泌治疗按照指南进行，所有患者皆接受 1 年曲妥珠单抗治疗。平均随访 5 年，A 组 PFS 率 81%，B 组 86%，有优于 A 组的趋势，相对于 A 组 HR 为 0.69。C 组 73%，与 A 组相比 HR 为 1.25。D 组 73%，劣于 B 组，HR 为 2.05。4 组的 DFS 趋势与 PFS 一致。亚组分析发现，不论激素受体情况、前期 pCR 情况，B 组 DFS 优势始终存在。达到 pCR 的患者比未达到 pCR 有更高 DFS 率（85% vs. 76%，HR=0.54）。这方面与其他新辅助治疗的临床试验结果一致（包括 GeparSixto、NeoALTTO），提示双靶向治疗联合多西他赛化疗在这类人群中不仅可以提高患者 pCR 率，最终可将 pCR 的优势转换为生存优势。试验最常见不良反应为脱发、中性粒细胞减少、腹泻、恶心、乏力、皮疹和黏膜炎。大部分不良反应为 1 ~ 2 度。多西他赛治疗最常见的 ≥ 3 度不良反应为中性粒细胞减少、中性粒细胞减少性发热和白细胞减少。

研究者简介：

Luca Gianni，意大利米兰国立癌症研究所首席研究员和医学肿瘤学主任。2011 年 Gianni Bonadonna 乳腺癌奖获得者，该奖项以意大利著名肿瘤研究者命名，自 2007 年起颁发给在乳腺癌研究领域做出杰出贡献的肿瘤医生。

编者按：

HER2 阳性乳腺癌新辅助治疗，化疗联合曲妥和帕妥珠双靶向治疗，较化疗联合曲妥能进一步提高 pCR 率。这一结果奠定了曲妥 + 帕妥双靶向治疗模式在 HER2 阳性乳腺癌新辅助治疗的地位。但解读以上结果仍需谨慎，Neosphere 终归只是 Ⅱ 期研究，PFS、DFS 是次要终点，研究设计并未明确生存转归差异，因此，结果不支持生存有显著性差异，以上发现对总体 pCR 率与长期转归的相关性提供新认识。

参考文献：

GIANNI L,PIENKOWSKI T,IM Y H,et al.Efficacy and safety of neoadjuvant pertuzumab and trastuzumab in women with locally advanced,inflammatory,or early HER2-positive breast cancer(NeoSphere):a randomised multicentre,open-label,phase 2 trial[J].Lancet Oncol,2012,13(1):25-32.

GIANNI L,PIENKOWSKI T,IM Y H,et al.5-year analysis of neoadjuvant pertuzumab and trastuzumab in patients with locally advanced, inflammatory,or early-stage HER2-positive breast cancer (NeoSphere):a multicentre,open-label,phase 2 randomised trial[J].Lancet Oncol,2016,17(6):791-800.

◆ 7-3-9 研究概况 ◆

试验名称	TRYPHAENA
研究类型	随机对照研究
试验分期	Ⅱ期
入组时间	2009 年 12 月～ 2011 年 1 月
入组患者	225 例 HER2 阳性女性乳腺癌 年龄 ≥ 18 岁，可手术切除（T2-3, N0-1, M0），局部晚期（T2-3, N2 or N3, M0; T4a-c, 任何 N, M0），或炎性乳腺癌（T4d, 任何 N, M0），乳腺原发肿瘤直径 >2cm
分组情况	按照 1 : 1 : 1 随机分 3 组 A 组（n=73）：FEC+HP → THP → 手术 B 组（n=77）：FEC → THP → 手术 C 组（n=75）：T + CBP + HP → 手术
治疗方法	FEC 方案：ivd d1q3w×3 周期 氟尿嘧啶 500mg/m² + 表柔比星 100mg/m² + 环磷酰胺 600mg/m² H：曲妥珠单抗起始 8mg/kg，之后 6mg/kg ivd d1, q3w P：帕妥珠单抗起始 840mg，之后 420mg ivd d1, q3w×4 周期 T：多西他赛 75mg/m² ivd d1, q3w×4 周期 如果耐受性可，第 2 周期可增至 100mg/m² CBP：卡铂 AUC=6 ivd d1, q3w×4 周期
研究结果	pCR（ypT0/is）：A 组 61.6%，B 组 57.3%，C 组 66.2% pCR（ypT0 ypN0）：A 组 50.7%，B 组 45.3%，C 组 51.9% 3 年 DFS：A 组 87%，B 组 88%，C 组 90% 3 年 PFS：A 组 89%，B 组 89%，C 组 87% 3 年 OS：A 组 94%，B 组 94%，C 组 93% 208 例术后，128 例达 tpCR，80 例未达到 3 年 tpCR vs. 未 tpCR（HR=0.27, 95% CI, 0.11-0.64） 3 年 bpCR vs. 未 bpCR（HR=0.28, 95% CI, 0.12-0.65） 主要安全终点： LVSD（左室收缩功能不全） LVEF 下降 ≥ 10% 或绝对值 <50% A 组 5.6%，B 组 5.3%，C 组 3.9% SAEs（严重不良反应） A 组 27.8%，B 组 20.0%，C 组 35.5% 中性粒细胞减少性发热（SAE） A 组 13.9%，B 组 5.3%，C 组 14.5% 中性粒细胞减少（SAE） A 组 2.8%，B 组 4.0%，C 组 1.3% 腹泻（SAE） A 组 1.4%，B 组 4.0%，C 组 5.3%

LVSD：Left ventricular diameter，左心室收缩末期内径；HER2：Human epidermal growth factor receptor-2，人表皮生长因子受体 -2；pCR：Pathologic complete response，病理完全缓解；LVEF：Left ventricular ejection fraction，左心室射血分数。

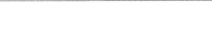

研究简介：

在Ⅱ期 TRYPHAENA 试验中，225 例 HER2 阳性乳腺癌随机分到 3 组，A 组和 B 组应用 3 周期 FEC，序贯 3 周期多西他赛，A 组全程联合曲妥珠单抗 + 帕妥珠单抗；B 组后 3 周期联合曲妥珠单抗 + 帕妥珠单抗；C 组应用 6 周期多西他赛 + 卡铂 + 曲妥珠单抗 + 帕妥珠单抗。该试验完成了其主要评价项目——心脏安全性，各组中有症状的左心室收缩功能不全的发生率均较低。无论序贯治疗还是与蒽环类药物同时应用，还是联合包含卡铂的化疗方案，曲妥联合帕妥 + 标准化疗方案不会增加心功能不全的发生率。各组长期 DFS 和 PFS 相似，达到 tpCR 的患者 DFS 有所改善。

研究者简介：

Andreas Schneeweiss，德国海德堡国家肿瘤疾病中心教授。

编者按：

曲帕双靶联合标准化疗方案的新辅助治疗不会增加心功能不全发生率，这一结果从安全性方面打消了对曲帕双靶治疗的顾虑，进一步巩固了曲帕双靶治疗模式在 HER2 阳性乳腺癌新辅助治疗中的地位。2015 年 St.Gallen 乳腺癌大会专家投票中，对于 HER2 阳性的乳腺癌新辅助治疗，多数专家推荐紫杉类联合曲帕双靶的治疗模式。

参考文献：

SCHNEEWEISS A,CHIA S,HICKISH T,et al.Pertuzumab plus trastuzumab in combination with standard neoadjuvant anthracycline-containing and anthracycline-free chemotherapy regimens in patients with HER2-positive early breast cancer:a randomized phase Ⅱ cardiac safety study (TRYPHAENA) [J].Ann Oncol,2013,24(9):2278-2284.

SCHNEEWEISS A,CHIA S,HICKISH T,et al.Long-term efficacy analysis of the randomised,phase Ⅱ TRYPHAENA cardiac safety study: Evaluating pertuzumab and trastuzumab plus standard neoadjuvant anthracycline-containing and anthracycline-free chemotherapy regimens in patients with HER2-positive early breast cancer[J].Eur J Cancer,2018,89:27-35.

◆ 7-3-10 研究概况 ◆

试验名称	PEONY
研究类型	随机双盲多中心临床研究
试验分期	Ⅲ期
研究编号	NCT02586025
入组时间	2016 年 3 月 14 日～ 2017 年 10 月 13 日
入组患者	329 例未经化疗的早期（T2-3、N0-1、M0）或局部晚期（T2-3、N2 或 N3、M0；T4、任何 N、M0）HER2 阳性乳腺癌
分组情况	患者 2:1 随机分组： 第 1 组（n=219）：帕妥珠单抗 + 曲妥珠单抗 + 多西他赛 第 2 组（n=110）：安慰剂 + 曲妥珠单抗 + 多西他赛

（续表）

治疗方法	第1组：帕妥＋曲妥＋多西他赛→手术→FEC →帕妥＋曲妥
	第2组：安慰剂＋曲妥＋多西他赛→手术→FEC →曲妥
	FEC 方案： 氟尿嘧啶＋表柔比星＋环磷酰胺 ivd d1 q3w×3 周期 辅助治疗标准剂量
	多西他赛 75 mg/m² ivd d1 q3w×4 周期
	曲妥珠单抗起始 8mg/kg，之后 6mg/kg ivd d1， q3w 术前 4 周期，术后 13 周期
	帕妥珠单抗起始 840mg，之后 420mg ivd d1， q3w 术前 4 周期，术后 13 周期
研究结果	IRC 评估 tpCR 率：第 1 组 39.3%，第 2 组 21.8%（P=0.0014）

tpCR: total pathologic complete response，总体病理完全缓解率，在乳腺和淋巴结中不存在浸润性癌（ypTO/is ypNO），bpCR: breast pathologic complete response，乳房病理完全缓解，定义为乳腺原发灶中无浸润性癌（ypTO/is）。

研究简介：

帕妥珠单抗和曲妥珠单抗结合不同的 HER2 亚结构域，在 HER2 阳性乳腺癌具有互补的抗肿瘤活性模式。既往 NeoSphere 研究已证实，曲帕双靶联合多西他赛能够提高 HER2 阳性乳腺癌 pCR 率。PEONY 研究是首个基于亚洲人群的新辅助曲帕双靶方案临床试验。结果显示 ITT 人群中，曲妥珠单抗＋帕妥珠单抗与安慰剂＋曲妥珠单抗相比，tpCR 提高 17.5%（39.3% vs. 21.8%，95% CI，6.9%－28.0%，P = 0.0014），结果与 NeoSphere 高度一致。亚组分析显示，曲妥珠单抗＋帕妥珠单抗均有获益。最常见 ≥ 3 级不良反应，曲妥珠单抗＋帕妥珠单抗组中性粒细胞减少症发生率更高，两组发生率分别为 38.1%（83/218）和 32.7%（36/110）。两组严重不良反应报告率分别为 10.1%（22/218）和 8.2%（9/110）。安全性与既往已知的帕妥珠单抗安全性数据一致。中国患者有效性结果与 ITT 人群一致。曲妥珠单抗＋帕妥珠单抗治疗可改善中国患者 tpCR 率：IRC 评估，曲妥珠单抗＋帕妥珠单抗组 38.9%，安慰剂组 20.2%；缓解率差异 18.7%（95%CI，7.6－29.7）。次要终点（当地病理医生评估的 tpCR 率、IRC 评估的 bpCR 率、当地病理医生评估的 bpCR 率）均与主要终点一致，支持曲帕双靶联合用药方案在中国患者临床获益。

研究者简介：

邵志敏，复旦大学肿瘤研究所所长、乳腺癌研究所所长、大外科主任兼乳腺外科主任、中国抗癌协会乳腺癌专业委员会名誉主委、中国抗癌协会靶向治疗专业委员会主任。

编者按：

研究验证了既往 NeoSphere 的结果，尤其验证曲帕双靶在亚洲人群的有效性和安全性。与既往 NeoSphere 研究关注的曲帕双靶方案新辅助治疗人群和 APHINITY 研究关注的曲帕双靶方案辅助治疗人群不同，PEONY 研究入组患者从新辅助治疗到辅助治疗，均使用曲帕双靶方案，为临床实践提供更多证据。

参考文献：

SHAO Z M,PANG D,YANG H J,et al.Pertuzumab,trastuzumab,and docetaxel for HER2-positive early or locally advanced breast cancer in the neoadjuvant setting:Efficacy and safety analysis of a randomized Phase Ⅲ study in Asian patients (PEONY) [J].SABCS,2018,ABR P6-17-

17.

SHAO Z,PANG D,YANG H,et al.Efficacy,Safety,and Tolerability of Pertuzumab,Trastuzumab,and Docetaxel for Patients With Early or Locally Advanced ERBB2-Positive Breast Cancer in Asia:The PEONY Phase 3 Randomized Clinical Trial[J].JAMA Oncol,2020,6(3):e193692.

4. 恩美曲妥珠单抗 + 帕妥珠单抗

◆ 7-3-11 研究概况 ◆

试验名称	KRISTINE（TRIO-021）
研究类型	随机、开放标签
试验分期	Ⅲ期
研究编号	NCT02131064
入组时间	2014 年 6 月 25 日～ 2015 年 6 月 15 日
入组患者	444 例 HER2 阳性早期乳腺癌，18 岁以上，Ⅱ－Ⅲ期可手术乳腺，ECOG 体能评分 0-1 分，基线左心室射血分数≥ 55%
分组情况	恩美曲妥珠单抗 +P 组（n=223）：恩美曲妥珠单抗 +P →手术→恩美曲妥珠单抗 +P TCH+P 组（n=221）：TCH+P →手术→ H+P
给药方法	术前 恩美曲妥珠单抗 +P 组：q3w×6 周期 恩美曲妥珠单抗 3.6mg/kg，帕妥珠单抗 840mg 负荷，维持 420mg TCH+P 组：q3w×6 周期 多西他赛 75mg/m²，卡铂 AUC=6，曲妥珠单抗 8mg/kg 负荷，维持 6mg/kg，帕妥珠单抗 840mg 负荷，维持 420mg 术后 恩美曲妥珠单抗 +P 组：恩美曲妥珠单抗 +P q3w×12 周期 TCH+P 组：H+P q3w×12 周期
研究结果	pCR：恩美曲妥珠单抗 +P 组 44.4%，TCH+P 组 55.7% （绝对差异 -11.3%，95% CI，－20.5 至－2.0，P=0.016） EFS：恩美曲妥珠单抗 +P 组 85.3%，TCH+P 组 94.2% （HR=2.61，95% CI，1.36-4.98） iDFS：恩美曲妥珠单抗 +P 组 93%，TCH+P 组 92% （HR=1.11，95% CI，0.52-2.40） 血小板计数减少：恩美曲妥珠单抗 +P 组 1%，TCH+P 组 5% 乏力：恩美曲妥珠单抗 +P 组 1%，TCH+P 组 3% 丙氨酸氨基转移酶升高：恩美曲妥珠单抗 +P 组 1%，TCH+P 组 2% 低钾血症：恩美曲妥珠单抗 +P 组 1%，TCH+P 组 2%

EFS: Event free survival, 无事件生存；IDFS: invasive disease free survival, 无浸润性疾病生存期

研究简介：

KRISTINE 是一项随机开放标签Ⅲ期试验。18 岁以上，HER2 阳性Ⅱ－Ⅲ期可手术的乳腺患者，ECOG 体能评分 0-1 分，基线左心室射血分数≥ 55%。从 2014 年 6 月 25 日至 2015 年 6 月 15 日入组 444 例，按 1：1 随机接受 6 周期 T-DM1（恩美曲妥珠单抗）联合帕妥珠单抗或多西他赛 + 卡铂 + 曲妥珠单抗联合帕妥珠单抗治疗。分层因素为激素受体状态、疾病分期、地理区域。主要研究终点是患者病理完全缓解率（pCR，ypT0/is，ypN0）。

中位随访 37 月，恩美曲妥珠单抗 +P 组 223 例有 99 例达到 pCR（44.4%）；TCH+P 组 55.7%。恩美曲妥珠单抗 +P 组发生 EFS 事件风险更高（HR=2.61，95%CI，1.36-4.98），两组患者术后发生 iDFS 风险相似（HR=1.11，95%CI，0.52-2.40）。新辅助治疗期间，恩美曲妥珠单抗 +P 对比 TCH+P 有更好安全性，3/4 级 AE 事件发生率（13% vs. 64%），SAE 发生率（5% vs. 29%），AE 事件导致的治疗中断（3% vs. 8%）。恩美曲妥珠单抗 +P 组最常见 3-4 级不良事件为血小板计数下降 1%，TCH+P 组 5%，乏力（1% vs. 3%），丙氨酸氨基转移酶升高（1% vs. 2%），低钾血症（1% vs. 2%）。

编者按：

KRISTINE 研究探索在 HER2 阳性早期乳腺癌新辅助治疗中，相较传统化疗联合曲帕双靶治疗（TCH+P），换用恩美曲妥珠单抗联合帕妥珠单抗能否获得更高 pCR 率。在研究设计阶段，研究者预估对照组 pCR 率 60%，预期试验组 pCR 率可提高至 75%，但结果显示 pCR 率与研究预期恰恰相反，相较传统化疗，恩美曲妥珠单抗 +P 组 pCR 率不及 TCH+P 组，因此传统化疗联合曲帕双靶治疗仍然是当前 HER2 阳性乳腺癌新辅助治疗的标准方案。

参考文献：

HURVITZ S A,MARTIN M,JUNG K H,et al.Neoadjuvant Trastuzumab Emtansine and Pertuzumab in Human Epidermal Growth Factor Receptor 2-Positive Breast Cancer:Three-Year Outcomes from the Phase Ⅲ KRISTINE Study[J].J Clin Oncol,2019,37(25):2206-2216.

（二）抗血管生成新辅助治疗

◆ 7-3-12 研究概况 ◆

研究名称	NSABP B-40
研究类型	随机对照研究
试验分期	Ⅲ 期
研究编号	NCT00408408
入组时间	2007 年 1 月～ 2011 年 6 月
入组患者	1206 例可手术的 HER2 阴性乳腺癌，18 岁以上，肿瘤直径 ≥ 2cm，临床分期 T1c-3N0-1、2aM0
分组情况	1A 组（n=199）：T → AC → 手术 1B 组（n=195）：T+Bev → AC+ Bev → 手术 2A 组（n=202）：TX → AC → 手术 2B 组（n=194）：TX+Bev → AC+ Bev → 手术 3A 组（n=193）：TG → AC → 手术 3B 组（n=202）：TG+Bev → AC+ Bev → 手术 1 组：T → AC（1A 组 +1B 组） 2 组：TX → AC（2A 组 +2B 组） 3 组：TG → AC（3A 组 +3B 组）

（续表）

给药方法	T：多西他赛 100 mg/m² ivd d1，q3w×4 周期
	AC：多柔比星 60 mg/m² + 环磷酰胺 600 mg/m² ivd d1，q3w×4 周期
	X：卡培他滨 825 mg/m²，po bid d1-14，q3w×4 周期
	G：吉西他滨 1000 mg/m² d1,8，q3w×4 周期
	Bev：贝伐珠单抗 15 mg/kg ivd d1 q3w×6 周期
研究结果	bpCR 率：贝伐珠单抗组 34.5%，无贝伐珠单抗组 28.2%（P=0.02）
	tpCR 率：贝伐珠单抗组 27.6%，无贝伐珠单抗组 23.0%（P=0.08）
	HR 阳性亚组 pCR 率：
	贝伐珠单抗组 23.2%，无贝伐珠单抗组 15.1%（P=0.007）
	HR 阴性亚组 pCR 率：
	贝伐珠单抗组 51.5%，无贝伐珠单抗组 47.1%（P=0.34）
	bpCR 率：1 组 32.7%，2 组 29.7%，3 组 31.8%（P=0.69）
	tpCR 率：1 组 25.8%，2 组 23.2%，3 组 26.9%（P=0.51）
	中位随访 4.7 年
	DFS：
	贝伐珠单抗组 136/591，无贝伐珠单抗组 162/593（事件数 / 总人数）
	（HR=0.80，95%CI，0.63-1.01，P=0.06）
	OS：
	贝伐珠单抗组 82/592，无贝伐珠单抗组 115/594（事件数 / 总人数）
	（HR=0.65，95%CI，0.49-0.88，P=0.004）
	HR 阳性 DFS：
	贝伐珠单抗组 136/591，无贝伐珠单抗组 162/593（事件数 / 总人数）
	（HR=0.73，95%CI，0.53-1.00，P=0.05）
	HR 阳性 OS：
	贝伐珠单抗组 82/592，无贝伐珠单抗组 115/594（事件数 / 总人数）
	（HR=0.63，95%CI，0.42-0.96，P=0.003）
	卡培他滨和吉西他滨均与不良反应增多，尤其是手 - 足综合征、黏膜炎和中性粒细胞减少症增多相关

pCR：Progression-free survival，无进展生存期；HER2：Human epidermal growth factor receptor-2，人表皮生长因子受体 -2；VEGF：Vascular endothelial growth factor，抗血管内皮生长因子；PFS：Progression-free survival，无进展生存期。

研究简介：

NSABP B40 试验是一项多中心新辅助临床Ⅲ期试验，确定可手术 HER2 阴性乳腺癌在多西他赛序贯 AC 的新辅助化疗基础上，加上卡培他滨或吉西他滨是否增加 pCR，以及确定在这些化疗方案中加上贝伐珠单抗是否增加 pCR。1206 例可手术的 HER2 阴性原发乳腺癌，41% 为三阴性乳腺癌。随机分组给予 4 周期多西他赛，多西他赛 + 卡培他滨，或多西他赛 + 吉西他滨治疗。各组均序贯接受 AC 方案 4 周期。在此基础上每组再划分加或不加贝伐珠单抗。结果显示，加卡培他滨或吉西他滨对乳腺 pCR 率无显著影响。加贝伐珠单抗则可使乳腺 pCR 率由 28.2% 提高至 34.5%。亚组分析显示，激素受体阳性组，加贝伐珠单抗效果更为明显，pCR 率由 15.1% 提高至 23.2%，激素受体阴性患者则由 47.1% 提高至 51.5%。加贝伐珠单抗可增加高血压、左室收缩功能障碍、手足综合征和黏膜炎的发生率。贝伐珠单抗改善 OS（P=0.004），DFS 无显著统计学差异，但是贝伐珠单抗组生存趋势更好（P=0.06），贝伐珠单抗在激素受体阳性亚组生存获益效果尤著。

研究者简介：

Harry D. Bear，美国弗吉尼亚联邦大学梅西癌症中心的医学主任，弗吉尼亚联邦大学的乳腺健康中心主任，梅西癌症中心临床实验室的医学主任。毕业于耶鲁大学，并在弗吉尼亚联邦大学获得博士学位。研究领域包括乳腺癌和其他乳腺疾病、黑色素瘤、肉瘤和胃肠道肿瘤。

编者按：

在新辅助多西他赛＋多柔比星＋环磷酰胺的基础上加用吉西他滨或卡培他滨，似乎并没有给可手术乳腺癌带来益处，短期内不改变临床实践。贝伐珠单抗联合化疗治疗晚期乳腺癌并未改善总生存，本项研究显示贝伐珠单抗联合化疗可以转化总生存的结论，似有相悖之处，值得临床的进一步深入探讨。

参考文献：

BEAR H D,TANG G,RASTOGI P,et al.Bevacizumab added to neoadjuvant chemotherapy for breast cancer[J].N Engl J Med,2012,366(4):310-320.

HARRY D B,GONG T,PRIYA R,et al.Neoadjuvant plus adjuvant bevacizumab in early breast cancer (NSABP B-40 [NRG Oncology]):secondary outcomes of a phase 3,randomised controlled trial[J].Lancet Oncol,2015,16(9):1037-1048.

◆ 7-3-13 研究概况 ◆

研究名称	GBG 44-GeparQuinto
研究类型	随机对照试验
试验分期	Ⅲ期
入组时间	2007 年 11 月～2010 年 6 月
入组患者	1948 例 HER2 阴性早期乳腺癌（肿瘤大小中位数为 4cm）
分组情况	第 1 组 (n=969)：EC → T →手术 第 2 组 (n=956)：EC+B → T+B →手术
治疗方法	EC 方案： 表柔比星 90 mg/m² + 环磷酰胺 600 mg/m² ivd d1 q3w×4 周期 T：多西他赛 100 mg/m² ivd d1 q3w×4 周期 B：贝伐珠单抗 15 mg/kg ivd d1 q3w×8 周期
研究结果	pCR 率：第 1 组 14.9%，第 2 组 18.4%（P=0.04） TNBC 亚组 pCR 率：第 1 组 27.9%，第 2 组 39.3%（P=0.003） HR 阳性亚组 pCR 率：第 1 组 7.8%，第 2 组 7.7%（P=1.00） 3 年 DFS：第 1 组 81.5%，第 2 组 80.0%（P=0.784） 3 年 OS：第 1 组 88.7%，第 2 组 90.7%（P=0.842） 亚组分析（TNBC） 3 年 DFS：第 1 组 vs. 第 2 组（P=0.941） 3 年 OS：第 1 组 vs. 第 2 组（P=0.891）

TNBC: triple negative breast cancer, 三阴性乳腺癌；pCR: Pathologic complete response, 病理完全缓解；DFS: Disease free survival, 无病生存期；OS: Overall survival, 总生存期。

研究简介：

GBG 44-GeparQuinto 是一项新辅助化疗联合靶向药物治疗的研究，结果显示联合贝伐珠单抗组 pCR 率高于未联合组，亚组分析显示贝伐珠单抗组可改善三阴性乳腺癌 pCR 率。联合贝伐珠单抗组和常规化疗方案组新辅助治疗三阴性乳腺癌相比，两组 DFS 和 OS 无显著差异（P=0.941 和 P=0.841）；贝伐珠单抗仅能改善三阴性乳腺癌新辅助化疗 pCR 率，未明显改善新辅助化疗和辅助化后的 DFS 与 OS。类似结果也同样出现在 NSABP B-40 研究中，显示出新辅助化疗同时加用贝伐珠单抗可提高 pCR 率。但两个临床研究对患者激素受体情况、HER2 表达情况进行亚组疗效分析出现矛盾，本研究提示在三阴性乳腺癌新辅助化疗中加用贝伐珠单抗获益较大，NSABP B-40 研究提示新辅助化疗加贝伐珠单抗仅在激素受体阳性乳腺癌 pCR 率升高有统计学意义。

研究者简介：

Gunter von Minckwitz，德国法兰克福大学女性医院妇产科中心副教授、德国乳腺组织（GBG）研究所的常务理事。在海德堡大学完成学业。研究领域包括乳腺癌的新辅助、辅助、转移治疗以及化疗，参与领导了许多国内和国际的临床试验，2001 至 2006 年领导全国乳腺癌治疗指南制定。

编者按：

贝伐珠单抗加入以蒽环紫杉为基础的新辅助化疗中未能提高乳腺癌 DFS 和 OS。本研究三阴性乳腺癌亚组的新辅助化疗结果显示，在蒽环紫杉基础上，联合贝伐珠单抗可获得较高 pCR 率。但针对三阴性乳腺癌新辅助化疗研究还缺乏大样本以及生存率比较方面的研究。因此，贝伐珠单抗治疗三阴性乳腺癌的有效性尚需进一步临床试验考证。

参考文献：

MINCKWITZ G V, LOIBL S, UNTCH M,et al.Survival after neoadjuvant chemotherapy with or without bevacizumab or everolimus for HER2-negative primary breast cancer (GBG44-GeparQuinto) [J].Ann Oncol,2014,25(12):2363-2372.

MINCKWITZ G V, EIDTMANN H, REZAI M,et al.Neoadjuvant chemotherapy and bevacizumab for HER2-negative breast cancer[J].N Engl J Med,2012,36 6(4):299-309.

二、辅助靶向治疗

（一）抗 HER2 辅助治疗

1998 年美国 FDA 批准曲妥珠单抗用于治疗 HER2 阳性转移性乳腺癌，取得 PFS 和 OS 获益。曲妥珠单抗随后在 HER2 阳性乳腺癌辅助治疗、新辅助治疗不断取得令人瞩目的阳性结果，从此开启继手术、化疗、放疗三大传统模式下的靶向治疗时代。分子靶向治疗主要是指针对肿瘤细胞发生、发展有关信号通路、细胞因子及受体等进行治疗，从分子水平上逆转肿瘤恶性生物学行为，达到抑制肿瘤细胞生长目的。与传统治疗相比，更加有效精准，明显降低不良反应发生率。乳腺癌分子靶向药物种类繁多，随着新靶点、新结构、新机制不断涌现，各项临床试验也在大规模开展中，这些试验结果不断改变着乳腺癌治疗指南或共识，也改变着临床治疗模式。本文就具有重要参考意义的临床试验，从曲妥珠单抗、曲妥珠单抗治疗时限、酪氨酸激酶抑制剂、曲妥珠单抗联合帕妥珠单抗、曲妥珠单抗联合酪氨酸激酶抑制剂等方面进行汇总。

1. 曲妥珠单抗

◆ **7-3-14 研究概况** ◆

研究名称	NSABP B31
研究类型	随机对照试验
试验分期	Ⅲ期
入组时间	2000年2月~2005年2月
入组患者	2043例HER2阳性淋巴结阳性早期乳腺癌
分组情况	第1组（n=1024）：AC→P（对照组） 第2组（n=1019）：AC→PH（曲妥珠单抗组）
用药方法	AC： 多柔比星60/mg/m² + 环磷酰胺600mg/m² ivd d1 q3w×4周期
	P：紫杉醇175mg/m² ivd d1 q3w×4周期
	H：曲妥珠单抗起始4mg/kg，之后2mg/kg ivd d1qw×52周
研究结果	3年DFS率：第1组75.4%，第2组87.1% 4年DFS率：第1组67.1%，第2组85.3%（P<0.0001）
	3年OS率：第1组91.7%，第2组94.3% 4年OS率：第1组81.6%，第2组91.4%（P=0.015）
	3年无远处转移率：第1组81.5%，第2组90.4% 4年无远处转移率：第1组73.7%，第2组89.7%（P<0.0001）
	曲妥珠单抗组死亡风险降低33%（P = 0.015）
	中位随访7年 心脏相关事件：第1组1.3%，第2组4%（P<0.001）

DFS: Disease free survival，无病生存期；HER2: Human epidermal growth factor receptor-2，人表皮生长因子受体-2；TTP: Time to progression，疾病进展时间；OS: Overall survival，总生存期；CI: Confidence interval，置信区间；ORR: Objective response rate，客观缓解率。

研究简介：

曲妥珠单抗最初应用于HER2高表达、转移性乳腺癌一线解救治疗，结果显示，无论ORR、TTP和OS都显著提高。于是NSABP开始针对早期乳腺癌的进行大型随机临床试验，NSABP B-31希望了解辅助治疗阶段，曲妥珠单抗如何更好配合化疗，能否减少早期乳腺癌复发和死亡风险。入组淋巴结阳性、免疫组化确诊的HER2阳性乳腺癌，主要终点DFS，次要终点OS、远处复发时间等。比较早期乳腺癌术后行4周期AC（多柔比星/环磷酰胺）方案后序贯4周期紫杉醇，加或不加52周曲妥珠单抗靶向治疗。截至2005年2月入组2043例，研究结果示：曲妥珠单抗组与对照组在3年DFS分别为87.1%和75.4%（绝对差异11.8%，95%CI，8.1-15.4）。4年的DFS分别为85.3%和67.1%（绝对差异18.2%，95%CI，12.7-23.7）。与对照组相比，孤立脑转移作为第一个远处转移事件更易发生在曲妥珠单抗组，可能是由于较远位置出现治疗延迟。在不良反应中，B-31研究化疗方案中包含蒽环类药物，加入曲妥珠单抗时，心脏事件风险有所增加。由于左心室射血分数（LVEF）无症状降低，曲妥珠单抗组14%患者不得不停止治疗，另有4%由于有症状心毒性而停止治疗。

研究者简介：

Edward Romond，美国莱克星顿市肯塔基大学附属医院中心教授，血液学、肿瘤学、内科学专家。在密歇根州立大学临床中心担当住院医师，获得了肯塔基大学医学院的医学学位，医疗实践超过20年。多次获得各种奖项与荣誉，2006年至2014年先后被评为全美最顶级医生、肿瘤医生。

编者按：

研究证实在HER2阳性乳腺癌的辅助治疗中，化疗联合曲妥珠单抗显著减少复发、特别是远处转移风险，大幅降低死亡风险。2012年报道中位随访7年，曲妥珠单抗组与对照组发生心脏事件为4%，1.3%。提示使用曲妥珠单抗时特别注意LVEF变化。研究者认为多柔比星/环磷酰胺化疗后序贯紫杉醇，加曲妥珠单抗所致心衰是罕见的，评估风险与获益相比，仍强烈支持曲妥珠单抗。综合本文分析显示：在HER2阳性早期乳腺癌术后辅助化疗中，曲妥珠单抗治疗可降低一半复发率，远处转移、死亡风险都显著降低。由此奠定曲妥珠单抗在术后辅助治疗重要地位。

参考文献：

ROMOND E H,PEREZ E A,BRYANT J,et al.Trastuzumab plus adjuvant chemotherapy for operable HER2-positive breast cancer[J].N Engl J Med,2005,353(16):1673-1684.

ROMOND E H,JEONG J H,RASTOGI P,et al.Seven-year follow-up assessment of cardiac function in NSABP B-31, a randomized trial comparing doxorubicin and cyclophosphamide followed by paclitaxel (ACP) with ACP plus trastuzumab as adjuvant therapy for patients with node-positive,human epidermal growth factor receptor 2-positive breast cancer[J].J Clin Oncol,2012,30(31):3792-3799.

◆ 7-3-15 研究概况 ◆

试验名称	FNCLCC-PACS 04
研究类型	随机对照试验
试验分期	Ⅲ期
入组时间	2001年2月～2004年8月
入组患者	3010例淋巴结阳性乳腺癌（HER2阳性528例） 注：腋窝淋巴结阳性、非转移性单侧乳腺癌、LVEF超过50%；FISH阳性或免疫组化HER2 3＋
分组情况	第1组（n= 260）：曲妥珠单抗 第2组（n= 268）：观察
用药方法	辅助化疗→放疗→曲妥珠单抗 曲妥珠单抗起始8mg/kg，之后6mg/kg ivd d1q3w持续1年
研究结果	3年DFS：第1组81%，第2组78%（P = 0.41） 3年OS：第1组96%，第2组95%

HER2: Human epidermal growth factor receptor-2，人表皮生长因子受体-2；LVEF: Left ventricular ejection fraction，左心室射血分数；DFS: Disease free survival，无病生存期；HR: Hazard ratio，风险比；CI: Confidence interval，置信区间。

研究简介：

由于当时尚不清楚曲妥珠单抗与化疗是同时还是序贯给予，对于最佳使用周期也存争论。曲妥珠单抗与蒽环类心脏毒性是否有累积作用，在曲妥珠单抗之前或之后使用包括蒽环类化疗方案尚不明确。PACS-04试验入组腋窝淋巴结阳性早期乳腺癌，LVEF必须超过50%。2001年2月至2004年8月共入组3010例，随机分为6周期FEC（氟尿嘧啶＋表柔比星＋环磷酰胺）、ED（表柔比星＋多西他赛），化疗结束4周内放疗。HER2阳性患者，曲妥珠单抗在化疗和放疗结束后开始，分为曲妥珠单抗组（n=260）和观察组（n=268）。主要目的是评估ED组和标准FEC组疗效；次要目标是评价曲妥珠单抗在放化疗后连续治疗1年的疗效和耐受性。主要终点DFS，次要终点包括安全性、OS。试验中41例由于心脏事件停用曲妥珠单抗，有症状心力衰竭，曲妥珠单抗组4例，观察组1例，其他主要表现为LVEF值下降。在接受至少一次曲妥珠单抗治疗的234例患者（90%）中，196例（84%）接受了至少6个月治疗，41例（18%）因心脏事件（任何等级）而停止治疗。在分析日期（2007年10月），记录129个DFS事件。随机分配到曲妥珠单抗组与复发风险降低14%无关（HR=0.86，95%CI，0.61-1.22，P=0.41）。观察组和曲妥珠单抗组的三年DFS率分别为78%（95%CI，72.3-82.5）和81%（95%CI，75.3-85.4）。

研究者简介：

Marc Spielmann，就职于古斯塔夫研究所，主要致力于乳腺癌的化疗、内分泌治疗策略。

编者按：

PSCA-04试验中位随访47月，辅助化疗后序贯给予1年曲妥珠单抗未显著降低复发风险。值得注意的是，18%的患者使用蒽环类和曲妥珠单抗时，出现LVEF下降超过10%。由此提示，之前暴露于蒽环类药物，后续使用曲妥珠单抗增加心脏事件发生率。

参考文献：

SPIELMANN M，ROCHÉ H，DELOZIER T，et al.Trastuzumab for patients with axillary-node-positive breast cancer:results of the FNCLCC-PACS 04 trial[J].J Clin Oncol,2009,27(36):6129-6134.

◆ 7-3-16 研究概况 ◆

试验名称	BCIRG 006
研究类型	随机对照试验
试验分期	Ⅲ期
入组时间	2001年4月～2004年3月
入组患者	3222例HER2阳性早期乳腺癌 注：侵袭性、高危型、淋巴结阳性或淋巴结阴性（T1、T2、T3）
分组情况	第1组（n=1073）：AC → T 第2组（n=1074）：AC → TH 第3组（n=1075）：TCH T：多西他赛 q3w×4周期 TC：多西他赛联合卡铂 q3w×6周期 AC：多柔比星联合环磷酰胺 q3w×4周期 H：曲妥珠单抗1年

（续表）

用药方法	AC：多柔比星 60/mg/m² + 环磷酰胺 600mg/m² ivd d1 q3w×4 周期
	T：多西他赛 100mg/m² ivd d1 q3w×4 周期（第 1 组，第 2 组）
	TC： 多西他赛 75mg/m² + 卡铂（AUC=6）ivd d1q3w×6 周期（第 3 组）
	化疗期间：曲妥珠单抗起始 4mg/kg，之后 2mg/kg ivd d1qw
	化疗后：曲妥珠单抗 6mg/kg ivd d1 q3w 持续 1 年
研究结果	总体患者 5 年 DFS：第 1 组 75%，第 2 组 84%，第 3 组 81% 第 2 组 vs. 第 1 组（P<0.001） 第 3 组 vs. 第 1 组（P=0.04） 第 2 组 vs. 第 3 组无显著统计学差异 5 年 OS：第 1 组 87%，第 2 组 92%，第 3 组 91% 第 2 组 vs. 第 1 组（P<0.001） 第 3 组 vs. 第 1 组（P=0.04） 第 2 组 vs. 第 3 组无显著统计学差异
	总体患者 10 年 DFS：第 1 组 67.9%，第 2 组 74.6%，第 3 组 73.0% 第 2 组 vs. 第 1 组（P<0.0001） 第 3 组 vs. 第 1 组（P=0.0011） 第 2 组 vs. 第 3 组无显著统计学差异 10 年 OS：第 1 组 78.7%，第 2 组 85.9%，第 3 组 83.3% 第 2 组 vs. 第 1 组（P<0.0001） 第 3 组 vs. 第 1 组（P=0.0075） 第 2 组 vs. 第 3 组无显著统计学差异
	淋巴结阳性的患者 10 年 DFS：第 1 组 62.2%，第 2 组 69.6%，第 3 组 68.4% 第 2 组 vs. 第 1 组（P<0.001） 第 3 组 vs. 第 1 组（P=0.0018） 第 2 组 vs. 第 3 组无显著统计学差异
	淋巴结阳性≥4 的患者 10 年 DFS：第 1 组 53.6，第 2 组 62.8%，第 3 组 62.9% 第 2 组 vs. 第 1 组（P=0.0039） 第 3 组 vs. 第 1 组（P=0.0018） 第 2 组 vs. 第 3 组无显著统计学差异
	安全性 10 年充血性心力衰竭（CHF）3/4 级 第 1 组 0.8%，第 2 组 2.0%，第 3 组 0.4% 第 2 组 vs. 第 3 组（P=0.0005） 10 年 LVEF 降低 >10% 第 1 组 11.8%，第 2 组 19.2%，第 3 组 9.4% 第 2 组 vs. 第 3 组（P<0.0001）

HER2：Human epidermal growth factor receptor-2, 人表皮生长因子受体 -2；DFS：Disease free survival, 无病生存期；OS：Overall survival, 总生存期；LVEF：Left ventricular ejection fraction , 左心室射血分数。

研究简介:

当时五个随机临床试验被启动用来评估曲妥珠单抗辅助治疗有效性和安全性。其中三大研究主要以蒽环为基础的方案。结果显示曲妥珠单抗辅助治疗能改善 HER2 阳性乳腺癌生存,复发率降低约 50%,存活率提高约 30%。但同时也发现辅助曲妥珠单抗和蒽环类药物会增加充血性心力衰竭发生率,更多的是左心室功能的亚临床损害。BCIRG 006 研究主要是评估曲妥珠单抗联合非蒽环方案的有效性和安全性。3222 例淋巴结阳性或高危型淋巴结阴性,HER2 经 FISH 检测为阳性的乳腺癌,随机分为三组。主要研究终点是 DFS,次要研究终点是 OS、安全性和心脏安全。2005 年曲妥珠单抗的疗效结果宣布,患者允许交叉选择到曲妥珠单抗组,23/1073 患者(2.1%)转向试验组。10 年随访发现,AC-TH 和 TCH 两个联合方案的耐受性均好,与观察组相比,在高、中风险人群中 DFS 和 OS 均有优势。两组治疗获益相似,有统计学意义。TCH 方案中性粒细胞下降及心脏安全方面优于 AC-TH。在无 Topo Ⅱ A 扩增乳腺癌,AC-TH、TCH 组 DFS 显著优于观察组,在有 Topo Ⅱ A 扩增乳腺癌,3 组 DFS 却无差异。

研究者简介:

Dennis J Slamon,加州大学洛杉矶分校医学系血液病 / 肿瘤学系主任及执行副主席,临床 / 转化研究主任,担任 JCCC 的 Revlon/UCLA 女性癌症研究项目主任。促使针对乳腺癌 HER2 基因靶向药物曲妥珠单抗研发,在 HER2 领域的突出贡献,获得了多项肿瘤界大奖,也被多次提名为诺贝尔生理学或医学奖候选人。2000 年 6 月克林顿总统任命其参加由 3 位成员组成的总统癌症小组。

编者按:

HER2 阳性早期乳腺癌两种标准化疗方案加曲妥珠单抗可显著提高疗效。与含蒽环类方案比,TCH 方案效果足够好,同时毒性更低。BCIRG 006 研究进一步支持 HERA 试验结果,含曲妥珠单抗方案辅助治疗 1 年显著提高 HER2 阳性早期乳腺癌 DFS 和 OS。因此,曲妥珠单抗联合非蒽环类药物是可选方案,特别是心功能、身体状态较差的患者。但是,仍然不能动摇蒽环类药物在乳腺癌辅助治疗的基石地位。

参考文献:

SLAMON D,EIERMANN W,ROBERT N,et al.Adjuvant trastuzumab in HER2-positive breast cancer[J].N Engl J Med,2011,365(14):1273-1283.

◆ 7-3-17 研究概况 ◆

试验名称	NCCTG N9831
研究类型	随机对照试验
试验分期	Ⅲ 期
入组时间	2000 年 5 月 19 日～ 2005 年 4 月 30 日
入组患者	3133 例 HER2 阳性早期乳腺癌 注:淋巴结阳性或高危型淋巴结阴性浸润型 Ⅰ～Ⅲ 期;保乳手术或至少 4 个淋巴结阳性的患者在紫杉醇完成后接受放疗;2002 年 1 月后 HER2 阳性定义为(免疫组化 3 +;>10% 周围膜染色;FISH 比值 ≥ 2.0)

分组情况	A 组（n=1087）：AC → P
	B 组（n=1097）：AC → P → H
	C 组（n=949）：AC → PH → H
用药方法	AC：多柔比星 60/mg/m² + 环磷酰胺 600mg/m² ivd d1 q3w×4 周期
	P：紫杉醇 80mg/m² ivd d1 qw×12 周
	H：曲妥珠单抗起始 4mg/kg，之后 2mg/kg ivd d1 qw×51 周
研究结果	5 年 DFS：第 1 组 71.8%，第 2 组 80.1%（P<0.001）
	5 年 OS：第 1 组 88.4%，第 2 组 89.3%（P=0.343）
	5 年 DFS：第 2 组 80.1%，第 3 组 84.4%（P=0.022）
	5 年 OS：第 2 组 89.7%，第 3 组 91.9%（P=0.102）

DFS：Disease free survival，无病生存期；OS：Overall survival，总生存期；HER2：Human epidermal growth factor receptor-2，人表皮生长因子受体 -2；NCCTG：North central cancer treatment group，美国中部癌症治疗组织；LVEF：Left ventricular ejection fraction，左心室射血分数。

研究简介：

曲妥珠单抗与化疗联用的最佳方式，同时或是先后，还有争议。在一些国家，曲妥珠单抗仅批准与化疗序贯使用。NCCTG9831 试验主要评价曲妥珠单抗联合化疗时，在辅助化疗中顺序问题。入组标准为原发性、可手术Ⅰ－Ⅲ期 HER2 阳性，并经组织学证实淋巴结阳性或高危型淋巴结阴性乳腺癌。研究主要终点是 DFS 和 OS。共入组 3133 例，随机分为 3 组：对照组 A、序贯组 B、联合组 C。中位随访 6 年，A 组和 B 组 5 年 DFS 率分别为 71.8%、80.1%（HR=0.69，95%CI，0.57-0.85），曲妥珠单抗序贯紫杉醇治疗，DFS 显著增加（P<0.01）。5 年 OS 分别为 88.4%、89.3%（P=0.343）。B 组和 C 组 5 年 DFS 率分别为 80.1%、84.4%（HR=0.77，99.9%CI，0.53-1.11），5 年 OS 分别为 89.7%、91.9%（P=0.102）。曲妥珠单抗联合紫杉醇同步治疗显示更好优势。最常见不良反应是中性粒细胞减少（29.1%）。在 B 组和 C 组中，最常见 LVEF 变化（B 组 10%；C 组 11.4%）。综合分析，对于 HER2 阳性患者，应尽早联合使用抗 HER2 治疗，达到获益。

研究者简介：

Edith A. Perez，梅奥临床医学院教授，著名肿瘤专家。同时还是肿瘤学临床试验联盟副主席，身兼美国癌症研究协会、美国临床肿瘤学等重要职位。牵头开展的一系列临床研究，包括探索用于治疗乳腺癌的靶向药物，评估遗传基因标志物在乳腺癌治疗的发展、侵袭性和治疗效果方面取得很多成就。获得唐娜基金会研究奖、威廉姆斯终身成就奖等。

编者按：

紫杉醇联合曲妥珠单抗较紫杉醇序贯曲妥珠单抗效果更优，具有显著统计学差异。NCCTG　N9831 确定了曲妥珠单抗与化疗治疗的最佳方式，联合组表现出明显优势，联合治疗组与序贯组相比，曲妥珠单抗与紫杉醇联合使用有减少复发事件发生的明显趋势，同时降低复发风险。对于曲妥珠单抗导致 LVEF 变化，应该引起足够重视。

参考文献：

PEREZ E A,SUMAN V J,DAVIDSON N E,et al.Sequential versus concurrent trastuzumab in adjuvant chemotherapy for breast cancer[J].J Clin Oncol,2011,29(34):4491-4497.

◆ 7-3-18 研究概况 ◆

试验名称	Adjuvant docetaxel and cyclophosphamide plus trastuzumab in patients with HER2-amplified early stage breast cancer
研究类型	试验性研究
试验分期	Ⅱ期
研究编号	NCT00493649
入组时间	2007 年 6 月 15 日 -2009 年 8 月 5 日
入组患者	493 例早期 HER2 阳性乳腺癌
	注：年龄 18 ～ 75 岁；免疫组化或 FISH 证实 HER2 阳性；雌孕激素受体已知；LVEF ≥ 50%；5 年之内未接受化疗；ECGO 评分 0 ～ 1
分组情况	单臂临床试验，分 2 亚组分析 亚组 1（n=190）：TOP2A 扩增 亚组 2（n=248）：TOP2A 未扩增 55 例无法评估 TOP2A 状态
用药方法	辅助治疗方案：TC+ 曲妥珠单抗 TC：多西他赛 75mg /m² ＋环磷酰胺 600 mg /m² q3w ×4 周期 曲妥珠单抗首次 4mg /kg，之后 2mg /kg d1,8,15 q3w ×4 周期 化疗后 6mg /kg q3w 维持至 1 年
研究结果	中位随访 36.1 月 2 年 DFS：第 1 组 97.8%，第 2 组 97.9%
	2 年 OS：第 1 组 99.5%，第 2 组 98.8%
	最常见不良反应是疲劳 58.4%，中性粒细胞减少 51.4%

LVEF：Left ventricular ejection fraction，左心室射血分数；HER2：Human epidermal growth factor receptor-2，人表皮生长因子受体 -2；DFS：Disease free survival，无病生存期；OS：Overall survival，总生存期。

研究简介：

这项研究主要观察 HER2 阳性早期乳腺癌在 TC 基础上增加一年曲妥珠单抗对患者疗效影响，以及确定 TOP2A 扩增和非扩增是否有相同效果。本研究为单臂、开放的 Ⅱ 期临床研究，入组标准为 HER2 扩增的早期乳腺癌，有足够标本进行 FISH 以确定 TOP2A、c-MYC 的状态，LVEF ≥ 50%。2007 年 9 月 11 日以后入组标准进行修正，4 个以上淋巴结阳性患者排除在外，共纳入 493 例患者，55 例无法评估 TOP2A 状态。主要终点是 2 年 DFS，次要终点是 3 年 DFS，OS、安全性。中位随访 36.1 月，心脏毒性方面，5.1% 出现 LVEF 下降至 50% 以下，24.1% 患者 LVEF 较基线下降 10%，16 例因 CHF 停止治疗，一例出现充血性心力衰竭。TOP2A 扩增组与 TOP2A 未扩增组 DFS、OS 基本接近。同时也证实 TOP2A、c-myc 基因拷贝数和疗效没有关系。

研究者简介：

Steven Jones，美国肿瘤学研究有限责任公司（US Oncology Research LLC）医学主任。

编者按：

无论 TOP2A 状态如何，4 周期 TC 联合曲妥珠单抗对于 HER2 阳性早期乳腺癌是一个低毒有效的合理辅助治疗方案，特别是低复发风险淋巴结阴性患者。

参考文献：

JONES S E,COLLEA R,PAUL D,et al.Adjuvant docetaxel and cyclophosphamide plus trastuzumab in patients with HER2-amplified early stage breast cancer:a single-group,open-label,phase 2 study[J].Lancet Oncol,2013,14(11):1121-1128.

◆ 7-3-19 研究概况 ◆

试验名称	NSABP B-31 和 NCCTG 9831
研究类型	随机对照试验
试验分期	Ⅲ 期
入组时间	2000 年 2 月～ 2005 年 4 月
入组患者	4046 例淋巴结阳性或高危型淋巴结阴性 HER2 阳性早期乳腺癌 注：HER2 阳性为 FISH 阳性或免疫组化 3 ＋；LVEF 大于或等于正常下限
分组情况	第 1 组（n=2018）：AC → P 第 2 组（n=2028）：AC → PH
用药方法	AC：多柔比星 + 环磷酰胺 P：紫杉醇 H：曲妥珠单抗
研究结果	10 年 DFS：第 1 组 62.2%，第 2 组 73.7%，（P<0.001） 10 年 OS：第 1 组 75.2%，第 2 组 84%，（P<0.001）

DFS：Disease free survival，无病生存期；OS：Overall survival，总生存期；HER2：Human epidermal growth factor receptor-2，人表皮生长因子受体 -2；NCCTG：North central cancer treatment group，美国中部癌症治疗组织；HR：Hazard ratio，风险比；CI：Confidence interval，置信区间。

研究简介：

HER2 阳性乳腺癌预后差，疾病复发时间较短，转移率、死亡率高。曲妥珠单抗是针对 HER2 的人源化单克隆抗体，早期发现与化疗联合可提高转移性乳腺癌生存期。在开展的一系列曲妥珠单抗在早期辅助治疗的大型临床试验中，以 NCCTG N9831 和 NSABP B-31 试验研究最为著名，都是评估 AC → P 加或不加曲妥珠单抗的有效性和安全性。由于两组试验设计相似，美国国家癌症研究所和美国食品与药物管理局 FDA）批准两项试验进行联合分析。第 1 次联合分析，中位随访 2 年，DFS 事件减少 52%（P<0.001），改善整体 OS（P=0.015）。第 2 次联合分析，中位随访 3.9 年，DFS 事件持续减少（HR=0.52，95%CI，0.45-0.60），进一步改善 OS（HR=0.61，95%CI，0.51-0.75）。在 N9831 中 3 年心脏事件发生率是 3%，在 B-31 中 7 年心脏事件是 2.7%。联合分析时，长达 8 年随访，含曲妥珠单抗组，心脏所导致死亡为 0.2%，对照组 0.1%。中位研究时间 8.4 年，曲妥珠单抗联合化疗，OS 相对改善 37%（HR=0.63，95%CI，0.54-0.73，P＜.001），10 年 OS 率从 75.2% 增加到 84%。这些结果伴随着 DFS 改善 40%（HR=0.60，95%CI，0.53-0.68，P＜.001），10 年 DFS 率从 62.2% 增加到 73.7%。所有亚组都受益于抗 HER2 靶向药物的加入。

研究者简介：

Edith A. Perez，梅奥临床医学院教授，著名肿瘤专家。同时还是肿瘤学临床试验联盟副主席，身兼美国癌症研究协会、美国临床肿瘤学等重要职位。牵头开展的一系列临床研究，包括探索用于治疗乳腺癌的靶向药物，评估遗传基因标志物在乳腺癌治疗的发展、侵袭性和治疗效果方面取得很多成就。获得唐娜基金会研究奖、威廉姆斯终身成就奖等。

编者按：

AC 方案后加紫杉醇联合曲妥珠单抗可明显延长 HER2 阳性早期乳腺癌 DFS 和 OS，降低复发和死亡风险。尽管存在心脏毒性方面问题，但心脏并发症状可随用药结束而终止。这种心脏相关死亡发生率的差异似乎并未降低曲妥珠单抗治疗方案的风险获益率，但临床也应值得关注。

参考文献：

PEREZ E A,ROMOND E H,SUMAN V J,et al.Trastuzumab plus adjuvant chemotherapy for human epidermal growth factor receptor 2-positive breast cancer:planned joint analysis of overall survival from NSABP B-31 and NCCTG N9831[J].J Clin Oncol,2014,32(33):3744-3752.

◆ **7-3-20 研究概况** ◆

试验名称	APT
研究类型	非随机单臂试验
试验分期	Ⅱ期
研究编号	NCT00542451
入组时间	2007 年 10 月 9 日～ 2010 年 9 月 3 日
入组患者	406 例肿瘤直径≤ 3 厘米，淋巴结阴性（或单个微转移）HER2 阳性早期乳腺癌
分组情况	单臂试验：P H → H
用药方法	P：紫杉醇 80mg/m² ivd qw × 12 周 H：曲妥珠单抗起始 4mg/kg，之后 2mg/kg ivd d1 qw×11 周 化疗后曲妥珠单抗 2mg/kg iv qw×40 周 或 6mg/kg iv q3w×13 次
研究结果	3 年 DFS：98.7% DFS：HR 阳性 98.5%，HR 阴性 99.2% 7 年 DFS：93.3% DFS：HR 阳性 94.6%，HR 阴性 90.7% 7 年 RFI：97.5% 7 年 BCSS：98.6% 7 年 OS：95% 安全性： 2 例（0.5%）出现有症状充血性心脏衰竭，曲妥珠单抗停药后这两例不良反应得到缓解 13 例（3.2%）观察到左心室射血分数呈无症状下降，其中 11 例在曲妥珠单抗停药后恢复正常

DFS：Disease free survival，无病生存期；RFI：Recurrence free interval，无复发间期；HR：Hormone receptor，激素受体；LVEF：Left ventricular ejection fraction，左心室射血分数。

研究简介：

虽然大量的临床试验证实曲妥珠单抗与化疗药物联合可降低 HER2 阳性乳腺癌复发风险约 50%，改善 OS。但这些研究主要集中在Ⅱ和Ⅲ的早期乳腺癌。对于Ⅰ期 HER2 阳性乳腺癌，相较肿瘤负荷大、淋巴结阳性乳腺癌，可能接受辅助治疗所带来的获益要小一些。这类小肿瘤，没有推荐的标准治疗方案。APT 试验是目前唯一针对 HER2 阳性小肿瘤的前瞻性单臂研究，研究设计主要是解决小肿瘤乳腺癌治疗问题。入组标准为肿瘤 ≤ 3cm 的 HER2 阳性（免疫组化染色 3+ 或 HER2/CEP17 比值 ≥ 2）且淋巴结阴性（允许单个淋巴结微转移），LVEF ≥ 50%。共入组 406 例，肿瘤大小分布：T1min（2.2%）、T1a（16.7%）、T1b（30.5%）、T1c（41.6%）、T2（8.9%）。淋巴结 N1min（1.5%）。其中 HR（激素受体）阳性 67%。接受曲妥珠单抗＋紫杉醇（80mg/m²）治疗 12 周，随后曲妥珠单抗治疗 9 个月。主要终点为无病生存期，次要终点为无复发生存期、乳腺癌相关生存期、总生存期。2015 年发表中位随访 4 年初期分析提示，紫杉醇＋曲妥珠单抗辅助治疗 3 年 DFS 为 98.7%（95%CI，97.6%-99.8%）。2019 年 APT 试验二次分析结果提示，7 年 DFS 为 93.3%（95%CI，90.4%-96.2%）。

研究者简介：

Eric P. Winer，美国丹娜法伯癌症研究所乳腺肿瘤内科医生和临床研究员，自 1997 年，担任丹娜法伯癌症研究所的妇女癌症科主任和苏珊 -F- 史密斯妇女癌症中心的乳腺肿瘤项目主任。同时担任该研究所的首席临床发展官和医学事务高级副总裁。

编者按：

HER2 阳性小肿瘤的靶向治疗一直是个争议话题，本项研究尝试回答抗 HER2 靶向治疗对 HER2 阳性小肿瘤的远期疗效是否有提高。值得注意的是，APT 是一项单臂试验，T1a、HR 阳性都展示较好生存预后，用曲妥珠单抗治疗似乎不太可能影响复发风险。2017 年 ASCO 更新 7 年 DFS，数据显示 P H 方案作为 HER2 阳性、淋巴结阴性乳腺癌的辅助治疗，可降低复发风险，在长期随访中只有 4 例远处复发。基于以上结果，紫杉醇＋曲妥珠单抗为大多数 I 期 HER2 阳性乳腺癌提供一个合理有效治疗方案。HER2 阳性小肿瘤早期乳腺癌可从低毒方案获益。

参考文献：

TOLANEY S M,BARRY W T,DANG C T,et al.Adjuvant paclitaxel and trastuzumab for node-negative, HER2-positive breast cancer[J].N Engl J Med,2015,372(2):134-141.

TOLANEY S M,GUO H,PERNAS S,et al.Seven-Year Follow-Up Analysis of Adjuvant Paclitaxel and Trastuzumab Trial for Node-Negative,Human Epidermal Growth Factor Receptor 2-Positive Breast Cancer[J].J Clin Oncol,2019,37(22):1868-1875.

2. 曲妥珠单抗治疗时限

◆ 7-3-21 研究概况 ◆

试验名称	HERA（BIG 1-01）
研究类型	随机对照试验
试验分期	Ⅲ期
研究编号	NCT00045032
入组时间	2001 年 12 月～ 2005 年 6 月
入组患者	5102 例 HER2 阳性早期乳腺癌（实际随访 5099 例） 注：激素受体状态明确；淋巴结阳性（不论肿瘤大小）或大于1cm 的淋巴结阴性肿瘤（包括仅有前哨淋巴结阳性）；LVEF ≥ 55%

（续表）

分组情况	标准辅助化疗后随机分 3 组 第 1 组（n=1697）：观察组 第 2 组（n=1702）：曲妥珠单抗 1 年 第 3 组（n=1700）：曲妥珠单抗 2 年
用药方法	曲妥珠单抗起始 8mg/kg，之后 6mg/kg ivd q3w
研究结果	4 年 DFS：第 1 组 72.2%，第 2 组 78.6%（P<0.0001） 4 年 OS：第 1 组 87.7%，第 2 组 89.3%（P=0.1087） 第 1 组 52% 患者改行曲妥珠单抗治疗，影响 OS 结果分析
	8 年 DFS：第 3 组 75.8%，第 2 组 76.0%（P=0.86）
	8 年 LVEF 降低（3/4 级） 第 3 组 7.2%，第 2 组 4.1%（P=0.86） 10 年 DFS：第 1 组 63%，第 2 组 69%，第 3 组 69% 10 年累计心脏事件： 第 1 组 0.9%，第 2 组 4.4%，第 3 组 7.3%

HER2: Human epidermal growth factor receptor-2，人表皮生长因子受体-2；LVEF: Left ventricular ejection fraction，左心室射血分数；DFS: Disease free survival，无病生存期；OS: Overall survival，总生存期；BIG: Breast international group，乳腺癌国际组织；ESMO: European society for medical oncology，欧洲肿瘤内科大会；ASCO: American Society of Clinical Oncology，美国临床肿瘤学会。

研究简介：

早期曲妥珠单抗已被证实对 HER2 阳性转移性乳腺癌有效。为了观察在辅助治疗中如何合理使用曲妥珠单抗，HERA 试验应运而生。HERA 是一个国际、多中心、开放的Ⅲ期随机对照研究。共纳入 5102 例早期乳腺癌，在完成所有治疗后（包括手术、化疗、放疗），将患者分为三组给予曲妥珠单抗治疗，观察组、1 年组及 2 年组。研究人员给出分组的三个原因，HER2 阳性乳腺癌，一般复发发生在术后 18～24 月；HER2 阳性乳早期腺癌接受长期抗 HER2 治疗可能进一步减弱 HER2 活性而提高生存；像使用超过 1 年的他莫昔芬最能获益一样。本项主要研究终点是 DFS，次要终点包括心脏安全、OS、初次疾病复发位置等。2005 年报道了随访 1 年的试验结果，1 年组 DFS 绝对获益，遂进行试验调整，允许观察组中仍未复发患者接受后续曲妥珠单抗 1 年辅助治疗，共有 884（52%）交叉到 1 年组。随访 11 年发现，1 年组较观察组显著降低了 DFS 的风险事件（HR=0.76）及死亡率（HR=0.74）。2 年组较 1 年组并未提高 DFS（HR=1.02）。

研究者简介：

Martine Piccart-Gebhart，布鲁塞尔自由大学的肿瘤学副教授，主要致力于新药的研发，本人既是研究者，也是临床注册专家，并创立了乳腺癌国际组织（BIG），1997 年获得 ESMO 特殊贡献奖，2007 年获得迈阿密乳腺癌大会奖。

编者按：

HER2 阳性早期乳腺癌接受辅助曲妥珠单抗治疗 1 年与持续受益有关。与对照组相比，1 年方案显著提高 DFS，而 2 年方案并没有比 1 年方案使患者有更多获益，并且心脏毒性事件增多。经过 11 年长期随访，与观察组相比，1 年组 10 年 DFS 绝对获益提高 6.8%。由于有 52% 交叉到 1 年组，因此 DFS 绝对获益有可能被低估。2 年曲妥珠单抗辅助治疗并未改善 DFS 结果，相反继发性心脏事件有所增高。在对激素受体（HR）状态进行亚组分析，HR 状态仍对疾病发挥决定性作用，中位随访 11 年，HR 阴性人群复发率和死亡率都要高。

总的来说，HER2阳性早期乳腺癌标准治疗仍是1年曲妥珠单抗，延长曲妥珠单抗时间并未带来生存获益，却增加心脏毒性风险。

参考文献：

PICCART-GEBHART M J,PROCTER M,LEYLAND-JONES B,et al.Trastuzumab after adjuvant chemotherapy in HER2-positive breast cancer[J].N Engl J Med,2005,353(16):1659-1672.

GIANNI L,DAFNI U,GELBER R D,et al.Treatment with trastuzumab for 1 year after adjuvant chemotherapy in patients with HER2-positive early breast cancer:a 4-year follow-up of a randomised controlled trial[J].Lancet Oncol,2011,12(3):236-244.

GOLDHIRSCH A,GELBER R D,PICCART-GEBHART M J,et al.2 years versus 1 year of adjuvant trastuzumab for HER2-positive breast cancer (HERA):an open-label, randomised controlled trial[J].Lancet,2013,382(9897):1021-1028.

CAMERON D,PICCART-GEBHART M J,GELBER R D,et al.11 years' follow-up of trastuzumab after adjuvant chemotherapy in HER2-positive early breast cancer:final analysis of the HERceptin Adjuvant (HERA) trial[J].Lancet,2017,389(10075):1195-1205.

◆ **7-3-22 研究概况** ◆

试验名称	FinHer
研究类型	随机对照试验
试验分期	Ⅲ期
研究编号	ISRCTN76560285
入组时间	2000年10月～2003年9月
入组患者	1010例≤65岁腋窝淋巴结阳性或高危淋巴结阴性乳腺癌（HER2阳性232例） 注：至少一个腋窝淋巴结阳性（无论肿瘤大小或激素受体表达）或淋巴结阴性（肿瘤直径至少20mm且PR阴性），PR阴性定义为小于10%肿瘤细胞染色
分组情况	第1组（n=502）：T→FEC 第2组（n=508）：N→FEC 232例HER2阳性随机入组 曲妥组（n=116）：TH→FEC或NH→FEC 无曲妥组（n=116）：T→FEC或N→FEC
用药方法	第1组 T：多西他赛100mg/m² q3w ×3周期 序贯FEC： 氟尿嘧啶600 mg/m² + 多柔比星60mg/m² + 环磷酰胺600mg/m² q3w ×3周期 第2组 N：长春瑞滨25mg/m² d1,8,15 q3w ×3周期 序贯FEC： 氟尿嘧啶600 mg/m² + 多柔比星60mg/m² + 环磷酰胺600mg/m² q3w ×3周期 H：曲妥珠单抗起始4mg/kg，之后2mg/kg ivd d1 qw×9周

（续表）

研究结果	中位随访 62 月
	5 年 DDFS：第 1 组 86.8%，第 2 组 81.6%（HR=0.66，P=0.01）
	5 年 OS：第 1 组 92.6%，第 2 组 89.3%（HR=0.70，P=0.086）
	5 年 DDFS（HER2 阳性）
	曲妥组 83.3%，无曲妥组 73.0%（HR=0.65，P=0.12）
	TH→FEC 组 92.5%，T→FEC 组 74.1%（HR=0.32，P=0.029）
	TH→FEC 组 92.5%，NH→FEC 组 75.2%（HR=0.31，P=0.020）
	NH→FEC 组 75.2%，N→FEC 组 72.0%（HR=0.92，P=0.82）
	5 年 OS（HER2 阳性）
	曲妥组 91.3%，无曲妥组 82.3%（HR=0.55，P=0.094）
	TH→FEC 组 94.4%，T→FEC 组 82.0%（HR=0.42，P=0.14）
	NH→FEC 组 88.4%，N→FEC 组 82.8%（HR=0.64，P=0.35）

DDFS: Distant disease free survival，无远处转移生存期；LVEF: Left ventricular ejection fraction，左心室射血分数；OS: Overall survival，总生存期

研究简介：

在早期乳腺癌辅助治疗中，对于抗 HER2 辅助治疗周期和长期安全性还有很多未知。FinHer 试验主要是为了验证缩短曲妥珠单抗治疗周期后的有效性，以及多西他赛与长春瑞滨疗效的正面比较。试验设置多西他赛组和长春瑞滨组，HER2 阳性乳腺癌随机接受共 9 周曲妥珠单抗。主要终点是 DDFS，次要终点是不良反应、对 LVEF 的影响和 OS。入组 1010 例患者，其中多西他赛组 502 例，长春瑞滨组 508 例，232 例 HER2 阳性患者进一步随机接受曲妥珠单抗（n=116），不接受曲妥珠单抗（n=116），中位随访 62 月，短时间使用 TH 方案作为辅助方案，与单用多西他赛相比，疗效有所改善。同时试验发现心脏毒性较小，曲妥珠单抗治疗患者 LVEF 保持良好，在随访期间 65% 保持不变。即使略有下降，但也显著优于无曲妥珠单抗治疗患者。在 HER2 阳性患者中，1 例接受曲妥珠单抗的患者（0.9%）和 2 例（1.7%）接受化疗的患者仅在研究进行 2 ～ 35 月后被诊断为心力衰竭。可能参与试验患者都是相对较年轻，无严重心脏病，而且给予表柔比星的剂量小，所以导致的心力衰竭也罕见。

研究者简介：

Heikki Joensuu，芬兰肿瘤学家和癌症研究者，2010-2014 年任芬兰科学院研究教授，2015-2017 年在赫尔辛基大学医院综合癌症中心担任研究主任，目前担任分子肿瘤学实验室主任，是欧洲癌症科学院的研究员。

编者按：

FinHer 研究比较多西他赛与长春瑞滨在早期乳腺癌中的疗效，其亚组将 232 例 HER2 阳性早期乳腺癌患者随机分配到 9 周曲妥珠单抗治疗组与无曲妥珠单抗治疗组，结果提示对于 HER2 阳性乳腺癌，9 周曲妥珠单抗治疗是有效的，但由于入组病例数少，且随访时间短，未能改变曲妥珠单抗 1 年的标准治疗。这一结果引发一系列大样本探究，包括意大利的 Short-Her、芬兰的 SOLD 等。乳腺癌靶向治疗时限的加法与减法一直是个争议话题，如何经济有效治疗，值得深入探讨。

参考文献：

JOENSUU H,KELLOKUMPU-LEHTINEN P L,BONO P,et al.Adjuvant docetaxel or vinorelbine with or without trastuzumab for breast cancer[J].N Engl J Med,2006,354(8):809-820

JOENSUU H,BONO P,KATAJA V,et al.Fluorouracil,epirubicin, and cyclophosphamide with either docetaxel or vinorelbine, with or without trastuzumab, as adjuvant treatments of breast cancer:final results of the FinHer Trial[J].J Clin Oncol,2009,27(34):5685-5692.

◆ 7-3-23 研究概况 ◆

试验名称	Short-HER Trial
研究类型	随机对照试验
试验分期	Ⅲ 期
研究编号	NCT00629278
入组时间	2007 年 12 月～ 2013 年 10 月
入组患者	1254 例 HER2 阳性乳腺癌 注：年龄 18 ～ 75 岁；适当的腋窝淋巴结治疗（前哨淋巴结活检或腋窝淋巴结清扫）；ECOG 评分 0 ～ 1 分；LVEF 正常范围内 淋巴结阳性、或淋巴结阴性但包括以下几点：T>2cm、组织学 Ⅲ 级、脉管浸润、Ki-67>20%、年龄 ≤ 35 岁、激素受体阴性（<10%）
分组情况	长程组（n=627）：（AC 或 EC）→T + H（曲妥珠单抗治疗 1 年） 短程组（n=626）：T + H → FEC（曲妥珠单抗治疗 9 周）
用药方法	第 1 组： 多柔比星 60mg/m² 或表柔比星 90mg/m² + 环磷酰胺 600mg/m² ivd d1 q3w ×4 周期 序贯 多西他赛 100 mg/m² 或紫杉醇 175 mg/m² ivd d1 q3w ×4 周期 曲妥珠单抗起始 8mg/kg，之后 6mg/kg ivd q3w×18 次 第 2 组： 多西他赛 100 mg/m² ivd d1 q3w ×3 周期 曲妥珠单抗起始 4mg/kg，之后 2mg/kg ivd qw×9 周 序贯 氟尿嘧啶 600 mg/m² + 多柔比星 60mg/m² + 环磷酰胺 600mg/m² ivd d1 q3w ×3 周期
研究结果	中位随访 6 年 5 年 DFS：长程组 88%，短程组 85%（HR=1.13，90% CI, 0.89-1.42） 根据贝叶斯分析，短程组非劣于长程组概率为 80% 5 年 OS：长程组 95.2%，短程组 95.0%（HR=1.07，90% CI, 0.74-1.56） 2 级以上心脏不良事件在第 2 组显著降低 第 1 组 13.1%，第 2 组 4.3%（RR=0.33，95% CI, 0.22-0.50，P＜0.0001）

LVEF: Left ventricular ejection fraction ，左心室射血分数；HER2: Human epidermal growth factor receptor-2，人表皮生长因子受体 -2；ER: estrogen receptor，雌激素受体；OS: Overall survival，总生存期。

研究简介：

化疗联合曲妥珠单抗 1 年治疗是 HER2 阳性早期乳腺癌标准辅助治疗方案。缩短曲妥珠单抗使用时间对疗效影响尚未有定论，特别是曲妥珠单抗长期使用有一定心脏毒性。基于以上原因开展 Short-HER 研究。Short-HER 是一项独立非盈利临床研究，验证辅助曲妥珠单抗 9 周和 1 年疗效比较。HER2 阳性乳腺癌随机分为长程组和短程组，化疗结束后给予放疗，激素受体阳性给予内分泌治疗。主要终点 DFS，次要终点 OS，研究设计是一项非劣效性试验，DFS 风险比（HR<1.29）是非劣效性界值，在出现 198 个 DFS 事件时进行分析。次要目标还包括 2 年治疗失败率、心脏毒性、相关分子标志物。来自 82 个中心的 1254 例乳腺癌，中位年龄 55 岁，Ⅰ 期占 37.3%，Ⅱ 期占 40%，Ⅲ 期占 20.6%。30% 有 1-3 个淋巴结累及，16% 淋巴结累及 ≥ 4 个，68% 为 ER 阳性。两组基本特征大致相同。627 例随机到长程组，626 例随机到短程组。长程组和短程组的 5 年 DFS 率分别为 88% 和 85%（HR=1.13，90% CI，0.89-1.42），根据贝叶斯分析，短程组非劣于长程组的概率为 80%。5 年 OS 在长程组为 95.2%，短程组为 95.0%（HR=1.07，90% CI，0.74-1.56）。短程组心脏不良事件发生率显著较低（RR=0.33，95% CI，0.22-0.50，P < 0.0001）。

研究者简介：

PierFranco Conte，意大利帕多瓦大学肿瘤学全职教授，帕多瓦威尼托肿瘤研究所肿瘤内科 2 部主任和 Rete Oncologica Veneta 主席。

编者按：

曲妥珠单抗辅助治疗标准时间是 1 年，但是抗 HER2 靶向治疗的最佳时间仍在探索。在曲妥珠单抗升阶梯临床试验中，HERA 研究证实 24 月曲妥珠单抗疗效并不优于 12 月。FinHer 研究显示，化疗联合 9 周曲妥珠单抗治疗并不劣于化疗联合 1 年曲妥珠单抗，那么 9 周曲妥珠单抗疗效是否不劣于 1 年曲妥珠单抗呢？在曲妥珠单抗降阶梯临床试验中，SOLD 研究按其起始设定的非劣效性界值，其非劣效性也未达到，5 年 DFS 在 1 年治疗组 90.5%，9 周治疗组 88%，但 1 年治疗组心脏毒性更高。Short-HER 研究也是一项评估 9 周曲妥珠单抗是否不劣于 1 年曲妥珠单抗治疗的研究。结果发现，9 周组相比于 1 年组 5 年 DFS 未达到非劣效界值。但 9 周组心脏不良事件发生率显著较低。因此，1 年曲妥珠单抗方案仍为标准方案，9 周的曲妥珠单抗治疗可作为治疗期间有心脏事件或复发风险较低患者的治疗选择。

参考文献：

GUARNERI V,FRASSOLDATI A,BRUZZI P,et al.Multicentric,randomized phase Ⅲ trial of two different adjuvant chemotherapy regimens plus three versus twelve months of trastuzumab in patients with HER2-positive breast cancer (Short-HER Trial;NCT00629278)[J].Clinical breast cancer,2008,8(5):453-456.

CONTE P,FRASSOLDATI A,BISAGNI G,et al.Nine weeks versus 1 year adjuvant trastuzumab in combination with chemotherapy:Final results of the phase Ⅲ randomized Short-HER study[J].Ann Oncol,2018,29(12):2328-2333.

CONTE P F,FRASSOLDATI A,BISAGNI G,et al.Nine weeks vs 1 year adjuvant trastuzumab:Long-term outcomes of the Short-HER randomised trial[J].ESMO Breast Cancer Virtual Congress2021,Abstract 410.

◆ 7-3-24 研究概况 ◆

试验名称	PHARE
研究类型	随机对照试验
试验分期	Ⅲ期
研究编号	NCT00381901
入组时间	2006 年 5 月～ 2010 年 7 月
入组患者	3384 例 HER2 阳性早期乳腺癌，来自法国 156 个中心 注：年龄 18 岁以上女性；至少接受 4 周期化疗；随机分组前接受过腋窝手术
分组情况	第 1 组（n=1691）：曲妥珠单抗治疗 12 个月 第 2 组（n=1693）：曲妥珠单抗治疗 6 个月
用药方法	曲妥珠单抗起始 8mg/kg，之后 6mg/kg ivd q3w
研究结果	中位随访 3.5 年 2 年 DFS：第 1 组 93.8%，第 2 组 91.1% （HR=1.28，95%CI，1.05-1.56，P=0.29） 安全性（心脏事件）：第 1 组 5.7%，第 2 组 1.9%（P<0.0001）

HR: Hazard ratio, 风险比；CI: Confidence interval, 置信区间；HER2: Human epidermal growth factor receptor-2, 人表皮生长因子受体-2；DFS: Disease free survival, 无病生存期。

研究简介：

在 2005 年，四个大型临床试验比较了 12 个月曲妥珠单抗与观察组的结果显示，1 年的曲妥珠单抗有益于早期 HER2 阳性乳腺癌。然而曲妥珠单抗最佳治疗时间仍值得商榷。HERA 试验设计 2 年曲妥珠单抗，期待提高疗效。芬兰的 FinHer 考虑心脏安全性，评价 9 周曲妥珠单抗获益程度跟关键临床试验结果相似。由此，法国国立癌症研究所赞助非劣效 PHARE 试验，比较 6 个月和 12 个月曲妥珠单抗疗效和安全性。所有患者至少完成 4 周期化疗，随机分组前完成手术，主要终点 DFS，次要终点心脏安全、OS、无转移生存率。预先设定的非劣性界值为 1.15。中位随访 42.5 月。12 个月组 175 例无病生存事件，6 个月组有 219 例无病生存事件。2 年 DFS 率，12 个月组 93.8%，6 个月组 91.1%（HR=1.28，95%CI，1.05-1.56，P=0.29）。心脏事件发生率，12 个月组显著高于 6 月组（P<0.0001）。

研究者简介：

Xavier Pivot，1996-2000 年 Nice Cancer Center 肿瘤内科医生，2002 年任肿瘤学教授，曾任贝桑松大学医院肿瘤科主任，2017 年担任法国 Paul Strauss anti Cancer Center 主管，法国 Regional Cancer Institute 主席。

编者按：

PHARE 研究 3.5 年随访，未观察到曲妥珠单抗辅助治疗 6 个月 DFS 不劣于 12 个月，HR=1.28（设定非劣性界值 HR=1.15），由于置信区间底限大于 1。尽管接受 12 个月辅助曲妥珠单抗治疗会有较高心血管事件发生风险，但仍认为 12 个月的辅助治疗应该作为 HER2 阳性早期乳腺的标准治疗。

参考文献：

PIVOT X,ROMIEU G,DEBLED M,et al.6 months versus 12 months of adjuvant trastuzumab for patients with HER2-positive early breast cancer (PHARE):a randomised phase 3 trial[J].

Lancet Oncol,2013,14(8):741-748.

◆ 7-3-25 研究概况 ◆

试验名称	SOLD
研究类型	随机对照试验
试验分期	Ⅲ期
研究编号	NCT00593697
入组时间	2008 年 1 月～2014 年 12 月
入组患者	2174 例 HER2 阳性早期乳腺癌，来自 7 个国家 注：年龄 18 岁以上，LVEF ≥ 50%
分组情况	第 1 组（n=1085）：T ＋ H → FEC（曲妥珠单抗 9 周） 第 2 组（n=1089）：T ＋ H → FEC ＋ H → H（曲妥珠单抗 1 年）
用药方法	化疗方案 T：多西他赛 80 或 100 mg/m² ivd d1 q3w ×3 周期 序贯 FEC 氟尿嘧啶 600 mg/m² ＋ 表柔比星 75mg/m² ＋ 环磷酰胺 600mg/m² ivd d1 q3w ×3 周期 H： 曲妥珠单抗起始 8mg/kg，之后 6mg/kg q3w 或曲妥珠单抗起始 4mg/kg，之后 2mg/kg qw
研究结果	中位随访 5.2 年 5 年 DFS：第 1 组 88.0%，第 2 组 90.5% （HR=1.39，95%CI，1.12-1.72） 5 年 DDFS：第 1 组 93.2%，第 2 组 94.2% （HR=1.24，95%CI，0.93-1.65） 5 年 OS：第 1 组 94.7，第 2 组 95.9% （HR=1.36，95%CI，0.98-1.89） 心脏不良事件：第 1 组 2%，第 2 组 4%（P=0.01）

研究简介：

本研究为开放标签、随机（1:1）对照临床试验，两组化疗方案相同，3 周期多西他赛（80 或 100 mg/m²）加曲妥珠单抗，持续 9 周，然后是 3 周期 FEC。此后，9 周组不使用曲妥珠单抗，而对照组则接受曲妥珠单抗以完成 1 年治疗。使用 Cox 模型和非劣效分析对组间 DFS 进行比较。估计样本量 2168 例（单边测试，相对非劣势幅度为 1.3）。2008 年 1 月 3 日到 2014 年 12 月 16 日，入组来自 7 个国家 2176 例乳腺癌。主要终点 DFS；次要终点 DDFS、OS、心脏 DFS 和安全性。实际随访分析 2174 例，中位年龄 56 岁，中位随 5.2 年。在 DFS 方面，9 周治疗的非劣效性无法得到证实（HR=1.39，90%CI，1.12-1.72）。DDFS 和 OS 组间无显著差异。心脏不良事件在 9 周组 2%，1 年组 4%，P=0.01，主要为心力衰竭：9 周组和 1 年组分别有 21 例（2%）和 36 例（3%）；9 周组的左心室射血分数保持得更好。多西他赛剂量与 DFS 之间存在相互作用；9 周组中接受 80 mg/m² 治疗的 DFS 较差，而接受 100 mg/m² 的 DFS 与 1 年组相似。

研究者简介：

Heikki Joensuu，芬兰肿瘤学家和癌症研究者，2010-2014 年任芬兰科学院研究教授，2015-2017 年在赫尔辛基大学医院综合癌症中心担任研究主任，目前担任分子肿瘤学实验

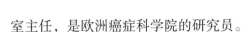

室主任，是欧洲癌症科学院的研究员。

编者按：

与其他类似研究相同，SOLD 试验同样未观察到 9 周曲妥珠单抗并不劣于 1 年曲妥珠单抗。9 周组的心脏安全性更好。当与曲妥珠单抗联合使用，多西他赛剂量需进一步研究。

参考文献：

JOENSUU H,FRASER J,WILDIERS H,et al.Effect of Adjuvant Trastuzumab for a Durationof 9 Weeks vs 1 Year With Concomitant Chemotherapy for Early Human Epidermal Growth Factor Receptor 2-Positive Breast Cancer:The SOLD Randomized Clinical Trial[J].JAMA Oncol,2018,4(9):1199-1206.

3. 酪氨酸激酶抑制剂

◆ 7-3-26 研究概况 ◆

试验名称	TEACH
研究类型	随机对照试验
试验分期	Ⅲ 期
研究编号	NCT00374322
入组时间	2006 年 8 月～ 2008 年 5 月
入组患者	3147 例 HER2 阳性早期乳腺癌 注：年龄 18 岁以上；接受过除曲妥珠单抗以外的辅助治疗；Ⅰ～ⅢC 期浸润性乳腺癌；HER2 阳性（免疫组化 3 ＋或 FISH 阳性，HER2 /CEP-17 ≥ 2）
分组情况	第 1 组（n=1571）：拉帕替尼（L） 第 2 组（n=1576）：安慰剂
用药方法	拉帕替尼 1500mg po qd ×1 年
研究结果	4 年 DFS 事件：第 1 组 13%，第 2 组 17%（P=0.053） 4 年死亡事件：第 1 组 6%，第 2 组 6%（P=0.96） 4 年首次复发率：第 1 组 11%，第 2 组 14%（P=0.051） 4 年远处复发率：第 1 组 8%，第 2 组 10%（P=0.16） 4 年神经系统转移（CNS）：第 1 组 <1%，第 2 组 1%（P=0.24）

HR: Hazard ratio,风险比；CI: Confidence interval,置信区间；DFS: Disease free survival,无病生存期；HER2: Human epidermal growth factor receptor-2，人表皮生长因子受体 -2；OS: Overall survival, 总生存期；CNS: Central nervous system, 中枢神经系统。

研究简介：

拉帕替尼是针对 HER1 和 HER2 靶点的口服小分子酪氨酸激酶抑制剂，被批准联合卡培他滨用于曲妥珠单抗治疗失败的 HER2 阳性转移性乳腺癌。TEACH 试验主要研究拉帕替尼在早期 HER2 阳性乳腺癌的辅助治疗作用。TEACH 是一个多中心、Ⅲ 期、随机双盲、安慰剂对照试验，全球 33 个国家的 405 个中心参加。所有患者按照 1:1 比例随机分配接受口服拉帕替尼 1500mg 或安慰剂，每日口服至 12 个月或疾病复发。分层因素包括诊断时间（≤ 4 年或 >4 年），淋巴结受累情况、肿瘤激素受体状态。主要终点是 DFS，次要终点包括首次复发的时间、远处复发时间、OS、CNS 复发时间。从 2006 年 8 月至 2008 年 5 月入组 3147 例，拉帕替尼组 1571 例，安慰剂组 1576 例。拉帕替尼组中位随访 47.4 月，安慰剂组 48.3 月。L 组无病生存事件 210 例（13%），安慰剂组 264 例（17%）（HR=0.83，95%CI，0.70~1.00，P=0.053）。死亡事件，L 组 6%，安慰剂组 6%。局部复发率均是 2%。分层分析时发现，激素受体阴性 L 组与安慰剂组相比 DFS 更好（P=0.006），激素受体阳性 DFS 无显著差异。

探索性分析 3144 例患者由当地或中心实验室评估为 HER2 阳性患者，对 3131 例患者进行 FISH 检测，2490 例（80%）为阳性，拉帕替尼组 1230 例，安慰剂组 1260 例。L 组无病生存事件 13%，安慰剂组 17%（P=0.04），任何复发或发生对侧乳腺癌服用 L 可能不如安慰剂组（P=0.033），远处转移和 CNS 转移没有显著差异。

在不良反应事件中，L 组 92%，安慰剂组 76%，主要为 1 级或 2 级的腹泻、皮疹、恶心，而 L 组的肝胆事件较安慰剂组更常见。总体而言，L 组 99 例（6%）、安慰剂组 77 例（5%）患者出现严重不良反应事件。心脏事件发生在两组间没有显著差异。

研究者简介：

Paul E Goss，美国哈佛大学医学院医学教授，马萨诸塞州总医院癌症中心乳腺癌研究主任。

编者按：

经过中位 4 年随访，两组间 DFS 率、中枢神经系统复发无显著差异。亚组分析时，拉帕替尼对激素受体阴性 DFS 较好。在 FISH 确诊 HER2 阳性 2490 例分析表明，拉帕替尼对 DFS 存在微弱有益作用。结合 ATLLO 试验阴性结果，拉帕替尼并不适合早期 HER2 阳性乳腺癌辅助治疗，而对于无法耐受或心脏原因无法使用曲妥珠单抗，拉帕替尼可作为备选方案，特别是激素受体阴性乳腺癌。

参考文献：

GOSS P E,SMITH I E,O'SHAUGHNESSY J,et al.Adjuvant lapatinib for women withearly-stage HER2-positive breast cancer: a randomised,controlled,phase 3 trial[J].Lancet Oncol,2013,14(1):88-96.

4. 曲妥珠单抗 + 帕妥珠单抗

◆ 7-3-27 研究概况 ◆

试验名称	APHINITY
研究类型	随机对照试验
试验分期	Ⅲ 期
研究编号	NCT01358877
入组时间	2011 年 11 月～ 2013 年 8 月
入组患者	4805 例 HER2 阳性、淋巴结阳性或 T>1cm 淋巴结阴性 淋巴结阴性肿瘤直径 0.5 ～ 1cm 至少有以下一个高危因素：组织学或核分级Ⅲ级、ER 和 PR 阴性、年龄小于 35 岁
分组情况	第 1 组（n=2400）：化疗 +H+P 第 2 组（n=2405）：化疗 +H+ 安慰剂

（续表）

用药方法	H：曲妥珠单抗起始 8mg/kg，之后 6mg/kg ivd d1，q3w×18 周期
	P：帕妥珠单抗起始 840mg，之后 420mg ivd d1，q3w×18 周期
	辅助化疗方案 FEC（或 FAC）q3w×3 或 4 周期→ 多西他赛 q3w×3 或 4 周期或紫杉醇 qw×12 周
	EC（或 AC）q3w×4 周期→ 多西他赛 q3w×4 周期或紫杉醇 qw×12 周 或多西他赛 + 卡铂 q3w×4 周期 标准化疗剂量
	F：氟尿嘧啶，E：表柔比星，A：多柔比星，C：环磷酰胺
研究结果	浸润性病变事件：第 1 组 7.1%，第 2 组 8.7% 3 年 IDFS：第 1 组 94.1%，第 2 组 93.2% 浸润性病变复发风险减少 19%（HR=0.81，P=0.045） 淋巴结阳性 3 年 IDFS：第 1 组 92%，第 2 组 90.2%（HR=0.77，P=0.02） 激素受体阴性 3 年 IDFS：第 1 组 92.8%，第 2 组 91.2%（HR=0.76，P=0.085）
	6 年 IDFS：第 1 组 91%，第 2 组 88% （HR=0.76，95% CI，0.64-0.91） 淋巴结阳性 6 年 IDFS：第 1 组 88%，第 2 组 83% （HR=0.72，95% CI，0.59-0.87） 6 年 OS：第 1 组 95%，第 2 组 94%（HR=0.85，P=0.17）

pCR: Pathologic complete response，病理完全缓解；DFS: Disease free survival，无病生存期；OS: Overall survival，总生存期；HER2: Human epidermal growth factor receptor-2，人表皮生长因子受体 -2；ER: Estrogen receptor，雌激素受体；PR: Progesterone receptor，孕激素受体；IDFS: Invasive disease free survival，无浸润性肿瘤复发生存期；HR: Hazard ratio，风险比。

研究简介：

APHINITY 是一个大样本双盲安慰剂对照Ⅲ期试验。淋巴结阳性或高风险淋巴结阴性的 HER2 阳性早期乳腺癌，LVEF 至少 55%。2011 年 11 月～ 2013 年 8 月入组 4805（HP 组 2400 例，H 组 2405 例），其中淋巴结阳性、激素受体阴性的患者分别占 63%、36%。主要研究终点 IDFS，次要终点 OS、DFS、无复发间隔、安全性等。设定 HP 组、H 组 3 年 IDFS 达到 91.8%、98.2%，大约 379 例事件发生时，进行初步分析。中位随访 45.4 月（淋巴结阴性 48.3 月，淋巴结阳性 44.5 月）。HP 组有 84.5% 完成 1 年治疗，H 组 87.4%。远处复发 HP 组 4.7%，H 组 5.8%，局部复发 HP 组 1.1%，H 组 1.4%。在浸润性疾病首发部位，内脏和中枢神经系统部位较骨更常见。安全性方面，两组 CHF、心衰、心源性死亡都不常见，腹泻、贫血、和中性粒细胞减少最常见（超过 5% 患者），其中 3 级以上腹泻存在显著差异，HP 组 9.8%，H 组 3.7%。APHINITY 研究 6 年结果显示，在 ITT 人群中，HP 组改善 6 年 iDFS 率：91% vs. 88%（HR=0.76，95% CI，0.64-0.91），较 2017 年公布的首次分析数据提高幅度更加显著。值得注意的是，APHINITY 研究 6 年数据还证实，除了激素受体阴性有明显 iDFS 获益以外（HR=0.73，95%CI，0.59-0.92），激素受体状态阳性的接受帕妥珠单抗联合曲妥珠单抗治疗也可以带来显著获益（HR=0.83，95% CI，0.63-1.10），绝对获益达到 2.5%-3.0%。

研究者简介:

Gunter von Minckwitz,在德国乳腺癌研究所(GBG)负责人,GBG 是德国最大的乳腺癌协作组,杜塞尔多夫的教授、法兰克福女性大学的顾问。BIG、St.Gallen、EBCTTG 的成员。参与并组织一大批国家和国际临床试验,改善全德国乳腺癌试验的基础设施,在 2001 年、2006 年参与德国乳腺癌治疗指南制定。2009 年获得威尔特海姆奖,2012 年获得克劳蒂亚希林奖。

编者按:

随访时间延长,可以看到,无论激素受体状态如何,曲帕双靶辅助治疗都能带来显著获益。因此,基于临床分期的高危判断或具有更好的临床操作性,在 2019 St Gallen 共识中,已推荐分期 II – III 期的 HER2 阳性乳腺癌辅助治疗,优选帕妥珠单抗 + 曲妥珠单抗的方案。

参考文献:

VON M G,PROCTER M,DE A E,et al.Adjuvant Pertuzumab and Trastuzumab in Early HER2–Positive Breast Cancer[J].N Engl J Med,2017,377(2):122–131.

PICCART M,PROCTER M,FUMAGALLI D,et al.Adjuvant Pertuzumab and Trastuzumab in Early HER2–Positive Breast Cancer in the APHINITY Trial:6 Years' Follow–Up[J].J Clin Oncol,2021,39(13):1448–1457.

5. 曲妥珠单抗 + 酪氨酸激酶抑制剂

◆ 7-3-28 研究概况 ◆

试验名称	ALTTO
研究类型	随机对照试验
试验分期	III 期
入组时间	2007 年 1 月 ~ 2011 年 7 月
入组患者	8381 例 HER2 阳性早期乳腺癌 注:淋巴结阳性,或淋巴结阴性但 T ≥ 1cm
分组情况	第 1 组 (n=2097): 曲妥珠单抗 (T) 第 2 组 (n=2091): 曲妥珠单抗 (T) → 拉帕替尼 (L) 第 3 组 (n=2093): 曲妥珠单抗 (T) + 拉帕替尼 (L) 第 4 组 (n=2100): 拉帕替尼 (L)
用药方法	T: 曲妥珠单抗起始 8mg/kg,之后 6mg/kg ivd d1,q3w 或曲妥珠单抗起始 4mg/kg,之后 2mg/kg ivd d1,qw L: 拉帕替尼 1500mg po qd T → L: 曲妥珠单抗起始 4mg/kg,之后 2mg/kg ivd d1,qw×12 周 停药 6 周;拉帕替尼 1500mg po qd,共 34 周 T+L: 曲妥珠单抗起始 8mg/kg,之后 6mg/kg ivd d1,q3w 拉帕替尼 1000mg po qd

（续表）

研究结果	4 年 DFS：第 1 组 86%，第 2 组 87%，第 3 组 88% 第 2 组 vs. 第 1 组（P=0.048），第 3 组 vs. 第 1 组（P=0.610） 若达到统计学差异，需 P ≤ 0.025 4 年 OS：第 1 组 94%，第 2 组 95%，第 3 组 95% 第 2 组 vs. 第 1 组（P=0.433），第 3 组 vs. 第 1 组（P=0.078）
	6 年 DFS：第 1 组 82%，第 2 组 84%，第 3 组 85% 6 年 OS：第 1 组 91%，第 2 组 92%，第 3 组 93%

DFS：Disease free survival，无病生存期；OS：Overall survival，总生存期；TTR：Time to recurrence，复发时间；HER2：Human epidermal growth factor receptor-2，人表皮生长因子受体-2；HR：Hazard ratio，风险比；pCR：Pathologic complete response，病理完全缓解；CI：Confidence interval，置信区间；ASCO：American Society of Clinical Oncology，美国临床肿瘤学会。

研究简介：

对于早期 HER2 阳性乳腺癌，曲妥珠单抗 1 年的治疗成为标准。拉帕替尼是一种小分子酪氨酸激酶抑制剂，针对靶点包括 EGFR、HER1 和 HER2。早期有研究表明，L 与 T 无交叉耐药，对晚期乳腺癌有较好作用，并且心脏毒性反应低。在辅助治疗中，双靶抗 HER2 能否提高 DFS 和 OS？ALTTO 试验共纳入了 8381 例新诊断早期乳腺癌。所有的患者都接受了手术和化疗，在化疗结束时给予抗 HER2 治疗，或是在蒽环类化疗之后将紫杉类和抗 HER2 联合，实际研究中，研究人员将抗 HER2 治疗与 6 周期多西他赛 + 卡铂联用。4613 例完成化疗后进行 HER2 靶向治疗，3768 例同步进行化疗和 HER2 靶向治疗。主要比较单药曲妥珠单抗（T）、拉帕替尼（L）、T → L、T+L 辅助抗 HER2 治疗早期乳腺癌疗效。主要终点是 DFS，次要终点包括 OS、至复发时间（TTR）、远端复发时间（TDR）、心脏和整体安全性等。中期分析显示拉帕替尼单药组治疗效果不如曲妥珠单抗组治疗，2011 年 8 月 18 日关闭拉帕替尼单药组。ALTTO 试验平均随访 4.5 年的结果显示：L+T 组 DFS 风险率相比 T 降低 16%（HR=0.84，97.5%CI，0.70-1.02，P=0.048），在 0.025 水平没有统计学差异。无论激素受体状态如何、L 与 T 联合还是序贯，（T+L 或 T → L）和单药 T 相比，DFS、OS 均未见明显优势。与曲妥珠单抗单药相比，联合或序贯拉帕替尼反而增加了部分毒性反应，例如腹泻、皮疹、肝病等。严重的心脏相关不良反应率较低，即使大部分患者使用蒽环类药物，三组均低于 1%。

研究者简介：

Martine Piccart-Gebhart，布鲁塞尔大学的肿瘤学副教授，Bordet 肿瘤专科医院肿瘤内科主任。自 2006 年 6 月任欧洲癌症研究与治疗组织的主席。获得 1997 年 ESMO 杰出贡献奖、2007 年迈阿密乳腺癌大会奖等。

编者按：

早期 Neo ALTTO 研究显示：T+L 双靶向可提高 pCR，pCR 改善并未转化为生存获益。这也给药物研发敲响警钟，快速加进药物在辅助治疗的研究以及挑战标准治疗存在一定风险。值得注意的是，拉帕替尼组仅 60~78% 患者完成了 ≥ 85% 的试验设定拉帕替尼剂量，这是研究局限。虽然 ALTTO 结果阴性，但其意义深远。HER2 阳性乳腺癌辅助治疗，两种 HER2 靶向治疗并不优于一种，尽管新辅助治疗试验发现两种联合效果更好。

参考文献：

SONNENBLICK A,DE AZAMBUJA E,AGBOR-TARH D,et al.Lapatinib-related rash and breast cancer outcome in the ALTTO phase III randomized trial[J].J Natl Cancer Inst,2016,108(8):djw037.

2014 ASCO LBA4[C].

2017 ASCO Abstract 502[C].

6. 抗 HER2 辅助强化治疗
1）恩美曲妥珠单抗

◆ 7-3-29 研究概况 ◆

试验名称	KATHERINE（BO27938）
研究类型	随机多中心开放临床试验
试验分期	III 期研究
研究编号	NCT01772472
入组时间	2013.4-2015.12
入组患者	1486 例 HER2 阳性早期乳腺癌，试验入组前接受以紫杉和曲妥珠单抗为基础的新辅助治疗。治疗后，乳腺和 / 或腋窝淋巴结仍有残存浸润性肿瘤
分组情况	第 1 组（n=743）：T-DM1（恩美曲妥珠单抗） 第 2 组（n=743）：曲妥珠单抗 患者随机（1:1）接受曲妥珠单抗或恩美曲妥珠单抗治疗。按患者临床分期、激素受体状态、术前接受 HER2 靶向治疗药物（曲妥珠单抗或曲妥珠单抗联合其他 HER2 靶向药物）和术前治疗后评估的淋巴结病理状态进行分层随机。
治疗方法	恩美曲妥珠单抗：3.6mg/kg ivd d1 q3w×14 周期 曲妥珠单抗：6mg/kg ivd d1 q3w×14 周期
研究结果	3 年 IDFS：第 1 组 88.3%，第 2 组 77.0% （HR=0.50，95%CI，0.39-0.64，P<0.0001） 首发 IDFS 事件（远处转移）：第 1 组 10.5%，第 2 组 15.9% PIK3CA 突变占 91.7%（1363 例） 恩美曲妥珠单抗的 IDFS 获益与 PIK3CA 突变状态无关 突变组：HR=0.54，95%CI，0.23-0.90 未突变组：HR=0.48，95%CI，0.35-0.65 两组均未观察到 PIK3CA 突变对疗效影响

pCR: pathologic complete response, 病理完全缓解；iDFS: invasive disease free survival, 无浸润性疾病生存；DRFI: distant recurrence-free survival, 无远处复发间期

研究简介：

乳腺癌新辅助治疗后 10% - 20% 病理完全缓解患者会经历病变复发或死亡，而出现残留侵袭性病变（non-pCR）的患者预后较差，治疗需求最大；因此对于 HER2 阳性乳腺癌重要的是调整早期治疗，以避免复发和进展为无法治愈的转移性乳腺癌；但仍无证据或可用指南可以支持调整接受新辅助治疗和手术后 non-pCR 患者的治疗。KATHERINE 研究作为一项国际多中心 III 期临床研究，共计纳入 1486 例采用含曲妥珠单抗方案进行新辅助治疗后 non-pCR 的 HER2 阳性乳腺癌，这部分患者有多数单独应用曲妥珠单抗，少部分应用曲妥珠单抗＋帕妥珠单抗。入组患者 1:1 随机入组，分别接受 14 周期恩美曲妥珠单抗治疗或 14 周

期曲妥珠单抗治疗。研究的主要终点是iDFS。次要研究终点包括DFS、OS、tant，DRFI及安全性。全球ITT人群中，两组3年iDFS分别为88.3%和77.0%，绝对差异为11.3%，恩美曲妥珠单抗组疾病复发、死亡风险较曲妥珠单抗组降低50%（HR=0.50，95%CI，0.39-0.64，P<0.0001）。曲妥珠单抗联合帕妥珠单抗新辅助治疗后未达到pCR的患者，仍能从恩美曲妥珠单抗的辅助治疗中获益，其中恩美曲妥珠单抗组和曲妥珠单抗组的3年iDFS率分别为91.4%和80.9%，获益趋势与主要研究终点一致。KATHERINE亚组分析还证实，恩美曲妥珠单抗的iDFS获益与是否同时接受辅助放疗及激素受体状态无关。临床对于新辅助治疗后未达pCR的HER2阳性乳腺癌患者，应用恩美曲妥珠单抗辅助治疗，能够给患者带来更多获益。2020年ASCO上也公布了KATHERINE研究生物标志物的最新分析结果：PIK3CA突变状态、HER2表达、PD-L1表达等水平均不影响恩美曲妥珠单抗治疗获益。

研究者简介：

Charles E. Geyer, Jr，美国休斯顿卫理会癌症中心副主任，NRG乳腺癌委员会副主席，NSABP基金会乳腺癌委员会主席。

编者按：

KATHERINE研究是改变临床实践的一项研究。早期乳腺癌的治疗目标是治愈，新辅助治疗后仍有残存病灶（non-pCR）预示着复发风险更高，长期生存更短，需要强化辅助治疗改善这类患者的预后。作为首个针对HER2阳性乳腺癌新辅助治疗后有残留病灶的优化治疗研究，KATHERINE临床试验获得了突破性的结果。对未获得pCR的患者进行恩美曲妥珠单抗的强化辅助治疗，精准提升这类患者预后。在KATHERINE研究之前，无论新辅助疗效如何，患者在辅助治疗阶段接受相同的标准治疗，缺乏支持换药治疗证据，也无法改善总体人群生存；KATHERINE研究补足以pCR为决策点的HER2阳性早期系统治疗完整方案，通过精准改善non-pCR患者生存，进一步提升整体HER2阳性早期乳腺癌生存获益。

参考文献：

VON MINCKWITZ G,HUANG C S, MANO M S,et al.Trastuzumab Emtansine for Residual Invasive HER2-Positive Breast Cancer[J].N Engl J Med,2019,380(7):617-628.

DENKERT C, LAMBERTINI C, FASHING P A,et al.Biomarker data from KATHERINE:A phase Ⅲ study of adjuvant trastuzumab emtansine (T-DM1) versus trastuzumab(H) in patients with residual invasive disease after neoadjuvant therapy for HER2-positive breast cancer[C].ASCO,2020,Abstract 502.

2）奈拉替尼

◆ 7-3-30 研究概况 ◆

试验名称	ExteNET
研究类型	随机对照试验
试验分期	Ⅲ期
研究编号	NCT00878709
入组时间	2009年7月～2011年10月

（续表）

入组患者	2840 例完成辅助化疗和曲妥珠单抗治疗的 HER2 阳性早期乳腺癌 注：年龄 18 岁以上女性（日本≥ 20 岁）；Ⅰ-Ⅲ期；HER2 /CEP17 ≥ 2.2
分组情况	在标准曲妥珠单抗辅助治疗结束后随机分 2 组 第 1 组（n=1420）：奈拉替尼 1 年 第 2 组（n=1420）：安慰剂 1 年
用药方法	奈拉替尼 240mg po qd
研究结果	2 年 iDFS：第 1 组 93.9%，第 2 组 91.6%（P=0.009） 2 年 iDFS（HR 阳性）：第 1 组 95.6%，第 2 组 91.5%（P=0.001）
	5 年 iDFS：第 1 组 90.2%，第 2 组 87.7%（P=0.008） 5 年 iDFS（HR 阳性）：第 1 组 91.2%，第 2 组 86.8%

DFS：Disease free survival, 无病生存期；OS：Overall survival, 总生存期；LVEF: Left ventricular ejection fraction，左心室射血分数；ER: Estrogen receptor，雌激素受体；PR: Progesterone receptor，孕激素受体；HER2: Human epidermal growth factor receptor -2，人表皮生长因子受体 -2；iDFS: Invasive disease free survival, 无浸润性肿瘤复发生存率。

研究简介：

奈拉替尼是一种小分子不可逆酪氨酸激酶抑制剂，主要针对 HER1、HER2、HER4 靶点，对 HER2 阳性转移性乳腺癌有临床效果。ExteNET 研究是一项多中心、随机、双盲、安慰剂对照的Ⅲ期临床研究，主要研究化疗和曲妥珠单抗为基础的辅助治疗后，随机给予奈拉替尼和安慰剂治疗 1 年，评估奈拉替尼对 HER2 阳性乳腺癌的疗效。入组标准为：年龄≥ 18 岁（日本≥ 20 岁），Ⅰ-Ⅲ期 HER2 阳性的乳腺癌。根据当时 NCCTG-N9831 和 BCIRG006 结果，2010 年 2 月 25 日进行修订，入组改为Ⅱ-Ⅲ期患者。随机化序列分层包括激素受体阳性（ER 和 / 或 PR 阳性）对比激素受体阴性（ER、PR 均阴性），淋巴结转移数目（0、1 ~ 3 或 4 个以上），曲妥珠单抗辅助治疗方法（化疗后序贯对比化疗同步）。主要研究终点为 2 年 iDFS。入组 2840 例患者，其中奈拉替尼组（n=1420）、安慰剂组（n=1420）。结果发现，化疗和曲妥珠单抗辅助治疗后给予奈拉替尼强化辅助治疗 1 年，可显著降低临床相关乳腺癌的复发比例。同时没有增加长期毒性风险。随访 5 年，与安慰剂相比，奈拉替尼 iDFS 绝对获益在 HR 阳性 / 完成曲妥珠单抗治疗与奈拉替尼间隔≤ 1 年人群中为 5.1%，在 HR 阳性 />1 年人群中为 1.3%，提示在完成曲妥珠单抗治疗后不久开始服用奈拉替尼的患者有更明显和持久的反应，这与目前临床实践中使用奈拉替尼的情况一致。在 HR 阳性 /≤ 1 年人群中，重要的临床终点指标 DDFS 绝对获益为 4.7%。在新辅助治疗后无残留病灶（pCR）的患者中（n=38），奈拉替尼组 5 年 iDFS 率为 84.0%（95%CI, 48.7%-95.9%），安慰剂组 74.2%（95%CI, 48.4%-88.5%），绝对获益为 9.8%（HR=0.44）。奈拉替尼组的 8 年 OS 率为 93.3%（95%CI, 61.3%-99.0%），安慰剂组为 73.7%（95%CI, 47.4%-88.2%），绝对获益为 19.6%（HR=0.40）。

研究者简介：

Arlene Chan，澳大利亚 Hollywood Private Hospital 肿瘤内科医师，2016 年 6 月，被授予西澳大利亚年度专业部门奖，2018 年因其对医学的贡献而被授予澳大利亚勋章。

编者按：

ExteNET 研究表明，在曲妥珠单抗标准辅助治疗后给予奈拉替尼强化辅助，可进一步降低复发风险，亚组分析显示 HR 阳性患者具有持续获益，在新辅助治疗后有残留疾病（疾病复发风险较高）的患者中，iDFS、OS 和 CNS 事件均有获益。曲妥珠单抗序贯奈拉替尼有望成为首个大分子抗 HER2 药物与小分子 TKI 联合治疗 HER2 阳性早期乳腺癌的治疗方式。

参考文献：

CHAN A,DELALOGE S,HOLMES F A,et al.Neratinib after trastuzumab-based adjuvant therapy in patients with HER2-positive breast cancer(ExteNET):a multicentre,randomised,double-blind,placebo-controlled,phase 3 trial[J].Lancet Oncol,2016,17(3):367-377.

MARTIN M, HOLMES F A, EJLERTSEN B,et al.Neratinib after trastuzumab based adjuvant therapy in HER2-positive breast cancer (ExteNET):5-year analysis of arandomised, double-blind,placebo-controlled,phase 3 trial[J].Lancet Oncol,2017,18(12):1688-1700.

CHAN A,MOY B, MANSI J,et al.Final Efficacy Results of Neratinib in HER2-positive Hormone Receptor-positive Early-stage Breast Cancer From the Phase Ⅲ ExteNET Trial[J].Clin Breast Cancer,2020,21(1):80-91.

（二）CDK4/6 抑制剂辅助强化治疗

◆ **7-3-31 研究概况** ◆

试验名称	monarchE
研究类型	随机对照试验
试验分期	Ⅲ 期
研究编号	NCT03155997
入组时间	2017 年 7 月 12 日 ～ 2029 年 6 月 24 日
入组患者	5637 例 HR 阳性 HER2 阴性高危早期乳腺癌 高危定义为：≥ 4 枚阳性腋窝淋巴结 (ALN) 或 1-3 枚阳性 ALN 以及至少符合以下情况之一： 肿瘤≥ 5 cm，组织学分级 3 级，中心实验室检测 Ki-67 ≥ 20%
分组情况	阿贝西利组：标准辅助内分泌治疗 + 阿贝西利 对照组：标准辅助内分泌治疗
治疗方法	阿贝西利 150mg po bid×2 年 标准辅助内分泌治疗方案根据临床指征，进行 5 至 10 年
研究结果	2 年 IDFS： 阿贝西利组 92.2%，对照组 88.7%（HR=0.747，P=0.0096） Ki-67 高表达（≥ 20%）人群 2 年 IDFS： 阿贝西利组 91.6%，对照组 87.1%（HR=0.691，P=0.0111） 2 年 DRFS： 阿贝西利组 93.6%，对照组 90.3%（HR=0.717，P=0.0085）

HER2: Human epidermal growth factor receptor-2，人表皮生长因子受体 -2；IDFS: Invasive disease-free survival，无浸润性疾病生存期；DRFS: Distant relapse - free survival，无远处复发生存期。

研究简介：

本研究是一项阿贝西利联合内分泌治疗用于 HR 阳性 HER2 阴性，淋巴结阳性高危早期乳腺癌辅助治疗的随机、开放标签 3 期临床试验。入组 5637 例接受阿贝西利联合辅助内分泌治疗或单用辅助内分泌治疗，主要研究终点是无浸润性疾病生存期(IDFS，STEEP 标准)，关键次要研究终点包括无远处复发生存期（DRFS），总生存期（OS），安全性，患者自报结局，药代动力学。在两组的意向治疗人群中观察到323例IDFS事件。阿贝西利联合标准辅助内分泌治疗的IDFS优于单独内分泌治疗（HR=0.747，95%CI，0.598-0.932，P =0.0096），IDFS风险降低25.3%，两年IDFS率分别为92.2%和88.7%。DRFS也有类似改善（HR=0.717，95%CI，0.559-0.920，P=0.0085），两年DRFS率分别为93.6%和90.3%。在所有预设的亚组中，患者均一致显示出具有统计学意义的获益。最常见的不良反应是腹泻、中性粒细胞减少和疲劳，对照组最常见的不良反应是关节痛、潮红和疲劳。安全数据与阿贝西利已知安全曲线一致。

研究者简介：

Stephen Johnston，是皇家马斯登国家医疗服务体系基金会信托基金和伦敦癌症研究所的肿瘤内科主任、乳腺科主任、乳腺癌医学教授和肿瘤内科医生顾问。2007-2012担任英国国家卫生研究院（NIHR）设在皇家马斯登的生物医学研究中心的第一任主任，目前是皇家马斯登的乳腺、肺和AOS临床业务部门主任。

编者按：

阿贝西利是唯一被证实与内分泌治疗联合后，在复发高风险HR阳性HER2阴性早期乳腺癌能够获得具有显著统计学意义的IDFS改善的CDK4/6抑制剂，具有里程碑式的意义。

参考文献：

JOHNSTON S R D,HARBECK N,HEGG R,et al.Abemaciclib Combined With Endocrine Therapy for the Adjuvant Treatment of HR+, HER2−, Node−Positive, High−Risk, Early Breast Cancer (monarchE)[J]. J Clin Oncol,2020,38(34):3987−3998.

（三）PARP抑制剂辅助强化治疗

◆ 7-3-32 研究概况 ◆

研究名称	OlympiA
研究类型	多中心、随机、安慰剂对照
试验分期	Ⅲ期
研究编号	NCT02032823
入组时间	2014年6月～2019年5月
分组情况	1836例携带胚系BRCA突变（gBRCAm）的高风险HER2阴性早期乳腺癌，需符合以下高危因素： 1）接受新辅助治疗后未达到病理学完全缓解（non-pCR），以及辅助治疗后瘤体较大（≥PT1）或有淋巴结转移（≥PN1）的三阴性乳腺癌 2）新辅助治疗后non-pCR且CPS+EG评分≥3分，以及辅助治疗后≥pN2的HR阳性乳腺癌
分组患者	奥拉帕利组（n=921） 安慰剂组（n=915）
给药方式	奥拉帕利300mg po bid×1年 安慰剂300mg po bid×1年

（续表）

研究结果	中位随访 2.5 年 3 年 iDFS（ITT 人群） 奥拉帕利组 85.9%，安慰剂组 77.1% 提高 8.8%，HR= 0.58，95% CI，0.41-0.82，P<0.001
	3 年 DDFS 奥拉帕利组 87.5%，安慰剂组 80.4% 提高 7.1%，HR= 0.57，95% CI，0.39-0.83，P<0.001
	3 年 OS 奥拉帕利组 92.0%，安慰剂组 88.3% HR= 0.68，95% CI，0.44-1.05，P<0.02 3 年死亡病例数 奥拉帕利组 59 例，安慰剂组 86 例
	第二原发肿瘤发生 奥拉帕利组 20 例（2.2%），安慰剂组 32 例（3.5%）
	主要 3/4 级不良事件 恶心：奥拉帕利组 0.8 %，安慰剂组 0% 乏力：奥拉帕利组 1.8 %，安慰剂组 0.4% 贫血：奥拉帕利组 8.7 %，安慰剂组 0.3%

IDFS：Invasive disease free survival，无浸润性疾病生存期

研究简介：

OlympiA 研究是一项全球多中心 / 随机双盲 / 安慰剂对照的 Ⅲ 期临床研究。2014 年 6 月 ~ 2019 年 5 月，全球 23 个国家 420 家医院入组 1836 例胚系 BRCA1 或 BRCA2 可遗传致病或可能致病变异，并有高风险临床病理因素的 HER2 阴性早期乳腺癌，完成局部治疗和术前新辅助或术后辅助化疗的患者。按 1：1 随机分两组：奥拉帕利组 921 例（三阴性乳腺癌占 81.5%）口服 1 年奥拉帕利 300mg bid；安慰剂组 915 例（三阴性乳腺癌占 82.8%）口服 1 年安慰剂 bid 。主要终点为无浸润性疾病生存期（iDFS）。次要终点包括：无远处转移生存期（DDFS）、总生存期、安全性。截至 2020 年 3 月 27 日，中位随访 2.5 年，奥拉帕利组和安慰剂组 3 年 iDFS 率分别为 85.9% 和 77.1%（差异 8.8%，P<0.001）。3 年无远处疾病生存率（DDFS）分别为 87.5% 和 80.4%（差异 7.1%，P<0.001）。主要不良事件（>10% 以上）是恶心、呕吐、乏力、贫血、白细胞减低等，其中三级以上不良事件主要集中在贫血达到 8.7%，三级以上白细胞减低，中性粒细胞减少达 5%，还有 1.8% 出现三级以上乏力，这是主要不良事件，和 OlympiAD 基本类似。对患者进行生活质量评分调查，发现在随机之后，继续随访两年进行生活质量评分，对比安慰剂组未出现生活质量下降，因不良反应停药比率 9.9%，安慰剂组 4.2%，差别只有 4.5%。总体认为奥拉帕利在辅助治疗的安全性和耐受性良好。

研究者简介：

Andrew Tutt，国际癌症研究中心和英国伦敦国王学院盖伊医院的乳腺癌研究部门的负责人和乳腺癌 Now Toby Robins 研究中心主任。

编者按：

OlympiA 研究给显示奥拉帕利辅助治疗 1 年可显著改善 iDFS 和 DDFS，OS 有改善趋势，提示在早期高危乳腺癌 BRCA 基因检测应该引起更多的关注并推广。同时也看到第二原发

肿瘤风险降低：奥拉帕利组 20 例，占比 2.2%，安慰剂组 32 例，占 3.5%，BRCA 突变给乳腺癌带来的困扰之一是增加第二原发肿瘤发生。本研究中已有相当比例患者行双侧乳房或卵巢及输卵管切除术，但安慰剂组仍有 3.5% 出现第二原发肿瘤，这可能是奥拉帕利辅助治疗不同于其他作用机制药物的优势。

参考文献：

TUTT A N J, GARBER J E, KAUFMAN B,et al.Adjuvant Olaparib for Patients with BRCA1- or BRCA2-Mutated Breast Cancer[J].N Engl J Med,2021,384(25):2394-2405.

第 4 节　晚期乳腺癌内分泌治疗

回顾乳腺癌内分泌治疗史，最早可以追溯到 1896 年苏格兰医生 Beatson 应用卵巢切除术成功控制晚期乳腺癌，是乳腺癌内分泌治疗的第一个里程碑。以卵巢切除为代表的非药物性内分泌治疗（包括肾上腺切除、垂体切除、放射治疗去势）成为 20 世纪上半叶治疗复发或不能手术切除乳腺癌的常规疗法之一，有效率 30% ~ 35%。尽管从 20 世纪 30 年代已开始使用内分泌药物治疗乳腺癌，但是直到 1967 年 Jensen 等发现乳腺癌存在雌激素受体（Estrogen receptor，ER），才逐步建立起肿瘤组织 ER 测定方法，从此不断揭示乳腺癌内分泌治疗机制。1971 年第一个抗雌激素药物他莫昔芬（Tamoxifen，TAM）治疗晚期乳腺癌的临床研究结果发表，成为乳腺癌内分泌治疗第二个里程碑。随着他莫昔芬、芳香化酶抑制剂及氟维司群等药物应用于临床，内分泌治疗效果进一步提升。近年来，随着 CDK4/6 抑制剂的问世，激素受体阳性晚期乳腺癌进入新阶段，靶向联合内分泌治疗成为趋势，乳腺癌内分泌治疗手段更加丰富多彩。

在乳腺癌历史沿革一章已经介绍手术及放疗去势对转移性乳腺癌的治疗作用，本章着重介绍不同机制药物对激素受体阳性晚期乳腺癌的临床研究，涵盖晚期乳腺癌内分泌治疗涉及到的经典和常用药物，如：选择性雌激素受体调节剂他莫昔芬、孕激素、甾体和非甾体类芳香化酶抑制剂依西美坦、阿那曲唑和来曲唑，以及选择性雌激素受体下调剂氟维司群等，同时还涵盖了雄激素受体拮抗剂恩杂鲁胺，以及人工合成、促黄体生成素释放激素的类似物戈舍瑞林等。

一、选择性雌激素受体调节剂（SERM）

（一）他莫昔芬

◆ 7-4-1-1 研究概况 ◆

试验名称	A New Anti-oestrogenic Agent in Late Breast Cancer: An Early Clinical Appraisal of ICI46474
入组患者	绝经后晚期乳腺癌
分组情况	第 1 组（n=64）：乙二基己烯雌酚 第 2 组（n=60）：甲基雄烯二醇 第 3 组（n=46）：ICI46474（他莫昔芬）
治疗方法	乙二基己烯雌酚 5mg po tid 甲基雄烯二醇 50mg 舌下含服 qid ICI46474（他莫昔芬）10mg-20mg po qd，服药 >3 月
研究结果	RR：第 1 组 25%，第 2 组 16%，第 3 组 22%（P>0.05） 不良反应：第 1 组 54%，第 2 组 28%，第 3 组 37% 因不良反应停药：第 1 组 18%，第 2 组 8%，第 3 组 4%

RR: Response rate 反应率

研究简介：

本研究介绍了抗雌激素药物 IC146474 在晚期或复发性乳腺癌中的临床应用。ICI46474 是 1（对 - 二甲基氨基乙氧基 - 苯基）-1,2- 二苯基丁 -1- 烯的反式异构体。在哺乳动物中，可有效拮抗雌激素。低剂量的 ICI46474 可以拮抗外源性雌激素增加未成熟大鼠的子宫重量；当怀孕第三或第四天的大鼠应用 ICI46474 可通过抵消增强的内源性雌激素释放来防止受精卵的植入；在适当时间单次予雌性大鼠一定剂量 ICI46474，将通过干扰黄体生成素的释放而延迟排卵。随着 Walpole 发现低剂量的 IC146474 可引起猴子的抗雌激素反应，人们猜测人类可能会有类似的反应，并提出了许多潜在的临床应用，包括：用于排卵失败导致的不孕症患者，以及可能的避孕作用。Klopper 和 Hall（1971）发表了关于 ICI46474 引起继发性闭经剔除效果的初步研究结果，并考虑了对激素依赖性乳腺癌的作用，因此决定在激素依赖性乳腺癌中进行临床研究。

本研究共包含 170 例绝经后晚期乳腺癌，第 1 组乙二基己烯雌酚口服治疗 5mg tid；第 2 组甲基雄烯二醇舌下含服 50mg qid；第 3 组 IC146474 口服 10~20mg qd 服药超过 3 月，其中 10 例（22%）出现良好效果，不良反应轻且发生率低。19 例对治疗无反应，17 例表现出治疗反应不完全或不确定。

研究者简介：

Cole MP，就职于曼彻斯特克里斯蒂医院和霍尔特镭研究所。

编者按：

作为试验性口服避孕药，IC146474 在 20 世纪 60 年代未能取得成功，但其用于乳腺癌治疗却迎来了自己的曙光。IC146474 早先在多种实验动物（小鼠和猴）的研究表明可以有效地拮抗雌激素，本研究首次探讨并证实了 IC146474 可用于乳腺癌治疗，不良反应发生率较低，使得他莫昔芬真正走进临床。

参考文献：

HARPER M J,WALPOLE A L.Mode of action of I.C.I.46,474 in preventing implantation in rats[J].J Endocrinol,1967,37(1):83-92.

LABHSETWAR A P.Role of estrogens in ovulation:A study using the estrogen-antagonist,I.C.I. 46,474[J].Endocrinology,1970,87(3):542-551.

COLE M P,JONES C T A,TODD I D H.A New Anti-oestrogenic Agent in Late Breast Cancer:An Early Clinical Appraisal of ICI46474[J].British Journal of Cancer,1971,25(2):270-275.

KLOPPER A,HALL M.New synthetic agent for the induction of ovulation: preliminary trials in women[J].Br Med J,1971,1(5741):152-154.

◆ 7-4-1-2 研究概况 ◆

试验名称	POA
试验分期	Ⅲ期
入组患者	复发或转性乳腺癌，50 岁以上或自然绝经至少 2 年
分组情况	第 1 组：他莫昔芬 第 2 组：醋酸甲地孕酮
治疗方法	他莫昔芬 10mg po bid 醋酸甲地孕酮 40mg po qid
研究结果	ORR：第 1 组 31%，第 2 组 29%

ER: Estrogen receptor, 雌激素受体；PR: progesterone receptor, 孕激素受体；ORR: Objective response rate, 客观缓解率。

研究简介：

本研究纳入 124 例晚期乳腺癌，ER 阳性或 PR 阳性或均未知，年龄 >50 岁或自然绝经至少 2 年。两组患者既往治疗特征相似，3 例既往接受过内分泌治疗，1/3 患者接受过化疗。随机分 2 组，分别予醋酸甲地孕酮 40mg po qid，他莫昔芬 10mg po bid。如果治疗失败，患者被交叉替代治疗。醋酸甲地孕酮组 ORR 为 29%，他莫昔芬组 31%。对骨和软组织病灶两组的治疗反应相似，但在内脏转移方面差异较大，37%（7/19）患者对他莫昔芬有反应，18 例对醋酸甲地孕酮治疗无反应。治疗反应性与 ER 或 PR 表达水平无关。对进展和生存期的分析显示两组间无显著性差异。交叉后的结果显示，醋酸甲地孕酮治疗失败后的 24 例中有 3 例对他莫昔芬治疗敏感，他莫昔芬治疗失败后的 24 例中仅有 1 例应用醋酸甲地孕酮治疗有效。

编者按：

本研究对比他莫昔芬和醋酸甲地孕酮在激素受体阳性乳腺癌晚期一线疗效，显示两组疗效相当，对于长期疗效评价及不良反应的评估尚需后续进一步研究。

参考文献：

MUSS H B,PASCHOLD E H,BLACK W R,et al.Megestrol acetate v tamoxifen in advanced breast cancer:a phase Ⅲ trial of the Piedmont Oncology Association (POA)[J].Semin Oncol,1985,12(1 Suppl 1):55-61.

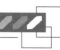

（二）托瑞米芬

◆ 7-4-1-3 研究概况 ◆

研究名称	FINNISH
研究类型	前瞻性研究
试验分期	Ⅱ期
入组时间	1986 年 12 月～ 1989 年 9 月
入组患者	ER 阳性绝经后晚期乳腺癌
分组情况	单臂
治疗方法	托瑞米芬 120mg po bid
研究结果	ORR：68%（26 例）包括 CR 26%（10 例）、PR 42%（16 例） NC 21%（8 例）、PD 11%（4 例） 软组织转移灶：ORR 82%（14 例） 内脏转移：ORR 50%～ 60%
	不良反应：轻度 64%，中度 29%

ER: Estrogen receptor，雌激素受；ORR: Objective response rate，客观缓解率；CR: Complete response，完全缓解；PR: Partial response，部分缓解；pCR: Pathologic complete response，病理完全缓解；NC: Not Calculable，无法计算；PD: Proliferative breast disease，无增生性乳腺疾病。

研究简介：

本研究是多中心、开放的 Ⅱ 期临床研究，入组患者接受托瑞米芬 120mg po bid 治疗，至少治疗 12 周、每 6 周复查；无可测量病灶或无症状患者则每 3-4 月复查。本研究评估大剂量托瑞米芬对晚期绝经后乳腺癌的疗效。结果显示，38 名可评效的患者的 ORR 为 68%，其中 10 例 CR（26%）、16 例 PR（42%）、另有 8 例 NC（21%）和 4 例 PD（11%）；大多数客观缓解为软组织病灶（14/17，82%）。ER 阳性或未知状态患者的反应率相似。48 名患者中 22 例（46%）发生不良反应，其中 64% 轻度、29% 中度，多数为 ER 阳性患者。

研究者简介：

Tenho Hietane，芬兰坦佩雷大学生物医学科学系大学中心医院放疗科。

编者按：

FINNISH 研究大剂量托瑞米芬治疗绝经后晚期乳腺癌，可显著提高 ER 阳性乳腺癌 ORR，在软组织、内脏转移方面有不同程度获益。初步肯定托瑞米芬在绝经后晚期乳腺癌的初步疗效。

参考文献：

HIETANEN T, BALTINA D, JOHANSSON R,et al.High dose toremifene (240 mg daily)is effective as first line hormonal treatment in advanced breast cancer.An ongoing phase Ⅱ multicenter finnish-latvian cooperative study[J].Breast cancer research and treatment,1990,16 Suppl:S37-40.

◆ 7-4-1-4 研究概况 ◆

研究名称	Randomized Comparison of Tamoxifen and Two Separate Doses of Toremifene in Postmenopausal Patients With Metastatic Breast Cancer
研究类型	随机对照研究
试验分期	Ⅲ期
入组时间	1988 年 11 月 11 日～1991 年 8 月 31 日
入组患者	激素受体阳性围绝经期或绝经后复发转移性乳腺癌
分组情况	第 1 组（n=215）：他莫昔芬 第 2 组（n=221）：托瑞米芬 第 3 组（n=212）：托瑞米芬高剂量组
治疗方法	第 1 组：他莫昔芬 20mg po qd 第 2 组：托瑞米芬 60mg po qd 第 3 组：托瑞米芬 200mg po qd
研究结果	全部入组患者 ORR：第 1 组 44%，第 2 组 50%，第 3 组 48% pCR：第 1 组 19%，第 2 组 21%，第 3 组 23% 可评效患者 ORR：第 1 组 53%，第 2 组 56%，第 3 组 54% pCR：第 1 组 24%，第 2 组 24%，第 3 组 26% TTP：第 1 组 5.8 月，第 2 组 5.6 月，第 3 组 5.6 月 OS：第 1 组 31.7 月，第 2 组 38.3 月，第 3 组 30.1 月 第 1 组 vs. 第 2 组（HR=1.04，95%CI，0.76-1.42，P=0.8） 第 1 组 vs. 第 3 组（HR=0.81，95%CI，0.60-1.10，P=0.2） 疗效 CR/PR/SD 患者 OS：第 1 组 19.1 月，第 2 组 16.9 月，第 3 组 18.4 月 第 1 组 vs. 第 2 组 P=0.08；第 1 组 vs. 第 3 组 P=0.2
	不良事件 肿瘤闪烁 17.5%，血管栓塞 7%，心脏事件 5%，肝功能异常 23%，高钙血症 11%

HR: Hormone receptor, 激素受体；ORR: Objective response rate, 客观缓解率；pCR: Pathologic complete response, 病理完全缓解；CR: Complete response, 完全缓解；PR : Partial response, 部分缓解；TTP: Time to progression, 疾病进展时间；CI: Confidence interval, 置信区间； OS: Overall survival, 总生存期。

研究简介：

本研究是一个国际、多中心、开放标签的随机Ⅲ期临床研究，648 例激素受体阳性或未知的转移性乳腺癌被随机分配接受他莫昔芬（20mg/d）和两个剂量的托瑞米芬（60mg/d 和 200mg/d）进行三臂比较。主要终点是客观缓解率、完全缓解率与部分缓解率，采用意向治疗分析。基线评估后，患者每 8 周复查一次，连续 48 周对肿瘤部位进行评估，对于已知骨转移的患者，如果没有发现骨痛症状或血钙增加，则每 16 周进行一次骨相关病灶的评估。中位随访 2.8 年，评估他莫昔芬（常规剂量）与托瑞米芬（常规剂量或高剂量）对 ORR、CR 与 PR 的影响。ORR 分别为：他莫昔芬组 44%；托瑞米芬 60mg 组 50%，托瑞米芬 200mg 组 48%。缓解率方面，（CR+PR）% 分别为：他莫昔芬组 19%；托瑞米芬

60mg 组 21%，托瑞米芬 200mg 组 23%（P>0.05）。 TTP 和 OS 没有显著性差异。不良事件（致命、严重但非致命、重要但无生命危险）三组相似，恶心发生率在托瑞米芬 200mg 组显著性增加（托瑞米芬 200mg、他莫昔芬组和托瑞米芬 60mg 分别为 37%、26% 和 26%，P =0.027）。生活质量方面三组没有显著差异。绝经后激素受体阳性或未知状态的转移性乳腺癌接受托瑞米芬治疗后其反应性和不良反应均与他莫昔芬相似，未发现对托瑞米芬不同剂量组的差异反应。因此，托瑞米芬 60mg 是绝经后激素受体阳性的转移性乳腺癌的有效且安全剂量，可作为他莫昔芬替代方案用于一线治疗。

研究者简介：

Daniel F. Hayes，斯图尔特·帕德诺斯乳腺癌教授、密歇根大学综合癌症中心乳腺肿瘤学项目临床主任、乳腺癌专家。1986 年以来 ASCO 成员、前任主席，参与多个乳腺癌 ASCO 专家小组，包括 ASCO– 美国病理学家学院雌激素受体 / 前列腺素受体和 HER2 检测小组（联合主席）、乳腺癌共识小组、晚期乳腺癌和早期乳腺癌小组中的肿瘤生物标志物使用以及乳腺癌指南咨询小组等。2007 年被授予 ASCO 吉安尼·博纳多纳乳腺癌奖；2013 年当选为 ASCO（FASCO）院士。

编者按：

本项证实托瑞米芬可提高围绝经期或绝经后激素受体阳性复发转移性乳腺癌 ORR，部分患者可达到部分或完全缓解。

参考文献：

HAYES D F,VAN ZYL J A,HACKING A,et al.Randomized comparison of tamoxifen and two separate doses of toremifene in postmenopausal patients with metastatic breast cancer[J].J Clin Oncol,1995,13(10):2556–2566.

◆ 7-4-1-5 研究概况 ◆

研究名称	Phase Ⅲ, Double-Blind, Controlled Trial of Atamestane Plus Toremifene Compared With Letrozole in Postmenopausal Women With Advanced Receptor-Positive Breast Cancer
研究类型	随机对照研究
试验分期	Ⅲ 期
入组时间	2002 年 7 月～ 2005 年 2 月
入组患者	局部复发无法放疗 / 手术、远处转移的绝经后激素受体阳性晚期乳腺癌
分组情况	第 1 组（n=434）：阿他美坦 ATA+ 托瑞米芬 TOR 第 2 组（n=431）：来曲唑 LET
治疗方法	第 1 组：ATA 500mg po qd+TOR 60mg po qd 第 2 组：LET 2.5mg po qd

（续表）

研究结果	中位 TTP：第 1 组 11.2 月，第 2 组 11.2 月 （HR=1.0，95%CI，0.91-1.08，P<0.92） 中位 TTF：第 1 组 9.24 月，第 2 组 10.44 月 （HR=0.99，95%CI，0.92-1.06，P<0.70） 生存期：第 1 组 2.79 年，第 2 组 3.01 年 （HR=0.98，95%CI，0.87-1.11，P <0.76） OR（CR+PR）率：第 1 组 30%，第 2 组 36% （HR=1.27，95%CI，0.96-1.69，P<0.1） NC：第 1 组 8%，第 2 组 8% SD：第 1 组 21%，第 2 组 18% PD：第 1 组 40%，第 2 组 39% CBR（OR+SD）：第 1 组 52%，第 2 组 54% （HR=1.08，95% CI，0.83 -1.41，P<0.56）
	不良事件相似，严重 AEs 分别为 10% 与 11%

TTP: Time to progression, 疾病进展时间；HR: Hazard ratio, 风险比, OR: Objective response, 客观缓解；TTF: Time to treatment failure, 至治疗失败时间；HR: Hazard ratio, 风险比；CI: Confidence interval, 置信区间, NC: Not Calculable, 无法计算；PD: Proliferative breast disease, 无增生性乳腺疾病, SD: Stable disease, 疾病稳定；pCR: Pathologic complete response, 病理完全缓解；CBR: Clinical benefit rate, 临床获益率；EFS: Event-free survival, 无事件生存；OS: Overall survival, 总生存期。

研究简介：

本研究是国际、多中心、双盲、随机Ⅲ期临床研究，在美国、加拿大、俄罗斯和乌克兰的 60 个中心开展，865 名激素受体阳性晚期乳腺癌按 1 : 1 随机分入两组：第 1 组 ATA+TOR（n=434），第 2 组 LET（n=431）。主要终点是治疗失败时间（TTP），次要终点包括客观缓解（OR）、总生存期（OS）和治疗失败时间（TTF）。两组的基线特征一致。中位随访 2.5 年，两组 TTP 相同，均为 11.2 月（P<0.92）。中位 TTF 两组相似，分别为 9.24 月（ATA+TOR）和 10.44 月（LET）。OR 方面，ATA+TOR 组 30%，LET 组 36%。两组患者的不良事件相似，严重 AEs 分别为 10% 和 11%。

研究者简介：

Paul E. Goss，哈佛医学院医学教授，马萨诸塞州总医院 MGH 癌症中心乳腺癌研究主任。

编者按：

该研究探讨阿他美坦联合托瑞米芬在激素受体阳性晚期乳腺癌的临床疗效，同 AI 标准方案来曲唑单药治疗相比，两组无显著性差异，提示两种不同机制的内分泌治疗药物的联合应用未显著提高患者无复发间期，尽管联合治疗并未明显增不良反应，但 1+1 不能大于 1 也是临床不能接受的，即本项试验是阴性结果。

参考文献：

GOSS P,BONDARENKO I N,MANIKHAS G N,et al.Phase Ⅲ,double-blind,controlled trial of atamestane plus toremifene compared with letrozole in postmenopausal women with advanced receptor-positive breast cancer[J].J Clin Oncol,2007,25(31):4961-4966.

二、孕激素

（一）甲地孕酮

◆ 7-4-2-1 研究概况 ◆

试验名称	CALGB 8741
试验分期	Ⅲ 期
入组时间	1987 年 6 月～ 1991 年 3 月
入组患者	转移性乳腺癌
分组情况	第 1 组（n=124）：甲地孕酮 160mg 组 第 2 组（n=124）：甲地孕酮 800mg 组 第 3 组（n=120）：甲地孕酮 1600mg 组
治疗方法	第 1 组：甲地孕酮 160mg po qd 第 2 组：甲地孕酮 800mg po qd 第 3 组：甲地孕酮 1600mg po qd
研究结果	TTP：第 1 组 8.3 月，第 2 组 7.0 月，第 3 组 8.1 月（P=0.57） 中位缓解持续时间： 第 1 组 17 月，第 2 组 14 月，第 3 组 8 月（P=0.0028） ORR：第 1 组 23%，第 2 组 27%，第 3 组 27% OS：第 1 组 28 月，第 2 组 24 月，第 3 组 29 月（P=0.54） 高剂量组常见体重增加，并与剂量相关

TTP: Time to progression, 疾病进展时间；MA: megestrol acetate, 醋酸甲地孕酮；OS: Overall survival, 总生存期；

研究简介：

为研究醋酸甲地孕酮的剂量增加是否会提高疗效和延长患者生存，本研究纳入 368 例转移性乳腺癌、ER/PR 阳性 / 未知、未接受或接受过 1 次内分泌治疗，未接受针对转移性疾病的化疗的患者，随机分为三组，分别接受醋酸甲地孕酮 160 mg po qd、800 mg po qd 或 1600 mg po qd 治疗。三组反应率分别为 23%、27% 和 27%，但高剂量组有效时间维持较短，中位缓解持续时间分别为 17 月、14 月和 8 月。三组间 PFS 及 OS 无显著性差异。最常见的不良反应是体重增加并与剂量相关，体重增加超过基线体重 20% 的比例分别为 2%、20% 和 20%。中位随访 8 年发现增加醋酸甲地孕酮的剂量在提高转移性乳腺癌的疗效和生存方面并无确切优势。

研究者简介：

Abrams J. 就职于美国马里兰州马里兰州大学肿瘤中心。

编者按：

研究显示增加醋酸甲地孕酮剂量并未改善晚期激素受体阳性乳腺癌疗效和生存，但不良反应与剂量增加正相关，醋酸甲地孕酮临床用药剂量 160 mg 是合理的治疗选择。目前临床实践仍以醋酸甲地孕酮 160 mg 为常规剂量。

参考文献：

ABRAMS J,AISNER J,CIRRINCIONE C,et al.Dose-response trial of megestrol acetate in advanced breast cancer:cancer and leukemia group B phase Ⅲ study 8741[J].J Clin Oncol,1999,17(1):64-73.

三、芳香化酶抑制剂

（一）来曲唑

◆ 7-4-3-1 研究概况 ◆

试验名称	P025
试验分期	Ⅲ 期
入组时间	1996 年 11 月～ 1999 年 1 月
入组患者	绝经后晚期乳腺癌一线治疗
分组情况	第 1 组（n =458）：他莫昔芬 第 2 组（n =458）：来曲唑
治疗方法	他莫昔芬 20mg po qd 来曲唑 2.5mg po qd
研究结果	TTP：第 1 组 6.0 月，第 2 组 9.4 月（P<0.0001） ORR：第 1 组 21%，第 2 组 32%（P<0.0001） CBR：第 1 组 38%，第 2 组 50%（P=0.0004） OS：第 1 组 34 月，第 2 组 30 月（P=0.53） 至化疗时间（内分泌持续时间）： 第 1 组 9.3 月，第 2 组 16.3 月（P=0.0047）

OR: Objective response, 客观缓解；ORR: Objective response rate, 客观缓解率；TTP: Time to progression, 疾病进展时间；CBR: Clinical benefit rate, 临床获益率；OS: Overall survival, 总生存期；PFS: Progression-free survival, 无进展生存期；HR: Hormone receptor, 性激素受体。

研究简介：

这是一项对比来曲唑与他莫昔芬用于绝经后晚期乳腺癌一线治疗的Ⅲ期、多中心临床研究，纳入 916 例激素受体阳性或未知状态的绝经后晚期乳腺癌。随机分两组，来曲唑 2.5 mg 治疗组和他莫昔芬 20 mg 治疗组。直至疾病进展，治疗医师酌情决定是否允许交替使用。中位随访 32 月，来曲唑优于他莫昔芬。中位 PFS 来曲唑 9.4 月，他莫昔芬 6.0 月（P <0.0001）；中位 TTP 来曲唑 9 月，他莫昔芬 5.7 月（P <0.0001）；总体 ORR 来曲唑 32%，他莫昔芬 21%（P=0.0002）。中位 OS 来曲唑组略长于他莫昔芬组（34 月和 30 月），未达到统计学差异，但在研究的前 2 年来曲唑组生存率得到改善。此外，每组约有一半的患者出现交叉用药，对于初始来曲唑治疗的患者（中位时间 16 月），内分泌有效持续时间较他莫昔芬组（中位时间 9 月）显著延长（P=0.005）。从患者 KPS 评分的恶化程度来看，来曲唑组较他莫昔芬组显著延迟（P=0.001）。本研究表明绝经后晚期乳腺癌一线治疗应用来曲唑优于他莫昔芬。

2004 年，Buzdar AU 又对该研究撰写 Letter 并提出自己的观点。在更新的研究中，Mouridsen 等比较了来曲唑与他莫昔芬一线治疗晚期乳腺癌的长期疗效和 OS，但其研究意义中可能混杂了以下因素。该研究有特定的交叉设计：患者随机分组治疗直至进展或因其他原因停药，此后仍可以双盲方式跨越替代治疗，并持续用药至进一步进展。虽然交叉设计试图反映真实的临床实践，但是一个内分泌药物治疗进展后可能会转为接受另一个内分泌药物作为二线治疗，这种设计可能使结果难以解释。在前瞻性的分析中，32 月随访期的成熟数据（其中许多患者已经越过替代治疗）表明他莫昔芬治疗在 OS 方面未能显示出明显获益（P = 0.53）；额外的探索性分析发现在较早的时间点可能存在来曲唑的生存获益。同时还需关注到，从他莫昔芬交叉到来曲唑患者的 OS 比来曲唑交叉至他莫昔芬的患者的 OS 更长。

研究者简介：

Henning Mouridsen，就职于丹麦哥本哈根 Rigshospitalet。

Aman U Buzdar，就职于德克萨斯州休斯顿、德克萨斯大学安德森癌症中心。

编者按：

绝经后晚期乳腺癌一线治疗来曲唑较他莫昔芬显示出 PFS、TTP 和 ORR 方面的优势，奠定了来曲唑在绝经后激素受体阳性晚期乳腺癌的治疗地位。研究缺陷在于入组患者人群未考虑激素受体情况，部分 HR 阴性患者入组并参与了研究，此外也未根据激素受体情况进行亚组分析，这部分数据仍需后续的临床研究补充完善。

参考文献：

MOURIDSEN H,GERSHANOVICH M,SUN Y,et al.Phase Ⅲ study of letrozole versus tamoxifen as first-line therapy of advanced breast cancer in postmenopausal women:analysis of survival and update of efficacy from the International Letrozole Breast Cancer Group[J].J Clin Oncol,2003,21(11):2101-2109.

BUZDAR A U.Phase Ⅲ study of letrozole versus tamoxifen as first-line therapy of advanced breast cancer in postmenopausal women: analysis of survival and update of efficacy from the international letrozole breast cancer group[J].J Clin Oncol,2004,22(15):3199-3200;author reply 3200-3201.

（二）阿那曲唑

◆ 7-4-3-2 研究概况 ◆

试验分期	Anastrozole versus megestrol acetate in the treatment of postmenopausal women with advanced breast carcinoma: results of a survival update based on a combined analysis of data from two mature phase Ⅲ trials
入组患者	他莫昔芬治疗后复发的绝经后晚期乳腺癌
分组情况	第 1 组（n=263）：阿那曲唑 1mg 第 2 组（n=248）：阿那曲唑 10mg 第 3 组（n=253）：甲地孕酮 40mg
治疗方法	第 1 组：阿那曲唑 1mg po qd 第 2 组：阿那曲唑 10mg po qd 第 3 组：甲地孕酮 40mg po qid
研究结果	TTP：第 1 组 4.8 月，第 2 组 5.3 月，第 3 组 4.6 月 第 1 组 vs. 第 3 组（P=0.49），第 2 组 vs. 第 3 组（P=0.30） ORR：第 1 组 12.5%，第 2 组 12.5%，第 3 组 12.2% CBR：第 1 组 42.2%，第 2 组 39.9%，第 3 组 40.3% 2 年生存率：第 1 组 56.1%，第 2 组 54.6%，第 3 组 46.3% TTD：第 1 组 26.7 月，第 3 组 22.5 月（P<0.025）

OR: Objective response, 客观缓解；TTD: time to death, 至死亡时间；ORR: Objective response rate, 客观缓解率；TTP: Time to progression, 疾病进展时间；CBR: Clinical benefit rate, 临床获益率；CR: Complete response, 完全缓解；TTF: Time to faliure, 治疗失败时间；PR: Partial response, 部分缓解。

研究简介：

芳香化酶是细胞色素 P450 依赖性酶，负责将雄激素底物转化为雌激素，是绝经后女性的雌激素来源。阿那曲唑是非甾体芳香化酶抑制剂，可降低体内雌激素水平，许多临床研究肯定其对绝经后晚期乳腺癌的治疗作用，本文综合概述了两项对比阿那曲唑和甲地孕酮的临床研究结果，纳入 764 例他莫昔芬治疗后复发的绝经后晚期乳腺癌。患者分入三组治疗，第一组阿那曲唑 1mg po qd，第 2 组阿那曲唑 10mg po qd 和第 3 组甲地孕酮 40mg po qid。结果发现，阿那曲唑 1mg 治疗组与醋酸甲地孕酮相比具有显著生存优势（HR=0.78，P<0.025）。阿那曲唑 1mg 组中位 TTD（26.7 月）较醋酸甲地孕酮组（22.5 月）延长。阿那曲唑 10mg 治疗组与醋酸甲地孕酮相比，生存益处为 0.83（P =0.09）。三组患者（1mg 阿那曲唑，10mg 阿那曲唑和醋酸甲地孕酮）的 2 年生存率分别为：56.1%、54.6% 和 46.3%。他莫昔芬治疗进展后的绝经后晚期乳腺癌，应用阿那曲唑 1mg 与醋酸甲地孕酮标准治疗相比，具有显著优势且耐受性良好。同时，阿那曲唑 10mg 与 1mg 相比并未显现出治疗和生存优势。

研究者简介：

Aman U. Buzdar, 就职于德克萨斯州休斯敦、德克萨斯大学安德森癌症中心乳腺肿瘤学系。

编者按：

他莫昔芬治疗进展后的绝经后晚期乳腺癌应用阿那曲唑较醋酸甲地孕酮更具治疗优势，耐受良好，本研究同时成就了阿那曲唑 1mg 剂量成为乳腺癌临床治疗标准剂量。

参考文献：

BUZDAR A U,JONAT W,HOWELL A,et al.Anastrozole versus megestrol acetate in the treatment of postmenopausal women with advanced breast carcinoma:results of a survival update based on a combined analysis of data from two mature phase III trials.Arimidex Study Group[J]. Cancer,1998,83(6):1142-1152.

◆ 7-4-3-3 研究概况 ◆

试验名称	Anastrozole is superior to tamoxifen as first-line therapy in hormone receptor positive advanced breast carcinoma
入组患者	1021 例绝经后晚期乳腺癌，中位年龄 67 岁（30-92 岁），ER 和 / 或 PR 阳性或未知受体状态。
分组情况	第 1 组：阿那曲唑 第 2 组：他莫昔芬
治疗方法	阿那曲唑 1mg po qd 他莫昔芬 20mg po qd
研究结果	整体 TTP：第 1 组 8.5 月，第 2 组 7.0 月 ER 和 / 或 PR 阳性 TTP：第 1 组 10.7 月，第 2 组 6.4 月（P=0.022） ORR：第 1 组 29.0%，第 2 组 27.1% CBR：第 1 组 57.1%，第 2 组 52%

ER: Estrogen receptor, 雌激素受体；PR: progesterone receptor, 孕激素受体；ORR: Objective response rate, 客观缓解率；TTP: Time to progression, 疾病进展时间；CBR: clinical benefit rate, 临床获益率；CR: Complete response, 完全缓解；PR: Partial response, 部分缓解；SD: Stable disease, 疾病稳定。

研究简介：

乳腺癌治疗期间常出现疾病复发转移，因此明确阿那曲唑与他莫昔芬的疗效很重要。Bonneterre 等将两研究联合分析，发现晚期乳腺癌一线治疗阿那曲唑的 TTP 优于他莫昔芬。两项随机、双盲临床研究比较他莫昔芬 20mg po qd 和阿那曲唑 1mg po qd 一线治疗绝经后晚期乳腺癌的疗效。1021 例绝经后晚期乳腺癌，中位年龄 67 岁（30~92 岁），ER 和 / 或 PR 阳性或未知受体状态。在激素受体阳性人群中，北美研究中阿那曲唑和他莫昔芬分别为 145 和 156 例，欧洲研究中阿那曲唑和他莫昔芬分别为 153 和 144 例。主要研究终点是进展时间、ORR 和不良反应。中位随访 18.2 月，阿那曲唑平均 TTP 与他莫昔芬相当（分别为 8.5 和 7.0 月）。亚组分析对 ER 和 / 或 PR 阳性患者，阿那曲唑组 TTP 优于他莫昔芬组，阿那曲唑和他莫昔芬分别为 10.7 月和 6.4 月（P=0.022）。在客观缓解方面（CR+PR），阿那曲唑组 29%，他莫昔芬组 27.1%。阿那曲唑和他莫昔芬的 CBR（CR+/PR+/SD ≥ 24 周）分别为 57.1% 和 52.0%。阿那曲唑和他莫昔芬的耐受良好，阿那曲唑组较少引起静脉血栓栓塞事件（P=0.043），阿那曲唑组较少出现阴道出血。

研究者简介：

Jacques Bonneterre, 就职于法国里尔奥斯卡兰伯特中心

编者按：

绝经后晚期乳腺癌一线治疗，阿那曲唑对比他莫昔芬显示出延长 TTP 的优势，两组患者不良反应相当。此外，阐明了北美研究和欧洲研究的差异及可能原因是基于入组患者的激素受体阳性比例不同所致。绝经后激素受体阳性晚期乳腺癌更能从阿那曲唑治疗获益，从而奠定阿那曲唑在激素受体阳性绝经后转移性乳腺癌一线治疗地位。

参考文献：

BONNETERRE J,BUZDAR A,NABHOLTZ J M,et al.Anastrozole is superior to tamoxifen as first line therapy in hormone receptor positive advanced breast carcinoma[J].Cancer, 2001,92(9):2247-2258.

（三）依西美坦

◆ 7-4-3-4 研究概况 ◆

试验分期	Exemestane is superior to megestrol acetate after tamoxifen failure in postmenopausal women with advanced breast cancer: results of a phase Ⅲ randomized double-blind trial
入组患者	他莫昔芬治疗失败的绝经后晚期乳腺癌
分组情况	第 1 组（n = 366）：依西美坦 第 2 组（n = 403）：甲地孕酮
治疗方法	依西美坦 25 mg po qd 甲地孕酮 40 mg po qid
研究结果	TTP：第 1 组 20.3 周，第 2 组 16.6 周（P=0.037） ORR：第 1 组 15.0%，第 2 组 12.4%（P>0.05） G3/4 级体重改变：第 1 组 7.6%，第 2 组 17.1%（P=0.001）

MA: megestrol acetate, 醋酸甲地孕酮；EXE: exemestane, 依西美坦；TRSS: Tumor relative symptoms and signs, 肿瘤相关体征和症状；QOL: Quality of life, 生活质量；ORR: Objective response rate, 客观缓解率；TTP: Time to progression, 至疾病进展时间。

研究简介：

经他莫昔芬治疗失败的绝经后乳腺癌，当时二线内分泌治疗方案包括芳香化酶抑制剂和孕激素如：醋酸甲地孕酮或醋酸甲羟孕酮。甲地孕酮作为晚期乳腺癌的二线用药具有较好耐受性和广泛临床认可。芳香化酶可将雄烯二酮转化为雌酮是绝经后女性雌激素的主要

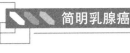

来源，与孕激素相比，芳香酶抑制剂的安全性良好。本研究为Ⅲ期、双盲、随机、多中心临床试验，评估口服芳香化酶抑制剂依西美坦（EXE）与醋酸甲地孕酮（MA）对绝经后进展期晚期乳腺癌的疗效、药效学和安全性。纳入 769 例既往他莫昔芬治疗失败的的绝经后晚期乳腺癌，随机分两组：第 1 组依西美坦 25mg po qd，第 2 组甲地孕酮 40mg po qid。评估肿瘤反应、肿瘤控制时间、肿瘤相关体征和症状（TRSS）、生活质量（QOL）、生存率和耐受性。研究结果显示，依西美坦组（15.0%）的 ORR 优于甲地孕酮组（12.4%），内脏转移患者也有类似的趋势（13.5% vs. 10.5%）。依西美坦中位生存时间明显长于甲地孕酮组（123.4 周，P = 0.039），中位有效持续时间（CR，PR 或 SD ≥ 24 周）依西美坦组（60.1 周）优于甲地孕酮组（49.1 周）（P=0.025），两组 TTP 分别为（20.3 ± 16.6）周，（16.3 ± 15.7）周（P=0.037）。两组药物耐受均较好。与甲地孕酮相比，依西美坦组患者的疼痛、TRSS 和生活质量有相似或更大的改善。甲地孕酮组 3/4 级体重变化较为常见（P = 0.001）。

研究者简介：

Kaufmann M，就职于德国法兰克福 Universitätsklinik。

编者按：

本研究表明与甲地孕酮相比，依西美坦延长患者 TTP 和生存时间，为他莫昔芬治疗进展后的绝经后晚期乳腺癌提供了耐受性更好的治疗选择。

参考文献：

KAUFMANN M,BAJETTA E,DIRIX L Y,et al.Exemestane is superior to megestrol acetate after tamoxifen failure in postmenopausal women with advanced breast cancer:results of a phase Ⅲ randomized double-blind trial.The Exemestane Study Group[J].J Clin Oncol,2000,18(7):1399-1411.

四、选择性雌激素受体下调剂（SERD）
（一）氟维司群

◆ **7-4-4-1 研究概况** ◆

试验名称	Trial 0020 and Trial 0021
试验分期	Ⅲ期
入组患者	851 例激素受体阳性晚期乳腺癌
分组情况	第 1 组（n= 428）：氟维司群 第 2 组（n = 423）：阿那曲唑
治疗方法	氟维司群 250mg IM qm 阿那曲唑 1mg po qd
研究结果	中位随访 15.1 月 TTP：第 1 组 5.5 月，第 2 组 4.1 月（P=0.48） ORR：第 1 组 19.2%，第 2 组 16.5%（P>0.05） CBR：第 1 组 43.5%，第 2 组 40.9%（P=0.51） 延长随访，中位随访 22.1 月 DOR：第 1 组 16.7 月，第 2 组 13.7 月（P < 0.01）

TTP: Time to progression, 疾病进展时间；CBR: Clinical benefit rate, 临床获益率；OS: Overall

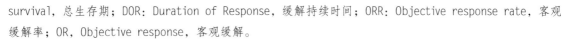

survival，总生存期；DOR：Duration of Response，缓解持续时间；ORR：Objective response rate，客观缓解率；OR，Objective response，客观缓解。

研究简介：

氟维司群（ICI 182780）是一种ER拮抗剂，其机制是下调ER并且不具有已知的激动剂作用。本研究联合分析来自2项Ⅲ期临床研究（Trial 0020和Trial 0021）的数据，在既往接受内分泌治疗的绝经后晚期乳腺癌，比较了氟维司群250mg和阿那曲唑1mg的疗效。主要研究终点是TTP。次要研究终点包括客观缓解率（ORR），反应持续时间（DOR）和耐受性。研究结果显示，中位随访15.1月，两组均有约83%患者疾病进展。中位TTP，氟维司群组5.5月，阿那曲唑组4.1月。ORR方面，氟维司群组19.2%，阿那曲唑组16.5%（P>0.05）。对于有治疗反应患者继续随访，中位随访22.1月，氟维司群组的中位DOR较阿那曲唑组更长，氟维司群组16.7月，阿那曲唑组13.7月。不良反应方面，两组均耐受良好，氟维司群组发生率明显较低（P=0.0036）。因药物不良反应出组发生率为氟维司群组0.9%和阿那曲唑组1.2%。

研究者简介：

John F R Robertson，英国皇家德比医院诺丁汉大学医学和健康科学学院的外科教授。

编者按：

本研究表明氟维司群耐受良好，至少与阿那曲唑在进展期乳腺癌的二线治疗中近期疗效相当，而DOR以氟维司群组更长，为绝经后进展期激素受体阳性乳腺癌提供了更多选择。

参考文献：

ROBERTSON J F,OSBORNE C K,HOWELL A,et al.Fulvestrant versus anastrozole for the treatment of advanced breast carcinoma in postmenopausal women:a prospective combined analysis of two multicenter trials[J].Cancer,2003,98(2):229-238.

◆ 7-4-4-2 研究概况 ◆

试验名称	EFECT
研究类型	双盲随机对照研究
试验分期	Ⅲ期
入组时间	2003年8月～2005年11月
入组患者	693例激素受体阳性晚期乳腺癌非甾体AI治疗后进展或复发
分组情况	第1组（n=351）：氟维司群 第2组（n=342）：依西美坦
治疗方法	氟维司500mg IM d0，250mg IM d14，d28，继而IM qm 依西美坦25mg po qd
研究结果	TTP：第1组3.7月，第2组3.7月（P=0.6531） ORR：第1组7.4%，第2组6.7%（P=0.736） CBR：第1组32.2%，第2组31.5%（P=0.853）

OR：Objective response，客观缓解；AI：Aromalase inhibitor，芳香化酶抑制剂；TTP：Time to progression，至疾病进展时间；CBR：Clinical benefit rate，临床获益率。

研究简介：

EFECT 是一项随机、双盲、多中心Ⅲ期临床研究，用于一线非甾体类 AI 治疗失败的绝经后进展期乳腺癌，比较氟维司群与依西美坦二线治疗的疗效。共有 693 例乳腺癌随机分配到氟维司群组（n＝351）或依西美坦组（n＝342）。大约 60% 的患者之前至少接受过两种内分泌疗法。两组中位 TTP 为 3.7 月（HR=0.963；95%CI，0.819–1.133，P=0.6531）。氟维司群和依西美坦的总反应率（7.4% vs. 6.7%，P=0.736）和临床获益率（32.2% vs. 31.5%，P=0.853）分别相似。临床获益中位时间分别为 9.3 月和 8.3 月。两种治疗耐受性良好，在不良事件的发生率和生活质量方面无显著差异。药代动力学数据证实，氟维司群负荷剂量在 1 月内达到稳定状态。

内脏转移的晚期乳腺癌被认为治疗反应较差，因而临床上多倾向于选择化疗。入组患者约 57% 有内脏受累。对内脏转移乳腺癌亚组分析显示，CBR 分别为氟维司群 29.1%，依西美坦 27.2%。中位反应时间分别为氟维司群 13.5 月，依西美坦 10.8 月。临床获益中位持续时间为氟维司群 9.9 月和依西美坦 8.1 月。氟维司群组与依西美坦组在 TTP、ORR、CBR 和不良反应方面均无显著性差异。EFECT 研究表明，氟维司群是非甾体类芳香化酶抑制剂治疗失败后乳腺癌的又一内分泌治疗选择，内脏转移的晚期乳腺癌可选用氟维司群治疗。

研究者简介：

Stephen Chia，肿瘤内科全职教授，加拿大 Vancouver Cancer Centre 肿瘤内科医生，2020 年任英属哥伦比亚大学肿瘤内科主任。

编者按：

EFECT 研究是在非甾体类 AI 治疗失败的绝经后激素受体阳性晚期乳腺癌比较氟维司群与依西美坦作为二线治疗的研究，在 ORR、TTP、CBR 和不良反应方面两组相当。值得注意的是，该研究中氟维司群的剂量为初始剂量 500mg，维持剂量 250mg，因此，这样的研究结果还是与氟维司群的药物剂量相关。对于内脏转移的经非甾体 AI 治疗失败的绝经后晚期乳腺癌，氟维司群不失为一种有效选择，从而开启了氟维司群治疗新时代。

参考文献：

CHIA S,GRADISHAR W,MAURIAC L,et al.Double-blind,randomized placebo controlled trial of fulvestrant compared with exemestane after prior nonsteroidal aromatase inhibitor therapy in postmenopausal women with hormone receptor-positive,advanced breast cancer:results from EFECT[J].J Clin Oncol,2008,26(10):1664-1670.

MAURIAC L,ROMIEU G,BINES J,et al.Activity of fulvestrant versus exemestane in advanced breast cancer patients with or without visceral metastases: data from the EFECT trial[J]. Breast Cancer Res Treat,2009,117(1):69-75.

◆ 7-4-4-3 研究概况 ◆

试验名称	FIRST
研究类型	随机、开放标签、多中心对照研究
试验分期	Ⅱ期
研究编号	NCT00274469
入组时间	2006年2月～2008年1月
入组患者	205例绝经后ER阳性局部晚期或晚期乳腺癌一线治疗
分组情况	第1组（n=102）：氟维司群 第2组（n=103）：阿那曲唑
治疗方法	氟维司 500mg IM d0，500mg IM d14，d28，继而 IM qm 阿那曲唑 1mg po qd
研究结果	TTP：第1组23.4月，第2组13.1月（P=0.01） ORR：第1组36.0%，第2组35.5%（P=0.947） CBR：第1组72.5%，第2组67.0%（P=0.386） OS：第1组54.1月，第2组48.4月（P=0.041）

ORR：Objective response rate，客观缓解率；TTP：Time to progression，疾病进展时间；CBR：Clinical benefit rate，临床获益率；OS：Overall survival，总生存期；HD：High dose，高剂量。

研究简介：

FIRST是一项Ⅱ期、随机、开放标签、多中心的氟维司群500mg方案与阿那曲唑的对比研究，纳入205例ER阳性和/或PR阳性绝经后局部晚期或转移性乳腺癌，既往未行内分泌治疗的女性患者，随机分组接受氟维司群500mg（n＝102）或阿那曲唑1mg（n=103）治疗。主要终点是临床获益率（CBR）。研究结果显示，中位TTP氟维司群23.4月，阿那曲唑13.1月；进展风险降低34%（HR＝0.66，95% CI，0.47-0.92，P＝0.01）。CBR（CR,PR或SD达24周）分别为72.5%和67.0%（OR=1.30，95% CI，0.72-2.38，P=0.386），两组CBR相似。两组ORR相似：氟维司群组36.0%，阿那曲唑组35.5%。不良反应方面，两种均耐受良好，不良事件发生率无明显差异。

研究者简介：

John F R Robertson，英国皇家德比医院诺丁汉大学医学和健康科学学院的外科教授。

编者按：

FIRST研究对比氟维司群500mg和阿那曲唑用于激素受体阳性晚期乳腺癌一线治疗，与阿那曲唑相比，氟维司群在TTP和OS方面优势显著，在CBR、ORR和安全性方面二者相当，动摇了芳香化酶抑制剂在绝经后ER阳性晚期乳腺癌一线治疗药物的地位。

参考文献：

ROBERTSON J F,LLOMBART-CUSSAC A,ROLSKI J,et al.Activity of fulvestrant 500 mg versus anastrozole 1 mg as first-line treatment for advanced breast cancer:results from the FIRST study[J].J Clin Oncol,2009,27(27):4530-4535.

ELLIS M J,LLOMBART-CUSSAC A,FELTL D,et al.Fulvestrant 500 mg Versus Anastrozole 1mg for the First-Line Treatment of Advanced Breast Cancer:Overall Survival Analysis From the Phase Ⅱ FIRST Study[J].J Clin Oncol,2015,33(32):3781-3787.

◆ 7-4-4-4 研究概况 ◆

试验名称	CONFIRM
研究类型	双盲平行，多中心随机对照研究
试验分期	Ⅲ期
研究编号	NCT00099437
入组时间	2005 年 2 月 8 日～ 2007 年 8 月 31 日
入组患者	736 例绝经后 ER 阳性晚期或局部晚期乳腺癌
分组情况	第 1 组（n=362）：氟维司群高剂量组 第 2 组（n=374）：氟维司群低剂量组
治疗方法	第 1 组：氟维司群 500mg IM d0,14,28，继而 500mg IMqm 第 2 组：氟维司群 250mg IM d0,14,28，继而 250mg IMqm
研究结果	PFS：第 1 组 6.5 月，第 2 组 5.5 月（P=0.006） ORR：第 1 组 9.1%，第 2 组 10.2%（P=0.795） CBR：第 1 组 45.6%，第 2 组 39.6%（P=0.100） OS：第 1 组 26.4 月，第 2 组 22.3 月（P=0.02）

ORR: Objective response rate, 客观缓解率; DoCB: Duration of clinical benefit, 临床效益持续时间; CBR: Clinical benefit rate, 临床获益率; OS: Overall survival, 总生存期; PFS: Progression-free survival, 无进展生存期; ER: Estrogen receptor, 雌激素受体; PR: progesterone receptor, 孕激素受体; QOL: Quality of life, 生活质量。

研究简介：

氟维司群是雌激素受体下调剂，其疗效是否有剂量依赖性尚不明确。两项Ⅲ期临床研究在他莫昔芬治疗后的乳腺癌中比较氟维司群 250mg 及阿那曲唑 1mg 的疗效发现两组间无明显差异，但氟维司群剂量增加是否可以提升疗效尚不清楚。因此开展了本临床研究比较氟维司群不同剂量组间的疗效差异。CONFIRM 研究是在复发或转移性乳腺癌中的一项双盲、平行、多中心、Ⅲ期临床研究，纳入 736 例内分泌治疗失败后的绝经后 ER 阳性乳腺癌，随机分入高剂量组 500mg 或低剂量组 250mg。主要终点为 PFS，次要终点包括 ORR、CBR、临床效益持续时间（DoCB）、OS 和生活质量（QOL）。研究结果显示，氟维司群 500mg 与 250mg 剂量组相比，高剂量组可以显著延长 PFS（HR=0.80，95% CI，0.68-0.94，P=0.006），降低 20% 进展风险。两组 ORR 相似，分别为 9.1% 和 10.2%。CBR 方面分别为 45.6% 和 39.6%。DoCB 方面分别为 16.6 月和 13.9 月；OS 方面分别为 25.1 月和 22.8 月。

2013 年对 CONFIRM 研究进一步分析表明，在局部晚期或转移性激素受体阳性乳腺癌中，与氟维司群 250mg 相比，氟维司群 500 mg 降低患者死亡风险 19%，中位 OS 提高 4.1 个月。736 例（75.3%）患者中 554 例死亡。中位 OS：高剂量组 26.4 月，低剂量组 22.3 月（HR=0.81，95% CI，0.69-0.96，P = 0.02）。氟维司群高剂量组可以显著延长 PFS 和 OS，临床获益优于低剂量组，同时并不增加不良反应。因此，本研究确定了氟维司群 500mg 为最佳剂量。

研究者简介：

Angelo Di Leo（1963-2021），就职于意大利萨特中心医院大学普拉托医院，自 2003 年担任肿瘤内科主任和肿瘤科主任。是早期乳腺癌试验者合作小组指导委员会的成员，并曾是美国临床肿瘤学会拨款选择委员会的成员（2006-2009），乳腺国际集团执行委员会成

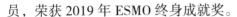

员，荣获 2019 年 ESMO 终身成就奖。

编者按：

CONFIRM 研究在绝经后激素受体阳性晚期乳腺癌中对比氟维司群 250mg 和 500mg 的疗效及安全性，发现 500mg 剂量组显著延长患者的 PFS、降低患者的进展和死亡风险，CBR 和 OS 有优势，同时安全性可耐受。确定了氟维司群治疗的最佳剂量，也奠定了氟维司群在治疗激素受体阳性晚期乳腺癌的地位。

参考文献：

DI L A,JERUSALEM G,PETRUZELKA L,et al.Results of the CONFIRM phase Ⅲ trial comparing fulvestrant 250 mg with fulvestrant 500 mg in postmenopausal women with estrogen receptor-positive advanced breast cancer[J].J Clin Oncol,2010,28(30):4594-4600.

DI L A, JERUSALEM G, PETRUZELKA L,et al.Final overall survival:fulvestrant 500 mg vs 250 mg in the randomized CONFIRM trial[J].J Natl Cancer Inst,2014,106(1):djt337.

◆ 7-4-4-5 研究概况 ◆

试验名称	FACT
研究类型	开放标签随机对照研究
试验分期	Ⅲ 期
入组时间	2004 年 1 月 16 日～ 2008 年 3 月 17 日
入组患者	激素受体阳性晚期乳腺癌一线治疗
分组情况	第 1 组（n=258）：氟维司群 + 阿那曲唑 第 2 组（n=256）：阿那曲唑
治疗方法	氟维司群 500mg IM d0，250mg IM d14,28，继而 250mg IM qm 阿那曲唑 1mg po qd
研究结果	中位 TTP：第 1 组 10.8 月，第 2 组 10.2 月（P=0.91） 中位 OS：第 1 组 37.8 月，第 2 组 38.2 月（P=1.00） CBR：第 1 组 55.0%，第 2 组 55.1%（P=1.0）

TTP: Time to progression, 疾病进展时间；CBR: Clinical benefit rate, 临床获益率；OS: Overall survival, 总生存期；AE: Adverse event, 不良事件；HR, Hazard ratio, 风险比。

研究简介：

FACT 研究旨在比较氟维司群联合阿那曲唑与单药阿那曲唑一线治疗激素受体阳性晚期乳腺癌的疗效。入组患者为雌激素受体和 / 或孕激素受体阳性，局部疾病初次治疗后首次复发的绝经后女性患者或绝经前女性患者接受促性腺激素释放激素激动剂。随机入组氟维司群 + 阿那曲唑治疗组或阿那曲唑单药治疗组。主要终点是疾病进展时间（TTP）。研究结果显示，总入组 514 例，其中氟维司群 + 阿那曲唑治疗组（n= 258）或阿那曲唑单药治疗组（n=256）。其中约有 2/3 患者既往接受过抗雌激素治疗，只有 8 例患者既往接受过芳香化酶抑制剂治疗。两组中位 TTP 分别为 10.8 和 10.2 月（HR=0.99，95% CI，0.81-1.20，P=0.91）；中位 OS 分别为 37.8 和 38.2 月（HR=1.0，95% CI，0.76-1.32，P = 1.00）。两组不良事件（AE）发生率相似。联合治疗组的肿瘤闪烁更常见，分别为 63 例（24.6%）和 35 例（13.8%）（P =0.0023）。在联合组和单药组中分别有 11 例（4.3%）和 5 例（2.0%）患者因 AE 死亡。研究结论是，氟维司群联合阿那曲唑与阿那曲唑单药治疗相比，在既往接受辅助抗雌激素治疗患者比例相对较高的群体中未显示出临床疗效优势。

研究者简介：

Jonas Bergh，就职于瑞典斯德哥尔摩，卡罗林斯卡研究所。

编者按：

在既往接受过抗雌激素治疗的晚期乳腺癌激素受体阳性的女性患者的一线治疗中，250mg 氟维司群联合阿那曲唑治疗，与阿那曲唑单药治疗相比，未显示出优势。同阿那曲唑单药治疗相比，氟维司群联合阿那曲唑在 TTP、CBR、OS 和不良反应方面二者均相当。因此明确了氟维司群联合阿那曲唑并未见临床协同增效作用。

参考文献：

BERGH J,JÖNSSON P E,LIDBRINK E K,et al.FACT:an open-label randomized phase Ⅲ study of fulvestrant and anastrozole in combination compared with anastrozole alone as first-line therapy for patients with receptor-positive postmenopausal breast cancer[J].J Clin Oncol,2012,30(16):1919-1925.

◆ 7-4-4-6 研究概况 ◆

试验名称	SWOG S0226
研究类型	随机对照
入组时间	2004 年 6 月～2009 年 7 月
入组患者	绝经后 HR 阳性晚期乳腺癌
分组情况	第 1 组（n=297）：阿那曲唑 第 2 组（n=268）：阿那曲唑 + 氟维司群
治疗方法	阿那曲唑 1mg po qd 氟维司群 500mg IM d0，250mg IM d14,28，继而 250mg IM qm
研究结果	PFS：第 1 组 13.5 月，第 2 组 15.0 月（P=0.007） ORR：第 1 组 22%，第 2 组 27%（P=0.26） ORR：第 1 组 70%，第 2 组 73%（P=0.39） OS：第 1 组 41.3 月，第 2 组 47.7 月（P=0.049）

ORR: Objective response rate, 客观缓解率；OS: Overall survival, 总生存期；PFS: Progression-free survival, 无进展生存期。

研究简介：

芳香酶抑制剂阿那曲唑可抑制雌激素合成，氟维司群可以结合并加速雌激素受体的降解。为了研究对比这两种药物联合使用是否比阿那曲唑单独用于 HR 阳性转移性乳腺癌更有效。本研究共纳入 707 例绝经后 HR 阳性晚期乳腺癌，按照 1：1 比例随机分配，每天口服 1mg 阿那曲唑（第 1 组），如果疾病进展，则改为氟维司群单药，或阿那曲唑和氟维司群联合（第 2 组）。第 1 天氟维司群 500mg，第 14 天和第 28 天以 250mg，后续 250mg/月。主要终点是 PFS。

第 1 组 PFS 为 13.5 月，第 2 组 15.0 月（联合治疗进展或死亡 HR=0.80，95% CI，0.68-0.94，P=0.007）。联合治疗组较单药治疗组 OS 有所延长（中位 OS：41.3 月 vs. 47.7 月，死亡 HR=0.81，95% CI，0.65-1.00，P=0.05）。阿那曲唑组 41% 患者进展后改为氟维司群。两组 3-5 级不良反应无显著差异。氟维司群联合阿那曲唑可延长患者的 PFS 及 OS，该联合方案为激

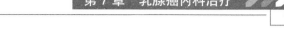

素受体阳性晚期乳腺癌内分泌治疗提供了新的思路。

研究者简介：

Rita S. Mehta，医学博士，就职于美国加州大学尔湾分校医学中心。

编者按：

这是一项在绝经后HR阳性晚期乳腺癌中对比阿那曲唑和阿那曲唑联合氟维司群的研究，本研究中氟维司群剂量为250mg，联合阿那曲唑可延长患者的PFS和OS，且不良反应两组相当。为患者内分泌治疗选择提供了新思路。

SWOG0226研究与FACT和SoFEA研究设计相似，但结果不一致。FACT和SoFEA研究中氟维司群和阿那曲唑组联合并未获得阳性结果。原因在于FACT研究入组量小且入组人群异质性高，同时包括绝经前和绝经后晚期患者；另外FACT研究排除了首诊多发转移且未经治疗的乳腺癌，入组了很高比例的接受过内分泌治疗的患者；因此FACT研究中PFS和OS均低于SWOG0226研究。提示接受过内分泌治疗（比如TAM）的患者，氟维司群联合AI并不能较AI获益更多，可能解释了FACT得到了阴性结果的原因。

参考文献：

MEHTA R S,BARLOW W E,ALBAIN K S,et al.Combination anastrozole and fulvestrant in metastatic breast cancer[J].N Engl J Med,2012,367(5):435-444.

◆ **7-4-4-7 研究概况** ◆

试验名称	SoFEA
研究编号	NCT00253422（英国） NCT00944918（韩国）
试验分期	Ⅲ期
入组时间	2004年3月26日～2010年8月6日
入组患者	非甾体AI治疗进展的绝经后激素受体阳性晚期乳腺癌
分组情况	第1组（n=243）：氟维司群＋阿那曲唑 第2组（n=231）：氟维司群＋安慰剂 第3组（n=249）：依西美坦
治疗方法	氟维司群500mg IM d0，250mg IM d14,28，继而250mg IM qm 阿那曲唑1mg po qd 依西美坦25mg po qd
研究结果	中位PFS：第1组4.4月，第2组4.8月，第3组3.4月 CBR：第1组33.7%，第2组31.6%，第3组26.9%（P>0.09） 第1组 vs. 第2组 （HR=1.00，95% CI，0.83-1.21，log-rank P=0.98） 第2组 vs. 第3组 （HR=0.95，95% CI，0.79-1.14，log-rank P=0.56）

CBR：Clinical benefit rate，临床获益率；AIs：Aromalase inhibitors，芳香化酶抑制剂；PFS：Progression-free survival，无进展生存期；NSAI：Nonsteroidal Aromalase inhibitors，非甾体类芳香化酶抑制剂；ESR1：Estrogen receptor1，雌激素受体1；HR：Hazard ratio，风险比。

研究简介:

多中心、Ⅲ期、随机对照SoFEA研究旨在评估氟维司群联合芳香化酶抑制剂的疗效。纳入患者为激素受体阳性的绝经后晚期乳腺癌,术后辅助接受非甾体芳香化酶抑制剂治疗12月或一线接受非甾体芳香化酶治疗6月以上。2004年3月26日至2010年8月6日,723例患者随机1:1:1分为三组:氟维司群联合阿那曲唑组(n=243例),依西美坦组(n=249例)以及氟维司群联合安慰剂组(n=231例)。主要研究终点是PFS,联合组4.4月(95%CI 3.4-5.4),氟维司群组4.8月(3.6-5.5),依西美坦组3.4月(3.0-4.6)。三组间无显著性差异。

本研究共出现87例严重不良反应/事件:联合组36例,氟维司群组22例,依西美坦组29例。3-4级不良反应罕见,最常见的是关节痛(联合组3例,氟维司群组7例,依西美坦组8例)。在激素受体阳性绝经后的晚期乳腺癌中,氟维司群联合阿那曲唑与单用氟维司群或者单独应用依西美坦相比并无差异。

另有一篇发表在JCO杂志的文章报道了对SoFEA试验中血液样本的分析结果。对SoFEA试验161例分析血浆样本,代表了22.4%试验人群(n=723)。SoFEA试验获得63份血液样本中,39.1%发现ESR1突变(63/161例),其中49.1%(27/55例)为多克隆。伴有ESR1突变患者,氟维司群和依西美坦组中位PFS分别为5.7月和2.6月(HR = 0.52,95% CI,0.3-0.92)。依西美坦组中野生型ESR1患者PFS更长,不过无统计学差异(8月vs.5.4月,HR=1.07,95% CI,0.68-1.67)。虽然SoFEA试验中没有足够的证据检测到OS差异,但ESR1基因突变对依西美坦OS影响与PFS分析一致。

研究者简介:

Stephen R D Johnston,就职于英国皇家马斯登医学院医学系伦敦。

编者按:

在非甾体类AI治疗后进展的绝经后激素受体阳性的晚期乳腺癌,250mg氟维司群单药或联合阿那曲唑或依西美坦单药,三组的PFS和CBR无显著性差异。250mg氟维司群在本研究中未显示出明显优势,治疗结局与氟维司群剂量有关的,仍需进一步的关于氟维司群的不同剂量组的对比研究明确最佳用药剂量。本研究的一个亮点是对患者血ESR1突变做了检测,并发现伴有ESR1突变的患者,氟维司群较依西美坦组对延长患者的PFS更优,为后续他莫昔芬耐药的ESR1突变患者的内分泌治疗选择提供了思路。

在SoFEA研究中同样未得到氟维司群联合阿那曲唑比依西美坦单药更加获益的结果,研究仅入组了接受AI辅助治疗期间进展的患者,OS低于2年;远远低于SWOG0226研究中的46个月。

参考文献:

JOHNSTON S R,KILBURN L S,ELLIS P,et al.Fulvestrant plus anastrozole or placebo versus exemestane alone after progression on non-steroidal aromatase inhibitors in postmenopausal patients with hormone-receptor-positive locally advanced or metastatic breast cancer (SoFEA):a composite,multicentre, phase 3 randomised trial[J].Lancet Oncology,2013,14(10):989-998.

FRIBBENS C,O'LEARY B,KILBURN L,et al.Plasma ESR1 Mutations and the Treatment of Estrogen Receptor-Positive Advanced Breast Cancer[J].J Clin Oncol,2016,34(25):2961-2968.

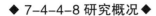

◆ 7-4-4-8 研究概况 ◆

试验名称	FALCON
研究类型	双盲随机对照
试验分期	Ⅲ期
入组时间	2012.10-2017.6
研究编号	NCT01602380
入组患者	462例经病理学证实的雌激素受体（ER）和（或）孕激素受体（PR）阳性的局部晚期或转移性乳腺癌，入组患者既往均未接受过内分泌治疗，但允许患者接受一线化疗
分组情况	第1组（n=230）：氟维司群 第2组（n=232）：阿那曲唑
治疗方法	氟维司群500mg IM d0,14,28，继而qm 阿那曲唑1mg po qd
研究结果	中位随访25月 PFS：第1组16.6月，第2组13.8月（P=0.0486） 无内脏转移亚组PFS：第1组22.3月，第2组13.8月 （HR=0.59，95%CI，0.42-0.84）

PFS：Progression-free survival，无进展生存期；HR：Hazard ratio，风险比；ER：Estrogen receptor，雌激素受体；AIs：Aromalase inhibitors，芳香化酶抑制剂。

研究简介：

FALCON研究为一项全球范围的Ⅲ期随机、双盲、多中心临床试验，头对头地比较了氟维司群500 mg与阿那曲唑用于绝经后激素受体阳性晚期乳腺癌一线内分泌治疗的疗效。主要研究终点为无进展生存期（PFS），次要研究终点为总生存期（OS）、客观缓解率（ORR）、缓解持续时间（DoR）、临床获益率（CBR）、临床获益持续时间（DoCB）、患者生活质量和安全性等。通过患者既往是否接受过化疗、基线有无可测量病灶以及局部晚期还是远处转移等因素作为预设分层因素。将所纳入的462例激素受体阳性、HER2阴性的局晚期或转移性乳腺癌1∶1分配到接受氟维司群（500 mg）或阿那曲唑治疗组。结果显示，在中位随访25月，与阿那曲唑治疗组相比，氟维司群能够显著改善患者PFS：16.6月对13.8月（HR=0.797，95%CI，0.637-0.999，P=0.0486）。次要研究终点中，在中位随访25月时，总生存事件仍不充足，成熟度仅为31%。在亚组分析发现，基线时未发生内脏转移，其PFS改善更为显著，氟维司群延长PFS达8.5月（22.3月对13.8月，HR=0.59，95% CI，0.42-0.84），降低疾病进展风险达到41%。安全性分析结果显示，氟维司群和阿那曲唑内分泌治疗对患者生活质量的影响基本无差异，最常见的不良反应为关节痛和潮热。研究结果证实，对于既往未接受过内分泌治疗的绝经后激素受体阳性的局晚期或转移性乳腺癌患者，氟维司群一线内分泌治疗较阿那曲唑具有更好的疗效。FALCON研究也是对Ⅱ期FIRST研究的完善和补充，在延长PFS方面，氟维司群较阿那曲唑更具优势，同时针对内脏转移的亚组分析表明，无内脏转移患者中氟维司群组PFS可达22.3月（将近2年），为激素受体阳性晚期乳腺癌内分泌一线治疗提供了新的依据，也奠定了氟维司群的治疗地位。

研究者简介：

John F R Robertson，英国皇家德比医院诺丁汉大学医学和健康科学学院的外科教授。

编者按：

FALCON 研究的公布，为氟维司群 500 mg 一线治疗绝经后激素受体阳性晚期乳腺癌提供了更加充分和强劲的证据，或取代 AI 选择为绝经后晚期乳腺癌患者的一线标准内分泌治疗，为临床提供更有效的治疗手段。

参考文献：

ROBERTSON J F R,BONDARENKO I M,TRISHKINA E,et al.Fulvestrant 500 mg versus anastrozole 1 mg for hormone receptor-positive advanced breast cancer (FALCON):an international,randomised,double-blind,phase 3 trial[J].Lancet,2016,388(10063):2997-3005.

五、雄激素受拮抗剂
（一）恩杂鲁胺

◆ 7-4-5-1 研究概况 ◆

试验名称	MDV3100-11
试验分期	Ⅱ期
研究编号	NCT01889238
入组时间	2013.6
入组患者	雄激素受体阳性三阴性晚期乳腺癌
分组情况	第 1 组：雄激素驱动基因标记（DX）阳性 第 2 组：雄激素驱动基因标记（DX）阴性
研究结果	mPFS：第 1 组 16.1 周，第 2 组 8.1 周 CBR16：第 1 组 39%，第 2 组 11% CBR24：第 1 组 36%，第 2 组 6% mOS：第 1 组 NYR，第 2 组 32.1 周

CBR16：16 周检测 CBR，CBR24：24 周检测 CBR；NYR：Not yet reached，尚未达到；CBR：Clinical benefit rate，临床获益率；OS：Overall survival，总生存期；AR：Androgen receptor，雄激素受体；mPFS：Median Progression-free survival，中位无进展生存期；mCRPC：Metastatic Castration-Resistance Prostate Cancer，转移性去势抵抗性前列腺癌。

研究简介：

以往研究发现，雄激素受体可能作为雄激素驱动三阴性乳腺癌治疗靶点。雄激素受体拮抗剂恩杂鲁胺（ENZA）被批准用于转移性前列腺癌（mCRPC）治疗。与比卡鲁胺相比，可改善 mCRPC 患者的中位 PFS（15.7 vs. 5.8 月，HR=0.44，P<0.0001）。2015 年公布Ⅱ期 MDV3100-11 研究是一项Ⅱ期、开放标签的评估雄激素受体拮抗剂恩杂鲁胺（ENZA）治疗晚期 AR 阳性三阴性乳腺癌疗效的临床研究。主要终点是可评估患者的临床收益（CR、PR 和 SD）。404 例患者检测了 AR 的免疫组化表达：79%AR>0%、55%AR ≥ 10%。118 例患者（AR IHC>0）接受恩杂鲁胺治疗（160mg po qd），应用雄激素驱动基因标记（DX）预测疗效，分为 2 组：雄激素驱动基因标记（DX）阳性组和阴性组。截至 2015 年 1 月 16 日，18 位患者接受 ENZA 治疗，43 位患者不可评估（29 例 AR<10%，14 例 AR ≥ 10%，但

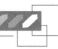

未能评估缓解）。超过 50% 患者接受 ENZA 一线或二线治疗，其中 DX 阳性患者 mPFS 为 32 周，DX 阴性患者 mPFS 为 9 周。2 例完全缓解、5 例部分缓解。118 例中 ≥ 10% 患者发生不良反应，包括：疲劳（34%）、恶心（25%）、食欲减退（13%）、腹泻及潮热（10%）；其中 ≥ 5% 患者发生 ≥ 3 度疲劳。这是 AR 拮抗剂治疗三阴性乳腺癌的最大规模研究。结果显示 AR 表达阳性率高于之前报道，47% 雄激素相关基因标记阳性，似乎该组的临床获益更优，同时 ENZA 的不良反应与之前报道一致。ENZA 为三阴性乳腺癌提供了新的治疗选择。

编者按：

本研究评估单药恩杂鲁胺治疗晚期 AR 阳性的三阴性乳腺癌的疗效，在 mPFS 和 CBR 方面，雄激素驱动基因阳性者优于阴性者，雄激素受体拮抗剂有望成为三阴性乳腺癌的新型治疗药物，但由于样本量小，仍需进一步扩大入组例数以及相关分子标志物研究的验证。

参考文献：

TRAINA T A,MILLER K,YARDLEY D A,et al.Results from a phase 2 study of Enzalutamide(ENZA),an and arogen receptor (AR) inhibitor,in advanced AR+ triple-negative breast cancer (TNBC)[J].J Clin Oncol (Meeting Abstracts),2015,33(15s):Abstr 1003.

六、卵巢功能抑制（OFS）

◆ 7-4-6-1 研究概况 ◆

试验名称	Goserelin, a depot gonadotrophin-releasing hormone agonist in the treatment of premenopausal patients with metastatic breast cancer.
入组患者	转移性乳腺癌一线治疗
分组情况	戈舍瑞林单药
治疗方法	戈舍瑞林 3.6mg IH q28d
研究结果	ORR：CR 12 例（10.2%）、PR 41 例（34.7%）、SD 33 例（28%）、PD 32 例（27.1%） 有效率： ER 阳性（49.3%）、ER 状态未知（44.0%）、ER 阴性（33.3%） 中位反应时间：4 月（2-11 月） 中位反应持续时间：8 月（2-24 月） 中位 PFS：11 月（5-30 月）

研究简介：

本研究纳入 134 例绝经前和围绝经期转移性乳腺癌，接受戈舍瑞林单药一线治疗。

118 例治疗有效，同时雌二醇、黄体激素和促卵泡激素的血清浓度显著降低。治疗 2 ~ 3 周后，患者血清的中位雌二醇量降低至绝育后或绝经后女性的水平，这种抑制作用在治疗期间持续存在。疗效方面，CR 12 例（10.2%）、PR 41 例（34.7%）、SD 33 例（28%）和 PD 32 例（27.1%）。治疗有效的患者中位反应时间 4 月（2-11 月），中位反应持续时间 8 月（2-24 月），中位 PFS 为 11 月（5-30 月）。转移部位不同的患者 ORR 有差异，ORR 分别为局部病变 62.5%、骨转移 46.7%、内脏转移 45.0% 和多发部位转移 35.1%。在雌激素受体阳性和状态未知的原发性肿瘤中病情缓解更多见：ER 阳性 49.3% 和 ER 状态未知 44.0%；但 ER 阴性患者（33.3%）也观察到一定的反应率。戈舍瑞林在 ORR 和缓解期方面至少与卵巢切除手术相当，同时戈舍瑞林不良反应较少，可以避免不可逆手术相关的心理创伤。

研究者简介：

Kaufmann M，就职于海德堡大学附属医院妇产科。

编者按：

这是一项戈舍瑞林单药一线治疗绝经前和围绝经期转移性乳腺癌的临床研究，戈舍瑞林一线治疗有效，在激素受体阳性乳腺癌有效率更高，并且不良反应耐受良好。

参考文献：

KAUFMANN M,JONAT W,KLEEBERG U,et al.Goserelin,a depot gonadotrophin-releasing hormone agonist in the treatment of premenopausal patients with metastatic breast cancer.German Zoladex Trial Group[J].J Clin Oncol,1989,7(8):1113-1119.

◆ 7-4-6-2 研究概况 ◆

试验名称	A multicenter randomized clinical trial of goserelin versus surgical ovariectomy in premenopausal patients with receptor-positive metastatic breast cancer: an intergroup study
研究时间	1987 年 8 月 1 日～ 1995 年 7 月 15 日
入组患者	绝经前 ER 和／或 PR 阳性转移性乳腺癌
分组情况	第 1 组（n=69）：戈舍瑞林 3.6 mg IH q28d 第 2 组（n=67）：卵巢手术切除
研究结果	FFS 和 OS：两组相当 安全性 戈舍瑞林 vs. 卵巢切除 （死亡 HR=0.80，95% CI，0.53-1.20） 潮热：第 1 组 75%，第 2 组 46% 肿瘤闪烁：第 1 组 16%，第 2 组 3% FFS：failure-free survival，无失败生存

研究简介：

本研究在转移性乳腺癌比较促性腺激素释放激素激动剂（戈舍瑞林）与卵巢手术切除术对 FFS 和 OS 的影响。1987.8.1-1995.7.15 西北肿瘤研究中心（SWOG）、癌症治疗组（NCCTG）和东部肿瘤协作组（ECOG）共 136 例绝经前 ER 和／或 PR 阳性转移性乳腺癌，既往未接受过化疗或内分泌治疗，随机分入戈舍瑞林组 3.6 mg IH q28d（n=69）和卵巢手术切除组（n=67）。研究结果显示，戈舍瑞林组同卵巢手术切除组 FFS 和 OS 相似，戈舍瑞林对比卵巢切除的死亡危险比为 0.80（95%CI: 0.53-1.20），因卵巢切除术而使生存率提高 50% 的检验被拒绝，P=0.006。在疗效和不良反应方面，戈舍瑞林可以降低血清雌二醇水平至绝经后水平，同时戈舍瑞林更常见潮热（75% v 46%）和肿瘤闪烁现象（16% vs. 3%）。研究表明戈舍瑞林和卵巢切除具有相似的 DFS 和 OS，并且戈舍瑞林耐受良好。

研究者简介：

Taylor CW，就职于美国图森，亚利桑那大学亚利桑那癌症中心。

编者按：

这是一项在绝经前激素受体阳性转移性乳腺癌中对比戈舍瑞林与卵巢切除术的疗效和安全性的研究，两者 FFS 和 OS 相当，并且戈舍瑞林安全性更优，为绝经前乳腺癌的治疗选择提供了依据。

参考文献：

TAYLOR C W,GREEN S,DALTON W S,et al.Multicenter randomized clinical trial of goserelin versus surgical ovariectomy in premenopausal patients with receptor-positive metastatic breast cancer:An intergroup study[J].J Clin Oncol,1998,16(3):994-999.

◆ 7-4-6-3 研究概况 ◆

试验名称	Combined Hormone Agents Trialists' Group and the European Organization for Research and Treatment of Cancer. Combined tamoxifen and luteinizing hormone-releasing hormone （LHRH） agonist versus LHRH agonist alone in premenopausal advanced breast cancer: a meta-analysis of four randomized trials
研究时间	2001 年
入组患者	绝经前乳腺癌
分组情况	第 1 组（n=256）：LHRH 激动剂 第 2 组（n=250）：LHRH 激动剂 + 他莫昔芬
治疗方法	LHRH 激动剂： 戈舍瑞林 3.6mg IH q28d 或布舍瑞林 6.6mg IH 前 12 周每 6 周给药一次，随后每 8 周给药一次 他莫昔芬：20-40mg po qd
研究结果	中位随访 6.8 年 第 2 组 vs. 第 1 组 OS 获益（HR=0.78, P=0.02） PFS 获益（HR=0.70, P=0.0003） ORR 第 2 组显著提高（OR=0.67, P=0.03）

LHRH: luteinizing hormone-releasing hormone,黄体生成素释放激素；OS: Overall survival,总生存期；PFS: Progression-free survival, 无进展生存期；HR: Hazard ratio, 风险比

研究简介：

黄体生成素释放激素（LHRH）激动剂性激素轴的应用于绝经前女性患者是基于 LHRH 激动剂一方面可以抑制他莫昔芬诱导的垂体 - 卵巢功能的刺激，另一方面与手术去势同样有效。本研究是一项荟萃分析，比较 LHRH 激动剂单药对比联合他莫昔芬治疗绝经前晚期乳腺癌的 OS、PFS 和客观缓解率。来自 4 项临床研究的 506 例绝经前乳腺癌女性患者纳入荟萃分析。研究结果显示，中位随访 6.8 年，联合治疗组 OS（HR=0.78，P=0.02）和 PFS 明显获益（HR=0.70，P =0.0003）。联合内分泌治疗的整体反应率显著提高（OR=0.67，P=0.03）。因此，绝经前晚期乳腺癌女性患者 LHRH 激动剂联合他莫昔芬治疗优于 LHRH 激动剂单药治疗。

研究者简介：

Klijn JG，就职于荷兰鹿特丹大学医院和肿瘤研究所。

编者按：

这是一项 LHRH 激动剂单药对比 LHRH 激动剂联合他莫昔芬治疗绝经前晚期乳腺癌的临床研究，联合治疗组的 PFS 和 OS 明显获益，为绝经前乳腺癌内分泌治疗的联合用药提供依据。

参考文献：

KLIJN J G,BLAMEY R W,BOCCARDO F,et al.Combined tamoxifen and luteinizing hormone-releasing hormone(LHRH) agonist versus LHRH agonist alone in premenopausal advanced breast cancer:a meta-analysis of four randomized trials[J].J Clin Oncol,2001,19(2):343-353.

第 5 节　晚期乳腺癌化疗

化疗对肿瘤有较为直接的抑制作用，能够控制病情发展，抑制扩散转移，缓解临床症状，延长生存时间，可以在短时间内产生明显的效果。

化疗在晚期乳腺癌综合治疗中发挥着重要作用。基于晚期乳腺属于癌慢性病的理念，在制定晚期乳腺癌化疗方案时不仅考虑一线化疗方案，还应考虑一线治疗有效后的维持化疗。晚期乳腺癌抗肿瘤治疗是长期的，患者依从性是药物发挥作用的基础，有效、低毒、便于长期使用的药物成为临床研究的重要方向。因此本节按照晚期乳腺癌的一线、二线、多线以及维持治疗方式分层进行介绍。

一、一线治疗

◆ 7-5-1 研究概况 ◆

研究名称	EORTC10923
研究类型	随机、交叉
试验分期	Ⅲ期
入组时间	1993 年 8 月～1996 年 5 月
入组患者	331 例转移性乳腺癌，既往未接受过化疗
分组情况	第 1 组（n=166）：紫杉醇 200mg/m²，ivd，q3w 第 2 组（n=165）：多柔比星 75mg/m²，ivd，q3w 计划给药 7 疗程，7 疗程内进展的患者切换到另一组，77 例切换到紫杉醇组，99 例切换到多柔比星组
研究结果	一线 ORR：第 1 组 25%，第 2 组 41%（P=0.003） 中位 PFS：第 1 组 3.9 月，第 2 组 7.5 月（p<0.001） 切换后二线治疗有效率：第 1 组 16%，第 2 组 30% 中位 OS：第 1 组 15.6 月，第 2 组 18.3 月（P=0.38） **不良反应** Ⅳ度中性粒细胞减少：第 1 组 40%，第 2 组 85% 口腔炎：第 1 组 1%，第 2 组 15% 神经毒性：第 1 组 9%%，第 2 组 0%

MBC：Metastatic breast cancer，晚期乳腺癌；PFS：Progression-free survival，无进展生存期；ORR：Objective response rate，客观缓解率。

研究简介：

该研究的目的是比较紫杉醇和多柔比星作为一线药物治疗晚期乳腺癌的疗效，主要研究终点是 PFS，同时探讨两种药物的交叉耐药程度。313 例患者随机分成接受紫杉醇 200mg/m²，每 3 周 1 次，或表柔比星 75mg/m²，每 3 周 1 次。计划共七个疗程，除非出现进展或不可接受的不良反应发生可提前结束疗程。七个疗程内进展的患者提前选择交叉替代药物，而七个疗程后疾病进展的患者可选择延迟交叉替代药物。一线治疗 ORR 多柔比星明显优于紫杉醇 41% vs. 25%（P=0.003）。多柔比星中位 PFS 显著延长 7.5 月 vs. 3.9 月（p<0.001）。二线治疗中，交叉治疗后多柔比星组（91 例）和紫杉醇组（77 例）的有效率分别为 30% 和 16%。中位生存期多柔比星 18.3 月，紫杉醇 15.6 月，两组无显著性差异（p =0. 38）。尽管多柔比星不良反应较大，但临床仍可控。

研究者简介：

Robert Paridaens，就职于比利时鲁汶，加斯特胡斯贝格大学医院。

编者按：

本研究表明，在标准单药剂量和周期数下多柔比星疗效明显优于紫杉醇。特别是后线交叉治疗表明多柔比星和紫杉醇无交叉耐药性。除提示一线治疗蒽环药物的的不可替代性，同时两药的非交叉耐药性为后续治疗提供了更好的选择。

参考文献：

Paridaens R,Biganzoli L,Bruning P,et al.Paclitaxel Versus Doxorubicin as First-Line Single-Agent Chemotherapy for Metastatic Breast Cancer:A European Organization for Research and Treatment of Cancer Randomized Study With Cross-Over[J].J Clin Oncol,2000,18(4):724-733.

◆ 7-5-2 研究概况 ◆

研究名称	SO14999
研究类型	国际、多中心、随机、对照研究
试验分期	Ⅲ 期
入组患者	511 例既往蒽环类治疗失败后的乳腺癌。
分组情况	第 1 组（n=255）：多西他赛＋卡培他滨 第 2 组（n=256）：多西他赛
用药方法	21 天 1 周期 第 1 组：卡培他滨 1250mg/m² po bid d1-14+ 多西他赛 75mg/m² d1 第 2 组：多西他赛 100mg/m² d1
研究结果	有效性： TTP：第 1 组 6.1 月，第 2 组 4.2 月（P=0.0001） ORR：第 1 组 42%，第 2 组 30%（P=0.006） OS：第 1 组 14.5 月，第 2 组 11.5 月（P=0.0126）

（续表）

研究结果	安全性： Ⅲ／Ⅳ级粒细胞减少：16% vs. 15% 中性粒细胞减少性发热：16% vs. 21% 腹泻：14% vs. 5% 口腔炎：17% vs. 5% 手足综合征：24% vs. 1% 疲劳／无力：8% vs. 11% 需要降低剂量：65% vs. 36% 第1组常见不良反应：胃肠道副作用和手足综合征 第2组常见不良反应：肌痛、关节痛和中性粒细胞减少性发热、脓毒血症

ORR: Objective response rate, 客观缓解率；TTP: Time to progression, 疾病进展时间；OS: Overall survival, 总生存期；HR: Hazard ratio, 风险比。

研究简介：

卡培他滨在体内转变成5-FU，作为代谢氟嘧啶脱氧核苷氨基甲酸酯类药物，能够抑制细胞分裂、干扰RNA和蛋白质合成，适用于晚期乳腺癌的治疗。多西他赛、卡培他滨单药在转移性乳腺癌的治疗中发挥出高效抗肿瘤作用，前期临床研究证实两种药物联合具有协同增效作用。这是一项在既往蒽环类化疗失败的晚期/转移性乳腺癌中进行的国际多中心Ⅲ期临床试验，511例患者入组，年龄在18岁以上，并有组织学或细胞学证实的女性乳腺癌，具有不可切除的局部晚期和/或转移性疾病。

蒽环类药物治疗后复发定义为：①在接受以蒽环类为基础的化疗时出现进展；接受以蒽环类药物为基础的化疗，没有出现任何暂时性的改善；②接受4个或更多周期的蒽环类化疗后没有反应；③完成（新）辅助蒽环类化疗后2年内复发；④对蒽环类化疗有短暂的客观缓解，随后在接受相同治疗时出现进展或在最后一次用药后12月内。所有患者都必须有Karnofsky表现评分为70%，预期寿命≥3月。比较了单药多西他赛、以及多西他赛联合卡培他滨治疗既往蒽环类药物治疗后的晚期乳腺癌的疗效及耐受性。研究发现卡培他滨联合用药与多西他赛单药相比有显著优越的疗效，包括TTP、OS和ORR。超过27月随访显示，接受联合治疗与单药多西他赛组相比具有较高生存获益。两组生存曲线早期即出现明显分离，联合组与单药组1年生存率分别为57%和47%。后续试验结果显示：多西他赛单药治疗组，进一步给予卡培他滨单药的患者与给予其他化疗方案的患者相比，能显著延长OS（HR=0.500，P = 0.0046；中位生存期，21.0月 vs. 12.3月）。在联合组中，化疗后继续接受卡培他滨单药维持治疗的中位OS为18.3月，而继续接受多西他赛单药维持治疗的患者中位OS为15.8月，联合治疗后选择接受卡培他滨维持治疗的患者，生存率有进一步提高的趋势，但差异未达统计学意义（P=0.02）。

胃肠道不良反应和手足综合征在联合组比较常见；而肌痛、关节痛和中性粒细胞减少性发热、脓毒血症在多西他赛单药组更常见。3级不良反应在联合组常见（71% vs. 49%），而4级不良反应在多西他赛单药组更为常见（31% vs. 25%）。综上所述，对既往蒽环类药物治疗后的晚期乳腺癌来说，卡培他滨联合多西他赛可显著改善TTP和OS，同时不良反应可控，证实联合用药比多西他赛单药获益更多。

研究者简介：

O'Shaughnessy J，耶鲁大学医学院医学博士，就职于贝勒–萨蒙斯癌症中心和美国肿

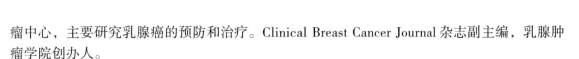

瘤中心，主要研究乳腺癌的预防和治疗。Clinical Breast Cancer Journal 杂志副主编，乳腺肿瘤学院创办人。

编者按：

卡培他滨联合多西他赛较多西他赛单药在 TTP、OS、ORR 等方面均体现出显著优越的疗效。多西他赛联合卡培他滨方案成为晚期乳腺癌一线化疗的优选方案之一。

参考文献：

O'SHAUGHNESSY J,MILES D,VUKELJA S,et al.Superior survival with capecitabine plus docetaxel combination therapy in anthracycline-pretreated patients with advanced breast cancer:phase Ⅲ trial results[J].J Clin Oncol,2002,20(12):2812-2823.

MILES D,VUKELJA S,MOISEYENKO V,et al.Survival benefit with capecitabine/docetaxel versus docetaxel alone:analysis of therapy in a randomized phase Ⅲ trial[J].Clinical Breast Cancer,2004,5(4):273-278.

◆ 7-5-3 研究概况 ◆

研究名称	TAX306
研究类型	随机多中心非盲
试验分期	Ⅲ 期
入组患者	429 例晚期乳腺癌
分组情况	AT 方案（n=214） AC 方案（n=215）
用药情况	AT 组：多柔比星 50mg/m² + 多西他赛 75mg/m²，q3w AC 组：多柔比星 60mg/m² + 环磷酰胺 600mg/m²，q3w
研究结果	AT 组 TTP（主要研究终点）和 TTF 显著长于 AC 组 中位 TTP：37.3 周 vs. 31.9 周，P =0.014； 中位 TTF：25.6 周 vs. 23.7 周，P =0.048； ORR：59% vs. 47%，P =0.009； AT 组（CR10%，PR49%）AC 组（CR7%，PR39%）
	两组 OS 相似 不良反应： 两组均常发生中性粒细胞减少（3/4 级），AT 组发热性中性粒细胞减少症和感染发生率较 AC 组更高（33% vs. 10%，P <0.001；8% vs. 2%，P =0.01）； 两组严重非血液学毒性均不常发生

TTF: Time to treatment failure, 治疗失败时间; OS: Overall survival, 总生存期; ORR: Objective response rate, 客观缓解率; CR: Complete response, 完全缓解; PR: Partial response, 部分缓解; TTP: Time to progression, 疾病进展时间。

研究简介：

大量数据显示多西他赛已成为晚期乳腺癌治疗中的重要药物之一，而蒽环类是乳腺癌的基石，但尚缺乏两者联合应用的临床试验。前期的 Ⅰ 和 Ⅱ 期临床试验证明了 AT 方案可行性和安全性。本研究是一项比较晚期乳腺癌一线治疗中 AT 方案（多柔比星 + 多西他赛）和 AC 方案（多柔比星 + 环磷酰胺）的多中心随机对照Ⅲ期临床试验，入组人群为年龄 18 ~ 75 岁女性；有可测量或可评估病灶；KPS ≥ 60；辅助化疗或新辅助化疗中未曾接受含蒽环类药物；既往未接受任何针对转移灶的化疗；无中枢系统转移。AT 组 TTP（主要研究终点）和 TTF 显著长于 AC 组；内脏转移患者 AT 组 ORR 也高于 AC 组（58% vs. 41%），肝脏转移（62% vs. 42%），肺转移（58% vs. 35%），三个以上脏器转移（59% vs. 40%）。两组 OS 无显著差异。不良反应方面，两组均常发生中性粒细胞减少（3/4 级），AT 组发热性中性粒细胞减少和感染发生率较 AC 组更高（分别为 33% vs. 10%，P <0.001；8% vs. 2%，P =0.01）；两组非血液学毒性事件（包括心脏毒性）均很少发生。对于晚期乳腺癌，AT 方案比 AC 方案不仅提高了有效率，也明显改善了 TTP，特别对于内脏转移的晚期患者，但并不能延长生存时间。由于该方案短期不良反应可控，长期不良反应较少见，因此可作为晚期乳腺癌治疗的有效选择之一。

研究者简介：

Jean-Marc Nabholtz，就职于加利福尼亚大学的公共健康学院，后调至哈佛大学的环境健康学院，加利福尼亚大学的特聘教授，就任于公共健康科学科。

编者按：

AT 方案有效性与远期生存获益已经成为晚期乳腺癌一线治疗常用方案。奠定了 AT 方案在晚期乳腺癌一线治疗的地位，改变了临床实践，已成为临床经典的治疗方案之一。

参考文献：

NABHOLTZ J M,FALKSON C,CAMPOS D,et al.Docetaxel and doxorubicin compared with doxorubicin and cyclophosphamide as first-line chemotherapy for metastatic breast cancer:results of a randomized multicenter,phase III trial[J].J Clin Oncol,2003,21(6):968-975.

◆ 7-5-4 研究概况 ◆

研究名称	E1193
研究类型	随机
试验分期	III 期
入组时间	1993 年 2 月～1995 年 9 月
入组患者	793 例转移性乳腺癌
分组情况	第 1 组（n=224）：紫杉醇 第 2 组（n=229）：多柔比星 第 3 组（n=230）：紫杉醇＋多柔比星
用药方法	第 1 组：紫杉醇 175mg/m² 第 2 组：多柔比星 60 mg/m² 第 3 组：紫杉醇 150mg/m²＋多柔比星 50mg/m²
研究结果	ORR：第 1 组 34%，第 2 组 36%，第 3 组 47% 中位 TTF：第 1 组 5.8 月，第 2 组 6.0 月，第 3 组 8.0 月 中位 OS：第 1 组 22.2 月，第 2 组 18.9 月，第 3 组 22.2 月

MBC: Metastatic breast cancer, 晚期乳腺癌；DFS: Disease free survival, 无病生存期；OS: Overall survival, 总生存期；ORR: Objective response rate, 客观缓解率；TTF: Time to treatment failure, 治疗失败时间。

研究简介：

普遍认为晚期乳腺癌治疗化疗联合方案会提高 ORR、DFS 和 OS。紫杉醇之前，多柔比星被认为是疗效最好的药物。入组 739 例晚期乳腺癌，比较一线治疗中多柔比星，紫杉醇，和多柔比星联合紫杉醇的疗效。接受单药多柔比星或紫杉醇组的患者病情进展后换用另一药物。两组配对良好。多柔比星组、紫杉醇组和联合组的 ORR 分别为 36%、34% 和 47%（多柔比星 vs. 紫杉醇 P=0.84；多柔比星 vs. 联合组 P=0.007；紫杉醇 vs. 联合组 P=0.004）。三组的中位 TTF 分别为 5.8、6.0 和 8.0（月多柔比星 vs. 紫杉醇 P=0.68；多柔比星 vs. 联合组 P=0.003; 紫杉醇 vs. 联合组 P=0.009）。三组中位 OS 分别为 18.9 月、22.2 月和 22.2 月（P>0.05）。

研究者简介：

Sledge George W，斯坦福大学医学院医学和病理学教授，肿瘤部主任，ESCO 委员会副主席和 Clinical Breast Cancer 杂志主编。

编者按：

通过本项研究最终得出结论，单药紫杉醇、多柔比星的疗效相当，联合组的 ORR 和 TTF 明显优于两个单药组，而联合组的 OS 和生活质量与两个单药组无显著差异。

参考文献：

SLEDGE G W, NEUBERG D, BERNARDO P,et al.Phase Ⅲ trial of doxorubicin,paclitaxel,and the combination of doxorubicin and paclitaxel as front-line chemotherapy for metastatic breast cancer:an intergroup trial (E1193)[J].J Clin Oncol,2003,21(4):588-592.

◆ 7-5-5 研究概况 ◆

研究名称	GEICAM 9903
研究类型	随机、多中心
试验分期	Ⅲ 期
入组时间	1999 年 12 月～ 2001 年 12 月
入组患者	144 例转移性乳腺癌
分组情况	1 组（n=75）：A → T 序贯方案 2 组（n=69）：AT 联合方案
用药方法	1 组：多柔比星 75mg/m²q3w×3 周期→多西他赛 100mg/m² q3w×3 周期 2 组：多柔比星 50mg/m²+ 多西他赛 75mg/m² q3w×6 周期 辅助治疗阶段曾使用过蒽环类的患者接受： 1 组：多柔比星连续 2 周期→多西他赛连续 4 周期。 2 组：AT 连续 3 周期→多西他赛连续 3 周期。
研究结果	缓解率：61% vs. 51% 中位反应持续时间：8.7 月 vs. 7.6 月 中位 PFS：10.5 月 vs. 9.2 个 中位 OS：22.3 月 vs. 21.8 月 不良反应 发热 / 中性粒细胞减少：29.3% vs. 47.8%（P=0.02）

MBC：Metastatic breast cancer，晚期乳腺癌；PFS：Progression-free survival，无进展生存期；OS：Overall survival，总生存期。

研究简介：

这项随机、多中心Ⅲ期临床试验评估转移性乳腺癌一线化疗，多柔比星序贯多西他赛序贯组与多柔比星联合多西他赛（AT）两组临床疗效与安全性。144例患者随机分成（序贯组）或（AT组）。粒缺性发热序贯组不常见（29.3%患者，6.9%周期）与AT组（47.8%患者，14.8%周期；P=0.02和P=0.0004）。AT组无力、腹泻、发热更为常见。总缓解率序贯组和AT组分别为61%（95% CI，50%-72%）和51%（95% CI，39%-63%）。中位缓解时间8.7月和7.6月；中位PFS为10.5月和9.2月；中位OS为22.3月和21.8月；两组均无显著差异。

研究者简介：

Emilio Alba，任职于Hospital Clínico Universitario Virgen dela Victoria，主要致力于乳腺癌、睾丸生殖细胞肿瘤的研究及Ⅰb-Ⅲ期临床试验。曾任安达卢西亚协会主席（1998-2000年），西班牙医学肿瘤学会主席（SEOM，2009-2011年）、肿瘤内科全国委员会成员的成员，西班牙医学肿瘤学协会代表（2007-2011年）。

编者按：

一线解救治疗转移性乳腺癌，A→T方案与AT方案二者抗肿瘤疗效相似，但A→T方案比AT方案能显著降低发热/粒细胞减少的发生。

参考文献：

ALBA E,MARTÍN M,RAMOS M,et al.Multicenter randomized trial comparing sequential with concomitant administration of doxorubicin and docetaxel as first-line treatment of metastatic breast cancer:a Spanish Breast Cancer Research Group (GEICAM-9903)phase Ⅲ study[J].J Clin Oncol,2004,22(13):2587-2593.

◆ **7-5-6 研究概况** ◆

研究名称	CECOG
研究类型	多中心随机前瞻
试验分期	Ⅲ期
入组时间	1999年10月～2002年11月
入组患者	259例有可评价病灶转移性乳腺癌
分组情况	1组（n=124）：GET 2组（n=135）：FEC
用药方法	GET：吉西他滨1000mg/m² d1, 4+表柔比星90mg/m² d1+紫杉醇175mg/m² d1 FEC：5-FU 500mg/m² d1+表柔比星90mg/m² d1+500mg/m² d1
研究结果	中位随访20.4月 TTP：9.1月 vs. 9.0月（P=0.557） ORR：62.3% vs. 51.2%（P=0.093）
	不良反应 Ⅲ/Ⅳ度毒性，包括粒细胞减少、血小板减少、贫血、口炎、神经毒性、过敏，在GET组发生率较高

MBC: Metastatic breast cancer, 晚期乳腺癌；TTP: Time to progression, 疾病进展时间；OS: Overall survival, 总生存期；ORR: Objective response rate, 客观缓解率。

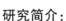

研究简介：

该Ⅲ期临床试验比较了吉西他滨 + 表柔比星 + 紫杉醇（GET）与氟尿嘧啶 + 表柔比星 + 环磷酰胺（FEC）一线治疗转移性乳腺癌（MBC）的疗效和安全性，主要观察 TTP、总缓解率（ORR）、OS 率和不良反应。纳入年龄 18 岁至 75 岁、Ⅳ期可评估的 MBC 患者，随机分成 GET 组或 FEC 组。两种方案每 21 天 1 周期，最多 8 周期。259 例（GET 组 n=124；FEC 组 n=135）患者入组，两组基线特征相似。中位随访 20.4 月，两组中位 TTP 分别为 9.1 月和 9 月（P=0.557），ORR 为 62.3%（n=114）和 51.2%（n=129），P=0.093。3 级和 4 级不良反应，包括中性粒细胞减少、血小板减少、贫血、口腔炎、神经毒性和过敏反应，在 GET 组更常见。

研究者简介：

Zielinski，奥地利维也纳医科大学医学肿瘤学系主席，任教于维也纳医科大学综合癌症中心和维也纳总医院，是中欧合作肿瘤组的主席。其致力于癌症治疗研究，特别侧重于乳腺癌和肺癌的治疗尤其是靶向药物的临床试验。Zielinski 教授是美国临床肿瘤学会（ASCO），美国癌症研究协会（AACR）和欧洲肿瘤医学学会（ESMO）委员。

编者按：

两个治疗组在 TTP 和 ORR 方面没有显著差异，治疗相关不良反应在 GET 较多见。FEC 方案仍是晚期乳腺癌的常用经典方案之一。

参考文献：

ZIELINSKI C,BESLIJA S,MRSICKRMPOTIC Z,et al.Gemcitabine,Epirubicin,and Paclitaxel Versus Fluorouracil,Epirubicin,and Cyclophosphamide As First-Line Chemotherapy in Metastatic Breast Cancer:A Central European Cooperative Oncology Group International,Multicenter,Prospective, Randomized Phase Ⅱ Trial[J].Breast Diseases A Year Book Quarterly,2005,23(7):1401-1408.

◆ 7-5-7 研究概况 ◆

研究名称	AB-01
研究类型	随机多中心对照
试验分期	Ⅲ期
入组时间	1996 年～ 1999 年
入组患者	705 例晚期乳腺癌一线化疗
分组情况	第 1 组（n=353）：表柔比星 + 紫杉醇（EP 方案） 第 2 组（n=352）：表柔比星 + 环磷酰胺（EC 方案）
用药方法	表柔比星 75mg/m² + 紫杉醇 200mg/m²，iv，q3w，最多 6 周期 表柔比星 75mg/m² + 环磷酰胺 600mg/m²，iv，q3w，最多 6 周期
研究结果	PFS：第 1 组 7.0 月，第 2 组 7.1 月（P=0.41） ORR：第 1 组 65%，第 2 组 55%（P=0.015） OS：第 1 组 13 月，第 2 组 14 月（P=0.8）
	安全性 G3/4 级粘膜炎：第 1 组 6%，第 2 组 2%（P=0.0006） 3-4 级神经毒性：第 1 组 5%，第 2 组 1%（P <0.0001）

PFS: Progression-free survival, 无进展生存期；OS: Overall survival, 总生存期；ORR: Objective response rate，客观缓解率。

研究简介：

研究报道晚期乳腺癌中单药紫杉醇和多西他赛有效率达 50% ~ 60%，而紫杉醇和多柔比星的联合应用有效率可达 83% ~ 94%，本研究旨在比较 EP 方案（表柔比星 + 紫杉醇）与传统 EC 方案（表柔比星 + 环磷酰胺）作为一线化疗治疗转移性乳腺癌的疗效。主要研究终点是 PFS，次要终点是 OS、ORR 和不良反应。未曾接受任何化疗的晚期乳腺癌（除辅助治疗外）705 例随机分为 EP 组 353 例和 EC 组 352 例。两组患者匹配良好，其中 71% 患者接受 6 周期化疗。ORR 分别为 EP 组 65% 和 EC 组 55%（P=0.015）。随访期间，641 例（91%）死亡。EP 组和 EC 组中位 PFS 分别为 7.0 月和 7.1 月（HR=1.07，95% CI，0.92-1.24，P=0.41），中位 OS 分别为 13 月和 14 月（HR=1.02，95% CI，0.87-1.19，P=0.8）。EP 组的 3-4 级粘膜炎（6% vs. 2%，P=0.0006）和 3-4 级神经毒性（5% vs. 1%，P<0.0001）较 EC 组更多。结果表明，两者的 PFS 和 OS 并无明显差异，尽管 EP 组的 ORR 优于 EC 组，但 3-4 级神经毒性更多。EP 方案的安全性较好，心脏毒性发生率很低，并且超过 70% 的患者可接受 6 周期化疗。鉴于 EP 方案和 EC 方案在 PFS 和 OS 方面无明显差异，而且 EP 方案不良反应增加，因此本研究不推荐 EP 方案作为晚期乳腺癌的一线化疗方案，但是紫杉醇仍是乳腺癌治疗的重要有效药物。

研究者简介：

Ruth E. Langley，MD，任职于英国医学研究委员会（MRC）临床试验部。

编者按：

在单药蒽环和紫杉类对晚期乳腺癌均有效的基础上，探索两药联合疗效是否会比传统标准 EC 方案更优，EP 组与 EC 组的 PFS 和 OS 无显著性差异。尽管该试验表明 EP 方案尚不能完全替代 EC 方案在转移性乳腺癌一线化疗的地位，但本研究 EP 方案的心脏毒性较低，表柔比星费用明显下降，仍然是当今常用的联合化疗的可选方案。

参考文献：

LANGLEY R E,CARMICHAEL J,JONES A L,et al.Phase Ⅲ Trial of Epirubicin Plus Paclitaxel Compared With Epirubicin Plus Cyclophosphamide As First-Line Chemotherapy for Metastatic Breast Cancer:United Kingdom National Cancer Research Institute Trial AB01[J].J Clin Oncol,2005,23(33):8322-8330.

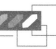

◆ 7-5-8 研究概况 ◆

研究名称	JHQG
研究类型	多中心非盲对照
试验分期	Ⅲ期
入组时间	1999 年 8 月～ 2002 年 4 月
入组患者	599 例既往接受过 1 次蒽环类辅助或新辅助治疗后局部复发或转移性乳腺癌
分组情况	第 1 组（n=266）：GT 方案 第 2 组（n=263）：T 方案
用药方法	GT 组：吉西他滨 1250 mg/m² d1,d8+ 紫杉醇 175mg/m² d1 T 组：紫杉醇 175mg/m² d1
研究结果	中位进展时间（TTP）：第 1 组 6.14 月，第 2 组 3.98 月（P=0.0002） 有效率（RR）：第 1 组 41.4%，第 2 组 26.2%（P=0.0002） OS：第 1 组 18.6 月，第 2 组 15.8 月（P=0.0489） 不良反应 3 级或 4 级血液毒性：47.9% vs. 11.5% 中性粒细胞减少性发热：5% vs. 1.2% 疲劳 GT 组常见 2-4 级感觉神经病变：24.1% vs. 21.6%

TTP: Time to progression, 疾病进展时间; OS: Overall survival, 总生存期; RR: Response rate, 反应率。

研究简介：

研究目的是比较吉西他滨联合紫杉醇（GT）对比紫杉醇治疗晚期乳腺癌的疗效。蒽环类辅助治疗后复发的患者被随机分配到 GT 组或 T 组（GT 组 266 例，T 组 233 例）。主要终点 OS，次要终点中位进展时间（TTP），有效率（RR），PFS、反应持续时间和不良反应。两组中位生存时间分别为 18.6 月和 15.8 月（P=0.0489），（调整 Cox 后 HR=0.78，95% CI，0.64-0.96，P=00187）。TTP 延长明显（6.14 月 vs. 3.98 月，P=0.0002），RR（41.4% vs. 26.2%，P=0.0002）。GT 组有更多的不良反应发生，包括 2 级至 4 级疲劳和神经病变；3 级至 4 级中性粒细胞减少。

研究者简介：

Kathy S. Albain，就职于芝加哥洛约拉大学斯特里奇 Cardinal Bernardin 医学院癌症中心。

编者按：

本项研究表明吉西他滨在蒽环类辅助治疗失败的晚期乳腺癌治疗中的作用。临床可以根据患者既往化疗的基础上特别是蒽环类治疗失败的情形下，选择吉西他滨联合紫杉醇作为转移性乳腺癌治疗可选方案之一。

参考文献：

ALBAIN K S,NAG S M CALDERILLO-RUIZ G,et al.Gemcitabine plus Paclitaxel versus Paclitaxel monotherapy in patients with metastatic breast cancer and prior anthracycline treatment[J].J Clin Oncol,2008,26(24):3950-3957.

◆ 7-5-9 研究概况 ◆

研究名称	JCOG9802
研究类型	随机多中心非盲
试验分期	Ⅲ期
入组时间	1999 年 1 月～ 2003 年 5 月
入组患者	441 例女性晚期乳腺癌
分组情况	AC 组（n=146） D 组（n=147） AC-D 组（n=148）
用药情况	AC 组：多柔比星 40mg/m² q3w + 环磷酰胺 500 mg/m² q3w D 组：多西他赛 60 mg/m² q3w AC-D 组：多柔比星 + 环磷酰胺→多西他赛（药物剂量同上）
研究结果	RR：30%，41% 和 35%； 中位 TTF：6.4 月，6.4 月和 6.7 月 P=0.13（AC vs. D），P=0.14（AC vs. AC-D） 中位 OS：22.6 月，25.7 月，25.0 月 P=0.09（AC vs. D），P=0.13（AC vs. AC-D）。

TTF: Time to treatment failure, 治疗失败时间；OS: Overall survival, 总生存期；ECOG: Eastern Cooperative Oncology Group, 美国东部肿瘤协作组；RR: Response rate, 反应率。

研究简介：

采用本研究是一项多中心随机对照的大型Ⅲ期临床试验，在晚期乳腺癌一线治疗中比较 AC 方案（多柔比星 + 环磷酰胺）、单药 D 方案（多西他赛）和 AC-D 方案，以明确单药多西他赛和 AC 方案序贯多西他赛治疗的临床疗效。选择对内分泌治疗耐药的晚期乳腺癌，入组 441 例患者，患者为年龄 20 ～ 75 岁，ECOG 评分 0 ～ 3，组织病理学确诊，内分泌治疗无效；病灶可测量；既往接受过辅助化疗；既往未进行蒽环类药物治疗；既往未进行紫杉类药物治疗；无心脏病患。AC 组、D 组和 AC-D 组的缓解率分别为 30%、41% 和 35%。中位 TTF 分别为 6.4 月、6.4 月和 6.7 月。中位 OS 分别为 22.6 月、25.7 月和 25.0 月。研究表明，AC 组、D 组和 AC-D 组的 TTF 并无显著差异，但是单药 D 组比 AC 组有效率高，生存时间更长。序贯治疗是一种提高疗效的有效方法，多西他赛是一种高效的与多柔比星不存在交叉耐药的化疗药物，本研究选择 AC 方案序贯单药 D，结果显示 AC-D 和单药 D 均优于 AC，说明单药多西他赛可作为晚期乳腺癌一线方案。

研究者简介：

N.Katsumata，就职于日本东京国家癌症中心医院肿瘤内科。

编者按：

本研究采用序贯疗法，将多西他赛和传统方案 AC 序贯治疗，同时比较了三组方案的疗效，表明多西他赛在晚期乳腺癌中的高效性，为临床治疗提供了新的证据和治疗思路。

参考文献：

KATSUMATA N,WATANABE T,MINAMI H,et al.Phase Ⅲ trial of doxorubicin plus Cyclo phosphamide(AC),docetaxel,and alternating AC and docetaxel as front-line chemotherapy for

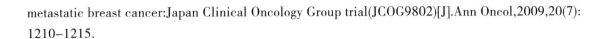

metastatic breast cancer:Japan Clinical Oncology Group trial(JCOG9802)[J].Ann Oncol,2009,20(7): 1210-1215.

◆ 7-5-10 研究概况 ◆

研究名称	CA163048
研究类型	随机多中心开放
试验分期	Ⅲ期
入组时间	2003 年 11 月～ 2006 年 8 月
入组患者	1221 例蒽环和紫杉耐药的晚期乳腺癌
分组情况	第 1 组（n=609）：伊沙匹隆 + 卡培他滨 第 2 组（n=612）：卡培他滨
用药方法	第 1 组：伊沙匹隆 40 mg/m² d1 ivd + 卡培他滨 2000mg/m² d1-14 po q3w 第 2 组：卡培他滨 2500mg/m² d1-14 po q3w
研究结果	PFS：第 1 组 6.2 月，第 2 组 4.4 月（P=0.0005） ORR：第 1 组 43%，第 2 组 29%（P<0.0001） OS：第 1 组 16.4 月，第 2 组 15.6 月（P=0.116）
	不良反应 第 1 组：感觉神经病变，手足症，疲劳腹泻、肌痛、关节痛和口炎最常见 第 2 组：手足综合征，腹泻，口腔炎最常见

MBC: Metastatic breast cancer, 晚期乳腺癌；PFS: Progression-free survival, 无进展生存期；OS: Overall survival, 总生存期；ORR: Objective response rate, 客观缓解率；HR: Hazard ratio, 风险比；CI: Confidence interval, 置信区间。

研究简介：

该研究旨在评估伊沙匹隆联合卡培他滨对比单药卡培他滨是否提高对蒽环及紫杉耐药的转移性乳腺癌 OS 率。1221 例蒽环和紫杉类治疗失败的转移性乳腺癌，随机分为伊沙匹隆联合卡培他滨组，卡培他滨单药组。第 1 组与第 2 组中位 OS 无显著性差异（16.4 月 vs. 15.6 月，HR=0.9，95%CI，0.78-1.03，P=0.1162）。两组基线均衡，体能状态（KPS 评分 70% 至 80%）（32% vs. 25%）。在 Cox 回归分析中，对患者状态和预后因素进行了调整。第 1 组 OS 显著提高（HR=0.85，95% CI，0.75-0.98，P=0.0231）。79% 可衡量病灶的患者，第 1 组显著改善。PFS（6.2 月 vs. 4.2 月，HR= 0.79，P=0.0005）和有效率（43% vs. 29%，P =0.0001）均有显著差异。第 1 组 3 ~ 4 级神经病变 24%，是可逆的。

研究者简介：

Sparano Joseph A，艾伯特爱因斯坦医学院妇科医学教授，Montefiore 医学中心肿瘤科临床研究副主席，艾伯特爱因斯坦癌症研究中心副主任。同时担任 ECOG-ACRIN 研究组和艾滋病恶性肿瘤协会副主席。

编者按：

这项研究证实了伊沙匹隆联合卡培他滨与卡培他滨单药相比提高患者 PFS 和有效率，对远期生存并无影响。

参考文献：

SPARANO J A,VRDOLJAK E,RIXE O,et al.Randomized Phase Ⅲ Trial of Ixabepilone Plus Capecitabine Versus Capecitabine in Patients With Metastatic Breast Cancer Previously Treated With an Anthracycline and a Taxane[J].J Clin Oncol,2010,28(20):3256-3263.

◆ 7-5-11 研究概况 ◆

研究名称	Pegylated liposomal doxorubicin plus carboplatin in patients with metastatic breast cancer: a phase Ⅱ study
研究类型	多中心
试验分期	Ⅱ期
入组时间	2005 年 12 月 21 日～ 2008 年 5 月 22 日
入组患者	136 例转移性乳腺癌
分组情况	（脂质体多柔比星） 第 1 组：PLD+ 卡铂 第 1a 组（n=41）既往未用过紫杉类药物 第 1b 组（n=42）既往曾用过紫杉类药物 第 2 组（n=46）：PLD+ 卡铂 + 曲妥珠单抗
用药方法	PLD 30 mg/m² ivd q4w d1，卡铂 AUC=5 q4w d1
研究结果	ORR: 31%，31%，和 56% PFS: 8 月，5 月，10 月 3-4 级毒性反应： 中性粒细胞减少：22%，31%，35% 血小板减少症 34%，26%，17% 和疲劳 2%，14%，13%

PLD: Pegylated liposomal doxorubicin, 脂质体多柔比星；MBC: Metastatic breast cancer, 晚期乳腺癌；PFS: Progression-free survival, 无进展生存期；OS: Overall survival, 总生存期；HER2: Human epidermalgrowth factor receptor-2，人表皮生长因子受体 -2。

研究简介：

本研究旨在研究脂质体多柔比星加卡铂有 / 无曲妥珠单抗的客观有效率。对有可评估病灶的患者根据紫杉类既往史和 HER2 受体状况进行分层。HER2 阳性患者同时接受曲妥珠单抗治疗。组 1 接受 PLD 联合卡铂按紫杉类药物的既往用药史分为组 1a 和组 1b；组 2 接受 PLD 加卡铂加曲妥珠单抗。总有效率为 31%、31% 和 56%。中位 OS 方面，组 1a 没有达到，组 1b 和组 2 分别为 13 月和 33 月。中位 PFS 分别为 8 月、5 月和 10 月。3 ～ 4 级中性粒细胞减少，组 1a、组 1b 及组 2 分别为 22%、31% 及 35%；血小板减少分别为 34%、26% 及 17%；疲劳分别为 2%、14% 及 13%。

研究者简介：

Rufus Collea，血液学家，就职于圣彼得医院和奥尔巴尼医疗中心医院。参与多柔比星联合卡铂治疗 HER2 阳性的转移性乳腺癌的临床试验。

编者按：

脂质体多柔比星联合卡铂具有良好的抗肿瘤疗效和良好的耐受性。曲妥珠单抗加脂质体多柔比星联合卡铂对 HER2 阳性的患者具有很好抗肿瘤疗效，特别是脂质体多柔比星联合曲妥珠单抗并未明显增加心脏毒性。本研究结果表明脂质体多柔比星可以与曲妥珠单抗

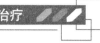

联合应用，临床疗效肯定同时未明显增加心脏毒性，值得临床探索。

参考文献：

COLLEA R P,KRUTER F W,CANTRELL J E,et al.Pegylated liposomal doxorubicin plus carboplatin in patients with metastatic breast cancer:a phase Ⅱ study[J].Ann Oncol,2012,23(10):2599-2605.

◆ 7-5-12 研究概况 ◆

研究名称	CBCSG006
研究类型	随机开放混合设计
试验分期	Ⅲ期
入组时间	2011 年 1 月～ 2013 年 11 月
入组患者	240 例晚期三阴乳腺癌
分组情况	第 1 组（n=120）：GP（吉西他滨＋顺铂） 第 2 组（n=120）：GT（吉西他滨＋紫杉醇）
用药方法	顺铂 75mg/m² d1＋吉西他滨 1250mg/m² d1,8 q3w×8 周期 紫杉醇 175mg/m² d1＋吉西他滨 1250mg/m² d1,8 q3w×8 周期
研究结果	PFS：第 1 组 7.73 月，第 2 组 6.47 月（P=0.009） ORR：第 1 组 64%，第 2 组 49%（P=0.018） OS：第 1 组 41%，第 2 组 42%（P=0.611） 3 或 4 级不良反应 恶心（8 例 7% vs. 1 例 <1%）， 呕吐（13 例 11 % vs.1 例 <1 %）， 骨骼肌肉疼痛（0 vs. 10 例 8%）， 贫血（39 例 33% vs. 6 例 5%）， 血小板减少（38 例 32% vs. 3 例 3 %）。 1-4 级脱发（12 例 10% vs. 42 例 36%）， 周围神经病（27 例 23% vs. 60 例 51%）， 1-4 级厌食症（33 例 28% vs. 10 例 8%）， 便秘（29 例 25% vs. 11 例 9%）， 低镁血症（27 例 23% vs. 5 例 4%）， 低钾血症（10 例 8% vs. 2 例 2%）。 GP 组 4 例（病理性骨折、血小板减少症、皮下出血、严重贫血和心源性晕厥） GT 组有 3 例严重的药物相关的不良反应（间质性肺炎、过敏反应、中性粒细胞减少）

PFS: Progression-free survival, 无进展生存期；OS: Overall survival, 总生存期；ORR: Objective response rate, 客观缓解率；ECOG: Eastern Cooperative Oncology Group, 美国东部肿瘤协作组。

研究简介：

铂类化疗在转移性三阴性乳腺癌的治疗中有重要作用。该试验评估顺铂加吉西他滨方案对比紫杉醇加吉西他滨治疗转移性三阴性的疗效。入组 240 例患者，18 ～ 70 岁既往未经治疗，经病理证实为转移性三阴性乳腺癌，ECOG 评分为 0 ～ 1 分。随机分成顺铂＋吉西他滨组 120 例，吉西他滨＋紫杉醇组 120 例。236 例患者接受至少 1 周期化疗。首要目标是分析至少接受 1 周期治疗的所有入组患者 PFS。在 ITT 人群中，GP 组和 GT 组的 PFS 分别达到了 7.73 月和 6.47 月，非劣效检验和优效性检验均显示统计学的差异，这种差异在 PPS

人群中也得到了验证。次要终点提示 GP 对比 GT 提高了近 15% 有效率，提示对于恶性程度较高、负荷较大、进展较迅速或亟需控制症状的 mTNBC 患者，含铂 GP 方案是比 GT 方案更合理的选择。从安全性的角度看，两种治疗的安全均可耐受，无治疗相关死亡，仅有不良反应的差异。GP 组更多 3 ～ 4 级的恶心、呕吐、贫血、血小板减少，而 GT 组更多 3-4 级的肌肉骨骼酸痛；1 ～ 4 级的不良反应中 GP 组的脱发、外周神经毒性更少，但有更多的食欲下降、便秘、低镁和低钾。

研究者简介：

胡夕春，复旦大学附属肿瘤医院肿瘤内科主任，中国抗癌协会乳腺癌专业委员会常委兼秘书长、国家食品药品监督管理局审评中心审评专家。

编者按：

该试验表明在晚期乳腺癌的一线治疗中，GP 在生存方面的数据不劣于 GT，可作为替代方案。本研究部分解决了含铂方案一线治疗晚期三阴乳腺癌的地位问题，提示 GP 方案可以是 GT 方案的替代或更优选择。

参考文献：

HU X C,ZHANG J,XU B H,et al.Cisplatin plus gemcitabine versus paclitaxel plus gemcitabine as first−line therapy for metastatic triple−negative breast cancer(CBCSG006):a randomised,open−label,multicentre,phase 3 trial[J].Lancet Oncol,2015,16(4):436−446.

◆ **7-5-13 研究概况** ◆

研究名称	SELECT BC
研究类型	开放、非劣效性、随机
试验分期	Ⅲ期
入组时间	2006 年 10 月 27 日～ 2010 年 7 月 30 日
入组患者	618 例 HER2 阴性转移性乳腺癌未接受化疗和内分泌治疗
分组情况	第 1 组：紫杉类（n=309） 第 2 组：S-1（n=309）
用药情况	紫杉类组： 多西他赛 60 - 75mg/m², q3-4w 紫杉醇 80 - 100mg/m² qw×4 周 或紫杉醇 175mg/m² q3-4w S-1 组： S-1 40-60mg，bid，连续 28 天，然后休息 14 天
研究结果	OS：37.2 月 vs. 35.0 月（P= 0.015）
不良反应	常见的 3 级不良反应中性粒细胞减少：3% vs. 7% 疲劳 4% vs. 3%，水肿 4% vs. <1% 紫杉醇组 2 例治疗相关性死亡

HER2: Human epidermalgrowth factor receptor −2，人表皮生长因子受体 −2；IQR: Inter quartile range，四分位间距；OS: Overall survival，总生存期；HR: Hazard ratio，风险比；CI: Confidence interval，置信区间。

研究简介：

本研究目的是确定在转移性乳腺癌一线治疗中 S-1 是否优于紫杉醇。该项开放、非劣效、Ⅲ期临床试验纳入 HER2 阴性、未接受化疗和内分泌治疗的转移性乳腺癌。患者随机分成紫杉类组或 S-1 组。研究采用最小化随机分组方法，根据肝转移，雌激素和孕激素受体状态既往使用紫杉烷类或口服氟尿嘧啶情况，手术到复发的时间进行分层。主要终点是 OS。2006 年 10 月 27 日至 2010 年 7 月 30 日共入组 618 例（紫杉组 309 例，S-1 309 例）可供分析者包括紫杉组 286 例和 S-1 组 306 例。中位随访 34.6 月，中位 OS 紫杉组 37.2 月（95% CI，33.0-40.1），S-1 组 35.0 月（95% CI，31.1-39.0）（HR=1.05，95% CI，0.86-1.27，P= 0.015）。最常见 3 级以上不良反应为中性粒细胞减少（S-1 组 20/307 例 7% vs. 紫杉组 9/290 例 3%），疲劳（10 例 3% vs. 12 例 4%，水肿（1 例 <1% vs. 12 例 4%）。紫杉组 2 例患者发生治疗相关性死亡。

研究者简介：

Dr Hirofumi Mukai，就职于日本国家癌症中心医院乳腺肿瘤内科。

编者按：

本研究显示转移性乳腺癌的一线治疗中紫杉在 OS 方面优于 S-1，但中位 OS 绝对差值仅有 2.2 月，而 S-1 口服用方便，不良反应可控，在部分人群比如年龄较大、不能耐受化疗患者，仍可成为 HER2 阴性转移性乳腺癌的候选治疗的选择之一。

参考文献：

TAKASHIMA T,MUKAI H,HARA F,et al.Taxanes versus S-1 as the first-line chemotherapy for metastatic breast cancer(SELECT BC):an open-label,non-inferiority,randomised phase 3 trial[J]. Lancet Oncol,2015,17(1):90-98.

◆ 7-5-14 研究概况 ◆

研究名称	PELICAN
研究类型	随机、开放、多中心
试验分期	Ⅲ期
入组时间	2006 年 1 月～2010 年 10 月
入组患者	210 例转移性乳腺癌不适于内分泌或曲妥珠单抗治疗 LVEF：50% 以上
分组情况	PLD 组（n=105）：PLD 卡培他滨组（n=105）：卡培他滨
用药方法	PLD 50mg/m² ivd q4w 卡培他滨 1250mg/ m² po bid d1-14 q4w
研究结果	TTP（HR = 1.21）均为 6 月，无显著性差异。 OS：23.3 月 vs. 26.8 月 治疗失败的时间：4.6 vs. 3.7 月，差异无统计学意义。 不良反应 与 PLD 相比，卡培他滨患者出现更严重的不良反应（P = 0.015），对于之前用过蒽环类的患者有更多的心脏毒性（18% vs. 8%，P = 0.31）。

PLD: Pegylated liposomal doxorubicin, 脂质体多柔比星; MBC: Metastatic breast cancer, 晚期乳腺癌; TTP: Time to progression, 疾病进展时间; OS: Overall survival, 总生存期; LVEF: Left ventricular ejection fraction, 左室射血分数。

研究简介：

PELICAN 试验首次评估脂质体多柔比星（PLD）和卡培他滨作为转移性乳腺癌一线治疗的有效性和安全性。该Ⅲ期试验入组既往未接受内分泌或曲妥珠单抗治疗的转移性乳腺癌患者。允许接受过多柔比星或其他等效辅助蒽环类药物患者的累积剂量为 360 mg/m²，LVEF 达 50% 以上。患者接受 PLD 或卡培他滨，28 天 1 周期。主要终点为 TTP。210 例患者随机分成 PLD 组和卡培他滨组。37%PLD 组和 36% 卡培他滨组患者既往曾使用蒽环类药物。结果两组 TTP 没有显著性差异（HR=1.21，95%CI，0.838-1.750）。PLD 和卡培他滨组中位 TTP 均为 6 月。PLD 组既往接受或未接受蒽环类患者 TTP 没有显著性差异（（log-rank P=0.64）。PLD 组与卡培他滨组的中位 OS（23.3 月 vs. 26.8 月）与 TTP（4.6 月 vs. 3.7 月），没有显著差异。与 PLD 比较，卡培他滨既往曾接受蒽环类药物患者比既往未接受蒽环类药物的患者出现的严重不良反应（P=0.015）和心脏毒性事件更多（18% vs. 8%，P = 0.31）。

研究者简介：

Nadia Harbeck，德国慕尼黑大学乳腺中心主任和妇产科肿瘤系主席，国家和国际乳腺癌临床试验研究者和指导委员会成员。

编者按：

PLD 和卡培他滨在转移性乳腺癌一线治疗均无显著差别，但也可以看到既往使用过蒽环类药物的患者，特别是对蒽环敏感的患者仍然可以接受 PLD 治疗。

参考文献：

HARBECK N,SAUPE S,JÄGER E,et al.A randomized phase Ⅲ study evaluating pegylated liposomal doxorubicin versus capecitabine as first-line therapy for metastatic breast cancer:results of the PELICAN study[J].Breast Cancer Research & Treatment,2017,161(1):63-72.

二、二线治疗

◆ 7-5-15 研究概况 ◆

研究名称	Intravenous vinorelbine as first-line and second-line therapy in advanced breast cancer.
研究类型	多中心、随机、开放
试验分期	Ⅱ期
入组患者	107 例进展期女性乳腺癌排除之前 12 月内曾接受过蒽环类和长春碱类药物治疗
用药情况	长春瑞滨 30mg/m² ivd qw，直至疾病进展
研究结果	ORR： 一线治疗的患者 35% 二线治疗的患者（CMF 失败）32% 两组中位客观缓解时间均为 34 周。 中位 TTP： 一线患者 67 周 二线患者 62 周
	不良反应： 粒细胞减少是剂量限制性毒性。

TTP: Time to progression, 疾病进展时间；ORR: Objective response rate, 客观缓解率；OS: Overall survival, 总生存期；CR: Complete response, 完全缓解；CI: Confidence interval, 置信区间。

研究简介：

本试验评价单药长春瑞滨作为一线和二线治疗未对蒽环类耐药的晚期乳腺癌的客观肿瘤反应和不良反应。这个Ⅱ期多中心、随机、开放临床研究纳入 107 例患者。根据既往治疗史随机分为一线和二线治疗组。长春瑞滨起始剂量 30mg/m² 静脉滴注每周给药，随着毒性剂量的修改一直持续到疾病进展或严重毒性要求停药或直到患者要求出组。患者的总客观有效率为 34%（95%CI，25%-44%）：其中一线治疗患者的 ORR 为 35%（95%CI，23%-48%），二线治疗患者 32%（95% CI，20%-47%）。9 例一线，3 例二线的患者评价为完全缓解（CR）。两组平均客观反应持续时间均为 34 周。一线组、二线组患者的中位 OS 分别为 67 周和 62 周。粒细胞减少是显著与剂量相关的毒性反应。本试验证实了之前类似的大型临床试验结果，确定了长春瑞滨为有效的治疗晚期乳腺癌的方案，并且可能与其他药物联合使用以提高有效性。

研究者简介：

Barbara Weber，就职于宾夕法尼亚大学医学中心，长老会和宾夕法尼亚州立医院。

编者按：

本研究证实单剂长春瑞滨为有效的且耐受性良好的治疗一线和二线晚期乳腺癌的治疗方案。此项研究为单臂小样本试验结果，其结论对后续临床试验有启发作用。

参考文献：

WEBER B L,VOGEL C,JONES S,et al.Intravenous vinorelbine as first-line and second-line therapy in advanced breast cancer[J].J Clin Oncol,1995,13(11):2722-2730.

◆ **7-5-16 研究概况** ◆

研究名称	Prospective Randomized Trial of Docetaxel Versus Mitomycin Plus Vinblastine in Patients With Metastatic Breast Cancer Progressing Despite Previous Anthracycline-Containing Chemotherapy
研究类型	随机对照
试验分期	Ⅲ期
入组时间	1994 年 7 月 25 日～ 1997 年 2 月 25 日
入组患者	392 例女性晚期乳腺癌
分组情况	D 组（N=203）：多西他赛 MV 组（N=189）：丝裂霉素 + 长春花碱
用药情况	D 组：多西他赛 100 mg/m² iv q3w MV 组：丝裂霉素 12mg/m² iv q6w + 长春花碱 6 mg/m² iv q3w
研究结果	RR：30.0% vs. 11.6%，P<0.0001 中位 TTF：19 周 vs. 1 周，P=0.001 中位 OS：11.4 月 vs. 8.7 月，P=0.0097 不良反应： 3/4 级中性粒细胞减少：93.1% vs. 62.5%，P<0.05 3/4 级血小板减少：4.1% vs. 12.0%，P<0.05 两组的严重急性或慢性不良反应发生率均很低。

RR: Response rate, 反应率；TTP: Time to progression, 疾病进展时间；TTF: Time to treatment failure, 治疗失败时间；OS: Overall survival, 总生存期。

研究简介：

大量临床试验已经证明紫杉类药物在乳腺癌的有效性，有 4 项临床试验显示多西他赛有效率可达到 29%～54%，中位 TTP 为 4.3 月，中位 OS 为 10.6 月。鉴于以往临床试验中多西他赛的有效性，本试验主要比较既往接受蒽环类药物治疗失败的晚期乳腺癌单药多西他赛和丝裂霉素联合长春花碱方案两组的疗效和安全性。392 例患者（组织病理学确诊，内分泌治疗无效；病灶可测量或可评估；既往一线接受过蒽环类药物或含蒽环类药物辅助化疗后 1 年内复发；年龄 18 岁以上，PS 评分 >60 分）随机分配至 D 组（多西他赛）和 MV 组（丝裂霉素＋长春花碱）。结果发现两组 RR 分别为 30.0% 和 11.6%（p<0.0001），内脏转移患者中两组的 RR 分别为 30% 和 11.6%，对蒽环类药物耐受的患者两组的 RR 分别为 30% 和 7%。中位 TTF 分别为 19 周和 1 周（P=0.001），中位 OS 分别为 11.4 月和 8.7 月（P=0.0097）。两组严重急性或慢性不良反应发生率均很低。因不良反应退组率分别为 10.1% 和 13.8%，死亡率分别为 1.6% 和 2.0%，两组并无差异。另外，两组在生活质量方面也无显著差异。在 RR、TTP 和 OS 方面多西他赛均优于 MV 联合用药组，两组的毒性都是可以处理和耐受的。多西他赛对于既往接受蒽环类药物治疗失败的晚期乳腺癌是一个明确有效的治疗选择。

研究者简介：

Nabholtz JM，就职于加拿大亚伯达省的癌症研究所。

编者按：

本研究显示多西他赛单药是晚期乳腺癌更有效的治疗药物，显示蒽环类药物与多西他赛并无交叉耐药，同时早期和晚期乳腺癌治疗中两种药物的联合成为可能。

参考文献：

NABHOLTZ J M,SENN H J,BEZWODA W R,et al.Prospective Randomized Trial of Docetaxel Versus Mitomycin Plus Vinblastine in Patients With Metastatic Breast Cancer Progressing Despite Previous Anthracycline-Containing Chemotherapy[J].J Clin Oncol,1999,17(5):1413-1424.

◆ 7-5-17 研究概况 ◆

研究名称	NCIC CTG MA8
研究类型	随机对照
试验分期	Ⅲ期
入组时间	1992 年 1 月 15 日～ 1995 年 7 月 17 日
入组患者	303 例之前未接受长春碱类药物和蒽环类药物的转移性乳腺癌
分组情况	第 1 组（N=151）：长春瑞滨＋多柔比星 第 2 组（N=149）：多柔比星
用药情况	第 1 组：多柔比星 50mg/m² ivd d1 + 长春瑞滨 25mg/m² ivd d1,8 q3w 第 2 组：多柔比星 70mg/m² ivd d1 q3w 两方案蒽环类累积剂量均为 450mg/m² 16/65 因发热 / 中性粒细胞减少而减量。 第 1 组：多柔比星 40mg/m² ivd d1 + 长春瑞滨 20mg/m² ivd d1,8 q3w 第 2 组：多柔比星 60mg/m² ivd d1 q3w
研究结果	中位 OS：Ⅰ组 13.8 月，Ⅱ组 14.4 月（P=0.4） 生活质量、TTP 在两组均无显著差别

MBC：Metastatic breast cancer，晚期乳腺癌；OS：Overall survival，总生存期；DOX：Doxorubicin，多柔比星；NVB：Vinorelbine，长春瑞滨；TTF：Time to treatment failure，治疗失败时间；TTP：Time to progression，疾病进展时间。

研究简介：

本试验为Ⅲ期随机对照研究，旨在评价和对比多柔比星（DOX）和长春瑞滨（NVB）联合方案与多柔比星在治疗转移性乳腺癌的 OS、TTF、不良反应及生活质量。共纳入 303 例，随机分为多柔比星联合长春瑞滨（Ⅰ组）和多柔比星（Ⅱ组）。两种方案每 3 周给予 1 次，直到多柔比星累计剂量 450mg/m²。最终 300 例患者入组，评估不良反应并评估 TTP、TTF、和 OS。两组之间的有效率、生活质量，两组间 TTF 差异不明显。Ⅰ组和Ⅱ组的中位 OS 分别为 13.8 月和 14.4 月（P=0.4）。3 级或 4 级粒细胞减少发生率两组相当。

研究者简介：

Norris B，就职于加拿大萨里英国哥伦比亚癌症机构、弗雷泽谷肿瘤中心。

编者按：

对于晚期乳腺癌，多柔比星联合长春瑞滨的生存获益并不优于多柔比星单药，当然两组均由于多柔比星剂量调整可能影响本试验的最终结论，但多柔比星仍是转移性乳腺癌的治疗基石。

参考文献：

NORRIS B,PRITCHARD K I,JAMES K,et al.Phase Ⅲ comparative study of vinorelbine combined with doxorubicin versus doxorubicin alone in disseminated metastatic/recurrent breast cancer:National Cancer Institute of Canada Clinical Trials Group Study MA8[J].J Clin Oncol,2000,18 (12):2385–2394.

◆ 7-5-18 研究概况 ◆

研究名称	Docetaxel administered on a weekly basis for metastatic breast cancer
试验分期	Ⅱ期
入组时间	1998 年 5 月～ 1998 年 12 月
入组患者	29 例转移性乳腺癌 对一种或一种以上的方案曾获得稳定 / 进展的患者 52% 曾接受过辅助化疗 21% 曾接受过化疗 31% 曾接受过蒽环类的药物治疗
治疗方法	多西他赛 40mg/m²，ivd，每周 1 次，治疗 6 周，休 2 周
研究结果	患者接受化疗的中位次数是 18 次，累计多西他赛剂量是 720mg/m² CR：0 例 PR：21 例，所有 PR 均发生在最初两周期 SD ≥ 6 月：17%

MBC：Metastatic breast cancer，晚期乳腺癌；CR：Complete response，完全缓解；PR：Partial response，部分缓解；SD：Stable disease，疾病稳定。

研究简介：

该研究评价每周多西他赛治疗转移性乳腺癌的安全性和有效性。29 例女性行每周 40mg/

m² 多西他赛治疗。每周期包括前 6 周治疗和后 2 周休息，直至疾病进展或因毒性或患者要求出组。52% 患者曾接受过辅助化疗，21% 的转移性乳腺癌接受化疗，31% 曾接受过蒽环类药物。所有患者均需评估不良反应，2 例患者不能评价疗效，但被纳入意向治疗分析。患者平均接受 18 次输注，多西他赛中位累积剂量为 720mg/m²。无 CR，21 例 PR（总体有效率 41%，95%CI，24%-61%），均发生在前 2 周期内。先前化疗或蒽环类药物治疗的亚组中，观察到类似的有效率。17% 患者 SD 至少 6 月，该方案一般耐受性良好，没有 4 级毒性。只有 28% 的患者有 3 级毒性，最常见的是中性粒细胞减少和乏力。急性毒性包括轻微的骨髓抑制。疲劳，液体潴留，眼撕裂/结膜炎在重复给药时虽然变得更加常见，但这些不良反应很少超过 2 级。29 例患者中有 8 例减量，最常见原因是乏力（n = 5）。周剂量多西他赛治疗转移性乳腺癌是有效的，不良反应不同于 3 周给药治疗。

研究者简介：

Dr. Eric P. Winer，杜克大学医学中心血液学和肿瘤教授,并担任多学科的乳腺项目主任。后加入 Brigham and Women's Hospital 和 Dana-Farber 担任乳腺肿瘤中心主任。任临床程序执行委员会主席、哈佛医学院医学教授、Dana-Farber 女性癌症科主任乳腺肿瘤中心主任、Susan F. Smith 中心女性癌症 Thompson 主席。

编者按：

本研究初步证实了多西他赛周疗治疗转移性乳腺癌的有效性。

参考文献：

BURSTEIN H J,MANOLA J,YOUNGER J,et al.Docetaxel administered on a weekly basis for metastatic breast cancer[J].J Clin Oncol,2000,18(6):1212-1219.

◆ 7-5-19 研究概况 ◆

试验名称	Phase Ⅱ Study of Weekly Paclitaxel for Docetaxel - Resistant Metastatic Breast Cancer in Japan	
试验分期	·Ⅱ 期	
入组时间	1999 年 9 月～ 2001 年 7 月	
入组患者	46 例多西紫他赛 3 周治疗耐药的转移性乳腺癌	
分组情况	多西他赛原发耐药组 15 例和继发耐药组 31 例	
治疗方法	紫杉醇 80mg/ m² ivd d1,8,15q4w	
研究结果	ORR: 17.4%。 中位 TTP: 11 周（1 周 -104 周）	
	CR: 0 例 PR: 8 例（17.4%） SD: 小于 6 月 12 例（26.1%） SD: 大于等于 6 月 4 例（8.7%） PD: 22 例（47.8%） 临床受益率（PR+SD ≥ 6 月）: 26.1%	
	严重不良反应 G4 粒缺 2 例（4.3%） G4 血小板减少 1 例（2.2%） G3 过敏反应 1 例（2.2%） G3 神经病变 1 例（2.2%）	

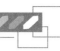

TTP: Time to progression, 疾病进展时间；ORR: Objective response rate, 客观缓解率；CR: Complete response, 完全缓解；PR: Partial response, 部分缓解；SD: Stable disease, 疾病稳定；PD: Progressive disease, 疾病进展；MBC: Metastatic breast cancer, 晚期乳腺癌；ECOG: Eastern Cooperative Oncology Group, 美国东部肿瘤协作组。

研究简介：

紫杉醇和多西他赛均属于紫杉类药物，之间可能存在着交叉耐药。该项 Ⅱ 期研究拟明确多西他赛治疗后使用紫杉醇是否耐药或是否有效。46 例转移性乳腺癌，中位年龄 51 岁（33-66 岁），78% 患者 ECOG 体力评分 0-1 分，21.7% 的患者 2 或 3 分，受累器官中位数是 2（1-5），17 例（37%）肝转移，15 例（32.6%）肺和 / 或胸膜转移，17 例（37%）骨转移，21 例（45.7%）有淋巴结受累，14 例（30.4%）有皮肤或软组织受累。大多数患者（93.5%）都接受了蒽环类和多西他赛两药治疗。多西他赛中位累积量为 348mg/m²（60-1147mg/m²）。结果无 CR，8 例（17.4%）PR，12 例（26.1%）SD 小于 6 月，4 例 SD 大于 6 月。临床受益率（PR+SD ≥ 6 月）26.1%。中位疾病进展时间（TTP）11 周（1-104 周）。中位治疗周期数 4（1-22）。中位累积量 842mg/m²（78 -4320mg/m²）。中位剂量强度 77.6mg/m²/w（43-80），91%（54%-100%）原剂量。粒缺发生在 78.3% 患者，Ⅳ 度粒缺 2 例（4.3%），无粒缺发热，Ⅳ 度血小板减少 1 例（2.2%），肝功能异常 21 例（45.7%），21 例患者 17 例肝转移，只有 1 例（2.2%）发生 4 级肝毒性。最常见的非血液学毒性有脱发（84.8%）和神经病变（39.1%）。1 例（2.2%）患者出现 3 级神经病变，3 级过敏反应只有 1 例（2.2%），1 级恶心 3 例（6.5%）。

研究者简介：

Tetsuya Taguchi，就职于日本大阪吹田市大阪大学医学系外科肿瘤学系。

编者按：

周方案紫杉醇治疗多西他赛耐药的转移性乳腺癌同样具有较好疗效，不良反应可耐受，为临床后续治疗提供了依据。

参考文献：

TAGUCHI T,AIHARA T,TAKATSUKA Y,et al.Phase Ⅱ Study of Weekly Paclitaxel for Docetaxel-Resistant Metastatic Breast Cancer in Japan[J].Breast Journal,2004,10(6):509-513.

◆ 7-5-20 研究概况 ◆

试验名称	A phase Ⅱ study of docetaxel in patients with paclitaxel-resistant metastatic breast cancer
研究类型	开放多中心
试验分期	Ⅱ 期
入组时间	1994 年 4 月～ 1995 年 12 月
入组患者	46 例紫杉醇耐药转移性乳腺癌，既往 ≤ 2 次针对转移性乳腺癌的化疗
分组情况	亚组分析中，分为既往紫杉醇低剂量组（≤ 175mg/m²）和高剂量组（>175mg/m²），紫杉醇原发耐药组和继发耐药组。
治疗方法	多西他赛 100mg/m²，ivd，q3w

（续表）

研究结果	OR：8/44（18.1%） 中位缓解时间：29 周
	TTP：10 周 中位生存时间 10.5 月
	严重不良反应 粒缺伴发热（24%） 乏力（22%） 感染（13%） 胃炎（9%） 神经敏感性变化（7%） 肌痛（7%） 腹泻（7%）

TTP：Time to progression，疾病进展时间；ORR：Objective response rate，客观缓解率；CR：Complete response，完全缓解；PR：Partial response，部分缓解；MBC：Metastatic breast cancer，晚期乳腺癌；CI：Confidence interval，置信区间。

研究简介：

紫杉醇和多西他赛均属于紫杉类药物，之间可能会存在着交叉耐药。本研究讨论对于紫杉醇耐药的转移性乳腺癌，是否能从多西他赛治疗获益。纳入 46 例转移性乳腺癌，中位年龄 47.5 岁（26-78 岁）。紫杉醇低剂量组 30 例，中位年龄 48.5 岁（26-78 岁）。紫杉醇高剂量组 16 例，中位年龄 43 岁（29-61 岁）。64.7% 患者接受至少 3 周期多西他赛治疗。总有效率 17.4%（95%CI，7.8%-31.4%）。44 例患者可评价疗效，2 例不能评价，1 例患其他恶性肿瘤，1 例不能认定紫杉醇疾病进展。44 例可评价的患者中，2 例不能评价疗效，其中 1 例是没有随访资料，另外 1 例是仅接受了 1 周期治疗。在 44 例可评价的患者中，ORR 为 18.1%（95%CI，6.7%-29.5%），1 例 CR，7 例 PR。经历 CR 的患者在 3 周治疗后达到 PR，9 周达到 CR，中位缓解时间 29 周（22-53 周），疾病进展的平均时间 10 周（3-53 周）。患者既往紫杉醇剂量不影响结果，中位生存时间 10.5 月。中性粒细胞减少发生在 95% 患者，Ⅳ度粒缺 72%（33/46）。粒缺平均时间 7 天（2-28 天），粒缺发热可能与该药有关。3 级感染 6 例（13%）和 199 个周期中有 7 个（4%），但没有 4 级感染病例或败血症死亡。非血液学毒性主要有神经敏感性变化，恶心，腹泻，胃炎，皮肤和指甲改变等。

研究者简介：

Vicente Valero，德克萨斯大学 MD 安德森癌症中心乳腺肿瘤内科副主任，乳腺肿瘤医学部教授。

编者按：

本研究初步证明多西他赛治疗紫杉醇耐药的转移性乳腺癌仍然有效，对临床常规使用紫杉醇后选择多西他赛提供理论依据。

参考文献：

VALERO V,JONES S E,HOFF D D V,et al.A phase Ⅱ study of docetaxel in patients with paclitaxel-resistant metastatic breast cancer[J].J Clin Oncol,1998,16(10):3362-3368.

◆ 7-5-21 研究概况 ◆

试验名称	TAX303
研究类型	随机多中心双盲前瞻性试验
试验分期	Ⅲ期
入组时间	1994 年 7 月～ 1997 年 1 月
入组患者	326 例女性晚期乳腺癌
分组情况	第 1 组（n=161）：多西他赛 第 2 组（n=165）：多柔比星
用药方法	多西他赛：100mg/m² q3w×7 周期 多柔比星：75mg/m² q3w×7 周期
研究结果	ORR：47.8% vs. 33.3%，P=0.008 中位 TTP：26 周 vs. 21 周，P=0.4506 中位 OS：15 月 vs. 14 月，P=0.3893 安全性： 两组中性粒细胞减少症（3/4 级）发生率相似， 多柔比星组易发生发热性中性粒细胞减少症，严重感染，恶心，呕吐，口腔炎等； 多西他赛组腹泻，感觉神经异常和体液潴留的发生率更高。

TTP：Time to progression，疾病进展时间；ORR：Objective response rate，客观缓解率；OS：Overall survival，总生存期；LVEF：Left ventricular ejection fraction，左室射血分数。

研究简介：

该临床试验入选组织学或细胞学证实转移性乳腺癌女性，18 ～ 75 岁，有可测量病灶，或无可测量病灶但有可评估的病灶可检测可评估；既往使用过含烷化剂治疗方案（辅助化疗中或晚期化疗中）；患者疾病进展后接受不超过 1 次的化疗；既往未使用过蒽环类药物或紫杉类药物；无中枢系统转移；LVEF ≥ 50% 或大于机构规定的正常值下限；年龄 18-75 岁，KPS 评分 60 分以上，预期生存 12 周以上。所有患者在辅助治疗或晚期疾病中曾接受过烷化剂化疗。患者分为烷化剂化疗耐药或不耐药，定义如下：耐药者指辅助化疗 12 月内或化疗最后一个周期后的 30 天之内疾病进展；不耐药者指经辅助治疗 12 月以上或在化疗最后一个周期后的 30 天之后疾病进展。中位随访 23 月，中位治疗周期数多西他赛高于多柔比星，分别是 7 周期（1-11 周期）和 6 周期（1-7 周期）。多西他赛（3 周）与多柔比星（3 周）的有效率分别为 47.8% 和 33.3%，P=0.008。CR 分别为 6.8% 和 4.2%。有内脏转移的有效率 46% 和 29%。OS 分别是 15 月和 14 月。不良反应分别是 12% 对比 16%。多柔比星组导致停药的最常见不良反应为心脏毒性（15 例；9%）和血液毒性（6 例；4%）。多西他赛组中，最常见的是神经系统毒性（5 例；3%），过敏反应（3 例；2%），外周水肿（3 例，2%）。多柔比星组的中毒致死的发生率高于多西他赛组（3% vs.1.2%）。

研究者简介：

John Crown，爱尔兰与爱尔兰合作肿瘤学研究集团（ICORG）创始人。

编者按：

治疗晚期乳腺癌，单药多西他赛有效率高于单药多柔比星，TTP 和 OS 无统计学差异。

参考文献：

CHAN S,FRIEDRICHS K,NOEL D,et al.Prospective Randomized Trial of Docetaxel Versus Doxorubicin in Patients With Metastatic Breast Cancer[J].J Clin Oncol,1999,17(8):2341-2354.

◆ 7-5-22 研究概况 ◆

研究名称	CALGB9342
研究类型	随机对照试验
试验分期	Ⅲ 期
入组时间	1994 年 1 月开始
入组患者	474 例转移性乳腺癌（可以接受一种或未接受过任何药物）
分组情况	第 1 组（n=158）：紫杉醇 175mg/m² 第 2 组（n=156）：紫杉醇 210mg/m² 第 3 组（n=155）：紫杉醇 250mg/m²
用药方法	紫杉醇 ivd，3 小时输注完毕，q3w
研究结果	中位随访 5.2 年 3 组 OS 没有显著差异 高剂量紫杉醇组的血液学毒性和神经毒性更大

MBC：Metastatic breast cancer，晚期乳腺癌；TTP：Time to progression，疾病进展时间；OS：Overall survival，总生存期。

研究简介：

紫杉类药物（包括紫杉醇和多西他赛）是乳腺癌治疗中应用最广泛和最有效的药物之一。基于Ⅱ期临床试验的较好结果，美国 FDA 批准紫杉醇应用于晚期乳腺癌。最初临床试验得出的推荐用量是 200 ～ 250mg/m²/q3w。多中心随机对照研究结果显示每 3 周 175mg/m² 剂量比 135mg/m² 剂量的 PFS 更优。因此每 3 周 175mg/m² 为紫杉醇的标准剂量被推荐应用临床。本研究目的在于明确 175 mg/m² 紫杉醇是否为晚期乳腺癌的最佳用量。结果显示，在三个不同剂量组中，未提示显著的量效关系，各组的有效率分别为 23%、26% 和 21%。高剂量组可以延长 TTP，但在多因素分析中，两者相关性并不显著。三组的 OS 率和生存质量并没有明显差异，但高剂量组的神经毒性和血液学毒性明显增高。综上所述，该研究建议每 3 周 175 mg/m² 为晚期乳腺癌的紫杉醇最适剂量。

研究者简介：

Winer EP，美国丹娜法伯癌症中心的乳腺肿瘤防治中心主任。

编者按：

本研究在传统紫杉醇剂量基础上发现增加剂量并不能使患者受益，进一步确定紫杉醇在晚期乳腺癌最适剂量是 175 mg/m²/3w。

参考文献：

WINER E P,BERRY D A,WOOLF S,et al.Failure of Higher-Dose Paclitaxel to Improve Outcome in Patients With Metastatic Breast Cancer:Cancer and Leukemia Group B Trial 9342[J].J Clin Oncol,2004,22(11):2061-2068.

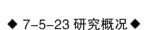

◆ 7-5-23 研究概况 ◆

研究名称	TAX311
研究类型	多中心开放性随机对照研究
试验分期	Ⅲ期
入组时间	1994 年 10 月～ 2001 年 10 月
入组患者	449 例晚期乳腺癌
分组情况	第 1 组（n=225）：多西他赛 第 2 组（n=224）：紫杉醇
用药方法	第 1 组：多西他赛 100mg/m² d1 q3w 第 2 组：紫杉醇 175mg/m² d1 q3w
研究结果	ORR：第 1 组 32%，第 2 组 25%（P=0.10） PFS：第 1 组 5.7 月，第 2 组 3.6 月（P<0.0001） OS：第 1 组 15.4 月，第 2 组 12.7 月（P=0.03） **安全性** G3/4 中性粒减少：第 1 组 93.3%，第 2 组 54.5%（P<0.0001） G3/4 外周性水肿：第 1 组 6.8%，第 2 组 0.5%（P<0.001） G3/4 感觉神经病变：第 1 组 7.2%，第 2 组 4.1%（P=0.08）

PFS: Progression-free survival，无进展生存期；OS: Overall survival，总生存期；TTP: Time to progression，疾病进展时间；ORR: Objective response rate，客观缓解率。

研究简介：

本研究在允许剂量和方案对多西他赛和紫杉醇进行比较。这项多中心开放随机对照Ⅲ期研究比较多西他赛与紫杉醇在曾使用蒽环类药物后进展的晚期乳腺癌中的疗效。449 例患者随机分配至多西他赛组 100mg/m² 或紫杉醇组 175mg/m²，21 天 1 周期，直到肿瘤进展、无法耐受的毒性或中途退出治疗。多西他赛组和紫杉醇组中位 OS 分别为 15.4 月和 12.7 月；（HR=1.41，95% CI，1.15-1.73，P=0.0.03），中位 TTP 分别为 5.7 月和 3.6 月，（HR=1.64，95% CI，1.33-2.02，P=0 .0001，ORR：32% vs. 25%，P=0.10）。结果发现多西他赛在 OS 和 TTP 方面均优于紫杉醇。安全性方面，多西他赛的血液学和非血液学毒性发生率均比紫杉醇高，但两组在生活质量方面无显著差异。多西他赛疗效明显优于紫杉醇，在短期 PFS 和长期 OS 方面均能从中获益。尽管不良反应发生率较高，但可以耐受。

研究者简介：

Jones Steve E，德克萨斯州 Dallas 市肿瘤科医生。

编者按：

在晚期乳腺癌对多西他赛和紫杉醇进行头对头比较的大型临床试验，为临床医师对紫杉烷类药物的应用有了更为清醒的认识，特别是单药多西他赛的剂量强度应给予足够的关注。

参考文献：

JONES S E,ERBAN J,OVERMOYER B,et al.Randomized Phase Ⅲ Study of Docetaxel Compared With Paclitaxel in Metastatic Breast Cancer[J].J Clin Oncol,2005,20;23(24):5542-5551.

◆ 7-5-24 研究概况 ◆

研究名称	Phase Ⅲ trial comparing three doses of docetaxel for second-line treatment of advanced breast cancer
研究类型	随机开放
试验分期	Ⅲ期
入组时间	1995年9月～2001年4月
入组患者	407例既往接受过一线化疗的晚期乳腺癌或辅助化疗中或化疗后6月内复发
分组情况	Ⅰ组（n=122）：多西他赛60mg/m² q3w Ⅱ组（n=146）：多西他赛75mg/m² q3w Ⅲ组（n=139）：多西他赛100mg/m² q3w
研究结果	在意向人群中，随着剂量的增加肿瘤的缓解率也增加（P=0.026），但是TTP并未延长（P=0.067） 不良反应： 毒性增加与剂量增加成正比， 3/4级中性粒细胞减少发生率：76.4%，83.7%，93.4% 发热性中性粒细胞减少症发生率：4.7%，7.4%，14.1%

TTP：Time to progression，疾病进展时间；cCR：Clinical complete response，临床完全缓解。

研究简介：

大量临床试验证明剂量增加与抗肿瘤活性和耐受性相关，由于多西他赛的线性药代动力学关系，预测剂量可能与肿瘤缓解率呈正相关。本研究旨在比较晚期乳腺癌中多西他赛的不同剂量与cCR的关系。选择既往接受过1次化疗的晚期乳腺癌或辅助化疗中或化疗后6月内复发的患者，随机分配至多西他赛60，75或100mg/m²组静脉输注，每3周1周期。结果显示在意向人群中，随着剂量的增加肿瘤的缓解率也增加（P=0.026），但是TTP并不延长（P=0.067）。不良反应增加与剂量增加成正比。证明多西他赛剂量增加可提高肿瘤缓解率，但不良反应也会随之增加。根据治疗目的，三组剂量均可用于晚期乳腺癌二线治疗。总之，多西他赛有着明显的量效关系，高剂量组100mg/m²可带来更高缓解率。各组的剂量均有效，而且毒性可控。在临床工作中，可根据患者不同情况采取不同剂量，低剂量组仍有潜在效果，特别对于身体条件差的患者可进行选择。

研究者简介：

Vernon Harvey，就职于奥克兰医院，主要致力于乳腺癌的治疗，多次担任早期和晚期乳腺癌药物大型临床试验的主要负责人。

编者按：

针对晚期乳腺癌的二线治疗证明多西他赛的量效关系，建议单药多西他赛剂量强度为100mg/m²，但不同剂量也有潜在获益，特别是身体状况稍差的患者。

参考文献：

HARVEY V，MOURIDSEN H，SEMIGLAZOV V，et al.Phase Ⅲ trial comparing three doses of docetaxel for second-line treatment of advanced breast cancer[J].J Clin Oncol,2006,24(31):4963-4970.

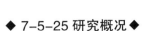

◆ 7-5-25 研究概况 ◆

试验名称	Phase 3 study comparing the use of docetaxel on an every‐3‐week versus weekly schedule in the treatment of metastatic breast cancer
研究类型	随机对照试验
试验分期	Ⅲ期
入组时间	2001 年 1 月~ 2004 年 9 月
入组患者	118 例组织学确诊转移性乳腺癌
分组情况	第 1 组（n=59）：多西他赛（3 周方案） 第 2 组（n=59）：多西他赛（1 周方案）
治疗方法	第 1 组：多西他赛 75mg/m² q3w
	第 2 组：多西他赛 35mg/m² qw×3W，停 1W
研究结果	有效率：35.6%（95% CI，23.6-49.1%），20.3%（95% CI，11.0-32.8%）
	中位 PFS：5.7 月 vs. 5.5 月，P=0.46 OS：18.3 月 vs. 18.6 月，P=0.34
	3/4 级不良反应多为粒缺，粒缺伴发热，乏力，肌肉疼痛，流泪，积液等。多西他赛（3 周）高于多西他赛（1 周），分别为 88.1%，55.9%，P=0.0001。 粒缺（81% vs.10%） 粒缺伴发热（10% vs. 3%） 乏力（25% vs. 13%） 肌肉疼痛（27% vs. 3%）

PFS：Progression-free survival，无进展生存期；OS：Overall survival，总生存期。

研究简介：

自多西他赛首次被批准用于治疗蒽环类药物耐药的难治性晚期转移性乳腺癌，曾有不同给药方式。在该项Ⅲ期随机对照试验中，入组 118 例乳腺癌，既往未接受多西他赛治疗；既往可接受紫杉醇治疗，但至少 12 月前；既往接受蒽环类药物治疗；病灶可测量；骨髓造血功能，血小板和肾功能无异常，对比多西他赛 3 周方案和多西他赛 1 周方案的有效率、PFS、OS、及 3/4 级不良反应发生率。多西他赛 3 周方案组的中位治疗周期为 9.5 周期（1-34 周期），多西他赛 1 周方案组的中位治疗周期为 7 周期（1-43 周期）。中位随访 15.1 月（0.5-51.6 月）。多西他赛 3 周方案组与多西他赛 1 周方案组有效率分别为 35.6% 和 20.3%。中位 PFS 为 5.7 月和 5.5 月，P=0.46，差异无统计学意义。中位 OS 为 18.3 月和 18.6 月，P=0.34，差异无统计学意义。3/4 级不良反应多为粒缺，粒缺伴发热，乏力，肌肉疼痛，流泪，积液等。3/4 级血液不良反应多西他赛 3 周方案组较 1 周方案组多见。粒缺在多西他赛 3 周方案组有 48 例（81%），1 周方案组有 6 例（10%）。粒缺伴发热在多西他赛 3 周方案组有 6 例（10%），1 周方案组有 2 例（3%）。乏力在多西他赛 3 周方案组有 15 例（25%），1 周方案组有 8 例（13%）。肌肉疼痛在多西他赛 3 周方案组有 16 例（27%），1 周方案组有 2 例（3%）。多西他赛 3 周方案组较多西他赛 1 周方案组有更高的有效率，但在老年和有粒缺并发症倾向的患者还应选择多西他赛 1 周方案。

研究者简介：

Vicente Valero，就职于 MD 安德森癌症中心乳腺癌医学系。

编者按:

本研究比较多西他赛 3 周方案和周方案有效率和不良反应,肯定多西他赛 3 周方案的疗效,但其不良反应同样需引起临床医生关注。

参考文献:

RIVERA E ,MEJIA J A,ARUN B K,et al.Phase 3 study comparing the use of docetaxel on an every-3-week versus weekly schedule in the treatment of metastatic breast cancer[J]. Cancer,2008,112(7):1455-1461.

◆ 7-5-26 研究概况 ◆

研究名称	CALGB 9840
研究类型	随机对照研究
试验分期	Ⅲ 期
入组时间	2000 年 ~ 2003 年
入组患者	585 例晚期乳腺癌,另外又纳入 158 例来自 CALGB 9342 研究接受紫杉醇 3 周方案 175 mg/m²,共 735 例进行分析
分组情况	第 1 组 (n=350):紫杉醇单周方案 80 mg/m² 第 2 组 (n=385):紫杉醇 3 周方案 175 mg/m² HER2 (+) 紫杉醇联合曲妥珠单抗 HER2 (-) 紫杉醇联合或不联合曲妥珠单抗
用药方法	紫杉醇单周方案 80 mg/m² 和 3 周方案 175 mg/m²
研究结果	PFS:第 1 组 9 月,第 2 组 5 月 (P<0.0001) ORR:第 1 组 42%,第 2 组 29% (P=0.0004) OS:第 1 组 24 月,第 2 组 12 月 (P=0.0092)
	3/4 度毒性 感觉 / 神经毒性:第 1 组 24%,第 2 组 12% (P=0.0003)

MBC: Metastatic breast cancer, 晚期乳腺癌;PFS: Progression-free survival, 无进展生存期;OS: Overall survival, 总生存期;HER2: Human epidermalgrowth factor receptor-2, 人表皮生长因子受体 -2;RR: Response rate, 反应率;TTP: Time to progression, 疾病进展时间;ORR: Objective response rate, 客观缓解率。

研究简介:

本研究为前瞻性随机对照研究,比较紫杉醇周方案和 3 周方案的疗效。本研究始于前曲妥珠单抗时代,HER2 受体检测条件有限,其中 171 例 HER2 表达情况未知。研究主要终点是 RR,次要终点 TTP、OS 和毒性。主要比较分析紫杉醇周方案和 3 周方案,另外比较 HER2 受体阴性患者接受和未接受曲妥珠单抗的结果。结果显示,紫杉醇周方案优于 3 周方案,RR(42% vs.29%,P=0.0004),TTP(9 月 vs. 5 月,P<0.0001),OS(24 月 vs. 12 月,P=0.0092)。对于 HER2 受体阴性患者,曲妥珠单抗并不能提高疗效。另外,紫杉醇周方案神经毒性大于 3 周方案(24% vs. 12%,P=0.0003)。此前已有临床试验证明新辅助化疗和辅助化疗中紫杉醇周方案均优于 3 周方案,本研究进一步分析了晚期乳腺癌治疗中紫杉醇不同用法的疗效,得到一致结果。

研究者简介：

Andrew D.Seidman，肿瘤内科学家，就职于 Memorial Sloan-Kettering 癌症中心，擅长早期和晚期乳腺癌的综合治疗，主要研究针对晚期乳腺癌的新型化疗药物和靶向药物的临床研究。

编者按：

本研究肯定了在晚期乳腺癌紫杉醇周方案比 3 周方案具有更好的疗效和生存获益，其他临床研究同样也证实了紫杉醇周疗优于 3 周方案。但同时应该关注紫杉醇周疗带来的神经毒性增加的问题，HER2 阴性转移性乳腺癌使用曲妥珠单抗不获益。

参考文献：

SEIDMAN A D,BERRY D,CIRRINCIONE C,et al.Randomized Phase Ⅲ Trial of Weekly Compared With Every-3-Weeks Paclitaxel for Metastatic Breast Cancer,With Trastuzumab for all HER2 Overexpressors and Random Assignment to Trastuzumab or Not in HER2 Nonoverexpressors:Final Results of Cancer and Leukemia Group B Protocol 9840[J].J Clin Oncol,2008,26(10):1642-1649.

◆ 7-5-27 研究概况 ◆

研究名称	A multicenter randomized phase Ⅲ trial of vinorelbine/gemcitabine doublet versus capecitabine monotherapy in anthracycline- and taxane-pretreated women with metastatic breast cancer
研究类型	随机、对照
试验分期	Ⅲ 期
入组时间	2002 年 4 月～ 2008 年 12 月
入组患者	158 例既往蒽环类或紫杉类治疗的晚期患者。
分组情况	VG 组（n=74）：长春瑞滨 + 吉西他滨 Cap 组（n=74）：卡培他滨
用药情况	VG 组：长春瑞滨 25mg/m²，d1,15 + 吉西他滨 1000mg/m²，d1,15 Cap 组：卡培他滨 1250mg/m² bid d1-14
研究结果	VG 组 vs. Cap 组 PFS：5.4 月 vs. 5.2 月（P=0.736） OS：20.4 月 vs. 22.4 月（P=0.319） ORR：28.4% vs. 24.3%（P=0.576）
	不良反应： 两个方案都有良好耐受性 Cap 组手足综合征、中性粒细胞减少和疲劳更常见

PFS: Progression-free survival，无进展生存期；OS: Overall survival，总生存期；ORR: Objective response rate，客观缓解率。

研究简介：

这是一项Ⅲ期临床试验，对比单药卡培他滨与长春瑞滨 + 吉西他滨治疗既往接受过蒽环类及紫杉类药物的转移性乳腺癌。随机分为两组，接受卡培他滨单药组和长春瑞滨 + 吉西他滨组。两组各有 74 例患者接受治疗，VG 组和 Cap 组的中位 PFS 分别为 5.4 和 5.2 月（P = 0.736）。VG 组的中位 OS 为 20.4 月，Cap 组的为 22.4 月。VG 组的 ORR 为 28.4%，Cap

组的 ORR 为 24.3%（P = 0.576）。两种方案的耐受性良好。VG 组中性粒细胞和疲劳的发生率较高，而在 Cap 组手足综合征更常见。本试验未能证明长春瑞滨 / 吉西他滨方案在治疗晚期乳腺癌时优于单药卡培他滨。由于口服给药有良好的安全性和便利性，卡培他滨组患者依从性更好。

研究者简介：

D. Mavroudis，就职于希腊克里特岛伊拉克利翁大学总医院医学肿瘤科。

编者按：

长春瑞滨和吉西他滨联合方案与单药卡培他滨在治疗既往接受过蒽环类及紫杉类药物的晚期乳腺癌并未有明显差异，从口服药的毒性、方便性、患者的依从性考虑推荐卡培他滨单药治疗更为便捷。

参考文献：

PALLIS A G,BOUKOVINAS I,ARDAVANIS A,et al.A multicenter randomized phase Ⅲ trial of vinorelbine/gemcitabine doublet versus capecitabine monotherapy in anthracycline-and taxane-pretreated women with metastatic breast cancer[J].Ann Oncol,2012,23(5):1164-1169.

◆ 7-5-28 研究概况 ◆

研究名称	E7389-G000-301
研究类型	随机
试验分期	Ⅲ期
入组时间	2006 年 9 月～ 2009 年 9 月
入组患者	1102 例局部进展或转移性乳腺癌、至少经过蒽环及紫杉烷治疗（晚期为 ≤ 2 线化疗）的乳腺癌
分组情况	第 1 组（n=554）：艾立布林 第 2 组（n=548）：卡培他滨
用药方法	艾立布林 1.4 mg/m² ivd1,8 q3w 卡培他滨 1250mg/m² po d1-14 q3w
研究结果	PFS：第 1 组 4.1 月，第 2 组 4.2 月（P=0.30） ORR：第 1 组 11.0%，第 2 组 11.5%（P=0.85） OS：第 1 组 15.9 月，第 2 组 14.5 月（P=0.056） 亚组分析（三阴乳腺癌） OS：第 1 组 14.4 月，第 2 组 9.4 月 （HR= 0.702, 95% CI, 0.545 ～ 0.906, P=0.006）

PFS: Progression-free survival, 无进展生存期；OS: Overall survival, 总生存期；ORR: Objective response rate, 客观缓解率；HR: Hazard ratio, 风险比；CI: Confidence interval, 置信区间。

研究简介：

该项随机Ⅲ期试验比较艾立布林和卡培他滨治疗局部晚期或转移性乳腺癌的疗效，入组局部进展或转移性乳腺癌、至少经过蒽环及紫杉烷治疗（晚期为 ≤ 2 线化疗）的乳腺癌（n=1102）。初次分析显示在总体人群，艾立布林的生存获益可与卡培他滨相媲美。但随后的几次亚组分析显示，相较于卡培他滨，艾立布林可显著延长 TNBC 亚组的中位 OS 达 5 月（14.4 月 vs. 9.4 月，HR=0.702，P=0.006）、延长 HER2 阴性人群中位 OS 2.6 月（16.1 月 vs.

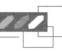

13.5 月，HR= 0.77， P =0.026）；且两组患者的总体 TEAE 无显著差异（94.0% vs. 91.7%），而艾立布林的手足综合征发生率远低于卡培他滨（0.5% vs. 48.3%）。非内脏转移分层分析显示，艾立布林比卡培他滨 OS 显著延长达 9.5 月（27.8 月 vs. 18.3 月），死亡风险降低 49%。

研究者简介：

Kaufman P A，就职于达特茅斯希区柯克医学中心肿瘤中心。

编者按：

艾立布林表现出的潜在活性可与常用药物卡培他滨相媲美，在三阴乳腺癌中甚至优于卡培他滨，有较好的临床应用前景。

参考文献：

KAUFMAN P A,AWADA A,TWELVES C,et al.Phase Ⅲ Open-Label Randomized Study of Eribulin Mesylate Versus Capecitabine in Patients With Locally Advanced or Metastatic Breast Cancer Previously Treated With an Anthracycline and a Taxane[J].J Clin Oncol,2015,33(6):594-601.

PIVOT X,IM S A,GUO M,et al.Subgroup analysis of patients with HER2-negative metastatic breast cancer in the second-line setting from a phase 3,open-label, randomized study of eribulin mesilate versus capecitabine[J].Breast Cancer,2018,25(3):370-374.

三、多线治疗

◆ 7-5-29 研究概况 ◆

研究名称	Phase Ⅲ trial of nanoparticle albumin-bound paclitaxel compared with polyethylated castor oil-based paclitaxel in women with breast cancer
研究类型	多中心随机对照
试验分期	Ⅲ期
入组时间	2001 年 11 月～2002 年 11 月
入组患者	454 例转移性乳腺癌
分组情况	试验组（n=229）：白蛋白结合型紫杉醇 对照组（n=225）：紫杉醇
用药方法	白蛋白结合型紫杉醇 260mg/m² 紫杉醇 175mg/m²
研究结果	RR：33% vs. 19%（P=0.001） 中位 TTP：23 周 vs. 16.9 周（P=0.006） OS：试验组 65.0 周，对照组 55.7 周（P=0.374） 安全性 G4 中性粒细胞减少：试验组 9%，对照组 22%（P<0.001） G3 感觉神经病变：试验组 10%，对照组 2%（P=0.028）

MBC: Metastatic breast cancer, 晚期乳腺癌；OS: Overall survival, 总生存期；RR: Response rate, 反应率；TTP: Time to progression, 疾病进展时间。

研究简介：

这项多中心、随机对照临床试验评价了白蛋白结合型紫杉醇与紫杉醇对晚期乳腺癌的疗效和安全性。454 例患者随机分为试验组（白蛋白结合型紫杉醇）和对照组（普通紫杉醇）。

试验组、对照组 RR 分别为 33% 和 19%（P=0.001），其中作为一线解救方案的有效率分别为 42% 和 27%（P=0.029），作为二、三线解救方案的有效率分别为 27% 和 13%（P=0.006）。中位 TTP 两组分别为 23 周和 16.9 周（P=0.006）。中位 OS 试验组为 65 周，对照组 55.7 周，提示白蛋白结合型紫杉醇在改善患者 OS 方面具有优势，针对二、三线解救化疗的统计学分析结果有显著性差异（P=0.024）。

研究者简介：

William J. Gradishar，就职于美国伊利诺伊州西北大学，医学系乳腺肿瘤、血液学 / 肿瘤学系。

编者按：

本研究结果显示无论是在晚期乳腺癌的一线及二三线治疗中，白蛋白结合型紫杉醇相比普通紫杉醇均具有良好的临床疗效及安全性，为临床医生提供更为理想高效低毒的有效药物。

参考文献：

GRADISHAR W J,TJULANDIN S,DAVIDSON N,et al.Phase Ⅲ trial of nanoparticle albumin-bound paclitaxel compared with polyethylated castor oil-based paclitaxel in women with breast cancer[J].J Clin Oncol,2005,23(31):7940-7803.

◆ 7-5-30 研究概况 ◆

研究名称	GEICAM
研究类型	多中心、开放、随机
试验分期	Ⅲ 期
研究编号	NCT00128310
入组时间	252 例接受过紫杉和蒽环的晚期乳腺癌，≤ 3 线化疗
入组患者	2001 ～ 2005
分组情况	最终随访观察 251 例 第 1 组（n=125）：吉西他滨 + 长春瑞滨 第 2 组（n=126）：长春瑞滨
用药方法	吉西他滨（1200mg/m²，d1,8）+ 长春瑞滨（30mg/m²，d1,8） 长春瑞滨单药（30mg/m² d1,8）
研究结果	PFS：第 1 组 6.0 月，第 2 组 4.0 月（P=0.0028） ORR：第 1 组 36%，第 2 组 26%（P=0.093） OS：第 1 组 15.9 月，第 2 组 16.4 月（P=0.8）
	不良反应 3 或 4 级中性粒细胞减少：61% vs.44%（p = 0.0074） 发热性中性粒细胞减少：11% vs. 6%（P = 0.15）

ORR: Objective response rate，客观缓解率；PFS: Progression-free survival，无进展生存期；OS: Overall survival，总生存期。

研究简介：

本研究比较吉西他滨联合 + 长春瑞滨对比标准的长春瑞滨治疗晚期乳腺癌的获益情况。该项多中心、开放、随机试验中，252 例局部复发和转移的既往接受蒽环类和紫杉类治疗，随机分为长春瑞滨单药或吉西他滨联合长春瑞滨组，直到疾病进展或者不可接受的毒性或因患者原因而停药。主要终点中位 PFS，次要终点包括有效率、疾病持续时间、OS 及不良反应。两组内脏转移分别占 76% 和 75%，联合组中位 PFS 为 6.0 月（95%CI，4.8-7.1），长春瑞滨 4 月（2.9－5.1）；有 1.9 月差异（HR=0.66，0.50-0.88，P ＝ 0.0028）。OS 为 15.9 月（12.6-19.1）和 16.4 月（11.6-21.0），有 0.5 月差异（HR=1.04，0.78-1.39，P ＝ 0.8046）。ORR 率联合组 36%（n ＝ 45），长春瑞滨组 26%（n ＝ 33）（P ＝ 0.093）。联合组中 3 或 4 级中性粒细胞减少症 75 例（61%，52 -70），单药组 55 例（44%，35 － 53）（P ＝ 0.0074）。联合组致发热性中性粒细胞减少 13 例（11%），单药长春瑞滨的患者中有 7 例（6%）（P ＝ 0.15）。3 级或 4 级非血液病中毒的发生率两组相似。

研究者简介：

Miguel Martin，马德里 Universitario Gregorio Maranon 肿瘤科主任，在马德里康普斯顿大学任肿瘤学教授。主要致力于乳腺癌的新药物研发；是 ASCO, ESMO, American Society of Breast Diseases, EBMT, and MASCC ABMT 成员。

编者按：

对蒽环及紫杉类药物治疗进展的转移性乳腺癌，吉西他滨和长春瑞滨联合组与长春瑞滨单药组相比延长了患者 PFS，两组 OS 并无差异。尽管联合组不良反应尚可控制，但血液毒性更强。因此，医生决策该联合用药的化疗方案时，应慎重考虑并注意对患者进行全面评估。

参考文献：

MARTÍN M,RUIZ A,MUÑOZ M,et al.Gemcitabine plus vinorelbine versus vinorelbine monotherapy in patients with metastatic breast cancer previously treated with anthracyclines and taxanes:final results of the phase Ⅲ Spanish Breast Cancer Research Group(GEICAM)trial[J]. Lancet Oncol,2007,8(3):219-225.

◆ 7-5-31 研究概况 ◆

研究名称	EMBRACE
研究类型	随机对照
试验分期	Ⅲ期
入组时间	2006 年 11 月～ 2008 年 11 月
入组患者	762 例接受过至少二线蒽环与紫杉类化疗的晚期乳腺癌
分组情况	随机按 2：1 分组 第 1 组（n=503）：艾立布林 第 2 组（n=254）：TPC（临床医生选择治疗方案）
用药方法	艾立布林组 1.4mg/m² iv d1,8 q3w
研究结果	PFS：第 1 组 3.7 月，第 2 组 2.2 月（P=0.137） ORR：第 1 组 12%，第 2 组 5%（P=0.002） OS：第 1 组 13.1 月，第 2 组 10.6 月（P=0.041）
	不良反应： 乏力或疲劳：54% vs. 40% 中性粒细胞减少：52% vs. 30% 外周神经病变是导致停药的发生最常见的不良反应，艾立布林组 24/503 例 5%

PFS: Progression-free survival, 无进展生存期；OS: Overall survival, 总生存期；ORR: Objective response rate, 客观缓解率；FDA: Food and drug administration, 美国食品药品管理局。

研究简介：

生存获益对于治疗前已经发生转移的乳腺癌非常重要。艾立布林是一种新的作用机制、非紫杉醇类的微管抑制剂。本研究目的比较艾立布林与当时常用的单药方案在治疗晚期转移患者的 OS 率。患者随机按 2∶1 分组，艾立布林组（1.4mg/m² iv d1，8　21 天 1 周期）或医生选择组（TPC）。患者曾接受 2-5 线既往化疗方案（两个或两个以上转移病灶），包括蒽环类和紫杉类药物。主要目标是 OS。762 例女性被随机分配到艾立布林组 508 例、临床选择组（TPC）254 例。艾立布林组 OS 明显提高（P=0.041）。两组最常见的不良反应是乏力或疲劳，中性粒细胞减少。外周神经病变是导致停药的发生最常见的不良反应，艾立布林组 24/503 例（5%）。艾立布林组与 TPC 组相比显著提高晚期患者的 OS。

研究者简介：

Chris Twelves 是利兹大学圣杰姆斯肿瘤研究所所长及临床癌症药理学教授。

编者按：

该研究发现艾立布林提高多线治疗后进展的晚期乳腺癌的 OS 率，为难治性晚期乳癌患者带来希望。同其他治疗方法相比，明显改善 OS，FDA 在 EMBRACE 临床研究的基础上通过艾立布林审批。

参考文献：

CORTES J,O'SHAUGHNESSY J,LOESCH D,et al.Eribulin monotherapy versus treatment of physician's choice in patients with metastatic breast cancer(EMBRACE):a phase 3 openlabel randomised study[J].Lancet,2011,377(9769):914-923.

◆ 7-5-32 研究概况 ◆

研究名称	BEACON
研究类型	开放、随机、多中心
试验分期	Ⅲ期
入组时间	2011 年 1 月 14 日～ 2013 年 11 月 14 日
入组患者	852 例晚期乳腺癌，患者的 ER/HER2 状态不定
分组情况	第 1 组（n=429）：Etirinotecan pegol 第 2 组（n=423）：TPC（TPC：临床医生选择治疗）
用药情况	Etirinotecan pegol 145mg/² iv，90 分钟，q3w 医生选择单药治疗
研究结果	中位 OS：12.4 月 vs. 10.3 月（P = 0.084）
	G3/4 不良反应：48% vs. 63%（P<0.0001） 腹泻 10% vs. 1%。 中性粒细胞减少 10% vs. 31% 周围神经病变 <1% vs. 4%
	Etirinotecan pegol 组 3 例患者死于治疗相关的不良反应（肺炎、骨髓增生异常综合征，急性肾功能衰竭）； 医生选择治疗组 2 例死于中性粒细胞减少和感染

HER2: Human epidermalgrowth factor receptor-2，人表皮生长因子受体 -2；ER: Estrogen receptor，雌激素受体；OS: Overall survival，总生存期；CI: Confidence interval，置信区间。

研究简介：

Etirinotecan pegol 是一种聚乙二醇化的长效的拓扑异构酶 I 抑制剂，可以延长肿瘤细胞对于 SN38 暴露时间，降低毒性。该试验评估 Etirinotecan pegol 用于局部复发或转移性乳腺癌是否优于当时可用的单药治疗方案。本研究为开放，多中心，随机Ⅲ期研究，局部复发或转移性乳腺癌（既往 2-5 线治疗）按 1:1 随机分成 Etirinotecan pegol 组和医师选择单药（蒽环类、紫杉类、卡培他滨）治疗组。纳入标准：脑转移稳定的患者和东部肿瘤协作组织一般状态分级为 0 级或 1 级。按地区、既往使用艾立布林和受体状态既往随机化分层。主要研究目标 OS，852 例患者随机分成为 Etirinotecan pegol 组 429 例和医生选择组 423 例。两组 OS 率未见显著差异。严重不良反应 128 例（30%）vs. 129 例（32%）。在 Etirinotecan pegol 组患者 3 级以上的不良反应较少（204 例 48% vs. 256 例 63%；P<0.0001）。最常见的 3 级以上的不良反应是腹泻（41 例 10% vs. 1%），中性粒细胞减少（41 例 10% 例 vs. 125 例 31%）和周围神经病变（2 例 1% vs. 15 例 4%）。在 Etirinotecan pegol 组 3 例患者死于治疗相关的不良反应（肺炎、骨髓增生异常综合征，急性肾功能衰竭）和医生选择治疗组 2 例患者死于中性粒细胞减少和感染。

研究者简介：

Perez E A，梅奥诊所综合癌症中心教授，癌症临床试验联盟的小组副主席，美国癌症研究协会、美国临床肿瘤学会和国家癌症研究所成员。

编者按：

该研究尽管未能证明 Etirinotecan pegol 方案与传统方案相比在改善 OS 方面有优势，但应该看到 Etirinotecan pegol 方案的中位 OS 明显优于医生选择组的中位 OS，意味着至少对多线治疗后的晚期乳腺癌单药 Etirinotecan pegol 仍有可取之处，从不良反应可见 Etirinotecan pegol 与对照组有所不同，特别是外周神经毒性及髓内毒性低于对照组。Etirinotecan pegol 方案可以作为难治性患者的用药选择。

参考文献：

PEREZ E A,AWADA A,O'SHAUGHNESSY J,et al.Etirinotecan pegol(NKTR-102)versus treatment of physician's choice in women with advanced breast cancer previously treated with an anthracycline,a taxane, and capecitabine(BEACON):a randomised,open-label,multicentre,phase 3 trial[J].Lancet Oncol,2015,16(15):1556-1568.

◆ 7-5-33 研究概况 ◆

试验名称	BG01-1323L
研究类型	随机对照试验
试验分期	Ⅲ期
研究编号	NCT02253459
入组时间	2014 年 8 月 8 日～ 2015 年 12 月 14 日
入组患者	405 例蒽环和紫杉类药物治疗失败的转移性乳腺癌
分组情况	第 1 组（n=270）：优替德隆＋卡培他滨 第 2 组（n=135）：卡培他滨

（续表）

治疗方法	优替德隆：30mg/m²/d，ivd，d1-5，q3w 卡培他滨：2000mg/m²/d，po，bid，d1-14，q3w 直至疾病进展或不能耐受
研究结果	PFS：第 1 组 8.44 月，第 2 组 4.27 月（P<0.0001） OS：第 1 组 19.8 月，第 2 组 16.0 月（P=0.0142）

PFS：Progression-free survival，无进展生存期；OS：Overall survival，总生存期。

研究简介：

BG01-1323L 是一项随机开放标签Ⅲ期研究，旨在评估优替德隆＋卡培他滨对比卡培他滨用于至少接受包括蒽环类和紫杉类在内的 2~4 线化疗方案治疗进展的转移性乳腺癌的疗效和安全性。转移性乳腺癌的治疗药物通常包括蒽环和紫杉类药物，但目前多数复发转移性乳腺癌在早期治疗阶段已经接受过这两类药物的治疗，晚期再使用经常出现耐药。埃坡霉素是一类促进微管蛋白聚合的抗肿瘤药物，已被证实对多药耐药肿瘤具有明显抑制作用。优替德隆是一种基因改造的埃坡霉素类似物，其在Ⅰ期和Ⅱ期试验中已显示出治疗乳腺癌的显著潜力。Ⅲ期 BG01-1323L 研究显示，优替德隆＋卡培他滨组较卡培他滨单药组有明显的疗效，PFS 由 4.27 月延长至 8.44 月（P<0.0001）；OS 由 16.0 月延长至 19.8 月（P=0.0142）。安全性方面，优替德隆和卡培他滨联合治疗组的外周神经病变发生率显著高于卡培他滨单药治疗组（3 级及以上发生率：25% vs 1%），其他不良反应两组间未观察到显著差异。值得注意的是，优替德隆仅引起非常轻微的骨髓抑制，并且没有明显的肝肾毒性。中国国家药品监督管理局基于 BG01-1323L 研究的数据批准优替德隆联合卡培他滨用于既往接受过至少一种化疗方案的复发或转移性乳腺癌。

研究者简介：

徐兵河，国家新药（抗肿瘤）临床研究中心主任，国家癌症中心／中国医学科学院肿瘤医院第六届学术委员会委员，中国医学科学院、北京协和医学院第七届学术委员会委员，国家肿瘤质控中心乳腺癌专家委员会主任委员，国家癌症中心乳腺癌早诊早治专家委员会主任委员。

编者按：

优替德隆是新一代微管抑制剂，为晚期乳腺癌提供了新的治疗选择，特别对蒽环和紫杉治疗失败的晚期乳腺癌，不仅降低疾病进展风险和死亡风险，而且其明显的安全性优势与紫杉醇和其他同类药物形成鲜明对照。因此，优替德隆被纳入 2020 版 CSCO 乳腺癌诊疗指南推荐和中国晚期乳腺癌规范诊疗指南。

参考文献：

ZHANG P, SUN T, ZHANG Q Y,et al.Utidelone plus capecitabine versus capecitabine alone for heavily pretreated metastatic breast cancer refractory to anthracyclines and taxanes:a multicentre, open-label,superiority, phase 3, randomised controlled trial[J].Lancet Oncol,2017,18(3):371-383.

XU B, SUN T, ZHANG Q,et al.Efficacy of utidelone plus capecitabine versus capecitabine for heavily pretreated, anthracycline-and taxane-refractory metastatic breast cancer:final analysis of overall survival in a phase Ⅲ randomised controlled trial[J].Ann Oncol,2021,32(2):218-228.

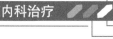

四、维持治疗

◆ 7-5-34 研究概况 ◆

研究名称	MANTA1
研究类型	随机开放试验
试验分期	Ⅲ期
入组时间	1998 年 4 月～ 2003 年 10 月
入组患者	459 例晚期乳腺癌紫杉醇一线后续维持治疗（HR 阳性占 63.2%）
分组情况	多柔比星或表柔比星联合紫杉醇一线化疗 6 到 8 周期后随机分组 第 1 组（n=109）：紫杉醇维持化疗 第 2 组（n=106）：观察
用药方法	紫杉醇 175 mg/m² q3w
研究结果	PFS：第 1 组 8 月，第 2 组 9 月（P=0.0817） OS：第 1 组 28 月，第 2 组 29 月（P=0.547）

PFS：Progression-free survival，无进展生存期；OS：Overall survival，总生存期；TTP：Time to progression，疾病进展时间；NCCN：National Comprehensive Cancer Network，美国国立综合癌症网络。

研究简介：

部分临床试验已证明延长化疗时间可提高 TTP、OS 和生活质量。紫杉醇作为晚期乳腺癌治疗的重要药物，1996 年 NCCN 指南推荐在晚期乳腺癌使用紫杉醇直至病情进展。本研究旨在确定紫杉醇后续维持治疗的作用。紫杉醇维持治疗与对照组相比，在一线蒽环类/紫杉醇联合用药 6-8 周期后再给予维持治疗并未获益。入组 459 例接受表柔比星或多柔比星联合紫杉醇联合一线治疗的晚期乳腺癌，将其中治疗获益的 255 例患者随机分配到紫杉醇维持治疗和对照组中。主要终点 PFS，中位 PFS（紫杉醇维持治疗组 8 月 vs. 对照组 9 月）和中位 OS（28 月 vs. 29 月）均无显著差异。与对照组比，一线蒽环类药物加紫杉醇联合化疗 6 至 8 周期治疗临床获益后，继续使用紫杉醇维持治疗并不能改善 PFS。

研究者简介：

Gennari Alessandra，就职于意大利国家癌症研究中心。

编者按：

本研究是关于化疗治疗时间的研究，提示对于曾接受细胞毒药物治疗的化疗敏感型晚期乳腺癌，延长治疗时间并不能获益。化疗时间仍是晚期乳腺癌争论的问题，对于今后的临床实践工作和临床试验研究都很重要。

参考文献：

GENNARI A, AMADORI D, LENA M D,et al.Lack of Benefit of Maintenance Paclitaxel in First-Line Chemotherapy in Metastatic Breast Cancer[J].J Clin Oncol,2006,24(24):3912-3918.

◆ 7-5-35 研究概况 ◆

研究名称	GEICAM 2001-01
研究类型	随机多中心
试验分期	Ⅲ期
入组时间	2005 年～ 2007 年
入组患者	288 例转移性乳腺癌
分组情况	采用多柔比星序贯紫杉醇方案（A → T）作为一线治疗，155 例临床受益患者随机分组 第 1 组（n=78）：脂质体多柔比星维持化疗 第 2 组（n=77）：观察组
用药方法	A → T： 多柔比星 75mg/m² q3w×3 周期→多西他赛 100mg/m² q3w×3 周期 第 1 组：PLD 40mg/m²，q4w×6 周期 第 2 组：观察
研究结果	PFS：第 1 组 8.4 月，第 2 组 5.1 月（P=0.0002） OS：第 1 组 24.8 月，第 2 组 22.0 月（P=0.44） 第 1 组患者 5% 发生 3/4 级非血液病事件（疲劳、粘膜炎、掌足红肿）；12% 发生 3/4 级中性粒细胞减少；2 例患者出现发热性中性粒细胞减少症

PLD: Pegylated liposomal doxorubicin, 脂质体多柔比星；MBC: Metastatic breast cancer, 晚期乳腺癌；PFS: Progression-free survival, 无进展生存期；OS: Overall survival, 总生存期；TTP: Time to progression, 疾病进展时间；HR: Hazard ratio, 风险比；CI: Confidence interval, 置信区间。

研究简介：

这项随机多中心Ⅲ期临床试验评价脂质体多柔比星（PLD）对转移性乳腺癌一线治疗后的维持治疗疗效。中位疾病进展时间（TTP）是主要终点。288 例接受该一线化疗方案，155 例临床受益患者随机分为 PLD 维持治疗组（n=78）或观察组（n=77）。中位随访 20 月，94% 患者出现进展。PLD 与观察组相比显著改善了 TTP 3.3 月（8.4 月 vs. 5.1 月，HR=0.54，95% CI, 0.39-0.76，P=0.0002）。 PLD 组 OS 无显著延长（24.8 月 vs. 22 月，HR=0.86，95% CI, 0.58-1.27，P=0.44）。PLD 不良反应轻微且易于治疗，5% 患者发生 3/4 级非血液病事件（疲劳、粘膜炎、掌足红肿）。12% 患者发生 3/4 级中性粒细胞减少；2 例患者出现发热性中性粒细胞减少症。

研究者简介：

Emilio Alba，就职于西班牙马拉加，维多利亚州，维多利亚市立大学附属医院肿瘤内科。

编者按：

该Ⅲ期试验证明，对于一线化疗后转移性乳腺癌 PLD 维持化疗具有良好耐受性，尽管与观察组相比 PLD 未改善 OS，但改善患者 PFS，对临床有一定指导意义。

参考文献：

ALBA E,RUIZBORREGO M,MARGELÍ M,et al.Maintenance treatment with pegylated liposomal doxorubicin versus observation following induction chemotherapy for metastatic breast cancer:GEICAM 2001-01 study[J].Breast Cancer Research & Treatment,2010,122(1):169-176

◆ 7-5-36 研究概况 ◆

研究名称	KCSG-BR07-02
试验编号	NCT00561119
研究类型	前瞻性、随机、多中心
试验分期	Ⅲ期
入组时间	2007.8 ～ 2010.9
入组患者	324 例既往未接受过化疗的晚期乳腺癌
分组情况	先予 PG 方案（紫杉醇 + 吉西他滨）化疗 6 周期，达到 CR、PR 和 SD 的 231 例患者随机分组 第 1 组（n=116）：PG 方案维持化疗 第 2 组（n=115）：观察组
用药方法	PG：紫杉醇 175mg/m² d1 + 吉西他滨 1250 mg/m² d1,8
研究结果	PFS：第 1 组 7.5 月，第 2 组 3.8 月（P=0.026） OS：第 1 组 32.3 月，第 2 组 23.5 月（P=0.047）
	3 级以上中性粒细胞减少症在维持组高于观察组 （61% vs. 0.9%，P <0.001）

MBC：Metastatic breast cancer，晚期乳腺癌；PFS：Progression-free survival，无进展生存期；OS：Overall survival，总生存期；CR：Complete response，完全缓解；PR：Partial response，部分缓解；SD：Stable disease，疾病稳定。

研究简介：

此项研究是一项前瞻性、随机、多中心、Ⅲ期临床试验，评估一线 6 周期 PG 方案化疗后病情得到控制的转移性乳腺癌应用 PG 维持化疗是否能提高患者 PFS。患者 6 周期 PG 化疗后获得良好肿瘤控制，随机分成维持化疗组和观察组，直至病情进展。324 例患者中，231 例 MBC 患者在一线 PG 方案化疗后肿瘤控制。随机分为维持化疗组（n=116）和观察组（n=115）。中位年龄 48 岁（28-76 岁），中位随访 33 月，中位化疗周期数 33 月，维持治疗组化疗 6 周期。中位 PFS 时间维持组较观察组长（7.5 月 vs. 3.8 月，P=0.026）。OS 比观察组长（32.3 月 vs. 23.5 月，P=0.047）。维持组 3 级以上中性粒细胞减少症高于观察组（61% vs. 0.9%，P <0.001）。一线 6 周期 PG 方案治疗后病情得到控制的 MBC 患者应用 PG 方案维持化疗与观察组相比，维持化疗有更好的 PFS 和 OS。

研究者简介：

Young Hyuck Im，就职于韩国成均馆大学医学中心。

编者按：

晚期乳腺癌维持治疗 3 项试验，MANTA1 未获益，GEICAM 2001-01 试验 PFS 获益，只有 KCSG-BR07-02 试验 PFS、OS 均获益。亚组分析显示维持治疗使特定亚组 PFS 方面获益更大，包括年龄小于等于 50 岁、绝经前、内脏转移、激素受体阴性、肿瘤负荷较大及初始联合化疗获得完全缓解及部分缓解的患者。

参考文献：

PARK Y H,JUNG K H,IM S A,et al.Phase Ⅲ,multicenter,randomized trial of maintenance chemotherapy versus observation in patients with metastatic breast cancer after achieving disease control with six cycles of gemcitabine plus paclitaxel as first-line chemotherapy:KCSG-BR07-

02[J].J Clin Oncol,2013,31(14):1732-1739.

◆ 7-5-37 研究概况 ◆

研究名称	Capecitabine combined with docetaxel versus vinorelbine followed by capecitabine maintenance medication for first-line treatment of patients with advanced breast cancer: Phase 3 randomized trial.
研究类型	随机对照
试验分期	Ⅲ期
入组时间	2010 年 4 月～ 2013 年 2 月
入组患者	206 例转移性乳腺癌
分组情况	TX 组 （n=104） ： 多西他赛 + 卡培他滨 NX 组 （n=102） ： 长春瑞滨 + 卡培他滨 后续卡培他滨序贯治疗
用药情况	多西他赛 75mg/m² d1 q3w 长春瑞滨 25mg/m² d1，8 q3w 卡培他滨 1000mg/m² d1-14q3w
研究结果	中位 PFS： 8.4 月 vs. 7.1 月 （P =0.0026） 持续缓解时间： 7.8 月 vs. 6.6 月 （P =0.0451） OS： 35.3 月 vs. 19.8 月 （P =0 .1349）
	不良反应： 手足综合征： 47% vs. 16.7% （P<0.0001） 其他轻微副作用的频率相似

PFS: Progression-free survival, 无进展生存期；OS: Overall survival, 总生存期；HR: Hazard ratio, 风险比；CI: Confidence interval, 置信区间；DOR: the interval from a documented CR or PR to the first date of disease progression, 缓解持续期。

研究简介：

在这项前瞻性研究中，通过对比多西他赛 / 卡培他滨（TX）和长春瑞滨 / 卡培他滨（NX）与卡培他滨维持治疗转移性乳腺癌的安全性和疗效。TX 是 NCCN 指南中治疗转移性乳腺癌的标准方案之一。当时直接比较 TX 序贯卡培他滨和 NX（长春瑞滨联合卡培他滨）序贯卡培他滨疗效的临床研究并不多，尤其是那些曾经使用过紫杉类药物的病例。纳入 206 例转移性乳腺癌随机分成 TX 治疗组（104 人）和 NX 治疗组（102 人），均为卡培他滨序贯治疗。研究主要终点 PFS，次要终点包括 OS、缓解率（RR），缓解持续期（DOR）以及安全性。TX 组中位生存期优于 NX 组（8.4 月 vs. 7.1 月，P=0.0026），中位缓解期也更具优势（7.8 月 vs. 6.6 月，P=0.0451）。TX 组 48 例，NX 组 42 例患者达到维持用药。TX 组总生存期（35.3 月）明显长于 NX 组（19.8 月），但差异无统计学意义。亚组分析发现，年龄 ≥ 40 岁，绝经或已经发生内脏转移的患者更有可能因使用 TX 方案而延长 PFS 和 OS。而与之相对的，激素受体和 HER2 表达情况，既往紫杉类药物治疗史对本研究的结果并无影响。两组肿瘤反应率分别为 55.3%（TX 组）和 54.9%（NX 组）。TX 组的手足综合征发生率 47% 而 NX 组 16.7%，其他化疗不良作用发生率二组相似。

研究者简介：

徐兵河，同前。

编者按：

与 NX 方案相比， TX 方案治疗晚期乳腺癌，并予卡培他滨序贯治疗可更好提高患者

PFS 和 DOR，与患者曾经是否使用过紫杉类药物无关。

参考文献：

WANG J Y, XU B H,YUAN P,et al.Capecitabine combined with docetaxel versus vinorelbine followed by capecitabine maintenance medication for first-line treatment of patients with advanced breast cancer:Phase 3 randomized trial[J].Cancer,2015,121(19):3412-3421.

第6节 晚期乳腺癌靶向治疗

晚期乳腺癌靶向治疗近年来不断取得突破进展，快速改变着乳腺癌治疗格局，在传统抗 HER2 靶向治疗药物曲妥珠单抗的基础上，酪氨酸激酶抑制剂、帕妥珠单抗、恩美曲妥珠单抗、德喜曲妥珠单抗、马吉妥昔单抗等新型抗 HER2 治疗药物层出不穷，HER2 阳性晚期乳腺癌总生存不断得到延长。抗血管生成药物贝伐珠单抗、雷莫卢单抗则在一定程度改善了晚期乳腺癌 PFS，抗 Trop-2 靶向治疗也取得相应进展。CDK4/6 抑制剂革命性提升了激素受体阳性晚期乳腺癌的生存获益，其他如 PI3K/AKT/mTOR 通路抑制剂、组蛋白去乙酰化酶抑制剂也在晚期乳腺癌内分泌治疗大放异彩。本节按照抗 HER2 治疗、抗血管生成以及抗 Trop-2 靶向治疗分别加以介绍。

一、抗 HER2 治疗

（一）曲妥珠单抗

◆ 7-6-1 研究概况 ◆

试验名称	H0648g
研究类型	随机对照试验
试验分期	Ⅲ期
入组时间	1995 年 6 月～ 1997 年 3 月
入组患者	469 例 HER2 过表达转移性乳腺癌
分组情况	第 1 组（n=234）：曲妥珠单抗＋化疗（AC 或 P） 第 2 组（n=235）：化疗（AC 或 P）
治疗方法	根据辅助治疗期间用药情况选择治疗方案 若辅助治疗未接受蒽环，选 AC： 多柔比星 60mg/m² （或表柔比星 75mg/m²）＋ 环磷酰胺 600mg/m² iv d1 q3w×6 周期 若辅助治疗接受过蒽环，选 P： 紫杉醇 175mg/m² iv d1 q3w×6 周期 曲妥珠单抗起始 4mg/kg，之后 2mg/kg iv d1 qw 直至病情进展
研究结果	PFS：第 1 组 7.4 月，第 2 组 4.6 月（P <0.001） ORR：第 1 组 50%，第 2 组 32%（P <0.001） OS：第 1 组 25.1 月，第 2 组 20.3 月（P=0.046）

FDA: Food and drug administration, 美国食品药品管理局；ASCO: American Society of Clinical Oncology, 美国临床肿瘤学会；HER2: Human epidermalgrowth factor receptor-2, 人表皮生长因子受体 -2；PFS:

Progression-free survival, 无进展生存期; OS: Overall survival, 总生存期; ORR: Objective response rate, 客观缓解率。

研究简介:

曲妥珠单抗为人源化单克隆抗体, 是第 1 个针对 HER2 基因设计的靶向治疗药物, 通过选择性地作用于 HER2 胞外结构域, 抑制人表皮生长因子与 HER2 结合, 从而阻止下游基因激活, 抑制肿瘤细胞生长。H0648g 研究表明, 化疗联合曲妥珠单抗较单独化疗疗效更显著。联合应用曲妥珠单抗后, ORR 由 32% 增加到 50%(P<0.001); PFS 由 4.6 月延长到 7.4 月(P<0.001); DOR 由 6.1 月延长到 9.1 月(P<0.001); 1 年死亡率由 33% 降低到 22%(P=0.008); 中位 OS 由 20.3 月延长到 25.1 月(P=0.046)。最重要的不良反应是心功能不全, 其发生率在蒽环+环磷酰胺+曲妥珠单抗组为 27%, 蒽环+环磷酰胺组为 8%, 紫杉醇+曲妥珠单抗组为 13%, 单纯紫杉醇组为 1%。通过标准治疗, 心脏不良反应通常可控。

研究者简介:

Dennis J Slamon, 同前。

编者按:

曲妥珠单抗在 HER2 阳性晚期乳腺癌一线化疗必要性。该研究确定了曲妥珠单抗联合化疗在 HER2 阳性晚期乳腺癌一线治疗中的重要地位, 基于此 1998 年美国 FDA 批准了曲妥珠单抗上市。

参考文献:

SLAMON D J,LEYLAND-JONES B,SHAK S,et al.Use of chemotherapy plus a monoclonal antibody against HER2 for metastatic breast cancer that overexpresses HER2[J].N Engl J Med,2001,344(11):783-792.

◆ 7-6-2 研究概况 ◆

试验名称	M77001
研究类型	随机对照试验
试验分期	II 期
入组时间	2000 年 4 月 ~ 2002 年 10 月
入组患者	186 例 HER2 阳性转移性乳腺癌, 18 ~ 70 岁, LVEF 大于 50%
分组情况	第 1 组 (n=94): 多西他赛+曲妥珠单抗 第 2 组 (n=94): 多西他赛
治疗方法	多西他赛 100 mg/m² iv d1 q3w×6 周期 曲妥珠单抗起始 4mg/kg, 之后 2mg/kg iv d1 qw 直至病情进展
研究结果	TTP: 第 1 组 11.7 月, 第 2 组 6.1 月 (P=0.0001) ORR: 第 1 组 61.0%, 第 2 组 34.0% (P=0.0002) OS: 第 1 组 31.2 月, 第 2 组 22.7 月 (P=0.0325)

HER2: Human epidermal growth factor receptor-2, 人表皮生长因子受体 -2。

研究简介:

曲妥珠单抗可特异性结合于 HER2 蛋白的胞外结构域。多西他赛是一种应用广泛的紫杉烷类药物, 其作用机制与紫杉醇相似, 是治疗 MBC 最有效的化疗药物之一。M77001 试验结果提示, 多西他赛联合曲妥珠单抗治疗效果优于单用多西他赛, 曲妥珠单抗联合多西

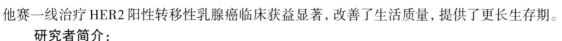

他赛一线治疗HER2阳性转移性乳腺癌临床获益显著,改善了生活质量,提供了更长生存期。

研究者简介:

Michel Marty,巴黎大学医学肿瘤学教授,肿瘤治疗研究机构主任,国际癌症合作研究小组主席。药物审批委员会成员,曾是法国卫生部国家药物局抗肿瘤药物工作组主席。

编者按:

曲妥珠单抗联合多西他赛一线治疗转移性乳腺癌可显著获益。H0648g和M77001奠定了曲妥珠单抗联合紫杉类药物作为HER2阳性晚期乳腺癌一线治疗地位。

参考文献:

MARTY M,COGNETTI F,MARANINCHI D,et al.Randomized phase Ⅱ trial of the efficacy and safety of trastuzumab combined with docetaxel in patients with human epidermal growth factor receptor 2-positive metastatic breast cancer administered as first-line treatment:the M77001 study group[J].J Clin Oncol,2005,23(19):4265-4374.

◆ 7-6-3 研究概况 ◆

试验名称	Randomized phase Ⅲ study of trastuzumab, paclitaxel, and carboplatin compared with trastuzumab and paclitaxel in women with HER2-overexpressing metastatic breast cancer.
研究类型	随机对照试验
试验分期	Ⅲ期
入组时间	1998年11月～2002年5月
入组患者	196例HER2过表达转移性乳腺癌 HER2 IHC 3+ 或 IHC 2+,IHC 2+ 再行FISH检测为阳性
分组情况	第1组(n=98):曲妥珠单抗 + 紫杉醇 + 卡铂(TPC) 第2组(n=98):曲妥珠单抗 + 紫杉醇(TP)
治疗方法	TPC: 曲妥珠单抗 d1,8,15 + 紫杉醇 175 mg/m² d2 + 卡铂 AUC=6 d2 ivd q3w×6 周期 TP: 曲妥珠单抗 d1,8,15 + 紫杉醇 175 mg/m² d2 ivd q3w×6 周期 T:曲妥珠单抗起始 4mg/kg,之后 2mg/kg ivd d1 qw 直至病情进展
研究结果	PFS:第1组10.7月,第2组7.1月(P=0.03) ORR:第1组52%,第2组36%(P=0.04) CBR:第1组55%,第2组40%(P=0.06) OS:第1组35.7月,第2组32.2月(P=0.76) HER2 IHC 3+ PFS:第1组13.8月,第2组7.6月(P=0.005) ORR:第1组57%,第2组36%(P=0.03) CBR:第1组61%,第2组40%(P=0.03) OS:第1组41.5月,第2组30.6月(P=0.5)

HER2: Human epidermalgrowth factor receptor-2, 人表皮生长因子受体 -2; PFS: Progression-free survival, 无进展生存期; OS: Overall survival, 总生存期; ORR: Objective response rate, 客观缓解率; CBR: Clinical benefit rate, 临床获益率。

研究简介：

鉴于早期研究结果，曲妥珠单抗和紫杉醇联合治疗已应用于临床。临床前研究表明，曲妥珠单抗与顺铂／卡铂、紫杉醇与卡铂有高度协同作用。此研究针对 HER2 过表达的转移性乳腺癌，比较在紫杉醇联合曲妥珠单抗一线治疗基础上，加用或不加用卡铂的疗效差别，结果表明，加用卡铂可显著提高患者 PFS 及 ORR，此获益尤其体现在免疫组化 HER2 3+ 乳腺癌。两种方案耐受性均良好，4 度粒细胞减少更常见于含卡铂组（P<0.001）。

研究者简介：

Nicholas Robert，就职于弗吉尼亚州费尔法克斯地区多家医院，包括 Inova Alexandria 医院和 Inova Fair Oaks 医院。

编者按：

紫杉醇联合曲妥珠单抗一线治疗基础上加用卡铂，可以改善 HER2 过表达 MBC 患者的 ORR 和 PFS，在 HER2 高表达（IHC 3+）患者中尤为突出。且耐受性良好，是一种新的治疗选择。

参考文献：

ROBERT N,LEYLAND-JONES B,ASMAR L,et al.Randomized phase Ⅲ study of trastuzumab,paclitaxel,and carboplatin compared with trastuzumab and paclitaxel in women with HER2-overexpressing metastatic breast cancer[J].J Clin Oncol,2006,24 (18):2786-2792.

◆ 7-6-4 研究概况 ◆

试验名称	GBG-26（BIG 03-05）
研究类型	随机对照试验
试验分期	Ⅲ期
入组时间	2003 年 9 月～ 2006 年 6 月
入组患者	156 例既往使用曲妥珠单抗的 HER2 阳性晚期乳腺癌
分组情况	第 1 组（n=78）：曲妥珠单抗＋卡培他滨 第 2 组（n=78）：卡培他滨
治疗方法	卡培他滨 1250 mg/m² po q12h d1-14 q3w 曲妥珠单抗 6mg/kg ivd d1 q3w
研究结果	随访 15.6 月 TTP：第 1 组 8.2 月，第 2 组 5.6 月（P=0.0338） ORR：第 1 组 48.1%，第 2 组 27.0%（P=0.0115） CBR：第 1 组 75.3%，第 2 组 54.1%（P=0.0068） OS：第 1 组 25.5 月，第 2 组 20.4 月（P=0.257）

HER2: Human epidermalgrowth factor receptor-2, 人表皮生长因子受体 -2；TTP: Time to progression, 疾病进展时间；CBR: Clinical benefit rate, 临床获益率；ORR: Objective response rate, 客观缓解率；OS: Overall survival, 总生存期。

研究简介：

曲妥珠单抗治疗进展的 HER2 阳性晚期乳腺癌，随机分为卡培他滨单药组和卡培他滨联合曲妥珠单抗组，每组各 78 例。在 15.6 月随访中，卡培他滨组有 65 例不良反应或不良事件和 38 例死亡，卡培他滨加曲妥珠单抗组有 62 例不良反应或不良事件和 33 例死亡。

卡培他滨组进展的中位时间为 5.6 月，卡培他滨加曲妥珠单抗组为 8.2 月，（HR=0.69，95%CI，0.48-0.97；双侧 log-rank P=0.0338）。卡培他滨组的总生存 20.4 月（95%CI，17.8-24.7），卡培他滨加曲妥珠单抗组为 25.5 月（95%CI，19.0-30.7，P=0.257）。卡培他滨的总反应率为 27.0%，卡培他滨加曲妥珠单抗 48.1%（OR=2.50，P =0.0115）。在病情进展后继续使用曲妥珠单抗与毒性增加尚无关联。显示联合治疗组 TTP、ORR 及 CBR 均有明显获益。因此，HER2 阳性乳腺癌经曲妥珠单抗治疗进展后，仍可继续使用曲妥珠单抗，并换用其他化疗药物。

研究者简介：

Gunter von Minckwitz，德国乳腺组（GBG）研究机构常务董事，德国法兰克福女子大学的教授和顾问。研究领域包括疾病的系统治疗（新辅助治疗，辅助治疗和化学预防、解救治疗），参与并带动了多项国家和国际临床试验。2001 至 2006 年领导全国乳腺癌治疗指南的制定。

编者按：

本研究阐述了一个非常重要的问题：疾病进展后继续使用曲妥珠单抗，患者能否继续获益？ GBG-26 研究是第一项在 HER2 阳性曾使用曲妥珠单抗、病情进展后需进一步治疗的晚期乳腺癌开展的随机对照Ⅲ期临床研究，研究证实 HER2 阳性乳腺癌出现疾病进展后，曲妥珠单抗仍可继续发挥作用，再次确定曲妥珠单抗作为抗 HER2 治疗的基础地位。

参考文献：

VON MINCKWITZ G,DU BOIS A,SCHMIDT M,et al.Trastuzumab beyond progression in human epidermal growth factor receptor 2-positive advanced breast cancer:a german breast group 26/breast international group 03-05 study[J].J Clin Oncol,2009,27(12):1999-2006.

◆ 7-6-5 研究概况 ◆

试验名称	BCIRG 007
研究类型	随机对照试验
试验分期	Ⅲ期
入组时间	2001 年 12 月～ 2004 年 3 月
入组患者	263 例 FISH 检测 HER2 阳性乳腺癌
分组情况	第 1 组（n=131）：多西他赛 + 卡铂 + 曲妥珠单抗（TCH） 第 2 组（n=131）：多西他赛 + 曲妥珠单抗（TH）
治疗方法	TCH：多西他赛 75 mg/m² d1 + 卡铂 AUC=6 d1 + 曲妥珠单抗 d1,8,15 ivd q3w×8 周期 TH：多西他赛 100 mg/m² d1 + 曲妥珠单抗 d1,8,15 ivd q3w×8 周期 化疗期间：曲妥珠单抗起始 4mg/kg，之后 2mg/kg 化疗 8 周期后：曲妥珠单抗 6mg/kg ivd d1 q3w 直至病情进展

（续表）

研究结果	TTP：第 1 组 10.4 月，第 2 组 11.1 月（P=0.57）
	RR：第 1 组 72%，第 2 组 72%（P=0.97）
	OS：第 1 组 37.1 月，第 2 组 37.4 月（P=0.99）
	3/4 级不良反应发生率
	TH 组和 TCH 组分别为：
	感染 29% vs. 22.9%
	贫血 5.3% vs. 10.7%
	血小板减少症 2.3% vs. 15.3%
	感觉神经病变 3% vs. 0.8%
	乏力 5.3% vs. 11.7%
	周围性水肿 3.8% vs. 1.5%
	腹泻 2.3% vs. 9.9%

TTP: Time to progression，疾病进展时间；RR: Relative risk，相对危险度；OS: Overall survival，总生存期；MBC: Metastatic breast cancer，晚期乳腺癌；HER2: Human epidermalgrowth factor receptor-2，人表皮生长因子受体 -2。

研究简介：

该试验旨在探索多西他赛、卡铂和曲妥珠单抗治疗 HER2 转移性乳腺癌的有效性。前期临床研究结果证实多西他赛、卡铂和曲妥珠单抗三者间有协同作用，因此进行该Ⅲ期试验比较 TCH 和 TH 两种方案治疗 HER2 阳性 MBC 疗效。263 例患者 FISH 检测 HER2 阳性乳腺癌；允许既往使用过内分泌治疗以及辅助化疗和 / 或新辅助化疗；紫杉类或曲妥珠单抗：最晚要在入组前 6 月前进行紫杉类联合曲妥珠单抗治疗；最晚要在入组 12 月前进行蒽环类治疗。各药物累积剂量如下：多柔比星 < 360mg/m² 或表柔比星 ≤ 720mg/m² 或米托蒽醌 ≤ 72mg/m²，既往未接受针对转移病变的化疗或曲妥珠单抗，无中枢神经系统转移，年龄 18-75 岁，KPS ≥ 60，随机分成 TH 组或 TCH 组，每 3 周 1 次，共 8 周期。曲妥珠单抗负荷剂量在 4mg/kg，在化疗期间 2 mg/kg 每周，然后每 3 周 6mg/ kg 直至疾病进展。主要目标 TTP 两组无显著差异，TH 和 TCH 分别 11.1 月和 10.4 月（HR=0.914，95% CI，0.694-1.203，P=0.57），缓解率（两组均为 72%），OS（37.1 月 vs. 37.4 月，P=0.99）。3/4 级血液学不良反应，TCH 组血小板减少显著高于 TH 组（15.3% vs. 2.3%，P<0.001），粒细胞减少、贫血等两组无显著差别。TCH 组 2 例死于败血症，TH 组 1 例心源性猝死。绝对 LVEF 下降 15%，两组分别为 5.5% vs. 6.7%。加入卡铂并未改善 TH 方案疗效。TH（多西他赛 100 mg/m²）和 TCH（多西他赛 75 mg/m²）是可耐受剂量。

研究者简介：

Vicente Valero，休斯顿德克萨斯大学 MD 安德森癌症中心乳腺肿瘤内科副主任。

编者按：

曲妥珠单抗联合多西他赛是治疗 HER2 阳性晚期乳腺癌的有效方案，加用卡铂并未增效；TCH 组血小板减少显著，其他不良反应均可耐受。

参考文献：

VALERO V,FORBES J,PEGRAM M D,et al.Multicenter phase Ⅲ randomized trial comparing docetaxel and trastuzumab with docetaxel,carboplatin,and trastuzumab as first-line chemotherapy for patients with HER2-gene-amplified metastatic breast cancer(BCIRG 007 study):two highly active therapeutic regimens[J].J Clin Oncol,2011,29(2):149-156.

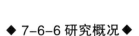

◆ 7-6-6 研究概况 ◆

研究名称	HERNATA
研究类型	随机多中心
试验分期	Ⅲ 期
入组时间	2004 年 5 月～ 2008 年 8 月
入组患者	284 例局部复发或转移 HER2 阳性乳腺癌
分组情况	DT 方案（n=143）: 多西他赛 + 曲妥珠单抗 VT 方案（n=141）: 长春瑞滨 + 曲妥珠单抗
用药情况	多西他赛 100 mg / m² ivd d1 q3w 长春瑞滨 30-35 mg / m² ivd d1 q3w 曲妥珠单抗起始 6mg/kg，之后 4mg/kg ivd d1 q3w
研究结果	中位 TTP: DT 组 12.4 月，VT 组 15.3 月（HR=0.94, 95%CI, 0.71-1.25, P=0.67） 中位 OS: DT 组 35.7 月，VT 组 38.8 月（HR=1.01, 95%CI, 0.71-1.42, P=0.98） 中位 TTF: DT 组 5.6 月，VT 组 7.7 月（HR=0.50, 95%CI, 0.38-0.64, P<0.0001） 两组 1 年生存率均为 88%，ORR 均为 59.3%
	不良反应: DT 组较 VT 组有更多患者因不良反应而中止治疗（P<0.001） DT 组治疗相关不良反应发生率显著高于 VT 组 发热性中性粒细胞减少 36.0% vs. 10.0% 白细胞减少 40.3% vs. 21.0% 感染 25.1% vs. 13.0% 发热 4.3% vs. 0% 神经病变 30.9% vs. 3.6%

TTP: Time to progression, 疾病进展时间；OS: Overall survival, 总生存期；HER2: Human epidermalgrowth factor receptor-2, 人表皮生长因子受体 -2；TTF: Time to treatment failure, 治疗失败时间；LVEF: Left ventricular ejection fraction, 左室射血分数；IHC: Immunohistochemistry, 免疫组化；FISH: Fluorescence in situ hybridization, 荧光原位杂交；WHO: World Health Organization, 世界卫生组织；HR: Hazard ratio, 风险比；CI: Confidence interval, 置信区间。

研究简介：

HERNATA 研究评估多西他赛或长春瑞滨与曲妥珠单抗一起作为 HER2 阳性晚期乳腺癌一线治疗。主要终点是病情进展时间（TTP）。多西他赛和长春瑞滨组中位 TTP 分别 12.4 月和 15.3 月（HR=0.94，95%CI，0.71-1.25，P=0.67），中位 OS 为 35.7 月和 38.8 月（P=0.98），两组的 1 年生存率 88%。治疗失败中位时间为 5.6 月和 7.7 月（P <0.0001）。在两组 241 例患者中，研究者评估总反应率为 59.3%。多西他赛组有更多患者因不良反应而中止治疗（P<0.001）。该研究未能证明任何药物在疗效方面的优越性，但长春瑞滨组不良反应明显较少，多西他赛不耐受时作为替代的一线选择。

研究者简介：

Michael Anderson，美国威茅斯肿瘤医生，就职于马萨诸塞州的多家医院，包括 Beth Israel Deaconess Hospital-Milton 和南海岸医院。

编者按：

DT 方案治疗 HER2 阳性转移性乳腺癌疗效不优于 VT 方案，VT 方案不良反应发生率较 DT 方案明显降低，证实长春瑞滨可作为紫杉类一线替代化疗药物，配合曲妥珠单抗使用。

参考文献：

ANDERSSON M,LIDBRINK E,BJERRE K,et al.Phase Ⅲ Randomized Study Comparing Docetaxel Plus Trastuzumab With Vinorelbine Plus Trastuzumab As First-Line Therapy of Metastatic or Locally Advanced Human Epidermal Growth Factor Receptor 2-Positive Breast Cancer:The HERNATA Study[J].J Clin Oncol,2011,29(3):264-271.

◆ 7-6-7 研究概况 ◆

试验名称	TAnDEM
研究类型	随机对照试验
试验分期	Ⅲ期
入组时间	2001 年～ 2004 年
入组患者	207 例绝经后 HR 阳性、HER2 阳性转移性乳腺癌
分组情况	第 1 组（n=103）：阿那曲唑 + 曲妥珠单抗 第 2 组（n=104）：阿那曲唑
治疗方法	阿那曲唑：1mg po qd 曲妥珠单抗起始 4mg/kg，之后 2mg/kg ivd d1 qw 直至病情进展
研究结果	PFS：第 1 组 4.8 月，第 2 组 2.4 月（P=0.0016） CBR：第 1 组 42.7%，第 2 组 27.9%（P=0.026） OS：第 1 组 28.5 月，第 2 组 23.9 月（P=0.325） 排除从第 2 组转到第 1 组治疗的患者 OS：第 1 组 28.5 月，第 2 组 17.2 月（Wilcoxon P=0.048）

CBR: Clinical benefit rate, 临床获益率；ORR: Objective response rate, 客观缓解率；OS: Overall survival, 总生存期；TTP: Time to progression, 疾病进展时间；HER2: Human epidermalgrowth factor receptor-2, 人表皮生长因子受体 -2；ER: Estrogen receptor, 雌激素受体。

研究简介：

临床前研究证实，乳腺癌 HER2 和 ER 信号通路之间存在交互调节，促进产生内分泌治疗抵抗，曲妥珠单抗与他莫昔芬 / 氟维司群联用可恢复肿瘤对激素的敏感性，并可抑制肿瘤生长。此研究针对绝经后 HER2 阳性、激素受体阳性转移性乳腺癌，比较阿那曲唑联合或不联合曲妥珠单抗治疗的疗效，研究表明，联合治疗组显著改善患者的 PFS、TTP、CBR 和 ORR，同时有一定的不良反应。

研究者简介：

Bella Kaufman，Chaim Sheba 医院普通肿瘤科副主任，乳腺肿瘤科主任，乳腺癌转化研究实验室主任。以色列遗传性乳腺癌协会的创始人和领导者，国家癌症研究委员会成员，国际乳腺癌科学顾问委员会成员。

编者按：

TAnDEM 试验表明，对于绝经后 HER2 阳性、激素受体阳性转移性乳腺癌，曲妥珠单抗联合阿那曲唑疗效优于单纯阿那曲唑治疗，但没有 OS 获益。临床可以推荐肿瘤负荷相对较轻的 HER2 阳性、激素受体阳性绝经后转移性乳腺癌选择曲妥珠单抗联合阿那曲唑治疗。

参考文献：

KAUFMAN B,MACKEY J R,CLEMENS M R,et al.Trastuzumab plus anastrozoleversus anastrozole alone for the treatment of postmenopausal women with human epidermal growth factor receptor 2-positive,hormone receptor-positive metastatic breast cancer:results from the randomized phase Ⅲ TAnDEM study[J].J Clin Oncol,2009,27 (33):5529-5537.

◆ 7-6-8 研究概况 ◆

试验名称	eLEcTRA
研究类型	随机对照
试验分期	Ⅲ期
入组时间	2003 年～ 2007 年
入组患者	57 例绝经后 HR 阳性、HER2 阳性晚期乳腺癌
分组情况	第 1 组（n=26）：来曲唑 + 曲妥珠单抗 第 2 组（n=31）：来曲唑
治疗方法	来曲唑 2.5mg po qd 曲妥珠单抗起始 4mg/kg，之后 2mg/kg ivd d1 qw 直至病情进展 2005.5 后允许 曲妥珠单抗起始 8mg/kg，之后 6mg/kg ivd d1 q3w 直至病情进展
研究结果	TTP：第 1 组 14.1 月，第 2 组 3.3 月（P=0.23） ORR：第 1 组 27%，第 2 组 13%（P=0.3124） CBR：第 1 组 65%，第 2 组 39%（P=0.0636） OS：组间未见统计学差异

TTP: Time to progression, 疾病进展时间；ORR: Objective response rate, 客观缓解率；CBR: Clinical benefit rate, 临床获益率；OS: Overall survival, 总生存期；HER2: Human epidermalgrowth factor receptor-2，人表皮生长因子受体 -2。

研究简介：

eLEcTRA 临床试验对来曲唑与曲妥珠单抗的联合治疗进行研究。入组 57 例未接受过解救治疗的绝经后 HR 阳性、HER2 阳性转移性 / 局部晚期乳腺癌，随机接受来曲唑单药或来曲唑联合曲妥珠单抗治疗，并设立未接受过解救治疗的绝经后 HR 阳性、HER2 阴性转移性 / 局部晚期乳腺癌接受来曲唑单药作为对照组。曲妥珠单抗加入明显延长 TTP，单药组 3.3 月，联合组 14.1 月（P=0.23）。提高了 CBR，单药组 39%，联合组 65%（P=0.0636）。

研究者简介：

Jens Huober，就职于瑞士圣加仑乳腺中心，德国蒂宾根大学妇产科教授。

编者按：

eLEcTRA 试验取得了 TTP 延长，但并未显示 OS 获益。对于绝经后 HR 阳性、HER2

阳性晚期乳腺癌，曲妥珠单抗联合来曲唑是一种安全有效的一线治疗选择，可以替代化疗使用，临床医生应该考虑患者的个体化风险情况特点等综合判断选择治疗方式。

参考文献：

HUOBER J,FASCHING P A,BARSOUM M,et al.Higher efficacy of letrozole in combination with trastuzumab compared to letrozole monotherapy as first-line treatment in patients with HER2-positive,hormone-receptor-positive metastatic breast cancer-results of the eLEcTRA trial[J].Breast,2012,21(1):27-33.

◆ 7-6-9 研究概况 ◆

试验名称	SYSUCC-002
研究类型	随机对照研究
试验分期	Ⅲ 期
研究编号	NCT01950182
入组时间	2013 年 9 月 16 日～ 2019 年 12 月 28 日
入组患者	392 例激素受体阳性 HER2 阳性转移性乳腺癌
分组情况	CT 组（n=196）：曲妥珠单抗 + 化疗 ET 组（n=196）：曲妥珠单抗 + 内分泌治疗
给药方法	内分泌：芳香化酶抑制剂，他莫昔芬 化疗：卡培他滨，长春瑞滨，吉西他滨
研究结果	PFS：CT 组 14.8 月，ET 组 19.2 月 （HR=0.88，95%CI，0.71-1.09，P 非劣效性 <0.0001） OS：HR=0.82，95%CI，0.65-1.04，P =0.090
	不良反应：CT 组 vs. ET 组 白细胞减少症 50% vs. 6.6% 恶心 47% vs. 12% 疲劳 24% vs. 16% 呕吐 23% vs. 6% 头痛 33% vs. 12% 脱发 64% vs. 4%

研究简介：

SYSUCC-002 研究旨在探索抗 HER2 治疗联合内分泌治疗或抗 HER2 治疗联合化疗的疗效和安全性优劣。这是一项开放标签、非劣效 3 期随机对照研究。HR 阳性 /HER2 阳性晚期乳腺癌患者 1:1 随机接受曲妥珠单抗 + 化疗（CT 组）或内分泌治疗（ET 组）。主要研究终点是无进展生存期（PFS），非劣效边缘是 HR=1.35。392 例乳腺癌入组，每组 196 例。意向治疗（ITT）人群中，CT 组和 ET 组的中位 PFS 分别是 14.8 月和 19.2 月（HR=0.88，P<0.0001）。CT 组的不良反应显著高于 ET 组，包括白细胞减少（50% vs. 6.6%），恶心（47% vs. 12%），乏力（24% vs. 16%），呕吐（23% vs. 6%），头痛（33% vs. 12%）和脱发（64% vs. 4%）。未出现治疗相关死亡，曲妥珠单抗 + 内分泌治疗不劣于曲妥珠单抗 + 化疗，但是不良反应显著降低。无病间期（DFI）>24 月的患者，更可能从联合内分泌治疗获益，DFI ≤ 24 月则更可能从联合化疗获益（P=0.016）。

研究者简介：

袁中玉，中山大学附属肿瘤医院主任医师，主要从事肿瘤内科治疗的临床工作及抗癌药物研究，主要研究方向为乳腺癌的内科治疗。

编者按

曲妥珠单抗联合内分泌治疗的疗效对激素受体阳性且 HER2 阳性的转移性乳腺癌不劣于曲妥珠单抗联合化疗，且不良反应降低。曲妥珠单抗联合内分泌治疗更方便，且治疗耐受性更好，期待样本量更大的临床试验数据支持。

参考文献：

YUAN Z, HUANG J,HUA X,et al.Trastuzumab plus endocrine therapy or chemotherapy as first-line treatment for metastatic breast cancer with hormone receptor-positive and HER2-positive:The sysucc-002 randomized clinical trial[J].J Clin Oncol,2021,39(15_suppl):1003-1003.

（二）酪氨酸激酶抑制剂

◆ 7-6-10 研究概况 ◆

试验名称	EGF30008
研究类型	随机对照试验
试验分期	Ⅲ期
入组时间	2003 年 12 月～ 2006 年 12 月
入组患者	1286 例绝经后 HR 阳性晚期乳腺癌 每组 17% 患者确定为 HER2 阳性
分组情况	第 1 组（n=642）：来曲唑 + 拉帕替尼 第 2 组（n=644）：来曲唑 + 安慰剂 确定为 HER2 阳性 第 1 组（n=111） 第 2 组（n=108）
治疗方法	来曲唑 2.5mg po qd 拉帕替尼 1500mg po qd
研究结果	中位随访 1.8 年，在 HR 阳性 HER2 阳性转移性乳腺癌（n=219） PFS：第 1 组 8.2 月，第 2 组 3.0 月（P=0.019） ORR：第 1 组 28%，第 2 组 15%（P=0.021） CBR：第 1 组 48%，第 2 组 29%（P=0.003） OS：第 1 组 33.3 月，第 2 组 32.3 月（P=0.113）

PFS: Progression-free survival, 无进展生存期；ORR: Objective response rate, 客观缓解率；CBR: Clinical benefit rate, 临床获益率；HER2: Human epidermalgrowth factor receptor-2, 人表皮生长因子受体 -2；ER: Estrogen receptor, 雌激素受体；OS: Overall survival, 总生存期。

研究简介：

EGF30008 研究是目前探讨内分泌治疗联合小分子 TKI 对 HR 阳性 HER2 阳性转移性乳腺癌疗效影响的最大规模研究。纳入 HR 阳性患者，再根据其 HER2 表达情况等进行分层分析，比较了拉帕替尼联合来曲唑与来曲唑单药治疗的疗效及安全性。在 HR 阳性 HER2

阳性的患者中（n=219），在来曲唑基础上加用拉帕替尼，与来曲唑联合安慰剂相比，显著降低了疾病进展风险（HR= 0.71，95% CI，0.53–0.96，P =0.019）；中位 PFS 分别为 8.2 月对 3.0 月。拉帕替尼联合来曲唑与来曲唑联合安慰剂相比，临床获益（反应性或稳定的疾病 ≥ 6 月）明显更大（48% vs. 29%，OR=0.4，95%CI，0.2–0.8，P=0.003）。确认 HR 阳性、HER2 阴性的患者（n=952）的 PFS 未改善。预先计划的 Cox 回归分析发现，在 HER2 阴性人群中，先前的抗雌激素治疗是一个重要因素；在先前他莫昔芬停药后不到 6 月复发的患者中，拉帕替尼联合来曲唑 PFS 出现不明显延长趋势（HR=0.78；95%CI，0.57–1.07，P=0.117）。拉帕替尼联合来曲唑组与来曲唑联合安慰剂组相比，3 级或 4 级不良事件更为常见（分别为腹泻，10%vs1%；皮疹，1%vs0%），但是可以耐受。结果显示，联合治疗组可显著改善绝经后 HR 阳性 HER2 阳性转移性乳腺癌的 PFS 及临床获益率，同时，联合治疗组 3/4 度腹泻、皮疹等反不良应的发生率也随之增高，但都可控。

研究者简介：

Stephen Johnston，英国癌症研究院、皇家马斯登医院乳腺癌内科学教授、肿瘤内科学顾问医生，皇家马斯登癌症医院乳腺和肺专科临床主任，急性肿瘤服务临床业务科临床主任，曾任皇家马斯登医院英国国立健康研究所（NIHR）生物医学研究中心主任。

编者按：

交互作用（Cross talk）是指不同信号通路之间的相互影响。联合应用不同作用靶点的药物从而影响各自信号通路之间的交互作用，可以进一步提高抗肿瘤效果。乳腺癌细胞对内分泌治疗耐药与 EGFR/HER2 信号传导通路激活有关，抗 EGFR 靶向治疗可抑制核内 ER 信号传导并恢复内分泌治疗的敏感性，提高内分泌疗效，并延迟耐药发生。拉帕替尼是一种 EGFR/HER2 双靶点药物，可能通过以上机制延迟内分泌治疗耐药的发生。EGF30008 试验证实靶向联合内分泌治疗是 ER/PR 阳性、HER2 阳性 MBC 的一种新的治疗选择。

参考文献：

JOHNSTON S,PIPPEN J J R,PIVOT X,et al.Lapatinib combined with letrozole versus letrozole and placebo as first-line therapy for postmenopausal hormone receptor-positive metastatic breast cancer[J].J Clin Oncol,2009,27(33):5538-5546.

◆ **7-6-11 研究概况** ◆

试验名称	EGF100151
研究类型	随机对照试验
试验分期	Ⅲ期
入组时间	2004 年 3 月～ 2006 年 4 月
入组患者	399 例曲妥珠单抗治疗失败、既往接受过含蒽环或紫杉类药物治疗的 HER2 阳性晚期乳腺癌，另外 9 例筛查后接受联合治疗
分组情况	第 1 组（n=207）：拉帕替尼 + 卡培他滨 第 2 组（n=201）：卡培他滨
治疗方法	第 1 组：拉帕替尼：1250mg po qd 卡培他滨：2000mg/m² po qd，d1-14，q3w 第 2 组：卡培他滨：2500mg/m² po qd，d1-14，q3w

（续表）

研究结果	TTP：第 1 组 6.2 月，第 2 组 4.3 月（P<0.001） ORR：第 1 组 24%，第 2 组 14%（P=0.017） CBR：第 1 组 29%，第 2 组 17%（P=0.008）
	2010 年最终 OS 分析 OS：第 1 组 75.0 周，第 2 组 64.7 周（P=0.210）

TTP：Time to progression，疾病进展时间；ORR：Objective response rate，客观缓解率；CBR：Clinical benefit rate，临床获益率；OS：Overall survival，总生存期。

研究简介：

该研究比较拉帕替尼联合卡培他滨和卡培他滨单药用于 HER2 阳性经蒽环、紫杉类联合曲妥珠单抗治疗失败的晚期乳腺癌疗效。纳入 399 例随机分配，9 例正在接受筛查并被提供联合治疗。总共有 207 例和 201 例分别接受联合治疗和单药治疗。有 36 例接受单药治疗的患者在入组终止后转为接受联合治疗。联合治疗组中位总生存为 75.0 周，单药治疗组为 64.7 周（HR=0.87，95%CI，0.71-1.08，P=0.210）。将交叉治疗作为时间依赖性协变量的 Cox 回归分析表明，接受联合治疗的患者死亡风险降低 20%（HR=0.80，95%CI，0.64-0.99，P=0.043）。联合组最常见的不良事件为轻中度胃肠道反应（腹泻、恶心和呕吐）或皮肤症状（皮疹和手足综合征），与单药组相比没有显著性差异。尽管过早终止入组和随后的交叉治疗导致总生存率差异，但探索性分析表明，拉帕替尼加卡培他滨有生存获益趋势。这些数据继续支持拉帕替尼对 HER2 阳性 MBC 的疗效。

研究者简介：

David Cameron，就职于英国爱丁堡癌症研究中心，MRC 遗传与分子医学研究所。

编者按：

EGF100151 试验表明，对于既往接受过含蒽环或紫杉类联合曲妥珠单抗治疗失败后的 HER2 阳性晚期乳腺癌，可选择应用含有拉帕替尼的联合治疗方案。

参考文献：

CAMERON D,CASEY M,OLIVA C,et al.Lapatinib plus capecitabine in women with HER2-positive advanced breast cancer:final survival analysis of a phase Ⅲ randomized trial[J].Oncologist,2010,15(9):924-934.

◆ 7-6-12 研究概况 ◆

试验名称	EGF104900
研究类型	随机对照试验
试验分期	Ⅲ 期
入组时间	2005 年 11 月～ 2006 年 11 月
入组患者	291 例既往曲妥珠单抗治疗后进展的 HER2 阳性晚期乳腺癌
分组情况	第 1 组（n=145）：曲妥珠单抗＋拉帕替尼 第 2 组（n=146）：拉帕替尼
治疗方法	第 1 组：曲妥珠单抗起始 4mg/kg，之后 2mg/kg ivd d1 qw 拉帕替尼 1500mg po qd 第 2 组：拉帕替尼 1500mg po qd 用药直至病情进展或自愿退出试验

（续表）

研究结果	PFS：第 1 组 11.1 周，第 2 组 8.1 周（P=0.011） ORR：第 1 组 10.3%，第 2 组 6.9%（P=0.46） CBR：第 1 组 24.7%，第 2 组 12.4%（P=0.01） OS：第 1 组 14.0 月，第 2 组 9.5 月（P=0.026）
	ER 对 OS 的影响： ER 阳性：第 1 组 12.0 月，第 2 组 11.2 月（P=0.404） ER 阴性：第 1 组 16.5 月，第 2 组 8.9 月（P=0.012）

PFS：Progression-free survival，无进展生存期；ORR：Objective response rate，客观缓解率；CBR：Clinical benefit rate，临床获益率；HER2：Human epidermalgrowth factor receptor-2，人表皮生长因子受体 -2；ER：Estrogen receptor，雌激素受体；ASCO：American Society of Clinical Oncology，美国临床肿瘤学会；OS：Overall survival，总生存期。

研究简介：

此研究针对曲妥珠单抗治疗进展的 HER2 阳性转移性乳腺癌，患者被随机分为接受拉帕替尼单靶向治疗组，或拉帕替尼联合曲妥珠单抗双靶向治疗组，结果显示，与拉帕替尼单药治疗相比，联合治疗可显著延长患者 PFS（HR=0.73，95%CI，0.57-0.93，P=0.008）。且联合治疗组中，PFS 维持 6 月以上的患者比例也显著高于单药治疗组（28% vs. 13%，P=0.003），中位 OS 分别为 14.0 月和 9.5 月（HR=0.74，95%CI，0.57-0.97，P=0.026）。拉帕替尼联合曲妥珠单抗成为曲妥珠单抗耐药后的有效选择。接受双靶向治疗的患者 PFS 及 OS 均显著延长，亚组分析显示 OS 延长体现在 ER 阴性患者，亚组 ER 阳性患者无明显优势。

研究者简介：

Kimberly L. Blackwell，就职于美国杜克大学医学中心。

编者按：

EGF104900 试验表明，对于曲妥珠单抗治疗进展的 HER2 阳性转移性乳腺癌，双靶治疗（曲妥珠单抗 + 拉帕替尼）临床获益优于单靶治疗（拉帕替尼）。也肯定了在靶向治疗时代，对于 HER2 阳性乳腺癌持续抗 HER2 治疗的价值。曲妥珠单抗联合拉帕替尼双靶治疗对比拉帕替尼单靶治疗，可延长既往接受过多线含曲妥珠单抗方案的 HER2 阳性晚期乳腺癌 OS 达 4.5 月。基于 EGF30008、EGF104900 研究结果，ASCO 更新了 HER2 阳性晚期乳腺癌系统治疗临床实践指南，对于既往接受曲妥珠单抗进展的 HER2 阳性晚期乳腺癌，推荐恩美曲妥珠单抗、曲妥珠单抗或拉帕替尼联合化疗，或曲妥珠单抗与拉帕替尼联合治疗。

参考文献：

BLACKWELL K L,BURSTEIN H J,STORNIOLO A M,et al.Overall survival benefit with lapatinib in combination with trastuzumab for patients with human epidermal growth factor receptor 2-positive metastatic breast cancer:final results from the EGF104900 Study[J].J Clin Oncol,2012,30(21):2585-2592.

◆ 7-6-13 研究概况 ◆

试验名称	EGF111438
研究类型	随机对照试验
试验分期	Ⅲ 期
研究编号	NCT00820222
入组时间	2009 年 4 月～ 2012 年 6 月
入组患者	540 例既往蒽环 / 紫杉治疗的 HER2 阳性晚期乳腺癌无 CNS 转移
分组情况	第 1 组（n=271）：拉帕替尼 + 卡培他滨 第 2 组（n=269）：曲妥珠单抗 + 卡培他滨
治疗方法	第 1 组：拉帕替尼 1250mg po qd 卡培他滨 2000mg/m² po qd，d1-14，q3w 第 2 组：卡培他滨：2500mg/m² po qd，d1-14 曲妥珠单抗起始 8mg/kg，之后 6mg/kg ivd d1，q3w
研究结果	主要研究终点 CNS 作为首个复发部位：第 1 组 3%，第 2 组 5%（P=0.360） 任何时间 CNS 进展的发生率： 第 1 组 7%，第 2 组 6%（P= 0.8646） 至首次 CNS 进展时间：第 1 组 5.7 月，第 2 组 4.4 月 次要研究终点 PFS：第 1 组 6.6 月，第 2 组 8.1 月 ORR：第 1 组 27%，第 2 组 35%（P=0.2731） OS：第 1 组 22.7 月，第 2 组 27.3 月

PFS：Progression-free survival，无进展生存期；ORR：Objective response rate，客观缓解率；OS：Overall survival，总生存期；CNS：Central nervous system，中枢神经系统。

研究简介：

CEREBEL 研究针对既往接受过蒽环 / 紫杉治疗的 HER2 阳性晚期乳腺癌，且无 CNS 转移，随机分配接受拉帕替尼 + 卡培他滨或曲妥珠单抗 + 卡培他滨治疗，对比 HER2 阳性转移性乳腺癌接受两种治疗方案后的脑转移发生率，研究中患者分别接受相应治疗直至疾病进展、不可耐受的毒性或放弃治疗。结果显示，中枢神经系统作为主要研究终点的发生率相似，拉帕替尼 + 卡培他滨组为 3%，曲妥珠单抗 + 卡培他滨组为 5%，无统计学差异。拉帕替尼 + 卡培他滨组在中位 PFS（6.6 月 vs. 8.1 月，HR=1.30，95%CI，1.04-1.64，P=0.021）和中位 OS（22.7 月 vs. 27.3 月，HR=1.34，95%CI，0.95-1.90，P=0.095）并未显示优势，即对于乳腺癌脑转移，小分子 TKI 并未比大分子单抗显示更多优势。

研究者简介：

Xavier Pivot，肿瘤学教授，就职于法国贝桑松大学医疗中心。

编者按：

CEREBEL（EGF111438）试验表明，拉帕替尼与曲妥珠单抗在控制乳腺癌脑转移发生率方面没有差异，含曲妥珠单抗的方案仍为 HER2 阳性 MBC 曲妥珠单抗治疗进展后的有效选择方案。

参考文献：

PIVOT X,MANIKHAS A,ŻURAWSKI B,et al.CEREBEL(EGF111438):A Phase Ⅲ,Randomized,Open-Label Study of Lapatinib Plus Capecitabine Versus Trastuzumab Plus apecitabine in Patients with Human Epidermal Growth Factor Receptor 2-Positive Metastatic Breast Cancer[J].J Clin Oncol,2015,33(14):1564-1573.

◆ **7-6-14 研究概况** ◆

试验名称	NCIC CTG MA.31
研究类型	随机对照试验
试验分期	Ⅲ期
入组时间	2008 年 7 月 17 日～ 2011 年 12 月 1 日
入组患者	652 例 HER2 阳性转移性乳腺癌一线治疗 中心确定 HER2 阳性 537 例
分组情况	第 1 组（n=326）：紫杉类 + 曲妥珠单抗 第 2 组（n=326）：紫杉类 + 拉帕替尼 （化疗 + 靶向治疗 24 周→靶向治疗直至病情进展）
治疗方法	紫杉醇 80mg/m² ivd，qw 曲妥珠单抗起始 4mg/kg，之后 2mg/kg ivd d1，qw 多西他赛 75mg/m² ivd，q3w 曲妥珠单抗起始 8mg/kg，之后 6mg/kg ivd d1，q3w 紫杉醇 80mg/m² ivd，qw 或多西他赛 75mg/m² ivd，q3w 拉帕替尼 1250mg po qd；24 周后单药 1500mg po qd
研究结果	中位随访 21.5 月 PFS 总 ITT 人群：第 1 组 11.3 月，第 2 组 9 月（P=0.001） 中心确定 HER2 阳性：第 1 组 13.6 月，第 2 组 9.1 月（P<0.001） OS 总 ITT 人群死亡例数：第 1 组 82 例，第 2 组 106 例（P=0.11） 中心确定 HER2 阳性死亡例数：第 1 组 56 例，第 2 组 84 例（P=0.03） ITT 人群 ORR：第 1 组 55%，第 2 组 54% ITT 人群 CBR：第 1 组 75.9%，第 2 组 75.8% 第 1 次进展时发生中枢神经系统转移 ITT 人群：第 1 组 24%，第 2 组 18%（P=0.58） 中心确定 HER2 阳性：第 1 组 28%，第 2 组 20%（P=0.68）

PFS: Progression-free survival，无进展生存期；ORR: Objective response rate，客观缓解率；CBR: Clinical benefit rate，临床获益率；HER2: Human epidermalgrowth factor receptor-2，人表皮生长因子受体 -2。

研究简介：

拉帕替尼或曲妥珠单抗联合紫杉一线治疗 HER2 阳性转移性乳腺癌疗效未知。MA.31 试验采用 24 周一线抗 HER2 方案（拉帕替尼或曲妥珠单抗）联合紫杉类，序贯以相同的抗 HER2 单药方案直至疾病进展。分层因素包括：既往有无新辅助 / 辅助抗 HER2 治疗，既往有无新辅助／辅助紫杉类化疗，计划给药的紫杉类（紫杉醇 vs. 多西他赛）以及有无肝转移。主要观察终点定为 ITT 人群 PFS。主要检验方法是应用分层对数秩检验评价非劣效性。同时，为中心确诊的 HER2 阳性患者评估 PFS。2008 年 7 月 17 日至 2011 年 12 月 1 日，累计收集来自 21 个国家 652 例 HER2 阳性乳腺癌。中位随访 21.5 月，拉帕替尼组 PFS 为 9 月，曲妥珠单抗治疗组 11.3 月。根据 ITT 分析，拉帕替尼治疗组 PFS 较曲妥珠单抗治疗组明显缩短（HR=1.37，95%CI，1.13-1.65，P=0.001）。独立评估委员会评价的确诊 HER2 阳性患者拉帕替尼治疗组 PFS 是 9.1 月，曲妥珠单抗治疗组 13.6 月（HR=1.48，95%CI，1.20-1.83，P<0.001)。拉帕替尼组出现更多 3/4 级腹泻和皮疹（P<0.001）。研究结果表明，紫杉类联合曲妥珠单抗临床获益更明显，其 PFS 更长，而紫杉类联合拉帕替尼组临床不良反应更明显。

研究者简介：

Karen A. Gelmon，就职于加拿大温哥华中心肿瘤医学部，不列颠哥伦比亚大学肿瘤医学系教授，新药研发及实验疗法负责人。

编者按：

在转移性乳腺癌一线治疗中，NCIC CTG MA.31 试验针对 HER2 靶点的两种靶向药物进行直接比较，其结果对于靶向药物选择具有指导意义。相较曲妥珠单抗联合紫杉类，拉帕替尼联合紫杉类作为抗 HER 阳性转移性乳腺癌的一线治疗方案与 PFS 缩短和更多不良反应。

参考文献：

GELMON K A,BOYLE F M,KAUFMAN B,et al.Lapatinib or Trastuzumab Plus Taxane Therapy for Human Epidermal Growth Factor Receptor 2-Positive Advanced Breast Cancer:Final Results of NCIC CTG MA.31[J].J Clin Oncol,2015,33(14):1574-1583.

◆ **7-6-15 研究概况** ◆

试验名称	LANDSCAPE
研究类型	单臂试验
试验分期	II 期
研究编号	NCT00967031
入组时间	2009 年 4 月 ～ 2010 年 8 月
入组患者	45 例未接受全脑放疗、卡培他滨及拉帕替尼治疗的 HER2 阳性乳腺癌脑转移患者
分组情况	单臂（拉帕替尼 + 卡培他滨）
治疗方法	拉帕替尼：1250mg po qd 卡培他滨：2000mg/m² po qd，d1-14，q3w
研究结果	29 例（65.9%）获得了中枢神经系统客观缓解（均为部分缓解），中位 TTP 为 5.5 月，22 例（49%）发生 3/4 级治疗相关不良反应，常见不良反应：腹泻（20%），手足综合征（20%）

TTP：Time to progression，疾病进展时间

研究简介：

脑转移发生在 30%~50% 的转移性 HER2 阳性乳腺癌中。在多发性脑转移的患者中，治疗基于全脑放疗（WBRT）。当时可供选择的系统性治疗方案很少。该试验针对既往未接受全脑放疗、卡培他滨及拉帕替尼治疗的 HER2 阳性乳腺癌脑转移患者，探讨拉帕替尼联

合卡培他滨治疗的疗效及安全性。本研究为单队列Ⅱ期临床、开放式、多中心研究，入组条件为存在脑转移 HER2 阳性乳腺癌，既往没有接受过全脑放射、卡培他滨和拉帕替尼治疗。每周期 21 天，方案为拉帕替尼＋卡培他滨。研究终点为出现中枢神经系统客观反应患者比例，中枢神经系统客观反应定义为在未增加激素用量基础上脑内病灶容积减少 50% 及以上、神经系统体征的进展情况和其他中枢神经系统疾病的进展情况。对治疗的反应需在初始反应出现 4 周后再次证实。所有接受药物治疗和可对疗效进行评估的患者都纳入研究效果分析。入组 45 例，99% 患者可评价治疗有效性，中位随访 21.2 月，29 例存在客观中枢神经系统治疗反应，所有的患者都为部分反应。在 45 例中，22 例出现 3 级或 4 级治疗相关不良反应，最常见为 9 例腹泻、9 例手足综合征。14 例至少出现 1 项严重不良反应，4 例由于严重不良反应而终止治疗。未出现药物不良反应所致死亡事件。

研究者简介：

Thomas Bachelot，就职于法国里昂 Léon-Bérard 中心肿瘤内科。

编者按：

LANDSCAPE 试验表明，拉帕替尼联合卡培他滨对 HER2 阳性乳腺癌脑转移有效，且不良反应可耐受。但是还需Ⅲ期临床研究进一步证实。拉帕替尼联合卡培他滨是 HER2 阳性乳腺癌脑转移的有效方案。其价值是对于 HER2 阳性乳腺癌脑转移，探讨既往未行放疗患者后续治疗选择的问题。经过拉帕替尼联合卡培他滨治疗，约 6% 患者在未行放疗情况下肿瘤体积就达到 50% 缩小，虽然最终有相当一部分患者肿瘤进展需要放射治疗，但是从疾病诊断到开始放疗的中位时间是 8 月，对于提高患者生活质量非常有价值。

参考文献：

BACHELOT T,ROMIEU G,CAMPONE M,et al.Lapatinib plus capecitabine in patients with previously untreated brain metastases from HER2-positive metastatic breast cancer(LANDSCAPE):a single-group phase 2 study[J].Lancet Oncol,2013,14(1):64-71.

◆ 7-6-16 研究概况 ◆

试验名称	PHOEBE
研究类型	随机对照研究
试验分期	Ⅲ期
研究编号	NCT03080805
入组时间	2017 年 7 月 ~ 2018 年 10 月
入组患者	267 例经组织学确诊的既往经过曲妥珠单抗和紫杉类 HER2 阳性转移性乳腺癌
分组情况	A 组（n=134）：吡咯替尼＋卡培他滨 B 组（n=133）：拉帕替尼＋卡培他滨
给药方法	吡咯替尼 400 mg po qd 拉帕替尼 1250mg po qd 卡培他滨 1000 mg/m² po bid d1 - 14 q3w 治疗直至出现疾病进展

（续表）

研究结果	BICR 评估中位 PFS： A 组 12.5 月，B 组 6.8（HR=0.39，95%CI，0.27-0.56，P<0.0001）
	ORR：A 组 67.2%，B 组 51.5%
	所有治疗相关 AEs： A 组：99.3%，B 组 98.5% ≥ 3 级治疗相关 AEs 腹泻：A 组 30.6%，B 组 8.3% 手足综合征：A 组 16.4%，B 组 15.2%

HER2：Human epidermal growth factor receptor-2，人表皮生长因子受体 -2；BICR：Blinded independent central review，盲态独立中心评估；PFS：Progression-free survival，无进展生存期；ORR：Objective response rate，客观缓解率；CI：Confidence interval，置信区间；AE：Adverse reaction，不良反应

研究简介：

PHOEBE 研究是一项开放性、随机、对照、Ⅲ期临床试验。267 例乳腺癌被 1:1 随机分配至吡咯替尼组或拉帕替尼组，两组均联合卡培他滨治疗。吡咯替尼组和拉帕替尼组由 BICR 评估中位 PFS 分别为 12.5 月和 6.8 月（HR=0.39，P<0.0001），符合显著性差异标准（P ≤ 0.0066）。由研究者评估中位 PFS 分别为 11.0 月和 5.6 月（HR=0.42，P<0.0001）。各亚组分析结果显示，各亚组患者接受吡咯替尼均有获益。无论在曲妥珠单抗耐药患者（12.5 月 vs. 6.9 月）（HR=0.60）还是非曲妥珠单抗耐药患者（12.5 月 vs. 5.6 月）（HR=0.33）中，均观察到吡咯替尼可使患者 PFS 获益。曲妥珠单抗耐药定义为：辅助治疗阶段曲妥珠单抗治疗完成后 6 月内出现疾病复发，和 / 或转移性乳腺癌接受曲妥珠单抗治疗后 3 月内疾病进展。吡咯替尼组的 ORR 高于拉帕替尼组，两组 ORR 分别为 67.2% 和 51.5%，临床获益率（CBR）也高于拉帕替尼组，分别为 73.1% 和 59.1%。吡咯替尼组中位 DOR 也更长，分别为 11.1 月和 7.0 月，数据截止时，两组分别有 70% 和 48.5% 的患者仍在持续缓解。中位 OS 均未达到，吡咯替尼组获益趋势更明显（HR=0.46），吡咯替尼组和拉帕替尼组 12 月 OS 率分别为 91.3% 和 77.4%。3 级或以上最常见的不良事件为腹泻（30.6% vs. 8.3%）和手足综合征（16.4% vs. 15.2%）。相较拉帕替尼联合卡培他滨，吡咯替尼联合卡培他滨显著延长 HER2 阳性转移性乳腺癌 PFS，安全性可控。吡咯替尼联合卡培他滨可成为既往经曲妥珠单抗治疗的 HER2 阳性转移性乳腺癌的替代治疗方案。

研究者简介：

徐兵河教授，国家癌症中心 / 中国医学科学院肿瘤医院内科主任医师；国家新药（抗肿瘤）临床研究中心主任；中国抗癌协会乳腺癌专业委员会第七届主任委员；St.Gallen 早期乳腺癌治疗国际专家共识组成员；晚期乳腺癌（ABC）治疗国际专家共识指南组成员。

编者按：

PHOEBE 研究显示相较拉帕替尼方案，吡咯替尼 + 卡培他滨已成为既往经曲妥珠单抗治疗 HER2 阳性转移性乳腺癌的有效替代治疗方案，且安全性可控。已纳入 CSCO 乳腺癌诊疗指南，针对 HER2 阳性晚期乳腺癌经曲妥珠单抗治疗进展后的二线治疗选择。

参考文献：

XU B,YAN M,MA F,et al.Pyrotinib plus capecitabine versus lapatinib plus capecitabine for the treatment of HER2-positive metastatic breast cancer (PHOEBE): a multicentre, open-label, randomised,controlled,phase 3 trial[J].Lancet Oncol,2021,22(3):351-360.

（三）曲妥珠单抗 + 帕妥珠单抗

◆ 7-6-17 研究概况 ◆

试验名称	Phase Ⅱ trial of pertuzumab and trastuzumab in patients with human epidermal growth factor receptor 2-positive metastatic breast cancer that progressed during prior trastuzumab therapy.
试验类型	单臂试验
试验分期	Ⅱ期
入组时间	2005 年 12 月～ 2007 年 10 月
入组患者	66 例既往曲妥珠单抗治疗后进展的 HER2 阳性转移性乳腺癌
分组情况	单臂（帕妥珠单抗 + 曲妥珠单抗）
治疗方法	曲妥珠单抗起始 4mg/kg，之后 2mg/kg ivd d1 qw 或 曲妥珠单抗起始 8mg/kg，之后 6mg/kg ivd d1 q3w 帕妥珠单抗起始 840mg，之后 420mg ivd d1 q3w 直至疾病进展或不能耐受
研究结果	ORR: 24.2% CBR: 50% 中位 PFS: 5.5 月

ORR: Objective response rate, 客观缓解率; CBR: Clinical benefit rate, 临床获益率; PFS: Progression-free survival, 无进展生存期。

研究简介：

帕妥珠单抗能有效抑制 HER2 二聚化以及其介导的信号转导通路。帕妥珠单抗和已被批准的抗 HER2 靶向单克隆抗体曲妥珠单抗作用机制互补，当两药联合作用时可以增强抗肿瘤活性。这项Ⅱ期临床试验评估了帕妥珠单抗 + 曲妥珠单抗治疗既往曲妥珠单抗治疗进展的 HER2 阳性转移性乳腺癌的疗效和安全性。研究结果显示，ORR：24.2%，CBR：50%，其中 5 例完全缓解，11 例部分缓解，17 例病例稳定期超过 6 月，中位 PFS 为 5.5 月。不良反应轻至中度，可耐受。心脏毒性轻微，无患者因心脏相关不良反应退出试验。

研究者简介：

José Baselga，曾任纪念斯隆 - 凯特琳癌症中心（MSK）的首席医师和首席医疗官，曾为麻省总医院癌症中心副主任、血液科 / 肿瘤科主任，哈佛医学院的医学教授，西班牙巴塞罗那的 Vall d'Hebron 肿瘤研究所主席和创始董事。美国医师协会（AAP）会员，美国癌症研究协会（AACR）学会会长。

编者按：

帕妥珠单抗和曲妥珠单抗作用机制互补，该项研究表明，对于曲妥珠单抗治疗后进展的 HER2 阳性转移性乳腺癌，帕妥珠单抗联合曲妥珠单抗治疗有效，且耐受性良好。

参考文献：

BASELGA J,GELMON K A,VERMA S,et al.Phase Ⅱ trial of pertuzumab and trastuzumab in patients with human epidermal growth factor receptor 2-positive metastatic breast cancer that progressed during prior trastuzumab therapy[J].J Clin Oncol,2010,28(7):1138-1144.

CORTÉS J,FUMOLEAU P,BIANCHI G V,et al.Pertuzumab monotherapy after trastuzumab-based treatment and subsequent reintroduction of trastuzumab: activity and tolerability in patients with advanced human epidermal growth factor receptor 2-positive breast cancer[J].J Clin Oncol,2012,30(14):1594-1600.

◆ 7-6-18 研究概况 ◆

试验名称	CLEOPATRA
研究类型	随机对照双盲试验
试验分期	Ⅲ期
研究编号	NCT00567190
入组时间	2008 年 2 月～ 2010 年 7 月
入组患者	18 岁或以上、HER2 阳性转移性乳腺癌，因转移性疾病未曾接受过化疗或生物学治疗，并且 ECOG PS 评分为 0 或 1 分
分组情况	第 1 组（n=406）：多西他赛 + 曲妥珠单抗 + 安慰剂 第 2 组（n=402）：多西他赛 + 曲妥珠单抗 + 帕妥珠单抗
治疗方法	多西他赛 75mg/m² （最大剂量 100mg/m²） ivd q3w×6 周期 曲妥珠单抗起始 8mg/kg，之后 6mg/kg ivd q3w 帕妥珠单抗起始 840mg，之后 420mg ivd q3w 直至疾病进展或不能耐受
研究结果	中位随访 8 年 PFS：第 1 组 12.4 月，第 2 组 18.7 月 　（HR=0.69，95%CI，0.59-0.81，P<0.001） OS：第 1 组 40.8 月，第 2 组 57.1 月 　（HR=0.69，95%CI，0.58-0.82，P<0.001）

HER2: Human epidermal growth factor receptor-2，人表皮生长因子受体 -2；PFS: Progression-free survival，无进展生存期；OS: Overall survival，总生存期；FDA: Food and drug administration，美国食品药品管理局。

研究简介：

帕妥珠单抗是抗 HER2 人源化单克隆抗体，可抑制受体二聚化，作用机制与曲妥珠单抗互补，Ⅱ 期研究中两种抗体联合在 HER2 阳性乳腺癌已显示良好效果和可接受的安全性。CLEOPATRA 研究旨在评估在 HER2 阳性转移性乳腺癌比较帕妥 + 曲妥珠 + 多西他赛与安慰剂 + 曲妥 + 多西他赛的疗效和安全性。在初步分析和后续报告中，与安慰剂组相比，帕妥珠单抗组 PFS 和 OS 显著改善。该项双盲、随机、安慰剂对照的Ⅲ期临床试验中所有研究药物均静脉给药，每 3 周 1 次。患者被分配接受帕妥珠单抗或安慰剂，负荷剂量 840mg，随后 420 mg，曲妥珠单抗负荷剂量 8mg/kg，随后 6mg/kg，多西他赛 75mg/m²，如果可耐受，可增至 100mg/m²。给予帕妥珠单抗或安慰剂和曲妥珠单抗直至疾病进展。多西他赛给药 6 周期，或根据研究者判断给药更长时间。按 1:1 随机分组，并按地理区域（亚洲，欧洲，北美或南美）和既往治疗（既往的辅助或新辅助化疗）进行分层。评估 1196 例，其中 808 例入组并被随机分配。帕妥珠单抗组 402 例，安慰剂组 406 例。分析的临床截止 2018 年 11 月 23 日，2012 年 7 月至临床截止日期，50 例从安慰剂组交叉入帕妥珠单抗组。帕妥珠单抗组中位随访 99.9 月，安慰剂组 98.7 月。帕妥珠单抗组中位 OS 为 57.1 月（95%CI，50-72 月），安慰剂组 40.8 月（95%CI，36-48 月），帕妥珠单抗组 8 年 OS 率为 37%(95%CI，31%-42%)，安慰剂组 23%(95%CI，19%-28%)。最常见 3-4 级不良事件是中性粒细胞减少症 (帕妥珠单抗组 200/408，49%，安慰剂 183/396，46%)。帕妥珠单抗组 408 例中 5 例 (1%)，安慰剂组 396 例中 6 例 (2%) 出现与治疗相关死亡。自先前分析以来，帕妥珠单抗组出现 1 例新的提示充血性心力衰竭的严重不良事件，交叉后出现 1 例新的症状性左心室收缩功能障碍。中位随访 8 年，帕妥珠单抗 + 曲妥珠单抗 + 多西他赛方案相对于安慰剂 + 曲妥珠单抗 + 多西他赛方案的总生存得到改善。帕妥珠单抗 + 曲妥珠单抗 + 多西他赛组长期安全性和心脏安全性良好。通过帕妥珠单抗和曲妥珠单抗双重阻断改善 HER2 阳性转移性乳腺癌预后。

研究者简介：

José Baselga，同上。

Sandra M. Swain，乔治敦大学医学教授，F. Edward Hebert 医学院医学副教授，乳腺癌科主任和癌症治疗科主任。曾任美国国立癌症研究所（NCI）、美国国立卫生研究院（NIH）癌症研究中心医学分会副主任，终身首席研究员。

编者按：

CLEOPATRA 试验随访 8 年的里程碑式分析显示：接受帕妥珠单抗 + 曲妥珠单抗患者仍有 37% 存活，而接受曲妥珠单抗治疗的患者仅有 23% 存活，表明 OS 率至少有 14% 的增加，中位 OS 大约有 16 月延长。FDA 基于 CLEOPATRA 试验数据批准帕妥珠单抗用于转移性 HER2 阳性乳腺癌一线治疗。

参考文献：

BASELGA J,CORTÉS J,KIM S B,et al.Pertuzumab plus trastuzumab plus docetaxel for metastatic breast cancer[J].N Engl J Med,2012,366(2):109-119.

SWAIN S M,MILES D,KIM S B,et al.Pertuzumab,trastuzumab,and docetaxel for HER2-positive metastatic breast cancer (CLEOPATRA):end-of-study results from a double-blind,randomised,placebo-controlled,phase 3 study[J].Lancet Oncol,2020,21(4):519-530.

◆ 7-6-19 研究概况 ◆

试验名称	PUFFIN（YO29296）
研究类型	多中心、随机、双盲、安慰剂对照Ⅲ期临床试验
试验分期	Ⅲ期
研究编号	NCT02896855
入组时间	2016 年 9 月 13 日～ 2017 年 9 月 28 日
入组患者	243 例 HER2 阳性转移性或不可切除的局部复发性乳腺癌，既往未接受过治疗或在辅助治疗后疾病进展
分组情况	第 1 组（n=121）：安慰剂 + 曲妥珠单抗 + 多西他赛 第 2 组（n=122）：帕妥珠单抗 + 曲妥珠单抗 + 多西他赛 按疾病类型（有内脏转移或无内脏转移）和激素受体状态（ER 和 PgR 阴性，或 ER/PgR 阳性）进行分层随机

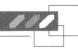

（续表）

治疗方法	多西他赛 75mg/m² ivd q3w×6 周期 曲妥珠单抗起始 8mg/kg，之后 6mg/kg ivd q3w 帕妥珠单抗起始 840mg，之后 420mg ivd q3w 直至疾病进展或不能耐受
研究结果	PFS：第 1 组 12.4 月，第 2 组 14.5 月 （HR=0.69，95% CI，0.49-0.99） ORR：第 1 组 69.1%，第 2 组 79.0%

CDE：Center for Drug Evaluation 国家食品药品监督管理局药品审评中心

研究简介：

PUFFIN 研究的设计与 CLEOPATRA 类似，入组 243 例晚期 HER2 阳性乳腺癌，按照 1:1 随机分组，分别给予帕妥珠单抗 + 曲妥珠单抗 + 多西他赛或安慰剂 + 曲妥珠单抗 + 多西他赛方案。主要研究终点是研究者评估 PFS，次要研究终点包括研究者评估 ORR、OS 以及安全性。帕妥珠单抗组和安慰剂治疗组中位随访时间分别为 13.7 月和 13.1 月，PUFFIN 研究达到其主要终点，不同亚组疗效与安全性数据与 CLEOPATRA 研究结果基本一致。帕妥珠单抗组主要终点研究者评估 PFS 的 HR=0.69（95%Cl，0.49-0.99），与 CLEOPATRA 研究一致；患者复发或死亡风险降低了 31%，中位 PFS 从 12.4 月延长至 14.5 月，具有显著统计学意义。次要研究终点显示，帕妥珠单抗组 ORR 明显提高 9.9%，达到 79.0%，安慰剂组 ORR 为 69.1%，与 CLEOPATRA 研究相似（帕妥珠单抗组 80.2%，安慰剂组 69.3%）。治疗耐受性良好。

研究者简介：

徐兵河，同前。

编者按：

中国桥接研究 PUFFIN 中帕妥珠单抗联合曲妥珠单抗和多西他赛治疗中国既往未治疗的 HER2 阳性局部复发或转移性乳腺癌，患者的相对获益与国际多中心 CLEOPATRA 研究一致。

参考文献：

XU B,LI W,ZHANG Q,SHAO Z,et al.Pertuzumab, trastuzumab, and docetaxel for Chinese patients with previously untreated HER2-positive locally recurrent or metastatic breast cancer (PUFFIN):a phase Ⅲ,randomized,double-blind,placebo-controlled study[J].Breast Cancer Res Treat,2020,182(3):689-697.

◆ 7-6-20 研究概况 ◆

试验名称	PERUSE
研究类型	单臂、全球多中心
试验分期	Ⅲ B 期
研究编号	NCT01572038
入组时间	2012 年 5 月 11 日～ 2014 年 9 月 16 日
入组患者	1436 例 HER2 阳性局部晚期或转移性乳腺癌

（续表）

分组情况	第 1 组（n=775）：曲妥珠单抗 + 帕妥珠单抗 + 多西他赛 第 2 组（n=589）：曲妥珠单抗 + 帕妥珠单抗 + 紫杉醇 第 3 组（n=65）：曲妥珠单抗 + 帕妥珠单抗 + 白蛋白结合型紫杉醇
治疗方法	曲妥珠单抗起始 8mg/kg，之后 6mg/kg ivd q3w 帕妥珠单抗起始 840mg，之后 420mg ivd q3w 直至疾病进展或不能耐受 多西他赛 / 紫杉醇 / 白蛋白结合型紫杉醇 qw 或 q3w
	中位抗 HER2 时间：24 周期（1-126） 中位紫杉治疗时间：6 周期（1-94）
研究结果	中位随访 5.7 年 总体 ORR：79%，总体 CBR：86%
	总体中位 PFS：20.7 月 第 1 组 19.4 月，第 2 组 23.2 月，第 3 组 19.2 月 HR 阳性组 20.6 月，HR 阴性组 20.7 月 内脏转移组 18.2 月，非内脏转移组 27.2 月 既往使用曲妥珠单抗组 15.4 月，既往未使用曲妥珠单抗组 23.4 月 年龄 >65 岁组 14.7 月，年龄 ≤ 65 岁组 22.0 月
	总体 OS：65.3 月 第 1 组 66.5 月，第 2 组 64.0 月，第 3 组 70.9 月 HR 阳性组 66.7 月，HR 阴性组 60.2 月 内脏转移组 57.1 月，非内脏转移组 81.1 月 既往使用曲妥珠单抗组 54.1 月，既往未使用曲妥珠单抗组 73.5 月 年龄 >65 岁组 50.1 月，年龄 ≤ 65 岁组 70.0 月

研究简介：

CLEOPATRA 研究证实帕妥珠单抗 + 曲妥珠单抗 + 多西他赛是 HER2 阳性转移性乳腺癌的标准一线治疗。PERUSE 旨在评估研究人员选择的紫杉类与帕妥珠单抗和曲妥珠单抗在一线治疗的安全性和有效性。1436 例接受治疗的乳腺癌，晚期未接受过系统化疗和曲妥珠单抗治疗。29% 的患者接受过（新）辅助曲妥珠单抗治疗。排除（新）辅助曲妥珠单抗 / 拉帕替尼治疗期间和非内分泌（新）辅助结束后 6 月内复发，研究者选择的初始紫杉类为多西他赛（775 例，54%）、紫杉醇（588 例，41%）和白蛋白结合型紫杉醇（65 例，5%），918 例 (64%) 为 HR 阳性乳腺癌。最常见的 ≥ 3 级不良事件为中性粒细胞减少（10%，主要见于多西他赛组）和腹泻 (8%)。在最终分析时（中位随访 5.7 年），总体中位 PFS 为 20.7 月（95%CI，18.9-23.1），无论 HR 状态或紫杉类药物种类如何，中位 PFS 均相似。总体中位 OS 为 65.3 月（95%CI，60.9-70.9)。紫杉类药物亚组的 OS 相似，在 HR 阳性乳腺癌中比 HR 阴性患者中更有利，在既往无曲妥珠单抗患者中比既往有曲妥珠单抗患者中更有利。接受过曲妥珠单抗治疗的内脏疾病患者的中位 PFS（13.1 月）和 OS（46.3 月）最短。PERUSE 研究显示曲妥珠单抗 + 帕妥珠单抗 + 紫杉类药物生存获益与 CLEOPATRA 研究一致，联合不同紫杉类药物生存获益相似。

研究者简介：

T. Bachelot，法国里昂肿瘤医学中心乳腺癌和临床试验部门负责人。

编者按：

PERUSE 研究最终结果显示其安全性和有效性与 CLEOPATRA 类似，中位 OS 超过 5 年，表明白蛋白结合型紫杉醇 / 紫杉醇可以作为一线治疗中多西他赛的替代化疗药物。

参考文献：

MILES D,CIRUELOS E,SCHNEEWEISS A,et al.Final results from the PERUSE study of first-line pertuzumab plus trastuzumab plus a taxane for HER2-positive locally recurrent or metastatic breast cancer, with a multivariable approach to guide prognostication[J].Ann Oncol,2021,32(10):1245-1255

◆ **7-6-21 研究概况** ◆

试验名称	PERTAIN
研究类型	随机、双臂、开放、多中心
试验分期	Ⅱ期
研究编号	NCT01491737
入组时间	2012 年 2 月～ 2014 年 10 月
入组患者	绝经后一线 HER2 阳性 /HR 阳性乳腺癌，有可测量病灶，ECOG PS 评分 0-1 分，左室射血分数≥ 50%，预计生存期≥ 12 周
分组情况	队列 1（n=129）：曲妥珠单抗 + 帕妥珠单抗 +AI 诱导化疗组（n=75）： 曲妥珠单抗 + 帕妥珠单抗 + 多西他赛 / 紫杉醇→曲妥珠单抗 + 帕妥珠单抗 +AI 无诱导化疗组（n=54）：曲妥珠单抗 + 帕妥珠单抗 +AI 队列 2（n=129）：曲妥珠单抗 +AI 诱导化疗组（n=71）：曲妥珠单抗 + 多西他赛 / 紫杉醇→曲妥珠单抗 +AI 无诱导化疗组（n=58）：曲妥珠单抗 +AI
治疗方法	曲妥珠单抗起始 8mg/kg，之后 6mg/kg ivd q3w 帕妥珠单抗起始 840mg，之后 420mg ivd q3w 直至疾病进展或不能耐受或研究退出或死亡 AI 选择以下一种药物： 来曲唑 2.5mg po qd 阿那曲唑 1 mg po qd 直至疾病进展或不能耐受或研究退出或死亡 诱导化疗 18-14 周： 多西他赛 q3w 紫杉醇 qw
研究结果	中位随访 31 月总体 PFS： 队列 1：18.89 月，队列 2：15.80 月 （HR=0.65，95%CI，0.48-0.89，P=0.0070） 无诱导化疗 PFS： 队列 1：21.72 月，队列 2：12.45 月 （HR=0.55，95%CI，0.34-0.88，P=0.0111）

（续表）

研究结果	中位随访 6 年总体 PFS： 队列 1：21 月，队列 2：16 月（HR=0.7，95%CI，0.5-0.9，P=0.006） 诱导化疗 PFS： 队列 1：17 月，队列 2：17 月（HR=0.7，95%CI，0.5-1.0，P=0.08） 无诱导化疗 PFS： 队列 1：27 月，队列 2：12 月（HR=0.7，95%CI，0.4-1.0，P=0.07）
	总体 OS： 队列 1：60 月，队列 2：57 月（HR=1.1，95%CI，0.7-1.5，P=0.8） 诱导化疗 OS： 队列 1：59 月，队列 2：66 月（HR=1.2，95%CI，0.7-1.9，P=0.5） 无诱导化疗 OS： 队列 1：65 月，队列 2：54 月（HR=0.9，95%CI，0.5-1.6，P=0.7）

研究简介：

PERTAIN 研究在绝经后局部晚期或转移性乳腺癌，对比双靶向抗 HER2 联合内分泌治疗与曲妥珠单抗联合内分泌的疗效差异。患者随机 1:1 分配接受帕妥珠单抗，曲妥珠单抗联合 AI（阿那曲唑或来曲唑）或曲妥珠单抗联合 AI 治疗。分层因素包括是否接受诱导化疗和距离辅助内分泌治疗的时长（<12 月 vs. ≥ 12 月或既往未接受内分泌治疗）。主要研究终点为 PFS，次要研究终点包括 OS、ORR、CBR 和 DOR 等。中位随访 31 月，帕妥珠单抗 + 曲妥珠单抗组相较曲妥珠单抗组显著延长 PFS，ITT 人群中位 PFS 分别为 18.89 月和 15.8 月（HR=0.65，95%CI，0.48-0.89，P=0.0070）。亚组分析显示，联合帕妥珠单抗可以显著改善 PFS，未诱导化疗患者 HR=0.55，mPFS 分别为 21.72 月和 12.45 月，诱导化疗患者 HR=0.75，mPFS 分别为 16.89 月和 16.85 月。帕妥珠单抗 + 曲妥珠单抗组以及曲妥珠单抗组分别有 109 例和 106 例患者基线有可测量病灶。两组患者 ORR 对比显示，帕妥珠单抗 + 曲妥珠单抗组 ORR 数值更高，无统计学差异（63.3% vs. 55.7%，P=0.2537），主要差异表现为 CR 患者（7.3% vs. 0.9%）。两组 CBR 亦无显著统计学差异（68.8% vs. 67.0%，P=0.7743）。中位 DOR 对比，帕妥珠单抗 + 曲妥珠单抗组显著优于曲妥组，分别为 27.1 月和 15.11 月。安全性评估显示帕妥珠单抗 + 曲妥珠单抗组和曲妥组严重不良事件发生率分别为 33.1% 和 19.4%；≥ 3 级 AE 发生率分别为 50.4% 和 38.7%。帕妥珠单抗 + 曲妥珠单抗组和曲妥珠单抗组最常见 AE 均为腹泻，发生率分别为 55.1% 和 36.3%；其次为脱发（28.3% vs. 32.3%），恶心（32.3% vs. 25.8%）。

研究者简介：

Mothaffar Rimawi，美国休斯敦贝勒医学院教授。

编者按：

PERTAIN 研究是第一项随机 II 期研究，旨在评估帕妥珠单抗和曲妥珠单抗联合 AI 治疗 HER2 阳性 /HR 阳性的局部晚期或转移性乳腺癌。研究达到主要终点，这一联合方案对比曲妥珠单抗联合 AI，显著改善 PFS，且安全性与既往研究报道相似。

参考文献：

RIMAWI M，FERRERO J M，DE LA HABA-RODRIGUEZ J，et al.First-Line Trastuzumab Plus an Aromatase Inhibitor, With or Without Pertuzumab, in Human Epidermal Growth Factor Receptor 2-Positive and Hormone Receptor-Positive Metastatic or Locally

Advanced Breast Cancer(PERTAIN):A Randomized,Open-Label Phase Ⅱ Trial[J].J Clin Oncol,2018,36(28):2826-2835.

ARPINO Z,DE LA HABA-RODRIGUEZ J,FERRERO J,et al.Abstract PD3-02:Final analysis of PERTAIN:A randomized,two-arm,open-label,multicenter phase Ⅱ trial assessing the efficacy and safety of first-line pertuzumab given in combination with trastuzumab plus an aromatase inhibitor in patients with HER2-positive and hormone receptor-positive metastatic or locally advanced breast cancer[J].2021,81(4 Suppl):Abstract nr PD3-02.

（四）曲妥珠单抗联合酪氨酸激酶抑制剂

◆ 7-6-22 研究概况 ◆

研究名称	ALTERNATIVE
入组时间	2011 年～ 2016 年
研究编号	NCT01160211
入组患者	355 例 HR 及 HER2 阳性的绝经后转移性乳腺癌（MBC）
分组情况	第 1 组（n=120）：LAP+TRAS+AI 第 2 组（n=117）：TRAS+AI 第 3 组（n=118）：LAP +AI
治疗方法	LAP：拉帕替尼 1000mg po qd（第 1 组） 拉帕替尼 1500mg po qd（第 3 组） TRAS：曲妥珠单抗起始 8mg/kg，之后 6mg/kg ivd q3w AI 选择以下一种药物： 来曲唑 2.5mg po qd 阿那曲唑 1 mg po qd 依西美坦 1 mg po qd
研究结果	mPFS： 第 1 组 11 月，第 2 组 5.6 月，第 3 组 8.3 月 第 1 组 vs. 第 2 组（HR=0.62，95%CI，0.45-0.88，P =0.0063） 第 3 组 vs. 第 2 组（HR=0.85，95%CI，0.62-1.17，P=0.3159） ORR：第 1 组 31.7%，第 2 组 13.7%，第 3 组 18.6% CBR：第 1 组 40%，第 2 组 30%，第 3 组 34%

研究简介：

既往研究提示 HER2 和 HR 信号通路之间有交互作用，在 HER2 阳性 ER 阳性乳腺癌细胞，同时靶向 HER2 和 ER 信号，可能获得最佳治疗结果。ALTERNATIVE 研究旨在评估 HER2 阳性 /HR 阳性 MBC，既往接受曲妥珠单抗联合化疗新辅助治疗或辅助治疗疾病进展后，双重抗 HER2 抑制剂拉帕替尼（LAP）和曲妥珠单抗（TRAS）联合芳香化酶抑制剂（AI），不联合化疗，对比曲妥珠单抗和 AI 是否可改善预后。研究包括 355 例乳腺癌，年龄 ≥ 18 岁绝经后女性，病理或细胞学证实为 ER 阳性或孕激素受体阳性（HR 阳性），HER2 阳性 MBC；在新辅助治疗 / 辅助治疗和晚期转移性疾病治疗中，接受包括曲妥珠单抗联合化疗方案治疗中或治疗后进行内分泌治疗疾病进展（在晚期疾病中，最多只能使用一个治疗方案），各组基线平衡，三分之二患者仅在新（辅助）治疗中接受过含 TRAS 化疗方案，而三分之一患者在转移性疾病中接受过含 TRAS 化疗方案（在新辅助治疗中接受过或未接受 TRAS）。临床获益率（CBR）分别为 40%、30% 和 34%。目前 LAP + TRAS + AI 组与 TRAS + AI 组的 OS 数据尚不成熟（中位 OS，46.0 vs. 40.0 月，HR=0.60，95% CI，0.35–1.04），倾向于 LAP + TRAS + AI 组而不是 TRAS + AI 组，与主要的 PFS 分析一致。LAP+AI 组中位 OS 为 45.1 月，TRAS+AI 组的中位 OS 为 40.0 月（HR=0.91，95% CI，0.55–1.51）。三组严重不良事件（SAE）的发生率分别为 14%、10% 和 17%，治疗相关不良事件发生率为 5%、2% 和 4%。

研究者简介：

Stephen Johnston，英国癌症研究院、皇家马斯登医院乳腺癌内科学教授、肿瘤内科学顾问医生，皇家马斯登癌症医院乳腺和肺专科临床主任，急性肿瘤服务临床业务科临床主任，曾任皇家马斯登医院英国国立健康研究所（NIHR）生物医学研究中心主任。

编者按：

ALTERNATIVE 研究显示对于既往接受过曲妥珠单抗和内分泌治疗的 HER2 阳性 /HR 阳性 MBC，使用 LAP+ TRAS+AI 达到 PFS 获益，以及相对较好的耐受性，对于不适合化疗的 HER2 阳性 /HR 阳性 MBC，可以接受双重抗 HER2（LAP+TRAS）联合 AI 进行治疗。这种组合为不适合化疗的乳腺癌提供有效且耐受性良好可豁免化疗的替代方案。

参考文献：

JOHNSTON S R D,HEGG R,IM S A,et al.Phase Ⅲ,Randomized Study of Dual Human Epidermal Growth Factor Receptor 2 (HER2) Blockade With Lapatinib Plus Trastuzumab in Combination With an Aromatase Inhibitor in Postmenopausal Women With HER2-Positive,Hormone Receptor-Positive Metastatic Breast Cancer:Updated Results of ALTERNATIVE[J].J Clin Oncol,2021,39(1):79-89.

（五）恩美曲妥珠单抗

◆ 7-6-23 研究概况 ◆

试验名称	TDM4258g
研究类型	单臂试验
试验分期	Ⅱ期
入组时间	2007 年 7 月～ 2009 年 6 月
入组患者	112 例既往接受抗 HER2 治疗及解救化疗的 HER2 阳性转移性乳腺癌
治疗方法	恩美曲妥珠单抗：3.6 mg/kg ivd d1 q3w，用药最长时间为 1 年
研究结果	ORR：25.9% PFS：4.6 月 （95% CI，3.9 月 -8.6 月） ≥ 3 级 AE：主要是低钾血症（8.9%），血小板减少症（8.0%）和疲劳（4.5%）

ORR: Objective response rate, 客观缓解率；PFS: Progression-free survival, 无进展生存期；HER2: Human epidermal growth factor receptor-2, 人表皮生长因子受体 -2；AE: Adverse event, 不良反应。

研究简介：

该试验主要针对既往接受过多种药物治疗（包括抗 HER2）的 HER2 阳性转移性乳腺癌，评价恩美曲妥珠单抗单药治疗的疗效及安全性。结果显示，客观有效率为 25.9%，中位 PFS

为 4.6 月。在中心确认的 HER2 阳性、定量 RT-PCR 分析 HER2 中等以上水平者中，ORR 均较高。大部分 AE 为 1/2 级，3/4 级 AE 主要为低血钾（8.9%）、血小板减少（8%）以及乏力（4.5%），未发现药物相关的心脏毒性。

研究者简介：

Howard A. Burris Ⅲ，美国 Sarah Cannon 公司的总裁和首席医疗官，研究机构的药物开发执行主任。

编者按：

TDM4258g 试验表明，对于接受过多种药物治疗（包括抗 HER2）的 HER2 阳性转移性乳腺癌，恩美曲妥珠单抗具有明显的治疗效果，在 Ⅱ 期试验中推荐剂量耐受性良好，有望成为 HER2 阳性转移性乳腺癌标准治疗药物。

参考文献：

BURRIS H A 3RD,RUGO H S,VUKELJA S J,et al.Phase Ⅱ study of the antibody drug conjugate trastuzumab-DM1 for the treatment of human epidermal growth factor receptor 2 (HER2)-positive breast cancer after prior HER2-directed therapy[J].J Clin Oncol,2011,29(4):398-405.

◆ **7-6-24 研究概况** ◆

试验名称	TDM4450g
试验类型	随机对照试验
试验分期	Ⅱ 期
研究编号	NCT00679341
入组时间	2008 年 7 月～ 2009 年 12 月
入组患者	137 例 HER2 阳性局部晚期或转移性乳腺癌的一线治疗
分组情况	第 1 组（n=70）：多西他赛 + 曲妥珠单抗 第 2 组（n=67）：恩美曲妥珠单抗
治疗方法	多西他赛 75mg/m² 或 100mg/m² ivd q3w 曲妥珠单抗起始 8mg/kg，之后 6mg/kg ivd q3w 直至疾病进展 恩美曲妥珠单抗：3.6 mg/kg ivd d1 q3w 直至疾病进展。
研究结果	PFS：第 1 组 9.2 月，第 2 组 14.2 月（P=0.035） ORR：第 1 组 58.0%，第 2 组 64.2%（P=0.458） CBR：第 1 组 81.2%，第 2 组 74.6%（P=0.358） ≥ 3 级 AE：第 1 组 90.9%，第 2 组 46.4%

AE: Adverse event，不良反应；ORR: Objective response rate，客观缓解率；PFS: Progression-free survival，无进展生存期。

研究简介：

该试验是一项随机、多中心、Ⅱ 期研究，在 HER2 阳性局部晚期或转移性乳腺癌中评价 T-DM1（恩美曲妥珠单抗）对比曲妥珠单抗 + 多西他赛作为一线治疗的疗效和安全性。恩美曲妥珠单抗组 PFS 为 14.2 月，曲妥珠单抗 + 多西他赛组为 9.2 月（P=0.035），恩美曲妥珠单抗组 ORR 为 64.2%，曲妥珠单抗 + 多西他赛组为 58.0%（P=0.458），恩美曲妥珠单抗组 CBR 为 74.6%，曲妥珠单抗 + 多西他赛组为 81.2%（P=0.358）。恩美曲妥珠单抗组安全性优于曲妥珠单抗 + 多西他赛组（≥ 3 级 AE：46.4% vs. 90.9%），血小板减少和 AST

增加在恩美曲妥珠单抗组中的出现频率略高，而脱发、外周性水肿和中性粒细胞减少在曲妥珠单抗＋多西他赛组中更加常见。恩美曲妥珠单抗组相对于曲妥珠单抗＋多西他赛组明显延长了症状恶化时间（7.5 月 vs. 3.5 月，P=0.022）。

研究者简介：

Sara A. Hurvitz，加州大学洛杉矶分校大卫·格芬医学院副教授，琼森综合癌症中心临床研究组医学主任，圣莫尼卡 - 加州大学洛杉矶分校肿瘤门诊联合主任，加州大学洛杉矶分校乳腺癌临床试验项目主任。

编者按：

TDM4450g 研究表明，与多西他赛联合曲妥珠单抗方案相比，恩美曲妥珠单抗一线治疗 HER2 阳性转移性乳腺癌可显著改善 PFS 且更安全。

参考文献：

PEREZ E A,HURVITZ S A,AMLER L C,et al.Relationship between HER2 expression and efficacy with first-line trastuzumab emtansine compared with trastuzumab plus docetaxel in TDM4450g:a randomized phase Ⅱ study of patients with previously untreated HER2-positive metastatic breast cancer[J].Breast Cancer Res,2014,16(3):R50.

HURVITZ S A,DIRIX L,KOCSIS J,et al.Phase Ⅱ randomized study of trastuzumab emtansine versus trastuzumab plus docetaxel in patients with human epidermal growth factor receptor 2-positive metastatic breast cancer[J].J Clin Oncol,2013.31(9):1157-1163.

◆ 7-6-25 研究概况 ◆

试验名称	EMILIA
试验类型	随机对照试验
试验分期	Ⅲ 期
研究编号	NCT00829166
入组时间	2009 年 2 月～ 2011 年 10 月
入组患者	991 例既往使用过紫杉醇及曲妥珠单抗的 HER2 阳性晚期乳腺癌
分组情况	第 1 组 （n=495）：T-DM1 （恩美曲妥珠单抗） 第 2 组 （n=496）：拉帕替尼＋卡培他滨
治疗方法	恩美曲妥珠单抗：3.6 mg/kg ivd d1 q3w 直至疾病进展 拉帕替尼 1250mg po qd q3w 直至疾病进展 卡培他滨 1000 mg/m² po bid d1-14 q3w 直至疾病进展
研究结果	PFS：第 1 组 9.6 月，第 2 组 6.4 月 （P<0.001） ORR：第 1 组 43.6%，第 2 组 30.8% （P<0.001） OS：第 1 组 29.9 月，第 2 组 25.9 月 ≥ 3 级 AE：第 1 组 41%，第 2 组 57%

AE: Adverse event, 不良反应；PFS: Progression-free survival, 无进展生存期；ORR: Objective response rate, 客观缓解率；OS: Overall survival, 总生存期。

研究简介：

EMILIA 试验针对既往接受紫杉醇和曲妥珠单抗治疗进展的 HER2 阳性转移性乳腺癌，评价恩美曲妥珠单抗对比拉帕替尼联合卡培他滨治疗的安全性和有效性。主要研究终点为

PFS（独立审查评估）、OS 和安全性，次要终点为 PFS（研究者评估）、ORR、至症状恶化时间。结果表明，恩美曲妥珠单抗单药治疗效果优于拉帕替尼联合卡培他滨，中位 PFS 分别为 9.6 月与 6.4 月（P<0.001），中位 OS 分别为 29.9 月与 25.9 月，ORR 分别为 43.6% 和 30.8%（P<0.001）。恩美曲妥珠单抗组 ≥ 3 级 AE 发生率较卡培他滨 + 拉帕替尼组低（41% vs. 57%），血小板减少和 AST 升高的发生率在恩美曲妥珠单抗组较高，腹泻、恶心、呕吐、皮疹的发生率在拉帕替尼联合卡培他滨组较高。同时，该研究也显示了恩美曲妥珠单抗对于改善患者生活质量的优势，其比对照组明显延长至症状恶化时间（7.1 月 vs. 4.6 月，P=0.012）。同时探索性分析显示，恩美曲妥珠单抗可以克服 PIK3CA 突变、PTEN 蛋白缺失影响，PFS 和 OS 获益均显著优于拉帕替尼 + 卡培他滨组，拉帕替尼 + 卡培他滨在 PIK3CA 突变、PTEN 蛋白缺失的患者中，无论 PFS 还是 OS 均大幅缩短。恩美曲妥珠单抗发生剂量减少和中断的比例更低，生活质量评分更佳，有效保障患者的生活质量。

研究者简介：

Sunil Verma，多伦多大学副教授，Sunnybrook Odette 癌症中心的肿瘤学家、肿瘤内科的研究负责人，Louise Temerty 乳腺癌中心医疗顾问。

编者按：

EMILIA 研究表明，恩美曲妥珠单抗可以显著延长曲妥珠单抗治疗进展的 HER2 阳性转移性乳腺癌的 PFS 和 OS，且耐受性良好。该研究推动了 FDA 批准恩美曲妥珠单抗用于 HER2 阳性转移性乳腺癌的二线治疗。开创了 ADC 药物应用于晚期乳腺癌治疗先河，不仅改善 HER2 阳性晚期乳腺癌预后，而且作为风向标引领更多 ADC 药物研发。

参考文献：

VERMA S,MILES D,GIANNI L,et al.Trastuzumab emtansine for HER2–positive advanced breast cancer[J].N Engl J Med,2012,367(19):1783–1791.

DIÉRAS V,MILES D,VERMA S,et al.Trastuzumab emtansine versus capecitabine plus lapatinib in patients with previously treated HER2–positive advanced breast cancer (EMILIA):a descriptive analysis of final overall survival results from a randomised,open–label,phase 3 trial[J].Lancet Oncol,2017,18(6):732–742.

◆ 7-6-26 研究概况 ◆

试验名称	MARIANNE
研究类型	随机对照试验
试验分期	Ⅲ 期
入组时间	2010 年 7 月～ 2012 年 5 月
入组患者	1095 例 HER2 阳性晚期乳腺癌一线治疗
分组情况	第 1 组（n=365）：曲妥珠单抗 + 多西他赛 / 紫杉醇 第 2 组（n = 367）：恩美曲妥珠单抗 + 安慰剂 第 3 组（n=363）：恩美曲妥珠单抗 + 帕妥珠单抗
治疗方法	曲妥珠单抗起始 8mg/kg，之后 6mg/kg ivd q3w 多西他赛 75 mg/m² iv d1 或 100 mg/m² ivd d1 q3w×6 周期 紫杉醇：80 mg/m² ivd d1 qw×18 周 恩美曲妥珠单抗：3.6 mg/kg ivd d1 q3w 帕妥珠单抗起始 840mg，之后 420mg ivd q3w

（续表）

研究结果	PFS： 第 1 组 13.7 月，第 2 组 14.1 月，第 3 组 15.2 月 第 2 组 vs. 第 1 组（P=0.31），第 3 组 vs. 第 1 组（P=0.14） ORR：第 1 组 67.9%，第 2 组 59.7%，第 3 组 64.2% OS：第 1 组 50.9 月，第 2 组 53.7 月，第 3 组 51.8 月 ≥ 3 级 AE：第 1 组 54.1%，第 2 组 45.4%，第 3 组 46.2%

PFS: Progression-free survival，无进展生存期；OS: Overall survival，总生存期；ORR: Objective response rate，客观缓解率；AE: Adverse event，不良反应。

研究简介：

T-DM1（恩美曲妥珠单抗）是一种抗体偶联药物，由曲妥珠单抗与微管抑制剂美坦新 (DM1) 通过硫醚连接子连接而成的抗体偶联物 (ADC 药物)。MARIANNE 研究旨在探索恩美曲妥珠单抗在 HER2 阳性晚期乳腺癌一线治疗的前景，分析恩美曲妥珠单抗联合或不联合帕妥珠单抗对比曲妥珠单抗联合紫杉烷的疗效及安全性。1095 例经中心实验室检测评估为 HER2 阳性的晚期乳腺癌，既往未接受抗转移治疗，1：1：1 随机分配：曲妥珠单抗 + 紫杉类，恩美曲妥珠单抗 + 安慰剂，恩美曲妥珠单抗 + 帕妥珠单抗组。 主要终点是经独立审查评估的 PFS。恩美曲妥珠单抗组与恩美曲妥珠单抗 + 帕妥珠单抗组与曲妥珠单抗 + 紫杉类相比显示非劣性 PFS（ 中位 PFS：第 1 组 13.7 月，恩美曲妥珠单抗组为 14.1 月，恩美曲妥珠单抗 + 帕妥珠单抗 15.2 月 ）。试验组 PFS 均未显示优于曲妥珠单抗 + 紫杉类。曲妥珠单抗 + 紫杉类的客观反应率为 67.9%，恩美曲妥珠单抗联合或不联合帕妥珠单抗分别为 59.7% 与 64.2%。中位疗效持续时间分别为 12.5 月、20.7 月和 21.2 月。第 1 组、第 2 组和第 3 组，3 级不良事件发生率在数值上更高（ 54.1% vs. 45.4% vs. 46.2% ）。 恩美曲妥珠单抗组中因不良反应而终止治疗较少，在恩美曲妥珠单抗组中健康相关的生活质量维持更长时间。对比曲妥珠单抗 + 紫杉类用于 HER2 阳性乳腺癌晚期一线治疗，恩美曲妥珠单抗显示出非劣效性，但未见优效性，同时它具有更好耐受性。

研究者简介：

Edith A.Perez，美国梅奥诊所的乳腺项目主任，肿瘤学临床试验联盟小组副主席，同时在美国癌症研究协会、美国临床肿瘤学会和国家癌症研究所担任职务。

编者按：

MARIANNE 试验表明，恩美曲妥珠单抗尚不能成为 HER2 阳性晚期乳腺癌一线治疗的标准推荐，基于恩美曲妥珠单抗的非劣效性及较好耐受性，其可能成为 HER2 阳性转移性乳腺癌曲妥珠单抗联合紫杉类一线治疗的替代方案。

参考文献：

PEREZ E A,BARRIOS C,EIERMANN W,et al.Trastuzumab Emtansine With or Without Pertuzumab Versus Trastuzumab Plus Taxane for Human Epidermal Growth Factor Receptor 2-Positive,Advanced Breast Cancer:Primary Results From the Phase Ⅲ MARIANNE Study[J].J Clin Oncol,2017,35(2):141-148.

◆ 7-6-27 研究概况 ◆

试验名称	TH3RESA
试验类型	随机对照试验
试验分期	Ⅲ 期
研究编号	NCT01419197
入组时间	2011 年 9 月～ 2012 年 11 月
入组患者	602 位既往接受至少 2 种 HER2 靶向治疗的 HER2 阳性晚期乳腺癌。
分组情况	第 1 组（n=404）：恩美曲妥珠单抗 第 2 组（n=198）：TPC（医生选择治疗方式）
治疗方法	恩美曲妥珠单抗：3.6 mg/kg ivd d1 q3w 直至疾病进展 医生可选择单药化疗、单药或联合内分泌治疗及 HER2 靶向治疗
研究结果	PFS：第 1 组 6.2 月，第 2 组 3.3 月（P <0.0001） ORR：第 1 组 31%，第 2 组 9%（P <0.0001） OS：第 1 组 22.7 月，第 2 组 15.8 月（P=0.0007） ≥ 3 级 AE：第 1 组 40%，第 2 组 47%

AE: Adverse event, 不良反应; PFS: Progression-free survival, 无进展生存期; OS: Overall survival, 总生存期; ORR: Objective response rate, 客观缓解率; HER2: Human epidermal growth factor receptor-2, 人表皮生长因子受体 -2。

研究简介：

该试验是一项随机、多中心、国际性、开放型临床试验，针对既往接受两种及以上抗 HER2 药物的 HER2 阳性转移性乳腺癌，随机分配接受 T-DM1（恩美曲妥珠单抗）单药或医生选择治疗方式（包括单药化疗、单药或联合内分泌治疗、抗 HER2 靶向治疗等），评价两组疗效及安全性。研究结果显示，恩美曲妥珠单抗单药治疗显著降低乳腺癌疾病进展或死亡风险（中位 PFS 分别为 6.2 月与 3.3 月，P<0.001；中位 OS 分别为 22.7 月与 15.8 月，P=0.0007）。≥ 3 级 AE 发生率在恩美曲妥珠单抗组和医生选择的治疗方式组分别为 32% 和 43%，中性粒细胞减少伴发热、腹泻的发生率在 TPC 组较高，血小板减少的发生率在恩美曲妥珠单抗组较高。该项研究表明，对于既往应用过两种及以上抗 HER2 靶向药物治疗的 HER2 阳性晚期乳腺癌，恩美曲妥珠单抗有较好的疗效及耐受性。

研究者简介：

Ian E Krop，哈佛医学院医学系副教授，苏珊·史密斯女性癌症中心乳腺肿瘤科副主任，乳腺肿瘤中心临床研究主任，乳腺癌项目临床研究委员会主席。

编者按：

TH3RESA 研究表明，恩美曲妥珠单抗是既往接受多种抗 HER2 药物治疗的 HER2 阳性晚期乳腺癌的治疗新选择，巩固了恩美曲妥珠单抗用于 HER2 阳性晚期乳腺癌二线治疗地位。

参考文献：

KROP I E,KIM S B,GONZÁLEZ-MARTÍN A,et al.Trastuzumab emtansine versus treatment of physician's choice for pretreated HER2-positive advanced breast cancer (TH3RESA):a randomised,open-label,phase 3 trial[J].Lancet Oncol,2014,15(7):689-699.

KROP I E,KIM S B,MARTIN A G,et al.Trastuzumab emtansine versus treatment of physician's choice in patients with previously treated HER2-positive metastatic breast cancer(TH3RESA):final overall survival results from a randomised open-label phase 3 trial[J]. Lancet Oncol,2017,18(6):743-754.

（六）德喜曲妥珠单抗

◆ 7-6-28 研究概况 ◆

研究名称	DESTINY-Breast01
试验类型	单臂多中心
试验分期	Ⅱ期
研究编号	NCT03248492
入组时间	2017 年 10 月至 2018 年 9 月
入组患者	病理证实 HER2 阳性、既往接受过恩美曲妥珠单抗治疗的不可切除或转移性乳腺癌
分组情况	第 1 组：在使用恩美曲妥珠单抗中进展 第 2 组：因其他原因终止恩美曲妥珠单抗治疗
给药方法	德喜曲妥珠单抗：5.4mg/kg ivd d1 q3w
研究结果	中位随访 20.5 月（0.7-31.4 月） ORR：60.9% 中位 PFS：19.4 月 中位 DOR：20.8 月
	最常见 ≥ 3 级 AE：中性粒细胞计数下降（20.7%）、贫血（8.7%）和恶心（7.6%）

研究简介：

DESTINY-Breast 01 研究是一项单臂、开放性全球多中心 Ⅱ 期临床研究，旨在评估 DS-8201（德喜曲妥珠单抗）用于既往接受过曲妥珠单抗 - 美坦新偶联物治疗的 HER2 阳性不可切除和 / 或转移性乳腺癌患者的安全性和疗效。试验的主要终点是客观缓解率 （ORR），由独立中心评估确定。次要目标包括缓解持续时间，疾病控制率，临床受益率，无进展生存期与总生存期。入组 184 例患者参加研究。接受推荐剂量（5.4mg/kg）的患者 中，经过中位 20.5 月随访，截至 2020 年 6 月 8 日仍旧有 37 例（20.1%）接受德喜曲妥珠 单抗治疗，ORR 达 61.4%，DCR 仍为 97.3%，DOR 达 20.8 月，中位 PFS 延长到 19.4 月，目前总生存期（OS）数据成熟度约 35%，12 月时 OS 率为 85%，18 月时 OS 率为 74%，中位 OS 估计为 24.6 月。 最常见的 3 级或以上不良事件是中性粒细胞计数下降（20.7%）、贫血（8.7%）和恶心（7.6%）。

研究者简介：

Shanu Modi，美国斯隆凯特林癌症研究中心肿瘤内科医生。

编者按：

DESTINY-Breast01 研究结果进一步强化了德喜曲妥珠单抗在既往经治的 HER2 阳性转移性乳腺癌患者中的治疗潜力，在中位六线的 HER2 阳性晚期乳腺癌中，德喜曲妥珠单抗取得了高达 61% 的客观缓解率（ORR）、19.4 月的中位无进展生存期（mPFS）、20.8 月中位缓解持续时间（mDOR）以及 24.6 月的中位总生存（mOS；35% 成熟），其试验结果实属惊艳，令人期待。

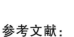

参考文献：

MODI S,SAURA C,YAMASHITA T,et al.DESTINY-Breast 01 Investigators. Trastuzumab Deruxtecan in Previously Treated HER2-Positive Breast Cancer[J].N Engl J Med,2020,382(7):610-621.

◆ **7-6-29 研究概况** ◆

试验名称	DESTINY-Breast03
研究类型	多中心、随机、开放标签、对照
试验分期	Ⅲ期
入组时间	2018.7
研究编号	NCT03529110
入组患者	524 例先前接受曲妥珠单抗和紫杉醇治疗的 HER2 阳性、不可切除和 / 或转移性乳腺癌
分组情况	试验组（n=261）：德喜曲妥珠单抗 对照组（n=263）：恩美曲妥珠单抗
给药方法	德喜曲妥珠单抗：5.4mg/kg ivd q3w 恩美曲妥珠单抗：3.6mg/kg ivd q3w
研究结果	盲法独立中心评估（BICR）PFS 试验组 NR（95% CI，18.5-NE） 对照组 6.8 月（95% CI，5.6-8.2） （HR= 0.2840，95% CI，0.2165-0.3727，P=7.8×10-22） 12 月的预估 OS 率： 试验组 94.1%（95% CI，90.3-96.4） 对照组 85.9%（95% CI，80.9-89.7） （HR=0.5546，95% CI，0.3587-0.8576，P=0.007172） 药物相关 3 级以上不良反应发生率 试验组 45.1%，对照组 39.8%

研究简介：

DESTINY-Breast03 全球首个在 HER2 阳性晚期乳腺癌二线治疗与 T-DM1（恩美曲妥珠单抗）进行头对头比较的全球多中心Ⅲ期临床研究，纳入既往接受过曲妥珠单抗和紫杉类药物治疗的 HER2 阳性不可切除和 / 或转移性乳腺癌，按 1:1 随机分入德喜曲妥珠单抗（5.4 mg/kg q3w）组或恩美曲妥珠单抗（3.6 mg/kg q3w）组。入组患者可有稳定性的脑转移，对入组患者激素受体状态、是否接受过帕妥珠单抗治疗和内脏转移等进行预设分层。主要研究终点为独立评审委员会（BICR）评估的 PFS。次要终点包括研究者评估的 PFS、OS、客观缓解率（ORR）、缓解持续时间及安全性等。最终入组 524 例，其中德喜曲妥珠单抗组 261 例（中位随访 16.2 月），恩美曲妥珠单抗组 263 例（中位随访 15.3 月）。中位年龄为 54（20—83 岁）。中位随访分别为 16 月和 15 月时，德喜曲妥珠单抗组的中位 PFS 仍为未达到（95% CI，18.5-NE），一半以上患者未复发；恩美曲妥珠单抗组中位 PFS 为 6.8 月（95% CI，5.6-8.2）。两组 PFS 具有高度显著的统计学差异（P=7.8×10-22）且具有显著临床意义的改善。关键次要终点 OS 方面，德喜曲妥珠单抗组和恩美曲妥珠单抗组 12 月的预估 OS 率分别为 94.1%（95% CI，90.3-96.4）和 85.9%（95% CI，80.9-89.7），HR=0.56（95% CI，0.36-0.86，P=0.007172）。亚组分析显示，无论激素受体状态、既往是否接受帕妥珠单抗治疗、内脏转移与否、前线治疗线数、是否发生了脑转移，德喜曲妥珠单抗组均具有一致性的

PFS 显著获益。与恩美曲妥珠单抗相比，德喜曲妥珠单抗显著改善临床疗效且安全性可控。

研究者简介：

Javier Cortés，西班牙马德里拉蒙卡哈尔大学医院肿瘤科的乳腺和妇科肿瘤科主任，西班牙巴塞罗那瓦尔德希伯伦肿瘤研究所乳腺癌研究项目临床研究员。

编者按：

毋庸置疑，德喜曲妥珠单抗将成为新一代 HER2 阳性晚期乳腺癌二线标准治疗。

参考文献：

CORTÉS J,KIM S B,CHUNG W,et al.Trastuzumab deruxtecan (T-DXd) vs trastuzumab emtansine (T-DM1) in patients (Pts) with HER2+ metastatic breast cancer (mBC): Results of the randomized phase Ⅲ DESTINY-Breast03 study[J].Ann Oncol,2021,32 (suppl_5): S1283-S1346.

（七）马吉妥昔单抗

◆ 7-6-30 研究概况 ◆

研究名称	SOPHIA
研究类型	头对头、随机、多中心、开放性
试验分期	Ⅲ期
研究编号	NCT02492711
入组时间	2015 年 7 月～ 2018 年 10 月
分组情况	至少接受过 2 次抗 HER2 治疗、1-3 线化疗后进展的 HER2 阳性转移性乳腺癌
分组患者	第 1 组 （n=266）：马吉妥昔单抗 + 化疗 第 2 组 （n=270）：曲妥珠单抗 + 化疗
给药方式	马吉妥昔单抗：15mg/kg ivd q3w 曲妥珠单抗起始 8mg/kg，之后 6mg/kg ivd q3w 化疗药物选择其中一种（卡培他滨、艾立布林、吉西他滨、长春瑞滨，剂量按标准剂量）
研究结果	中位 PFS：第 1 组 5.8 月，第 1 组 4.9 月 （HR=0.76，95%CI，0.59-0.98，P=0.033） ORR： 第 1 组 22%，第 2 组 16%（P=0.06，2018.10.10 分析） 第 1 组 25%，第 2 组 14%（P<0.001，2019.9.10 分析） 中位 OS：第 1 组 21.6 月，第 2 组 19.8 月 （HR=0.89，95%CI，0.69-1.13，P=0.33） 输注相关反应（IRRs）：第 1 组 13.3%，第 2 组 3.4%

Infusion-related reactions (IRRs)：输注相关反应

研究简介：

Margetuximab（马吉妥昔单抗）是一种 Fc 片段优化的 HER2 单克隆抗体药物，优化的 Fc 结构域增加了对激活型 Fc 受体 CD16A 的亲和力，降低了对抑制型 FcR CD32B 的亲和力。Ⅰ期试验中，马吉妥昔单抗表现出可接受的安全性和抗肿瘤活性。SOPHIA 研究是一项头对头、随机、多中心、开放性Ⅲ期研究，评估马吉妥昔单抗 + 化疗对比曲妥珠单抗 + 化疗治疗 HER2 阳性转移性乳腺癌的疗效和安全性。入组 536 例乳腺癌，患者为至少接受过 2 次抗

HER2 治疗、1-3 线化疗后进展的 HER2 阳性转移性乳腺癌。1:1 随机分两组，接受每 3 周 1 次静脉输注 15mg/kg 剂量马吉妥昔单抗或每 3 周 1 次静脉输注 6mg/kg（8mg/kg 负荷剂量）曲妥珠单抗，同时接受 4 种化疗药物中的一种（卡培他滨、艾立布林、吉西他滨、长春瑞滨，剂量按标准剂量）治疗。主要疗效指标是通过盲法独立中心（BICR）评价的无进展生存率（PFS）和总生存率（OS）。其他疗效指标为客观有效率（ORR）和反应持续时间（DOR）。研究达到 PFS 主要终点，与曲妥珠单抗 + 化疗组相比，马吉妥昔单抗 + 化疗组疾病进展或死亡风险降低 24%。中位 OS（21.6 月 vs. 19.8 月，P=0.33。次要终点 ORR，第 1 组 22%（95%CI，17.3%-27.7%），第 2 组 16%（95%CI，11.8%-21.0%）。主要不良事件包括输注相关反应（IRRs）及左室功能下降。除此之外，马吉妥昔单抗 + 化疗的安全性与曲妥珠单抗 + 化疗具有可比性。

研究者简介：

Hope S. Rugo，加利福尼亚大学的医学教授，乳腺肿瘤学和临床试验主任。

编者按：

HER2 阳性复发难治性乳腺癌，曲妥珠单抗、帕妥珠单抗和恩美曲妥珠单抗治疗进展后治疗选择有限。马吉妥昔单抗 + 化疗对比曲妥珠单抗 + 化疗可改善 HER2 阳性晚期乳腺癌 PFS。两者安全性相当，携带 CD16A 158F 等位基因的患者获益更大，为多线治疗后的 HER2 阳性乳腺癌开启了一条新的治疗途径。

参考文献：

RUGO H S,IM S A,CARDOSO F,et al.Efficacy of Margetuximab vs Trastuzumab in Patients With Pretreated ERBB2-Positive Advanced Breast Cancer:A Phase 3 Randomized Clinical Trial[J].JAMA Oncol,2021,7(4):573-584.

二、抗血管生成治疗
（一）贝伐珠单抗

◆ 7-6-31 研究概况 ◆

试验名称	E2100
试验类型	随机对照试验
试验分期	Ⅲ期
研究编号	NCT00028990
入组时间	2001 年 12 月 ～ 2004 年 5 月
入组患者	722 例晚期乳腺癌一线治疗
分组情况	第 1 组（n=326）：紫杉醇 第 2 组（n=347）：紫杉醇 + 贝伐珠单抗
治疗方法	紫杉醇 90 mg/m² ivd d1,8,15 q4w 贝伐珠单抗 10mg/kg ivd d1,15 q4w
研究结果	PFS：第 1 组 5.9 月，第 2 组 11.8 月（P<0.001） ORR：第 1 组 21.2%，第 2 组 36.9%（P<0.001） OS：第 1 组 25.2 月，第 2 组 26.7 月（P=0.16）

VEGF: Vascular endothelial growth factor, 血管内皮生长因子；PFS: Progression-free survival, 无进展生存期；ORR: Objective response rate, 客观缓解率；OS: Overall survival, 总生存期。

研究简介：

血管内皮生长因子（VEGF）的遗传变异与乳腺癌风险的改变和启动子活性的变化有关。贝伐珠单抗是重组的人源化单克隆抗体，此项研究比较紫杉醇和紫杉醇联合贝伐珠单抗作为转移性乳腺癌一线治疗的有效性和安全性。研究结果显示，与紫杉醇单药相比，紫杉醇联合贝伐珠单抗显著延长 PFS（11.8 月 vs. 5.9 月，p<0.001）、提高 ORR（36.9% vs. 21.2%，p<0.001）。两组 OS 无明显差异（26.7 月 vs. 25.2 月，P = 0.16）。3/4 级 AE 中，高血压、蛋白尿、头痛、脑血管缺血、感染等在紫杉醇联合贝伐珠单抗组中发生率更高。

研究者简介：

Miller Kathy，印第安那大学肿瘤中心肿瘤学教授。

编者按：

E2100 试验表明，在紫杉醇基础上联合贝伐珠单抗一线治疗转移性乳腺癌，可以延长无进展生存期，但未能改善总生存。

参考文献：

MILLER K,WANG M,GRALOW J,et al.Paclitaxel plus bevacizumab versus paclitaxel alone for metastatic breast cancer[J].N Engl J Med,2007,357(26):2666-2676.

◆ 7-6-32 研究概况 ◆

试验名称	AVADO
试验类型	随机对照试验
试验分期	Ⅲ期
入组时间	2006 年 3 月～ 2007 年 4 月
入组患者	736 例 HER2 阴性晚期乳腺癌一线治疗
分组情况	第 1 组（n=241）：多西他赛＋安慰剂 第 2 组（n=248）：多西他赛＋贝伐珠单抗（7.5mg/kg）低剂量组 第 3 组（n=247）：多西他赛＋贝伐珠单抗（15mg/kg）高剂量组
治疗方法	多西他赛：100 mg/m² ivd d1 q3w×9 周期 贝伐珠单抗 7.5mg/kg ivd d1 q3w 直至疾病进展或不能耐受（第 2 组） 贝伐珠单抗 15mg/kg ivd d1 q3w 直至疾病进展或不能耐受（第 3 组）
研究结果	PFS：第 1 组 8.2 月，第 2 组 9.0 月，第 3 组 10.1 月 第 2 组 vs. 第 1 组（P=0.12），第 3 组 vs. 第 1 组（P=0.006） OS：第 1 组 31.9 月，第 2 组 30.8 月，第 3 组 30.2 月 第 2 组 vs. 第 1 组（P=0.72），第 3 组 vs. 第 1 组（P=0.85） ORR：第 1 组 46.4%，第 2 组 55.2%，第 3 组 64.1% 第 2 组 vs. 第 1 组（P=0.07），第 3 组 vs. 第 1 组（P<0.001） 3/4 级 AEs：第 1 组 31.2%，第 2 组 36.9%，第 3 组 38.1%

HER2：Human epidermal growth factor receptor-2，人表皮生长因子受体 -2；PFS：Progression-free survival，无进展生存期；OS：Overall survival，总生存期；ORR：Objective response rate，客观缓解率；AE：Adverse event，不良反应。

研究简介：

AVADO 试验旨在探讨多西他赛联合不同剂量贝伐珠单抗的一线治疗疗效。研究针对 HER2 阴性转移性乳腺癌，给予不超过 9 周期的多西他赛化疗，并随机联合安慰剂、低剂量

（7.5 mg/kg）或高剂量（15 mg/kg）贝伐珠单抗直至疾病进展。结果显示，两组联合贝伐珠单抗的患者 PFS 均较对照组显著延长（低剂量组 9.0 月，高剂量组 10.1 月，对照组 8.2 月），其中高剂量贝伐珠单抗组较对照组 ORR（64.1% vs. 46.4%，P<0.001）和 1 年 OS 率（84% vs. 76%，P=0.02）均显著提高。

研究者简介：

David W. Miles，盖伊和圣托马斯的乳腺癌生物小组组长，弗农山癌症中心乳腺癌首席临床医师，乳腺癌生物治疗临床试验的全球首席研究员。

编者按：

AVADO 试验肯定了贝伐珠单抗一线治疗 HER 阴性晚期乳腺癌的疗效。在多西他赛一线治疗 HER2 阴性晚期乳腺癌基础上，联合贝伐珠单抗可显著延长患者 PFS、提高 ORR，而未明显增加不良反应。结合 E2100 研究，贝伐珠单抗联合紫杉类推荐用于 HER2 阴性转移性乳腺癌的一线治疗可行。

参考文献：

MILES D W,CHAN A,DIRIX L Y,et al.Phase Ⅲ study of bevacizumab plus docetaxel compared with placebo plus docetaxel for the first-line treatment of human epidermal growth factor receptor 2-negative metastatic breast cancer[J].J Clin Oncol,2010,28(20):3239-3247.

◆ **7-6-33 研究概况** ◆

试验名称	RIBBON-1
试验类型	国际多中心随机安慰剂对照
试验分期	Ⅲ 期
入组时间	2005 年 12 月～ 2007 年 8 月
入组患者	1237 例 HER2 阴性晚期乳腺癌一线治疗
分组情况	队列 1（n=615） 第 1 组（n=206）：卡培他滨 + 安慰剂 第 2 组（n=409）：卡培他滨 + 贝伐珠单抗 队列 2（n=622） 第 3 组（n=207）：紫杉 / 蒽环类 + 安慰剂 第 4 组（n=415）：紫杉 / 蒽环类 + 贝伐珠单抗
治疗方法	贝伐珠单抗治疗至疾病进展、不可耐受毒性、研究者决定停止、完成 48 月治疗、死亡 贝伐珠单抗 15 mg/kg ivd d1 q3w 化疗至疾病进展、不可耐受毒性、研究者决定停止、死亡 其中含蒽环方案治疗最多 8 周期 卡培他滨 1000 mg/m² po bid d1-14 q3w 紫杉类： 多西他赛 75-100 mg/m² ivd d1 q3w 白蛋白结合型紫杉醇 260 mg/m² ivd d1 q3w 含蒽环方案： 氟尿嘧啶 500 mg/m²+ 表柔比星 90-100 mg/m² + 环磷酰胺 500 mg/m² ivd q3w 氟尿嘧啶 500 mg/m²+ 多柔比星 50 mg/m² + 环磷酰胺 500 mg/m² ivd q3w 表柔比星 90-100 mg/m² + 环磷酰胺 500-600mg/m² ivd q3w 多柔比星 50-60 mg/m² + 环磷酰胺 500-600mg/m² ivd q3w

（续表）

研究结果	队列 1 PFS：第 1 组 5.7 月，第 2 组 8.6 月 （P<0.001） ORR：第 1 组 23.6%，第 2 组 35.4% （P=0.0097） OS：（HR=0.85，95% CI，0.63-1.14，P=0.27） ≥ 3 级 AE：第 1 组 21.9%，第 2 组 35.4%
	队列 2 PFS：第 3 组 8.0 月，第 4 组 9.2 月 （P<0.001） ORR：第 3 组 37.9%，第 4 组 51.3% （P=0.0054） OS：（HR=1.03，95% CI，0.77-1.38，P=0.83） 含紫杉方案≥ 3 级 AE：第 1 组 38.3%，第 2 组 57.2% 含蒽环方案≥ 3 级 AE：第 1 组 15%，第 2 组 34.3%

PFS: Progression-free survival, 无进展生存期；OS: Overall survival, 总生存期；ORR: Objective response rate, 客观缓解率；AE: Adverse event, 不良反应。

研究简介：

RIBBON-1 试验旨在比较贝伐珠单抗联合几种标准化疗方案与单用标准化疗方案一线治疗 HER2 阴性转移性乳腺癌的疗效和安全性。该研究按照 2:1 将患者随机分配到化疗 + 贝伐珠组和化疗 + 安慰剂组。患者接受卡培他滨、紫杉类为基础（白蛋白结合型紫杉醇、多西他赛）或蒽环为基础的化疗，贝伐珠单抗或安慰剂 15mg/kg。主要终点 PFS，次要终点包括总生存率（OS）、1 年生存率、客观反应率、疗效持续时间和安全性。研究根据化疗方案（卡培他滨或紫杉 / 蒽环类为基础化疗）选择确定 2 个独立队列人群，进行平行分析。纳入 1237 例（卡培他滨队列 615 例，紫杉 / 蒽环类队列 622 例）。与化疗 + 安慰剂组相比，化疗 + 贝伐珠组的中位 PFS 更长，卡培他滨队列 PFS 从 5.7 月延长到 8.6 月，HR=0.69，95%CI，0.56-0.84，P<0.001；紫杉 / 蒽环类队列 PFS 从 8.0 月延长至 9.2 月，HR=0.64，95%CI，0.52-0.80，P<0.001。安慰剂组和贝伐珠 + 化疗组 OS 无显著差异。安全性结果与既往贝伐珠单抗临床试验研究结果一致。

研究者简介：

Nicholas Robert，就职于弗吉尼亚州费尔法克斯地区多家医院，包括 Inova Alexandria 医院和 Inova Fair Oaks 医院。

编者按：

RIBBON-1 试验证实贝伐珠单抗与化疗药物（卡培他滨、紫杉类、蒽环类）联用，可显著改善未接受过解救治疗的 HER2 阴性晚期乳腺癌的 PFS，未见 OS 获益。

参考文献：

ROBERT N J,DIÉRAS V,GLASPY J,et al.RIBBON-1:randomized,double-blind,placebo-controlled,phase Ⅲ trial of chemotherapy with or without bevacizumab for first-line treatment of human epidermal growth factor receptor 2-negative,locally recurrent or metastatic breast cancer[J].J Clin Oncol,2011,29(10):1252-1260.

◆ 7-6-34 研究概况 ◆

试验名称	RIBBON-2
试验类型	随机对照试验
试验分期	Ⅲ 期
入组时间	2006 年 2 月 ~ 2008 年 6 月
入组患者	684 例 HER2 阴性晚期乳腺癌二线治疗
分组情况	第 1 组（n=459）：化疗 + 贝伐珠单抗 第 2 组（n=225）：化疗 + 安慰剂
治疗方法	贝伐珠单抗 10 mg/kg ivd q2w 或 15 mg/kg ivd q3w 紫杉类： 紫杉醇 90 mg/m² ivd d1,8,15 q3w 紫杉醇 175 mg/m² ivd q3w 白蛋白结合型紫杉醇 260 mg/m² ivd q3w 多西他赛 75-100 mg/m² ivd q3w 吉西他滨 1250mg/m² ivd d1,8 q3w 长春瑞滨 30 mg/m² ivd q3w 卡培他滨 1000 mg/m² po bid d1-d14 q3w
研究结果	PFS：第 1 组 7.2 月，第 2 组 5.1 月（P=0.0072） ORR：第 1 组 39.5%，第 2 组 29.6%（P=0.0193） OS：第 1 组 18.0 月，第 2 组 16.4 月（P=0.3741） 亚组分析（三阴乳腺癌） PFS：第 1 组 6.0 月，第 2 组 2.7 月（P=0.0006） ORR：第 1 组 41%，第 2 组 18%（P=0.0078） OS：第 1 组 17.9 月，第 2 组 12.6 月（P=0.0534）

PFS: Progression-free survival, 无进展生存期；OS: Overall survival, 总生存期；ORR: Objective response rate, 客观缓解率；HER2: Human epidermal growth factor receptor-2, 人表皮生长因子受体 -2；AE: Adverse event, 不良反应。

研究简介：

RIBBON-2 试验旨在探讨化疗联合贝伐珠单抗的二线治疗疗效。研究针对 HER2 阴性转移性乳腺癌，在化疗基础上随机联合安慰剂、贝伐珠单抗直至疾病进展。结果显示，联合贝伐珠单抗组患者的 PFS、ORR 均优于对照组，联合组与对照组 PFS 分别为 7.2 月 vs. 5.1 月，ORR 分别为 39.5% vs. 29.6%。两组 OS 无显著差异。联合组 AEs 及 SAEs 发生率均较对照组高，分别为 AEs：35.4% 和 22.6%，SAEs：24.5% 和 17.6%，相对于对照组，联合组较显著的 AEs 为高血压、蛋白尿、中性粒细胞减少，且联合组因 AE 导致试验终止的发生率较对照组高（13.3% vs.7.2%）。亚组分析显示，化疗联合贝伐珠单抗可提高晚期三阴乳腺癌 PFS 和 ORR，OS 有获益趋势。

研究者简介：

Adam M. Brufsky，美国匹兹堡大学医学院教授，匹兹堡大学癌症研究所的临床研究副主任。

编者按：

RIBBON-2 试验表明对于 HER2 阴性晚期乳腺癌二线治疗，化疗联合贝伐珠单抗可显著延长 PFS、提高 ORR，临床获益以三阴型乳腺癌亚组尤著。

参考文献：

BRUFSKY A M,HURVITZ S,PEREZ E,et al.RIBBON–2:a randomized,double–blind,placebo controlled,phase Ⅲ trial evaluating the efficacy and safety of bevacizumab in combination with chemotherapy for second–line treatment of human epidermal growth factor receptor 2–negative metastatic breast cancer[J].J Clin Oncol,2011,29(32):4286–4293.

◆ 7-6-35 研究概况 ◆

试验名称	AVEREL
试验类型	随机对照试验
试验分期	Ⅲ期
入组时间	2006 年 9 月～ 2010 年 2 月
入组患者	424 例 HER2 阳性局部晚期 / 转移性乳腺癌一线治疗
分组情况	第 1 组（n=216）：曲妥珠单抗＋多西他赛＋贝伐珠单抗 第 2 组（n=208）：曲妥珠单抗＋多西他赛
治疗方法	贝伐珠单抗 15mg/kg ivd q3w 曲妥珠单抗起始 8mg/kg，之后 6mg/kg ivd q3w 多西他赛 100 mg/m² ivd q3w
研究结果	PFS： 研究者评估：第 1 组 16.5 月，第 2 组 13.7 月（P=0.0775） 独立评审委员会评估：第 1 组 16.8 月，第 2 组 13.9 月（P=0.0162） ORR： 研究者评估：第 1 组 74.3%，第 2 组 69.9%（P=0.3492） 独立评审委员会评估：第 1 组 76.5%，第 2 组 65.9%（P=0.0265）
	≥ 3 级 AE：第 1 组 63.1%，第 2 组 68.4%

HER2: Human epidermal growth factor receptor-2, 人表皮生长因子受体 -2；PFS: Progression-free survival, 无进展生存期；ORR: Objective response rate, 客观缓解率；AE: Adverse event, 不良反应。

研究简介：

该研究是比较曲妥珠单抗 / 多西他赛联合或不联合贝伐珠单抗用于 HER2 阳性局部复发或转移性乳腺癌一线治疗的疗效与安全性。结果显示，贝伐珠单抗联合多西他赛 / 曲妥珠单抗并未能显著改善研究者评价的 PFS（联合组 vs. 对照组：16.5 月 vs. 13.7 月，P=0.0775）。3 级及以上 AEs 中，联合组发生率高于对照组（联合组 vs. 对照组：68.4% vs. 63.1%），其中中性粒细胞减少性发热和高血压在贝伐珠单抗组更常见。血管内皮生长因子 A（VEGF–A）基线血浆浓度越高，贝伐珠单抗获益更显著，但无统计学意义。

研究者简介：

Luca Gianni，意大利米兰圣拉斐尔医院肿瘤内科主任，新药和创新疗法开发项目主任。获 2011 年 Gianni Bonadonna 乳腺癌奖。

编者按：

AVEREL 试验表明，一线治疗 HER2 阳性局部复发 / 转移性乳腺癌，抗 HER2 基础上改为进一步联合抗肿瘤血管药物贝伐珠单抗未显著改善 PFS。

参考文献:

GIANNI L,ROMIEU G H,LICHINITSER M,et al.AVEREL:a randomized phase Ⅲ Trial evaluating bevacizumab in combination with docetaxel and trastuzumab as first-line therapy for HER2-positive locally recurrent/metastatic breast cancer[J].J Clin Oncol,2013,31(14):1719-1725.

◆ **7-6-36 研究概况** ◆

试验名称	IMELDA
试验类型	随机对照试验
试验分期	Ⅲ期
研究编号	NCT00929240
入组时间	2009 年 7 月~ 2011 年 3 月
入组患者	284 例 HER2 阴性晚期乳腺癌
分组情况	先接受 3-6 周期贝伐珠单抗（15mg/kg）+ 多西他赛（75-100mg/m²）q3w，无进展患者被随机分配成 2 组 第 1 组（n=91）：贝伐珠单抗 + 卡培他滨 第 2 组（n=94）：贝伐珠单抗
治疗方法	贝伐珠单抗 15 mg/kg ivd d1 q3w 卡培他滨 1000 mg/m² po bid d1-14 q3w
研究结果	PFS：第 1 组 11.9 月，第 2 组 4.3 月（P<0.0001） OS：第 1 组 39.0 月，第 2 组 23.7 月（P=0.0003）

HER2: Human epidermal growth factor receptor-2, 人表皮生长因子受体 -2; PFS: Progression-free survival, 无进展生存期; OS: Overall survival, 总生存期

研究简介:

IMELDA 研究针对 HER2 阴性转移性乳腺癌，患者采用 3-6 周期多西他赛 + 贝伐珠单抗一线治疗，未出现进展被随机分配到贝伐珠单抗单药组和贝伐珠单抗联合卡培他滨组进行维持治疗，比较两组疗效及安全性。结果显示， PFS 从贝伐珠单抗单药组的 4.3 月提高到了贝伐珠单抗 + 卡培他滨组的 11.9 月（P<0.0001），OS 从 23.7 月提高到 39 月（P=0.0003）。3 级及以上 AEs 中，联合组发生率显著高于单药组（联合组 vs. 单药组：49% vs. 27%），最常见手足综合征（联合组 vs. 单药组：31% vs. 0%），高血压（联合组 vs. 单药组：9% vs. 3%），蛋白尿（联合组 vs. 单药组：3% vs. 4%），SAEs 发生率分别为联合组 11%，单药组 8%。

研究者简介:

Joseph Gligorov，法国巴黎索邦大学肿瘤学教授，巴黎特农医院肿瘤内科医生。ESMO 和 ESO 核心成员，ESO-ESMO 转移性乳腺癌工作组成员。

编者按:

IMELDA 试验表明，HER2 阴性转移性乳腺癌一线治疗后，贝伐珠单抗维持治疗基础上联用卡培他滨，可显著改善患者 PFS 及 OS，为 HER2 阴性转移性乳腺癌一线治疗及后续维持治疗提供依据。

参考文献:

GLIGOROV J,DOVAL D,BINES J,et al.Maintenance capecitabine and bevacizumab versus bevacizumab alone after initial first-line bevacizumab and docetaxel for patients with HER2-

negative metastatic breast cancer (IMELDA):a randomised,open-label,phase 3 trial[J].Lancet Oncol,2014,15(12):1351-1360.

◆ 7-6-37 研究概况 ◆

试验名称	TANIA
试验类型	随机对照试验
试验分期	Ⅲ期
研究编号	NCT01250379
入组时间	2011年2月～2013年4月
入组患者	494例HER2阴性接受贝伐珠单抗＋化疗一线治疗进展的转移性乳腺癌
分组情况	第1组（n=247）：贝伐珠单抗＋二线单药化疗 第2组（n=247）：二线单药化疗 进展后，单独化疗组接受三线化疗，联合组继续贝伐珠单抗＋三线化疗
治疗方法	化疗：标准单药化疗方案 贝伐珠单抗10 mg/kg ivd q2w 或 15 mg/kg ivd q3w
研究结果	中位随访15.9月 PFS：第1组6.3月，第2组4.2月（P=0.0068） OS：第1组19.7月，第2组18.7月（P=0.7253）
	≥3级AE：第1组59%，第2组46%

HER2：Human epidermal growth factor receptor-2，人表皮生长因子受体-2；PFS：Progression-free survival，无进展生存期；OS：Overall survival，总生存期；AE：Adverse event，不良反应。

研究简介：

TANIA研究主要针对贝伐珠单抗一线治疗后进展的HER2阴性晚期乳腺癌，患者被随机分配接受单药化疗或单药联合贝伐珠单抗的二线、三线治疗，比较两组疗效及安全性。结果显示，二线治疗PFS从单药化疗的4.2月增长到贝伐珠单抗组的6.3月（P=0.0068），而三线治疗的PFS及OS无显著变化。联合组AEs发生率较对照组高，尤其体现在高血压、蛋白尿等。

研究者简介：

Gunter von Minckwitz，德国乳腺组（GBG）研究机构常务董事，德国法兰克福女子大学的教授和顾问。2001至2006年创立并领导全国乳腺癌治疗指南制定。

编者按：

TANIA研究表明，对贝伐珠单抗一线治疗后进展的HER2阴性晚期乳腺癌，继续使用联合贝伐珠单抗治疗方案仍可显著延长PFS。

参考文献：

VON MINCKWITZ G,PUGLISI F,CORTES J,et al.Bevacizumab plus chemotherapy versus chemotherapy alone as second-line treatment for patients with HER2-negative locally recurrent or metastatic breast cancer after first-line treatment with bevacizumab plus chemotherapy (TANIA):an open-label,randomised phase 3 trial[J].Lancet Oncol,2014,15(11):1269-1278.

VRDOLJAK E, MARSCHNER N, ZIELINSKI C,et al.Final results of the TANIA randomised phase Ⅲ trial of bevacizumab after progression on first-line bevacizumab therapy for HER2-negative locally recurrent/metastatic breast cancer[J].Ann Oncol,2016,27(11):2046-2052.

◆ 7-6-38 研究概况 ◆

研究名称	CALGB 40502/NCCTG N063
研究类型	随机对照
试验分期	Ⅲ期
研究编号	NCT00785291
入组时间	2008 年 10 月～ 2011 年 11 月
入组患者	799 例晚期乳腺癌一线治疗
分组情况	第 1 组（n=267）：紫杉醇 + 贝伐珠单抗 第 2 组（n=275）：白蛋白结合型紫杉醇 + 贝伐珠单抗 第 3 组（n=241）：伊沙匹隆 + 贝伐珠单抗
治疗方法	贝伐珠单抗 10 mg/kg ivd d1,15 q4w 紫杉醇 90mg/m² ivd d1,8,15 q4w 白蛋白结合型紫杉醇 150mg/m² ivd d1,8,15 q4w 伊沙匹隆 16 mg/m² ivd d1,8,15 q4w
研究结果	PFS： 第 1 组 11 月，第 2 组 9.3 月，第 3 组 7.4 月 第 2 组 vs. 第 1 组（P=0.054） 第 3 组 vs. 第 1 组（P<0.001） ORR： 第 1 组 38%，第 2 组 34%，第 2 组 27% 第 2 组 vs. 第 1 组（P=0.33） 第 3 组 vs. 第 1 组（P=0.0038） 中位 OS： 第 1 组 26.5 月，第 2 组 23.5 月 （HR=1.17，95% CI，0.92-1.47，P=0.20） 第 1 组 27.4 月，第 3 组 23.6 月 （HR=1.31，95% CI，1.03-1.66，P=0.027）

PFS：Progression-free survival, 无进展生存期；OS：Overall survival, 总生存期；ORR：Objective response rate, 客观缓解率；CI：Confidence interval, 置信区间；RR：Response rate，反应率

研究简介：

本研究比较紫杉醇、伊沙匹隆、或者白蛋白结合型紫杉醇联合贝伐珠单抗一线治疗局部复发或转移性乳腺癌的疗效和安全性。共入组 799 例，783 例（97% 接受贝伐珠单抗）接受治疗。入组患者中 72% 激素受体阳性（n=573），25% 三阴性乳腺癌（n=201），另有 2%HER2 阳性（n=20）。紫杉醇组中位 PFS 为 11 月，伊沙匹隆组中位 PFS 为 7.4 月（HR=1.59，95% CI，1.31-1.93，P<0.001）；白蛋白结合型紫杉醇并未优于普通紫杉醇，中位 PFS 为 9.3 月（HR=1.20，95% CI，1-1.45，P<0.054）。同紫杉醇组相比，伊沙匹隆及白蛋白结合型紫杉醇组 TTP 明显短于紫杉醇组。此外，白蛋白结合型紫杉醇使用增加血液和非血液学毒性，包括周围神经病变，剂量减少频率更高更早。对于激素受体阳性乳腺癌，紫杉醇中位 PFS 为 12.4 月，伊沙匹隆和白蛋白结合型紫杉醇治疗组的 PFS 均劣于紫杉醇组，分别为 8.0 月（HR=1.62，95% CI，1.29-2.04，P=0.001）和 10.0 月（HR=1.45，95% CI，1.16-1.81，P=0.0012）。2017 年圣安东尼奥大会公布该研究长期的随访结果：中位随访 5.5 年，三组

中位 OS 时间分别为：紫杉醇组 27.1 月，白蛋白结合型紫杉醇组 24.2 月，伊沙匹隆组 23.6 月。在多因素模型中发现，激素受体状态是紫杉醇 vs. 白蛋白结合性紫杉醇疗效的影响因子，交互检验 P 值有显著性差异。对于三阴性乳腺癌，紫杉醇和白蛋白结合型紫杉醇治疗的 PFS 和 OS 分别为：6.4 月 vs. 7.4 月，15.3 月 vs. 21 月，交互检验 P=0.0018。对于激素受体阳性乳腺癌，紫杉醇 PFS 和 OS 分别为 12.1 月和 33.2 月，明显高于白蛋白结合型紫杉醇组 9.6 月和 26.6 月（交互检验 P=0.0073）。对于化疗初治的晚期乳腺癌，紫杉醇周方案依然是优选方案。回顾性亚组分析提示，对于激素受体阳性的患者，相比白蛋白结合型紫杉醇，紫杉醇治疗效果更优，可显著延长 PFS 和 OS。仅在三阴性乳腺癌亚组，白蛋白结合型紫杉醇相比紫杉醇可延长 PFS 和 OS。

研究者简介：

Hope S. Rugo，加利福尼亚大学的医学教授，乳腺肿瘤学和临床试验主任。

编者按：

CALGB 40502 研究显示，对于既往未接受过化疗的局部复发或转移性乳腺癌，白蛋白结合型紫杉醇和伊沙匹隆这两种新且价高的药物有效性和安全性并未超越 1992 年获批的经典药物紫杉醇。特别是对于激素受体阳性乳腺癌，因其不同生理特点以及白蛋白转运通路相关蛋白表达水平差异，白蛋白结合型紫杉醇反而在疗效和安全性方面劣于紫杉醇。因此对于转移性乳腺癌，需重视肿瘤分子分型，个体化选择治疗方案，使现有治疗手段临床获益最大化。

参考文献：

RUGO H S, BARRY W T, MORENO-ASPITIA A, et al. Randomized Phase Ⅲ Trial of Paclitaxel Once Per Week Compared with Nanoparticle Albumin-Bound Nab-Paclitaxel Once Per Week or Ixabepilone with Bevacizumab as First-Line Chemotherapy for Locally Recurrent or Metastatic Breast Cancer: CALGB40502/NCCTG N063H(Alliance)[J]. J Clin Oncol, 2015, 33(21):2361-2369.

（二）雷莫卢单抗（Ramucirumab）

◆ 7-6-39 研究概况 ◆

试验名称	ROSE/TRIO-12
试验类型	随机对照试验
试验分期	Ⅲ期
入组时间	2008 年 8 月～2011 年 12 月
入组患者	1144 例 HER2 阴性转移性乳腺癌一线治疗
分组情况	第 1 组（n=752）：雷莫芦单抗＋多西他赛 第 2 组（n=382）：安慰剂＋多西他赛
治疗方法	雷莫芦单抗 10 mg/kg ivd d1 q3w 多西他赛 75 mg/m² ivd d1 q3w

（续表）

	中位随访 18.6 月
研究结果	PFS：第 1 组 9.5 月，第 2 组 8.2 月（P=0.077） ORR：第 1 组 44.7%，第 2 组 37.9%（P=0.027） 疾病控制率：第 1 组 86.4%，第 2 组 81.3%（P=0.022） OS：第 1 组 27.3 月，第 2 组 27.2 月（P=0.915）
	≥ 3 级 AE：第 1 组 61.7%，第 2 组 52.4%

HER2：Human epidermal growth factor receptor-2，人表皮生长因子受体 -2；PFS：Progression-free survival，无进展生存期；OS：Overall survival，总生存期；ORR：Objective response rate，客观缓解率；VEGF：Vascular endothelial growth factor，血管内皮生长因子。

研究简介：

雷莫芦单抗是人免疫球蛋白 G1 单克隆抗体，通过与 VEGFR-2 胞外结构域结合，从而阻断 VEGF 与 VEGFR-2 的相互作用，进而抑制血管生成。ROSE/TRIO-012 试验为双盲、国际、随机 III 期研究。纳入 HER2 阴性晚期乳腺癌 1144 例，2:1 接受一线多西他赛联合雷莫卢单抗或安慰剂，首要研究终点 PFS。结果显示，两组 PFS（联合组 vs. 对照组：9.5 月 vs. 8.2 月，P=0.077）及 OS（联合组 vs. 对照组：27.3 月 vs. 27.2 月，P=0.915）无显著差别，而联合组 ORR（联合组 vs. 对照组：44.7% vs. 37.9%，P=0.027）及疾病控制率（联合组 vs. 对照组：86.4% vs. 81.3%，P=0.022）较对照组提高。联合雷莫芦单抗组 ≥ 3 级 AE 发生率较对照组升高（联合组 vs. 对照组：52.4% vs. 62.7%），与对照组相比，联合雷莫芦单抗组乏力、高血压、口腔炎、中性粒细胞减少性发热等发生率更高。

研究者简介：

John R. Mackey，亚伯达大学肿瘤学教授，临床试验主任，肿瘤转化研究执行董事，在 7 个国际药物试验指导委员会任职。

编者按：

ROSE/TRIO-12 试验表明，一线治疗 HER2 阴性晚期乳腺癌，多西他赛化疗基础上加入雷莫芦单抗并未改善 PFS 及 OS，但是可提高 ORR 和疾病控制率。因此，有待进一步研究以确认相关分子标志物并选择药物敏感人群。2017 年回顾性分析意向治疗人群，研究期间接受 beta-adrenergic blocking drugs (BB)：β - 肾上腺素能阻断剂 (BB)（研究期间使用或随机前 30 天内），比较使用和未使用 BB 患者的 PFS、OS、ORR 和临床获益率，发现 BB 可改善 PFS，特别是在三阴性乳腺癌和既往没有使用过 β 阻滞剂的患者。

参考文献：

MACKEY J R,RAMOS-VAZQUEZ M,LIPATOV O,et al.Primary results of ROSE/TRIO-12,a randomized placebo-controlled phase III trial evaluating the addition of ramucirumab to first-line docetaxel chemotherapy in metastatic breast cancer[J].J Clin Oncol,2015,33(2):141-148.

SPERA G,FRESCO R,FUNG H,et al.Beta blockers and improved progression-free survival in patients with advanced HER2 negative breast cancer:a retrospective analysis of the ROSE/TRIO-012 study[J].Ann Oncol,2017,28(8):1836-1841.

三、抗 Trop-2 靶向治疗

◆ **7-6-40 研究概况** ◆

试验名称	ASCENT
研究类型	随机对照
试验分期	Ⅲ期
研究编号	NCT02574455
入组时间	2017 年 11 月～ 2019 年 9 月
入组患者	至少接受过两线治疗（治疗药物必须包括紫杉类）的转移性三阴乳腺癌
分组情况	第 1 组（n= 235）：戈沙妥珠单抗 第 2 组（n=233）：TPC（医生选择治疗方式）
治疗方法	戈沙妥珠单抗 10 mg/kg ivd d1,8 q3w
研究结果	中位随访 17.7 月 中位 PFS：第 1 组 5.6 月，第 2 组 1.7 月 　（HR=0.41，95% CI，0.32-0.52，P<0.001） 中位 OS：第 1 组 12.1 月，第 2 组 6.7 月 　（HR=0.48，95% CI，0.38-0.59，P<0.001） ORR：第 1 组 35%，第 2 组 5% ≥ 3 级 AE 粒细胞减少：第 1 组 51%，第 2 组 33% 白细胞减少：第 1 组 10%，第 2 组 5% 腹泻：第 1 组 10%，第 2 组 <1% 贫血：第 1 组 8%，第 2 组 5% 粒缺发热：第 1 组 6%，第 2 组 2%

PFS: Progression-free survival, 无进展生存期；OS: Overall survival, 总生存期；ORR: Objective response rate, 客观缓解率；CBR: Clinical benefit rate, 临床获益率；CI: Confidence interval, 置信区间；TNBC: Triple-negative breast cancer, 三阴性乳腺癌。

研究简介：

ASCENT 研究入组至少接受过两线治疗（治疗药物必须包括紫杉类）的转移性三阴乳腺癌，按 1:1 随机分为戈沙妥珠单抗（sacituzumab govitecan）组 235 例及传统 TPC 组 233 例。戈沙妥珠单抗组接受 sacituzumab govitecan 10 mg/kg（d1 和 d8 q3w）。TPC 组接受单药化疗，54% 使用艾立布林，20% 长春瑞滨，13% 卡培他滨，12% 吉西他滨（使用何种单药化疗由研究者决定）。患者中位年龄 54 岁，中位随访 17.7 月。结果显示，戈沙妥珠单抗组缓解率 35%，TPC 组 5%；戈沙妥珠单抗组 PFS 为 5.6 月，TPC 组 1.7 月；戈沙妥珠单抗组 OS 为 12.1 月，TPC 组 6.7 月。中位 PFS 在下列亚组分析中，戈沙妥珠单抗组均优于 TPC 组：65 岁以上患者（戈沙妥珠单抗组 7.1 月 vs. TPC 组 2.4 月），接受过三线以上治疗（5.6 月 vs. 2.5 月），使用过 PD-1/PD-L1 患者（4.2 月 vs 2.3 月），初诊三阴乳腺癌（5.7 月 vs. 1.6 月），初诊非三阴乳腺癌（4.6 月 vs. 2.3 月），肝转移（4.2 月 vs. 1.5 月）。OS 亚组分析结果与 PFS 亚组分析结果类似，戈沙妥珠单抗组均优于 TPC 组。治疗相关不良反应率在戈沙妥珠单抗组均高于 TPC 组，两组因 AE 停药发生率都是 5%。此外本次研究还分析了 61 例伴脑转移的患者（要求治疗前至少四周内脑部病灶稳定），结果显示：中位 PFS 在戈沙妥珠单抗组为 4.8 月，在 TPC 组为 1.7 月；OS 在戈沙妥珠单抗组为 11.8 月，TPC 组 6.9 月。

研究者简介：

Aditya Bardia，美国麻省总医院乳腺癌以及靶向治疗项目专家，曾获美国临床肿瘤学会颁发的征服癌症基金会的青年科学家奖。

编者按：

在晚期三阴乳腺癌，ASCENT 是继 IMpassion-130 后又一显著延长 PFS 和 OS 的研究，戈沙妥珠单抗已获 FDA 批准上市，用于既往接受过至少 2 种系统治疗（其中至少 1 种为针对转移性疾病的治疗）的不可切除的局部晚期或转移性三阴性乳腺癌患者，并获得多项国内外权威指南推荐。

参考文献：

BARDIA A,HURVITZ S A,TOLANEY S M,et al.Sacituzumab Govitecan in Metastatic Triple-Negative Breast Cancer[J].N Engl J Med,2021,384(16):1529-1541.

四、CDK4/6 抑制剂
（一）哌柏西利（Palbociclib）

◆ **7-6-41 研究概况** ◆

试验名称	PALOMA-1
研究类型	随机对照试验
试验分期	Ⅱ 期
研究编号	NCT00721409
入组时间	2009 年 12 月～ 2012 年 5 月
入组患者	165 例绝经后雌激素受体阳性、HER2 阴性晚期乳腺癌一线治疗
分组情况	第 1 组（n=84）：哌柏西利 + 来曲唑 第 2 组（n=81）：来曲唑
治疗方法	来曲唑 2.5mg po qd 哌柏西利 125 mg po qd d1-21 q4w
研究结果	PFS：第 1 组 20.2 月，第 2 组 10.2 月（P=0.0004） ≥ 3 级 AE：第 1 组 76%，第 2 组 21%

HER2：Human epidermal growth factor receptor-2，人表皮生长因子受体 -2；PFS：Progression-free survival，无进展生存期；AE：Adverse event，不良反应；ASCO：American Society of Clinical Oncology，美国临床肿瘤学会。

研究简介：

哌柏西利是一种口服的可逆的细胞周期蛋白依赖性激酶 CDK4/6 的小分子抑制剂，临床前研究表明，哌柏西利与激素阻断剂在抑制 ER 阳性乳腺癌细胞生长方面具有协同作用。入组 165 例绝经后 ER 阳性 HER2 阴性晚期乳腺癌，随机分配接受来曲唑联合 / 不联合哌柏西利，评价两组疗效及安全性。结果显示，哌柏西利联合来曲唑组 PFS 明显优于单纯来曲唑组（联合组 vs. 对照组：20.2 月 vs. 10.2 月，P=0.0004）。3/4 级 AE 发生率分别为 76% vs. 21%，3/4 度中性粒细胞减少分别为 54% vs. 1%；哌柏西利 + 来曲唑组出现 SAE 有肺栓塞 3 例（4%），背痛 2 例（2%）和腹泻 2 例（2%）；哌柏西利＋来曲唑组 11 例（13%）、来曲唑组 2 例（2%）因不良反应终止研究。表明哌柏西利联合来曲唑显著改善了雌激素受体阳性和 HER2 阴性晚期乳腺癌 PFS。

研究者简介：

Dennis J Slamon，同前。

编者按：

哌柏西利是 FDA 批准的首个 CDK4/6 抑制剂。基于 II 期研究 PALOMA-1，2015 年 2 月 3 日 FDA 加速批准哌柏西利联合来曲唑用于绝经后 ER 阳性 /HER2 阴性晚期乳腺癌一线治疗。

参考文献：

FINN R S, CROWN J P, LANG I,et al.The cyclin-dependent kinase 4/6 inhibitor palbociclibin combination with letrozole versus letrozole alone as first-line treatment of oestrogen receptor positive,HER2-negative,advanced breast cancer (PALOMA-1/TRIO-18):a randomised phase 2 study[J].Lancet Oncol,2015,16(1):25-35.

◆ 7-6-42 研究概况 ◆

试验名称	PALOMA-2
研究类型	随机对照试验
试验分期	III 期
研究编号	NCT01740427
入组时间	2013 年 2 月～ 2014 年 7 月
入组患者	666 例绝经后 ER 阳性 HER2 阴性晚期乳腺癌一线治疗
分组情况	第 1 组（n=444）：哌柏西利 + 来曲唑 第 2 组（n=222）：安慰剂 + 来曲唑
治疗方法	来曲唑 2.5mg po qd 哌柏西利 125 mg po qd d1-21 q4w
研究结果	PFS：第 1 组 24.8 月，第 2 组 14.5 月（P<0.001） ORR：第 1 组 42.1%，第 2 组 34.7%（P=0.06） CBR：第 1 组 84.9%，第 2 组 70.3%（P<0.001）
	≥ 3 级 AE：第 1 组 75.7%，第 2 组 24.4%

ER: estrogen receptor, 雌激素受体；HER2: Human epidermal growth factor receptor-2, 人表皮生长因子受体 -2；PFS: Progression-free survival, 无进展生存期；AE: Adverse event, 不良反应；ORR: Objective response rate, 客观缓解率；CBR: Clinical benefit rate, 临床获益率。

研究简介：

PALOMA-1 研究表明，在来曲唑单药基础上联用哌柏西利可显著延长绝经后 ER 阳性 HER2 阴性晚期乳腺癌 PFS。PALOMA-2 作为 PALOMA-1 的验证性 III 期研究，比较了哌柏西利联合来曲唑与安慰剂联合来曲唑治疗绝经后 ER 阳性 HER2 阴性转移性乳腺癌的疗效和安全性。结果显示，两组中位 PFS 分别为 24.8 月（哌柏西利组）和 14.5 月（安慰剂组），且联合组的 ORR、CBR 均优于安慰剂组（ORR：42.1% 和 34.7%，P=0.06；CBR：84.9% 和 70.3%，P<0.001）。最常见的 3/4 级不良反应有中性粒细胞减少（哌柏西利组 66.5%，

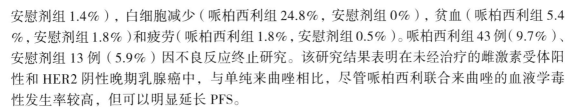

安慰剂组 1.4%）、白细胞减少（哌柏西利组 24.8%，安慰剂组 0%）、贫血（哌柏西利组 5.4%，安慰剂组 1.8%）和疲劳（哌柏西利组 1.8%，安慰剂组 0.5%）。哌柏西利组 43 例（9.7%）、安慰剂组 13 例（5.9%）因不良反应终止研究。该研究结果表明在未经治疗的雌激素受体阳性和 HER2 阴性晚期乳腺癌中，与单纯来曲唑相比，尽管哌柏西利联合来曲唑的血液学毒性发生率较高，但可以明显延长 PFS。

研究者简介：

Dennis J Slamon，同前。

编者按：

对于 ER 阳性 /HER2 阴性晚期乳腺癌一线治疗，PALOMA-2 在总体人群及所有亚组中均观察到 CDK4/6 抑制剂一致性获益。PALOMA-2 研究中观察到对于这部分转移性乳腺癌超过 2 年的 PFS 是既往未有的，CDK4/6 抑制剂联合内分泌治疗已经成为 ER 阳性 /HER2 阴性晚期乳腺癌新的标准治疗方案。

参考文献：

FINN R S,MARTIN M,RUGO H S,et al.Palbociclib and Letrozole in Advanced Breast Cancer[J].N Engl J Med,2016,375(20):1925-1936.

◆ **7-6-43 研究概况** ◆

试验名称	PALOMA-3
研究类型	随机对照试验
试验分期	Ⅲ期
入组时间	2013 年 10 月～ 2014 年 8 月
入组患者	521 例既往内分泌治疗进展的 HR 阳性 HER2 阴性晚期乳腺癌
分组情况	第 1 组（n=347）：哌柏西利 + 氟维司群 第 2 组（n=174）：安慰剂 + 氟维司群
治疗方法	哌柏西利 125 mg po qd d1-21 q4w 氟维司群 500mg IM d0,14,28，继而 IM qm 直至病情进展 绝经前 / 围绝经期患者同时接受戈舍瑞林 q4w，至少从随机前 4 周开始使用
研究结果	PFS：第 1 组 9.5 月，第 2 组 4.6 月（P<0.001） 总人群 OS：第 1 组 34.9 月，第 2 组 28 月（P=0.09） 既往内分泌治疗敏感：第 1 组 39.7 月，第 2 组 29.7 月 既往内分泌治疗不敏感：第 1 组 20.2 月，第 2 组 26.2 月 ≥ 3 级 AE：第 1 组 73%，第 2 组 22%

HER2: Human epidermal growth factor receptor-2, 人表皮生长因子受体 -2；PFS: Progression-free survival, 无进展生存期；OS: Overall survival, 总生存期。

研究简介：

该研究入组 521 例绝经前 / 围绝经期 / 绝经后既往内分泌治疗进展 HR 阳性 /HER2 阴性晚期乳腺癌，随机分配接受氟维司群 + 哌柏西利（347 例）和氟维司群 + 安慰剂（174 例），比较两组疗效及安全性。结果显示，哌柏西利 + 氟维司群组 PFS 显著优于单纯氟维司群组（9.5月 vs. 4.6 月，P<0.001），OS 延长 6.9 月（34.9 月 vs. 28 月，P=0.09）。最常见 3/4 级不良反应有中性粒细胞减少（哌柏西利组 vs. 对照组：65% vs. 1%），白细胞减少（28% vs. 1%），贫血

（3% vs. 2%）。33%患者血浆 DNA 中检测到 PIK3CA 突变，PIK3CA 状态和激素受体表达水平与治疗反应均无明显相关性。研究表明，无论内分泌耐药程度、激素受体表达水平和 PIK3CA 突变状态如何，哌柏西利联合氟维司群较单纯氟维司群 PFS 明显延长。哌柏西利联合氟维司群已经成为复发的内分泌治疗进展后激素受体阳性 HER2 阴性转移性乳腺癌的有效治疗选择。

研究者简介：

Dennis J Slamon，同前。

编者按：

PALOMA-3 试验表明，对于内分泌治疗进展的 HR 阳性 HER2 阴性晚期乳腺癌，氟维司群基础上联用哌柏西利可使患者 PFS 显著提高，OS 有获益趋势。同时不良反应发生率也相对提高，特别是血液学毒性应值得注意。该研究支持了氟维司群联合 CDK4/6 抑制剂可显著改善既往内分泌治疗失败的 HR 阳性 HER2 阴性的晚期乳腺癌的 PFS，已经成为 HR 阳性 HER2 阴性晚期患者二线治疗的优选方案之一。

参考文献：

CRISTOFANILLI M,TURNER N C,BONDARENKO I,et al.Fulvestrant plus palbociclib versus fulvestrant plus placebo for treatment of hormone-receptor-positive,HER2-negative metastatic breast cancer that progressed on previous endocrine therapy (PALOMA-3):final analysis of the multicentre,double-blind,phase 3 randomised controlled trial[J].Lancet Oncol,2016,17(4):425-439.

（二）阿贝西利（Abemaciclib）

◆ 7-6-44 研究概况 ◆

试验名称	MONARCH 2
研究类型	随机双盲、安慰剂对照
试验分期	Ⅲ期
研究编号	NCT02107703
入组时间	2014 年 8 月～ 2015 年 12 月
入组患者	669 例内分泌治疗失败的 HR 阳性 HER2 阴性晚期乳腺癌
分组情况	第 1 组（n= 446）：阿贝西利 + 氟维司群 第 2 组（n= 223）：安慰剂 + 氟维司群
治疗方法	阿贝西利 150mg po bid 氟维司群 500mg IM d0,14,28，继而 IM qm 直至病情进展
研究结果	PFS：第 1 组 16.4 月，第 2 组 9.3 月（P<0.001） OS：第 1 组 46.7 月，第 2 组 37.3 月（P=0.01） 可测量病灶人群 ORR：第 1 组 48.1%，第 2 组 21.3%（P<0.001） ≥ 3 级 AE：第 1 组 66%，第 2 组 26.9%

PFS：Progression-free survival，无进展生存期；OS：Overall survival，总生存期；ORR：Objective response rate,客观缓解率；HER2：Human epidermal growth factor receptor-2,人表皮生长因子受体-2；ASCO：American Society of Clinical Oncology,美国临床肿瘤学会。

研究简介：

阿贝西利是一种口服、强效、选择性 CDK4 和 CDK6 小分子抑制剂，结构上不同于其他 CDK4/6 抑制剂（如瑞波西利和哌柏西利），在酶联反应中，与 Cyclin D1-CDK 4 和 Cyclin D3-CDK 6 是其他 CDK4/6 抑制剂的 14 倍。MONARCH 2 试验是一项 Ⅲ 期、随机、双盲、安慰剂对照试验，研究入组了 669 例既往内分泌治疗失败的（包括在内分泌治疗期间或内分泌治疗结束 12 月内进展，或者在晚期疾病一线内分泌治疗进展的患者）HR 阳性 HER2 阴性晚期乳腺癌，入组患者基线匹配良好，73.1% 存在继发内分泌耐药，24.9 ～ 26% 存在原发内分泌耐药，70% 既往 AI 治疗，接近 60% 存在内脏转移。按 2∶1 随机分组接受阿贝西利 + 氟维司群或氟维司群 + 安慰剂治疗，比较两组疗效及安全性。氟维司群 + 阿贝西利可显著延长 PFS（16.4 月 vs. 9.3 月，P<0.001）及 OS（46.7 月 vs. 37.3 月，P=0.01），提高 ORR（总体：35.2% vs. 16.1%；可测量病灶：48.1% vs. 21.3%）。3 级及以上 AE 中，较常见有中性粒细胞减少、白细胞减少、腹泻，阿贝西利组和安慰剂组发生率分别为 29.7% vs. 1.7%，11.1% vs. 0，14.5% vs. 0.4%。在一线治疗中，原发性内分泌耐药（PFS HR=0.40；OS HR=0.58）、内脏转移（PFS HR=0.54；OS HR=0.82）似乎对患者的 PFS 和 OS 获益影响作用更大；辅助治疗疗程 <45.9 月对患者 PFS（HR=0.467）影响较大，对 OS（HR=0.882）影响不大；但交互作用检验均无显著统计学差异。在二线治疗中，原发或继发耐药、辅助治疗疗程 ≥ 45.9 月或 <45.9 月患者 PFS 和 OS 均获益；内脏转移似乎对 PFS 和 OS（PFS HR=0.39；OS HR=0.51）获益影响更大；但交互作用检验均无显著统计学差异。

研究者简介：

George W. Sledge，美国斯坦福大学医学中心肿瘤学教授、主任，斯坦福癌症研究所成员，主要研究乳腺癌，2002-2010 担任东部肿瘤合作小组（ECOG）乳腺委员会主席，2010—2011 担任美国临床肿瘤学会（ASCO）主席。

编者按：

MONARCH 2 表明，对于内分泌耐药的 HR 阳性 HER2 阴性晚期乳腺癌，在内分泌治疗基础上联用阿贝西利可显著延长 OS，在探索性分析中，阿贝西利 + 氟维司群一线、二线治疗均观察到 PFS 和 OS 获益；在一线治疗中，原发耐药、内脏转移、辅助内分泌疗程对生存获益影响更大；二线治疗中，内脏转移亚组的生存获益更大。

参考文献：

SLEDGE G W,TOI M,NEVEN P,et al.MONARCH 2:Abemaciclib in Combination With Fulvestrant in Women With HR+/HER2− Advanced Breast Cancer Who Had Progressed While Receiving Endocrine Therapy[J].J Clin Oncol,2017,35(25):2875-2884.

SLEDGE G W,OI M,NEVEN P,et al.The Effect of Abemaciclib Plus Fulvestrant on Overall Survival in Hormone Receptor-Positive,ERBB2-Negative Breast Cancer That Progressed on Endocrine Therapy-MONARCH 2: A Randomized Clinical Trial[J].JAMA Oncol,2019,6(1):116-124.

NEVEN P,JOHNSTON S R D,TOI M,et al.MONARCH 2:Subgroup Analysis of Patients Receiving Abemaciclib Plus Fulvestrant as First-Line and Second-Line Therapy for HR+,HER2-−Advanced Breast Cancer[J].Clin Cancer Res,2021,27(21):5801-5809.

◆ 7-6-45 研究概况 ◆

试验名称	MONARCH 3
研究类型	随机对照双盲试验
试验分期	Ⅲ期
入组时间	2014 年 11 月～ 2015 年 11 月
入组患者	493 例绝经后 HR 阳性 HER2 阴性晚期乳腺癌一线治疗
分组情况	第 1 组（n=328）：阿贝西利 + 来曲唑或阿那曲唑 第 2 组（n=165）：安慰剂 + 来曲唑或阿那曲唑 直至疾病进展
治疗方法	阿贝西利 150mg po bid 阿那曲唑 1mg po qd 来曲唑 2.5mg po qd
研究结果	PFS：第 1 组 28.18 月，第 2 组 14.76 月（P=0.000002） 可测量病灶人群 ORR：第 1 组 61%，第 2 组 45.5%（P=0.003） ≥ 3 级 AE：第 1 组 58.4%，第 2 组 24.9%

HER2: Human epidermal growth factor receptor-2，人表皮生长因子受体 -2；ORR: Objective response rate，客观缓解率；PFS: Progression-free survival，无进展生存期；FDA: Food and drug administration，美国食品药品管理局。

研究简介：

MONARCH 3 为随机双盲Ⅲ期临床研究，入组 493 例 HR 阳性 HER2 阴性转移性或局部复发的绝经后乳腺癌，之前未接受治疗或之前接受过内分泌治疗，从内分泌治疗结束后到疾病进展时间超过 12 月。按 2:1 随机分到两组，一组接受阿贝西利（150mg，bid）+ 阿那曲唑（1mg，qd）或来曲唑（2.5mg，qd）治疗，一组接受安慰剂 + 阿那曲唑（1mg，qd）或来曲唑（2.5mg，qd）治疗，直至疾病进展。两组患者约 40% 新发转移灶，约 40% 内脏转移，约 50% 既往未接受过内分泌治疗。中期结果显示中位 PFS：阿贝西利组 28.18 月，安慰剂组 14.76 月，P<0.001。存在可测量病灶的患者中，阿贝西利组的 ORR 为 61%，安慰剂组为 45.5%（P=0.003）。3 级及以上 AE 中，较常见的有中性粒细胞减少、白细胞减少、腹泻，阿贝西利组和安慰剂组发生率分别为 23.9% vs. 1.2%，8.6% vs. 0.6%，9.5% vs. 1.2%。

研究者简介：

Matthew P. Goetz，肿瘤学 / 药理学教授，肿瘤内科顾问，梅奥诊所乳腺癌卓越研究项目联合首席研究员，女性癌症项目联合负责人，乳腺癌疾病导向小组主席。

编者按：

MONARCH 3 试验表明，阿贝西利 + 非甾体 AI 作为 HR 阳性 HER2 阴性晚期乳腺癌初始治疗药物，安全性可耐受，显著提高 PFS 和 ORR。阿贝西利 + 非甾体 AI 是一种有效的初始治疗方案，基于该研究，2018 年 2 月美国 FDA 批准阿贝西利联合 AI 用于绝经后 HR 阳性 /HER2 阴性晚期或转移性乳腺癌一线治疗。

参考文献：

GOETZ M P,TOI M,CAMPONE M,et al.MONARCH 3:Abemaciclib As Initial Therapy for

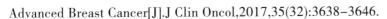

Advanced Breast Cancer[J].J Clin Oncol,2017,35(32):3638–3646.

JOHNSTON S,MARTIN M,DI LEO A,et al.MONARCH 3 final PFS:a randomized study of abemaciclib as initial therapy for advanced breast cancer[J].NPJ Breast Cancer,2019,5:5

（三）瑞波西利（Ribociclib）

◆ 7-6-46 研究概况 ◆

试验名称	MONALEESA-2
研究类型	随机对照试验
试验分期	Ⅲ 期
研究编号	NCT01958021
入组时间	2014 年 1 月～ 2015 年 3 月
入组患者	668 例绝经后 HR 阳性 HER2 阴性复发或转移性乳腺癌一线治疗
分组情况	第 1 组（n=334）：瑞波西利 + 来曲唑 第 2 组（n=334）：安慰剂 + 来曲唑 直至病情进展
治疗方法	瑞波西利 600mg po qd d1-21 q4w 来曲唑 2.5mg po qd
研究结果	PFS（18 月）：第 1 组 63%，第 2 组 42.2% （HR= 0.56，95% CI，0.43-0.72，P=3.29×10^{-6} 优效性） 可测量病灶人群 ORR：第 1 组 52.7%，第 2 组 37.1%（P<0.001）
	≥ 3 级 AE 粒细胞减少：第 1 组 59.3%，第 2 组 0.9% 白细胞减少：第 1 组 21.0%，第 2 组 0.6% 因不良反应中断治疗：第 1 组 7.5%，第 2 组 2.1%
	中位随访 79.7 月 OS：第 1 组 63.9 月，第 2 组 51.4 月 （HR=0.76，95% CI，0.63-0.93，P=0.004）

HER2：Human epidermal growth factor receptor-2，人表皮生长因子受体 -2；PFS：Progression-free survival，无进展生存期；ORR：Objective response rate，客观缓解率。

研究简介：

瑞波西利（LEE011）是一种口服的选择性 CDK4/6 抑制剂，临床前研究证实瑞波西利具有抗肿瘤活性。在 I b 期临床研究中，瑞波西利与来曲唑联合治疗绝经后 HR 阳性 HER2 阴性晚期乳腺癌，瑞波西利具有可接受的安全性，并显示与来曲唑联合具有协同作用。该研究入组 668 例既往未经治疗的绝经后、激素受体阳性 HER2 阴性晚期乳腺癌，1:1 随机分为来曲唑 + 安慰剂，或来曲唑 + 瑞波西利，比较两组疗效及安全性。相对于单纯来曲唑组，瑞波西利组 1.5 年 PFS（瑞波西利 vs. 安慰剂组：63% vs. 42.2%，P<0.001）、ORR 均明显提高（52.7% vs. 37.1%，P<0.001）。常见 3/4 级不良反应有中性粒细胞减少（瑞波西利组 59.3%，来曲唑组 0.9%）和白细胞减少（瑞波西利组 21.0%，来曲唑组 0.6%）。不良反应停药率分别为瑞波西利组 7.5% 和安慰剂组 2.1%。2021 年 ESMO 公布中位随访 79.7 月，在 400 例死亡后评估最终 OS（瑞波西利组 181 例 54.2%，安慰剂 219 例 65.6%）。瑞波西

利组 OS 为 63.9 月，来曲唑组 51.4 月（P=0.004），达到统计学显著性界限。瑞波西利组和安慰剂组中位治疗持续时间约为 2 年和 1 年，大多数不良反应事件发生在治疗前 12 月。特别关注的 3/4 级不良事件发生率在瑞波西利组和安慰剂组分别为：中性粒细胞减少症（63.8% vs. 1.2%），肝胆毒性（14.4% vs. 4.8%），QT 间期延长（4.5% vs. 2.1%）以及间质性肺病 / 肺炎（0.6% vs. 0%）。

研究者简介：

Joyce O'Shaughnessy，贝勒 – 萨蒙癌症中心和美国肿瘤网络的乳腺癌研究与预防研究主席，美国肿瘤研究网络科学顾问委员会成员，美国癌症研究协会会员，美国临床肿瘤学会会员，临床乳腺癌杂志副主编，乳腺肿瘤学院创始人。

编者按：

MONALEESA-2 试验表明一线瑞波西利 + 来曲唑在 HR 阳性 HER2 阴性晚期乳腺癌显示出 OS 获益：瑞波西利 + 来曲唑在绝经后女性中能够实现超过五年（63.9 月）的中位 OS，生存获益较安慰剂组超过 12 月，是乳腺癌临床研究领域迄今获得的最长 OS 数据。

参考文献：

HORTOBAGYI G N,STEMMER S M,BURRIS H A,et al.Ribociclib as First–Line Therapy for HR–Positive,Advanced Breast Cancer[J].N Engl J Med,2016,375(18):1738–1748.

HORTOBAGYI G N,STEMMER S M,BURRIS H A,et al. Overall survival (OS) results from the phase Ⅲ MONALEESA (ML)–2 trial of postmenopausal patients with hormone receptor positive/human epidermal growth factor receptor 2 negative (HR+/HER2−) advanced breast cancer (ABC) treated with endocrine therapy(ET) ± ribociclib[J].Presented at the European Society of Medical Oncology (ESMO) Congress,September 16–21,2021,(Abstract #LBA17).

◆ 7-6-47 研究概况 ◆

试验名称	MONALEESA-3
研究类型	随机双盲安慰剂对照
试验分期	Ⅲ期
研究编号	NCT02422615
入组时间	2015 年 6 月～ 2016 年 6 月
入组患者	726 例绝经后 HR 阳性 HER2 阴性晚期乳腺癌一线或二线治疗
分组情况	第 1 组（n=484）：瑞波西利 + 氟维司群 第 2 组（n= 242）：安慰剂 + 氟维司群
治疗方法	瑞波西利 600mg po qd d1-21 q4w 氟维司群 500mg IM d0,14,28，继而 IM qm 直至病情进展
研究结果	数据分析截至 2017.11.3 中位 PFS：第 1 组 20.5 月，第 2 组 12.8 月 （HR= 0.593，95% CI，0.480-0.732，P<0.001） 可测量病灶人群 ORR：第 1 组 40.9%，第 2 组 28.7%（P=0.003） 数据分析截至 2019.6.3 42 月时评估 OS：第 1 组 57.8%，第 2 组 45.9%（P=0.00455）

（续表）

研究结果	中位随访 56.3 月 PFS2：第 1 组 37.4 月，第 2 组 28.1 月 　（HR=0.69，95% CI，0.57-0.84） 至首次化疗时间：第 1 组 48.1 月，第 2 组 28.8 月 　（HR=0.79，95% CI，0.57-0.88） OS：第 1 组 53.7 月，第 2 组 41.5 月 　（HR=0.73，95% CI，0.59-0.90） 5 年生存率：第 1 组 46%，第 2 组 31%

HER2：Human epidermal growth factor receptor-2，人表皮生长因子受体 -2；PFS：Progression-free survival，无进展生存期；OS：Overall survival，总生存期；ORR：Objective response rate，客观缓解率；ASCO：American Society of Clinical Oncology，美国临床肿瘤学会。

研究简介：

MONALEESA-3 是一项Ⅲ期、多中心、双盲、安慰剂对照试验。入组 726 例绝经后 HR 阳性 HER2 阴性晚期乳腺癌，患者按 2:1 比例随机分配接受氟维司群 + 瑞波西利或氟维司群 + 安慰剂，比较两组疗效及安全性。结果显示，相比安慰剂组，瑞波西利组 PFS（瑞波西利组 vs. 安慰剂组：20.5 vs. 12.8 月，P<0.001）、OS（57.8% vs. 45.9%，P=0.00455）显著延长，ORR（40.9% vs. 28.7%，P=0.003）显著提高。3/4 级 AE 中，较常见的有中性粒细胞减少（瑞波西利组 vs. 安慰剂组：57.1% vs. 0.8%）、白细胞减少（瑞波西利组 vs. 安慰剂组：15.5% vs. 0%）、QT 间期延长（瑞波西利组 vs. 安慰剂组：3.1% vs. 1.2%）。

中位随访 56.3 月，瑞波西利组和安慰剂组中位 OS 分别为 53.7 月和 41.5 月。4 年生存率分别为 54% 和 45%。5 年生存率分别为 46% 和 31%。365 例一线治疗，两组中位 OS 分别为未达到 (95% CI，59.9-NR) 和 51.8 月 (95% CI，40.4-57.6) (HR=0.64，95% CI，0.46-0.88)。4 年 OS 率分别 66% 和 53%，5 年 OS 率分别 54% 和 36%。347 例二线治疗，两组中位 OS 为 39.7 月和 33.7 月 (HR=0.78，95% CI，0.59-1.04)。4 年 OS 率分别为 39.7 月和 33.7 月 (HR=0.78，95% CI，0.59-1.04)。肺或肝脏转移 364 例，两组中位 OS 分别为 46.9 月和 39.4 月 (HR=0.73，95% CI，0.55-0.98)。PFS2 定义为随机化开始至第二次进展或死亡的时间。两组的中位 PFS2 分别为 37.4 月 (95% CI，31.1-42.6) 和 28.1 个月 (95% CI，24.0-31.6)。一线治疗时两组中位 PFS2 分别为 53.7 和 35.5 月 (HR=0.63，95% CI，0.47-0.84)。二线治疗时中位 PFS2 分别为 26.0 和 20.5 月 (HR=0.73，95% CI，0.56-0.96)。严重不良事件与之前报道一致，中性粒细胞减少 (瑞波西利组 58.2%，安慰剂组 0.8%) 是最常见 3/4 级不良事件。特别关注的 3/4 级不良事件有肝胆毒性 (瑞波西利组 13.9%，安慰剂组 6.2%) 和 QT 间期延长 (瑞波西利组 3.1%，安慰剂组 1.2%)。

研究者简介：

Dennis J Slamon，同前。

编者按：

在 HR 阳性 HER2 阴性的晚期乳腺癌中，瑞波西利联合氟维司群显示出更优的总生存受益。

MONALEESA-3 试验表明，对于绝经后 HR 阳性 HER2 阴性晚期乳腺癌的一线 / 二线治疗，在氟维司群基础上联用瑞波西利可显著延长 PFS 及 OS、提高 ORR，且安全性可控。MONALEESA-3 研究的成功，进一步奠定了瑞波西利在 HR 阳性晚期乳腺癌治疗中的地位，为绝经后 HR 阳性 HER2 阴性的晚期乳腺癌提供了更多治疗选择。

参考文献：

SLAMON D J,NEVEN P,CHIA S,et al.Phase Ⅲ Randomized Study of Ribociclib and Fulvestrant in Hormone Receptor-Positive,Human Epidermal Growth Factor Receptor 2-Negative Advanced Breast Cancer:MONALEESA-3[J].J Clin Oncol,2018,6(24):2465-2472.

SLAMON D J,NEVEN P,CHIA S,et al.Overall Survival with Ribociclib plus Fulvestrant in Advanced Breast Cancer[J].N Engl J Med,2020,382(6):514-524.

SLAMON D J,NEVEN P,CHIA S,et al.Ribociclib plus fulvestrant for postmenopausal women with hormone receptor-positive,human epidermal growth factor receptor 2-negative advanced breast cancer in the phase 3 randomized MONALEESA-3 trial:updated overall s urvival[J].Ann Oncol,2021,S0923-7534(21)01553-2.

◆ **7-6-48 研究概况** ◆

试验名称	MONALEESA-7
研究类型	随机对照试验
试验分期	Ⅲ期
研究编号	NCT02278120
入组时间	2014 年 12 月～ 2016 年 8 月
入组患者	绝经前或围绝经期 HR 阳性 HER2 阴性晚期乳腺癌
分组情况	第 1 组（n=335）：瑞波西利 + 他莫昔芬 /NSAI+ 戈舍瑞林 第 2 组（n=337）：安慰剂 + 他莫昔芬 /NSAI+ 戈舍瑞林
治疗方法	瑞波西利 600mg po qd d1-21 q4w 阿那曲唑 1mg po qd 来曲唑 2.5mg po qd 他莫昔芬 20 mg po qd 戈舍瑞林 3.6mg IH q4w
研究结果	PFS：第 1 组 23.8 月，第 2 组 13 月（P<0.001） 42 月 OS：第 1 组 70.2%，第 2 组 46%（P=0.00973） ORR：第 1 组 41%，第 2 组 30%（P<0.001） ≥ 3 级 AE：第 1 组 77%，第 2 组 30% 中位随访 53.5 月 OS：第 1 组 58.7 月，第 2 组 48.0 月 （HR=0.76，95% CI，0.61-0.96）

PFS: Progression-free survival, 无进展生存期；OS: Overall survival, 总生存期；ORR: Objective response rate, 客观缓解率；AE: Adverse event, 不良反应；HER2: Human epidermal growth factor receptor-2, 人表皮生长因子受体 -2。

研究简介：

MONALEESA-7 入组 672 例绝经前 HR 阳性 HER2 阴性晚期乳腺癌，1:1 随机分配至瑞波西利组或安慰剂组，两组均以他莫昔芬（20 mg/d）+OFS 或 NSAI（来曲唑 2.5mg/d，阿那曲唑 1mg/d）+OFS 为基础用药，比较两组疗效及安全性。结果显示，瑞波西利组 PFS（瑞波西利组 vs. 安慰剂组：23.8 vs. 13 月，P<0.001）及 OS（42 月 OS%：70.2% vs. 46%，P=0.00973）均显著延长、ORR（41% vs. 30%，P<0.001）显著提高。3 级及以上 AE 中，较

常见有中性粒细胞减少（瑞波西利组 vs. 安慰剂组：63.5% vs. 4.5%）、肝胆毒性（11% vs. 6.8%）、QT 间期延长（1.8% vs. 1.2%）。中位随访 53.5 月，瑞波西利组 OS 为 58.7 月，安慰剂组 48.0 月（HR=0.76，95% CI，0.61-0.96）。安慰剂组相比，瑞波西利组 PFS 和 OS 显著改善，生活质量也有所改善。根据患者年龄进行探索性分析，在 <40 岁和 ≥ 40 岁患者中，瑞波西利对比安慰剂均显示 OS 延长，<40 岁死亡风险降低 35%（51.3 月 vs. 40.5 月，HR=0.65，95%CI，0.43-0.98）；≥ 40 岁死亡风险降低 19%（58.8 月 vs. 51.7 月，HR=0.81，95%CI，0.62-1.07）。

研究者简介：

Yen-Shen Lu，中国台湾大学医学院临床医学教授，肿瘤医学部肿瘤内科主任。

编者按：

针对绝经前晚期乳腺癌一线内分泌治疗的临床试验并不多，MONALEESA-7 聚焦绝经前 HR 阳性 HER2 阴性晚期乳腺癌一线 / 二线治疗，在内分泌治疗基础上联用瑞波西利可显著延长 PFS 及 OS、提高 ORR，安全性可控。这是第一个证实有统计学意义的 OS 延长的 CDK4/6 抑制剂研究。

参考文献：

TRIPATHY D,IM S A,COLLEONI M,et al.Ribociclib plus endocrine therapy for premenopausal women with hormone-receptor-positive,advanced breast cancer(MONALEESA-7):a randomised phase 3 trial[J].Lancet Oncol,2018,19(7):904-915.

IM S A,LU Y S,BARDIA A,HARBECK N,et al.Overall Survival with Ribociclib plus Endocrine Therapy in Breast Cancer[J].N Engl J Med,2019,381(4):307-316.

TRIPATHY D,IM S A,COLLEONI M,et al.Abstract PD2-04:Updated overall survival (OS) results from the phase Ⅲ MONALEESA-7 trial of pre- or perimenopausal patients with hormone receptor positive/human epidermal growth factor receptor 2 negative (HR+/HER2-) advanced breast cancer (ABC) treated with endocrine therapy (ET) ± ribociclib[J].Cancer Res,2021,(81)(4 Supplement) PD2-04.

（四）达尔西利（Dalpiciclib）

◆ 7-6-49 研究概况 ◆

研究名称	DAWNA-1
入组时间	2013 年 10 月和 2017 年 4 月
分组情况	361 例经内分泌治疗后复发或进展的 HR 阳性 /HER2 阴性局部晚期或转移性乳腺癌，复发或转移后接受不超过一线化疗
试验类型	随机对照双盲
试验分期	Ⅲ期
研究编号	NCT03927456
分组患者	试验组 (n=241)：达尔西利 + 氟维司群 对照组（n=120）：安慰剂 + 氟维司群
给药方式	达尔西利 150mg po qd d1-21 q4w 氟维司群 500mg IM d0,14,28，继而 q28d

（续表）

研究结果	研究者评估中位 PFS： 试验组 15.7 月，对照组 7.2 月（HR=0.42，95% CI，0.31 – 0.58，P<0.0001）
	IRC 评估中位 PFS： 试验组 13.6 月，对照组 7.7 月（HR=0.45，95% CI，0.32 – 0.64，P<0.0001）
	ORR：试验组 27.0%，对照组 20.0%（P=0.0727） CBR：试验组 61.0%，对照组 45.8%（P=0.0033）
	主要 3/4 级不良事件： 试验组 88.3%，对照组 11.7% 导致治疗终止的不良事件： 试验组 2.5%，对照组 3.3% 试验组主要为血液学不良反应。其中最常见的是中性粒细胞减少（84.2%），白细胞减少（62.1%），血小板减少（5.8%），淋巴细胞减少（5.0%）和贫血（2.9%）

研究简介：

DAWNA-1 研究是一项评估达尔西利联合氟维司群治疗既往接受过内分泌治疗复发或进展的 HR 阳性 /HER2 阴性晚期乳腺癌的随机双盲Ⅲ期临床试验。361 例患者 2:1 随机分组，接受达尔西利 + 氟维司群或安慰剂 + 氟维司群治疗，两组患者基线特征基本相同，60% 合并有内脏转移，45% 为绝经前或围绝经期妇女，27% 接受过解救化疗。主要终点由研究者评估无进展生存期（PFS）。次要终点包括由独立审查委员会（IRC）评估的 PFS，OS 和安全性。达尔西利显著改善 PFS（15.7 月 vs. 7.2 月，HR=0.42），IRC 评估 PFS（13.6 月 vs. 7.7 月，HR=0.45）。ORR 分别为 27.0% 和 20.0%，CBR 分别为 61.0% 和 45.8%。在预设亚组中，无论患者绝经状态、是否合并内脏转移、是否接受过内分泌治疗，与安慰剂组相比，PFS 获益均倾向于试验组，表明预设亚组中达尔西利 + 氟维司群治疗均能够带来更多生存获益。在安全性方面，接受达尔西利联合治疗后主要 3/4 级不良事件 88.3%，导致治疗终止不良事件试验组 2.5%，对照组 3.3%。达尔西利组主要为血液学不良反应，最常见的是中性粒细胞减少（84.2%），白细胞减少（62.1%），血小板减少（5.8%），淋巴细胞减少（5.0%）和贫血（2.9%）。

研究者简介：

徐兵河，同前。

编者按：

达尔西利 DAWNA-1 作为国产 CDK4/6 抑制剂研究完全基于中国人群数据，为中国乳腺癌 CDK4/6 抑制剂治疗获益再添新证。达尔西利联合氟维司群为既往接受过内分泌治疗复发或进展的 HR 阳性 /HER2 阴性晚期乳腺癌带来了新治疗选择。

参考文献：

XU B,ZHANG Q,ZHANG P,et al.Dalpiciclib or placebo plus fulvestrant in hormone receptor-positive and HER2-negative advanced breast cancer:a randomized,phase 3 trial[J].Nat Med,2021,27, 1904 – 1909.

五、PI3K/AKT/mTOR 通路抑制剂

（一）mTOR 抑制剂

◆ 7-6-50 研究概况 ◆

试验名称	BOLERO-2
试验类型	随机对照试验
试验分期	Ⅲ 期
研究编号	NCT00863655
入组时间	2009 年 6 月～ 2011 年 1 月
入组患者	724 例既往非甾体芳香化酶抑制剂治疗失败（辅助治疗期间或治疗后 1 年内、解救治疗期间或治疗后 1 月内）的绝经后 HR 阳性 HER2 阴性晚期乳腺癌。
分组情况	第 1 组（n=485）：依维莫司 + 依西美坦 第 2 组（n=239）：安慰剂 + 依西美坦
治疗方法	依西美坦 25mg po qd 依维莫司 10mg po qd
研究结果	PFS： 研究者评估：第 1 组 7.8 月，第 2 组 3.2 月（P<0.001） 中央评估：第 1 组 11 月，第 2 组 4.1 月（P<0.001） OS：第 1 组 31.0 月，第 2 组 26.6 月 （HR=0.89，95% CI，0.73 - 1.10，P=0.1426）
	3/4 级 AE：第 1 组 55%，第 2 组 29%

AACR: American association of cancer research, 美国癌症研究协会；AAP: Association of American physicians ,美国医师协会；PFS: Progression-free survival,无进展生存期；AE: Adverse event,不良反应；OS: Overall survival, 总生存期；HER2: Human epidermal growth factor receptor-2, 人表皮生长因子受体 -2。

研究简介：

BOLERO-2 研究旨在比较依西美坦 + 依维莫司对比依西美坦 + 安慰剂治疗绝经后女性雌激素受体阳性 NSAI 进展后局部晚期或转移性乳腺癌的疗效和安全性。入组 724 例既往 NSAI 治疗失败（辅助治疗期间或治疗后 1 年内、解救治疗期间或治疗后 1 月内）的绝经后 HR 阳性 HER2 阴性晚期乳腺癌，以 2:1 比例随机分配接受依西美坦联合 / 不联合依维莫司，评价两组疗效及安全性。依维莫司组 PFS 显著优于对照组（依维莫司组 vs. 对照组：7.8 月 vs. 3.2 月，P<0.001），两组 OS 无显著差别。安全性分析中，依维莫司组 3/4 级 AE（依维莫司组 vs. 对照组：55% vs. 29%）及 SAE（依维莫司组 vs. 对照组：33% vs. 16%）发生率显著增高，依维莫司组因 AE 停药发生率也显著高于对照组（依维莫司组 vs. 对照组：29% vs. 5%）；最常见 3/4 级 AE 有口腔炎（依维莫司组 vs. 对照组：8% vs. 1%）、贫血（6% vs. <1%）、呼吸困难（4% vs. 1%）、高血糖症（4% vs. <1%）、疲乏（4% vs. 1%）、肺炎（3% vs. 0）。

研究者简介：

José Baselga，同前。

编者按：

BOLERO-2 试验虽未取得 OS 差异，其里程碑意义在于开启"内分泌加"时代。依维

莫司＋依西美坦可改善既往 NSAI 治疗失败 HR 阳性 HER2 阴性晚期乳腺癌 PFS，在内分泌治疗进展后行内分泌联合 mTOR 抑制剂仍可改善预后。此项关键性研究被各大指南引用，并成为 NSAI 治疗失败的 HR 阳性 HER2 阴性晚期乳腺癌选项之一。

参考文献：

BASELGA J,CAMPONE M,PICCART M,et al.Everolimus in postmenopausal hormone receptor-positive advanced breast cancer[J].N Engl J Med,2012,366(6):520-529.

PICCART M,HORTOBAGYI G N,CAMPONE M,et al.Everolimus plus exemestane for hormone receptor-positive,human epidermal growth factor receptor-2-negative advanced breast cancer:overall survival results from BOLERO-2[J].Ann Oncol,2014,25(12):2357-2362.

◆ 7-6-51 研究概况 ◆

试验名称	BOLERO-3
试验类型	随机对照试验
试验分期	Ⅲ期
研究编号	NCT01007942
入组时间	2009 年 10 月～ 2012 年 5 月
入组患者	569 例 HER2 阳性曲妥珠单抗耐药接受过紫杉类化疗的晚期乳腺癌
分组情况	第 1 组（n=284）：依维莫司＋曲妥珠单抗＋长春瑞滨 第 2 组（n=285）：安慰剂＋曲妥珠单抗＋长春瑞滨
治疗方法	依维莫司 5mg po qd 长春瑞滨 25 mg/m² ivd qw 曲妥珠单抗起始 4mg/kg，之后 2mg/kg ivd d1 qw
研究结果	中位随访 20.2 月 PFS：第 1 组 7.00 月，第 2 组 5.78 月 （HR=0.78，95% CI，0.65-0.95，P=0.0067）

ASCO: American Society of Clinical Oncology, 美国临床肿瘤学会；ESMO: European society for medical oncology, 欧洲肿瘤内科学大会；PFS: Progression-free survival, 无进展生存期。

研究简介：

BOLERO-3 入组 569 例曲妥珠单抗耐药且接受过紫杉类的 HER2 阳性晚期乳腺癌，随机分配接受曲妥珠单抗联合长春瑞滨联合依维莫司组和对照组，评价两组疗效和安全性。在曲妥珠单抗联合长春瑞滨方案中加用依维莫司可显著延长 PFS（依维莫司组 vs. 对照组：7.00 月 vs. 5.78 月，P=0.0067）。安全性分析中，联合依维莫司组 AE 发生率相对较高，相较对照组，依维莫司组发生率较高的 3/4 级 AE 有中性粒细胞减少、白细胞减少、贫血、中性粒细胞减少性发热、口腔炎和疲劳等。

研究者简介：

Fabrice André，法国维勒瑞夫古斯塔夫·鲁西研究所的肿瘤内科教授。

编者按：

BOLERO-3 研究显示，对于曲妥珠单抗耐药且接受过紫杉类的 HER2 阳性晚期乳腺癌，在曲妥珠单抗联合长春瑞滨方案中加用依维莫司可显著延长 PFS，同时，应充分考虑依维莫司的风险和获益。

参考文献：

ANDRÉ F,O'REGAN R,OZGUROGLU M,et al.Everolimus for women with trastuzumab resistant,HER2-positive,advanced breast cancer (BOLERO-3):a randomised, double-blind,placebo-controlled phase 3 trial[J].Lancet Oncol,2014,15(6):580-591.

◆ 7-6-52 研究概况 ◆

试验名称	TAMRAD（GINECO）
试验类型	随机对照试验
试验分期	Ⅱ期
入组时间	2008 年 3 月～ 2009 年 5 月
入组患者	111 例 AI 耐药的 HR 阳性 HER2 阴性晚期乳腺癌。
分组情况	第 1 组（n = 54）：依维莫司 + 他莫昔芬 第 2 组（n = 57）：他莫昔芬
治疗方法	他莫昔芬 20mg po qd 依维莫司 10mg po qd
研究结果	CBR：第 1 组 61%，第 2 组 42%（P=0.045） TTP：第 1 组 8.6 月，第 2 组 4.5 月（P=0.002）

CBR: Clinical benefit rate, 临床获益率；TTP: Time to progression, 疾病进展时间；HER2: Human epidermal growth factor receptor-2, 人表皮生长因子受体 -2。

研究简介：

TAMRAD 研究入组 111 例 AI 耐药、HR 阳性 HER2 阴性绝经后晚期乳癌，随机分配接受他莫昔芬联合 / 不联合依维莫司，评价两组疗效及安全性。联合依维莫司组 CBR（联合依维莫司组 vs. 对照组：61% vs. 42%，P=0.045）及 TTP（联合依维莫司组 vs. 对照组：8.6 月 vs. 4.5 月，P=0.002）均优于对照组，其中，在内分泌继发耐药亚组中，依维莫司组获益明显。安全性分析中，两组最常见 AE 有疲劳（联合组 vs. 对照组：72% vs. 53%）、口腔炎（56% vs. 7%）、皮疹（44% vs. 7%）、食欲减退（43% vs. 18%）、腹泻（39% vs 11%2）。

研究者简介：

Thomas Bachelot，就职于法国里昂 Léon-Bérard 中心肿瘤内科。

编者按：

TAMRAD 试验表明，他莫昔芬联合依维莫司与他莫昔芬单药相比，可以改善绝经后 AI 耐药的晚期乳腺癌的 CBR 及 TTP，治疗效果在继发性耐药尤著。

参考文献：

BACHELOT T,BOURGIER C,CROPET C,et al.Randomized phase Ⅱ trial of everolimus in combination with tamoxifen in patients with hormone receptor-positive,human epidermal growth factor receptor 2-negative metastatic breast cancer with prior exposure to aromatase inhibitors:a GINECO study[J].J Clin Oncol,2012,30(22):2718-2724.

（二）PI3K 抑制剂

◆ **7-6-53 研究概况** ◆

试验名称	SOLAR-1
试验类型	随机双盲对照
试验分期	Ⅲ期
研究编号	NCT02437318
入组时间	2015 年 7 月 26 日～2017 年 7 月 21 日
入组患者	572 例芳香化酶抑制剂治疗进展的 HR 阳性 HER2 阴性晚期乳腺癌
分组情况	队列 1：PIK3CA 突变乳腺癌 341 例 第 1 组（n=169）：阿培利司 + 氟维司群 第 2 组（n=172）：安慰剂 + 氟维司群 队列 2：PIK3CA 非突变乳腺癌 231 例 第 1 组（n=115）：阿培利司 + 氟维司群 第 2 组（n=116）：安慰剂 + 氟维司群
治疗方法	阿培利司 300 mg po qd 氟维司群 500mg IM d0,14,28，继而 q28d 直至疾病进展或出现不可耐受的毒性
研究结果	中位随访 20 月 PFS 队列 1：第 1 组 11.0 月，第 2 组 5.7 月 （HR=0.65，95%CI，0.5-0.85，P<0.001） 可测量病灶 ORR 队列 1：第 1 组 35.7%，第 2 组 16.2%

研究简介：

SOLAR-1 是一项国际多中心的随机、双盲、对照Ⅲ期临床研究，研究对象为 HR 阳性 HER2 阴性芳香化酶抑制剂（AI）治疗进展的 HR 阳性 HER2 阴性晚期乳腺癌。根据肿瘤组织 PIK3CA 状态分 2 队列，队列 1 入组 PIK3CA 突变 341 例，队列 2 入组 PIK3CA 未突变 231 例，两个队列均 1:1 随机接受 PI3Kα 抑制剂 Alpelisib（阿培利司）/ 安慰剂 + 氟维司群治疗，直至疾病进展或出现不可耐受的毒性。中位随访 20 月，PIK3CA 突变队列，阿培利司 + 氟维司群显著延长中位 PFS(11.0 月 vs. 5.7 月，P<0.001)，PFS 获益在所有亚组保持一致，与是否接受 CDK4/6 抑制剂治疗无关。阿培利司 + 氟维司群使疾病进展或死亡风险显著降低 35%（HR=0.65，95%CI，0.50-0.85，P<0.001）。有可测量病灶 ORR，阿培利司组是氟维司群组 2 倍以上（35.7% vs. 16.2%）。PIK3CA 未突变队列，中位随访 7.4 月，阿培利司组 PFS 为 7.4 月，氟维司群组 5.6 月 (HR=0.85，95%CI，0.58-1.25，后验概率 HR <1.00，79.4%)，组间无显著差异。2019 年 ASCO 更新亚组分析结果，内分泌治疗敏感患者，氟维司群组中位 PFS 为 19.1 月，阿培利司组 22.1 月。内分泌治疗耐药患者（无论原发性耐药或继发性耐药），阿培利司 + 氟维司群均显著改善 PFS。一线治疗患者中位 PFS 分别为 9.0 月和 4.7 月 (HR=0.69)，二线治疗患者中位 PFS 分别为 10.9 月和 3.7 月 (HR=0.61)。2020 年 ESMO 报道：在 PIK3CA 突变患者队列，阿培利司 + 氟维司群组和氟维司群单药组中位 OS 分别为 39.3 和 31.4 月，阿培利司组 OS 较氟维司群组延长 7.9 月，但尚未达到统计学差异（HR=0.86，0.64-1.15，P=0.15）。肺 / 肝脏转移亚组，阿培利司 + 氟维司群较氟维司群

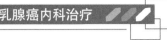

单药治疗改善 OS（HR=0.68，0.46-1.00）。

研究者简介：

Fabrice André，法国古斯塔夫鲁西研究所（IGR）肿瘤学教授，美国临床肿瘤学会（ASCO）青年研究员和职业发展奖的获得者，ESCO 癌症研究学院成员，ESMO 转化研究和精准医学工作组的主席，自 2017 年 9 月担任 Annals of Oncology 杂志主编。

编者按：

PI3K 抑制剂是继 mTOR 抑制剂、CDK4/6 抑制剂之后的第三个用于 HR 阳性晚期乳腺癌的靶向治疗药物。SOLAR-1 研究对象为 PIK3CA 突变 HR 阳性 HER2 阴性晚期乳腺癌，PIK3CA 突变亦是 HR 阳性 HER2 阴性乳腺癌不良预后因子，PI3K 抑制剂阿培利司联合氟维司群较单用氟维司群中位 PFS 显著延长近 1 倍，为 HR 阳性 HER2 阴性乳腺癌治疗增添新选择。

参考文献：

ANDRÉ F,CIRUELOS E,RUBOVSZKY G,et al.Alpelisib for PIK3CA Mutated,Hormone Receptor-Positive Advanced Breast Cancer[J].N Engl J Med,2019,380(20):1929-1940.

（三）AKT 抑制剂

◆ 7-6-54 研究概况 ◆

试验名称	FAKTION
研究类型	随机对照研究
试验分期	Ⅱ期
研究编号	NCT01992952
入组时间	2015 年 3 月～ 2018 年 3 月
入组患者	140 例 ER 阳性 /HER2 阴性转移性或局部晚期而无法手术的乳腺癌，应用芳香化酶抑制剂后出现复发或疾病进展
分组情况	试验组（n=69）：Capivasertib+ 氟维司群 对照组（n=71）：安慰剂 + 氟维司群
给药方法	氟维司群 500mg IM d0,14,28，继而 IM qm Capivasertib 400 mg po bid （第 1 周期第 15 天开始，每周服 4 天，停 3 天）
研究结果	中位 PFS：试验组 10.3 月，对照组 4.8 月 （HR=0.58，95% CI，0.39-0.84，P=0.0044） 中位 OS（尚不成熟）：试验组 26.0 月，对照组 20.0 月 （HR=0.59，95% CI，0.34 - 1.05，P=0.071） 3/4 级不良反应 高血压：试验组 32%，对照组 24% 腹泻：试验组 14%，对照组 4% 皮疹：试验组 20%，对照组 0% 感染：试验组 6%，对照组 3% 乏力：试验组 1%，对照组 4%

研究简介：

FAKTION 研究入组 ER 阳性 /HER2 阴性转移性或局部晚期而无法手术的乳腺癌，应用芳香化酶抑制剂后复发或疾病进展，18 岁以上成年女性，ECOG 评分为 0-2 分。1:1 随机分配予氟维司群 +capivasertib 或氟维司群 + 安慰剂组，直到出现疾病进展或不可耐受药物毒性反应，以及失访或患者意愿改变。主要终点为 PFS，单侧 α 值为 0.20。Capivasertib 组中位 PFS 为 10.3 月，安慰剂组 PFS 为 4.8 月，未调整 HR=0.58（95% CI，0.39-0.84），有利于 Capivasertib 组（双侧 P=0.0044；单边对数秩检验 P=0.0018）。中位 OS 尚未成熟。

研究者简介：

Robert H Jones，英国卡迪夫大学癌症和遗传学系，Velindre 癌症中心临床研究主任。

编者按：

PI3K/AKT/mTOR 通路是 HR 阳性乳腺癌中最常见的突变通路，此通路的过度活化与内分泌耐药高度相关。Capivasertib 是首个高选择性口服小分子 AKT 抑制剂，在 FAKTION 研究中，氟维司群联合 Capivasertib 对 AI 耐药乳腺癌实现 PFS 延长和 OS 改善，进一步验证了抑制 AKT 内分泌治疗的高效性，为 AI 治疗失败的 HR 阳性晚期乳腺癌提供新选择。

参考文献：

JONES R H, CASBARD A, CARUCCI M,et al.Fulvestrant plus capivasertib versus placebo after relapse or progression on an aromatase inhibitor in metastatic,oestrogen receptor-positive breast cancer (FAKTION):a multicentre,randomised,controlled,phase 2 trial[J].Lancet Oncol,2020,21(3):345-357.

六、PARP 抑制剂
（一）奥拉帕利（Olaparib）

◆ 7-6-55 研究概况 ◆

试验名称	ICEBERG 1
研究类型	非随机
试验分期	Ⅱ期
入组时间	2007 年 6 月～ 2008 年 9 月
入组患者	54 例 BRCA1/2 突变的复发或转移性乳腺癌
分组情况	第 1 组（n=27）：奥拉帕利（400mg po bid） 第 2 组（n=27）：奥拉帕利（100mg po bid）
治疗方法	奥拉帕利：400mg po bid/100mg po bid
研究结果	ORR：第 1 组 41%，第 2 组 22%（P=0.02） 不良反应（≥ 3 级 AEs）：第 1 组 41%，第 2 组 33%

PARP：Poly ADP ribose polymerase，聚腺苷二磷酸核糖聚合酶。

研究简介：

奥拉帕利是一种新型口服的活性聚腺苷二磷酸核糖聚合酶（PARP）抑制剂，在 BRCA 突变的同源重组修复缺陷细胞中诱导协同致死。已有在 BRCA 突变型卵巢癌中最大耐受剂量和疗效的报道。该研究评价了奥拉帕利治疗 BRCA1/BRCA2 突变的晚期乳腺癌的疗效和安全性。研究分为两组，第 1 组奥拉帕利 400mg，第 2 组奥拉帕利 100mg。结果显示，400mg 组 ORR 高于 100mg 组（41% vs. 22%，P=0.02）；400mg 组不良反应包括疲劳（1/2 级 41%；3/4 级 15%），恶心（1/2 级 41%；3/4 级 15%），呕吐（1/2 级 11%；3/4 级

11%）和贫血（1/2 级 4%；3/4 级 11%）。100mg 组不良反应包括恶心（1/2 级 41%）和疲劳（1/2 级 26%；3/4 级 4%）。

研究者简介：

Andrew Tutt，Guy's Hospital Breast Unit 临床肿瘤学顾问，伦敦国王学院肿瘤学教授，圣加仑国际乳腺癌协商小组的成员，负责制定国际乳腺癌治疗指南。

编者按：

本研究为 BRCA1/2 突变乳腺癌使用 PARP 抑制剂提供了肯定证据，为 BRCA1/2 突变乳腺癌提供了一种新的靶向治疗策略。

参考文献：

TUTT A,ROBSON M,GARBER J E,et al.Oral poly (ADP-ribose) polymerase inhibitor olaparib in patients with BRCA1 or BRCA2 mutations and advanced breast cancer:a proof-of-concept trial[J].Lancet,2010,376(9737):235-244.

◆ 7-6-56 研究概况 ◆

试验名称	OlympiAD
研究类型	随机对照试验
试验分期	Ⅲ 期
入组时间	2014 年 4 月～ 2015 年 11 月
入组患者	302 例 BRCA1/2 突变的 HER2 阴性转移性乳腺癌，既往接受过 ≤ 2 线解救化疗
分组情况	第 1 组（n=205）：奥拉帕利 第 2 组（n=97）：医生选择标准单药化疗方案（TPC）
治疗方法	第 1 组奥拉帕利 300mg po bid 第 2 组单药化疗 卡培他滨 1250 mg/m² po bid d1-14 q3w 长春瑞滨 30mg/m² d1,8 q3w 艾立布林 1.4mg/m² d1,8 q3w
研究结果	PFS：第 1 组 7 月，第 2 组 4.2 月，P<0.001 ORR：第 1 组 59.9%，第 2 组 28.8% OS：第 1 组 19.3 月，第 2 组 17.2 月，P=0.513 不良反应（≥ 3 级 AEs）：第 1 组 36.6%，第 2 组 50.5%

ORR: Objective response rate, 客观缓解率；PFS: Progression-free survival, 无进展生存期；OS: Overall survival, 总生存期；AE: Adverse event, 不良反应；CI: Confidence interval, 置信区间；HR: Hazard ratio, 风险比。

研究简介：

OlympiAD 是一项国际多中心、随机、开放性、临床Ⅲ期研究，入组 302 例 BRCA1/2 突变的 HER2 阴性晚期乳腺癌，对比奥拉帕利和临床医师选择的标准化疗方案（TPC）的疗效和安全性。患者以 2:1 的比例随机分至奥拉帕利组和 TPC（卡培他滨、长春瑞滨或艾立布林）化疗组。结果显示，奥拉帕利相较化疗将 PFS 从 4.2 月延长至 7.0 月，显著降低 42% 疾病进展风险。两组 OS 无显著差异，奥拉帕利组 19.3 月，化疗组 17.2 月；亚组分析显示，奥拉帕利作为一线治疗的患者的生存获益最大（22.6 月 vs. 14.7 月，P = 0.02），奥拉帕利作为后线治疗方案的患者 OS 获益不显著（18.8 月 vs. 17.2 月）。奥拉帕利耐受性良好，只有不到 5% 的患者因为药物不良反应停止治疗，3 级及以上 AEs 发生率 36.6%，化疗为 50.5%。与 TPC 相比，使用奥拉帕利 OS 无统计学意义上的显著改善，但在没有接受过转移性疾病化疗的患者中 OS 获益。

研究者简介：

Mark E. Robson，美国纪念斯隆 – 凯特琳癌症中心乳腺科主任，尼豪斯中心遗传性乳腺癌基因组学负责人。

编者按：

OlympiAD 试验表明，奥拉帕利治疗 BRCA1/2 突变的 HER2 阴性晚期乳腺癌有效，PFS 较单药化疗显著延长，OS 不差于单药化疗，且安全性更好。根据该试验结果，2018 年 1 月 12 日，美国 FDA 扩展奥拉帕利适应证，批准其用于治疗携带 BRCA 胚系突变的 HER2 阴性转移性乳腺癌，以及 HR 阳性的已经进行过内分泌治疗或不适合内分泌治疗的患者。

参考文献：

ROBSON M,IM S A,SENKUS E,et al.Olaparib for Metastatic Breast Cancer in Patients with a Germline BRCA Mutation[J].N Engl J Med,2017,377(6):523-533.

ROBSON M E,TUNG N,CONTE P,et al.OlympiAD final overall survival and tolerability results: Olaparib versus chemotherapy treatment of physician's choice in patients with a germline BRCA mutation and HER2-negative metastatic breast cancer[J].Ann Oncol,2019.30(4):558-566.

（二）他拉唑帕利（Talazoparib）

◆ 7-6-57 研究概况 ◆

研究名称	EMBRACA
试验类型	开放随机对照
试验分期	Ⅲ期
入组时间	2013 年 10 月 ～ 2017 年 4 月
分组情况	431 例胚系 BRCA1/2 突变的局部晚期或转移性 HER2 阴性乳腺癌
分组患者	他拉唑帕利组 (n=287)：他拉唑帕利 化疗组（n=144）：卡培他滨、艾立布林、吉西他滨或长春瑞滨单药化疗
给药方式	他拉唑帕利：1 mg po qd 单药化疗组接受标准化疗，q3w
研究结果	中位 PFS： 他拉唑帕利组 8.6 月，化疗组 5.6 月 （HR=0.542，95%CI，0.413-0.711，P<0.0001） 中位 OS：（他拉唑帕利治疗组 vs. 单药化疗组）： 他拉唑帕利组 19.3 月，化疗组 19.5 月 （HR=0.848，95%CI，0.670-1.073，P=0.17） 主要 3/4 级不良事件： 他拉唑帕利组 69.4%，化疗组 64.3% 血液相关主要 3/4 级不良事件： 他拉唑帕利组 56.6%，化疗组 38.9% 导致永久性治疗终止（不包括进行性疾病）的不良事件： 他拉唑帕利组 5.9%，化疗组 8.7%

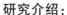

研究介绍：

EMBRACA 研究旨在对比 PARP 抑制剂他拉唑帕利和医师选择的单药化疗（卡培他滨、艾立布林、吉西他滨或长春瑞滨）治疗携带胚系 BRCA1/2 突变的局部晚期或转移性 HER2 阴性乳腺癌的疗效和安全性。研究纳入 431 例患者，按照 2:1 随机分配，287 例接受他拉唑帕利治疗，144 例接受标准化疗（21 天 1 周期）。主要研究终点为 PFS，次要研究终点为 OS。之前 EMBRACA 试验中，他拉唑帕利相比化疗显著延长了 PFS（HR=0.54，95% CI，0.41-0.71，P<0.001），并改善患者报告结局（patient-reported outcomes，PRO）。2020 年 AACR，EMBRACA 研究公布最终 OS，截至 2019 年 9 月 30 日，他拉唑帕利组死亡 216 人（75.3%），单药化疗组死亡 108 人（75.0%），中位随访时间分别为 44.9 和 36.8 月。OS 分别为他拉唑帕利组 19.3 月和化疗组 19.5 月（P=0.17），未能显示出生存优势。安全性方面，主要 3/4 级不良事件：他拉唑帕利治疗组 69.6% 和化疗组 64.3%。

编者按：

在携带胚系 BRCA1/2 突变的局部晚期或转移性 HER2 阴性乳腺癌中，EBRACA 试验的最终结论是他拉唑帕利未显著改善 OS，这可能与后续治疗的选择有关。基于 PFS 得到改善，他拉唑帕利仍然是晚期乳腺癌和 BRCA 突变患者的一种选择。其他优势包括他拉唑帕利是口服药物，每日一次即可，他拉唑帕利能够改善转移性乳腺癌患者生活质量。

参考文献：

LITTON J K,HURVITZ S A,MINA L A,et al.Talazoparib versus chemotherapy in patients with germline BRCA1/2-mutated HER2-negative advanced breast cancer:final overall survival results from the EMBRACA trial[J].Ann Onco,2020,31(11):1526-1535.

（三）维利帕利（Veliparib）

◆ **7-6-58 研究概况** ◆

试验名称	BROCADE3
试验编号	NCT02163694
研究类型	随机对照试验
试验分期	Ⅲ期
入组时间	2014 年 7 月 30 日 -2018 年 1 月 17 日
入组患者	509 例年满 18 岁的携带 BRCA1/2 胚系突变的晚期 HER2 阴性乳腺癌，ECOG 评分 0-2 分，既往最多接受过 2 线化疗
分组情况	第 1 组（n=337）：维利帕利 + 紫杉醇 + 卡铂 第 2 组（n=172）：安慰剂 + 紫杉醇 + 卡铂
治疗方法	维利帕利 120mg po bid d2-5，q3w 紫杉醇 80mg/m² ivd d1,8,15，q3w 卡铂 AUC=6 ivd d1，q3w 安慰剂 120mg po bid d2-5，q3w 化疗停止后： 维利帕利 300mg po bid（耐受性好可调整为 400mg po bid）
研究结果	PFS：第 1 组 14.5 月，第 2 组 12.6 月 （HR=0.71，95%CI，0.57-0.88，P=0.0016）

（续表）

研究结果	2 年 PFS 率：第 1 组 33.6%，第 2 组 19.8%
	3 年 PFS 率：第 1 组 25.7%，第 2 组 10.7%
	无盲独立中心评估 PFS：19.3 月 vs. 13.5 月，HR=0.70
	ORR：75.8% vs. 74.1%，
	中位缓解持续时间：14.7 月 vs. 11.0 月。
	2 年 OS 率：第 1 组 61.3%，第 2 组 59.8%
	3 年 OS 率：第 1 组 46.4%，第 2 组 39.3%
	数据截止时总 OS：
	第 1 组 33.5 月，第 2 组 28.2 月
	对照组 44% 患者接受开放标签的维利帕利交叉治疗

PFS: Progression-free survival，无进展生存期；OS: Overall survival，总生存期；CBR: Clinical benefit rate，临床获益率；ORR: Objective response rate，客观缓解率；BRCA: BReast CAncer gene，乳腺癌基因；HER2: Human epidermal growth factor receptor-2，人表皮生长因子受体 -2；QOL: Quality of life，生活质量；ECOG: Eastern Cooperative Oncology Group，美国东部肿瘤协作组；DOR: Duration of overall response，总缓解率。

研究简介：

BROCADE3 是一项随机、双盲、安慰剂为对照的 III 期临床试验，招募年满 18 岁的携带 BRCA1/2 胚系突变的晚期 HER2 阴性乳腺癌，且要求 ECOG 评分 0-2 分、既往最多接受过 2 线化疗。主要终点是 PFS。513 例患者纳入并随机分配。509 例意向治疗人群，337 例被分配接受维利帕利加卡铂 + 紫杉醇治疗 (veliparib 组)，172 例被分配接受安慰剂加卡铂 + 紫杉醇治疗 (对照组)。在数据截止日期 (2019 年 4 月 5 日)，维利帕利组的中位随访时间为 35.7 月，而对照组的中位随访时间为 35.5 月。维利帕利组中位 PFS 为 14.5 月，对照组为 12.6 月（ p = 0.0016 ）。最常见 3 级及以上的不良反应：中性粒细胞减少症 (81% vs. 84%)，贫血症 (42% vs. 40%) 和血小板减少症 (40% vs. 28%)。维利帕利组 115 例 (34%)，对照组 49 例 (29%) 患者发生严重不良事件，无研究药物相关性死亡。

研究者简介：

Véronique Diéras，法国巴黎居里研究所肿瘤医学部肿瘤内科乳腺癌组组长、高级肿瘤内科医生。

编者按：

含铂化疗方案添加维利帕利以及维持治疗，使 BRCA 突变晚期乳腺癌 PFS 得到显著持久改善。证明在该患者人群中卡铂和 PARP 抑制剂联合的效用。BROCADE3 研究开拓了维利帕利联合化疗一线新用法，低剂量 PARP 抑制剂与含铂化疗联合是非常值得研究的一个领域。

参考文献：

DIÉRAS V,HAN H S,KAUFMAN B,et al.Veliparib with carboplatin and paclitaxel in BRCA-mutated advanced breast cancer (BROCADE3):a randomised, double-blind,placebo-controlled,phase 3 trial[J].Lancet Oncol,2020,21(10):1269-1282.

七、组蛋白去乙酰化酶抑制剂
（一）恩替诺特

◆ 7-6-59 研究概况 ◆

研究名称	E2112
试验类型	多中心、随机、双盲、安慰剂对照
试验分期	Ⅲ期
入组时间	2014年3月-2018年10月
分组情况	非甾类芳香化酶抑制剂（AI）治疗后复发或进展的 HR 阳性 /HER2 阴性局部晚期 / 转移性乳腺癌，允许既往接受氟维司群、CDK4/6 抑制剂、依维莫司治疗以及晚期阶段不超过一线化疗
分组患者	试验组（n=305）：恩替诺特 + 依西美坦 对照组（n=303）：安慰剂 + 依西美坦
给药方式	恩替诺特 5mg po d1,8,15,22 依西美坦 25mg po qd 安慰剂 5mg po d1,8,15,22 q4w
研究结果	中位 PFS：试验组 3.3 月，对照组 3.1 月 （HR=0.87，95%CI，0.67-1.13，P=0.30） 中位 OS：试验组 23.4 月，对照组 21.7 月 （HR=0.99，95 %CI，0.82-1.21，P=0.94） ORR：试验组 4.6%，对照组 4.3% 主要 3/4 级不良事件（试验组 vs. 对照组）： 白细胞减少（6% vs. <1%） 中性粒细胞减少（20% vs. <1%） 血小板计数下降（3% vs. <1%） 低磷血症（14% vs. <1%） 贫血（8% vs. <1%） 疲劳（4% vs. <1%） 腹泻（4% vs. <1%）

研究介绍：

E2112 研究比较 HDAC 抑制剂恩替诺特联合依西美坦与安慰剂联合依西美坦治疗 HR 阳性 /HER2 阴性局部晚期 / 转移性乳腺癌的疗效与安全性。纳入 608 例非甾类芳香化酶抑制剂（AI）治疗后复发或进展的 HR 阳性 /HER2 阴性晚期乳腺癌，绝经前和绝经后妇女和男性（≥ 18 岁），允许既往接受氟维司群、CDK4/6 抑制剂、依维莫司治疗以及晚期阶段不超过一线的化疗。患者在晚期阶段接受非甾体类 AI 进展或非甾体类 AI 辅助内分泌治疗期间（≤ 12 月）出现复发。主要研究终点为 PFS 和 OS，次要终点包括安全性、客观缓解率（ORR）、赖氨酸乙酰化的预后价值等。608 例患者按 1:1 比例随机接受恩替诺特联合依西美坦或安慰剂联合依西美坦治疗。组间基线特征均衡：中位年龄 63 岁（29~91 岁），99% 为女性，95% 为绝经后，白人占 80%，黑人 15%。约 80% 患者具有可测量病灶，60% 患者有内脏转移；针对转移性疾病既往治疗的中位线数为 1（范围 0-6），25% 的患者针对转移性疾病接受过化疗，约 30% 的患者既往接受过氟维司群治疗，1/3 患者既往接受过

CDK4/6 抑制剂治疗；所有患者均对非甾类 AI 耐药，16% 患者在辅助内分泌治疗期间出现 AI 耐药，其余患者的 AI 耐药出现在晚期内分泌治疗期间。试验组 PFS 为 3.3 月，对照组 3.1 月，两组 PFS 差异无统计学意义（P = 0.30）。试验组中位 OS 为 23.4 月，对照组为 21.7 月，同样未达到统计学差异（P = 0.94）。试验组与对照组 ORR 分别为 4.6% 和 4.3%。试验组主要 3/4 级不良反应包括中性粒细胞减少（20%）、低磷血症（14%）、贫血（8%）、白细胞减少（6%）、疲劳（4%）、腹泻（4%）和血小板计数下降（3%），对照组 3/4 级不良反应发生率均小于 1%。

研究者简介：

Roisin M. Connolly，美国马里兰州巴尔的摩市肿瘤内科医生，就职于该地区的多家医院，包括约翰霍普金斯医院和约翰霍普金斯湾景医疗中心。

编者按：

E2112 研究未能证实 HDAC 抑制剂恩替诺特在克服乳腺癌内分泌治疗耐药的作用并最终改善预后，受试患者为晚期乳腺癌已接受治疗线数相对较多可能是 E2112 研究失败的原因之一。

参考文献：

YERUVA S L H, ZHAO F, MILLER K D,et al.E2112:randomized phase Ⅲ trial of endocrine therapy plus entinostat/placebo in patients with hormone receptor-positive advanced breast cancer[J].NPJ Breast Cancer,2018,4:1.

CONNOLLY R M,ZHAO F,MILLER K D,et al.Abstract GS4-02: E2112:Randomized phase 3 trial of endocrine therapy plus entinostat/placebo in patients with hormone receptor-positive advanced breast cancer. A trial of the ECOG-ACRIN cancer research group[J].2020 San Antonio Breast Cancer Virtual Symposium,2020.

（二）西达本胺

◆ 7-6-60 研究概况 ◆

试验名称	ACE
研究类型	随机对照研究
试验分期	Ⅲ期
入组时间	2015 年 7 月～ 2017 年 6 月
入组患者	365 位绝经后激素受体阳性 HER2 阴性晚期乳腺癌
分组情况	A 组（n=244）：西达本胺＋依西美坦 B 组（n=121）：安慰剂＋依西美坦
给药方法	西达本胺 30mg po biw 依西美坦 25mg po qd 安慰剂 30mg po biw
研究结果	PFS(研究者评估)： A 组 7.4 月，B 组 3.8 月（HR=0.75，95% CI，0.58-0.98，P=0.033） PFS（IRC 评估）： A 组 9.2 月，B 组 3.8 月（HR=0.71，95% CI，0.53-0.96，P=0.024）

（续表）

研究结果	ORR： A 组 18%，B 组 9%（P=0.026） CBR： A 组 47%，B 组 36%（P=0.0340） DOR： A 组 12.9 月，B 组 NR
	不良反应 中性粒细胞减少 A 组 1/2 级 31%，3 级 42%，4 级 9% B 组 1/2 级 23%，3 级 1%，4 级 2% 白细胞减少 A 组 1/2 级 61%，3 级 18%，4 级 0.4% B 组 1/2 级 23%，3 级 1%，4 级 2% 血小板减少 A 组 1/2 级 48%，3 级 25%，4 级 2% B 组 1/2 级 11%，3 级 1%，4 级 2%

HER2: Human epidermal growth factor receptor-2，人表皮生长因子受体 -2；PFS: Progression-free survival，无进展生存期；ORR: objective response rate，客观缓解率；CBR: clinical benefit rate，临床获益率；DOR: Duration of Response，缓解持续时间；Cl: Confidence interval，置信区间。

研究简介：

ACE 是一项随机、双盲、安慰剂对照的多中心Ⅲ期临床试验。主要评估西达本胺联合依西美坦在绝经后激素受体阳性晚期乳腺癌的疗效和安全性。研究入组接受过至少 1 次内分泌治疗（解救治疗或辅助治疗）复发或进展的 HR 阳性 HER2 阴性的绝经后晚期乳腺癌。365 例患者以 2:1 随机分配接受西达本胺联合依西美坦或安慰剂联合依西美坦。主要终点为研究者评估的无进展生存期（PFS），次要研究终点包括总生存期（OS）、客观缓解率（ORR）、临床获益率（CBR）以及安全性评估。西达本胺联合依西美坦的 PFS 明显优于安慰剂联合依西美坦。在全分析集（FAS）人群中，中位随访时间为 13.9 月时，研究者评估的西达本胺组中位无进展生存期是 7.4 月（95%CI，5.5-9.2），安慰剂组 3.8 月（95%CI，3.7-5.5）。独立评审中心评估西达本胺组 PFS 是 9.2 月（95%CI，7.2-10.9），安慰剂组 3.8 月（95%CI，3.6-7.4）。西达本胺组 244 例患者中 45 例（18%）客观缓解，安慰剂组 11 例（9%，P=0.026）。西达本胺组临床获益率 43%，安慰剂组 31%（P=0.020）。西达本胺组缓解持续时间为 12.9 月，安慰剂组尚未达到。数据截止日期，总体生存结果尚不成熟。值得关注的是，该研究入组的患者包含晚期一线和既往内分泌治疗耐药的患者，分析显示各亚组获益一致。

研究者简介：

江泽飞，中国人民解放军总医院肿瘤医学部副主任，中国临床肿瘤学会（CSCO）副理事长兼秘书长，CSCO 乳腺癌专家委员会主任委员。

编者按：

该研究与 E2112 研究相比，覆盖人群更加前线，结果显示西达本胺联合依西美坦显著延长患者 PFS。内分泌治疗耐药性是激素受体阳性晚期乳腺癌治疗的主要挑战。采用表观遗传调节联合内分泌阻断作为耐药和复发的晚期乳腺癌一种治疗策略，西达本胺联合依西美坦可行且能被患者充分耐受。该研究未评估患者生活质量，总生存期数据目前仍未成熟，有待进一步随访。总之，该研究是第一个证实表观遗传调节联合内分泌治疗作为内分泌治疗进展的 HR 阳性 HER2 阴性晚期乳腺癌一种可行且可耐受策略的Ⅲ期试验。

参考文献：

JIANG Z,LI W,HU X,et al.Tucidinostat plus exemestane for postmenopausal patients with advanced,hormone receptor-positive breast cancer (ACE):a randomised,double-blind,placebo-controlled,phase 3 trial[J].Lancet Oncol,2019,20(6):806-815.

第8章 乳腺癌放疗

1895 年伦琴发现 X 线，产生放射医学，不久便有学者将其应用于乳腺癌治疗。放射治疗是乳腺癌综合治疗的重要组成部分，包括根治术后放疗、保乳术后放疗等，是降低乳腺癌局部复发、改善预后的有效手段。乳腺癌放射治疗 100 余年来，早期阶段仅作为术后补充治疗或晚期复发的姑息治疗，1941 年 Mcwhirter 采用单纯乳房切除加放疗代替根治术，放疗在乳腺癌综合治疗中的地位逐步提高。近年来，随着放射治疗技术进步、对放射治疗远期毒性规避措施的改善，以及对不同分割模式生物等效性理解的进步，使放射治疗更加有效、安全和便利。本章总结了乳腺癌放射治疗开展以来进行的重要临床研究。

第1节 乳腺癌放疗的探索性研究

◆ 8-1-1 研究概况 ◆

研究名称	Keynes 研究（镭针试验）
研究类型	非随机同期对照试验
入组时间	1924 年 8 月～1937 年 3 月
入组患者	325 例乳腺癌，排除近 3 年内治疗患者，其中 250 例可供统计分析
分组情况	第 1 组（n=255）：仅乳腺受累 第 2 组（n=91）：乳腺和腋窝淋巴结受累 第 3 组（n=74）：晚期或无法手术的乳腺癌
治疗方法	乳腺肿瘤大或诊断不明，行局部乳腺肿瘤切除术，继以镭针治疗 乳腺肿瘤巨大，行局部乳腺肿瘤切除术，继以镭针治疗 未行腋窝淋巴结清扫术 镭针治疗在以下情况单独使用：肿瘤中等大小且诊断明确；患者拒绝手术治疗
研究结果	3 年生存率 第 1 组 83.5%，第 2 组 51.2%，第 3 组 31.4% 相同病例数，同时期仅接受根治术的乳腺癌 第 1 组 79.2%，第 2 组 52.3% 5 年生存率 第 1 组 71.4%，第 2 组 29.3%，第 3 组 23.6% 相同病例数，同时期仅接受根治术的乳腺癌 第 1 组 69.1%，第 2 组 30.5%

研究简介：

Keynes 描述了一种新的乳腺癌治疗方案，在完整切除肿瘤的前提下行保留乳房手术，术后辅以放疗。手术切除肿瘤后用含有镭的长针插入患侧乳房以及同侧的腋窝、锁骨上淋巴引流区。肿瘤切除＋镭针插植放射治疗早期乳腺癌获得成功，开创术后放疗先河。正如作者在文中描述，作为一种新的治疗手段，期望其治疗效果等同于根治术，为乳腺癌提供一种新治疗手段，与同时期仅接受根治术进行比较分析，结果表明镭针插植放疗效果与根治术相当。然而，受当时照射设备及操作难度限制，其应用难以推广。20 世纪 60 年代，随着电子线外照射技术的应用，大大拓宽其治疗范围与领域，形成乳腺癌综合治疗的一种新的有效途径。

研究者介绍：

Geoffrey Keynes（1887-1982）英国著名外科医师。乳腺癌和胸腺疾病手术治疗先驱，强烈反对单纯乳腺癌根治术，提倡更为有限的手术方式，辅以放射治疗。

编者按：

1924 年 Keynes 首次采用乳腺肿块切除加镭针插植术而非传统的 Halsted 根治术治疗乳腺癌获得成功，开启乳腺癌治疗新纪元。尤为可贵的是在本文的前言部分，Keynes 对乳腺癌通过淋巴系统转移的离心机理论（Halsted 根治术理论基础）提出质疑，为 Fisher 学说建立奠定了基础。

参考文献：

KEYNES G.The place of radium in the treatment of cancer of the breast[J].Ann Surg, 1937,106(4):619-630.

◆ 8-1-2 研究概况 ◆

研究名称	Baclesse 研究
研究类型	单臂临床试验
入组时间	1930s
入组患者	21 例乳腺癌术前患者
治疗方法	5000R 肿瘤剂量放疗，8 ～ 13 周 放疗后 4-8 周行根治性手术
研究结果	1/3 乳腺癌术后标本未检测到癌组织 2 例乳腺癌术后标本癌组织形态变化不明显

研究简介：

20 世纪 30 年代 Baclesse 首先利用单纯放射治疗乳腺癌，取得较好效果，使 Ⅱ ～ Ⅳ 期不能手术者单纯放疗的存活率有效提高。

研究者介绍：

François Baclesse (1896 ～ 1967)，法国著名肿瘤放疗学者，法国卡昂 François Baclesse 癌症治疗研究所以其名字命名。

编者按：

乳腺癌术前放疗可达到根治目的，本研究是乳腺癌新辅助放疗的开端，病例数虽少，仍是里程碑式的研究。

参考文献：

BACLESSE F,GRICOUROFF G,TAILHEFER A.Essai de Roentgenthtrapie du cancer du seinsuivie doptration large.Rtsultats histologiques.Bull[J].Cancer,1939,28:729-743.

FLETCHER G H.History of irradiation in the primary management of apparently regionally confined breast cancer[J].Int J Radiat Oncol Biol Phys,1985,11(12):2133–2142.

◆ 8-1-3 研究概况 ◆

研究名称	Roentgentherapy alone is used in the treatment of operable and inoperable breast cancers.
研究类型	单臂临床试验
入组时间	1936 年～ 1945 年
入组患者	145 例乳腺癌（可手术切除或不可手术切除）
治疗方法	7000R-9000R 肿瘤剂量放疗 16 周 若无明显可触及的肿大淋巴结，锁骨上区接受 5000R 放疗 12 周 注：仅 10 例患者行肿瘤切除并活检
研究结果	在 10 例行手术切除患者中，9 例至随访时仍存活，无病生存期≥ 5 年，仅 1 例因远处转移而死亡
	对于经过选择的患者，单纯放疗对比接受更多传统治疗，治愈比例无统计学差异

研究简介：

1948 年法国的第 51 届外科年会上报道了该研究。发现单独应用放疗可实现疾病的局部控制，甚至在局部晚期乳腺癌。

研究者介绍：

François Baclesse (1896–1967)，法国著名肿瘤放疗学者，法国卡昂 François Baclesse 癌症治疗研究所以其名字命名。

编者按：

Baclesse 是第一位探讨单独采用放疗治疗乳腺癌的研究者，该研究证实单独放疗可根治部分乳腺癌，同时确立了肿瘤体积与放疗剂量的关联性。对于拒绝接受创伤性手术的乳腺癌，可考虑行单纯放疗。

参考文献：

BACLESSE F.La roentgentherapie settle dans le traitement des cancers du sein operableset inoperables.Troisieme Rapport[J].Presented at the Association francaise de Chirurgie,51st Congress francais de Chirurgie,Paris,1948.

BACLESSE F.Roentgentherapy alone in the cancer of the breast[J].Acta Unio Int Contra Cancrum,1959.15:1023–1026.

FLETCHER G H.History of irradiation in the primary management of apparently regionally confined breast cancer[J].Int J Radiat Oncol Biol Phys,1985,11:2133–2142.

◆ 8-1-4 研究概况 ◆

研究名称	McWhirte
研究类型	病例回顾分析
入组时间	1935 年～ 1940 年
入组患者	790 例乳腺癌
治疗方法	乳腺癌根治术 + 术后放疗
研究结果	5 年生存率 32.4%

研究简介：

该研究首次评价了乳腺癌根治术联合术后放疗的价值，这种联合治疗手段可降低局部复发率，但大多数患者仍因远处转移而死亡。

研究者介绍：

Robert McWhirter (1904-1994)，1946-1970 年担任爱丁堡大学医学放射学教授，在肿瘤放疗领域贡献卓越，为推进乳腺癌治疗，成立并建设爱丁堡西部综合医院放疗科，被誉为苏格兰现代放射治疗之父。

编者按：

该研究提出一个假设，如果肿瘤细胞在放疗前扩散到远处部位，放疗将不能改善患者生存。两种局部治疗手段的联合未能有效降低乳腺癌死亡率，为之后乳腺癌是全身性疾病的理论埋下伏笔。

参考文献：

MCWHIRTER R.The value of simple mastectomy and radiotherapy in the treatment of cancer of the breast[J].British Journal of Radiology,1948,21(252):599-610.

第 2 节　乳腺癌术后放疗

一、乳腺癌术后辅助放疗

◆ 8-2-1 研究概况 ◆

试验名称	Stockholm Breast Cancer trial
研究类型	随机对照研究
试验分期	Ⅲ期
入组时间	1971 年 3 月～ 1976 年 10 月
入组患者	960 例 Ⅰ-Ⅲ 期乳腺癌、年龄 ≤ 70 岁 注：Ⅲ期乳腺癌的评定指标仅指肿瘤大于 5cm
分组情况	第 1 组 (n=316)：术前放疗 + 改良根治术 第 2 组 (n=323)：改良根治术 + 术后放疗 第 3 组 (n=321)：单纯改良根治术
治疗方法	手术：改良根治术 放疗：胸壁或乳腺、内乳、锁骨上及腋窝淋巴引流区放疗，45Gy/25f/5w 所有患者均未行全身系统治疗
研究结果	中位随访 16 年 (13-19 年) 局部复发率：第 1 组 11%，第 2 组 9%，第 3 组 33% (P<0.001) 远处转移率：第 1 组 37%，第 2 组 35%，第 3 组 42% (P=0.07) 15 年无复发生存率： 第 1 组 51%，第 2 组 55%，第 3 组 39% (P<0.001) 15 年总生存率： 第 1 组 55%，第 2 组 59%，第 3 组 51% (P=0.09)

研究简介：

放疗作为早期乳腺癌的辅助治疗手段已成为共识，不仅能够降低局部复发率，还能改善无病生存。但是，放疗对于预防远处转移及延长患者 OS 的作用一直存在争议。既往荟萃分析显示辅助放疗并未带来生存获益，提示仅有全身性系统治疗可以改善 OS，但在这些荟萃分析中一些临床试验的放疗方法是不恰当的。1971 年至 1976 年，斯德哥尔摩乳腺癌研究小组开展了一项随机临床试验，评估术前或术后放疗作为乳腺癌的辅助治疗手段的价值，评估其是否可以降低术后局部复发，而且这种局部复发的控制是否最终能减少远处转移发生并带来 OS 获益。结果显示，术前或术后放疗明显提高乳腺癌术后无复发生存率，并且术前和术后两组间并未发现统计学差异，对于预防远处转移及 OS 获益的分析并未获得统计学意义。

研究者介绍：

Lars Erik Rutqvist，瑞典斯德哥尔摩，卡罗林斯卡医院放射治疗专家，FDA 科学顾问，长期从事肿瘤的临床及流行病学研究。

编者按：

20 世纪 70 年代，乳腺癌全身系统性治疗尚未全面推广，所以该研究排除了系统治疗的影响，比较真实地反映了放疗在乳腺癌辅助治疗中的作用，虽然 OS 无显著统计学差异，但是放疗对乳腺癌局部复发的控制作用得到进一步肯定。

参考文献：

RUTQVIST L E,PETTERSSON D,JOHANSSON H.Adjuvant radiation therapy versus surgery alone in operable breast cancer:long-term follow-up of a randomized clinical trial[J].Radiother Oncol,1993,26(2):104-110.

WALLGREN A,ARNER O,BERGSTRÖM J,et al.Preoperative radiotherapy in operable breast cancer:results in the Stockholm Breast Cancer Trial[J].Cancer,1978,42(3):1120-1125.

◆ 8-2-2 研究概况 ◆

试验名称	DBCG 82b
研究类型	随机对照研究
试验分期	Ⅲ 期
入组时间	1982 年 11 月～ 1989 年 12 月
入组患者	1708 例绝经前Ⅱ - Ⅲ期乳腺癌术后高危患者 （高危指腋窝淋巴结转移、瘤体大于 5cm、侵犯皮肤或胸肌）
分组情况	第 1 组（n=852）：8 周期 CMF 化疗 + 胸壁及区域淋巴结放疗 第 2 组（n=856）：9 周期 CMF 化疗
治疗方法	手术：全乳腺及腋窝淋巴结切除 化疗：环磷酰胺 600mg/m² + 甲氨蝶呤 40mg/m² + 氟尿嘧啶 600mg/m² + 术后 2 ～ 4 周开始化疗 放疗：胸壁及区域淋巴结放疗，50Gy/5 周或48Gy/5 周半，第 1 周期化疗后 1 周开始放疗
研究结果	单纯局部复发率：第 1 组 5%，第 2 组 26%（P<0.001）
	单纯局部复发或合并远处转移率： 第 1 组 9%，第 2 组 32%（P<0.001）
	10 年无病生存率：第 1 组 48%，第 2 组 34%（P<0.001）
	10 年总生存率：第 1 组 54%，第 2 组 45%（P<0.001）

OS：Overall Survival，总生存期；DFS：Disease free survival，无病生存期。

研究简介：

乳腺癌术后放疗可以降低局部复发率，但术后放疗是否延长生存一直存在争议。既往对术后放疗的研究，大多集中在未行术后辅助化疗的乳腺癌。1982年，丹麦乳腺癌协作小组开展一项针对高风险绝经前乳腺癌术后患者的随机试验，进行全乳腺切除及腋窝淋巴结清扫后，随机地被分为CMF方案化疗联合胸壁及区域淋巴结放疗组和单纯化疗组。其目的在于评估乳腺及腋窝淋巴结切除术后，化疗联合放疗是否对绝经前高风险乳腺癌的生存产生影响。结果表明术后放疗明显提高绝经前高危乳腺癌DFS及OS。

研究者介绍：

Marie Overgaard，丹麦奥尔胡斯大学医院肿瘤科，丹麦乳腺癌协作小组（DBCG）成员。

编者按：

术后辅助放疗取得OS获益归因于该试验设计入组人群的选择，提示辅助放疗在高危乳腺癌人群具有生存获益。

参考文献：

OVERGAARD M, HANSEN P S, OVERGAARD J,et al.Postoperative radiotherapy in high-risk premenopausal women with breast cancer who receive adjuvant chemotherapy.Danish Breast Cancer Cooperative Group 82b Trial[J].N Engl J Med,1997,337(14):949-955.

◆ 8-2-3 研究概况 ◆

试验名称	DBCG 82c
研究类型	病例对照研究
试验分期	Ⅲ期
入组时间	1982年10月～1990年3月
入组患者	1375例绝经后Ⅱ-Ⅲ期乳腺癌术后高危患者、年龄<70岁（高危指腋窝淋巴结转移、瘤体大于5cm、侵犯皮肤或胸肌）
分组情况	第1组（n=686）：他莫昔芬＋胸壁及区域淋巴结放疗 第2组（n=689）：他莫昔芬
治疗方法	手术：全乳腺及腋窝淋巴结切除 他莫昔芬30mg po qd，维持1年，术后2-4周开始 放疗：胸壁及区域淋巴结放疗，50Gy/35天或48Gy/38天，与他莫昔芬同时
研究结果	局部复发率：第1组8%，第2组35%（P<0.001） 10年无病生存率：第1组36%，第2组24%（P<0.001） 10年总生存率：第1组45%，第2组36%（P=0.03）

OS: Overall Survival, 总生存期；DFS: Disease free survival, 无病生存期。

研究简介：

越来越多乳腺癌小肿瘤患者选择保乳术及术后放疗，然而全乳切除仍是高危乳腺癌的治疗选择，术后放疗对全乳切除的患者是否有益一直存在争议。既往研究表明术后放疗联合化疗可降低绝经前高危乳腺癌局部复发率，并改善总生存，但绝经后乳腺癌是否同样获益仍不清楚。因此，DBCG对绝经后高危乳腺癌同样开启一项随机临床研究，行全乳腺及腋窝淋巴结清除后，随机地分为他莫昔芬内分泌治疗＋胸壁及区域淋巴结放疗组以及单纯他莫昔芬内分泌治疗组。目的在于评估乳腺及腋窝淋巴结切除术后，放疗联合内分泌治疗是否较单纯内分泌治疗能给绝经后乳腺癌患者带来更大生存获益。结果表明术后放疗不仅能降低绝经后高危乳腺癌患者局部复发风险，同时给患者无病生存及总生存带来更大获益。该研究进一步证实，局部加全身系统性治疗可能是高危乳腺癌患者术后治疗的更好选择。

研究者介绍：

Marie Overgaard，同上。

编者按：

DBCG 82b 试验证实绝经前高危乳腺癌患者术后放疗有生存获益，DBCG 82c 进一步证实绝经后患者同样获益，两项临床试验相得益彰，明确了术后辅助放疗在高危乳腺癌中的生存获益，与绝经状态无关。

参考文献：

OVERGAARD M,JENSEN M B,OVERGAARD J,et al.Postoperative radiotherapy in high risk postmenopausal breast-cancer patients given adjuvant tamoxifen:Danish Breast Cancer Cooperative Group DBCG 82c randomized trial[J].Lancet,1999,353(9165):1641-1648.

◆ 8-2-4 研究概况 ◆

试验名称	EBCTCG 乳腺癌术后放疗荟萃分析
研究类型	荟萃分析
入组时间	1964 年～ 1986 年
入组患者	22 项临床试验中 3786 例行乳腺切除及至少包括 1、2 站腋窝淋巴结清扫、且淋巴结病理结果明确的乳腺癌术后患者
分组情况	第 1 组：乳腺癌术后行胸壁及区域淋巴结放疗 第 2 组：乳腺癌术后未行放疗
治疗方法	手术：全乳腺切除及至少包括 1、2 站腋窝淋巴结清扫 放疗：胸壁、内乳、锁骨上及腋窝淋巴引流区放疗
研究结果	淋巴结阴性者（pN0），共 700 例： 10 年首发局部复发率：放疗组 3.0%，非放疗组 1.6%（P>0.1） 10 年总复发率：放疗组 22.4%，非放疗组 21.1%（P>0.1） 20 年乳腺癌死亡率：放疗组 28.8%，非放疗组 26.6%（P>0.1） 1-3 枚腋窝淋巴结转移（pN1-3+），共 1314 例： 10 年首发局部复发率：放疗组 3.8%，非放疗组 20.3%（P<0.00001） 10 年总复发率：放疗组 34.2%，非放疗组 45.7%（P=0.00006） 20 年乳腺癌死亡率：放疗组 42.3%，非放疗组 50.2%（P=0.01） 4 枚及以上腋窝淋巴结转移（pN4+），共 1772 例： 10 年首发局部复发率：放疗组 13.0%，非放疗组 32.1%（P<0.00001） 10 年总复发率：放疗组 66.3%，非放疗组 75.1%（P=0.0003） 20 年乳腺癌死亡率：放疗组 70.7%，非放疗组 80.0%（P=0.04）

研究简介：

既往研究显示，对于腋窝淋巴结阳性乳腺癌，术后放疗在减少复发风险及降低乳腺癌死亡率方面均有获益，但由于既往研究均存在一些不足，如有的研究腋窝淋巴结取样数目太少，有的研究没有使用全身治疗等，因此其研究结果一直存在争议。而且，既往的指南在乳房切除术后放疗是否适用于≥ 4 枚腋窝阳性淋巴结或腋窝淋巴结阴性这两类患者都达成了较多共识，而对于 1～3 枚腋窝淋巴结阳性患者的争议始终未停止。2014 年，EBCTCG 纳入 22 项临床研究共 8135 例乳腺癌，在乳房切除及腋窝手术后被随机分配至术后放疗（包括胸壁和区域淋巴结）或不放疗组，对其结果进行荟萃分析。这项荟萃分析进一步筛选了纳入标准，聚焦上述"缺陷"，为这部分患者放疗获益提供新的数据支持。荟萃分析显示，术后放疗可显著降低 1~3 枚腋淋巴结转移患者的复发和乳腺癌死亡风险。并且在 1314 例 1~3 腋窝淋巴结转移患者中，有 1133 例在研究期间接受全身治疗，术后放疗同样降低此类患者的局部复发、区域复发、总体复发和乳腺癌死亡率。同时，该荟萃分析也再次确认 ≥ 4 枚腋淋巴结转移患者术后放疗获益。

研究者介绍：

EBCTCG，早期乳腺癌试验协作组。

编者按：

该荟萃分析纳入研究的时间范围为 1964-1986 年。现在无论乳腺癌筛查、全身治疗手段还是手术方法都有较大进步，因此，当前 1～3 枚淋巴结阳性患者术后放疗绝对获益可能低于该研究所示，但该荟萃分析报告的各项获益"相对下降幅度"应比"绝对值"更有实践参考价值。与此同时，放疗技术也进展迅速，靶区覆盖更精确，相关毒性风险显著下降。因此，临床实践应根据患者实际情况，综合评价放疗获益和毒性风险，为患者选择合适的个体化治疗方案。

参考文献：

EBCTCG.Effect of radiotherapy after mastectomy and axillary surgery on 10-year recurrence and 20-yearbreast cancer mortality:meta-analysis of individual patient data for 8135 women in 22 randomised trials[J].Lancet,2014,383(9935):2127-2135.

二、早期乳腺癌保乳术放疗

◆ 8-2-5 研究概况 ◆

试验名称	NSABP-B06
研究类型	随机对照试验
试验分期	Ⅲ 期
入组时间	1976 年 8 月～1984 年 1 月
入组患者	1851 例肿瘤 ≤ 4cm、临床腋窝淋巴结阳性或阴性的浸润性乳腺癌
分组情况	第 1 组（n=589）：改良根治术 第 2 组（n=628）：保乳手术联合术后放疗 第 3 组（n=634）：单纯保乳手术
治疗方法	保乳手术：乳房肿瘤切除 + 腋窝淋巴结清扫 保乳术后放疗：全乳放疗，50Gy/25f/5w 改良根治术：全乳切除 + 腋窝淋巴结清扫 若术后腋结病理阳性，则接受氮芥联合氟尿嘧啶方案全身化疗
研究结果	20 年 DFS：第 1 组 36%，第 2 组 35%，第 3 组 35% 三组间 P=0.26，第 1 组 vs. 第 2 组 P=0.41

（续表）

研究结果	20 年无远处转移率：第 1 组 49%，第 2 组 46%，第 3 组 45%
	三组间 P=0.34，第 1 组 vs. 第 2 组 P=0.95
	20 年 OS：第 1 组 47%，第 2 组 46%，第 3 组 46%
	三组间 P=0.57，第 1 组 vs. 第 2 组 P=0.74

OS: Overall Survival，总生存期；DFS: Disease free survival，无病生存期；TAM: Tamoxifen，他莫昔芬。

研究简介：

Fisher 理论认为乳腺癌发病初始即为全身性疾病，如何处理原发病灶和区域淋巴结不会影响生存率，影响生存更多取决于乳腺癌本身生物学特性。因此，对于早期乳腺癌，是否需要创伤大的根治性手术受到质疑。为进一步缩小手术范围，探索早期乳腺癌保乳术可行性，NSABP-B06 试验应运而生。1976-1984 年共纳入 1851 例肿瘤 ≤ 4cm 浸润性乳腺癌，随机分为乳腺癌改良根治术组、乳腺肿瘤切除术 + 淋巴结清扫术 + 术后放疗组及乳腺肿瘤切除术 + 淋巴结清扫术组（未放疗），20 年随访显示，三组间无远处转移率、DFS、OS 无统计学差异。进一步分析显示，单纯肿瘤切除术组与肿瘤切除联合放疗组的同侧乳腺复发有统计学差异（39.2% vs. 14.3%，P<0.001），证明保乳术对于早期乳腺癌是一安全的手术方式，同时强调了保乳术后放疗降低局部复发风险的重要性，使保乳术联合术后放疗成为可手术 I、II 期乳腺癌的优选治疗方式。

研究者介绍：

Bernard Fisher，同前。

编者按：

对于早期小肿瘤乳腺癌，保乳术联合术后放疗的 DFS、无远处转移率及长期 OS 与改良根治术比较无显著差异。NSABP-B06 是乳腺癌里程碑研究，证实保乳术价值，肯定保乳术后放疗的意义。

参考文献：

FISHER B,BAUER M,MARGOLESE R,et al.Five-year results of a randomized clinical trial comparing total mastectomy and segmental mastectomy with or without radiation in the treatment of breast cancer[J].N Engl J Med,1985,312(11):665-673.

FISHER B,ANDERSON S,BRYANT J,et al.Twenty-five year follow-up of a randomized trial comparing total mastectomy,lumpectomy,and lumpectomy plus irradiation for the treatment of invasive breast cancer[J].N Engl J Med,2002,347:1233-1241.

◆ 8-2-6 研究概况 ◆

试验名称	Milan I
研究类型	随机对照试验
试验分期	III 期
入组时间	1973 年 ~ 1980 年 5 月
入组患者	701 例年龄 <70 岁、肿瘤 ≤ 2cm、临床未发现明显腋结转移的乳腺癌
分组情况	第 1 组（n=352）：保乳手术联合术后放疗 第 2 组（n=349）：根治术

（续表）

治疗方法	保乳手术：乳房象限切除＋腋结清扫 保乳术后放疗：乳腺放疗 50Gy，并对乳腺瘤床加量 10Gy 根治术：Halsted 根治术
	1976 年后入组淋巴结病理阳性患者同时接受 CMF 方案全身化疗
研究结果	20 年同侧乳腺或胸壁复发率： 第 1 组 8.8%，第 2 组 2.3%（P<0.001）
	20 年对侧乳腺癌发病率：第 1 组 8.7%，第 2 组 10.2%（P=0.5）
	20 年远处转移发生率：第 1 组 23.3%，第 2 组 24.3%（P=0.8）
	20 年总死亡率：第 1 组 41.7%，第 2 组 41.2%（P=1.0）
	20 年乳腺癌相关死亡率：第 1 组 26.1%，第 2 组 24.3%（P=0.8）

研究简介：

乳腺癌治疗由以手术为代表的局部治疗转变为局部与全身治疗相结合的综合治疗模式，以此建立起的乳腺癌保乳手术堪称肿瘤人性化治疗的典范，体现了现代医学对患者心理需求和社会需求的人文关怀。在保乳术实施过程中，术后放疗起着非常重要的作用。1973 年，意大利米兰乳腺癌研究者开展一项关于保乳术联合术后放疗与乳腺癌根治术疗效比较的临床前瞻性研究。该研究发现，对于早期乳腺癌局部治疗的方法选择，保乳手术联合术后放疗与乳腺癌根治术的生存获益相当，长达 20 年的随访也证实两种干预措施在远期生存上并无差异。

研究者介绍：

Umberto Veronesi（1925-2016），意大利肿瘤学家，致力于乳腺癌预防及治疗研究，乳腺象限切除术创始人。

编者按：

Fisher 领导的 NSABP-B06 试验以及 Veronessi 领导的米兰试验结果显示，对于浸润性乳腺癌，保乳术和根治术具有相似的生存数据。从此，保乳术成为早期乳腺癌标准治疗策略。NSABP-B06 和 Milan Ⅰ试验是奠定保乳术地位的双臂研究。

参考文献：

VERONESI U,CASCINELLI N,MARIANI L,et al.Twenty-year follow-up of a randomized study comparing breast-conserving surgery with radical mastectomy for early breast cancer[J].N Engl J Med,2002,347(16):1227-1232.

◆ 8-2-7 研究概况 ◆

试验名称	EORTC 10801
研究类型	随机对照试验
试验分期	Ⅲ期
入组时间	1980 年～1986 年
入组患者	868 例Ⅰ-Ⅱ期浸润性乳腺癌
分组情况	第 1 组（n=448）：保乳手术联合术后放疗 第 2 组（n=420）：改良根治术

（续表）

治疗方法	保乳手术 (BCT)：乳房肿瘤切除 + 腋窝淋巴结清扫 保乳术后放疗：乳腺放疗，50Gy/5 周，并对乳腺瘤床加量 25Gy 改良根治术 (MRM)：全乳及深筋膜切除 + 腋窝淋巴结清扫
	病理证实腋结阳性且年龄 ≤ 55 岁的患者术后行 6 周期 CMF 方案化疗，所有绝经后患者行 5 年他莫昔芬内分泌治疗，两组间无统计学差异
研究结果	10 年局部复发率：第 1 组 20%，第 2 组 12%（P=0.0097）
	20 年远处转移率：第 1 组 46.9%，第 2 组 42.6%（P=0.23）
	20 年总生存率：第 1 组 39.1%，第 2 组 44.5 %（P=0.225）

研究简介：

在 20 世纪 70 年代以后，不论手术还是放射治疗都已形成有严格剂量学质量保证体系的技术规范，在此基础上开始大规模临床前瞻性随机研究。既往研究表明保乳治疗联合术后放疗在早期乳腺癌治疗的地位，但这些研究均局限于一些小肿瘤（如肿瘤小于 ≤ 2cm 或 ≤ 4cm），缺乏 II 期乳腺癌保乳术后的长期随访数据。因此，Harry Bartelink 等在 1980 年开始一项随机多中心临床研究：比较肿块 ≤ 5cm，腋结阳性或阴性乳腺癌行保乳术联合术后放疗与改良根治术的差别。入组 868 例患者，大部分为 II 期乳腺癌，80% 患者乳腺肿块大小为 2.1 ~ 5cm。最初结果显示改良根治术局部控制率优于保乳术，但是总生存和至远处转移时间二者无显著差异。保乳术患者心理评估和美容效果均优于改良根治术。随访 22.1 年发现保乳术局部复发率增高，保乳术与改良根治术总生存和远处转移相似。不同年龄组，保乳术与改良根治术总生存均无显著差异。保乳术联合放疗是 I 期和 II 期乳腺癌（肿块 ≤ 5cm）标准治疗，与患者年龄无关。保乳术联合术后放疗可作为早期乳腺癌治疗选择，术后放疗使患者有机会缩小手术范围且不影响长期生存。

研究者介绍：

Harry Bartelink，荷兰放射肿瘤学家，曾担任荷兰癌症研究所放疗科主任。致力于肿瘤放射治疗领域，荣获 2015 年 ECCO（欧洲癌症组织）终身成就奖。其重要贡献在于发现顺铂在肿瘤细胞中具有放疗增敏作用；Bartelink 还发现瘤床加量放疗可改善乳腺癌的局部控制率，并提出精准个体化治疗。

编者按：

对于 I 或 II 期乳腺癌，保乳手术联合术后放疗的局部复发率虽然较改良根治术组高，但长期随访发现其在远处转移发生率及总生存率间并无显著差异，保乳手术联合术后放疗可作为早期乳腺癌治疗选择，术后放疗使患者有机会缩小手术范围而不影响长期生存。该研究进一步将保乳术联合放疗的适应症扩大到 II 期乳腺癌，是对 NSABP-B06 和 Milan I 试验的有益补充。

参考文献：

LITIÈRE S,WERUTSKY G,FENTIMAN I S,et al.Breast conserving therapy versus mastectomy for stage I – II breast cancer:20 year follow-up of the EORTC 10801 phase 3 randomised trial[J].Lancet Oncol,2012.13(4):412-419.

◆ 8-2-8 研究概况 ◆

试验名称	DBCG-82TM
研究类型	随机对照试验
试验分期	Ⅲ期
入组时间	1983 年 1 月～ 1989 年 3 月
入组患者	1154 例早期、非多灶性乳腺癌、年龄 <70 岁， 最终用于统计分析、完全符合随机原则的共 731 例
分组情况	第 1 组 (n=367)：保乳手术联合术后放疗 第 2 组 (n=364)：改良根治术
治疗方法	保乳手术：乳房肿瘤切除 + 腋结清扫 保乳术后放疗：乳腺 +/- 区域淋巴结放疗（高危患者），50Gy/5 周，乳腺瘤床加量 10-25Gy 改良根治术：全乳及深筋膜切除 + 腋窝淋巴结清扫 两组中高危同时给予当时指南推荐的系统治疗
研究结果	复发率：第 1 组 36.2%，第 2 组 32.1%（P=0.27） 10 年无复发生存率：第 1 组 59.5%，第 2 组 61.1%（P=0.57） 20 年 OS：第 1 组 57.8%，第 2 组 50.6%（P=0.2）

RFS: Relapse-free survival, 无复发生存期；OS: Overall survival, 总生存期。

研究简介：

长期随访显示扩大手术范围并未提高乳腺癌生存率，导致治疗失败主要原因是远处转移而非局部复发，成为探索缩小手术范围术式的理论依据。由于对新诊断技术的认识以及乳腺筛查实施，越来越多乳腺癌在早期得以诊断，术后美容效果也越来越受到研究者关注，在此基础上开始大规模临床前瞻性随机研究。丹麦乳腺癌研究小组比较了保乳术及改良根治术在早期浸润性乳腺癌的疗效。研究结果表明，保乳术加术后放疗获得与改良根治术相似局部控制率和远期生存率，保乳术后辅助放疗实施，不仅使患者免遭受根治术或改良根治术的大创伤，保留对美观追求，同时与根治术比较亦可达到同等局控率及远期生存获益。

研究者介绍：

Mogens Blichert-Tof，丹麦哥本哈根大学医院教授，丹麦乳腺癌合作小组成员。

编者按：

早期浸润性乳腺癌治疗原则从先前的根治术和改良根治术为主逐渐向乳房保留为主过渡，手术方式的改变主要得益于术后放疗理念的发展。

参考文献：

BLICHERT-TOFT M,NIELSEN M,DÜRING M,et al.Long-term results of breast conserving surgery vs. mastectomy for early stage invasive breast cancer:20-year follow-up of the Danish randomized DBCG-82TM protocol[J].Acta Oncol,2008,47(4):672-681.

三、早期乳腺癌保乳术后放疗

◆ 8-2-9 研究概况 ◆

试验名称	Swe BCG
研究类型	随机对照试验
试验分期	Ⅲ 期
入组时间	1991 年 1 月～ 1997 年 9 月
入组患者	1178 例 Ⅰ - Ⅱ 期、淋巴结阴性的乳腺癌保乳术后患者 (年龄 <76 岁)
分组情况	第 1 组 (n=591)：术后放疗 第 2 组 (n=587)：术后观察
治疗方法	手术：保乳 + 腋结清扫 放疗：全乳放疗，48Gy-50Gy，无瘤床加量
研究结果	同侧乳腺累计复发率：第 1 组 4%，第 2 组 14% (P<0.001) 再次同侧全乳切除率：第 1 组 4%，第 2 组 10% (P<0.001) 5 年 RFS：第 1 组 88%，第 2 组 77% (P<0.001) 5 年 OS：第 1 组 94%，第 2 组 93% (P=0.41)

OS: Overall Survival, 总生存期；RFS: Relapse-free survival, 无复发生存率。

研究简介：

随着手术及放疗技术进展，保乳术联合术后放疗已成为早期乳腺癌标准治疗方法。在该项随机对照临床试验中，接受标准保乳术的早期乳腺癌随机被分为全乳放疗组及观察组，比较其对患者局部复发及远期生存影响。患者中位年龄 60 岁，平均肿瘤大小 12mm，全乳放疗剂量 48Gy-50Gy，所有患者均未行瘤床加量放疗。该研究结果发现，观察组同侧乳腺复发风险明显高于术后放疗组，同样，放疗组 5 年无复发生存率亦明显高于观察组，但 5 年 OS 未发现统计学差异。

研究者介绍：

P. Malmström，就职于瑞典隆德大学医院肿瘤科。

编者按：

对于腋结阳性早期乳腺癌患者，保乳术后联合放疗能够明显降低患者局部复发率，但对 OS 无影响。接受标准保乳术的早期乳腺癌未行放疗患者，5 年同侧乳腺累积复发率高达 10%，进一步明确了保乳术后放疗重要性。

参考文献：

MALMSTRÖM P,HOLMBERG L,ANDERSON H,et al.Breast conservation surgery,with and without radiotherapy,in women with lymph node-negative breast cancer:a randomised clinical trial in a population with access to public mammography screening[J].Eur J Cancer,2003,39(12):1690-1697.

◆ 8-2-10 研究概况 ◆

试验名称	CALGB 9343
研究类型	随机对照试验
试验分期	Ⅲ期
入组时间	1994 年 7 月～ 1999 年 2 月
入组患者	636 例年龄 ≥ 70 岁、T1N0M0、ER 阳性乳腺癌保乳术后患者
分组情况	第 1 组（n=317）：术后放疗 + 他莫昔芬 第 2 组（n=319）：他莫昔芬
治疗方法	他莫昔芬内分泌治疗：20mg po qd 5 年 放疗：全乳放疗 1.8Gy/f，共 45Gy，瘤床加量 2Gy/f，共 14Gy
研究结果	随访 12.6 年 局部复发率：第 1 组 2%，第 2 组 10%（P<0.001） 再次全乳切除率：第 1 组 2%，第 2 组 4%（P=0.17） DDFS：第 1 组 95%，第 2 组 95%（P=0.50） OS：第 1 组 67%，第 2 组 66%（P=0.64）

PFS: Progression-free survival，无进展生存期；OS: Overall Survival，总生存期；DDFS: Distant disease free survival，无远处转移生存期；ER: Estrogen receptor，雌激素受体；NCCN: National Comprehensive Cancer Network，美国国立综合癌症网络。

研究简介：

2002 年《新英格兰医学杂志》发表 NSABP B-06 试验 20 年随访结果，表明保乳术联合术后放疗与根治性手术具有相同生存率，为保乳手术替代根治术成为早期乳腺癌治疗方法奠定坚实基础。考虑到放疗并发症及老年患者对放疗整体耐受情况，有学者提出，是否可在部分行保乳术的老年乳腺癌中摒弃放疗，或用全身治疗代替放疗及改变常规放疗方案。研究纳入 636 例肿瘤 ≤ 2 cm、腋结和切缘阴性、ER 阳性、年龄 ≥ 70 岁患者，将术后患者随机分为他莫昔芬组或放疗联合他莫昔芬组。10 年随访发现，联合放疗可降低局部复发率，但不能改善 DDFS 和 OS。另外，该研究发现放疗组头 2 年整体美容效果、乳腺疼痛、乳腺水肿、皮肤颜色改变等副作用明显高于单纯他莫昔芬治疗组，随访至第 4 年，两组间差异变小。因此，对于高龄、ER 阳性早期乳腺癌保乳术后可接受他莫昔芬内分泌治疗的患者，可豁免保乳术后放疗。

研究者介绍：

Kevin S. Hughes，就职于美国马萨诸塞州综合医院外科。

编者按：

老年乳腺癌的治疗需要根据患者意愿、机体情况、肿瘤分子生物学特点等，采取个体化治疗方案。CALGB 9343 研究提示在预后较好的老年乳腺癌，保乳术后放疗对比不放疗，仅能降低局部复发率，对区域复发、远处转移以及生存均无影响。因此 NCCN 指南推荐对于 Ⅰ 期、ER 阳性并接受内分泌治疗的 65 岁以上老年患者，保乳术后放疗可考虑免除。

参考文献：

HUGHES K S,SCHNAPER L A,BELLON J R,et al.Lumpectomy Plus Tamoxifen With or Without Irradiation in Women Age 70 Years or Older With Early Breast Cancer:Long-Term Follow-Up of CALGB 9343[J].J Clin Oncol,2013,31(19):2382-2387.

◆ 8-2-11 研究概况 ◆

试验名称	Effect of radiotherapy after breast-conserving surgery on 10-year recurrence and 15-year breast cancer death: meta-analysis of individual patient data for 10,801 women in 17 randomised trials
研究类型	荟萃分析
入组时间	1976 年～ 1999 年
入组患者	17 个临床试验，10801 例行保乳术的浸润性乳腺癌
分组情况	第 1 组：放疗组，保乳术 + 腋结清扫 + 全乳放疗 第 2 组：非放疗组，保乳术 + 腋结清扫
研究结果	所有患者： 10 年复发风险（包括局部及远处转移）：放疗组 19.3%，非放疗组 35.0%（P<0.00001） 15 年乳腺相关死亡率：放疗组 21.4%，非放疗组 25.2%（P=0.00005） 15 年总死亡率：放疗组 34.6%，非放疗组 37.6%（P=0.03） 淋巴结阴性者（pN0）共 7287 例： 10 年复发风险（包括局部及远处转移）：放疗组 15.6%，非放疗组 31.0%（P<0.00001） 15 年乳腺相关死亡率：放疗组 17.2%，非放疗组 20.5%（P=0.005） 淋巴结转移者共 1050 例： 10 年复发风险（包括局部及远处转移）：放疗组 42.5%，非放疗组 63.7%（P<0.00001） 15 年乳腺相关死亡率：放疗组 42.8%，非放疗组 51.3%（P=0.01）

研究简介：

保乳治疗是早期乳腺癌优选治疗方式，放疗则是乳腺癌保乳治疗的重要组成，保乳术后放疗的作用体现在对肿瘤局部控制和患者远期生存的影响上。EBCTCG 对 17 项对比保乳术后加或不加放疗的随机临床研究、共 10801 例乳腺癌进行荟萃分析：术后放疗使 10 年首次局部或远处复发率降低 15.7%，15 年乳腺癌死亡风险降低 3.8%。

研究者介绍：

EBCTCG，早期乳腺癌试验协作组。

编者按：

该荟萃分析最结论是：保乳术后放疗每减少 4 例患者 10 年局部复发，可避免 1 例患者 15 年死亡。基于此项大数据研究再次确立保乳术后放疗地位，NCCN 指南作为 I 类证据推荐。

参考文献：

Early Breast Cancer Trialists' Collaborative Group (EBCTCG).Effect of radiotherapy after breast-conserving surgery on 10-year recurrence and 15-year breast cancer death:meta-analysis of individual patient data for 10,801 women in 17 randomised trials[J].Lancet,2011,378(9804):1707-1716.

第3节 导管内原位癌保乳术后放疗

◆ 8-3-1 研究概况 ◆

试验名称	NSABP B-17
研究类型	随机对照试验
试验分期	Ⅲ期
入组时间	1985 年 10 月～ 1990 年 12 月
入组患者	813 例乳腺导管内原位癌（或合并小叶癌）、保乳术后、腋窝淋巴结未转移
分组情况	第 1 组（n=410）：术后放疗组 第 2 组（n=403）：观察组
治疗方法	保乳手术：乳腺肿瘤切除术 放疗：术后 8 周内全乳放疗，50Gy
研究结果	中位随访 207 月 同侧乳腺复发率：第 1 组 19.8%，第 2 组 35.0% 15 年同侧乳腺累积复发率（浸润性）：第 1 组 8.9%，第 2 组 19.4%（HR=0.3, P<0.001） 15 年同侧乳腺累积复发率（DCIS）：第 1 组 8.8%，第 2 组 15.7% （HR=0.53, P<0.001） 15 年乳腺癌特异死亡率：第 1 组 4.7%，第 2 组 3.1% （HR=1.44，95%CI，0.71-2.92）

DCIS: Ductal carcinoma in situ, 导管原位癌；HR: Hazard ratio, 风险比；CI: Confidence interval, 置信区间。

研究简介：

乳腺导管内癌（DCIS）预后良好，术后是否从辅助放疗或内分泌治疗获益一直存在争议。为探讨对局灶性导管内癌行保乳术的可行性及效果，NSABP 开始 B-17 试验。813 例钼靶或体检发现 DCIS 的患者进入该试验，80% 患者无法扪及明确肿物，所有患者行病灶切除术，术后病理证实 DCIS，切缘均无癌累及。入组患者分两组，第 1 组行乳腺癌术后放疗，第 2 组不放疗。随访 15 年，放疗减少 52% 同侧乳腺复发风险（浸润性），放疗组 15 年同侧乳腺累积复发率（浸润性）8.9%，观察组高达 19.4%，同时非浸润性复发率也较放疗组高（观察组 15.7%，放疗组 8.8%），但两组远期生存率并无显著差异。

研究者介绍：

Bernard Fisher，同前。

编者按：

DCIS 保乳术后放疗可降低同侧浸润性乳腺癌复发风险及对侧乳腺癌风险，有效改善DCIS 长期生存，成为 DCIS 治疗领域关于保乳术、放射治疗最高级别循证医学证据。

参考文献：

FISHER B,COSTANTINO J,REDMOND C,et al.Lumpectomy compared with lumpectomy and radiation therapy for the treatment of intraductal breast cancer[J].N Engl J Med,1993,328(22):1581-1586.

WAPNIR I L,DIGNAM J J,FISHER B,et al.Long-term outcomes of invasive ipsilateral breast tumor recurrences after lumpectomy in NSABP B-17 and B-24 randomized clinical trials for DCIS[J].J Natl Cancer Inst,2011,103(6):478-488.

◆ 8-3-2 研究概况 ◆

试验名称	EORTC 10853
研究类型	随机对照试验
试验分期	Ⅲ期
入组时间	1986 年 3 月～ 1996 年 7 月
入组患者	1010 例年龄 <70 岁、肿瘤 ≤ 5cm 乳腺导管原位癌
分组情况	第 1 组（n=507）：保乳术 + 术后放疗 第 2 组（n=503）：保乳术
治疗方法	保乳手术：乳腺肿瘤局部切除 放疗：全乳放疗 50Gy/25f/5w（其中 5% 患者随机瘤床加量）
研究结果	中位随访 15.8 年 15 年 RFS：第 1 组 82%，第 2 组 69%（P<0.001） 15 年乳腺癌相关生存率：第 1 组 96%，第 2 组 95%（P=0.814） 15 年 OS：第 1 组 88%，第 2 组 90%（P=0.931）

RFS: relapse-free survival，无复发生存率；OS: Overall Survival，总生存期；DCIS: Ductal carcinoma in situ，导管原位癌。

研究简介：

随着乳腺钼靶技术发展，越来越多 DCIS 被早期诊断。继保乳术联合放疗在早期浸润性乳腺癌中得到论证，研究者同样期待其是否适用于 DCIS。EORTC 10853 研究中位随访 15.8 年结果显示，1010 例 DCIS 切除后，全乳放疗可使局部复发风险降低 48%，未接受放疗组 15 年累计 DCIS 和浸润性癌的复发率均较高，但是未发现 OS 和乳腺癌特异性生存的统计学差异，对独立危险因素分层后也得到同样结果。该研究证实，近 1/3 未接受术后放疗的患者在术后 15 年内发生局部复发，其中多数在治疗后 5 年内发生，保乳术后放疗可显著降低复发风险。

研究者介绍：

Nina Bijker，荷兰阿姆斯特丹学术医疗中心肿瘤放射治疗学专家。

编者按：

术后放疗能够降低乳腺导管原位癌局部复发率。多数 DCIS 在治疗后 5 年发生局部复发，放疗对此有持续保护作用，在 DCIS 更常见的今天，更多患者从该研究获益。

参考文献：

BIJKER N,DONKER M,LITIÈRE S,et al.Breast-conserving treatment with or without radiotherapy in ductal carcinoma In Situ:15-year recurrence rates and outcome after a recurrence,from the EORTC 10853 randomized phase Ⅲ trial[J].J Clin Oncol,2013,31 (32):4054-4059.

◆ 8-3-3 研究概况 ◆

试验名称	SweDCIS Trial
研究类型	随机对照试验
试验分期	Ⅲ期
入组时间	1987年12月～1999年12月
入组患者	1046例导管原位癌保乳术
分组情况	第1组（n=526）：术后放疗组 第2组（n=520）：术后观察组
治疗方法	保乳手术：乳腺肿瘤切除 放疗：全乳放疗，50Gy，无瘤床加量
研究结果	中位随访204月 同侧乳腺复发率：第1组20%，第2组32%（P<0.001） 20年乳腺癌相关死亡率：第1组4.1%，第2组4.2%（P=0.88） 20年总死亡率：第1组22.8%，第2组27.0%（P=0.41）

DCIS: Ductal carcinoma in situ, 导管原位癌。

研究简介：

20年随访，放疗组同侧乳腺相关事件绝对风险下降12%（其中DCIS发生风险降低10%，浸润性癌发生风险降低2%），相对风险下降37.5%。放疗组对侧乳腺癌累计发生率较观察组增加，但不够显著（P=0.09）。乳腺癌相关死亡率和生存率两组间无差别。研究还发现较年轻患者发生同侧乳腺浸润性癌的风险相对更高，放疗疗效较低。研究结果支持DCIS保乳术后辅助放疗的必要性，能够降低乳腺导管原位癌保乳术后20年局部复发率。

研究者介绍：

Wärnberg Fredrik，乌普萨拉学术医院肿瘤学与放射治疗学专家。

编者按：

术后放疗虽未提高生存，但能降低乳腺导管原位癌患者接受保乳术后20年局部复发率。DCIS保乳术后放疗未提高生存率，因此应谨慎选择放疗人群，避免过度治疗。

参考文献：

WÄRNBERG F,GARMO H,EMDIN S,et al.Effect of radiotherapy after breast-conserving surgery for ductal carcinoma in situ:20 years follow-up in the randomized Swe DCIS Trial[J].J Clin Oncol,2014,32(32):3613-3618.

◆ 8-3-4 研究概况 ◆

试验名称	RTOG 9804
研究类型	随机对照试验
试验分期	Ⅲ期
入组时间	1999年12月～2006年7月
入组患者	585例经钼靶发现的DCIS、低中级别、T<2.5cm、均接受切缘>3mm的保乳手术治疗
分组情况	第1组（n=287）：术后放疗组 第2组（n=298）：未放疗组

（续表）

治疗方法	保乳手术：乳腺肿瘤切除术 放疗：全乳放疗，50Gy/25f 或 50.4Gy/28f，无瘤床加量 2001 年后入组者修正为 42.5Gy/16f
研究结果	中位随访 7.17 年 同侧乳腺复发率：第 1 组 0.9%，第 2 组 6.7%（P<0.001） 7 年 DFS：第 1 组 88.0%，第 2 组 85.6%（P=0.44） 7 年总死亡率：第 1 组 91.7%，第 2 组 95.1%（P=0.18）

DFS：Disease free survival，无病生存期；DCIS：Ductal carcinoma in situ，导管原位癌；OS：Overall Survival，总生存期。

研究简介：

DCIS 保乳术后辅助放疗能减低 50% 局部复发风险已达成共识，但没有任何前瞻性研究表明，放疗能改善生存。既然没有生存获益，对于低风险 DCIS 能否免去辅助放疗一直存在争议。该研究主要终点为 DCIS 行乳房肿块切除术后局部复发情况。纳入 585 例低复发风险 DCIS，放疗组 287 例，观察组 298 例。中位随访 7.2 年，受试者平均年龄 58 岁。放疗组局部复发较少，仅为 2 例，观察组 19 例，随访期间放疗组局部复发率 0.9%，对照组 6.7%。该研究显示，对于低危 DCIS，其术后复发风险本身较低，术后放疗能进一步降低其局部复发风险，但不能改善 DFS 及 OS，因此对于低危 DCIS 仅行保乳手术而不行术后放疗是可以考虑的，但仍需更多随访数据证实。中位随访 13.9 年，同侧乳腺 15 年累积复发率：放疗组 7.1%，对照组 15.1%（P=0.0007，HR=0.36，95% CI，0.20- 0.66），局部浸润癌发生率：放疗组 5.4%，对照组 9.5%（P=0.027，HR=0.44，95%CI，0.21-0.91）。多变量分析只有放疗（HR=0.34，95%CI，0.19-0.64，P=0.0007）和他莫昔芬使用（HR=0.45，95% Cl，0.25-0.78，P=0.0047）与同侧乳腺复发率降低相关。

研究者介绍：

Beryl McCormick，纽约纪念斯隆 – 凯特琳癌症中心肿瘤放射治疗学专家。

编者按：

RTOG9804 研究长期随访结果表明，放疗可显著减少低风险乳腺导管原位癌术后 15 年同侧乳腺复发和局部浸润癌复发。这些结果并非放疗绝对指征，有助于医患共同决定乳腺导管原位癌保乳术后减少长期同侧乳腺癌复发风险的治疗方案，以尽可能减少乳腺癌复发风险，尤其长期浸润癌风险。多数患者即使不放疗亦未复发、少数患者即使放疗仍然复发，对于不愿放疗且知情同意的患者也可长期观察。

参考文献：

MCCORMICK B,WINTER K,HUDIS C,et al.RTOG 9804:A Prospective Randomized Trial for Good–Risk Ductal Carcinoma In Situ Comparing Radiotherapy With Observation[J].J Clin Oncol,2015,33(7):709–715.

CORMICK B M,WINTER K A,WOODWARD W,et al.Randomized Phase Ⅲ Trial Evaluating Radiation Following Surgical Excision for Good–Risk Ductal Carcinoma In Situ:Long–Term Report From NRG Oncology/RTOG 9804[J].J Clin Oncol,2021,39(32),3574–3582.

◆ 8-3-5 研究概况 ◆

试验名称	ECOG E5194
研究类型	前瞻性非随机临床试验
试验分期	Ⅲ期
入组时间	1997 年 4 月 ～ 2002 年 10 月
入组患者	665 例行乳腺局部切除术、未行术后放疗的低风险 DCIS
分组情况	第 1 组（n=561）：低中级别、T ≤ 2.5cm 第 2 组（n=104）：高级别、T ≤ 1.0cm
治疗方法	保乳手术：乳腺肿瘤切除术（切缘阴性至少 3mm） 所有患者均未进行放疗 30% 患者行他莫昔芬内分泌治疗（非随机）
研究结果	中位随访 12.3 年 同侧乳腺复发率：第 1 组 14.4%，第 2 组 24.6%（P=0.003） 对侧乳腺癌发生率：第 1 组 6.7%，第 2 组 12.0%（P=0.16） OS：第 1 组 84.0%，第 2 组 82.8%（P=0.96）

DCIS: Ductal carcinoma in situ，导管原位癌；OS: Overall Survival，总生存期；NCCN: National Comprehensive Cancer Network，美国国立综合癌症网络。

研究简介：

随着乳腺癌筛查的普及，DCIS 发病率逐年上升。目前针对乳腺导管原位癌的治疗方案多样，既存在过度治疗也存在治疗不足。既往研究显示，对于 DCIS 保乳术后的患者，术后辅助放疗能降低局部复发风险，但是对于低风险 DCIS 能否免除辅助放疗一直存在争议。目前对于乳腺导管原位癌患者而言，经过手术切除后，如果未接受放疗，其发生患侧乳房病变（IBE）的风险究竟如何？东部肿瘤协作组在 1997-2002 年纳入 665 例低风险 DCIS，分为低中级别和高级别组，研究保乳术后不行放疗患者同侧乳腺复发情况，随访 12 年结果显示，同侧乳腺复发率低中级别组 14.4%，高级别组 24.6%（P=0.003)，并且患者术后同侧乳腺复发风险随着时间变化而平稳改变，没有明显峰值时段。即使是复发率较低的低中级别组，12 年同侧复发率仍达 14.4%。因此，在临床中患者及医生应根据其可接受的复发风险来决定是否进行术后放疗。

研究者介绍：

Lawrence J. Solin（1954-2020），费城宾夕法尼亚大学佩雷尔曼医学院放射肿瘤科名誉教授。

编者按：

在该研究中，即使是复发率较低的低中级别组，其 12 年同侧复发率仍达 14.4%。因此，在低危患者省略放疗应慎重考虑。NCCN 指南仍认为 DCIS 保乳加放疗为 1 类证据。

参考文献：

SOLIN L J,GRAY R,HUGHES L L,et al.Surgical Excision Without Radiation for Ductal Carcinoma in Situ of the Breast:12-Year Results From the ECOG-ACRIN E5194 Study[J].J Clin Oncol,2015,33(33):3938-3944.

第 4 节 瘤床加量放疗

◆ 8-4-1 研究概况 ◆

试验名称	EORTC-22881-10882-ROG-BCG
研究类型	随机对照试验
试验分期	Ⅲ期
入组时间	1989 年 5 月 24 日～ 1996 年 6 月 25 日
入组患者	5318 例 Ⅰ - Ⅱ期（T1 - 2, N0 - 1, M0）保乳腺术后、年龄 ≤ 70 岁
分组情况	第 1 组（n=2661）：全乳腺照射 50Gy + 瘤床加量 16Gy 第 2 组（n=2657）：全乳腺照射 50Gy
治疗方法	手术：保乳 + 同侧腋窝淋巴结清扫 放疗： 第 1 组：全乳腺照射 50Gy/25f + 瘤床加量 16Gy/8f 第 2 组：全乳腺照射 50Gy/25f 腋窝淋巴结阳性患者：绝经前患者接受化疗，绝经后患者接受他莫昔芬分内分泌治疗 2 年 没有接受辅助化疗的患者在术后 9 周内进行放疗
研究结果	中位随访 17.2 年 20 年 OS：第 1 组 59.7%，第 2 组 61.1% (P=0.323) 20 年同侧乳腺累积复发率：第 1 组 12.0%，第 2 组 16.4% (P<0.0001) 20 年严重纤维化累积发生率：第 1 组 5.2%，第 2 组 1.8% (P<0.0001)

OS：Overall Survival，总生存期。

研究简介：

自从引入保乳治疗策略后，乳腺肿瘤切除后往往使用不同照射剂量。在该项Ⅲ期随机对照试验中，接受保乳术的Ⅰ期和Ⅱ期乳腺癌行瘤床加量照射 16Gy 对患者总 OS、局部控制以及纤维化的影响。2657 例患者（注：不包括单纯癌，多中心癌，ECOG 评分 >2 分，钼靶提示肿瘤残留，合并其他肿瘤病史，怀孕和哺乳期患者）经随机分组不接受瘤床加量照射，2661 例患者接受瘤床加量照射治疗。平均随访 17.2 年（13.0–19.0 年）。研究发现不加量照射组和加量照射组 20 年 OS 分别为 61.1% 和 59.7%。两组同侧乳腺肿瘤复发（初次治疗失败）者分别为 353 例 (13%) 和 237 例 (9%，瘤床加量照射组)。两组 20 年累积同侧肿瘤复发率分别为 16.4% 和 12.0%（瘤床加量照射组）。两组接受乳房切除术（作为同侧肿瘤复发的初次挽救性治疗手段）的患者人数分别为 279 例（79%，不接受瘤床加量照射组）和 178 (75%) 例。20 年累积严重纤维化发病者分别为 1.8% 和 5.2%（瘤床加量照射组）。全乳照射后瘤床加量照射未改善长期总生存，可改善局部控制率，年轻患者获益最大，但同时也会增加中至重度纤维化的风险。大多数年龄在 60 岁以上的患者人群可避免额外照射剂量。

研究者介绍：

Harry Bartelink，荷兰放射肿瘤学家，曾担任荷兰癌症研究所放疗科主任。致力于肿瘤放射治疗领域，荣获 2015 年 ECCO（欧洲癌症组织）终身成就奖。

编者按：

近 20 年随访结果显示瘤床加量与否的局控率在各年龄组仍存在差异。由于同侧乳腺复发后大部分患者采取乳房切除作为挽救性治疗，这可以解释为什么瘤床加量组的局控率增加但没有转化为生存获益。全乳放疗后瘤床加量可提高局控率，但对总生存无影响，同时增加中重度乳腺纤维化风险。其中最大的获益见于年轻乳腺癌，所幸的是纤维化的增加与年龄无关。>60 岁的患者瘤床补量获益有限，其中大部分患者瘤床无需加量。本研究成就了 Bartelink 教授一个重要的学术贡献：在乳腺癌中发现瘤床加量放疗可改善乳腺癌局部控制，并明确获益人群。

参考文献：

BARTELINK H,MAINGON P,POORTMANS P,et al.Whole-breast irradiation with or without aboost for patients treated with breast-conserving surgery for early breast cancer:20-year follow up of a randomised phase 3 trial[J].Lancet Oncol,2015,16(1):47-56.

◆ 8-4-2 研究概况 ◆

试验名称	LYON breast cancer trial
研究类型	随机对照试验
试验分期	Ⅲ期
入组时间	1986 年～ 1992 年
入组患者	1024 例 T1-T2、N0-N1、保乳术后、年龄≤ 70 岁早期乳腺癌 注：包括合并基底细胞癌及宫颈原位癌患者，除外远处转移患者
分组情况	第 1 组（n=521）：全乳腺照射 50Gy + 电子线瘤床加量 10Gy 第 2 组（n=503）：全乳腺照射 50Gy
治疗方法	手术：保乳 + 同侧腋窝淋巴结清扫 放疗（在术后 3-5 周或第 3 周期辅助化疗后的 3 周进行放疗） 第 1 组：全乳腺照射 50Gy/25f + 电子线瘤床补量 10Gy/4f 第 2 组：全乳腺照射 50Gy/25f 绝经前腋窝淋巴结阳性患者接受 CAF 方案辅助化疗 6 周期 绝经后患者接受他莫昔芬辅助内分泌治疗 5 年
研究结果	中位随访 5 年 5 年 OS：第 1 组 92.9%，第 2 组 90.4%（P=0.24） 5 年 DFS：第 1 组 86%，第 2 组 82.2%（P=0.01） 5 年同侧乳腺累积复发率：第 1 组 3.6%，第 2 组 4.5%（P=0.044） 第 1 组较第 2 组有较高的毛细血管扩张症患者 (12.4% 比 5.9%)， 但患者自评的美容效果无差异

OS：Overall Survival，总生存期；DFS：Disease free survival，无病生存期。

研究简介：

早期乳腺癌保乳术联合放疗与根治术在疾病控制上是等效的。在保乳术后患者放疗处方剂量上尚未达成共识。有建议仅给予全乳放疗 50Gy，而另外一些学者倾向于全乳放疗 50Gy 后，瘤床序贯加量 10Gy，并且瘤床加量的方法各中心亦有差异，主流加量办法为 X 线外照射补量及镭或铱 192 放射性同位素植入。本研究应用更为经济和方便的电子线加量方案。目的是明确较单纯全乳照射，全乳序贯瘤床加量放疗是否能进一步降低同侧乳腺癌复发风险。

研究者介绍：

Pascale Romestaing，法国放射肿瘤学家，就职于法国里昂大学附属医院放疗中心。

编者按：

早期乳腺癌保乳术后行全乳腺照射及瘤床加量放疗，可以降低局部复发风险，对美容效果影响不大。瘤床加量放疗在降低乳腺癌局部复发风险的同时尽可能地减少不良反应是本研究选择电子线加量的初衷，结果也尽如人意。

参考文献：

ROMESTAING P,LEHINGUE Y,CARRIE C,et al.Role of a 10-Gy boost in the conservative treatment of early breast cancer:results of a randomized clinical trial in Lyon,France[J].J Clin Oncol,1997,15(3):963-968.

第 5 节　淋巴结放疗

◆ 8-5-1 研究概况 ◆

试验名称	AMAROS
研究类型	非劣效性随机对照试验
试验分期	Ⅲ期
入组时间	2001 年 2 月 19 日～ 2010 年 4 月 29 日
入组患者	4806 例未触及淋巴结肿大 T1、T2、浸润性乳腺癌，其中前哨淋巴结阳性 既往恶性肿瘤病史、接受新辅助化疗、既往有腋窝手术及放疗病史者除外
分组情况	第 1 组（n=681）：前哨淋巴结阳性后续腋窝淋巴区放疗 第 2 组（n=744）：前哨淋巴结阳性后续腋窝淋巴结清扫
治疗方法	手术：改良根治术或保乳手术 化疗：根据各中心方案制定 放疗：腋窝区放疗，50Gy/25f/5w，如果腋窝淋巴结 4 枚阳性，术后接受腋窝放疗 原发灶放疗：改良根治术 ± 胸壁放疗，保乳手术 + 全乳腺照射
研究结果	随访 6.1 年 腋窝复发：试验组 7 例 1.19%，对照组 4 例 0.43% 5 年 DFS：试验组 82.7%，对照组 86.9%（P=0.18） 5 年 OS：试验组 92.5%，对照组 93.3%（P=0.34） 淋巴管水肿发生率对照组较常见，生活质量两组无明显差异

研究简介：

前哨淋巴结阳性乳腺癌腋窝治疗方案中，腋窝淋巴结清扫是目前的标准治疗。腋窝淋巴结清扫具有较好的局部控制效果，但同时也会产生并发症。本试验旨在评估腋窝放疗能否成为疗效相当而副作用较少的局部控制方案。EORTC 10981-22023 AMAROS 为随机、多中心、开放性、Ⅲ期非劣效性试验，入组人群为未触及肿大淋巴结的原发性乳腺癌（T1-2）。前哨淋巴结阳性的乳腺癌由电脑按 1:1 的比例随机分配接受腋窝淋巴结清扫或腋窝放射治疗。主要终点是检测该治疗 5 年腋窝复发的非劣效性，相比腋窝淋巴结清扫组预期 2% 的复发率，腋窝放疗组不高于 4%。未触及肿大淋巴结的原发性乳腺癌（T1-2）中如其前哨淋巴结为阳性，接受腋窝淋巴结清扫术和腋窝放射治疗均为效果较好的腋窝控制方案，腋窝放疗并发症更少，具有临床意义。

研究者介绍：

Emiel J T Rutgers，荷兰癌症研究所肿瘤外科专家，阿姆斯特丹大学医学院教授，EORTC 前任主席，欧洲及美国肿瘤外科学会会员。

编者按：

由于并发症原因，淋巴结清扫术逐年减少。该研究为降低局部复发提供替代方案，某些患者因此可能会免于手术治疗，并发症数据提示，放疗可能是更好的治疗选择。

参考文献：

DONKER M,VAN TIENHOVEN G,STRAVER M E,et al.Radiotherapy or surgery of the axilla after a positive sentinel node in breast cancer (EORTC 10981-22023 AMAROS):a randomised,multicentre,open-label,phase 3 non-inferiority trial[J].Lancet Oncol,2014,15(12):1303-1310.

◆ 8-5-2 研究概况 ◆

试验名称	EORTC 22922-10925
研究类型	随机对照临床研究
试验分期	Ⅲ期
入组时间	1996 年～ 2004 年
入组患者	Ⅰ-Ⅲ期保乳或根治术后，病理提示腋窝淋巴结阳性、原发灶位于内侧或中央象限 注：排除 T4、N2/N3、M1
分组情况	第 1 组（n=1922）：区域淋巴结放疗，包括：锁骨上下区＋内乳区淋巴结 第 2 组（n=1944）：单纯全乳／胸壁放疗
治疗方法	手术：保乳术或改良根治术 放疗：全乳腺±（瘤床加量）/ 胸壁，50Gy/25f混合线(X线与电子线)，区域淋巴结放疗（锁骨上下区＋内乳区）：50Gy/25f
研究结果	随访 10.9 年 10 年 OS：试验组 82.3%，对照组 80.7%（P=0.056） 10 年 DFS：试验组 72.1%，对照组 69.1%（P=0.044） 10 年 MFS：试验组 78%，对照组 75%（P=0.020） 非恶性肿瘤死亡数二者相当

OS: Overall Survival，总生存期；DFS: Disease free survival，无病生存期；MFS: metastasis-free survival，无转移生存期；DMFS: Distant metastasis-free survival，无远处转移生存期。

研究简介：

EORTC 22922-10925 研究侧重讨论内乳淋巴结照射价值，入组更侧重于挑选内乳复发高危患者，包括腋窝淋巴结阳性、原发肿块位于内侧或者中央象限，区域淋巴结照射范围包括锁上、下区和内乳淋巴结区。该研究并未对手术方式进行限定，23.9% 接受乳房切除术。结果表明区域淋巴结照射并未带来 OS 获益，区域淋巴结照射组和未照射组 10 年 OS 率分别为 82.3% 和 80.7%（P=0.056）。入组患者相对低危，4004 例患者中 N0 和 N1 期患者分别占 44.4% 和 43.1%。尽管如此，区域淋巴结照射与未照射组对比乳腺癌特异死亡率显著降低（12.5% vs. 14.4%，P=0.02），10 年 DFS 率（72.1% vs. 69.1%，P=0.04）和 DMFS 率（78%

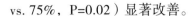

vs. 75%，P=0.02）显著改善。

研究者介绍：

Philip M. Poortmans，荷兰蒂尔堡 Verbeeten 研究所，放射肿瘤中心，欧洲癌症组织主席，欧洲放射治疗和肿瘤学会主席。

编者按：

亚组分析显示，腋窝淋巴结阳性数目对区域淋巴结照射的 OS 以及 DFS 获益并无显著影响。尽管目前对于腋窝淋巴结阴性患者无须行区域淋巴结照射已经达成共识，但是该亚组分析结果提示，腋窝淋巴结阴性患者中可能存在部分高危复发患者从区域淋巴结放疗中获益。在精准医疗时代，如何结合基因检测预后指标等信息将这部分高危患者准确地区分出来，继而避免治疗不足，值得思考。

参考文献：

POORTMANS P M,COLLETTE S,KIRKOVE C,et al.Internal Mammary and Medial Supraclavicular Irradiation in Breast Cancer[J].N Engl J Med,2015,373:317-327.

◆ 8-5-3 研究概况 ◆

试验名称	MA.20
研究类型	随机对照
试验分期	Ⅲ期
入组时间	2000 年 3 月～ 2007 年 2 月
入组患者	1832 例浸润性乳腺癌保乳术 + 前哨淋巴结活检或腋窝淋巴结清扫术，腋窝淋巴结阳性（1-3 枚）或高危腋窝淋巴结阴性 排除 T4、N2/N3、M1
分组情况	第 1 组（n=916）：区域淋巴结放疗（全乳 + 区域淋巴结放疗） 第 2 组（n=916）：单纯全乳放疗
治疗方法	手术：保乳手术 + 前哨淋巴结活检或腋窝淋巴结清扫术 化疗：系统化疗及内分泌治疗 放疗：全乳腺 50Gy/25f/5w，区域淋巴结放疗（内乳 + 锁骨上 + 腋窝）50Gy/25f/5w
研究结果	中位随访 9.5 年 10 年 OS：试验组 82.8%；对照组 81.8%（P=0.38） 10 年 DFS：试验组 82.0%，对照组 77.0%（P=0.01）
	≥ 2 级急性肺炎发生率：试验组 1.2%，对照组 0.2%（P=0.01）
	淋巴水肿发生率：试验组 8.4%，对照组 4.5%（P=0.001）

LRDFS: loco-regiona Disease free survivall，无孤立局部区域疾病生存期；OS: Overall Survival，总生存期；DFS: Disease free survival，无病生存期；ER: Estrogen receptor，雌激素受体；DMFS: Distant metastasis-free survival，无远处转移生存期。

研究简介：

保乳术后全乳放疗获益已十分确切，但是既往临床研究多侧重于探讨同侧乳房预防照射价值，关于保乳术后区域淋巴结照射价值的数据则少之又少；临床实践中，保乳术后区域淋巴结照射主要是参考乳房切除术后的指征。MA.20 研究旨在填补关于保乳术后区域淋巴结预防性照射获益的研究空白。主要入组标准为 T1 ~ 2 期、腋窝淋巴结阳性或者高危的腋窝淋巴结阴性患者（高危定义为：肿块 ≥ 5 cm 或者肿块 ≥ 2 cm、腋窝淋巴结清扫数目

<10 枚，并满足雌激素受体（ER）阴性、组织学分级Ⅲ级或有脉管癌栓三者之一）。该研究中区域淋巴结照射范围包括：锁骨上下区，内乳区，以及腋窝淋巴结清扫数目 <10 枚或者转移 >4 枚患者的Ⅰ、Ⅱ站腋窝淋巴引流区。1832 例患者入组，916 例接受区域淋巴结照射。中位随访 9.5 年，全乳放疗基础上联合区域淋巴结照射未能显著改善 OS，区域淋巴结照射组和单纯全乳放疗组 10 年 OS 率分别为 82.8% 和 81.8%（P=0.38）。区域淋巴结放疗 10 年 DFS 率（82% vs. 77%，P=0.01）、无孤立局部区域疾病生存（LRDFS）率（95.2% vs. 92.2%，P=0.009）和无远处转移生存（DMFS）率（86.3% vs. 82.4%，P=0.03）均显著改善。

研究者介绍：

Timothy J. Whelan，加拿大麦克马斯特大学教授，肿瘤放疗研究所副主席，癌症卫生服务研究会主席。

编者按：

MA.20 研究结果至少证实区域淋巴结照射在保乳术后腋窝淋巴结阳性患者中的临床获益。如何将早期乳腺癌中的高危复发患者真正准确地筛选出来，是问题的关键；而如何结合分子分型等基因水平的预后指标去筛选高危患者，成为下一步研究方向。

参考文献：

WHELAN T J,OLIVOTTO I A,PARULEKAR W R,et al.Regional Nodal Irradiation in Early-Stage Breast Cancer[J].N Engl J Med,2015,373(4):307-316.

◆ 8-5-4 研究概况 ◆

试验名称	DBCG-IMN
研究类型	前瞻性人群队列研究
入组时间	2003 年 1 月 1 日～ 2007 年 12 月 31 日
入组患者	3089 例保乳或改良根治术联合腋窝淋巴结清扫术后腋窝淋巴结阳性早期乳腺癌 排除放疗前复发，淋巴结微转移，大于 70 岁，合并其他恶性肿瘤
分组情况	所有入组患者均接受全乳或胸壁、手术瘢痕、锁骨区、Ⅱ站或Ⅲ站腋窝淋巴引流区照射，如大于 6 枚腋窝淋巴结转移，应包括腋窝Ⅰ站淋巴引流区。右侧乳腺癌均接受内乳区照射，左侧乳腺癌不接受内乳区照射 第 1 组（n=1492）：内乳区放疗（均为右乳癌） 第 2 组（n=1597）：不行内乳区放疗（均为左乳癌）
治疗方法	手术：保乳术 + 前哨淋巴结活检或腋窝淋巴结清扫术 化疗：系统化疗及内分泌治疗 放疗：2Gy/f，共 48Gy/24f
研究结果	随访 8.9 年 8 年 OS：：试验组 75.9%；对照组 72.2%（P=0.005） 8 年乳腺癌特异死亡率：试验组 20.9%，对照组 23.4%（P=0.03） 远处转移率：试验组 27.4%，对照组 29.7%（P=0.07） 两组缺血性心脏病死亡人数相等

OS: Overall Survival, 总生存期；3DCRT: three dimensional conformal radiation therapy，三维适形放疗；IMRT: intensity modulated radiation therapy, 调强放疗。

研究简介：

该研究主要聚焦内乳区照射在腋窝淋巴结阳性早期乳腺癌的价值。入组患者在接受全乳或胸壁、手术瘢痕、锁骨区、Ⅱ站或Ⅲ站腋窝淋巴引流区照射基础上，所有右侧乳腺癌均接受内乳区照射，左侧乳腺癌不接受内乳区照射。入组 3089 例患者，1492 例接受内乳区照射。中位随访 8.9 年，内乳区照射可显著提高 OS，内乳区照射组和非照射组 8 年 OS 率分别为 75.9% 和 72.2%（P=0.005），8 年乳腺癌特异死亡率分别为 20.9% 和 23.4%（P=0.03）。亚组分析显示，内乳淋巴结转移风险较高的患者从内乳区照射获益最多，即中央或内侧象限存在肿块以及腋窝淋巴结转移数目 ≥ 4 枚的患者获益最多。

研究者介绍：

Lise Bech Jellesmark Thorsen，就职于丹麦奥胡斯大学医院试验临床肿瘤学系。

编者按：

虽然 MA.20、EORTC 22922-10925 及 DBCG-IMN 研究结果均并不能完全终结关于内乳淋巴结照射价值的争议，但是上述研究至少提示，区域淋巴结照射时，将内乳淋巴结包括在靶区内是合理的，特别是对于内乳淋巴结转移的高危患者。如何进一步改进技术以降低内乳淋巴结照射患者的正常组织剂量、如何更加准确地筛选出内乳淋巴结高危复发患者进行内乳淋巴结照射，是下一步研究方向。

参考文献：

THORSEN L B,OFFERSEN B V,DANØ H,et al.DBCG-IMN:A Population-Based Cohort Study on the Effect of Internal Mammary Node Irradiation in Early Node-Positive Breast Cancer[J].J Clin Oncol,2016,34(4):314-320.

第 6 节　部分乳腺照射对比全乳照射

◆ 8-6-1 研究概况 ◆

试验名称	ELIOT
研究类型	随机对照临床研究
试验分期	Ⅲ期
入组时间	2000 年 11 月 20 日 ～ 2007 年 12 月 27 日
入组患者	48-75 岁，肿瘤最大径小于 2.5cm 可保乳早期乳腺癌
分组情况	第 1 组（n=651）：术中电子线放疗 第 2 组（n=654）：术后全乳腺 + 瘤床补量放疗
治疗方法	手术：保乳手术，如前哨淋巴结阳性，行腋窝淋巴结清扫 化疗：系统化疗或内分泌治疗 放疗：术中电子线放疗 21Gy，术后全乳腺 + 瘤床补量放疗，全乳腺 50Gy/25f，瘤床电子线补量 10Gy/5f
研究结果	中位随访 5.8 年 5 年同侧乳腺复发率：试验组 4.4%；对照组 0.4%（P<0.0001）
	5 年 OS：试验组 96.8%，对照组 96.9%（P=0.59）
	皮肤反应试验组明显优于对照组（P=0.0002）

OS：Overall Survival，总生存期。

研究简介：

保乳术联合全乳腺放疗对于 5cm 以下乳腺癌可获得与根治性手术相同的疗效，放疗进展使得原本 6 周完成的放疗缩短至 3 周，且放射野逐渐由全乳过渡到象限照射。即使这样，患者仍需要放疗 30 天左右。对于乡村或行动不变的患者，实属不便。入组 1305 例，其中 651 例接受术中放疗，654 例接受术后放疗。中位随访 5.8 年，术中放疗有较高的局部复发风险，而两组 OS 无明显差异。低危患者可以选择部分乳腺照射，但不是标准治疗原则；部分乳腺照射仍有较高局部复发风险，对生存率无影响。

研究者介绍：

Umberto Veronesi（1925-2016），意大利肿瘤学家，致力于乳腺癌预防及治疗研究，乳腺象限切除术创始人。

编者按：

术中放疗具有可使瘤床直接暴露于视觉观察之下，优化剂量一次性完成放疗，避免辐射正常组织等优点，因此可改善放疗的局部结局。该技术被广泛应用于多种肿瘤治疗，然而结果却富有争议性。

参考文献：

VERONESI U,ORECCHIA R,MAISONNEUVE P,VIALE G,et al.Intraoperative radiotherapy versus external radiotherapy for early breast cancer (ELIOT):a randomised controlled equivalence trial[J].Lancet Oncol,2015,14(13):1269-1277.

◆ 8-6-2 研究概况 ◆

试验名称	TARGIT-A
研究类型	非劣效随机对照研究
试验分期	Ⅲ期
入组时间	2000 年 3 月 24 日～ 2010 年 5 月 2 日
入组患者	大于 45 岁，可保乳的早期浸润性导管癌
分组情况	第 1 组 (n=1113)：靶向术中放疗 (TARGIT) 低能 X 线，最大 50 kV 第 2 组 (n=1119)：术后全乳腺 ± 瘤床加量放疗
治疗方法	手术：保乳手术 化疗：系统化疗或内分泌治疗 放疗：术中瘤床放疗 20Gy，术后全乳腺 + 瘤床加量放疗，全乳腺 40-56Gy，瘤床加量 10-16Gy 术后病理提示小叶癌，术中放疗仍序贯全乳外照射
研究结果	中位随访 4 年 4 年同侧乳腺复发率：试验组 1.20 %，对照组 0.95%（P=0.41） 主要不良反应两组相当 3 级及以上不良反应：试验组 0.5%，对照组 2.1%(P=0.002)

EBRT: External beam radiation therapy, 外照射放疗；TARGIT: targeted intraoperative radiotherapy, 靶向术中放疗

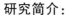

研究简介：

　　TARGIT 研究针对瘤床的术中放疗是否同 3～6 周的传统 EBRT 一样，可降低早期乳腺癌复发风险。一般而言，EBRT 需在乳房肿瘤切除术（乳腺癌保乳术）后才能进行，以降低乳腺癌复发及死亡风险。EBRT 通常需要 3～6 周，需要患者在放疗中心接受 20 至 30 天治疗。在一些情况下，有些女性患者虽然适合行保乳术，但因远离放疗中心而无法接受每日术后治疗，甚至可能被迫选择乳房全切术。术中切除肿瘤后采用 TARGIT 方案，在乳房内对瘤床受影响的组织进行放射治疗。TARGIT-A 试验是截至目前局部乳腺放疗领域进行的最大规模的多中心、随机术中放疗临床试验，纳入 3451 例患者参与。TARGIT-A 试验采用一种风险适应性个体化治疗，对于术中接受 TARGIT 的患者，如果其最终病理学结果新增不可预见风险因素，需接受补充性 EBRT，发生率在患者中大约占 15%。TARGIT 和 EBRT 在 5 年局部复发率方面进行对比，这两种疗法的差异不高于 2.5%，因此 TARGIT 在乳腺癌治疗中"不劣于"标准的 EBRT（为期 3～6 周的每日治疗）。由于心血管和其他恶性肿瘤引起的死亡人数降低，TARGIT 整体死亡率为 3.9%，　EBRT 整体死亡率为 5.3%。根据对乳腺癌复发率进行统计对比，对 TARGIT 与 EBRT 在死亡人数和副作用方面的对比进行总结时表示：根据 TARGIT-A 试验，对于经选择的合适乳腺癌可考虑在保乳术中采用具有风险适应性的 TARGIT 疗法。

研究者介绍：

　　Jayant S Vaidya，英国伦敦大学外科和介入科学院主任，提出术中定向放射治疗 (Intrabeam TARGIT IORT) 概念并广泛应用。

编者按：

　　在非劣效性试验中，TARGIT 保留乳房 5 年局部复发风险高于 EBRT，不过这种差异仍在预先设定的非劣效性界值即两组间主要终点的差异绝对值 2.5% 之内。TARGIT 是一站式放疗，在乳房肿瘤切除术中进行的一种放疗方式，仅需要单次剂量，常规分次放疗需行数周，TARGIT-A 提供一种更便利的保乳途径。

参考文献：

VAIDYA J S,JOSEPH D J,TOBIAS J S,et al.Targeted intraoperative radiotherapy versus whole breast radiotherapy for breast cancer (TARGIT-A trial):an international,prospective,random ised,non-inferiority phase 3 trial[J].Lancet,2010, 376(9735):91-102.

◆ 8-6-3 研究概况 ◆

研究名称	GEC-ESTRO APBI
研究类型	非劣效随机对照临床试验
试验分期	Ⅲ 期
研究编号	NCT00402519
入组时间	2004 年 4 月～ 2009 年 7 月
入组患者	1184 例低危浸润性乳腺癌或乳腺导管内癌保乳术后 40 岁以上，pTis 期或肿块 ≤ 3 cm，N0/N1mi
分组情况	第 1 组（n=551）：全乳照射＋瘤床加量 第 2 组（n=633）：APBI

（续表）

治疗方法	第 1 组 EBRT：全乳放疗 50-50.4Gy/5 周（1.8-2.0Gy×25-28f），同时瘤床加量 10Gy/5f 第 2 组 APBI：HDR 32Gy/8f 或 30.3Gy/7f 每日 2 次；PDR 50Gy，0.6-0.8Gy/h，每小时 1 脉冲，每天 24 小时
研究结果	随访 5 年（前 2 年每 3 月 1 次，后 3 年每 6 月 1 次） 局部复发累积发生率：第 1 组 0.92%，第 2 组 1.44%（P=0.42） 5 年 OS：第 1 组 95.55%，第 2 组 97.27%（P=0.11） 5 年 DFS：第 1 组 94.45%，第 2 组 95.03%（P=0.79）
	不良反应 未见 4 级不良反应报道 2/3 级皮肤副反应：第 1 组 5.7%，第 2 组 3.2%（P=0.08） 2/3 级皮下组织副反应：第 1 组 6.3%，第 2 组 7.6%（P=0.53） 3 级纤维化：第 1 组 0.2%，第 2 组 0%（P=0.46）

OS：Overall Survival，总生存期；DFS：Disease free survival，无病生存期；EBRT：External beam radiotherapy，外放射治疗；APBI：Accelerated partial breast irradiation，加速部分乳腺照射；HDR：High-dose-rate，高剂量率；PDR：Pulsed-dose-rate，脉冲剂量率。

研究简介：

GEC-ESTRO APBI 为随机、非劣效性Ⅲ期试验，对 0、Ⅰ、ⅡA 期乳腺癌保乳术后行 APBI 与全乳照射进行比较。主要研究终点是局部复发率，551 例接受全乳照射 + 瘤床加量，633 例接受 APBI 间歇式多导管近距离放射治疗。随访 5 年，9 例 APBI 和 5 例接受全乳照射患者出现局部复发；APBI 局部复发累积发生率 1.44%，全乳照射累计发生率 0.92%（P=0.42）。未见 4 级不良反应。2-3 级皮肤不良反应包括：APBI 组 3.2%，全乳照射组 5.7%（P=0.08），2-3 级皮下组织不良反应的 5 年风险 APBI 组为 7.6%，全乳照射组 6.3%（P=0.53）。重度（3 级）纤维化：全乳照射为 0.2%，APBI 为 0%（P=0.46）。因此，对于 5 年 DFS 和 OS，早期乳腺癌保乳术后使用多导管近距离放疗辅助 APBI 并不劣效于辅助全乳照射。

研究者介绍：

Vratislav Strnad，德国埃朗根 - 纽伦堡大学医院放射肿瘤科教授。

编者按：

APBI 由于可以极大地缩短乳腺癌辅助放疗疗程、潜在减少正常组织辐射暴露，一直备受放疗界关注。然而，既往利用术中照射技术实施 APBI 的两项Ⅲ期随机对照临床试验（TARGIT 和 ELLIOT 研究）均得出阴性结果，APBI 组的局部复发率显著高于常规全乳放疗组。应注意的是，这项临床研究仅仅为包括导管内癌在内的低危早期乳腺癌应用组织间插植技术的 APBI 提供强有力数据支持，对于外照射、术中照射或者球囊内照射等技术的 APBI 应用，在高危患者中 APBI 应用，仍需要进一步研究数据支持，持谨慎态度。

参考文献：

STRNAD V,OTT O J,HILDEBRANDT G,et al.5-year results of accelerated partial breast irradiation using sole interstitial multicatheter brachytherapy versus whole-breast irradiation with boost after breast-conserving surgery for low-risk invasive and in-situ carcinoma of the female breast:a randomised,phase 3,non-inferiority trial[J].Lancet,2016,387(10015):229-238.

◆ 8-6-4 研究概况 ◆

研究名称	IMPORT LOW
研究类型	非劣效随机对照临床试验
试验分期	Ⅲ 期
入组时间	2007 年 5 月～ 2010 年 10 月
入组患者	2018 例 50 岁以上的，1-3 级单灶性乳腺浸润性导管腺癌，肿瘤大小 3cm 以下的（pT1-2），0-3 阳性腋窝淋巴结（pN0-1），显微镜最小非癌组织边缘 2mm 以上的接受保乳术的乳腺癌 2 例患者拒绝临床试验随访，实际统计例数 2016 例
分组情况	第 1 组（n=674）：40Gy 全乳放疗，40Gy/15f 第 2 组（n=673）：36Gy 全乳放疗，另部分乳腺 40Gy 放疗（降低剂量组），全乳放疗 36Gy/15f + 部分乳腺放疗 40Gy/15f 第 3 组（n=669）：只部分乳腺 40Gy 放疗（部分乳腺组），瘤床放疗 40Gy/15f
研究结果	中位随访 72.2 月 年局部复发率：第 1 组 1.1％，第 2 组 0.2％，第 3 组 0.5％ 第 2 组比第 1 组（P=0.003），第 3 组比第 1 组（P=0.016）

IMRT：intensity modulated radiation therapy，调强放疗。

研究简介：

全乳放疗是早期保乳术后标准治疗，可引起身体改变和心理困扰。调强放疗（IMRT）给瘤床提供均匀放射剂量，使不需要照射区域的高剂量放射减到最小，还能防止破坏乳房美观。IMPORT LOW 试验为多中心、随机、对照、Ⅲ 期非劣性研究。50 岁以上，1-3 级单灶性乳腺浸润性导管腺癌，肿瘤大小 3cm 以下的（pT1-2），0-3 枚阳性腋窝淋巴结（pN0-1），显微镜最小非癌组织边缘 2mm 以上的接受保乳术治疗。随机接受 40Gy 全乳放疗（对照组）、36Gy 全乳放疗和 40Gy 部分放疗（减量组）或 40Gy 部分放疗（试验组），治疗分 15 天开展。主要终点为局部复发（若 5 年后局部复发风险在 95％ 的置信区间不超过 2.03 则认为达到非劣性终点）。招募 2016 例，对照组 674 例，减量组 673 例，试验组 669 例人，平均随访 72.2 月，各组 5 年局部复发率如下：对照组 1.1％，减量组 0.2％，试验组 0.5％。5 年后相比于对照组，减量组以及试验组局部复发的绝对差异为 -0.73％ 和 -0.38％，均达到非劣性终点且不良事件更为温和。

研究者介绍：

Charlotte E Coles，英国剑桥大学临床肿瘤学家。

编者按：

有研究证据显示，乳腺癌复发倾向于靠近原发肿瘤位置，表明某些女性或许会接受不必要全乳放疗。有研究证据支持全乳放疗的弊端，对于选择性特定患者的治疗是非常有效的。因此，这项试验或在治疗特定乳腺癌的方法上会带来极大变革。靶向性放疗或能有效抑制乳腺癌传统放疗带来的不良反应。

参考文献：

COLES C E,GRIFFIN C L,KIRBY A M,et al.Partial-breast radiotherapy after breast conservation surgery for patients with early breast cancer (UK IMPORT LOW trial):5-year results from a multicentre,randomised,controlled,phase 3,non-inferiority trial[J].Lancet,2017,(17):31145-31145.

第7节　放化疗顺序及放疗时机

◆ 8-7-1 研究概况 ◆

试验名称	Long-term results of a randomized trial on the sequencing of radiotherapy and chemotherapy in breast cancer.
研究类型	随机对照临床研究
试验分期	Ⅲ 期
入组时间	1997 年 1 月 ～ 2002 年 12 月
入组患者	206 例乳腺癌行乳腺象限切除 + 腋窝淋巴结清扫
分组情况	206 例象限切除 + 腋窝淋巴结清扫乳腺癌根据放化疗时机分组 第 1 组：CMF 同步放化疗 第 2 组：CMF 化疗序贯辅助放疗
治疗方法	手术：乳腺象限切除 + 腋窝淋巴结清扫 化疗：CMF 方案 放疗：全乳腺：50Gy/25f,2 Gy/f；瘤床 14-16Gy,2Gy/f
研究结果	随访 111 月 10 年无乳腺癌复发率：第 1 组 94%，第 2 组 94% (P=0.94) 10 年 DMFS：第 1 组 93%，第 2 组 87%(P=0.27) 10 年 DFS：第 1 组 78%，第 2 组 77%(P=0.76) 10 年 OS：第 1 组 91%，第 2 组 92%(P=0.87)

DMFS：Distant metastasis-free survival，无远处转移时间；OS：Overall survival，总生存期；DFS：Disease free survival，无病生存期。

研究简介：

早期乳腺癌保乳术后放疗时机无定论，常规认为延迟放疗开始时间会导致复发风险升高，回顾性研究及荟萃分析对此问题结论不一，无Ⅲ期临床试验证实上述结果。本研究为前瞻性对照临床研究。入组患者分为同步 CMF 放疗组及 CMF 序贯放疗组。研究发现同期放化疗较序贯放疗无明显疗效优势，推荐化疗完成后序贯辅助放疗。

研究者介绍：

Paola Pinnarò，就职于意大利里贾纳·埃琳娜国家癌症研究所国家癌症研究所放射科。

编者按：

大部分早期乳腺癌保乳术后需要放疗和化疗综合治疗，术后放化疗顺序是临床研究的重要问题。本研究证实保乳术后采用序贯放化疗，但是在术后辅助治疗的临床决策中先放疗还是先化疗，仍缺少足够循证医学证据。

参考文献：

PINNARÒ P,RAMBONE R,GIORDANO C,et al.Long-term results of a randomized trial on the sequencing of radiotherapy and chemotherapy in breast cancer[J].Am J Clin Oncol,2011,34(3):238-244.

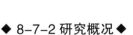

◆ 8-7-2 研究概况 ◆

试验名称	Sequencing of chemotherapy and radiation therapy in early-stage breast cancer: updated results of a prospective randomized trial
研究类型	随机对照临床研究
试验分期	Ⅲ 期
入组时间	1984 年 6 月～ 1992 年 12 月
入组患者	入组 244 例乳腺癌患者Ⅰ-Ⅱ期，淋巴结阳性，保乳＋腋窝淋巴结清扫 排除放疗前复发，淋巴结微转移，大于 70 岁，合并其他恶性肿瘤
分组情况	第 1 组（n=112）：化疗序贯放疗（化疗优先） 第 2 组（n=122）：放疗序贯化疗（放疗优先）
治疗方法	手术：保乳手术＋前哨淋巴结活检或腋窝淋巴结清扫术
	化疗：CAMFP 方案，21 天 1 次，4 周期 环磷酰胺 500mg/m² ivd d1 多柔比星 45mg/m² ivd d3 甲氨蝶呤 200mg/m² ivd d1,15 氟尿嘧啶 500mg/m² ivg d1 强的松 40mg/m² po d1-5 亚叶酸 10mg/m² po q6h d2-4，d16-18
	放疗：全乳腺：45Gy/25f,1.8 Gy/f；瘤床 16-18Gy
研究结果	随访 135 月 10 年 EFS：第 1 组 46%，第 2 组 51%（P=0.88） 10 年远处转移率：第 1 组 35%，第 2 组 36%（P=0.48） 10 年死亡率：第 1 组 28%，第 2 组 33%（P=0.41）

EFS：Event-free survival，无事件生存期；OS：Overall Survival，总生存期。

研究简介：

早期乳腺癌保乳术后放化疗的顺序无定论，回顾性研究结论不一致，为解决此问题，本研究进行前瞻性随机对照研究。入组 244 例患者，其中 122 例术后先放疗后化疗，另 122 例则先化疗再放疗。中位随访 135 月，结果发现早期乳腺癌先行放疗并无优势，但此研究统计学力度不足以鉴别出两者区别。

研究者介绍：

Jennifer R Bellon，美国丹娜法伯癌症研究所，哈佛大学医学院放射肿瘤学副教授，丹娜法伯癌症研究所乳腺放射肿瘤科主任，丹娜法伯癌症研究所医师。

编者按：

在早期乳腺癌术后先放疗还是先化疗的比较中，无论 EFS 还是 OS 均无统计学差异，但是绝对数值还是先放疗低于先化疗，因此目前早期乳腺癌行手术→化疗→放疗这一基本格局仍然未打破。

参考文献：

BELLON J R, COME S E, GELMANR S R,et al.Sequencing of chemotherapy and radiation therapy in early-stage breast cancer:updated results of a prospective randomized trial[J].J Clin Oncol,2005,23(9):1934-1940.

第8节　放疗分割问题

◆ 8-8-1 研究概况 ◆

研究名称	Sequencing of chemotherapy and radiation therapy in early-stage breast cancer: updated results of a prospective randomized trial.
研究类型	随机对照临床试验
试验分期	Ⅲ期
入组时间	1986 年 1 月～ 1998 年 3 月
入组患者	1410 例 T1-3N0-1M0 浸润性乳腺癌，年龄 <75 岁，保乳术后
分组情况	第 1 组（n=470）：50Gy 第 2 组（n=474）：39Gy 第 3 组（n=466）：42.9Gy
治疗方法	第 1 组：50Gy/25f 第 2 组：39Gy/13f 第 3 组：42.9Gy/13f
研究结果	中位随访 9.7 年 10 年同侧乳腺局部复发率： 第 1 组 12.1%，第 2 组 14.8%，第 3 组 9.6%

研究简介：

大分割放疗在保证与常规放疗相对生物总剂量相当或增加的前提下，增加单次照射剂量至 >2Gy/ 次，减少照射总剂量，从而缩短治疗疗程，减少住院时间，降低住院费用，并有可能提高疗效的一种放疗分割模式。一般认为肿瘤组织 α/β 值为 8 ～ 10Gy，但临床研究表明乳腺癌 α/β 值比本研究预期的低。放射生物学研究认为乳腺癌 α/β 值约为 4Gy，正常乳腺组织的 α/β 值约为 3Gy，从生物学角度上分析，大分割放疗（>2Gy/ 次) 对乳腺癌治疗是有益的，临床实践也表明乳腺放疗单次剂量在 2.6 ～ 4Gy 之间是安全并可接受，因此近年来国内外都有乳腺癌大分割放疗的研究报道，尤其是在保乳术后部分乳腺照射的病例，本研究为一项Ⅲ期随机临床试验，患者接受保乳术后随机分为术后辅助放疗 50Gy/25 次、39Gy/13 次、42.9Gy/13 次，中位随访近 10 年，10 年后局部区域肿瘤复发率分别为 12.1%、14.8 % 和 9.6%，3 组疗效和治疗不良反应无统计学差别，认为乳腺癌保乳术后适合大分割方案放疗。

研究者介绍：

John Yarnold，英国皇家马斯登 NHS 基金会信托部例誉顾问、癌症研究所临床肿瘤学教授。

编者按：

各家研究报道认为乳腺大分割放疗与常规分割放疗疗效相当,治疗不良反应没有增加,研究表明乳腺癌改良根治术后 2.6 ～ 4.0Gy 的大分割放疗安全有效。认为乳腺癌改良根治术后大分割放疗疗效与常规分割相似,不良反应可接受,认为大分割放疗是一种短疗程、安全、

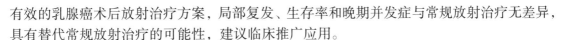

有效的乳腺癌术后放射治疗方案,局部复发、生存率和晚期并发症与常规放射治疗无差异,具有替代常规放射治疗的可能性,建议临床推广应用。

参考文献:

OWEN J R,ASHTON A,BLISS J M,et al.Effect of radiotherapy fraction size on tumour control in patients with early-stage breast cancer after local tumour excision:long-term results of a randomised trial[J].Lancet Oncol,2006,7(6):467-471.

◆ 8-8-2 研究概况 ◆

研究名称	OCOG-1993-hypo
研究类型	非劣效随机对照临床试验
试验分期	Ⅲ期
研究编号	NCT00156052
入组时间	1993 年 4 月～ 1996 年 9 月
入组患者	1234 例保乳手术后切缘阴性、腋窝淋巴结阴性乳腺癌
分组情况	第 1 组(n=612):50Gy 第 2 组(n=622):42.5Gy
治疗方法	第 1 组:50Gy/25f/35d 第 2 组:42.5Gy/16f/22d
研究结果	10 年局部复发率:第 1 组 6.7%,第 2 组 6.2%(非劣效 P<0.001) 10 年乳腺美容效果良好:第 1 组 71.3%,第 2 组 69.8%(P=0.94) 10 年 OS:第 1 组 84.4%,第 2 组 84.6%(P=0.56)

OS:Overall Survival,总生存期。

研究简介:

乳腺癌保乳术配合术后辅助放化疗使保乳术得到与根治术同样疗效。但保乳术后常规分割方案的辅助放疗疗程持续时间较长,给患者带来很大不便,Whelan 等对 1234 例保乳术后切缘阴性、腋窝淋巴结阴性乳腺癌进行研究,比较了短程大分割放疗(42.5Gy/16f,22 天)和常规方案放疗(50.0Gy/25f,35 天)的肿瘤局部控制率和乳腺美容效果,中位随访 12 年结果显示:缩短疗程的大分割放疗取得与常规方案放疗同样疗效,治疗不良反应未增加。

研究者介绍:

Timothy J. Whelan,就职于加拿大汉密尔顿 McMaster 大学。

编者按:

乳腺癌大分割放疗是近年乳腺癌放疗研究热点,国内外的学者开展许多相关临床研究。2011 年美国放射肿瘤协会(ASTRO)发布指南,推荐全乳腺大分割放疗,认为对于保乳术后早期乳腺癌,与传统放疗方案相比,大分割放疗安全有效。在现实临床实践中,大分割放疗应用比例仍然不高。影响人们选择的重要因素是对毒副作用和美容效果的顾忌,本研究结果削弱了人们对这方面的顾虑。

参考文献:

WHELAN T J,PIGNOL J P,LEVINE M N,et al.Long-Term Results of Hypofractionated Radiation Therapy for Breast Cancer[J].N Engl J Med,2010,362(6):513-520.

◆ 8-8-3 研究概况 ◆

研究名称	START
研究类型	随机对照临床试验
试验分期	Ⅲ期
研究编号	ISRCTN59368779
入组时间	1999 年～ 2002 年
入组患者	pT1－3a, pN0－1, M0 浸润性乳腺癌术后
	START-A 试验（n=2236）
	START-B 试验（n=2215）
治疗方法	START-A 试验 第 1 组：50Gy/25f/5w 第 2 组：41.6Gy/13f/5w 第 3 组：39Gy/13f/5w
	START-B 试验 第 1 组：50Gy/25f/5w 第 2 组：40Gy/15f/3w
研究结果	START-A 试验中位随访 9.3 年 10 年局部复发率：第 1 组 7.4%，第 2 组 6.3%，第 3 组 8.8% 第 2 组比第 1 组（P=0.65），第 3 组比第 1 组（P=0.41）
	START-B 试验：中位随访 9.9 年 10 年局部复发率：第 1 组 5.5%，第 2 组 4.3%（P=0.21）

研究简介：

从历史上看，乳腺癌术后常规放疗方案都是 5 周 25 次，每次 2 Gy。第一项改变实践的试验是 START-A 和 START-B，在 1999 年至 2002 年之间进行，英国 35 个放疗中心纳入经手术完全切除的浸润性乳腺癌（pT1－3a, pN0－1, M0）。经过手术治疗及术后化疗和内分泌治疗之后，研究者将其随机分组，并根据受试者所处中心、手术类型（保乳手术或乳房切除术）和瘤床放疗情况对其进行分层。英国从 2009 年开始，标准方案改为在 3 周内分 15 次照射 40 Gy，每次 2.67 Gy，即放射医生们所说的大分割方案。加拿大已经将标准化疗方案改为总剂量 42.5 Gy、16 次 /22 天。英国标准方案是由国立卫生与临床优化研究所（NICE）基于 2008 年发表的 START-A 和 START-B 研究 5 年结果。由于乳腺癌放疗 5 年之后可能出现不良反应增加情况，因此 START 研究认为有必要进行 10 年数据分析，为确定大分割放疗的早期抗肿瘤作用是否能够维持。START 研究 10 年数据分析得出两大结果：乳腺癌和剂量限制性正常组织对分割方式的反应相似，因此国际通用的 2 Gy 分割方式并无优势；15 次 /3 周方案对正常组织而言更温和，而抗肿瘤效应与 25 次 /5 周方案具有可比性。接受总剂量 39 Gy、13 次 /5 周放疗后存活 10 年的 START-A 受试者中，43.9% 发生正常组织中至重度治疗相关不良反应，接受总剂量 50 Gy、25 次 /5 周放疗受试者发生率为 50.4%，相对差异为 20% 具有统计学显著性。两组患者 10 年局部肿瘤复发率相似且均很低。START-B 的 10 年结果显示，在接受了总剂量 40 Gy、15 次 /3 周放疗的受试者中，37.9% 发生正常组织中至重度治疗相关不良反应，而接受了总剂量 50 Gy、25 次 /5 周放疗的受试者发生率为 45.3%，相对差异为 23%，具有高度统计学意义。两组的复发率分别为 4.3% 和 5.5%，差异

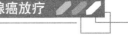

不显著。在这两项试验中，所有类型的正常组织副作用均在较小总剂量、较少分割次数组中明显少见，即使是历史标准方案支持者所关注的臂丛神经损伤也不例外。

研究者介绍：

John Yarnold，英国癌症研究所临床肿瘤学教授。

编者按：

START 试验表明，在三周内 15 次，每次 2.7 Gy 的剂量与五周内 25 次，每次 2 Gy 的剂量一样安全有效——将标准治疗时间缩短了整整两周。这两项具有里程碑意义的试验使大分割放疗在 2008 年成为英国早期乳腺癌女性的标准治疗方法。试验结果为医生和患者提供了高水平的证据，即可以在不影响乳腺癌治愈的情况下提供更短的放疗疗程，且具有较轻的短期和长期不良反应。

参考文献：

HAVILAND J S,OWEN J R,DEWAR J A,et al.The UK Standardisation of Breast Radiotherapy(START) trials of radiotherapy hypofractionation for treatment of early breast cancer:10-year follow-up results of two randomised controlled trials[J].Lancet Oncol,2013,14(11):1086-1094.

◆ 8-8-4 研究概况 ◆

试验名称	UK FAST
研究类型	随机对照临床研究
试验分期	Ⅲ 期
入组时间	2004 年～ 2007 年
入组患者	915 例年龄 ≥ 50 岁，肿瘤小于 3cm，淋巴结阴性，早期乳腺癌保乳术后 根治性手术切除，需要淋巴区域放疗、瘤床补量或新辅助、辅助化疗者除外。
分组情况	第 1 组（n=305）：大分割放疗组 28.5Gy/5f，每周 1 次 第 2 组（n=308）：大分割放疗组 30Gy/5f，每周 1 次 第 3 组（n=302）：常规分割组 50Gy/25f，每周 5 次
治疗方法	手术：保乳手术 + 前哨淋巴结活检或腋窝淋巴结清扫术 化疗：无系统化疗，激素受体阳性可给予内分泌治疗 放疗：大分割放疗组 28.5Gy/5f，每周 1 次；大分割放疗组 30Gy/5f，每周 1 次；常规分割组 50Gy/25f，每周 5 次
研究结果	中位随访 3 年 3 年体检评估中重度皮肤反应 无中度以上皮肤萎缩 50 Gy：6.8%（4.3% - 10.6%） 30 Gy：11.8%（8.5% - 16.3%） 28.5 Gy：7.1%（4.6% - 11.0%） 50 Gy vs. 30 Gy（P=0.002） 50 Gy vs. 28.5 Gy（P=0.455） 30 Gy vs. 28.5 Gy（P=0.016）

（续表）

	无中度以上皮肤硬化
研究结果	50 Gy：1.9%（0.8% - 4.6%） 30 Gy：4.0%（2.2% - 7.1%） 28.5 Gy：2.6%（1.3% - 5.5%） 50 Gy vs. 30 Gy（P=0.172） 50 Gy vs. 28.5 Gy（P=0.637） 30 Gy vs. 28.5 Gy（P=0.323）
	随访37.3月，2例局部复发，23例死亡

研究简介：

乳腺癌保乳术后辅助放疗作为早期乳腺癌治疗标准已达成广泛共识，不仅能降低局部区域复发率，还能提高总生存、降低死亡率，临床上最常用的辅助放疗方式为常规分割放疗，其放疗疗程长，存在治疗不方便、医疗费用高等负面因素。UK FAST 研究旨在比较 5 次超大分割方案与 25 次常规分割方案的安全性和疗效。研究共入组 915 例早期（≥ 50 岁，pT1-2aN0，无化疗）患者，随机接受 28.5Gy/5 次 /5 周、30Gy/5 次 /5 周和 50Gy/25 次 /5 周的全乳放疗。结果显示，在乳腺癌皮肤不良反应中，28.5Gy/5f 大分割与常规分割美容效果相当，却较 30Gy 大分割不良反应轻。尝试应用大分割术后辅助放疗早期乳腺癌，取得了良好美容效果，从而能减少患者往返医院的次数，节省一定的治疗费用，方便患者，可提高患者的依从性。2020 年报道了 10 年随访结果显示：28.5Gy 组与 50Gy 组的第 10 年中重度乳房正常组织反应无明显差异（15% vs. 9%，P=0.23），而 30Gy 组第 10 年中重度乳房正常组织反应明显高于 50Gy 组（18% vs. 9%，P=0.04）。三组的 10 年局部区域复发率均非常低（50Gy 组 0.7%，30Gy 组 1.4%，28.5Gy 组 1.7%）。

研究者介绍：

John R. Yarnold，同前。

编者按：

全乳放疗最佳分割剂量目前还没有定论，大分割放疗技术一直是近年来研究热点。在现实临床实践中，大分割放疗应用比例仍然不高。影响人们选择的重要因素是对毒副作用和美容效果的顾忌，本研究结果打消了这方面的顾虑。

参考文献：

FAST Trialists Group,AGRAWAL R K,ALHASSO A,et al.First results of the randomised UK FAST Trial of radiotherapy hypofractionation for treatment of early breast cancer (CRUKE/04/015) [J].Radiother Oncol,2011,100(1):93-100.

BRUNT A M,HAVILAND J S,SYDENHAM M,et al.Ten-Year Results of FAST:A Randomized Controlled Trial of 5-Fraction Whole-Breast Radiotherapy for Early Breast Cancer[J].J Clin Oncol,2020,38(28): 3261-3272.

◆ 8-8-5 研究概况 ◆

试验名称	Hypofractionated versus conventional fractionated postmastectomy radiotherapy for patients with high-risk breast cancer: a randomised, non-inferiority, open-label, phase 3 trial
研究类型	随机非劣效研究
试验分期	Ⅲ期

（续表）

入组时间	2008 年～ 2016 年
入组患者	年龄 18-75 周岁，pT3-4，腋窝淋巴结至少 4 个阳性（新辅助治疗的患者治疗前临床分期至少 T3，腋窝淋巴结阳性）； 所有患者经过乳腺切除术和腋窝清扫术； 排除双乳癌、锁骨上或内乳区淋巴结转移、远处转移患者
分组情况	第 1 组（n=409）：50Gy/25f/5w（常规放疗组） 第 2 组（n=401）：43.5Gy/15f/3w（大分割放疗组） 放疗区域：锁骨区、腋窝 3 站淋巴结区、胸壁区，不包含内乳区、1,2 站腋窝淋巴结区。
治疗方法	手术：乳腺切除术和腋窝清扫术 治疗：根据 NCCN 指南接受相应化疗、内分泌治疗及靶向治疗
研究结果	中位随访 58.5 月 5 年局部区域累计复发发生率：第 1 组 8.1%，第 2 组 8.3% 　（绝对差异 0.2%，90% CI，-3.0 至 2.6；HR=1.10，90%CI，0.72-1.69，非劣效 P<0.0001） 5 年总生存率和无病生存率两组均无显著差异， 5 年总生存率：第 1 组 86%，第 2 组 84% 无病生存率：第 1 组 70%，第 2 组 74%
	3 度急性皮肤反应 第 1 组 8%，第 2 组 3% 其他不良反应：放射性肺炎、淋巴水肿、肺纤维及缺血性心脏病的发生率相似，无统计学差异

研究简介：

　　本研究为非劣性、随机对照 III 期临床研究，入组为高危乳腺癌改良根治术后，有 4 个及以上腋窝淋巴结转移，或乳腺原发肿瘤为 T3 或 T4，可接受全身化疗及局部放疗的患者。按 1：1 随机分为常规分割放疗组，即每次 2 Gy，照射 25 次，总剂量 50 Gy；或大分割放疗组：每次 2.9 Gy，照射 15 次，总剂量 43.5 Gy，大分割放疗照射的生物等效剂量按 α/β 比值为 4 计算，与 50 Gy 的常规分割相当。放疗靶区包括胸壁、锁骨上及腋窝第三组淋巴引流区。主要终点为局部区域复发率，次要终点为总生存率、无病生存率，及早期和晚期放疗相关毒性反应。2008 年 6 月至 2016 年 6 月，820 例入组，大分割组 406 例，常规分割组 414 例，末次随访时间 2017 年 8 月 1 日，中位随访 58.5 月。5 年局部区域复发率大分割组为 8.3%（90% CI 5.8 ～ 10.7），常规分割组为 8.1%（90% CI 5.4 ～ 10.6）[绝对差异为 0.2%，90% CI（−3.0）～ 2.6；HR 1.10，90% CI 0.72 ～ 1.69；非劣性 P<0.0001]，大分割放疗并不比常规分割放疗疗效差。5 年总生存率和无病生存率两组均无显著差异，5 年总生存率大分割组为 84%，常规分割组为 86%；无病生存率大分割组为 74%，常规分割组为 70%。放疗后 1/2 级和 3 级上肢水肿的发生率，常规分割组分别为 20% 和 1%，大分割组为 19% 和 1%；放疗后 1/2 级和 3 级肩关节活动障碍的发生率，常规分割组分别为 3% 和 <1%，大分割组为 2% 和 <1%；两组均无 4 级放疗相关毒性事件或放疗相关死亡；3 级急性皮肤反应在常规分割组为 8%，大分割组为 3% (P<0.0001)。两组患者均无臂丛神经损伤和肋骨骨折。其他放疗相关毒性反应两组均无显著差异。

研究者介绍：

　　王淑莲，中国医学科学院肿瘤医院放射治疗科主任医师。

　　李晔雄，中国医学科学院肿瘤医院放射治疗科主任。

编者按：

　　该研究历时 10 余年，是全世界首例、大型、关于大分割放疗在乳腺癌改良根治术后患者中疗效的临床研究，其成果也得到了国际同行认可，在 *Lancet Oncol* 杂志同期述评中被称赞为优雅的治疗方法，控制癌症治疗成本，减轻了经济负担。对于高危乳腺癌患者，根治术后大分割放疗疗效不劣于常规分割放疗，不良反应相似，3 级急性皮肤毒性反应更低，值得在临床实践中合理选择。

参考文献：

WANG S L,FANG H,SONG Y W,et al.Hypofractionated versus conventional fractionated postmastectomy radiotherapy for patients with high-risk breast cancer:a randomised,non-inferiority,open-label,phase 3 trial[J].Lancet Oncol,2019,20:352-360.

◆ 8-8-6 研究概况 ◆

试验名称	FAST-Forward
研究类型	随机非劣效对照研究
试验分期	Ⅲ期
入组时间	2011 年～ 2014 年
入组患者	年龄大于 18 周岁，pT1-3a，pN0-1，M0 浸润性乳腺癌 2013 年 2 月修订排除低危的患者（年龄 >65 岁，pT1，组织学分级 1 或 2 级，ER 阳性，HER2 阴性，N0，M0） 所有患者经过前哨淋巴结活检术或腋窝清扫术
分组情况	第 1 组（n=1361）：40Gy/15f/3w 第 2 组（n=1367）：27Gy/5f/1w 第 3 组（n=1368）：26Gy/5f/1w 对于保乳术后的患者，允许瘤床补量（10-16Gy/5-8f）
治疗方法	手术：保乳术后或乳腺切除术后（包含乳房再造患者）患者 + 前哨淋巴结活检或腋窝淋巴结清扫术
研究结果	中位随访 71.5 月 5 年同侧乳腺肿瘤复发累计发生率（40Gy 组 2.1%，27Gy 组 1.7%，26Gy 组 1.4%） 各组间局部复发率、远处复发率、无病生存率和总生存率的发生率相似，差异无统计学意义 5 年评估中重度皮肤反应 （40Gy 组 9.9%，27Gy 组 15.4%，26Gy 组 11.9%） 其中 5 年中乳腺萎缩是最显著的反应 （40Gy 组 5.5%，27Gy 组 8.2%，26Gy 组 6.8%） 患者和摄影评估显示，27Gy 比 40Gy 的正常组织效应风险更高，但 26Gy 和 40Gy 的正常组织效应风险相似。

研究简介：

乳腺癌保乳术后辅助放疗可明显降低术后局部复发风险，而由于放疗周期长，患者需长期住院或频繁就诊，给患者生活带来很多的不便和经济负担。尤其是 2019 年以来新冠病毒肆虐，长疗程放疗有可能造成部分患者治疗中断。与传统的 40Gy/15f/3w 治疗模式相比，短疗程放疗越来越凸显出治疗的优势。本研究结果显示，26Gy/5f/1w 治疗模式疗效不劣于40Gy/15f/3w 治疗模式，不良反应相似。26Gy/5f/1w 治疗模式既缩短了治疗时间，又保证了放疗的疾病控制率，且有效减轻了放疗毒性。

研究者介绍：

Adrian Murray Brunt，英国癌症研究所放疗专家。

编者按：

对于早期乳腺癌初诊手术后的患者来说，1 周内 5 次分量的 26Gy 在局部肿瘤控制方面不逊于 3 周内 15 次分量的 40Gy 标准，而且在正常组织影响方面也同样安全。

参考文献：

BRUNT A M,HAVILAND J S,WHEATLEY D A,et al.Hypofractionated breast radiotherapy for 1 week versus 3 weeks (FAST-Forward):5-year efficacy and late normal tissu eeffects results from a multicentre,non-inferiority,randomised,phase 3 trial[J].Lancet,2020,395(10237):1613-1626.

◆ 8-8-7 研究概况 ◆

试验名称	Hypofractionated Versus Conventional Fractionated Radiotherapy After Breast-Conserving Surgery in the Modern Treatment Era: A Multicenter, Randomized Controlled Trial From China
研究类型	随机非劣效对照研究
试验分期	Ⅲ 期
研究编号	NCT01413269
入组时间	2010 年～ 2015 年
入组患者	734 例早期乳腺癌保乳术后
分组情况	大分割组（n=368） 常规分割组（n=366）
治疗方法	全乳大分割照射 3 周 (43.5 Gy/15 次)，瘤床补量 3 天 (8.7 Gy)； 全乳常规分割照射 5 周 (50 Gy/25 次)，瘤床补量 1 周 (10 Gy/5 次)。均采用调强放疗技术。
研究结果	中位随访 73.5 月 5 年局部复发率：大分割组 1.2%，常规分割组 2% （HR=0.62，95%CI，0.20-1.88，非劣效 P=0.017）

研究简介：

该研究入组 734 例早期乳腺癌保乳术后患者，包括 368 例为大分割组，366 例为常规分割组。全乳大分割照射 3 周 (43.5 Gy/15 次)，瘤床补量 3 天 (8.7 Gy)；全乳常规分割照射 5 周 (50 Gy/25 次)，瘤床补量 1 周 (10 Gy/5 次)。均采用全乳调强放疗技术。入组患者中位年龄 46 岁，65.4% 的患者接受了辅助化疗，其中 97.1% 使用蒽环 / 紫杉为基础的化疗方案。激素受体阳性患者接受内分泌治疗 (97.1%)，中位持续时间为 62.7 个月。HER2 阳性患者有 55.3% 接受了抗 HER2 靶向治疗，中位随访 73.5 月。结果显示，两组患者的 5 年局部复发率非常低，大分割和常规分割照射分别为 1.2% 和 2%，非劣性检验有统计学意义。大分割放疗组的 2-3 级早期皮肤放疗反应发生率更低，其他早 / 晚期放疗毒性反应，及美容效果评价两组无差别。两组患者的 3 年乳腺远期美容效果达到良好的比例均接近 90%。常规分割和大分割组的平均放疗时间为 40.4 天和 24.6 天。大分割放疗不仅减少了患者的治疗时间，减轻经济负担；每治疗一位大分割患者就能提高 40% 的医疗资源使用效率，能够显著提高我国放疗资源的可及性。

研究者介绍：

王淑莲，中国医学科学院肿瘤医院放射治疗科主任医师。

李晔雄，中国医学科学院肿瘤医院放射治疗科主任。

编者按：

该研究是世界首个针对亚洲人群的乳腺癌保乳术后大分割放疗的随机研究。亚洲女性体重指数 (BMI) 通常较欧美女性低，乳腺体积也较小，以前发表的乳腺大分割随机研究均在欧美国家开展，其结果是否同样适合亚洲人群一直是临床医生担心的问题。本研究弥补了这项空白，消除了亚洲地区医生和患者的顾虑，为广泛开展乳腺癌保乳术后大分割放疗提供了充分的证据。结果证实了在当代医疗水平条件下早期乳腺癌保乳术后大分割放疗安全有效。局部复发率低于研究设计的预期，乳腺美容效果比以往研究更优，这些都证明了当代乳腺癌治疗的巨大进步。

参考文献：

WANG S L,FANG H,HU C,et al.Hypofractionated Versus Conventional Fractionated Radiotherapy After Breast-Conserving Surgery in the Modern Treatment Era:A Multicenter,Randomized Controlled Trial From China[J].J Clin Oncol,2020,38(31):3604-3614.

第 9 节　乳腺癌放疗的精准医学探索

◆ 8-9-1 研究概况 ◆

研究名称	SweBCG 91-RT trial
研究类型	随机临床试验
试验分期	Ⅲ期
入组时间	1991 年～ 1997 年
入组患者	958 例 Ⅰ-Ⅱa 期、淋巴结阴性乳腺癌保乳术后接受或未接受放疗
分组情况	第 1 组（n=554）：Luminal A 型乳腺癌 第 2 组（n=259）：Luminal B 型乳腺癌 第 3 组（n=81）：三阴性乳腺癌 第 4 组（n=64）：HER2 过表达型乳腺癌
治疗方法	手术：保乳术 放疗：全乳放疗 仅 8% 患者进行全身系统性治疗
研究结果	10 年同侧乳腺复发率： Luminal A 型：未放疗 19% vs. 放疗 9%，P=0.001 Luminal B 型：未放疗 24% vs. 放疗 8%，P=0.001 三阴性：未放疗 21% vs. 放疗 6%，P=0.08 HER2 过表达型：未放疗 15% vs. 放疗 19%，P=0.6 10 年任何复发率： Luminal A 型：未放疗 26% vs. 放疗 14%，P<0.001 Luminal B 型：未放疗 29% vs. 放疗 23%，P=0.3 三阴性：未放疗 38% vs. 放疗 15%，P=0.03 HER2 过表达型：未放疗 30% vs. 放疗 30%，P=1.0

（续表）

	对于事先假设的年龄 ≥ 65 岁、N0、Luminal A 型低危乳腺癌：
	10 年同侧乳腺复发率：未放疗 20% vs. 放疗 6%，P=0.008
研究结果	10 年任何部位复发率：未放疗 27% vs. 放疗 9%，P=0.002
	10 年乳腺癌相关死亡率：HR=0.85，P=0.5
	10 年全因死亡率：HR=0.94，P=0.7

HER2: Human epidermalgrowth factor receptor-2，人表皮生长因子受体 -2; HR: Hazard ratio，风险比。

研究简介：

早期乳腺癌大部分都会接受保乳术治疗，而联合全乳放疗是保乳术后的常规治疗方案。多项研究提示，术后放疗可以减少同侧乳腺肿瘤复发的概率，并且降低乳腺癌相关死亡率。在保乳术后病理提示淋巴结阴性的患者接受放疗比例只占 70% 左右。并且，对于免疫组化为基础的分子分型是否对于放疗效果产生影响，尚且存在争议。在一项大型、长期随访的随机临床试验中，研究者评价了不同乳腺癌亚型保乳术后辅助放疗的效果。该研究纳入 1991 年~ 1997 年间 91 项放疗的随机试验，共 1003 例淋巴结阴性的 I - II 期乳腺癌保乳术后接受或未接受放疗的患者（其中 958 例行免疫组化检查），探究这些患者生存数据的差别。其主要研究终点为 10 年内的同侧乳腺复发事件，次要研究终点为 10 年的任何复发事件，乳腺癌相关死亡以及任何死亡事件。研究结果显示，放疗降低了 Luminal A（19% vs. 9%，P=0.001）、Luminal B（24% vs. 8%，P<0.001）和三阴乳腺癌（21% vs. 6%，P=0.08）同侧乳腺癌复发的累计发生率，未降低 HER2 过表达型（Luminal 型和非 Luminal 型）乳腺癌的同侧乳腺癌复发率（15% vs. 19%，P=0.6），但各乳腺癌亚型之间放疗效果上总差异的证据并不明显（P=0.21）。对于三阴性乳腺癌，放疗降低乳腺癌相关死亡率（HR=0.35，P=0.06），对于其他亚型则没有。在所有亚型的乳腺癌中，放疗未降低全因死亡率。放疗使得事先假定的临床低危组同侧乳腺癌复发风险下降，放疗降低其 10 年后同侧乳腺癌复发作为首发事件的发生率（20% vs. 6%，P=0.008），但对于乳腺癌相关死亡率和全因死亡率没有影响。在该研究中，尽管乳腺癌亚型并不能预测放疗疗效，但 HER2 阳性乳腺癌似乎对放疗抵抗最大，三阴乳腺癌是通过放疗死亡率减少最多的，在事先假定的低风险 Luminal A 型乳腺癌中放疗效果非常好。

研究者介绍：

Sjöström M，就职于瑞典隆德大学肿瘤与病理科。

编者按：

该研究尽管未发现乳腺癌不同亚型可预测放疗疗效，但对于不同亚型淋巴结阴性早期乳腺癌来说治疗效果却不尽相同，如何挑选最具有临床可行性生物标志物，有待更多临床试验探索和评估。

参考文献：

SJÖSTRÖM M,LUNDSTEDT D,HARTMAN L,et al.Response to Radiotherapy After Breast-Conserving Surgery in Different Breast Cancer Subtypes in the Swedish Breast Cancer Group 91 Radiotherapy Randomized Clinical Trial[J].J Clin Oncol,2017,35(28):3222-3229.

◆ 8-9-2 研究概况 ◆

研究名称	Toronto – British Columbia（TBC）
研究类型	随机临床试验
试验分期	Ⅲ期
入组时间	1992 年 12 月～ 2000 年 6 月
入组患者	年龄≥ 50 岁、T ≤ 5cm、淋巴结阴性乳腺癌保乳术后，接受单纯他莫昔芬治疗，或他莫昔芬联合放疗，共 501 例
分组情况	第 1 组（n=265）：Luminal A 型乳腺癌 第 2 组（n=165）：Luminal B 型乳腺癌 第 3 组（n=71）：高危亚型（Luminal HER2 型 22 例，HER2 高表达型 13 例，基底样型 30 例，三阴型非基底样 6 例）
治疗方法	手术：乳腺保乳术 放疗：全乳放疗 40Gy，瘤床加量 12.5Gy 内分泌治疗：他莫昔芬 20mg po qd×5 年
研究结果	中位随访 10 年 10 同侧乳腺复发率：P<0.001 Luminal A 型：5.2% Luminal B 型：10.5% 高危亚型：21.3% 放疗获益：P=0.26 Luminal A 型：HR=0.40，95%CI，0.12-1.29 Luminal B 型：HR=0.51，95%CI，0.19-1.36 高危亚型：HR=0.13，95%CI，0.03-0.54 对于事先假设的年龄≥ 60 岁、T1、Grade 1/2、N0、Luminal A 型低危乳腺癌： 10 年同侧乳腺复发率：未放疗 1.3% vs. 放疗 5.0%，P=0.42

研究简介：

在 TBC 研究中，绝经后、腋淋巴结阴性早期乳腺癌在保乳术后被随机分成接受他莫昔芬治疗或他莫昔芬加放疗两组。应用免疫组化方法确定的乳腺癌分子分型，并以此来确定分子分型对同侧乳腺癌复发风险的预后及预测价值。研究结果显示分子分型是同侧乳腺癌复发的预测因素，10 年同侧乳腺癌复发风险 Luminal A 型 5.2%、Luminal B 型 10.5%、高危亚型 21.3%（P<0.001）。从风险比来看，Luminal 型乳腺癌放疗获益较少，Luminal A 型风险比 0.4、Luminal B 型 0.51、高危亚型 0.13，而总体分子分型和治疗的交互作用并没有显著性差异（P=0.26）。在探索性分析中，临床低危 Luminal A 型（年龄大于 60 岁、T1、肿瘤分级为 1 或 2 级的 Luminal A 型）的 10 年同侧乳腺复发率为 3.1%，而其余临床高危者 11.8%（P=0.0063）。临床低危 Luminal A 型术后仅服用他莫昔芬和服用他莫昔芬联合放疗的 10 年同侧乳腺癌复发率无显著区别，分别为 1.3% 和 5%（P =0.42）。多因素分析显示放疗（HR=0.31，P <0.001）、临床高危组（风险比 2.2，P =0.025）和 Luminal A 型（HR=0.25，P <0.001）是影响同侧乳腺癌复发因素。免疫组化确定的分子分型是同侧乳腺癌复发的预后因素，但是不能预测放疗获益。进一步的研究需要验证临床低危 Luminal A 型是否可省略保乳术后放疗。

研究者介绍：

Anthony W.Fyles，就职于加拿大玛格丽特癌症中心。

编者按：

这项研究让人们有机会评估低危 Luminal A 型乳腺癌在单独内分泌治疗后的乳腺局部复发率，在以前研究中是无法实现的。低危 Luminal A 型乳腺癌具有好的预后。Luminal A 型乳腺癌从放疗中获益甚小，只是尚不清楚是否小到可以考虑放弃放疗，以及是否在肿块切除后仅用内分泌治疗。

参考文献：

LIU F F, SHI W, DONE S J,et al.Identification of a Low-Risk Luminal A Breast Cancer Cohort That May Not Benefit From Breast Radiotherapy[J].J Clin Oncol,2015,20;33(18):2035-2040.

第9章 乳腺癌免疫治疗

与传统治疗手段相比，免疫治疗具有良好耐受性、无毒性药物蓄积的特点，可降低全身治疗带来的一些不良反应。乳腺癌免疫治疗主要包括肿瘤疫苗治疗、细胞因子治疗、抗体治疗和过继性细胞治疗等。2018 年 IMpassion130 研究在 ESMO 年会发表，开启乳腺癌免疫治疗时代，免疫检查点抑制剂 PD-1/PD-L1 抗体治疗最具发展前景，而小样本 HER2/neu、MUC-1 等肿瘤疫苗显示一定 DFS 和 OS 延长。其中，三阴性乳腺癌免疫原性特征如：高突变率、T 细胞浸润高、PD-L1 表达高、免疫相关基因高表达，使其成为免疫治疗潜在靶点。几种免疫治疗药物（帕博利珠单抗、阿替利珠单抗）单药都在不同治疗线数、不同亚型乳腺癌进行尝试，治疗线数越靠前获益愈明显、一线治疗 ORR 率更高；同时也看到单药治疗获得 CR/PR 的患者会有较好 OS 获益。目前仍有很多问题没有确定性结论，如何合理选择人群和治疗模式，让更多乳腺癌中从免疫治疗中获益，成为此领域重点发展方向。

第1节 PD-1 抗体

◆ 9-1-1 研究概况 ◆

试验名称	KEYNOTE-355
研究类型	随机对照
试验分期	Ⅲ期
研究编号	NCT02819518
入组时间	2016 年 7 月～ 2018 年 7 月
入组患者	先前未接受化疗并不可根治、局部复发不可手术乳腺癌或先前未接受过化疗的转移性乳腺癌，组织学上确诊为 TNBC
分组情况	第 1 组（n=566）：帕博利珠单抗 + 化疗 第 2 组（n=281）：安慰剂 + 化疗
治疗方法	帕博利珠单抗 200mg ivd d1 q3w
	白蛋白结合型紫杉醇 100mg/m² ivd d1,8,15 q4w
	紫杉醇 90mg/m² ivd d1,8,15 q4w
	吉西他滨 1000mg/m² d1,8 q3w + 卡铂 AUC=2 ivd d1,8 q3w

（续表）

研究结果	中位 PFS CPS ≥ 10：第 1 组 9.7 月，第 2 组 5.6 月 （HR=0.65，95% CI，0.49-0.86，P=0.0012） CPS ≥ 1：第 1 组 7.5 月，第 2 组 5.6 月 （HR=0.74，95% CI，0.61-0.90，P=0.0014） ITT 人群：第 1 组 7.6 月，第 2 组 5.6 月 （HR=0.82，95% CI，0.69-0.97，未达检验条件）
	随访 44 月 OS CPS ≥ 10：第 1 组 23 月，第 2 组 16.1 月 （HR=0.73，95% CI，0.55-0.95） CPS ≥ 1：第 1 组 17.6 月，第 2 组 16.0 月 （HR=0.86，95% CI，0.72-1.04） ITT 人群：第 1 组 17.2 月，第 2 组 15.5 月 （HR=0.89，95% CI，0.76-1.05）
	ORR CPS ≥ 10：第 1 组 52.7%，第 2 组 40.8% CPS ≥ 1：第 1 组 44.9%，第 2 组 38.9% ITT 人群：第 1 组 40.8%，第 2 组 37%

ORR：Objective response rate，客观缓解率；DOR：Duration of overall response，总缓解率；DCR：Disease control rate，疾病控制率；AE：Adverse event，不良事件；PFS：Progression-free survival，无进展生存期；OS：Overall survival，总生存期。

研究简介：

KEYNOTE-355 研究入组 847 例未经治疗或无病生存 6 月以上晚期 TNBC，2:1 随机分配至帕博利珠单抗或安慰剂联合化疗组，给予至多 35 周期治疗，直至疾病进展或毒性不可耐受。在 KENOTE-355 既定的中期分析（预先指定的 α 值为 0.00411）中显示，与单用化疗相比，帕博利珠单抗联用化疗在 PD-L1 阳性（CPS ≥ 10）未经治疗的局部晚期不可手术或转移性 TNBC 显示出 PFS 具有统计学意义的改善（HR=0.65，95CI，0.49-0.86，P=0.0012）。安全性方面，3~5 级治疗相关不良事件发生率在帕博利珠单抗联合化疗组为 68%，在安慰剂联合化疗组为 67%；其中，帕博利珠单抗联合化疗组死亡率 <1%，安慰剂化疗组为 0%。两组治疗方案导致不良事件的情况无显著差异，证实联合方案的耐受性与传统化疗基本一致，添加帕博利珠单抗并未给传统化疗方案带来更多安全问题。最终分析（数据截至 2021 年 6 月 15 日），从随机化至数据截止的中位时间 44 月。CPS 1-9、10-19 和 ≥20 亚组的基线特征与 ITT 人群基本相似。在主要分析中，CPS ≥ 10 亚组 OS 的 HR（95%CI）为 0.73（0.55-0.95），CPS ≥ 1 亚组为 0.86（0.72-1.04），ITT 人群为 0.89（0.76-1.05）；PFS 的 HR（95%CI）分别为 0.66（0.50-0.88）、0.75（0.62-0.91）和 0.82（0.70-0.98）。结果将进一步支持 CPS ≥ 10 是定义预期从帕博利珠单抗 + 化疗中获益的转移性 TNBC 患者人群的合理临界值。

编者按：

帕博利珠单抗的治疗效果随着 PD-L1 表达水平增加而提高。对于 PD-L1 高表达的晚期三阴性乳腺癌，帕博利珠单抗联合化疗与化疗相比，PFS 和 OS 显著改善，标准化疗联合帕博利珠单抗对晚期三阴性乳腺癌一线治疗有效。与 IMpassion130 研究有所不同，

KEYNOTE-355 研究联合的化疗方案更为多样，白蛋白结合型紫杉醇、紫杉醇、吉西他滨联合卡铂都是晚期三阴性乳腺癌的标准化疗方案，拓展免疫联合治疗的适应症。

研究者简介：

Hope S. Rugo，见前。

参考文献：

CORTES J,CESCON D W,RUGO H S,et al.Pembrolizumab plus chemotherapy versus placebo plus chemotherapy for previously untreated locally recurrent inoperable or metastatic triple-negative breast cancer (KEYNOTE-355):a randomised,placebo-controlled,double-blind,phase 3 clinical trial[J].Lancet,2020,396(10265):1817-1828.

RUGO H S,CORTÉS J,CESCON D W,et al.LBA16-KEYNOTE-355:Final results from a randomized,double-blind phase Ⅲ study of first-line pembrolizumab+chemotherapy vs placebo + chemotherapy for metastatic TNBC[J].Ann Oncol,2021,32 (suppl_5): S1283-S1346.

◆ 9-1-2 研究概况 ◆

研究名称	KEYNOTE-522
研究类型	随机对照
试验分期	Ⅲ期
入组时间	2017 年 3 月～2018 年 9 月
分组情况	T1c N1-2 或 T2-4 N0-2 分期，能够提供肿瘤组织进行 PD-L1 检测的 TNBC
分组患者	第 1 组（n=784）：帕博利珠单抗 + 化疗 第 2 组（n=390）：安慰剂 + 化疗
给药方式	术前免疫治疗： 帕博利珠单抗 200mg ivd d1 q3w×8 周期（24 周）
给药方式	术前化疗： 紫杉醇 80mg/m² ivd d1 qw×12 周 卡铂 AUC=5 ivd d1 q3w×4 周期 或卡铂 AUC=1.5 ivd d1 qw×12 周 序贯 多柔比星 60mg ivd d1 q3w×4 周期 或表柔比星 90mg ivd d1 q3w×4 周期 环磷酰胺 600mg ivd d1 q3w×4 周期 术后免疫治疗： 帕博利珠单抗 200mg ivd d1 q3w×9 周期（27 周）
研究结果	PCR 率：第 1 组 64.8%，第 2 组 51.2%（P=0.00055） 18 月 EFS：第 1 组 91.3%，第 2 组 85.3% （HR=0.63，95%CI，0.43-0.93）

ORR: Objective response rate, 客观缓解率；DOR: Duration of overall response, 总缓解率；DCR: Disease control rate, 疾病控制率；AE: Adverse event, 不良事件；EFS: Event-free survival, 无事件生存；OS: Overall survival, 总生存期。

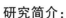

研究简介：

KEYNOTE-522 研究入组新诊断的 T1c N1-2 或 T2-4 N0-2 分期，能够提供肿瘤组织进行 PD-L1 检测的 TNBC。2:1 随机入组，治疗组卡铂 + 紫杉序贯多柔比星 / 表柔比星 + 环磷酰胺，同时全程联合帕博利珠单抗新辅助治疗，术后予以帕博利珠单抗辅助治疗。对照组卡铂 + 紫杉序贯多柔比星 / 表柔比星 + 环磷酰胺，术后安慰剂进行辅助治疗。主要研究终点是 pCR 和 EFS。pCR 定义为 ypT0/Tis ypN0，在 ITT 人群进行评估，EFS 通过研究者在 ITT 人群评估。次要研究终点是 ypT0 ypN0 和 ypT0/Tis 替代定义的 pCR，总生存期（OS），PD-L1 阳性人群的 pCR、EFS、OS 以及所有接受治疗患者的安全性。统计分为 IA1 和 IA2 两个阶段，第一次分析 IA1 是在最后一位患者入组后进行，截至 2018 年 9 月 24 日，第二次分析 IA2 是在第一位患者入组后 24 月进行，截至 2019 年 4 月 24 日。IA2 分析显示，2017 年 3 月—2018 年 9 月，入组 1174 例，其中帕博利珠单抗 + 化疗组 784 例，安慰剂 + 化疗组 390 例，两组可供安全性分析的患者分别为 781 例和 389 例。ITT 人群基线分析显示两组间均衡。IA1 分析显示，帕博利珠单抗 + 化疗组的 pCR 率 64.8%，对照组 51.2%，绝对差异达 13.6%，P=0.00055。其他方式定义 pCR 的结果显示，ypT0ypN0：两组 pCR 率分别为 59.9% 和 45.3%，绝对差异 14.5%；ypT0/Tis：两组 pCR 率分别为 68.6% 和 53.7%，绝对差异 14.8%。亚组分析显示，根据淋巴结状态、肿瘤大小、卡铂用药方案、年龄等进行分层，均提示帕博利珠单抗 + 化疗组的 pCR 率更优。IA2 时 EFS 分析，结果显示帕博利珠单抗 + 化疗组与安慰剂 + 化疗组 18 月 EFS 率分别为 91.3% 和 85.3%。IA2 分析时，在新辅助治疗期间治疗相关不良安全事件显示，两组 3~5 级不良安全事件发生率分别为 76.8% 和 72.2%。辅助治疗阶段，两组 3~5 级不良安全事件发生率分别为 5.7% 和 1.9%。

研究者简介：

Peter Schmid，伦敦玛丽女王大学教授，St Bartholomew's 医院乳腺癌中心临床主任，St Bartholomew's 医院名誉顾问，领导 St Bartholomew's 医院癌症免疫治疗，被德国患者组织 Mammazone 授予 2012 年乳腺癌研究奖。

编者按：

KEYNOTE-522 研究是第一项前瞻性、随机安慰剂对照的帕博利珠单抗联合化疗用于 TNBC 新辅助治疗的研究，结果显示含铂新辅助化疗联合帕博利珠单抗能够较化疗显著提高 pCR 率。KEYNOTE-522 双终点都取得阳性结果，美国 PDA 批准帕博利珠单抗用于高危早期三阴性乳腺癌。

参考文献：

SCHMID P,CORTES J,PUSZTAI L,et al.Pembrolizumab for Early Triple-Negative Breast Cancer[J].N Engl J Med,2020,382(9):810-821.

第 2 节　PD-L1 抗体

◆ 9-2-1 研究概况 ◆

研究名称	IMpassion 130
研究类型	随机对照
试验分期	Ⅲ期
入组时间	2015 年 6 月 23 日～ 2017 年 5 月 24 日
分组情况	902 例不可手术切除的局部晚期或转移性三阴性乳腺癌
分组患者	第 1 组（n=451）：阿替利珠单抗 + 白蛋白结合型紫杉醇 第 2 组（n=451）：安慰剂 + 白蛋白结合型紫杉醇
给药方式	阿替利珠单抗 840mg ivd d1,15 q4w 白蛋白结合型紫杉醇 100mg/m² ivd d1,8,15 q4w
研究结果	中位 PFS： ITT 人群：第 1 组 7.2 月，第 2 组 5.5 月 （HR0.8，95%CI，0.69-0.92，P=0.002） PD-L1 阳性人群：第 1 组 7.5 月，第 2 组 5.0 月 （HR=0.62， 95%CI，0.49-0.78，P<0.001）
	中位 OS： ITT 人群：第 1 组 21.0 月，第 2 组 18.7 月 （HR=0.86，95% CI，0.72-1.02，P=0.078） PD-L1 阳性人群：第 1 组 25.4 月，第 2 组 17.9 月 （HR=0.67，95% CI，0.53-0.86）
	常见 G3/4 不良反应 中性粒细胞减少：第 1 组 8%，第 2 组 8% 周围神经病：第 1 组 6%，第 2 组 3% 乏力：第 1 组 4%，第 2 组 3% 治疗相关死亡：第 1 组 2 例，第 2 组 1 例

ORR: Objective response rate, 客观缓解率；DOR: Duration of overall response, 总缓解率；DCR: Disease control rate, 疾病控制率；AE: Adverse event, 不良事件；PFS: Progression-free survival, 无进展生存；OS: Overall survival, 总生存。

研究简介：

Impassion130 研究是一项随机、双盲、安慰剂对照的Ⅲ期临床试验。研究共计入组 902 例患者，按照 1:1 随机分组，分别接受阿替利珠单抗 + 白蛋白结合型紫杉醇或安慰剂 + 白蛋白结合型紫杉醇治疗，直至疾病进展或毒性无法耐受。主要研究终点为 ITT 人群和 PD-L1 阳性人群的 PFS，首次中期分析 ITT 人群和 PD-L1 阳性人群的 OS。2020 年 ESMO 报道中位随访 18.8 月，在总人群中免疫治疗联合组较对照组延长中位 OS（21 月 vs. 18.7 月，HR=0.87，P=0.0770），展现出生存获益趋势。PD-L1 阳性亚组，阿替利珠单抗组的中位 OS 延长了 7.5 月（25.4 月 vs. 17.9 月），降低 33% 死亡风险（HR=0.67），提高 3 年生存率 14%（36% vs. 22%）。接受免疫治疗联合方案的 PD-L1 阳性 mTNBC，超过三分之一生存期达到 3 年以上，对于改善 mTNBC 的治疗结局是重大突破。

研究者简介：

Peter Schmid，同前。

编者按：

IMpassion130 研究是第一个证实免疫治疗联合化疗可为 PD-L1 阳性转移性三阴性乳腺癌（mTNBC）带来临床获益的Ⅲ期临床研究。基于 IMpassion 130 研究结果，美国 FDA 已经批准阿替利珠单抗联合白蛋白结合型紫杉醇治疗 PD-L1 阳性局部晚期或转移性三阴性乳腺癌。各大国际指南也均对这一方案进行推荐，改变了晚期 TNBC 治疗格局。

参考文献：

SCHMID P,RUGO H S,ADAMS S,et al.Atezolizumab plus nab-paclitaxel as first-line treatment for unresectable, locally advanced or metastatic triple-negative breast cancer (IMpassion130):updated efficacy results from a randomised,double-blind,placebo-controlled,phase 3 trial[J].Lancet Oncol,2020,21(1):44-59.

◆ 9-2-2 研究概况 ◆

研究名称	IMpassion 131
研究类型	随机对照
试验分期	Ⅲ期
研究编号	NCT03125902
入组时间	2015 年 6 月～ 2017 年 5 月
分组情况	未接受过化疗且无法手术的局部晚期或转移性 TNBC
分组患者	第 1 组（n=434）：阿替利珠单抗 + 紫杉醇 第 2 组（n=271）：安慰剂 + 紫杉醇
给药方式	阿替利珠单抗 840mg ivd d1,15 q4w 紫杉醇 90mg/m² ivd d1,8,15 q4w
研究结果	中位 PFS PD-L1 阳性：第 1 组 6.0 月，第 2 组 5.7 月 （HR=0.82，95% CI，0.60-1.12，P=0.20）
研究结果	中位 OS PD-L1 阳性：第 1 组 22.1 月，第 2 组 28.3 月 （HR=1.11，95% CI，0.76-1.64） 常见 G3/4 不良反应 肝炎：第 1 组 11%，第 2 组 5% 皮疹：第 1 组 0.9%，第 2 组 0.9%

ORR: Objective response rate, 客观缓解率；DOR: Duration of overall response, 总缓解率；DCR: Disease control rate, 疾病控制率；AE: Adverse event, 不良事件；PFS: Progression-free survival, 无进展生存期；OS: Overall survival, 总生存期。

研究简介：

IMpassion131 是一项全球性、多中心、随机、双盲、安慰剂对照的Ⅲ期临床研究，共纳入 651 例先前未接受过化疗且无法手术的局部晚期或转移性 TNBC。按照 2:1 比例随机分为两组，试验组予阿替利珠单抗 + 紫杉醇，对照组予安慰剂 + 紫杉醇，直至疾病进展或出现不可耐受的毒性。PD-L1 表达采用 SP142 进行检测（IC ≥ 1%）。在 PD-L1 阳性人群中，与紫杉醇 + 安慰剂组相比，阿替利珠单抗 + 紫杉醇并未显著降低肿瘤进展和死亡风险。此外，无论是 PD-L1 阳性人群还是总人群，中期 OS 结果都更支持紫杉醇 + 安慰剂，而非紫杉醇 + 阿替利珠单抗。

编者按：

鉴于 IMpassion131 研究未能获得预期结果，FDA 没有批准阿替利珠单抗联合紫杉醇在乳腺癌使用。2020 年 9 月，FDA 向卫生保健专业人员、肿瘤学临床研究者和患者发出警示，认为阿替利珠单抗联合紫杉醇方案不适用于治疗 TNBC。FDA 称，后续将会回顾审查 IMpassion131 的结果，并继续通报有关 IMpassion131 结果的最新消息以及任何可能的处方变化信息。

研究者简介：

David Miles，英国弗农山癌症中心教授。

参考文献：

MILES D,GLIGOROV J,ANDRÉ F,et al.Primary results from IMpassion131,a double-blind,placebo-controlled,randomised phase Ⅲ trial of first-line paclitaxel with or without atezolizumab for unresectable locally advanced/metastatic triple-negative breast cancer[J].Ann Oncol,2021,32(8):994-1004.

第 3 节　乳腺癌疫苗治疗

◆ 9-3-1 研究概况 ◆

试验名称	Dendritic Cell Vaccination Enhances Immune Responses and Induces Regression of HER2pos DCIS Independent of Route
研究类型	随机对照试验
试验分期	Ⅰ 期
入组时间	2009 年 7 月～ 2015 年 7 月
入组患者	54 例 HER2 阳性早期乳腺癌 42 例乳腺导管内原位癌（DCIS），12 例早期浸润性乳腺癌（IBC）
分组情况	第 1 组（n=19）：瘤内注射组（IL） 第 2 组（n=19）：局部淋巴结注射（IN） 第 3 组（n=16）：瘤内注射 + 局部淋巴结注射（ILN）
治疗方法	每周注射一次，连续 6 周
研究结果	疫苗接种途径的免疫应答率： 第 1 组 84.2%，第 2 组 89.5%，第 3 组 66.7%（P=0.30）
	pCR 率：DCIS 组 28.6%，IBC 组 8.3%

pCR: Pathological complete response, 病理学表现完全缓解；CI: Confidence interval, 置信区间。

研究简介：

该研究利用 HER2 肽片段激活树突状细胞（DC）刺激机体主动产生 HER2 特异性 T 细胞应答，探索其术前用于 HER2 阳性 42 例 DCIS 和 12 例 pT1mic/pT1aN0M0 乳腺癌的安全性和有效性。54 例患者均完成所有治疗，无 3 级及以上不良事件发生。疫苗安全性与注射途径无显著关联。53 例可评估免疫反应，43 例检测到增强免疫反应，经淋巴结注射者发生 HER2 特异性 CD4 阳性 T 细胞免疫反应者相对增多（外周血 89.5%，前哨淋巴结 91.7%）。乳腺导管内原位癌和浸润性癌患者在免疫反应的活化无明显差异。13 例 pCR，其中 DCIS 占多数，DCIS 患者 pCR 率达 28.6%。获得 pCR 与未获得 pCR 的患者相比，前哨淋巴结中 HER2 特异性免疫反应更活跃，二者外周血的检测无显著差异。

编者按：

该研究首次证实 HER2 特异性 DC 疫苗有效激发 HER2 特异性免疫反应的能力并在 DCIS 获得大于 20% 的 pCR 率，明显优于现有的免疫治疗在乳腺癌中的疗效，该小样本 DC 瘤苗试验为后续的研究带来一定的启发。

研究者简介：

Brian J Czerniecki，美国莫菲特癌症中心乳腺系主席。

参考文献：

LOWENFELD L,MICK R,DATTA J,et al.Dendritic Cell Vaccination Enhances Immune Responses and Induces Regression of HER2^{pos} DCIS Independent of Route:Results of Randomized Selection Design Trial[J].Clin Cancer Res,2017, 23(12):2961-2971.

◆ 9-3-2 研究概况 ◆

试验名称	CT256		
研究类型	多中心、随机、安慰剂对照、单盲		
试验分期	Ⅱb 期		
研究编号	NCT00524277		
入组患者	168 例早期乳腺癌，免疫组化检测 HER2 其中 96 例 3+，72 例 1-2+		
分组情况	HER2 IHC 3+： 第 1 组（n=46）：GP2+ GM-CSF 第 2 组（n=50）：安慰剂 +GM-CSF		
	HER2 IHC 1-2+： 第 1 组（n=35）：GP2+GM-CSF 第 2 组（n=37）：安慰剂 +GM-CSF		
治疗方法	GP2（HER2/neu 多肽）：500μg 皮内注射 GM-CSF（粒细胞集落刺激因子）：125μg 皮内注射		
	共注射 11 次 起始治疗：前 6 月每 3-4 周皮内注射 1 次，共 6 次 巩固治疗：之后每 6 月皮内注射 1 次，共 5 次		
	HER2 阳性乳腺癌术后接受以曲妥珠单抗为基础的标准抗 HER2 靶向治疗		

（续表）

研究结果	HER2 3+ 乳腺癌 5 年 DFS： 第 1 组 100%，第 2 组 89.4%（95% CI，76.2%-95.5%） P=0.0338
	HER2 1-2+ 乳腺癌 5 年 DFS： 第 1 组 77.1%（95%CI，59.5-87.9%） 第 2 组：77.6%（95%CI，60.1-88.2%） P = 0.9142

DFS: Disease free survival, 无病生存期；CI: Confidence interval, 置信区间；GP2（HER2/neu 多肽），Intradermal injection, 皮内注射。

研究简介：

CT256 是一项前瞻性、随机、安慰剂对照、单盲、多中心临床研究。16 个临床中心纳入 168 例早期乳腺癌患者，随机分为 GP2+GM-CSF 和安慰剂 +GM-CSF 两组。96 例免疫组化 HER2 3+ 患者，术后接受以曲妥珠单为基础的抗 HER2 治疗联合 GP2+GM-CSF 或者安慰剂 +GM-CSF。5 年随访后，GP2+GM-CSF 组 5 年 DFS 率为 100%，安慰剂 +GM-CSF 组 89.4%。安全性方面，GP2 无严重不良事件，表现出良好耐受性。GP2 通过了局部皮肤试验和免疫试验，获得强有力免疫应答，这表明在初级免疫接种完成后 6 个月达到了免疫峰值。HER2 疫苗联合曲妥珠单抗的 5 年 DFS 率达到 100%，成为乳腺癌疫苗领域的重大突破和进展。

研究者介绍：

Snehal S Patel，格林威治生命科学公司（Greenwich LifeSciences）首席执行官。

编者按：

HER2 阳性乳腺癌在接受了手术和曲妥珠单抗治疗后，再接受 GP2+GM-CSF 治疗将率先给患者带来被治愈的机会。GP2+GM-CSF 和曲妥珠单抗之间可能存在一种协同作用。

参考文献：

PATEL S,WILLIAMS D M,FISCHETTE C T,et al.Five year median follow-up data from a prospective,randomized,placebo-controlled,single-blinded,multicenter,phase Ⅱb study evaluating the reduction of recurrences using HER2/neu peptide GP2 + GM-CSF vs. GM-CSF alone after adjuvant trastuzumab in HER2 positive women with operable breast cancer[J].Cancer Res,2021,81(4 Suppl):Abstract nr PS10-23.

◆ 9-3-3 研究概况 ◆

试验名称	Sialyl Tn-KLH 疫苗研究
研究类型	随机对照试验
试验分期	Ⅲ 期
研究编号	NCT00003638
入组对象	350 例一线化疗后无进展的转移性乳腺癌
分组情况	STn-KLH 疫苗组（n=170）：STn-KLH+ 内分泌治疗 KLH 疫苗（n=180）：KLH+ 内分泌治疗
治疗方法	单次环磷酰胺 300mg/m² ivd 3 日后随机接受 STN-KLH 100μg iH 周 0,2,5,9 或 KLH 100μg iH 周 0,2,5,9 第 12 周接受抗体检测

（续表）

研究结果	随访 1 年中位 OS STn-KLH 组： ≥抗 OSM IgG 滴度中位数（1:320）：39.6 月 ＜抗 OSM IgG 滴度中位数（1:320）：25.4 月（Cox P =0.005） STn-KLH 组中位 TTP ≥抗 OSM IgG 滴度中位数（1:320）：10.6 月 ＜抗 OSM IgG 滴度中位数（1:320）：6.3 月（Cox P =0.078）
	KLH 疫苗组： ＜抗 KLH IgG 滴度中位数（1：81920）患者存活时间比≥ KLH IgG 滴度中位数患者存活时间长（Cox P =0.0072）
	随访 2 年 OS STn-KLH 组 36.5 月，KLH 组 30.7 月（Cox P=0.0360，Log-Rank P=0.0287）

TTP：time to progression，疾病进展时间；OS：overall survival，总生存期；STn-KLH：sialyl-TN keyhole limpet hemocyanin，唾液酸 -TN 锁孔帽贝血蓝蛋白。

研究简介：

本研究旨在探讨接受内分泌治疗和 STn-KLH 是否具有 TTP 或 OS 获益。对 STn-KLH Ⅲ 期试验数据进行回顾性、盲法检查，确保分层分配合适。通过接受内分泌治疗患者抗体反应评估 TTP 和 OS，研究上述人群中同时进行内分泌治疗和 STn-KLH 或 KLH 对 TTP 和 OS 的影响。接受内分泌治疗的子集约占原始研究人群的三分之一，STn-KLH 组的 TTP 和 OS 比 KLH 组的更长。此外，接受内分泌治疗的乳腺癌，对 STn-KLH 疫苗的中位或更高抗体应答的患者中位 OS 明显高于中位低于中等水平抗体应答患者，提示内分泌治疗加入 STn-KLH 可改善临床结局，同时不良反应较小。

研究者简介：

Nuhad K. Ibrahim，美国 MD 安德森癌症中心乳腺肿瘤科肿瘤内科医师。

编者按：

在内分泌治疗的基础上联合 STn-KLH 疫苗可以改善转移性乳腺癌临床预后，OS 具有统计学获益，并且不良反应较少。但基于目前的数据无法确定这种获益的机制：可能与转移性疾病本身、转移部位的肿瘤负荷或 STn-KLH 与内分泌治疗之间尚未被发现的潜在作用有关。

参考文献：

IBRAHIM N K,MURRAY J L,ZHOU D,et al.Survival Advantage in Patients with Metastatic Breast Cancer Receiving Endocrine Therapy plus Sialyl Tn-KLH Vaccine:Post Hoc Analysis of a Large Randomized Trial[J].Journal of Cancer,2013,4(7):577-584.

MILES D,ROCHÉ H,MARTIN M,et al.Phase Ⅲ multicenter clinical trial of the Sialyl-TN (STn)-keyhole limpet hemocyanin (KLH) vaccine for metastatic breast cancer[J]. Oncologist,2011,16:1092-1100.

第10章 乳腺癌预后因素

乳腺癌预后指标经历不断更新完善的过程，公认的预后指标如：肿瘤分期、组织学类型、肿瘤分级、有无淋巴管及血管受侵、激素受体状态等。ER、PR、HER2已成为乳腺癌预后的重要评估手段并指导临床治疗。随着检测水平及认知能力提高，新的乳腺癌预后指标层出不穷，本章节选取有代表性的标志物进行介绍。

第1节 原发肿瘤直径

◆ 10-1-1 研究概况 ◆

试验名称	A long-term follow-up study of survival in Stage I (T1N0M0) and Stage Ⅱ (T1N1M0) breast carcinoma.
试验分期	回顾性分析
入组时间	1964 年～ 1969 年
入组患者	644 例手术分期 T1N0M0 与 T1N1M0，未接受辅助放化疗的乳腺癌
分组情况	第 1 组（n=134）：≤ 1cm T1N0M0 第 2 组（n=248）：1.1-2cm T1N0M0 第 3 组（n=142）：T1N1M0
治疗方法	未接受辅助放化疗
研究结果	无病生存率：第 1 组 86%，第 2 组 69% 20 年潜在治愈率：第 1 组 80%，第 2 组 70%，第 3 组 52%

研究简介：

1964 年～ 1969 年斯隆凯特琳癌症中心治疗的 644 例手术分期为 T1N0M0 与 T1N1M0 且未接受辅助放化疗的乳腺癌，随访 20 年。原发肿瘤直径≤ 1cm 比 1.1 ～ 2cm 的 T1N0M0 患者有更高的无病生存率（86% vs. 69%）；20 年潜在治愈率分别为 80% vs. 70%；而 T1N1M0 组的患者只有 52%。原发肿瘤直径≤ 1cm 的乳腺癌预后良好，可免于辅助化疗。

研究者介绍：

Paul Peter Rosen，自 1984 年担任纽约长老会医院康奈尔医学中心病理教授。

编者按：

本研究收集了大样本未接受术后辅助放化疗的 T1N0M0 与 T1N1M0 乳腺癌，中位随访时间长达 18.2 年，探讨 T1 及 N1 期早期乳腺癌预后情况，结论对临床治疗具有一定指导价值。限于前期乳腺癌治疗数据不完整，难于再收集诸如此类的大样本数据，本研究显得尤为珍贵。稍有遗憾的是本研究只是一篇回顾性分析。

参考文献：

ROSEN P R,GROSHEN S,SAIGO P E,et al.A long-term follow-up study of survival in Stage
I (T1N0M0) and Stage Ⅱ (T1N1M0) breast carcinoma[J].J Clin Oncol,1989,7(3):355-366.

第 2 节　淋巴结转移水平

◆ 10-2-1 研究概况 ◆

试验名称	Patterns of relapse and survival following radical mastectomy.
入组时间	1964 年～ 1968 年
试验分期	回顾性分析
入组患者	716 例乳腺癌根治术后未行放疗
研究结果	10 年总复发率 52.9% 腋下淋巴结阴性组 27.9% 腋下淋巴结阳性组 75.5% 1-3 腋下淋巴结阳性组 66.5% >3 腋下淋巴结阳性组 83.6% 腋窝淋巴结阴性内乳淋巴结阳性组 60% 腋窝淋巴结阳性内乳淋巴结阳性组 96.7% 10 年总生存率 59.7% 腋窝淋巴结阴性组 81.9% 腋窝淋巴结阳性组 39.6%， 1-3 腋窝淋巴结阳性组 53.7% >3 腋窝淋巴结阳性组 25.6% 腋窝淋巴结阴性内乳淋巴结阳性组 45.8% 腋窝淋巴结阳性内乳淋巴结阳性组 20.5%

研究简介：

为明确初始放射治疗对乳腺癌总生存的影响，选取 716 例根治术后且未行放疗的乳腺癌。结果显示 10 年总复发率为 52.9%，其中腋窝淋巴结阴性组为 27.9%；腋窝淋巴结阳性组为 75.5%；腋窝淋巴结阴性内乳淋巴结阳性组为 60%；腋窝淋巴结阳性内乳淋巴结阳性组为 96.7%。10 年总生存率为 59.7%，其中腋窝淋巴结阴性组为 81.9%；腋窝淋巴结阳性组为 39.6%；腋窝淋巴结阴性内乳淋巴结阳性组为 45%；腋窝淋巴结阳性内乳淋巴结阳性组为 20%。本研究明确了淋巴结在乳腺癌预后中的作用。

研究者介绍：

Pinuccia Valagussa，就职于意大利米兰国家肿瘤研究所。

编者按：

本研究收集了未接受辅助放疗的乳腺癌根治术后患者，研究了淋巴结转移对早期乳腺癌预后影响，结果提示淋巴结阳性患者预后不良。根据目前乳腺癌术后放疗指征，大部分淋巴结阳性患者将接受术后辅助放疗，难于再收集此类大样本数据，本研究结果意义重大。不足之处是本研究为回顾性分析，证据等级稍差。

参考文献：

VALAGUSSA P,BONADONNA G,VERONESI U.Patterns of relapse and survival following radical mastectomy.Analysis of 716 consecutive patients[J].Cancer,1978,41(3):1170–1178.

第3节　PR表达水平

◆ **10-3-1 研究概况** ◆

试验名称	SWOG8228
试验类型	前瞻性研究
试验分期	Ⅲ期
入组时间	1982 年～ 1987 年
入组患者	398 例转移性乳腺癌组织 ER 水平 >3fmoL/mg ，认定阳性必须进行过可评估的 PR 检测。对转移乳腺癌未行任何抗肿瘤治疗。
分组情况	根据 PR 表达水平分三组： 第 1 组（n=104）： ≤ 10fmol/mg 第 2 组（n=129）： 10-99fmol/mg 第 3 组（n=109）： ≥ 100fmol/mg
治疗方法	1984 年 3 月前：他莫昔芬 10mg po bid 1984 年 3 月后：他莫昔芬 10mg po bid
研究结果	总反应率 54%（9% CR，23% PR，22% SD） 治疗反应率：第 1 组 43%，第 2 组 53%，第 3 组 61%

ER: estrogen receptor, 雌激素受体；PR: progesterone receptor, 孕激素受体；TAM: Tamoxifen, 他莫昔芬；OS: Overall Survival, 总生存期；DFI: disease free intervals, 无病间期；TTF: Time to treatment failure, 至治疗失败时间, RR: Response rates, 反应率

研究简介：

SWOG8228 方案是一项前瞻性试验，旨在研究接受他莫昔芬治疗的 ER 阳性乳腺癌的 PR 水平的预后意义。入组 398 例，342 例患者符合条件，并可评估客观临床反应率、至治疗失败时间和总生存期等研究终点。多变量分析显示，PR 水平升高与他莫昔芬反应率提高、至治疗失败时间延长和总生存期延长有明显独立关系。本试验总反应率（定义为 CR、PR 或 SD 超过 6 月）54%。在 PR 小于 10、10-99 和大于 100fmol/mg 的亚组中，对他莫昔芬的反应率分别为 43%、53% 和 61%。使用 PR 和其他预后变量的探索性亚组分析确定 ER 阳性乳腺癌对他莫昔芬的反应率从 24%(绝经前)到 86%(ER>38 且 PR>329fmol/mg 绝经后患者)。未发现任何一组 ER 阳性乳腺癌反应率低到绝对不能考虑使用他莫昔芬。多变量分析显示，独立的、具有统计学意义的预测因素是：对他莫昔芬反应，绝经状态、PR 和 ER；至治疗失败时间，绝经状态、无病间期（DFI）、PR 和 ER；对总生存率，DFI、PR、ER、疾病部位和辅助治疗史。对 PR 水平的了解加上其他临床信息可改善对转移性 ER 阳性乳腺癌治疗前评估。

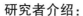

研究者介绍：

Peter M.Ravdin，德克萨斯州圣安东尼奥临床肿瘤学专家。

编者按：

本研究探讨 PR 表达水平对他莫昔芬治疗 ER 阳性乳腺癌疗效的影响，作为第一证实 PR 表达水平影响他莫昔芬治疗价值的前瞻性研究，开启了乳腺癌内分泌治疗研究领域的新篇章。PR 是他莫昔芬治疗反应率、TTF 时间、OS 的独立预后因素。

参考文献：

P M RAVDIN,S GREEN,T M DORR,et al.Prognostic significance of progesterone receptor levels in estrogen receptor–positive patients with metastatic breast cancer treated with tamoxifen:results of a prospective Southwest Oncology Group study[J].J Clin Oncol,1992,10:1284–1291.

◆ 10-3-2 研究概况 ◆

试验名称	Progesterone receptor status significantly improves outcome prediction over estrogen receptor status alone for adjuvant endocrine therapy in 2 large breast cancer databases
试验分期	回顾性分析
入组时间	1970 年～ 1998 年（数据库 PP） 1970 年～ 1999 年（数据库 SPORE）
入组患者	数据库 (PP)：1688 例接受辅助内分泌治疗，未行化疗 数据库 (SPORE)：10444 例接受辅助内分泌治疗，未行化疗
分组情况	第 1 组（n=10347）：ER 阳性 PR 阳性 第 2 组（n=3933）：ER 阳性 PR 阴性 第 3 组（n=298）：ER 阴性 PR 阳性 第 4 组（n=1293）：ER 阴性 PR 阴性
治疗方法	他莫昔芬 10mg po bid
研究结果	相对复发率（与 ER 阴性 /PGR 阴性组相比，PP 数据库）： ER 阳性 PR 阴性组减少 25%，ER 阳性 PR 阳性组减少 53%（P<0.0001）
	相对死亡风险（与 ER 阴性 /PGR 阴性组相比，SPORE 数据库）： ER 阳性 PR 阴性组减少 30%，ER 阳性 PR 阳性组减少 >46%（P<0.0001）
	相对死亡风险（与 ER 阴性 /PGR 阴性组相比，PP 数据库）： ER 阳性 PR 阴性组减少 38%，ER 阳性 PR 阳性组减少 >58%（P<0.0001）

ER: Estrogen receptor，雌激素受体；PR: Progesterone receptor，孕激素受体；OS: Overall Survival，总生存期；DFS: Disease free survival，无病生存期。

研究简介：

为了明确孕激素受体 (PR) 状态是否可以对 ER 阳性乳腺癌提供预后判断价值，以提高对原发性乳腺癌内分泌治疗疗效的预测。本研究采用了美国贝勒大学医学院乳腺癌中心的两乳腺癌数据库 PP 与 SPORE。分别收录 1970 年～ 1998 年诊治的所有早期乳腺癌，以及 1970-1999 年全美诊疗的乳腺癌，随访信息来自肿瘤登记中心。对于进行辅助内分泌治疗的 ER 阳性乳腺癌，PR 是 DFS、OS 的独立预后因素。在单变量和多变量分析中，PR 状态在未经系统治疗患者中预后意义不大。在内分泌治疗患者中，包括淋巴结受累、肿瘤大小和年龄在内的多变量分析表明，PR 状态与无病生存期和总生存期独立相关。对于复发，与 ER 阴性 /PR 阴性相比，ER 阳性 /PR 阴性乳腺癌相对复发风险降低 25%，ER 阳性 /PR 阳性乳腺癌降低 53%（P<0.0001，PP 数据库）。与 ER 阴性 /PR 阴性乳腺癌相比，ER 阳性 /PR 阴性乳腺癌相对死亡风险降低 30%（SPORE 数据库）和 38%（PP 数据库）（P<0.0001）。对于 ER 阳性 /PR 阳性乳腺癌，SPORE 数据库乳腺癌相对死亡风险降低 >46%，PP 数据库乳腺癌死亡风险降低 >58%，表明 ER 阳性 /PR 阳性乳腺癌从内分泌治疗获得益更多（P<0.0001）。

研究者介绍：

Valerie-Jeanne Bardou，就职于贝勒医学院 – 休斯顿的卫理公会医院乳腺中心。

编者按：

研究表明 PR 状态是辅助性内分泌治疗获益的一个独立预测因素,本研究纳入样本量大,临床病例资料完整，研究结果最终确立 PR 在乳腺癌辅助内分泌治疗中作用的，推动临床指南实践更新。

参考文献：

BARDOU V J,ARPINO G,ELLEDGE R M,et al.Progesterone receptor status significantly improves outcome prediction over estrogen receptor status alone for adjuvant endocrine therapy in 2 large breast cancer databases[J].J Clin Oncol,2003,21(10):1973-1979.

第 4 节　HER2 表达水平

◆ 10-4-1 研究概况 ◆

试验名称	c-erbB-2 oncoprotein expression in primary and advanced breast cancer.
试验分期	队列研究
入组患者	可手术、III 期和 IV 期乳腺癌
分组情况	第 1 组（n=602）：可手术原发性乳腺癌 第 2 组（n=57）：III 期乳腺癌 第 3 组（n=123）：IV 期乳腺癌
治疗方法	多克隆抗体 21N 检测 c-erbB-2 表达
研究结果	3 组中 c-erbB-2 表达与较差预后相关
	可手术乳腺癌 10 年 OS 率： c-erbB-2 阳性组 35%，c-erbB-2 阴性组 55%
	III 期乳腺癌中位 OS： c-erbB-2 阳性组 17 月，c-erbB-2 阴性组 24 月
	IV 期乳腺癌中位 OS： c-erbB-2 阳性组 8.8 月，c-erbB-2 阴性组 19.7 月

研究简介：

本研究拟明确 c-erbB-2 蛋白表达与乳腺癌预后关系。利用多克隆抗体 21N 检测 c-erbB-2 癌基因产物表达。共纳入 782 例乳腺癌，602 例可手术早期乳腺癌，57 例 III 期，123 例 IV 期。15%（75/497）早期可手术乳腺癌中检测到 c-erbB-2 蛋白表达；20%（36/180）晚期乳腺癌中检测到 c-erbB-2 蛋白表达，略高于早期可手术乳腺癌。在晚期乳腺癌，

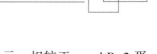

c-erbB-2 蛋白表达阳性乳腺癌倾向于激素受体阴性。多变量分析显示，相较于 c-erbB-2 蛋白表达，组织分级是更为有效的预后评价指标。本研究证实，c-erbB-2 蛋白表达对于早期可手术或进展期乳腺癌，可以作为其预后评价指标。

研究者介绍：

I.O. Ellis，就职于英国诺丁汉大学城市医院病理科。

编者按：

本研究之前的系列研究关于 c-erbB-2 癌基因与乳腺癌的预后关系的结论不一致，本研究验证了 c-erbB-2 蛋白表达是乳腺癌预后指标，一定程度上为后续抗 HER2 靶向治疗奠定了理论基础。

参考文献：

LOVEKIN C,ELLIS I O,LOCKER A,et al.c-erbB-2 oncoprotein expression in primary and advanced breast cancer[J].Br J Cancer,1991,63(3):439-443.

◆ 10-4-2 研究概况 ◆

试验名称	Pathologic findings from the National Surgical Adjuvant Breast and Bowel Project：prognostic significance of erbB-2 protein overexpression in primary breast cancer
试验分期	回顾性分析
入组时间	1976 年～ 1984 年
入组患者	292 例浸润性乳腺导管癌（来自 NSABP B06 试验）
分组情况	第 1 组（n=62）：erbB-2 过表达 第 2 组（n=230）：erbB-2 表达缺失
研究结果	第 1 组死亡率是第 1 组的 2 倍（(P=0.0012)

研究简介：

为研究 erbB-2 过表达的预后意义，本研究对来自 NSABP B06 试验的 292 例原发性浸润性乳腺癌的石蜡切片通过 Hy83 抗体进行 erbB-2 蛋白免疫组化染色，erbB-2 过表达占 21%（62 例）。erbB-2 过表达乳腺癌总生存率明显较差（P=0.0012），死亡率是未检测到 erbB-2 表达乳腺癌的两倍。erbB-2 表达水平对 DFS 无明显统计学影响（P=0.22）。在多变量分析中，检测到 erbB-2 过表达是仅次于淋巴结状态的第二大预测生存的独立变量。erbB-2 过表达在核分级差的乳腺癌（29%）比核分级好的（12%）更常见。erbB-2 过表达与生存率下降的关系仅在核分级好的乳腺癌明显。在这个亚组中，erbB-2 过表达与死亡率增加约 5 倍有关（P=0.00001）。无论淋巴结状态如何，erbB-2 过表达和核分级的综合预测价值是明显的。erbB-2 过表达可能是乳腺癌生存的一个独立预后变量。结合核分级评估，通过 erbB-2 蛋白可在风险相对较低乳腺癌中识别出风险更高的那部分患者。

研究者介绍：

Soonmyoung PaiK，就职于美国马里兰州国家癌症研究所乳腺癌中心。

编者按：

本研究结果再次证实 erbB-2 过表达是乳腺癌独立预后因素，尤其是核分级好的女性乳腺癌。

参考文献:

PAIK S,HAZAN R,FISHER E R,et al.Pathologic findings from the National Surgical Adjuvant Breast and Bowel Project:prognostic significance of erbB-2 protein overexpression in primary breast cancer[J].J Clin Oncol,1990,8(1):103-112.

第5节 Ki-67表达水平

◆ 10-5-1 研究概况 ◆

试验名称	Ki-67 as prognostic marker in early breast cancer: a meta-analysis of published studies involving 12,155 patients.
试验分期	荟萃分析
分组情况	68项临床试验符合标准,最终46项研究包括12155例乳腺癌被纳入荟萃分析;合并了38项研究中DFS和35项研究中OS
研究结果	Ki-67/MIB-1阳性与乳腺癌高复发率相关 所有患者(HR=1.93, 95%CI, 1.74-2.14, P<0.001) 淋巴结阴性患者(HR=2.31, 95%CI, 1.83-2.92, P<0.001) 淋巴结阳性患者(HR=1.59, 1.35-1.87, P<0.001) Ki-67/MIB-1阳性显著增加乳腺癌死亡风险 所有患者(HR=1.95,95%CI, 1.70-2.24, P<0.001), 淋巴结阴性患者(HR=2.54, 95%CI, 1.65-3.91, P<0.001) 淋巴结阳性患者(HR=2.33, 95%CI, 1.83-2.95, P<0.001)

OS: overall Survival, 总生存期; DFS: Disease free survival, 无病生存期; HR: Hazard ratio, 风险比; CI: Confidence interval, 置信区间。

研究简介:

Ki-67常用于评价肿瘤增殖,MIB-1是针对Ki-67的单克隆抗体,以往研究发现Ki-67与MIB-1之间存在良好相关性,但二者在乳腺癌预后价值尚不确定。为了明确Ki-67/MIB-1在乳腺癌预后价值,进行了此项荟萃分析。68项临床试验符合标准,而最终46项研究包括12155例乳腺癌被纳入荟萃分析;合并了38项研究中DFS和35项研究中的OS。根据作者所界定的临界值定义高表达Ki-67/MIB-1。Ki-67/MIB-1阳性在所有患者中与高复发率相关(HR 1.93 , 1.74-2.14,P<0.001),淋巴结阴性患者(HR 2.31,1.83-2.92, p<0.001)和淋巴结阳性的患者(HR 1.59, 1.35-1.87, p<0.001)。此外,Ki-67/MIB-1阳性显著增加患者的死亡风险,所有患者(HR=1.95,95%CI, 1.70-2.24, P<0.001),淋巴结阴性的患者(HR=2.54, 95%CI, 1.65-3.91,P<0.001)和淋巴结阳性的患者(HR=2.33,95%CI, 1.83-2.95, P<0.001)。Ki-67/MIB-1阳性的早期乳腺癌存在较高的复发率和较差的生存率。

研究者介绍:

E de Azambuja,就职于布鲁塞尔自由大学。

编者按：

本项荟萃分析证实 Ki-67 不论是对于淋巴结阴性或是阳性早期乳腺癌均有预后判断价值。本研究纳入研究项目多、样本量大、可靠性相对强，在一定程度上推动临床指南将 Ki-67 纳入预后指标。当然，对于 Ki-67 具体数值界定目前仍存争议。

参考文献：

AZAMBUJA E,CARDOSO F,JR G C,et al.Ki-67 as prognostic marker in early breast cancer:a meta-analysis of published studies involving 12,155 patients[J].Br J Cancer,2007,96(10):1504-1513.

◆ 10-5-2 研究概况 ◆

试验名称	Prognostic value of different cut-off levels of Ki-67 in breast cancer: a systematic review and meta-analysis of 64,196 patients
试验分期	荟萃分析
入组时间	1996 年 ~ 2003 年
入组患者	早期乳腺癌
分组情况	41 项研究包括 64196 例早期乳腺癌纳入荟萃分析，25 项研究提供 OS 分析
研究结果	OS：高表达与低表达 Ki-67 组间 HR=1.57，95%CI，1.33-1.87，P<0.00001 DFS：高表达与低表达 Ki-67 组间 HR=1.50，95%CI，1.34-1.69，P<0.00001
	当 Ki-67 表达临界值 ≥ 25%，OS 的 HR=2.05，95% CI，1.66-2.53，P<0.00001，这与临界值 <25% 的其他研究有显著差异

OS: Overall Survival, 总生存期；DFS: Disease free survival, 无病生存期；HR: Hazard ratio, 风险比；CI: Confidence interval, 置信区间。

研究简介：

Ki-67 与肿瘤细胞增殖、侵袭及转移密切相关，通常用免疫组化方法检测。由于方法学原因，确切的与乳腺癌预后相关 Ki-67 临界值尚无定论。该荟萃分析以探索不同临界值水平对于早期乳腺癌 OS 和 DFS 预后价值。在 PubMed、ISI、Cochrane、SCOPUS、CINHAL 以及 EMBASE 上检索相关研究，用风险比和 95% 置信区间评估不同临界值对于早期乳腺癌 OS 和 DFS 预后判断价值。共检索 41 项研究包括 64196 例早期乳腺癌。纳入 OS 研究 25 项，涉及 DFS 研究 29 项。在 OS 方面，高表达与低表达 Ki-67 组间的 HR 为 1.57（95%CI 1.33-1.87，P<0.00001）。在 DFS 方面，高表达与低表达 Ki-67 组间的 HR 为 1.50（95% CI 1.34-1.69，P<0.00001）。当 Ki-67 表达临界值 ≥ 25%，OS 的 HR 为 2.05（95%CI 1.66-2.53，P<0.00001），这与临界值 <25% 的其他研究有显著差异。

研究者介绍：

Fausto Petrelli，就职于意大利特雷维格里奥医院肿瘤内科。

编者按：

本项荟萃分析显示 Ki-67 是乳腺癌 OS 的独立预后因素，在一定程度上推动临床指南将 Ki-67 纳入预后指标。目前 Ki-67 具体数值界定目尚不明确，本研究认为 ≥ 25% 预示较高死亡率，为临床具体应用提供参考。

参考文献:

PETRELLI F,VIALE G,CABIDDU M,et al.Prognostic value of different cut-off levels of Ki-67 in breast cancer:a systematic review and meta-analysis of 64,196 patients[J].Breast Cancer Res Treat,2015,153(3):477-491.

第6节 体重指数

◆ 10-6-1 研究概况 ◆

试验名称	Efficacy of a Weight Loss Intervention for African American Breast Cancer Survivors.
试验分期	随机对照研究
研究编号	NCT02482506
入组时间	2011年9月～2014年9月
入组患者	246例Ⅰ～Ⅲ期非洲裔美国乳腺癌存活者(年龄≥18岁,体重指数≥25kg/m²,完成肿瘤治疗≥6月,经医生批准,体力足以参加适度体力活动,未怀孕或未计划怀孕,未服用处方减重药物,未计划减重手术)
分组情况	第1组(n=125):接受6月干预人员指导 第2组(n=121):自我指导
治疗方法	收集研究开始时、干预后6月时、随访12月时的人体测量、身体组成、生活习惯数据,通过描述性统计学和混合模型分析组间随时间的差异
研究结果	两组平均体重均减轻 6月时分别减轻:第1组3.5kg,第2组1.3kg(P<0.001) 第1组减少3.6%,第2组1.4%(P<0.001) 12月时分别减轻:第1组2.7kg,第2组1.6kg(P<0.05) 第1组减少2.6%,第2组1.6%(P<0.05) 达到减重5%目标者:第1组44%,第2组19%

研究简介:

非裔乳腺癌有着较高的肿瘤特异性及总死亡率。肥胖在非裔女性中较为常见,促进乳腺癌进展,并导致诸多慢性并发症。2011年9月～2014年9月芝加哥社区筛选出非洲裔美国早期(Ⅰ～Ⅲ期,其中82%为Ⅰ～Ⅱ期)乳腺癌存活者246例,随机分配接受6月干预人员指导(125例)或自我指导(121例)的减重计划,帮助改变生活习惯,以促使减重5%。结果发现,虽然两组平均体重均减轻,但是干预人员指导组与自我指导组相比更显著。尽管平均体重减轻未达目标(5%),然而6月时平均减重>3%与健康结局改善有相关性。

研究者介绍:

Melinda Stolley,临床心理学家,威斯康星大学医学院的医学教授。

编者按:

该研究虽然针对非洲裔美国乳腺癌存活者,但是为基于社区的干预人员指导减重计划有效性提供了证据。尽管平均体重减轻未达目标(5%),然而6个月时平均减重>3%与健康结局改善有相关性。重要的是,经济可行的健康促进计划对于乳腺癌存活者是一种关键资源。

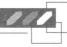

参考文献：

STOLLEY M,SHEEAN P,GERBER B,et al.Efficacy of a Weight Loss Intervention for African American Breast Cancer Survivors[J].J Clin Oncol,2017,35(24):2820-2828.

第 7 节　P53 表达水平

◆ 10-7-1 研究概况 ◆

试验名称	EORTC 10994/BIG 1-00
试验类型	多中心、开放标签、随机试验
试验分期	Ⅲ期
研究编号	NCT00017095
入组时间	2001 年 3 月～ 2006 年 11 月
入组患者	病理证实适合新辅助化疗的局部晚期乳腺癌、炎性乳癌、可切除的巨块型乳腺癌
分组情况	1:1 随机分为两组 A 组（n=928）：FEC B 组（n=928）：T-ET
治疗方法	FEC： 表柔比星 100mg/m²+ 氟尿嘧啶 500mg/m²+ 环磷酰胺 500mg/m² q3w×6 周期 T-ET： 多西他赛 100mg/m² q3w×3 周期→ 表柔比星 90mg/m²+ 多西他赛 75mg/m² q3w×3 周期
研究结果	A 组 B 组 PFS 对比 P53 突变组 HR=0.84，98%CI，0.63-1.14，P=0.17 P53 野生型组 HR=0.89，98%CI，0.68-1.18，P=0.35 整体人群，B 组 PFS 为 HR=0.85，98%CI，0.71-1.02，P=0.035

OS: Overall Survival, 总生存期；PFS: Progression-free survival, 无进展生存期；pCR: Pathologic complete response, 病理完全缓解率。

研究简介：

本研究拟明确多西他赛在 P53 突变型乳腺癌中是否比 P53 野生型乳腺癌具有更大优势。局部晚期、炎症性或巨块型可手术乳腺癌随机接受新辅助化疗，包括标准的蒽环类药物方案或基于紫杉类的方案。在这项开放标签的研究中，采用最小化的方法进行随机分配，根据机构和初始肿瘤阶段（大型可手术与局部晚期或炎症性乳腺癌）进行分层。酵母功能诊断法对化疗前肿瘤活检行 P53 状态评估。主要终点是根据 P53 状态比较两组患者 PFS 和整体试验人群 PFS。1856 例入组，370 例无法评估 P53 肿瘤状态（主要原因是活检中肿瘤细胞含量低），登记 675 例主要终点事件。两组 PFS 的危险比（HR）在 P53 突变体组为 0.84（98%CI，0.63-1.14，P=0.17），在 P53 野生型组为 0.89（98%CI，0.68-1.18，P=0.35）。在整体人群，使用多西他赛的 HR 为 0.85（98% CI，0.71-1.02，P=0.035）。最常见 3 或 4 级不良事件是 1598 例（86.6%）中性粒细胞减少，284 例（15.4%）发热性中性粒细胞减少，136 例（7.4%）疲劳，121 例（6.6%）感染，89 例（4.8%）恶心或呕吐。结果：P53 状态无法预测患者对紫杉类药物的治疗敏感性。

研究者介绍：

Hervé Bonnefoi，波尔多大学肿瘤学教授，波尔多Bergonié癌症研究所医学顾问，日内瓦医科大学讲师。欧洲乳腺癌癌症会议(EBCC)科学委员会、欧洲医学肿瘤学协会（ESMO）和圣安东尼奥乳腺癌癌症共识会议专家小组的成员、美国社会的临床肿瘤学协会科学委员会成员和教育程序委员会。曾任欧洲癌症乳腺癌组和法国乳腺癌癌症组(UCBG)主席。

编者按：

本研究是第一个通过P53状态预测乳腺癌对不同化疗方案反应性的大型前瞻性临床研究，尽管P53状态对总生存有预测作用，但它不能预测对紫杉类药物敏感性。

参考文献：

BONNEFOI H,PICCART M,BOGAERTS J,et al.Phase Ⅲ trial (EORTC 10994/BIG 1-00) assessing the value of p53 using a functional assay to predict sensitivity to a taxane versus non taxane primary chemotherapy in breast cancer:final analysis[J].Lancet Oncol,2011,12(6):527-539.

第8节　浸润性淋巴细胞

◆ 10-8-1 研究概况 ◆

试验名称	Relevance of Spatial Heterogeneity of Immune Infiltration for Predicting Risk of Recurrence After Endocrine Therapy of ER+ Breast Cancer
试验分期	回顾分析
入组时间	1996年7月～2010年3月
入组患者	ATAC研究中ER阳性绝经后乳腺癌
分组情况	早期复发（0～5年） 晚期复发（5～10年） 长期复发（0～10年）
治疗方法	他莫昔芬或阿那曲唑
研究结果	免疫细胞数量评分与无复发生存无相关性。 免疫细胞空间聚集增加的免疫空间分布评分高与早期（0～5年）、晚期（5～10年）、长期（0～10年）无复发生存不良有相关性： 0～5年风险增加23%（HR=1.23，95%CI，1.06～1.43，LR-χ^2=6.24，P=0.01） 5～10年风险增加26%（HR=1.26，95%CI，1.09～1.47，LR-χ^2=7.89，P=0.005） 0～10年风险增加25%（HR=1.25，95%CI，1.23～1.39，LR-χ^2=14.06，P<0.001）

ROR：Risk of recurrence，复发风险；CTS：Clinical Treatment Score，临床治疗评分；RS：Recurrence Score，复发评分；IHC：Immuno histochemical，免疫组化；ER：Estrogen receptor，雌激素受体；HR：Hazard ratio，风险比；CI：Confidence interval，置信区间；LR：likelihood ratio，似然比

研究简介：

目前，可用于预测内分泌治疗患者风险的预后检测包括广泛使用的21基因复发评分(RS)、50基因复发风险评分（ROR）、免疫组化评分（IHC4）、临床治疗评分（CTS）结合临床病理指标。这些检测成本高、不简便，且对长期（0～10年）和晚期（5～10）复

发的预后意义有限。越来越多证据支持免疫细胞浸润对 ER 阴性乳腺癌的积极临床意义，对 ER 阳性乳腺癌（占所有乳腺癌的 80%）的预后价值尚不明确。本研究将 ATAC 研究入组 1178 例接受 5 年他莫昔芬或阿那曲唑治疗的 ER 阳性乳腺癌绝经后患者，使用与基因和免疫组化相对成本较低、较常用的全自动苏木精伊红染色图像分析算法和空间统计学，对肿瘤标本的免疫细胞数量和空间分布进行异质性定量评分，将其中 963 例患者获得的免疫评分预后意义与 21 基因复发评分(RS)、50 基因复发风险评分（ROR）、免疫组化评分（IHC4）、临床治疗评分（CTS）进行比较。结果发现：免疫细胞数量评分与无复发生存无相关性；免疫细胞空间聚集和分布评分高与早期（0 ~ 5 年）、晚期（5 ~ 10 年）、长期（0 ~ 10 年）无复发生存有相关性；免疫细胞空间分布评分对于晚期（5 ~ 10 年）复发预后价值与 IHC4 和 RS 相似，但是对于长期（0 ~ 10 年）复发并不优于其他检测。

研究者介绍：

Andreas Heindl，计算图像分析专家，致力于开发自动化分析组织病理学图像中细胞群的异质性。曾于维也纳大学睡眠研究室进行类似的图像分析技术进行睡眠图像研究，以探索图像形成的细胞分子机制。

编者按：

通过对肿瘤微环境研究，提供了 ER 阳性乳腺癌的肿瘤免疫和疾病结局之间的缺失环节。空间分值与晚期复发之间的相关性表明，原发性肿瘤免疫的持久记忆可能影响肿瘤进展和内分泌治疗耐药性的演变。

参考文献：

HEINDL A,SESTAK I,NAIDOO K,et al.Relevance of Spatial Heterogeneity of Immune Infiltration for Predicting Risk of Recurrence After Endocrine Therapy of ER+ Breast Cancer[J].J Natl Cancer Inst,2018,110(2):166-175.

第 9 节　化疗所致闭经（CIA）

◆ 10-9-1 研究概况 ◆

试验名称	Prognostic impact of chemotherapy-induced amenorrhea on premenopausal breast cancer: a meta-analysis of the literature
试验分期	荟萃分析
入组时间	1966 年 1 月 ~ 2014 年 5 月
分组情况	DFS 相关研究 13 项 OS 相关研究 5 项
治疗方法	用相对风险（RR）评估 CIA 与不同生存结局之间的联系
研究结果	CIA 与 DFS 改善显著相关，RR=0.67，P<0.001 CIA 与 OS 改善显著相关，RR=0.60，P<0.001 ER 阳性亚组，CIA 显著影响 DFS，RR=0.73，P=0.001 ER 阴性亚组，CIA 未显著影响 DFS，RR=0.97，P=0.858

DFS: Disease free survival,无病生存期; OS: Overall Survival,总生存期; RR: Relative risk,相对危险度;

CIA: Chemotherapy-induced amenorrhea，化疗所致闭经；ER: Estrogen receptor，雌激素受体。

研究简介：

1987 年 Brincker 等发现化疗所致闭经（CIA）乳腺癌较绝经后乳腺癌获得更好疗效。然而，一系列关于 CIA 对绝经前乳腺癌意义的研究，结论不尽相同。本研究在 PubMed、OVID 以及 EMBASE 上检索 1966 年 1 月 ~ 2014 年 5 月所有讨论 CIA 预后作用的相关研究，用相对风险（RR）评估 CIA 与不同生存结局之间联系。共检索得 DFS 相关研究 13 项，涉及 5513 例乳腺癌及 2008 例对照；OS 相关研究 5 项，涉及 2331 例乳腺癌及 776 例对照。研究结果显示 CIA 与 DFS 与 OS 的改善均显著相关，RR 分别为 0.67（P<0.001），0.60（P<0.001）。在 ER 阳性亚组中，CIA 可影响 DFS，RR=0.73（P=0.001），但在 ER 阴性亚组未获得相同结果 RR=0.97（P=0.858）。

研究者介绍：

陆劲松，上海交通大学医学院附属仁济医院乳腺外科主任医师。

编者按：

本研究表明在不考虑淋巴结情况、化疗方案、内分泌治疗情况、发表年份的前提下，发生 CIA 的乳腺癌预后明显更好。

参考文献：

ZHOU Q,YIN W,DU Y,et al.Prognostic impact of chemotherapy-induced amenorrhea on premenopausal breast cancer:a meta-analysis of the literature[J].Menopause,2015,22(10):1091-1097.

第11章　乳腺癌骨健康保护及骨改良药物

骨转移是晚期乳腺癌最常见的转移部位之一，在复发转移性乳腺癌中骨转移发生率高达 65% ~ 75%，而首发症状为骨转移者占 27% ~ 50%。骨转移常导致骨疼痛加剧、病理性骨折、脊髓压迫、以及因骨折手术、因骨疼痛放疗、高钙血症等骨相关事件（SRE）发生。骨转移伴发疼痛、骨折、功能障碍、心理障碍等会严重影响患者生活质量，增加患者死亡风险。双膦酸盐药物可抑制破骨细胞活性、减少骨破坏，预防和治疗 SRE。国内外多项指南和共识均将双膦酸盐类药物作为恶性肿瘤骨转移基础用药。本章主要讲述了乳腺癌骨骼健康保护和抗骨转移药物治疗，涵盖乳腺癌骨转移治疗涉及的常用药物，如：唑来膦酸、帕米膦酸、地舒单抗等药物，以及药物相关不良反应的相关临床研究。

第1节　氯膦酸二钠

◆ 11-1-1 研究概况 ◆

试验名称	Reduction in new metastases in breast cancer with adjuvant clodronate treatment
入组时间	1990 年 ~ 1995 年
入组患者	302 例原发乳腺癌，骨髓活检检测到肿瘤细胞，均接受标准手术及化疗或内分泌治疗
分组情况	第 1 组（n=157）：氯膦酸二钠 1600mg po qd×2 年 第 2 组（n=145）：（随访）未予氯膦酸二钠
研究结果	中位随访 36 月 远处转移：第 1 组 21 例、第 2 组 42 例（P<0.001） 骨转移：第 1 组 12 例、第 2 组 25 例（P=0.003） 内脏转移：第 1 组 13 例、第 2 组 27 例（P=0.003） 死亡：第 1 组 6 例、第 2 组 22 例（P=0.001）

研究简介：

双膦酸盐可抑制与恶性肿瘤骨转移相关的破骨细胞诱导的骨吸收。动物实验和初步临床观察表明，早期氯膦酸盐治疗降低乳腺癌新发骨转移发生率。入组 302 例原发乳腺癌患者，骨髓活检查见肿瘤细胞；患者被随机分配接受氯膦酸盐和标准随访，两组患者均接受标准手术治疗和常规内分泌治疗或化疗。中位随访 36 月，研究结果显示，远处转移：氯膦酸二钠组 21 例，对照组 42 例（P<0.001）；骨转移：氯膦酸二钠组 12 例，对照组25 例（P=0.003）；内脏转移：氯膦酸二钠组 13 例，对照组 27 例（P=0.003）；死亡：氯膦酸二钠组 6 例，对照组 22 例（P=0.001）。该研究表明，氯膦酸二钠可降低有远处转移高风险的乳腺癌骨转移和内脏转移。

研究者介绍：

Ingo J. Diel, 就职于德国海德堡大学妇产科。

编者按：

对于有远处转移高风险的乳腺癌患者，氯膦酸二钠可降低骨转移和内脏转移风险。

参考文献：

DIEL I J, SOLOMAYER E F, COSTA S D, et al. Reduction in new metastases in breast cancer with adjuvant clodronate treatment[J]. N Engl J Med, 1998, 339(6): 357–363.

第2节　帕米膦酸二钠

◆ 11-2-1 研究概况 ◆

试验名称	Long-term efficacy and safety of zoledronic acid compared with pamidronate disodium in the treatment of skeletal complications in patients with advanced multiple myeloma or breast carcinoma: a randomized, double-blind, multicenter, comparative trial
试验类型	多中心、随机、对照双盲
入组时间	1998 年 10 月 ~ 2000 年 1 月
入组患者	至少出现 1 处溶骨性病变的Ⅲ期多发性骨髓瘤或至少出现 1 处骨转移的Ⅳ期乳腺癌 1648 例
分组情况	第 1 组（n=564）：唑来膦酸 4mg 3-4 周 / 次 ×24 月 第 2 组（n=526）：唑来膦酸 4mg 或 8mg 减至 4mg 3-4 周 / 次 ×24 月 第 3 组（n=558）：帕米膦酸二钠 90mg 3-4 周 / 次 ×24 月
研究结果	随访 25 月 唑来膦酸降低 SRE 比例及骨骼发病率与帕米膦酸二钠类似 与帕米膦酸二钠相比，唑来膦酸可使发生骨骼并发症（包括 HCM）总风险降低 16%（P=0.030） 在乳腺癌，唑来膦酸效果明显优于帕米膦酸二钠，与帕米膦酸相比，唑来膦酸减少 20% 的 SRE 风险（P=0.025），在接受内分泌治疗患者中减少可达 30%（P=0.009） 两者耐受性无差异，最常见不良事件包括骨痛、恶心和疲劳

HCM: Hypercalcemia of malignancy, 恶性高钙血症；SRE: Skeletal-related events, 骨相关事件；WHO: World Health Organization, 世界卫生组织。

研究简介：

本研究纳入 1648 例至少出现 1 处溶骨性病变的Ⅲ期多发性骨髓瘤或至少出现 1 处骨转移的Ⅳ期乳腺癌患者；患者被随机分两组：唑来膦酸组以及帕米膦酸二钠组，比较两组疗效及安全性。主要研究终点是至少有 1 项骨骼相关事件（SRE）的患者比例，SRE 定义为病理性骨折、脊髓压迫、骨病变部位的放疗或手术治疗；次要研究终点包括至首次 SRE 时间、骨骼发病率和多事件分析。恶性高钙血症（HCM）作为 SRE 包括在一些亚组分析中。随访 25 月，唑来膦酸降低出现 SRE 的患者比例及骨骼发病率类似于帕米膦酸二钠；与帕米膦酸二钠相比，唑来膦酸可使发生骨骼并发症（包括 HCM）总风险降低 16%（P=0.030）；在乳腺癌中，唑来膦酸效果明显优于帕米膦酸二钠，与帕米膦酸相比，唑来膦酸减少 20% 的 SRE 风险（P=0.025），在接受内分泌治疗的患者中减少可达 30%（P=0.009）；两者之间耐受性无差异。最常见的不良事件包括骨痛、恶心和疲劳。对于乳腺癌骨转移，唑来膦酸较帕米膦酸钠降低骨骼并发症效果更好；对于多发性骨髓瘤骨病变，两者效果相似。

研究者介绍：

Lee S. Rosen，就职于美国加利福尼亚癌症与发展治疗医学研究所。

编者按：

该试验表明对于乳腺癌骨转移唑来膦酸较帕米膦酸钠降低骨骼并发症效果更优，肯定唑来膦酸对于乳腺癌骨转移的治疗价值。

参考文献：

ROSEN L S,GORDON D,KAMINSKI M,et al.Long-term efficacy and safety of zoledronic acid compared with pamidronate disodium in the treatment of skeletal complications in patients with advanced multiple myeloma or breast carcinoma:a randomized,double-blind,multicenter,comparative trial[J].Cancer,2003,98(8):1735-1744.

◆ 11-2-2 研究概况 ◆

试验名称	Efficacy of pamidronate in reducing skeletal complications in patients with breast cancer and lytic bone metastases. Protocol 19 Aredia Breast Cancer Study Group.
入组时间	1991 年 1 月～ 1994 年 3 月
入组患者	接受化疗的Ⅳ期乳腺癌，且至少有 1 处溶骨性骨病变
分组情况	第 1 组（n=380）：化疗（方案未指定）+ 帕米膦酸二钠 90mg；每月 1 次；12 周期 第 2 组（n=185）：化疗（方案未指定）+ 安慰剂
研究结果	至发生第一次骨骼并发症中位时间： 帕米膦酸二钠组 13.1 月，安慰剂组 7.0 月（P=0.005） 发生骨骼并发症的患者比例： 帕米膦酸二钠组 43％，安慰剂组 56％（P=0.008） 相对于安慰剂组，帕米膦酸二钠组骨痛、临床症状恶化发生率较少（P=0.046、P=0.027）

HCM: Hypercalcemia of malignancy, 恶性高钙血症；SRE: Skeletal-related events, 骨相关事件；WHO: World Health Organization , 世界卫生组织

研究简介：

双膦酸盐如：帕米膦酸二钠可抑制与恶性肿瘤骨转移相关的破骨细胞诱导的骨吸收。本研究纳入接受化疗且存在溶骨性病变Ⅳ期乳腺癌，给予安慰剂或帕米膦酸盐（90mg）每月 1 次共 12 周期。每月评估骨骼并发症，包括病理性骨折，骨放疗或手术，出现脊髓压迫，和高钙血症（血清钙浓度高于 12mg/dl 或出现需要治疗的任何程度升高）。并在试验过程中对骨痛、止痛药使用、体力状态和生活质量进行评估。共 380 例进行疗效评价，其中帕米膦酸二钠治疗组 185 例，安慰剂治疗组 195 例。至发生第一次骨骼并发症中位时间：帕米膦酸二钠组 13.1 月，安慰剂组 7.0 月（P=0.005）；发生骨骼并发症的患者比例：帕米膦酸二钠组 43％，安慰剂组 56％（P=0.008）；相对安慰剂组，帕米膦酸二钠组骨痛、临床症状恶化发生率较少（P 值分别为 0.046、0.027）；帕米膦酸耐受性良好。每月输注帕米膦酸盐作为化疗的补充，对患有溶骨性骨转移的Ⅳ期乳腺癌女性有保护作用。

研究者介绍：

Gabriel N. Hortobagyi，美国休斯顿德克萨斯大学安德森癌症中心乳腺肿瘤科主任，肿瘤学教授。

编者按:

对于Ⅳ期乳腺癌合并有溶骨性骨转移的患者,化疗同时接受帕米膦酸二钠治疗可显著减少骨骼并发症、延缓骨骼并发症发生时间,肯定了帕米膦酸二钠的骨保护作用。

参考文献:

HORTOBAGYI G N,THERIAULT R L,PORTER L,et al.Efficacy of pamidronate in reducing skeletal complications in patients with breast cancer and lytic bone metastases.Protocol 19 Aredia Breast Cancer Study Group[J].N Engl J Med,1996,335(24):1785-1791.

◆ 11-2-3 研究概况 ◆

试验名称	Delay in progression of bone metastases in breast cancer patients treated with intravenous pamidronate: results from a multinational randomized controlled trial.
入组时间	1990 年 2 月~ 1991 年 11 月
入组患者	295 例乳腺癌骨转移
分组情况	第 1 组 (n=143) : 化疗 + 帕米膦酸二钠 第 2 组 (n=152) : 化疗
治疗方法	常用化疗方案: CMF,CAF,CEF 帕米膦酸二钠 45mg ivd q3w
研究结果	中位骨转移进展时间: 第 1 组 249 天, 第 2 组 168 (P=0.02) 疼痛明显缓解比例: 第 1 组 44%, 第 2 组 30% (P=0.025)

研究简介:

骨转移是乳腺癌转移复发主要部位,并发症包括疼痛、活动能力丧失、病理性骨折和肿瘤引起的高钙血症(TIH)。双膦酸盐可以抑制破骨细胞介导骨破坏。乳腺癌骨转移患者随机分配至化疗组(152 例)或化疗联合帕米膦酸二钠组(143 例)。主要终点为至骨转移进展时间和根据自我评估 6 分制量表进行评估的疼痛减轻程度。同时也比较两组的镇痛药物摄入量、世界卫生组织(WHO)体力状态、骨转移并发症(放疗、TIH、骨折、骨科手术)等。研究结果发现中位骨转移进展时间:帕米膦酸二钠组 249 天,对照组 168 天(P=0.02);疼痛明显缓解比例:帕米膦酸二钠组 44%,对照组 30%(P=0.025)。未见严重不良反应报道。

研究者介绍:

P F Conte,就职于意大利比萨圣基亚拉医院肿瘤科。

编者按:

对于乳腺癌骨转移,化疗联合帕米膦酸二钠可明显延缓骨转移进展,并降低骨相关事件发病率,肯定帕米膦酸二钠对于乳腺癌骨转移的治疗价值。

参考文献:

CONTE P F,LATREILLE J,MAURIAC L,et al.Delay in progression of bone metastases in breast cancer patients treated with intravenous pamidronate:results from a multinational randomized controlled trial.The Aredia Multinational Cooperative Group[J].J Clin Oncol, 1996,14(9):2552-2559.

◆ 11-2-4 研究概况 ◆

试验名称	Pamidronate reduces skeletal morbidity in women with advanced breast cancer and lytic bone lesions：a randomized, placebo-controlled trial.
入组时间	1990 年 12 月 21 日 -1995 年 6 月 23 日
入组患者	372 例接受内分泌治疗的乳腺癌，且至少有 1 处溶骨性病变
分组情况	第 1 组（n=183）：内分泌 + 帕米膦酸二钠 90mg q4w×24 周期 第 2 组（n=189）：内分泌 + 安慰剂
研究结果	骨骼发病率：帕米膦酸二钠组较安慰剂组显著降低，12、18 和 24 周期的 P 值分别为 0.028、0.023 和 0.008 至发生第一次骨骼并发症时间：帕米膦酸二钠组较安慰剂组延长（P=0.049） 第 24 周期发生骨骼并发症比例：帕米膦酸二钠组 56%，安慰剂组 67% (P=0.027) 生存期及骨客观反应率：两组无统计学差异

研究简介：

研究入组 372 例接受内分泌治疗的乳腺癌，且至少有 1 处溶骨性病变；患者被随机分配接受 90mg 帕米膦酸二钠或安慰剂治疗，共使用 24 周期。评估患者骨骼并发症的发生率，包括：病理性骨折、脊髓压迫、骨放疗或手术、高钙血症。主要观察事件为骨骼发病率（骨骼并发症的数量与试验时间的比例），同时评估骨痛，镇痛剂的使用，生活质量，体力状态，骨肿瘤反应和生化指标。结果显示，骨骼发病率：帕米膦酸二钠组较安慰剂组显著降低，12、18 和 24 周期时的 P 值分别为 0.028、0.023 和 0.008；至发生第一次骨骼并发症时间：帕米膦酸二钠组较安慰剂组长（P=0.049）；发生骨骼并发症比例（第 24 周期）：帕米膦酸二钠组 56%，安慰剂组 67% (P =0.027)；生存期及骨客观反应率：两组无统计学差异；帕米膦酸耐受性良好。因此，在内分泌治疗基础上，联用帕米膦酸二钠可以显著降低溶骨性骨转移的发病率。

研究者介绍：

R L Theriault，现于美国休斯顿德克萨斯大学安德森癌症中心乳腺肿瘤科。

编者按：

该试验表明，对于有溶骨性病变的激素受体阳性乳腺癌，内分泌联用帕米膦酸二钠可以显著降低溶骨性骨转移的发病率。

参考文献：

THERIAULT R L,LIPTON A,HORTOBAGYI G N,et al.Pamidronate reduces skeletal morbidity in women with advanced breast cancer and lytic bone lesions:a randomized,placebo-controlled trial.Protocol 18 Aredia Breast Cancer Study Group[J].J Clin Oncol,1999,17(3):846-854.

第3节 唑来膦酸

◆ 11-3-1 研究概况 ◆

试验名称	ZO-FAST
研究类型	随机对照
研究编号	NCT00171340
入组时间	1990 年 12 月～ 1995 年 6 月
入组患者	绝经后激素受体阳性早期乳腺癌，且腰椎 (LS) 和全髋关节 (TH) 基线 T 评分高于 -2
分组情况	第 1 组（n=532）：来曲唑 + 唑来膦酸（即刻治疗） 第 2 组（n=533）：来曲唑 + 唑来膦酸（延迟治疗）
治疗方法	来曲唑 2.5mg po qd×5 年 唑来膦酸 4mg 1 次 /6 月 第 1 组：唑来膦酸即刻治疗 第 2 组：唑来膦酸延迟治疗，在 T 值降至 -2 以下或发生非创伤／无症状骨折后
研究结果	1 年结果：即刻治疗组腰椎骨密度较基线增加，而延迟治疗组较基线则下降。在第 12 月时，腰椎和髋关节骨密度的差异分别为 5.7％（P<0.0001，95％ CI，5.2％ -6.1％）和 3.6％（P<0.0001，95％ CI，3.3-4.0％） 3 年结果：L2-L4 骨密度（BMD）的平均变化为即刻治疗组 + 4.39％，延迟治疗组 -4.9％（P<0.0001）。组间差异分别为：12 月为 5.27％，24 月为 7.94％，36 月为 9.29％（P 均 <0.0001）。即刻治疗组降低 41%DFS 事件风险（P=0.0314） 5 年结果：腰椎 BMD 平均变化为即刻治疗组 +4.3％，延迟治疗组 -5.4％（P<0.0001）。即刻治疗组降低 34%DFS 事件风险（HR=0.66，P=0.0375），局部（0.9％ vs. 2.3％）、远处（5.5％ vs.7.7％）复发转移率更低。与未用唑来膦酸盐相比，延迟组可以显著改善 DFS（HR=0.46，P=0.0334）

BMD: Bone mineral density, 骨密度；DFS: Disease free survival, 无病生存期；HR: Hazard ratio, 风险比；CI: Confidence interval, 置信区间；AI: Aromatase Inhibitors, 芳香化酶抑制剂；EBC: early breast cancer, 早期乳腺癌。

研究简介：

芳香化酶抑制剂（AI）是绝经后激素受体阳性早期乳腺癌辅助治疗的主要用药，比他莫昔芬疗效更佳。芳香酶抑制剂来曲唑安全有效，长期使用可导致骨丢失并增加骨折风险。本研究评估了唑来膦酸用于骨保护的立即治疗和延迟治疗作用。共纳入 1065 例接受来曲唑辅助治疗的患者，中位年龄 58 岁，54％既往接受辅助化疗。随机分至立即治疗组或延迟治疗组，唑来膦酸 4mg 静脉注射，每半年 1 次，持续 5 年。如果腰椎或全髋关节 T 评分降至 -2.0 以下或发生非创伤性骨折时，延迟组才开始接受唑来膦酸治疗。主要研究终点是第 12 月的腰椎骨密度（BMD）变化。次要研究终点包括第 12 月的全髋 BMD，血清骨转换标记和安全性的变化。1 年研究结果显示，立即治疗组患者的腰椎 BMD 较基线水平增加，而延迟治疗组患者的腰椎 BMD 较基线水平下降。在第 12 月时，腰椎与全髋关节 BMD 的差异分别为 5.7％（P<0.0001；95％ CI，5.2％ -6.1％）和 3.6％（P<0.0001，95％ CI，3.3%-4.0％）。

两种方案耐受性良好，几乎没有严重不良事件。立即治疗组骨痛发生率较高，因为一些患者在唑来膦酸输注后发生急性期反应。12 月研究结果显示即刻唑来膦酸治疗可以预防辅助来曲唑治疗的绝经后女性骨质流失。3 年的研究结果显示，立即治疗组 L2-L4 骨密度的平均变化为 +4.39%，延迟治疗组 BMD 变化为 -4.9%（P <0.0001）。组间差异在 12 月为 5.27%，24 月为 7.94%，36 月为 9.29%（P 均 <0.0001）。来曲唑治疗期间，立即治疗可更有效地保留 BMD。唑来膦酸立即治疗与延迟治疗均改善 DFS，立即治疗组降低 41% 的 DFS 事件风险（P=0.0314）。5 年（最终分析）研究结果显示，腰椎 BMD 的平均变化：立即治疗组为 +4.3%，延迟治疗组为 -5.4%（P<0.0001）。与延迟治疗组相比，立即治疗组降低 34% 的 DFS 事件风险（HR=0.66，P=0.0375），局部（0.9% vs. 2.3%）、远处（5.5% vs. 7.7%）复发率更低。同未应用唑来膦酸相比，唑来膦酸延迟使用显著性改善 DFS（HR=0.46，P=0.0334）。接受来曲唑治疗的绝经后乳腺癌应用唑来膦酸可保留 BMD，并改善 DFS。研究 1 年、3 年、5 年的结果均显示出唑来膦酸立即治疗组的优势。腰椎 BMD 较基线增加，而延迟组较基线下降。通过唑来膦酸的使用，不仅可降低骨不良事件发生率而且可降低疾病复发风险，改善患者生存和转归。

研究者介绍：

Robert E. Coleman，就职于英国 CR–UK/YCR 谢菲尔德癌症研究中心，临床肿瘤中心。

编者按：

保护骨骼健康是早期乳腺癌 AI 类内分泌治疗需要考虑的重要问题，唑来膦酸盐具有长期活性和良好耐受性，可保护和改善这类人群骨密度。除此之外，来曲唑同时联合唑来膦酸较延迟联合可能会改善 DFS。

参考文献：

COLEMAN R,DE BOER R,EIDTMANN H,et al.Zoledronic acid (zoledronate) for postmenopausal women with early breast cancer receiving adjuvant letrozole (ZO–FAST study):final 60–month results[J].Ann Oncol,2013,24(2):398–405.

◆ 11–3–2 研究概况 ◆

试验名称	Z-FAST
入组时间	2002 年 9 月 28 日 ~ 2003 年 12 月 5 日
入组患者	绝经后激素受体阳性早期乳腺癌术后辅助治疗
分组情况	第 1 组（n=301）：来曲唑 + 唑来膦酸（立即治疗） 第 2 组（n=301）：来曲唑 + 唑来膦酸（延迟治疗）
治疗方法	来曲唑 2.5mg po qd×5 年 唑来膦酸 4mg 1 次 /6 月 第 1 组：与唑来膦酸同时联合 第 2 组：出现下列情况联合唑来膦酸 腰椎或全髋关节 T 评分降至 <-2.0 任何临床非创伤性骨折发生 36 月随访期间鉴别出无症状性椎体骨折

（续表）

研究结果	在第61月，立即治疗组和延迟治疗组之间LS和全髋关节骨密度平均差异分别为8.9%和6.7%（两者均 P<0.0001） 延迟组中约25%患者接受唑来膦酸治疗。1例患者出现4级肾功能不全，没有患者发生下颌骨坏死 两组间骨折率和疾病复发率无明显差异

BMD: Bone mineral density, 骨密度；LS: Lumber spine, 腰椎。

研究简介：

绝经后乳腺癌接受芳香化酶抑制剂治疗后有进行性骨丢失和骨折的风险。唑来膦酸可以抑制破骨细胞骨吸收，有效维持骨骼健康，因此在使用芳香化酶抑制剂时可同时使用唑来膦酸以维持骨骼健康。602例绝经后激素受体阳性早期乳腺癌，随机分2组，均接受来曲唑内分泌治疗，2组分别同时接受（立即治疗组）或延迟接受（延迟治疗组）唑来膦酸（4mg每6月1次）治疗5年。主要终点是第12月腰椎骨密度（BMD）的变化。次要终点包括第2、3和5年的腰椎骨密度、全髋骨密度和骨转换标志物的变化，3年骨折发生率和疾病复发的时间。在第61月，立即治疗组和延迟治疗组之间LS和全髋关节骨密度平均差异分别为8.9%和6.7%（两者均 P<0.0001）。延迟组中约25%患者接受唑来膦酸治疗。1例患者出现4级肾功能不全，没有患者发生下颌骨坏死。两组间骨折率和疾病复发率无明显差异。早期应用唑来膦酸优于延迟应用，其显著并逐步增加接受来曲唑治疗的绝经后早期乳腺癌的骨密度，且长期同时使用来曲唑和唑来膦酸耐受性良好。

研究者介绍：

Adam M. Brufsky，匹兹堡大学医学院医学教授，血液学/肿瘤学科副主任，综合乳腺癌中心联合主任，临床调查副主任。

编者按：

该研究主要终点为骨密度改善，而乳腺癌事件分析属于非预设分析。尽管其结果显示了唑来膦酸的有益价值，但不足以支持唑来膦酸作为绝经后患者的标准治疗。唑来膦酸治疗对绝经后患者的额外收益尚需进一步研究加以证实。

参考文献：

BRUFSKY A M,HARKER W G,BECK J T,et al.Final 5-year results of Z-FAST trial:adjuvant zoledronic acid maintains bone mass in postmenopausal breast cancer patients receiving letrozole[J].Cancer,2012,118(5):1192-1201.

◆ 11-3-3 研究概况 ◆

试验名称	E-ZO-FAST
入组时间	2004-2005
入组患者	绝经后激素受体阳性早期乳腺癌，腰椎和全髋关节骨密度T评分 ≥ -2
分组情况	第1组（n=263）：来曲唑 + 唑来膦酸（立即应用） 第2组（n=264）：来曲唑 + 唑来膦酸（延迟应用）

（续表）

治疗方法	来曲唑 2.5mg po qd×5 年 唑来膦酸 4mg 1 次 /6 月 第 1 组：与唑来膦酸同时联合 第 2 组：出现下列情况联合唑来膦酸 腰椎或全髋关节 T 评分降至 <-2.0 任何临床非创伤性骨折发生 36 月随访期间鉴别出无症状性椎体骨折
研究结果	12 月时，唑来膦酸立即应用组腰椎骨密度增加（2.72%），延迟应用组下降（-2.71%），组间绝对差异有统计学意义（5.43%；P <0.0001）

BMD: Bone mineral density, 骨密度；AI: Aromatase Inhibitors, 芳香化酶抑制剂；ZOL: Zoledronic Acid, 唑来膦酸；TH: Total hip, 全髋；LS: Lumber spine, 腰椎。

研究简介：

来曲唑是绝经后激素受体阳性早期乳腺癌的推荐辅助治疗方案。与其他芳香化酶抑制剂（AI）一样，长期应用来曲唑与骨密度（BMD）降低和骨折风险增加有关。这项研究比较唑来膦酸立即给药和延迟给药对早期乳腺癌辅助来曲唑治疗的潜在骨保护作用。527 例绝经后激素受体阳性早期乳腺癌，并且辅助应用来曲唑治疗（2.5mg/ 天，5 年）；随机分至唑来膦酸立即组治疗组或延迟治疗组（均为每 6 月 4 mg）。延迟组只有 BMD T 评分降至 –2.0（腰椎或全髋）或发生骨折才开始接受唑来膦酸。首要研究终点是腰椎 BMD 在第 12 月的百分比变化。患者按已经确定的或近期绝经后状态、基线 T 评分和辅助化疗史分层分析。12 月时，立即组腰椎 BMD 增加（2.72%），延迟组下降（2.71%），组间绝对差异有统计学意义（5.43%，P <0.0001）。在所有亚组中，立即应用 ZOL 组较延迟应用组更加显著增加腰椎和全髋 BMD（P<0.0001）。由于早期数据中断和事件发生率较低，导致两组骨折发生率以及疾病复发率之间的差异无法确定。不良事件通常是轻度的、短暂的，并且与两种药剂的已知安全性一致。

研究者介绍：

Antonio Llombart，现任西班牙瓦伦西亚 Arnau de Vilanova 医院肿瘤科主任，IRB-Lleida 乳腺癌研究小组协调员，Lleida 大学副教授和 SOLTI 乳腺癌研究组的科学协调员，欧洲和美国主要肿瘤学会的成员。

编者按：

本研究提示辅助来曲唑内分泌治疗，早期联合应用唑来膦酸可以有效防止骨密度减少，促进骨密度增加。

参考文献：

LLOMBART A,FRASSOLDATI A,PAIJA O,et al.Immediate Administration of Zoledronic Acid Reduces Aromatase Inhibitor-Associated Bone Loss in Postmenopausal Women With Early Breast Cancer:12-month analysis of the E-ZO-FAST trial[J].Clinical Breast Cancer,2012,12(1):40-48.

◆ 11-3-4 研究概况 ◆

试验名称	ZO-FAST 和 Z-FAST 综合分析
入组患者	绝经后激素受体阳性早期乳腺癌，骨密度（Bone mineral density，BMD）T 值 ≥ -2
分组情况	第 1 组（n=833）：来曲唑 + 唑来膦酸（立即应用） 第 2 组（n=834）：来曲唑 + 唑来膦酸（延迟应用）
治疗方法	来曲唑 2.5mg po qd×5 年 唑来膦酸 4mg 1 次 /6 月 第 1 组：与唑来膦酸同时联合 第 2 组：T 值降至 -2 以下或发生非创伤／无症状骨折后接受同样剂量的唑来膦酸治疗
研究结果	随访 12 月，腰椎 BMD 在唑来膦酸立即治疗组比延迟治疗组高 5.2%，全髋 BMD 高 3.5% 立即治疗组 N- 端肽和骨特异性碱性磷酸酶浓度分别下降 21.3% 和 12.8%，延迟治疗组分别增加 21.7% 和 24.9%（组间比较 P <0.0001） 立即治疗组比延迟治疗组患者疾病复发率低（立即治疗组 7 例 0.84%，延迟治疗组 17 例 1.9%，P=0.0401），两组骨折发生率相似，没有下颌骨坏死事件发生

ZOL: Zoledronic Acid, 唑来膦酸；TH: Total hip, 全髋；LS: Lumber spine, 腰椎；AI: Aromatase Inhibitors, 芳香化酶抑制剂。

研究简介：

Z-FAST 和 ZO-FAST 是两项设计类似的研究，比较在来曲唑治疗绝经后激素受体阳性早期乳腺癌时，初始使用唑来膦酸或延迟使用唑来膦酸（每 6 月静脉滴注 4mg）对腰椎 / 全髋关节骨密度的影响差异。本研究进行综合分析，以最大限度地利用两项研究数据来回答临床相关问题。主要目的是比较第 12 月的腰椎 BMD 变化，次要目标包括比较全髋关节 BMD 变化、骨转换标志物浓度变化、至疾病复发时间及安全性。结果显示，综合分析 1667 例患者，在第 12 月，腰椎 BMD 在唑来膦酸立即治疗组比延迟治疗组高 5.2%，全髋 BMD 高 3.5%。立即治疗组 N- 端肽和骨特异性碱性磷酸酶浓度分别下降 21.3% 和 12.8%，延迟治疗组分别增加 21.7% 和 24.9%（组间比较 P<0.0001）。立即治疗组比延迟治疗组患者疾病复发率低（立即治疗组 7 例 0.84%，延迟治疗组 17 例 1.9%（P= 0.0401），两组骨折发生率相似，没有下颌骨坏死事件发生。该分析结果增强了 Z-FAST 和 ZO-FAST 研究结果的统计学有效性。即对于接受来曲唑治疗的绝经后激素受体阳性早期乳腺癌，内分泌治疗初始，立即使用唑来膦酸比延迟使用能更有效地预防芳香化酶抑制剂相关的骨丢失和骨折的发生。

研究者介绍：

Adam M. Brufsky，匹兹堡大学医学院医学教授，血液学 / 肿瘤学科副主任，综合乳腺癌中心联合主任，临床调查副主任。

编者按：

对于绝经后激素受体阳性早期乳腺癌，应用唑来膦酸（4mg /6 月）可以预防 AI 相关骨丢失，AI 治疗同时使用唑来膦酸的疾病复发风险低于延迟使用者。唑来膦酸对 BMD 和疾病复发风险的长期影响是未知的，有待于进一步随访观察。

参考文献：

BRUFSKY A,BUNDRED N,COLEMAN R,et al.Integrated analysis of zoledronic acid for prevention of aromatase inhibitor-associated bone loss in postmenopausal women with early breast cancer receiving adjuvant letrozole[J].Oncologist,2008,13(5):503-514.

◆ 11-3-5 研究概况 ◆

试验名称	AZURE
试验分期	Ⅲ期、多中心、随机研究
入组时间	2003.9-2006.2
入组患者	3360 例 18 岁以上Ⅱ、Ⅲ期乳腺癌
分组情况	第 1 组（n=1665）：标准辅助治疗 第 2 组（n=1675）：标准辅助治疗 + 唑来膦酸
治疗方法	唑来膦酸 4mg, 初始 1 次 /3-4 周 ×6 次 后 1 次 /3 月 ×8 次 后 1 次 /6 月 ×5 次
研究结果	中位随访 59 月 DFS: 唑来膦酸组 77%，对照组 77%（P=0.79） 复发 / 死亡：唑来膦酸组 377 例，对照组 375 例 OS: 唑来膦酸组 85.4%，对照组 83.1%（P=0.07） 下颌骨坏死：唑来膦酸组确诊 17 例（累积发生率为 1.1%，95% CI, 0.6-1.7，P<0.001）， 疑似 9 例；对照组 0 例 两组其他不良事件发生率相似
	中位随访 84 月 DFS 事件：对照组 493 例，唑来膦酸组 473 例（P=0.30） IDFS、总生存期和远处复发：两组无显著差别 唑来膦酸降低骨转移发生风险：首发骨转移事件（HR=0.78, 95% CI, 0.63-0.96， P=0.020），任意时间内发生骨转移事件（HR=0.81, 95% CI, 0.68-0.97，P=0.022） 下颌骨坏死：唑来膦酸组确诊 26 例，对照组 0 例

DFS: Disease free survival, 无病生存期；OS: Overall Survival, 总生存期；IDFS: Invasive disease free survival, 无浸润性疾病生存期；HR: Hazard ratio, 风险比；CI: Confidence interval, 置信区间；MAF: (a biomarker for bone metastasis), 骨转移分子标志物。

研究简介：

　　既往研究表明双膦酸盐辅助治疗可降低早期乳腺癌复发率和死亡率。AZURE 试验共入组 3360 例Ⅱ / Ⅲ期乳腺癌，随机分配接受标准系统治疗联合 / 不联合唑来膦酸，比较两组疗效及安全性。中位随访 59 月，两组无病生存率均为 77%（HR=0.98, 95% CI, 0.85-1.13，P=0.79）。唑来膦酸组 377 例患者出现复发或死亡，对照组 375 例。唑来膦酸组总生存率为 85.4%，对照组为 83.1%（调整后 HR=0.85, 95% CI, 0.72-1.01，P = 0.07）。唑来膦酸组 17 例确诊下颌骨坏死（累积发生率为 1.1%，95% CI, 0.6-1.7，P <0.001），9 例疑似病例；对照组无下颌骨坏死病例。两组其他不良事件发生率相似。此研究结果不支持唑来膦酸常规用于乳腺癌辅助治疗。中位随访 84 月，两组 DFS 事件：对照组 493 例，唑来膦酸组 473 例（校正 HR=0.94, 95% CI, 0.82-1.06，P = 0.30）。IDFS（HR=0.93, 95% CI, 0.82-1.05，P=0.22）、总生存（HR=0.93, 95% CI, 0.81-1.08，P=0.37）和远处复发（HR=0.93，95% CI, 0.81-1.07，P=0.29）在两组无显著差别。唑来膦酸降低骨转移发生风险，无论是首发骨转移事件（HR=0.78, 95% CI, 0.63-0.96，P=0.020）还是任意时间内发生骨转移事

件（HR=0.81，95% CI，0.68-0.97，P=0.022）。唑来膦酸对 DFS 的作用不受 ER 状态影响，改善绝经 5 年以上患者 IDFS（n=1041，HR=0.77，95% CI，0.63-0.96），对其他患者（绝经前，围绝经期和未知状态）无明显改善（n=2318，HR=1.03，95% CI，0.89-1.20）。33 例疑似颌骨坏死，中心评估证实有 26 例，均为唑来膦酸组（1.7%，95% CI，1.0-2.4）。上述研究结果表明唑来膦酸在标准的早期乳腺癌辅助治疗总体未获益。对于已绝经患者，唑来膦酸减少骨转移发生、改善疾病结局。双膦酸盐辅助治疗可以降低早期乳腺癌骨转移发生率。

该团队又进一步研究 MAF 扩增（骨转移分子标志物）是否可以预测唑来膦酸疗效。通过微阵列中两乳腺肿瘤组织核心的荧光原位杂交评估 MAF 扩增，由技术人员在中央实验室完成。应用多变量分析评估疾病治疗结果，同时评估 MAF 阳性状态和绝经状态的相互作用对唑来膦酸疗效的影响。共 1739 例提供原发肿瘤样本，其中 865 例（50%）有两可评估的部分（对照组 445 例，唑来膦酸组 420 例）。184 例（21%）肿瘤组织为 MAF 阳性（对照组 85 例，唑来膦酸组 99 例），其余肿瘤为 MAF 阴性。中位随访 84.6 月，对照组的 MAF 状态对 IDFS 无影响（MAF 阳性 vs. MAF 阴性：HR=0.92，95% CI，0.59-1.41），唑来膦酸组 MAF 状态对 IDFS 有影响（HR=0.52，0.36-0.75）；MAF 阴性患者中，与对照组相比，唑来膦酸组 IDFS 更高（HR=0.74，95% CI，0.56-0.98），MAF 阳性肿瘤患者无显著差别。此外，在 121 例随机化时非绝经后、MAF 阳性患者中，与对照组相比，唑来膦酸组 IDFS（HR=2.47，95% CI，1.23-4.97）和 OS（HR=2.27，95% CI，1.04-4.93）均较低。MAF 状态可预测唑来膦酸辅助治疗获益可能性，其作为潜在的辅助诊断值得进一步研究。

研究者介绍：

Robert E. Coleman，就职于英国谢菲尔德大学韦斯顿公园医院临床肿瘤研究中心。

编者按：

Z-FAST 和 ZO-FAST 研究的初步结果表明，接受来曲唑内分泌治疗的乳腺癌患者，初始使用唑来膦酸比延迟使用更有效地预防芳香酶抑制剂相关骨丢失。AZURE 研究发现唑来膦酸组下颌骨坏死发生率较未使用组升高，使其用于乳腺癌辅助治疗产生争议。基于这项临床研究有深入的机制探讨，值得借鉴。

参考文献：

COLEMAN R,WOODWARD E,BROWN J,et al.Safety of zoledronic acid and incidence of osteonecrosis of the jaw (ONJ) during adjuvant therapy in a randomised phase Ⅲ trial (AZURE:BIG 01-04) for women with stage Ⅱ/Ⅲ breast cancer[J].Breast Cancer Res Treat,2011,127(2):429-438.

◆ 11-3-6 研究概况 ◆

试验名称	ZOOM
试验类型	开放性随机非劣效性试验
试验分期	Ⅲ 期
入组时间	2006 年 2 月～2010 年 2 月
入组患者	425 例乳腺癌骨转移，经完成 12-15 月唑来膦酸治疗
分组情况	第 1 组（n=209）：唑来膦酸 4mg ivd 12 周 1 次 第 2 组（n=216）：唑来膦酸 4mg ivd 4 周 1 次

（续表）

研究结果	骨骼发病率：第 1 组 0.26，第 2 组 0.22（无统计学差异）
	常见 3/4 级 AEs
	骨痛：第 1 组 56（27%），第 2 组 65（30%）
	恶心：第 1 组 24（11%），第 2 组 33（15%）
	乏力：第 1 组 18（9%），第 2 组 33（15%）

CI：Confidence interval，置信区间。

研究介绍：

唑来膦酸减少乳腺癌骨相关事件，对于给药间隔尚存疑。ZOOM 试验是一项 Ⅲ 期开放性随机非劣效性试验，研究入组 425 例乳腺癌骨转移患者，已完成 12-15 月的每月唑来膦酸治疗；按 1:1 随机分至唑来膦酸 4mg 每 12 周 1 次或每 4 周 1 次，主要评估患者骨相关事件发病率（每例患者每年骨相关事件发生情况）。结果显示，骨骼发病率：12 周组 0.26（95% CI，0.15-0.37）对比 4 周组 0.22（0.14-0.29），组间差异为 0.04，单侧 97.5% CI 上限为 0.17，低于非劣效性差别。常见的 3-4 级不良事件有骨痛、恶心、无力，12 周治疗组对比 4 周治疗组分别为 56 例（27%）vs. 65 例（30%），24 例（11%）vs. 33 例（15%），18 例（9%）vs. 33 例（15%）。肾脏不良事件为 1 例（<1%）vs. 2（1%），其中 4 周组有 1 例（<1%）发生 1 级急性肾功能衰竭。下颌骨坏死分别为 4 例和 3 例。未报告治疗有关死亡。治疗 12 月之后，与 4 周组相比，12 周组中位 N 末端肽（N-terminal telopeptide）浓度与基线值差值更大（12.2% vs. 0.0%，P=0.011）。

研究者介绍：

Amadori D，就职于意大利梅尔多拉，IRCCS 罗马涅癌症研究与治疗科学研究所（IRST IRCCS），骨肿瘤和罕见肿瘤中心。

编者按：

ZOOM 研究表明，对于既往每月输注唑来膦酸的乳腺癌，第二年减少给药频率、延长给药间隔时间仍有效，且安全。

参考文献：

AMADORI D, AGLIETTA M, ALESSI B, et al.Efficacy and safety of 12-weekly versus 4-weekly zoledronic acid for prolonged treatment of patients with bone metastases from breast cancer (ZOOM):a phase 3,open-label,randomised,non-inferiority trial[J].Lancet Oncol,2013,14(7):663-670.

◆ 11-3-7 研究概况 ◆

试验名称	OPTIMIZE-2
试验类型	前瞻性、随机双盲、多中心临床研究
入组时间	2006 年 3 月～ 2013 年 7 月
试验分期	Ⅲ 期
研究编号	NCT00320710
入组患者	416 例乳腺癌骨转移，且在前 10-15 月接受过 9 次或以上剂量的唑来膦酸和 / 或帕米膦酸二钠治疗

（续表）

分组情况	随机分组： 第1组（n=200）：每4周接受4.0mg唑来膦酸 第2组（n=203）：每12周接受4.0mg唑来膦酸 治疗时长为1年 第3组（n=13）：设置静脉输液安慰剂组
研究结果	SRE：第1组44例（22.0%），第2组47例（23.2%） 比例差异为-1.2%；两组SRE率差异的1侧97.5%CI界值为-9.8%；非劣效性P=0.02
	至第一次SRE时间无显著差异 （HR=1.06，95%CI，0.70-1.60，P=0.79）
	每年中位SMR事件： 第1组0.46（1.06），第2组0.50（1.50），P=0.85
	药物安全性（发生至少1项不良反应事件比例）： 第1组189（95.5%），第2组189（93.5%）

SRE：Skeletal-related events，骨相关事件；SMR：Skeletal Morbidity Rate，骨骼并发症发病率；AE：Adverse Event 不良事件。

研究简介：

OPTIMIZE-2是一项前瞻性随机双盲多中心Ⅲ期临床试验。416例乳腺癌骨转移患者，平均年龄59岁，两组之间的基线特征相似。在前10~15月接受过9次或以上的唑来膦酸和/或帕米膦酸二钠治疗；患者随机分至每4周（200例）或每12周（203例）接受4.0mg唑来膦酸治疗1年，同时设置静脉输液安慰剂组（13例），比较两组的疗效及安全性。研究的主要终点是SRE发生率。经过1年随访后，每4周1次唑来膦酸治疗组44例患者出现SRE（22.0%），每12周1次的唑来膦酸治疗组47例患者出现SRE（23.2%）。至第一次SRE时间两组无显著差异。4周与12周治疗组安全性相似，发生至少1项不良反应事件的比例：4周治疗组189例（95.5%），12周治疗组189例发生不良事件（93.5%）。根据出现SRE比例，每12周1次的唑来膦酸治疗非劣效于每4周1次的唑来膦酸治疗。

研究者介绍：

Gabriel N. Hortobagyi，美国MD安德森癌症中心乳腺肿瘤科主任。

编者按：

该研究结果为长期抗骨转移治疗的乳腺癌带来希望，可选择接受频率更低的双膦酸盐治疗，同时保证疗效及安全性。基于上述试验结果，可考虑在患者接受1年标准治疗后，采用更为方便的每季度1次给药方案，有助于改善患者依从性和安全性，降低治疗费用且保持药物疗效。

参考文献：

HORTOBAGYI G N,VAN POZNAK C,HARKER W G,et al.Continued Treatment Effect of Zoledronic Acid Dosing Every 12 vs 4 Weeks in Women With Breast Cancer Metastatic to Bone:The OPTIMIZE-2 Randomized Clinical Trial[J].JAMA Oncol,2017,3(7):906-912.

◆ 11-3-8 研究概况 ◆

研究名称	Breast-cancer adjuvant therapy with zoledronic acid
研究类型	随机对照试验
试验分期	Ⅲ期
试验编号	ISRCTN79831382
入组时间	2003 年 9 月～ 2006 年 2 月
入组对象	3360 例原发肿瘤切除术后乳腺癌（N1 或 T3、T4）
分组情况	第 1 组（n=1681）：标准辅助全身治疗 ＋ 唑来膦酸 第 2 组（n=1679）：标准辅助全身治疗
治疗方法	每周期辅助化疗后立即予唑来膦酸 4mg，3-4 周 1 次 ×6 周期，随后每 3 月 1 次 ×8 周期，每 6 月 1 次 ×5 周期，共 5 年
研究结果	中位随访 59 月 DFS：试验组 77%，对照组 77%（P=0.79） OS：试验组 85.4%，对照组 83.1%（P=0.07） 下颌骨坏死发生率：试验组 1.1%，对照组 0（P<0.001）

OR：Odds ratio，比值比；CI：Confidence interval，置信区间。

研究简介：

本研究拟明确唑来膦酸除标准辅助治疗外是否可能改善早期乳腺癌预后。在这项开放标签Ⅲ期研究中，3360 例患者接受标准辅助治疗，无论是否使用唑来膦酸。唑来膦酸每 3-4 周 1 次，共 6 周期，然后每 3-6 月给药 1 次，完成 5 年治疗。研究主要终点是 DFS。中位随访 59 月，主要终点的组间差异无统计学意义，每组无病生存率均为 77%（HR=0.98；95% CI，0.85-1.13，P=0.79）。唑来膦酸组 377 例疾病复发，对照组 375 例。唑来膦酸组死亡 243 例，对照组 276 例，死亡人数也相似。唑来膦酸组总生存率 85.4%，对照组 83.1%（HR=0.85；95% CI，0.72-1.01，P=0.07）。唑来膦酸组 17 例确诊颌骨坏死（累计发生率 1.1%；95% CI，0.6-1.7；P<0.001）及 9 例疑似病例。对照组无颌骨坏死病例。两研究组中其他不良反应发生率相似。

研究者简介：

Robert E. Coleman，就职于英国 CR-UK/YCR 谢菲尔德癌症研究中心，临床肿瘤中心。

编者按：

该研究结果不支持常规使用唑来膦酸作为未选择的早期乳腺癌的辅助治疗，唑来膦酸与性激素之间的相互作用尚待进一步研究。对于绝经后女性，双膦酸盐应用仍然适用于预防治疗引起的骨质流失和骨质疏松症，并可能对疾病结局产生有益影响。

参考文献：

COLEMAN R E,MARSHALL H,CAMERON D,et al.Breast-cancer adjuvant therapy with zoledronic acid[J].N Engl J Med,2011,365(15):1396-1405.

第4节　地舒单抗

◆ 11-4-1 研究概况 ◆

试验名称	ABCSG-18
试验类型	前瞻性、双盲、安慰剂对照
试验分期	Ⅲ期
研究编号	NCT00556374
入组时间	2006 年 12 月 18 日～ 2013 年 7 月 22 日
入组患者	3425 例绝经后早期乳腺癌 ER 阳性和 / 或 PR 阳性：非甾体类芳香化酶抑制剂治疗
分组情况	第 1 组（n=1711）：地舒单抗 60mg（每 6 月 1 次） 第 2 组（n=1709）：安慰剂（每 6 月 1 次）
研究结果	随机化分组至首次临床骨折发生时间： 地舒单抗组 vs 安慰剂组（HR=0.5, 95% CI, 0.39 -0.65, P<0.0001） 3 年骨折发生率：第 1 组 5.0%，第 2 组 9.6%（P<0.0001）

ER: estrogen receptor, 雌激素受体；PR: progesterone receptor, 孕激素受体；HR: Hazard ratio, 风险比；CI: Confidence interval, 置信区间；AI: Aromatase Inhibitors，芳香化酶抑制剂。

研究简介：

这是一项前瞻性、双盲、安慰剂对照Ⅲ期临床试验，研究涉及 58 个试验中心，对于接受芳香酶抑制剂治疗的绝经后早期激素受体阳性乳腺癌，1:1 随机分组，分别接受每 6 月皮下注射地舒单抗 60mg 或安慰剂治疗。按医院类型、既往芳香酶抑制剂的使用情况和基线水平的骨矿物质密度进行分层。主要研究终点是从随机化到第一次临床骨折出现的时间。纳入 3425 例随机分两组：每 6 月皮下注射地舒单抗 60mg（n=1711）组或安慰剂（n=1709）组。与安慰剂组相比，地舒单抗组患者至出现第一次临床骨折时间明显延长（P<0.0001）。地舒单抗组（92 例）骨折的发生例数较安慰剂组（176 例）低，在所有亚组均得到一致性结果，包括基线时骨密度 T 评分为 -1 或更高的患者（n=1872，HR=0.44，95% CI, 0.31-0.64，P<0.0001），及基线时骨密度 T 评分小于 -1 的患者（n=1548，HR =0.57，95% CI, 0.40-0.82，P=0.002）。两组 AEs（地舒单抗组 1366 例 80%；安慰剂组 1334 例 79%）及 SAEs（地舒单抗组 521 例 30%；安慰剂组 511 例 30%）的发生率无显著差异。主要不良事件为关节痛及其他芳香化酶抑制剂相关症状，没有研究药物相关的其他毒性。尽管国际专家小组对潜在的颌骨坏死进行积极评估，但没有报告颌骨坏死病例。在研究期间，93 例患者（占全部分析组的 3%）死亡，其中 1 例死亡（地舒单抗组）被认为与研究药物相关。

研究者介绍：

Michael Gnant，奥地利维也纳医科大学外科教授。

编者按：

ABCSG-18 研究表明，地舒单抗 60mg 每年两次治疗可降低绝经后乳腺癌接受芳香化酶抑制剂的临床骨折风险，且不增加毒性。地舒单抗显著降低乳腺癌辅助内分泌治疗的副作用，

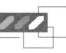

因此应该考虑临床实践。

参考文献：

GNANT M,PFEILER G,DUBSKY P C,et al.Adjuvant denosumab in breast cancer (ABCSG-18)：a multicentre, randomised, double-blind, placebo-controlled trial[J]. Lancet,2015,386(9992):433-443.

第12章 乳腺癌脑转移治疗

随着全身系统性治疗水平提高，乳腺癌脑转移发生率也逐年增加。三阴性和HER2阳性转移性乳腺癌脑转移发生率高，是目前乳腺癌治疗的重大挑战，需要根据国际指南制定协调的治疗策略。在可手术情况下可考虑手术，现在已经明确立体定向放射外科治疗比全脑放射治疗具有同等的控制能力和较小的认知损伤，全脑放射治疗应尽可能推迟。乳腺癌脑转移药物治疗也是迅速发展的领域，已有研究表明，血脑屏障在乳腺癌脑转移后常常受损，一些化疗药物、抗体－化疗偶联药物和酪氨酸激酶抑制剂已被证明对乳腺癌脑转移有抑制作用，同时可以作为全身治疗策略的一部分。在实际临床研究中限于脑转移的病例数收集困难，本章临床研究综述了脑转移为主的临床试验研究进展，不仅限于乳腺癌。

第1节 脑转移放疗

◆ 12-1-1 研究概况 ◆

研究名称	RTOG 9508
研究类型	随机对照试验
试验分期	Ⅲ期
入组时间	1996年1月31日～2001年6月15日
入组患者	具有1-3个脑转移瘤的患者，年龄≥18岁，之前未行颅脑放疗（KPS>70，HB>80g/L，中性粒细胞绝对值 $>1\times10^3/\mu l$，血小板 $>5\times10^4/\mu l$）
分组情况	第1组（n=252）：全脑放疗 第2组（n=79）：全脑放疗＋立体定向放疗
治疗方法	全脑放疗：37.5Gy/15f/2.5Gy，5次/周 全脑放疗＋后行立体定向放疗：37.5Gy/15f/2.5Gy，5次/周
研究结果	单发脑转移瘤患者中位生存时间： 第1组4.9月，第2组6.5月，P=0.0393
	随访6月，立体定向放疗组比单纯全脑放疗组KPS评分更稳定或改善KPS评分，提高率分别为43%和27%，P=0.03
	GPA为3.5～4.0，无论脑转移灶数目，中位生存时间： 第1组10.3月，第2组21月，P=0.05 GPA为3.5～4.0，第2组中单发脑转移与2-3病灶脑转移瘤患者相比中位生存期分别为21月和14.1月

KPS: Karnofsky Performance Status, KPS评分；SRS: Stereotactic surgery, 立体定向术；WBRT: Whole brain radiation therapy, 全脑放疗；GPA, Graded prognostic assessment, 分级预后评估。

研究简介：

RTOG 9508 是一项多中心研究，333 例 1-3 病灶的脑转移瘤患者被随机分组到单纯全脑放疗联合立体定向放疗组或单纯全脑放疗组。尽管纳入研究的一部分患者肿瘤较大（3~4cm）并不利于做立体定向放射治疗，仍显示对脑转移瘤单发病灶患者联合治疗组的疗效较好（6.5 月 vs. 4.9 月，P=0.0393），对于多病灶两组疗效相似。

研究者介绍：

David Andrews，美国杰斐逊神经科学医院立体定向放射外科主任。

编者按：

RTOG 9508 试验的分析发现：按分级预后评估 (GPA) 分类将患者进行分层后，在 WBRT 基础上联合 SRS 可以使预后良好 (GPA3.5-4.0) 的患者取得生存获益。

参考文献：

ANDREWS D W,SCOTT C B,SPERDUTO P Wet al.Whole brain radiation therapy with or without stereotactic radiosurgery boost for patients with one to three brain metastases:phase Ⅲ results of the RTOG 9508 randomized trial[J].Lancet,2004,363(9422):1665-1672.

SPERDUTO P W,SHANLEY R,LUO X,et al.Secondary analysis of RTOG 9508,a phase 3 randomized trial of whole-brain radiation therapy versus WBRT plus stereotactic radiosurgery in patients with 1-3 brain metastases; poststratified by the graded prognostic assessment (GPA) [J]. Int J Radiat Oncol Biol Phys,2014,90(3):526-531.

◆ 12-1-2 研究概况 ◆

研究名称	Evaluation of 2 Whole-brain Radiotherapy Schedules and Prognostic Factors for Brain Metastases in Breast Cancer Patients
研究类型	回顾性研究
入组时间	1992 年～ 2005 年
入组患者	207 例接受全脑放疗的乳腺癌脑转移
分组情况	第 1 组（n=69）：短程放疗 第 2 组（n=138）：长程放疗
治疗方法	短程放疗组：20Gy/5f/4Gy，5 天 长程放疗组：30Gy/10f/3Gy，2 周；或 40Gy/20f/2Gy 全脑放疗，4 周
研究结果	中位随访 12 月，死于该疾病的患者数为 168 例，死亡率 81%；死亡人数第 1 组 54 例，第 2 组 114 例，P=0.807 168 例死亡患者，67 例死于脑转移，死亡率 40%，其中第 1 组 23 例（43%），第 2 组 44 例（39%），P=0.791
	全部患者中位生存期 5 月，第 1 组 5.5 月，第 2 组 4.5 月
	KPS ≥ 70 (P<0.001)、单发脑转移（P=0.023）、无颅脑外疾病（P<0.001）和 RPA 分级低（P<0.001）可提高生存
	放疗期间或放疗后颅内疾病进展发生率：第 1 组 12%，第 2 组 9%，P=0.807 3 级放疗相关的毒副反应率：第 1 组 9%，第 2 组 4%，P=0.359

研究简介：

该研究共纳入 207 例接受全脑放疗的乳腺癌脑转转移患者，分为短程放疗组和长程放疗组，结果发现两组无论是生存期还是放疗相关的毒副反应并无统计学差异。研究还发现 KPS ≥ 70、单发脑转移、无颅脑外疾病和 RPA 分级低可以提高生存期。因此，对于多发脑转移的乳腺癌，尤其是生存预后欠佳的乳腺癌推荐短程放疗。

研究者介绍：

Dirk Rades，就职于 Schleswig-Holstein 大学医院及 Hamburg-Eppendorf 大学医院放疗科。

编者按：

对于多发脑转移，尤其是预后欠佳的乳腺癌，长程放疗并不优于短程放疗，因此，对于该类患者建议行短期放疗。

参考文献：

DIRK RADES,RADKA LOHYNSKA,THEO VENINGA,et al.Evaluation of 2 Whole-brain Radiotherapy Schedules and Prognostic Factors for Brain Metastases in Breast Cancer Patients[J]. Cancer,2007,110(11):2587-2592.

第 2 节　乳腺癌脑转移的手术治疗

◆ 12-2-1 研究概况 ◆

研究名称	A randomized trial of surgery in the treatment of single metastases to the brain.
研究类型	随机对照试验
入组时间	1985 年 10 月 ~ 1988 年 12 月
入组患者	54 例神经外科评估为可切除的单发脑转移（KPS ≥ 70 分）
分组情况	第 1 组（n=25）：手术组 第 2 组（n=23）：放疗组
治疗方法	第 1 组：患者入组 72 小时行手术切除单发脑转移灶，术后 14 天接受 36Gy 全脑放疗 第 2 组：经立体定向针活检确诊脑转移入组 72 小时后放疗，具体计划及剂量同手术组
研究结果	中位随访 71 周，第 1 组 21 例死亡，第 2 组 22 例死亡 脑转移复发率（不包括远处脑转移和软脑膜转移）：第 1 组 20%，第 2 组 52%（P<0.02） 脑转移复发后中位治疗时间：第 1 组 >59 周，第 2 组 21 周（P<0.0001） 中位生存期：第 1 组 40 周，第 2 组 15 周（P<0.01）

研究简介：

本研究共纳入 54 例神经外科评估为可切除的单发脑转移患者，分为手术组（手术 + 放疗）和放疗组（针吸活检 + 放疗），其中 6 例排除在研究之外（病理证实病变是第二原发肿瘤或炎症、感染性病变）。结果发现手术组患者复发率比放疗组低，生存期手术组比放疗组长，脑转移复发后的治疗时间手术组比放疗组长。因此对于单发脑转移患者推荐手术切除脑转移灶后再行全脑放疗。

研究者介绍：

R A Patchell，就诊于肯塔基大学医学中心外科。

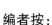

编者按：

对于单发脑转移患者，手术切除脑转移灶可使患者获益，此类患者必须具有手术评估确定可切除病灶，并且无其他系统疾病。

参考文献：

PATCHELL R A,TIBBS P A,WALSH J W,et al.A randomized trial of surgery in the treatment of single metastases to the brain[J].N Engl J Med,1990,322(8):494–500.

第 3 节　乳腺癌脑转移的药物治疗

◆ 12-3-1 研究概况 ◆

研究名称	CEREBEL (EGF111438)
研究类型	随机对照试验
试验分期	Ⅲ 期
入组时间	2009 年 4 月 14 日～ 2012 年 6 月 11 日
入组患者	540 例 HER2 阳性转移性乳腺癌
分组情况	第 1 组（n=271）：拉帕替尼 + 卡培他滨组 第 2 组（n=269）：曲妥珠单抗 + 卡培他滨组
治疗方法	拉帕替尼 1250 mg po qd 卡培他滨 1000mg/m² po bid d1-14 q3w 曲妥珠单抗首次 8mg/kg，随后 6mg/kg q3w
研究结果	中枢神经系统作为第 1 复发部位的发生率： 第 1 组 3％（8/251 例），第 2 组发生率 5％（12/250 例）（P=0.360）
	两组 PFS：第 1 组 6.6 月，第 2 组 8.1 月（P=0.021） 两组 OS：第 1 组 22.7 月，第 2 组 27.3 月（P=0.095）
	严重不良事件： 第 1 组 13％（34/269），第 2 组 17％（45/267）

HER2: Human epidermalgrowth factor receptor-2，人表皮生长因子受体 -2；OS: Overall Survival，总生存期；PFS : Progression-free survival，无进展生存期。

研究简介：

CEREBEL 研究对比了 HER2 阳性转移性乳腺癌接受两种治疗方案后脑转移发生率，研究中患者分别接受曲妥珠单抗 + 卡培他滨，或拉帕替尼 + 卡培他滨直至疾病进展、不可耐受的毒性或放弃治疗。结果显示，对于两组患者来说，中枢神经系统作为第一复发部位的发生率（主要终点）相似，拉帕替尼 + 卡培他滨组 3％，曲妥珠单抗 + 卡培他滨组 5％，无统计学差异。而拉帕替尼联合卡培他滨组在 PFS（6.6 月 vs. 8.1 月；HR=1.30，95％CI，1.04~1.64，P=0.021）和 OS（22.7 月 vs. 27.3 月；HR=1.34，95％CI，0.95~1.90，P=0.095）未显示优势。

研究者介绍：

Xavier Pivot，就职于法国贝桑松大学附属大区中心医院。

编者按：

在 CEREBEL 研究中，作为小分子 TKI 的拉帕替尼治疗乳腺癌脑转移并未比大分子单抗显示更多优势。

参考文献：

PIVOT X,MANIKHAS A,ŻURAWSKI B,et al.CEREBEL (EGF111438):A Phase Ⅲ, Randomized,Open-Label Study of Lapatinib Plus Capecitabine Versus Trastuzumab Plus Capecitabine in Patients With Human Epidermal Growth Factor Receptor 2-Positive Metastatic Breast Cancer[J].J Clin Oncol,2015,33(14):1564-1573.

◆ 12-3-2 研究概况 ◆

研究名称	Bevacizumab Preconditioning Followed by Etoposide and Cisplatin Is Highly Effective in Treating Brain Metastases of Breast Cancer Progressing from Whole-Brain Radiotherapy
研究类型	单臂非盲临床试验
试验分期	Ⅱ期
入组时间	2011 年 1 月～ 2013 年 1 月
入组患者	35 例接受全脑放疗后出现脑转移进展的乳腺癌脑转移
治疗方法	乳腺癌脑转移全脑放疗后 BEEP 方案治疗： 贝伐珠单抗 15mg/kg d1+ 依托泊苷 70 mg/m² · d d2-4+ 顺铂 70mg/m² d2 q3w×6 周期
研究结果	中位随访 16.1 月 27 例患者达到中枢神经系统客观缓解（77.1%，95%CI, 59.9 - 89.6），13 例中枢神经系统损伤体积减少 80%
	中枢神经系统中位 PFS 和 OS 分别为 7.3 月 (95% CI, 6.5 - 8.1) 和 10.5 月 (95% CI, 7.8 - 13.2)
	3 和 4 级不良反应主要包括中性粒细胞减少（30.8%）和感染（21.3%）

OS: Overall Survival, 总生存期；PFS: Progression-free survival, 无进展生存期；HR: Hazard ratio, 风险比；CI: Confidence interval, 置信区间。

研究简介：

本试验共纳入 35 例接受全脑放疗后出现脑转移进展的乳腺癌脑转移，全脑放疗后给予贝伐珠单抗治疗，结果显示 27 例患者（77.1%，95%CI, 59.9 - 89.6）达到中枢神经系统客观缓解，13 例患者中枢神经系统损伤体积减少 80%；随访 16.1 月，中枢神经系统 PFS 和 OS 分别为 7.3 月 (95% CI, 6.5 - 8.1) 和 10.5 月 (95% CI, 7.8 - 13.2)。

研究者介绍：

郑安理，中国台湾大学医学院内科教授，台湾大学医学院附属医院肿瘤内科主任。

编者按：

小样本研究提示贝伐珠单抗治疗乳腺癌脑转移具有较好疗效，为乳腺癌脑转移放疗后续治疗提供新思路。

参考文献：

LU Y S,CHEN T W,LIN C H,et al.Bevacizumab Preconditioning Followed by Etoposide and Cisplatin Is Highly Effective in Treating Brain Metastases of Breast Cancer Progressing from Whole-Brain Radiotherapy[J].Clin Cancer Res,2015,21(8):1851-1858.

◆ 12-3-3 研究概况 ◆

研究名称	EMILIA
研究类型	随机对照试验
试验分期	Ⅲ 期
入组时间	2011 年 12 月 22 日～ 2013 年 2 月 12 日
入组患者	991 例接受过曲妥珠单抗和紫杉类药物治疗的 HER2 阳性晚期乳腺癌
分组情况	第 1 组（n=495）：恩美曲妥珠单抗 第 2 组（n=496）：卡培他滨 + 拉帕替尼
治疗方法	第 1 组：恩美曲妥珠单抗 3.6mg/kg ivd q3w 第 2 组：卡培他滨 1000mg/m² bid po d1-14+ 拉帕替尼 1250mg po qd d1-21
研究结果	基线期脑转移：第 1 组 45 例，第 2 组 50 例 基线期无脑转移最终脑转移发生率： 第 1 组 2.0%（9/450），第 2 组 0.7%（3/446） 基线期脑转移进展发生率： 第 1 组 22.2%（10/45），第 2 组 16.0%（8/50）<hr>预后分析 中位 PFS：第 1 组 9.6 月，第 2 组 6.4 月（P<0.001） 中位 OS：第 1 组 30.9 月，第 2 组 25.1 月（P<0.001） 基线期脑转移 OS：第 1 组 26.0 月，第 2 组 12.9 月（HR=0.38，P=0.008） 基线期脑转移 PFS：第 1 组 5.9 月，第 2 组 5.7 月（HR=1.00，P=1.000）<hr>不良反应 3 级不良事件发生率：第 1 组 48.8%，第 2 组 63.3% 严重不良事件发生率：第 1 组 18.6%，第 2 组 26.5% 因不良事件导致治疗终止发生率：第 1 组 2.3%，第 2 组 12.2% 腹泻发生率：第 1 组 18.6%，第 2 组 79.6% 手足综合征发生率：第 1 组 2.3%，第 2 组 46.9% 肝脏毒性发生率：第 1 组 25.6%，第 2 组 14.3% 血小板减少症发生率：第 1 组 32.6%，第 2 组 4.1% 出血发生率：第 1 组 27.9%，第 2 组 12.2%

HER2：Human epidermalgrowth factor receptor-2，人表皮生长因子受体 -2；OS：Overall Survival，总生存期；PFS：Progression-free survival，无进展生存期。

研究简介：

该临床试验共纳入 991 例 HER2 阳性晚期乳腺癌，既往接受过曲妥珠单抗和紫杉类药物治疗，随机分为 T-DM1（恩美曲妥珠单抗）和卡培他滨 + 拉帕替尼两组。研究结果显示，恩美曲妥珠单抗组 PFS 和 OS 较卡培他滨 + 拉帕替尼组显著延长。分层分析发现，基线期存在脑转移患者，恩美曲妥珠单抗组 OS 达 26.0 月，显著优于卡培他滨 + 拉帕替尼组 12.9 月（HR=0.38，P=0.008）；PFS 两组差异不大。3 级不良事件、腹泻、肝脏毒性、手足综合征的发生率恩美曲妥珠单抗组比卡培他滨 + 拉帕替尼组明显低，血小板减少症和出血的发生率恩美曲妥珠单抗组比卡培他滨 + 拉帕替尼组高。对于 HER2 阳性乳腺癌脑转移治疗，推荐选择恩美曲妥珠单抗。

研究者介绍：

Ian Elliott Krop，担任美国苏珊·史密斯女性癌症研究中心乳腺癌肿瘤学系副主任，乳

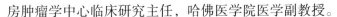

房肿瘤学中心临床研究主任，哈佛医学院医学副教授。

编者按：

本研究改变以往对于HER2阳性乳腺癌脑转移选择可透过血脑屏障的小分子TKI拉帕替尼为主的治疗脑转移进展的观点，对该类患者推荐选择恩美曲妥珠单抗治疗。

参考文献：

KROP I E,LIN N U,BLACKWELL K,et al.Trastuzumab emtansine(T-DM1) versus lapatinib plus capecitabine in patients with HER2-positive metastatic breast cancer and central nervous system metastases:a retrospective,exploratory analysis in EMILIA[J].Ann Oncol,2015,26:113-119.

◆ 12-3-4 研究概况 ◆

研究名称	LANDSCAPE
研究类型	单臂临床试验
试验分期	Ⅱ期
入组时间	2009年4月15日～2010年8月2日
入组患者	45例HER2阳性脑转移乳腺癌，之前未接受过全脑放疗、卡培他滨或拉帕替尼治疗
治疗方法	卡培他滨2000mg/m² po d1-14 q3w + 拉帕替尼1250mg po qd
研究结果	中位随访21.2月 治疗有效率98%，5%完全缓解，52%部分缓解，57%中枢神经系统客观缓解，36%疾病稳定，7%疾病进展
	中位进展时间5.5月，中位OS为17月
	49%患者出现3或4级治疗相关不良反应；20%出现腹泻和手足综合征；31%出现至少一种严重不良反应；4例因治疗相关毒副作用退出治疗，无1例因毒副作用死亡

HER2: Human epidermalgrowth factor receptor-2，人表皮生长因子受体-2；OS: Overall Survival，总生存期。

研究简介：

本研究共纳入45例未接受过全脑放疗、卡培他滨或拉帕替尼治疗的HER2阳性乳腺癌脑转移，予卡培他滨和拉帕替尼联合治疗。HER2阳性乳腺癌脑转移治疗药物中，拉帕替尼是较早进行研究的TKI，本研究中对于未行全脑放疗，脑部病灶≥1cm不适合手术的新发脑转移，拉帕替尼+卡培他滨的中枢神经系统客观缓解率（CNS-ORR）达到65.9%，中位TTP达5.5月。但该研究存在一定局限性，首先该研究是一单臂Ⅱ期临床研究，其次没有与其他的治疗作比较，因此需要进一步研究去证实。

研究者介绍：

Thomas Bachelot，法国莱昂·贝拉尔中心医院肿瘤内科医师。

编者按：

不同治疗方式顺序是肿瘤临床治疗的一个永恒话题。脑转移治疗亦如此，目前无法挑战局部治疗的地位，但是很多研究已经在尝试改变治疗顺序或者调整治疗策略，LANDSCAPE研究纳入无法手术的脑转移，后续HER2CLIMB研究纳入无需紧急处理的新发脑转移，都是一个信号：出现脑转移，不一定首选放疗或局部手术，药物治疗同样可获得良好预后，同时适当延迟放疗介入，推迟放疗有关不良反应出现。

参考文献：

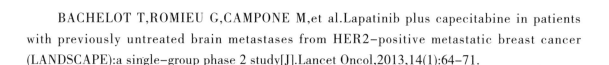

BACHELOT T,ROMIEU G,CAMPONE M,et al.Lapatinib plus capecitabine in patients with previously untreated brain metastases from HER2-positive metastatic breast cancer (LANDSCAPE):a single-group phase 2 study[J].Lancet Oncol,2013,14(1):64-71.

◆ 12-3-5 研究概况 ◆

研究名称	TBCRC022
研究类型	单臂临床试验
试验分期	Ⅱ期
入组时间	2012 年 2 月～ 2013 年 6 月
入组患者	40 例女性脑转移乳腺癌，HER2 阳性、浸润性乳腺癌、有可评估的中枢神经系统病灶（之前接受过全脑放疗、立体定向放疗、手术或是联合治疗）
治疗方法	奈拉替尼 240mg po qd q4w
研究结果	中枢神经系统客观缓解率：8%（95% CI：2-22%） 中位进展时间 1.9 月，中位 OS 为 8.7 月 研究开始后 12 月，30% 患者仍存活 23% 出现 3 度腹泻 28 例事先接受过洛哌丁胺治疗，11% 出现 2 度腹泻，21% 出现 3 度腹泻，4% 出现 4 度腹泻

HER2：Human epidermalgrowth factor receptor-2，人表皮生长因子受体 -2；OS：Overall Survival，总生存期。

研究简介：

该研究共纳入 40 例女性（HER2 阳性、浸润性乳腺癌、有可评估的中枢神经系统病灶）乳腺癌脑转移，予口服奈拉替尼治疗，结果发现，中枢神经系统的客观缓解率（CNS ORR）仅为 8%（95% CI：2-22%），有效率较低。入组患者出现不同程度腹泻，生活质量下降。本研究发现单药奈拉替尼对 HER2 阳性脑转移并未取得很好临床获益。2019 年公布了该研究其他队列（3A 和 3B）的研究结果，此队列共入组了 49 例乳腺癌患者，入组患者采用奈拉替尼 + 卡培他滨的联合治疗。HER2 阳性脑转移的患者口服奈拉替尼 240mg，每日一次，联合卡培他滨 750mg / m²，每天两次，持续 14 天，然后停药 7 天。入组的患者分为：3A 组：未接受过拉帕替尼治疗，3B 组：接受过拉帕替尼治疗。主要终点是每个单独队列的中枢神经系统客观反应率 (ORR)。49 例患者中 37 例未接受过拉帕替尼治疗（3A 组）、12 例接受过拉帕替尼治疗（3B 组）。3A 组（未接受过拉帕替尼治疗）37 例患者中枢神经系统客观缓解率（CNS ORR）为 49%，3B 组（接受过拉帕替尼治疗）12 例患者 CNS ORR 为 33%，3A 组和 3B 组的中位无进展生存时间（mPFS）分别为 5.5 个月和 3.1 个月；中位生存期（MST）分别为为 13.3 个月和 15.1 个月。

研究者介绍：

Rachel A.Freedman，就职于美国丹娜法伯癌症研究院。

编者按：

奈拉替尼单药治疗乳腺癌脑转移缓解率偏低，临床获益同时需要兼顾患者生活质量。2019 年发现奈拉替尼联合卡培他滨对 HER2 阳性乳腺癌脑转移有效，证实化疗可以增强 HER2 靶向治疗在中枢神经系统中的功效。

参考文献：

FREEDMAN R A,GELMAN R S,WEFEL J S,et al.Translational Breast Cancer Research Consortium (TBCRC) 022:A Phase Ⅱ Trial of Neratinib for Patients With Human Epidermal Growth Factor Receptor 2-Positive Breast Cancer and Brain Metastases[J].J Clin Oncol,2016,34(9):945-952.

FREEDMAN R A,GELMAN R S,ANDERS C K,et al.TBCRC 022:A Phase Ⅱ Trial of Neratinib and Capecitabine for Patients With Human Epidermal Growth Factor Receptor 2-Positive Breast Cancer and Brain Metastases[J].J Clin Oncol,2019,37(13):1081-1089.

◆ 12-3-6 研究概况 ◆

试验名称	PERMEATE
研究类型	单臂前瞻性开放性研究
试验分期	Ⅱ期
入组时间	2019 年 1 月 ~ 2020 年 7 月
入组患者	78 例 HER2 阳性晚期乳腺癌
队列情况	A 队列（n=59）：新发脑转移 B 队列（n=19）：脑转移放疗后进展
给药方法	吡咯替尼 400mg po qd 卡培他滨 1000 mg/m² po bid d1-14 q3w
研究结果	CNS-ORR：A 队列 74.6%，B 队列 42.1%
	mPFS：A 队列 11.3 月，B 队列 5.6 月
	Non-CNS ORR：A 队列 70.4%，B 队列 50.0%
	不良反应：腹泻 92.3%，手足综合征 60.3%，贫血 59.0%，血胆红素升高 57.7%，呕吐 52.6%，恶心 46.2%

HER2：Human epidermalgrowth factor receptor-2，人表皮生长因子受体-2；PFS：Progression-free survival，无进展生存期；CNS-ORR：Central nervous system Objective response rate，颅内肿瘤客观缓解率；Non -CNS ORR：Non Central nervous system Objective response rate，非颅内肿瘤客观缓解率。

研究简介：

吡咯替尼联合卡培他滨治疗 HER2 阳性晚期乳腺癌脑转移的单臂、前瞻性、开放性 Ⅱ 期临床研究。主要评价吡咯替尼联合卡培他滨治疗 HER2 阳性晚期乳腺癌脑转移的有效性和安全性。入组 HER2 阳性晚期乳腺癌，分为队列 A：未经局部放疗的脑转移，队列 B：局部治疗后再进展的脑转移。主要终点是 CNS 客观缓解率，2020 年报告相关结果：仅 CNS 可测量病灶 ORR 为 86.7%，CNS 和非 CNS 均有可测量病灶 ORR 为 63.7%。2021 年 6 月结果：CNS-ORR：队列 A：74.6%，队列 B：42.1%；mPFS：队列 A：11.3m，队列 B：5.6m；Non -CNS ORR：队列 A：70.4%，队列 B：50.0%。试验结果表明吡咯替尼联合卡培他滨是一种耐受性良好的方案，对 CNS 和 CNS 外病灶均有效，尤其是对既往未接受 CNS 局部放疗的患者。表明吡咯替尼联合卡培他滨可作为治疗 HER2 阳性乳腺癌脑转移的方案。

研究者简介：

闫敏，河南省肿瘤医院主任医师，CSCO 乳腺癌专家委员会常务委员。

编者按：

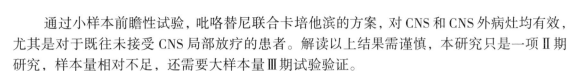

通过小样本前瞻性试验，吡咯替尼联合卡培他滨的方案，对 CNS 和 CNS 外病灶均有效，尤其是对于既往未接受 CNS 局部放疗的患者。解读以上结果需谨慎，本研究只是一项 Ⅱ 期研究，样本量相对不足，还需要大样本量 Ⅲ 期试验验证。

参考文献：

MIN YAN,QUCHANG OUYANG,TAO SUN,et al.Pyrotinib and capecitabine for HER2-Positive metastatic breast cancer patients with previously untreated brain metastases:A single-group multicenter phase Ⅱ study[C].2020 ESMO Abstract #1380.

MIN YAN,QUCHANG OUYANG,TAO SUN,et al.Pyrotinib and capecitabine for HER2-Positive metastatic breast cancer patients with previously untreated brain metastases:A single-group multicenter phase Ⅱ study[C].2021 ASCO PS1037.

◆ 12-3-7 研究概况 ◆

研究名称	HER2CLIMB
研究类型	随机对照试验
试验分期	Ⅲ 期
试验编号	NCT02614794
入组时间	2016 年 2 月 23 日 ～ 2019 年 5 月 3 日
入组患者	612 例接受曲妥珠单抗、帕妥珠单抗、恩美曲妥珠单抗治疗后的 HER2 阳性转移性乳腺癌，ECOG 评分 0-1 分
分组情况	第 1 组（n=410）：图卡替尼 + 曲妥珠单抗 + 卡培他滨 第 2 组（n=202）：安慰剂 + 曲妥珠单抗 + 卡培他滨
治疗方法	图卡替尼 300mg po bid 曲妥珠单抗首次 8mg/kg，维持 6mg/kg ivd q3w 卡培他滨 1000mg/m² po bid d1-14 q3w 安慰剂 300mg po bid
研究结果	总体患者 ORR：第 1 组 40.6%，第 2 组 22.8% 中位 PFS：第 1 组 7.8 月，第 1 组 5.6 月（P<0.001） 中位 OS：第 1 组 21.9 月，第 2 组 17.4 月（P=0.005） 脑转移患者 CNS-PFS：第 1 组 9.9 月，第 2 组 4.2 月（P<0.0001） 中位 OS：第 1 组 18.1 月，第 2 组 12.0 月（P=0.005）

ECOG: Eastern Cooperative Oncology Group, 美国东部肿瘤协作组；HER2: Human epidermal growth factor receptor-2, 人表皮生长因子受体 -2；PFS: Progression-free survival, 无进展生存期； OS: Overall Survival, 总生存期； ORR: Objective response rate, 客观缓解率。

研究简介：

研究纳入既往接受曲妥珠单抗、帕妥珠单抗、T-DM1（恩美曲妥珠单抗）治疗后的 612 例 HER2 阳性转移性乳腺癌，无论是否脑转移均可入组，患者随机分配接受图卡替尼或安慰剂 + 曲妥珠单抗 + 卡培他滨治疗，410 例和 202 例分别接受图卡替尼联合组和安慰剂组治疗。在主要终点人群分析中（480 例），320 例和 160 例患者随机分配接受联合组和安慰剂组治疗。总人群中位随访 14 月，291 例（47.5%）基线时有脑转移，联合组和安慰剂组分别有 48.3%

和 46.0%。1 年时，联合组和安慰剂组预计 PFS 率分别为 33.1% 和 12.3%，两组中位 PFS 分别为 7.8 月和 5.6 月，疾病进展或死亡风险降低 46%（HR=0.54），各亚组显示一致生存获益。2 年时，联合组和安慰剂组的预计 OS 率分别为 44.9% 和 26.6%，中位 OS 分别为 21.9 月和 17.4 月，死亡风险降低 34%（HR=0.66，P=0.005），各亚组也显示一致生存获益，在预设的无脑转移亚组中，与安慰剂相比，联合组降低 43% 的疾病进展风险。在基线 511 例可测量病灶患者中，两组 ORR 分别为 40.6% 和 22.8%。图卡替尼组常见不良事件包括腹泻、掌跖红斑感觉异常综合征、恶心、疲劳和呕吐。3 级或以上腹泻和转氨酶水平升高在图卡替尼组更常见。

所有入组的 HER2 阳性转移性乳腺癌均进行基线颅脑 MRI 检查。脑转移符合条件并被分组为未经治疗组、稳定治疗组、治疗并进展组。2:1 随机分配接受图卡替尼或安慰剂治疗联合曲妥珠单抗和卡培他滨治疗。按照 RECIST 1.1 标准，研究者对基线脑转移进行疗效分析，评估脑转移 CNS-PFS 和 OS，评估可测量颅内病灶脑转移患者的颅内确认 ORR (ORR-IC) 和缓解持续时间 (DOR-IC)。局部脑转移进展后，患者可在局部治疗后继续研究治疗，直到第二次进展，并评估从随机化分组到第二次进展或死亡时间。图卡替尼组和安慰剂中位 CNS-PFS 分别 9.9 月和 4.2 月，图卡替尼使 CNS-PFS 进展风险降低 68% (HR=0.32，95%CI，0.22-0.48，P<0.0001)。脑转移两组中位 OS 分别为 18.1 月和 12.0 月，图卡替尼组总体死亡风险降低 42% (HR=0.58，95% CI，0.40-0.85，P=0.005)。在活跃脑转移，两组中位 CNS-PFS 分别为 9.5 月和 4.1 月，图卡替尼使 CNS-PFS 进展风险降低 64%（HR=0.36，P<0.0001）。在稳定脑转移，两组中位 CNS-PFS 分别为 13.9 月和 5.6 月，图卡替尼使 CNS-PFS 进展风险降低 69%（HR=0.31，P<0.002）。两组中位 OS 分别为 15.7 月和 13.6 月。基线有可测量颅内病灶且活跃脑转移，图卡替尼组 (47%) 颅内客观缓解率（ORR-IC）高于对照组 (20.0%)，中位 DOR-IC 分别为 6.8 月和 3.0 月。局部脑部进展患者中，对于接受局部治疗后继续研究治疗的患者 (n=30)，图卡替尼组第二次进展或死亡风险降低 67%，中位 PFS 分别为 15.9 月和 9.7 月。

研究者介绍：

Rashmi K.Murthy, 美国 MD 安德森癌症中心肿瘤医学系乳腺癌医学肿瘤学助理教授。

编者按：

图卡替尼是一种口服酪氨酸激酶抑制剂，对 HER2 激酶结构域具有高度选择性而对表皮生长因子受体的抑制作用最小。图卡替尼 + 曲妥珠单抗 + 卡培他滨使 OS 持续获益，患者耐受性可，为既往接受过 HER2 靶向治疗后发生疾病进展的 HER2 阳性转移性乳腺癌使用该联合方案提供支持。在日新月异的 HER2 阳性转移性乳腺癌治疗领域内，该方案成为治疗 HER2 阳性转移性乳腺癌颅内和颅外疾病的有效选择。

参考文献：

MURTHY R K, LOI S,OKINES A,et al.Tucatinib, Trastuzumab, and Capecitabine for HER2-Positive Metastatic Breast Cancer[J].N Engl J Med,2020,382(7):597-609.

LIN N U,MURTHY R K,ANDERS C K,et al.Tucatinib versus placebo added to trastuzumab and capecitabine for patients with previously treated HER2+ metastatic breast cancer with brain metastases (HER2CLIMB) [J].J Clin Oncol,2020,38:1005-1005.

第 13 章　炎性乳腺癌

炎性乳腺癌(Inflammatory breast cancer)最早由 Charles Bell 于 1814 年首次描述并命名，是一种少见的具有较强侵袭性的特殊类型乳腺癌，发病率约占乳腺恶性肿瘤的 1% ~ 6%，常发生于年轻女性。这类乳腺癌临床表现和诊断依据是乳房有超过三分之一的皮肤出现红斑、水肿和橙黄色白斑，此外皮肤增厚和实质强化的影像学表现也是炎性乳腺癌的特征之一。本病的病因尚不明确，但现今已经发现许多与其发病有关的高危因素，如：年龄、携带遗传性突变、家族史、乳腺癌病史和雌激素等。炎性乳腺癌恶性程度高，进展迅速，预后差，经过积极治疗可缓解病情，提高生活质量。目前炎性乳腺癌的临床试验取得了较多进展，本章内容就此进行阐述。

◆ 13-1-1 研究概况 ◆

研究名称	BEVERLY-2
试验分期	Ⅱ期
入组时间	2008 年 10 月 23 ~ 2009 年 10 月 28 日
入组患者	52 例，年龄 ≥ 18 岁，HER2 阳性非转移性炎性乳腺癌
治疗方法	第 1 阶段：（新辅助治疗） 表柔比星 100mg/m² + 环磷酰胺 500mg/m² + 氟尿嘧啶 500mg/m² d1 q3w 1-4 周期 多西他赛 100mg/m² d1 q3w 5-8 周期 贝伐珠单抗 15mg/kg q3w 1-8 周期 曲妥珠单抗首次 8mg/kg，维持 6mg/kg q3w 5-8 周期 第 2 阶段：（围手术期） 曲妥珠单抗 6mg/kg q3w 1 周期 第 3 阶段：（辅助治疗） 贝伐珠单抗 15mg/kg q3w 10 周期 曲妥珠单抗 6mg/kg q3w 14 周期
研究结果	新辅助治疗 33 例达到 pCR：63.5%（95%CI，49.4-77.5） 化疗联合贝伐珠单抗，循环肿瘤细胞检出率显著降低（P=0.03）

HER2: Human epidermalgrowth factor receptor-2，人表皮生长因子受体 -2；pCR: Pathologic complete response，病理完全缓解率；IBC: Inflammatory breast cancer，炎性乳腺癌；PFS: Progression-free survival，无进展生存期；ORR: Objective Response Rate，客观缓解率。

研究简介：

炎性乳腺癌（IBC）是局部晚期乳腺癌一种特殊类型，与其他类型乳腺癌相比，年轻 IBC 更可能出现早期转移。由于目前综合治疗方案的应用，包括内分泌治疗、化疗、手术、放疗以及新辅助治疗，IBC 预后得到很大改善，5 年生存率能达到约 40%，但与非炎性局部晚期乳腺癌相比，其预后仍然较差。本研究评估术前应用贝伐珠单抗、曲妥珠单抗和化疗对原发性 HER2 阳性乳腺癌的有效性和安全性。共纳入 52 例，年龄 ≥ 18 岁，HER2 阳性的非转移性炎性乳腺癌。主要终点是达到 pCR 和不良事件的患者比例。结果显示：新辅助治疗后有 33 例患者达到 pCR；化疗联合贝伐珠单抗治疗后，循环肿瘤细胞检出率显著降低。

研究者介绍：

Jean-Yves Pierga，法国巴黎笛卡尔医学肿瘤学院院长。

编者按：

明确 IBC 新辅助治疗的意义以及应用贝伐珠单抗的效果，同时发现检出循环肿瘤细胞在炎性乳腺癌中的预后价值，提示循环肿瘤细胞计数可成为前瞻性临床试验的一项分层因素。

参考文献：

PIERGA J Y,PETIT T,DELOZIER T,et al.Neoadjuvant bevacizumab,trastuzumab, and chemotherapy for primary inflammatory HER2-positive breast cancer (BEVERLY-2):an open-label,single-arm phase 2 study[J].Lancet Oncol,2012,13(4):375-384.

◆ 13-1-2 研究概况 ◆

研究名称	Incidence of and survival following brain metastases among women with inflammatory breast cancer
研究类型	非随机对照研究
入组时间	2003 年～ 2008 年
入组患者	203 例已明确 HER2 和 HR 的 Ⅲ - Ⅳ 期炎性乳腺癌（IBC）
分组情况	第 1 组（n=60）：HR 阳性 /HER2 阴性 第 2 组（n=73）：HER2 阳性 第 3 组（n=70）：三阴性乳腺癌
研究结果	中位随访 20 月，脑转移诊断后的中位生存 6 月
	与第 3 组相比发生脑转移风险： 第 1 组降低（P=0.24），第 2 组增加（P=0.97）
	2 年 OS：第 1 组 89%，第 2 组 92%，第 3 组 76%（P=0.10）

HER2: Human epidermalgrowth factor receptor-2，人表皮生长因子受体 -2；IBC: Inflammatory breast cancer，炎性乳腺癌；OS: Overall Survival，总生存期；HR: hormone receptor，激素受体。

研究简介：

炎性乳腺癌具有较高侵袭性和死亡率等临床特征，5 年生存率不足 5%。近年随着多学科治疗手段（包括以蒽环类药物为主的化疗、手术及放疗）的应用，使炎性乳腺癌5 年 OS 能达到 40%，10 年 OS 更是能够达到 33%。随着生存率提高，炎性乳腺癌发生转移的情况也随之增加，包括脑、内脏及骨骼等。本研究目的是评价炎性乳腺癌脑转移发生率和生存情况。纳入 203 例已明确 HER2 和 HR 的 Ⅲ - Ⅳ 期炎性乳腺癌，分为 HR阳性 /HER2 阴性、HER2 阳性和三阴性乳腺癌，观察发生脑转移风险及预后情况。结果显示发生脑转移炎性乳腺癌中位生存为 6 月；与三阴性炎性乳腺癌相比，HR 阳性 /HER2 阴性发生脑转移风险最低，HER2 阳性发生脑转移风险最高。2 年 OS 相比，三组间无明显差别。

研究者介绍：

S. Dawood，就职于美国休斯敦德克萨斯大学安德森癌症中心乳腺肿瘤内科。

编者按：

该研究统计分析不同分子分型炎性乳腺癌脑转移发生率和生存率，组间分析未见统计学差异，期待后续的大样本分析。

参考文献：

DAWOOD S,UENO N T,VALERO V,et al.Incidence of and survival following brain metastases among women with inflammatory breast cancer[J].Ann Oncol,2010,21(12):2348-2355.

◆ 13-1-3 研究概况 ◆

研究名称	Prognostic impact of human epidermal growth factor-like receptor 2 and hormone receptor status in inflammatory breast cancer (IBC)：analysis of 2,014 IBC patient cases from the California Cancer Registry.
研究类型	病例对照研究
入组时间	1999 年～ 2003 年
入组患者	80099 例女性乳腺癌
分组情况	第 1 组（n=2014）：IBC 第 2 组（n=1268）：LABC 第 3 组（n=3059）：MBC 第 4 组（n=73758）：non-T4 BC
研究结果	5 年乳腺癌特异性生存（BC-SS） 第 1 组 49%，第 2 组 65%，第 3 组 36%，第 4 组 95%（P<0.0001） 多变量分析：HER2 阳性 vs. HER2 阴性 第 4 组 BC-SS 较差（HR=1.16，95%CI，1.05-1.28） 第 1 组 BC-SS 较长（HR=0.82，95%CI，0.68-0.99）

HER2：Human epidermalgrowth factor receptor-2，人表皮生长因子受体 -2；IBC：Inflammatory breast cancer，炎性乳腺癌；OS：Overall Survival，总生存期；HR：Hormone receptor，激素受体；LABC：Locally advanced breast cancer，局部晚期乳腺癌；MBC：Metastatic breast cancer，晚期乳腺癌；BC-SS：Breast cancer-specific survival，乳腺癌特异性生存。

研究简介：

炎性乳腺癌（IBC）与非炎性局部晚期乳腺癌（LABC）相比，具有进展迅速和易于转移等特点，生存率较差，尽管存在多学科治疗，包括化疗、放疗及手术治疗，5 年生存率仍不足 30%。一些小型研究显示，IBC 较非 T4 乳腺癌（non-T4 BC）的 HER2 阳性比例更高。为了明确 HER2 状态对 IBC 预后影响，纳入 80,099 例女性乳腺癌，其中 IBC 有 2014 例，LABC 有 1268 例，MBC 有 3059 例，non-T4 BC 有 73758 例。比较乳腺癌不同亚型 OS 和BC-SS。多变量分析显示 HER2 阳性时 non-T4 乳腺癌 BC-SS 较差而 IBC 的 BC-SS 则延长。研究进一步明确 HER2 阳性不是 IBC 的独立不良预后因素。

研究者介绍：

Jason A Zell：就职于加州大学尔湾分校医学院血液学 / 肿瘤学系医学系。

编者按：

该研究纳入病例数较多，结论可行度高，HER2 阳性不能成为 IBC 独立不良预后因素。

参考文献：

ZELL J A,TSANG W Y,TAYLOR T H,et al.Prognostic impact of human epidermal growth factor-like receptor 2 and hormone receptor status in inflammatory breast cancer (IBC):analysis of 2,014 IBC patient cases from the California Cancer Registry[J].Breast Cancer Res,2009,11:R9.

◆ 13-1-4 研究概况 ◆

研究名称	Inflammatory breast cancer shows angiogenesis with high endothelial proliferation rate and strong E-cadherin expression
研究类型	非随机同期对照试验
入组患者	35 例炎性乳腺癌和 104 例非炎性乳腺癌
分组情况	第 1 组 （n=35）：IBC 第 2 组 （n=104）：非 IBC
研究结果	微血管密度：第 1 组较第 2 组增加 (P<0.0001) 平均内皮细胞增殖 ECP%：第 1 组 19%，第 2 组 11%（P=0.014） CA IX 表达：第 1 组 46%，第 2 组 68%（P=0.047） 间质纤维蛋白沉积：第 1 组 26%，第 2 组 8%（P=0.02）

IBC: Inflammatory breast cancer, 炎性乳腺癌；CA IX: Carbonic anhydrase IX, 碳酸酐酶 IX；ECP: Endothelial cell proliferation, 内皮细胞增殖；MVD: Microvessel density, 微血管密度。

研究简介：

研究发现 IBC 的肿瘤相关基质中浸润性内皮细胞或内皮前体细胞较非 IBC 显著升高。因此认为 IBC 存在内皮细胞或内皮前体细胞参与诱导血管生成。在小鼠的移植瘤模型中的研究发现 IBC 肿瘤中的 E- 钙黏蛋白有 10 ~ 20 倍过表达。基于以上背景，本研究目的是提供人 IBC 血管生成的定量形态学数据，确立 IBC 的 E- 钙粘蛋白表达情况。共纳入 35 例 IBC 和 104 例非 IBC 对比研究，结果显示 IBC 较非 IBC 的微血管密度有所增加；IBC 较非 IBC 的内皮细胞增殖有所增加。

研究者介绍：

Colpaert Cecile，安特卫普大学医学院病理学系病理生理学专家。

编者按：

研究提供 IBC 血管生成增加的可靠数据，并初步探讨了血管生成的机制。

参考文献：

COLPAERT C G,VERMEULEN P B,BENOY I,et al.Inflammatory breast cancer shows angiogenesis with high endothelial proliferation rate and strong E-cadherin expression[J].Br J Cancer,2003,88(5):718-725.

◆ 13-1-5 研究概况 ◆

研究名称	GeparTrio Trial
研究类型	病例对照研究
试验分期	Ⅲ 期
入组时间	2002 年 8 月～ 2005 年 6 月
入组患者	2090 例局部晚期期乳腺癌
分组情况	第 1 组（n=93）：IBC（炎性乳腺癌） 第 2 组（n=194）：LABC（局部晚期乳腺癌） 第 3 组（n=1777）：OBC（可手术乳腺癌）
治疗方法	TAC 方案：多西他赛 75mg/m^2 + 多柔比星 50mg/m^2 + 环磷酰胺 500mg/m^2 d1 q3w NX 方案：长春瑞滨 8mg/m^2 d1,8+ 卡培他滨 2000mg/m^2 d1-14 q3w
研究结果	中位肿瘤大小：第 1 组 8.0cm，第 2 组 7.0cm，第 3 组 4.0cm（P<0.001） 多发病灶：第 1 组 31.2%，第 2 组 27.3%，第 3 组 19.6%（P<0.001） 淋巴结转移：第 1 组 86.6%，第 2 组 71.2%，第 3 组 51.6%（P<0.001） 组织学 3 级：第 1 组 44.4%，第 2 组 30.4%，第 3 组 39.9%（P=0.178） 浸润小叶癌：第 1 组 7.5%，第 2 组 17.5%，第 3 组 13.3%（P =0.673） 激素受体阴性：第 1 组 38.0%，第 2 组 20.0%，第 3 组 36.4%（P=0.008） HER2 阳性：第 1 组 45.1%，第 2 组 38.9%，第 3 组 35.7%（P =0.158）
	pCR 率：第 1 组 8.6%，第 2 组 11.3%，第 3 组 17.7%（P =0.002） ORR：第 1 组 71.0%，第 2 组 69.6%，第 3 组 83.4%（p<0.001） 保乳：第 1 组 12.9%，第 2 组 33.0%，第 3 组 69.9%（p<0.001）

IBC: Inflammatory breast cancer,炎性乳腺癌; LABC: Locally advanced breast cancer,局部晚期乳腺癌; OBC: Operable Breast Cancer, 可手术乳腺癌; HER2: Human epidermalgrowth factor receptor-2, 人表皮生长因子受体 -2; ORR: Objective Response Rate, 客观缓解率; pCR: Pathologic complete response,病理完全缓解率。

研究简介：

新辅助化疗被认为是局部晚期乳腺癌（LABC）和炎性乳腺癌（IBC）患者的首选治疗方法，其目的是通过减小肿瘤体积增加手术可能性以降低局部复发率。IBC 和 LABC 由于存在不同生物学特征和不良预后，即使为早期阶段也被排除在辅助或新辅助化疗的临床试验外。一项Ⅲ期新辅助试验自 2002 年 8 月入组 2090 例局部晚期乳腺癌。首先进行 2 个周期 TAC 方案（紫杉醇、多柔比星、环磷酰胺）新辅助化疗后，B 超评价疗效。以肿瘤缩小 50% 作为评价是否有效的标准，缩小 50% 以上者，继续给予 4 或 6 周期 TAC 方案；不足 50% 者，改用 4 个周期 NX（长春瑞滨、卡培他滨）方案。主要目的为比较有效者与无效者缓解率，次要目的为比较传统的新辅助化疗策略与疗效指导治疗方案的 DFS 和 OS。结果显示，早期评估有效者的最终 pCR 显著高于无效者。但在早期评估有效的患者中，比较 TAC 方案 6 周期（常规治疗组）与 8 周期（疗效指导的治疗组），尽管两者 pCR 无显著性差异，8 周期 TAC 患者 DFS 显著延长（HR=0.79，P=0.026），OS 有获益趋势（HR=0.76，P=0.061）。对于早期评估无效患者，比较继续 TAC（常规治疗组）还是换成 NX（疗效指导的治疗组），pCR 也没有显著性差异，但在 NX 治疗组中患者 DFS 也显著延长（HR=0.6，P=0.001），OS 无显著性差异。另外，较 TAC 组，NX 组患者化疗不良反应更少。在

GeparTrio 研究中发现，应用蒽环类和紫杉类化学方案治疗 IBC 和 LABC 非常有效。但与可手术乳腺癌（OBC）相比 IBC 或 LABC 患者新辅助化疗后行乳腺切除术效果较差。基于此，本研究纳入了 93 例 IBC、194 例 LABC 和 1777 例 OBC 做对比研究，主要目的是比较不同阶段的 pCR 反应率，次要目的是通过物理或超声检查评估整体 pCR 完全和部分缓解率。研究结果显示：IBC，LABC 和 OBC 的 pCR 反应率分别为 8.6%、11.3% 和 17.7%，ORR 分别为：71.0%、69.6% 和 83.4%。肿瘤分期本身并不是 pCR 的独立预测因子。与 OBC 相比，IBC 和 LABC 应用新辅助化疗在 ORR 及 pCR 方面无明显差别。

研究者介绍：

Gunter von Minckwitz：杜塞尔多夫乳腺中心肿瘤科副主任，德国法兰克福大学女性医院妇产科中心教授和顾问德国乳腺癌研究所（GBG）研究所董事总经理。从 2001 年至 2006 年建立并领导了 AGO 国家乳腺癌治疗指南的制定。乳腺国际集团（BIG）的董事会成员，并于 2008 年加入圣加仑共识小组成员，并于 2010 年成为早期乳腺癌试验者合作组织（EBCTCG）的成员。2009 年获得了 Wertheim 奖，2012 年获得了 Claudia-Schilling 奖。

编者按：

在新辅助治疗中，早期评估疗效可以指导后续的治疗，患者能够从有针对性的换药方案中获益；开放性的新辅助方案制订有赖于临床工作者在患者新辅助治疗期间的密切评估和关注；pCR 并不是评价疗效的唯一标准，不必一味追求 pCR。

参考文献：

COSTA S D,LOIBL S,KAUFMANN M,et al.Neoadjuvant Chemotherapy Shows Similar Response in Patients With Inflammatory or Locally Advanced Breast Cancer When Compared With Operable Breast Cancer:A Secondary Analysis of the GeparTrio Trial Data[J].J Clin Oncol,2010,28(1):83-91.

◆ 13-1-6 研究概况 ◆

研究名称	影响炎性乳腺癌的预后因素分析
研究类型	病例对照研究
入组时间	2004 年～ 2007 年
入组患者	2384 例临床分期Ⅲ - Ⅳ期炎性乳腺癌
分组情况	第 1 组（n=325）：ⅢB 期 第 2 组（n=70）：ⅢC 期 第 3 组（n=722）：Ⅳ期
研究结果	2 年 IBCS：第 1 组 81%，第 2 组 67%，第 3 组 42%（P<0.0001）
	与第 3 组相比：IBC 死亡风险 第 1 组减少 63%（P<0.001） 第 2 组减少 31%（P=0.016）
	第 4 组患者： 接受外科手术比未接受外科手术：减少 51% 死亡风险（P<0.0001）

IBC：Inflammatory breast cancer，炎性乳腺癌；IBCS：inflammatory breast cancer-specific survival，炎性乳腺癌特异性生存

研究简介：

本研究为明确 IBC 预后因素，纳入 2004-2007 年 SEER 登记 2384 例临床分期Ⅲ-Ⅳ期炎性乳腺癌，结果显示临床分期为ⅢB、ⅢC 和Ⅳ期炎性乳腺癌 2 年 IBCS 分别为：81%、67% 和 42%。临床分期为ⅢB 期、ⅢC 期患者较Ⅳ期患者分别可减少 63% 和 31% 来自于 IBC 的死亡风险。减少 IBC 死亡风险因素还有低级别肿瘤、白人或其他种族、手术、放疗和内分泌治疗。临床分期为Ⅳ期的 IBC 接受手术的较未接受手术可减少 51% 死亡风险。

研究者介绍：

S. Dawood，迪拜医院医疗肿瘤学系医生。

编者按：

该研究通过回顾分析Ⅲ-Ⅳ期炎性乳腺癌预后影响因素，明确了影响 IBC 死亡风险的因素以及不同分期 IBC 的 2 年 IBCS，为临床治疗提供数据支持。

参考文献：

DAWOOD S,UENO N T,VALERO V,et al.Identifying factors that impact survival among women with inflammatory breast cancer[J].Ann Oncol,2012,23(4):870-875.

◆ 13-1-7 研究概况 ◆

研究名称	PA13-0117	
研究类型	病例对照研究	
入组时间	1987 年 8 月～ 2012 年 3 月	
入组患者	1504 例Ⅳ期乳腺癌	
分组情况	第 1 组（n=206）：IBC 第 2 组（n=1298）：non-IBC	
研究结果	中位随访 4.7 年	
	中位 OS：第 1 组 2.27 年，第 2 组 3.4 年（P=0.0128）	
	IBC 是 OS 的独立危险因子（P=0.0011）	

IBC：Inflammatory breast cancer，炎性乳腺癌；OS：Overall Survival，总生存期。

研究简介：

既往对Ⅲ期乳腺癌研究发现 IBC 较非 IBC 的预后差，未见关于Ⅳ期 IBC 与非 IBC 的对比数据。本试验纳入 1987 年 8 月至 2012 年 3 月的 1504 例Ⅳ期乳腺癌，其中 IBC 有 206 例，non-IBC 有 1298 例。中位随访时间 4.7 年，IBC 的中位 OS 较非 IBC 差，IBC 是 OS 的独立危险因子。

研究者介绍：

Naoto T Ueno，德克萨斯大学 MD 安德森癌症中心医学教授，摩根韦尔奇炎症乳腺癌计划和诊所执行董事，乳腺肿瘤学系转化乳腺癌研究部主任。获 1996 年癌症研究成果奖，2013 德克萨斯大学杰出教学奖。

编者按：

该研究独创性回顾性分析了Ⅳ期乳腺癌，明确了Ⅳ期乳腺癌中 IBC 对比非 IBC 预后较差。

参考文献：

FOUAD T M,KOGAWA T,LIU D D,et al.Overall survival differences between patients with inflammatory and noninflammatory breast cancer presenting with distant metastasis at diagnosis[J]. Breast Cancer Res Treat,2015,152(2):407-416.

◆ 13-1-8 研究概况 ◆

研究名称	紫杉醇改善 ER 阴性炎性乳腺癌预后
研究类型	病例对照研究
入组时间	1973 年~ 2000 年
入组患者	240 例炎性乳腺癌
试验分组	第 1 组（n=178）：FAC 为基础的化疗 第 2 组（n=62）：FAC →紫杉醇
治疗方法	第 1 组： FAC →放疗→ FAC+CMF FAC →手术→ FAC + 放疗 FACVP →手术→ FACVP + 放疗 FACVP →手术→ FACVP/MV+ 放疗 第 2 组： FAC 序贯或不序贯紫杉醇 3 周方案→手术→紫杉醇 ± 他莫昔芬 FAC →紫杉醇周方案→手术→放疗 ± 他莫昔芬
研究结果	pCR：第 1 组 10%，第 2 组 25%（P=0.012） 中位 PFS：第 1 组 26 月，第 2 组 33 月（P=0.18） 中位 OS：第 1 组 41 月，第 2 组 52 月（P=0.11） ER 阴性 IBC 中位 PFS：第 1 组 18 月，第 2 组 27 月（P=0.04） 中位 OS：第 1 组 32 月，第 2 组 54 月（P=0.03）

IBC: Inflammatory breast cancer, 炎性乳腺癌；ER: Estrogen receptor, 雌激素受体；pCR: Pathologic complete response, 病理完全缓解率；OS: Overall Survival, 总生存期；PFS: Progression-free survival, 无进展生存期；DFS: Disease free survival, 无病生存期。

研究简介：

回顾比较 1975-1977 年和 1990-1992 年间 SEER 数据时发现，IBC 发病率从 0.3/10 万增加到 0.7/10 万，比同期非炎性乳腺癌的发病率要高。因此，探索对 IBC 更加有效的治疗非常重要。炎性乳腺癌治疗包括术前基于蒽环类药物的化疗、手术和放疗。近年来，紫杉醇常用于术前化疗以及蒽环类药物治疗后的序贯治疗。研究发现，在淋巴结阳性乳腺癌术后辅助治疗和蒽环类序贯治疗中的应用紫杉醇可显著延长患者 DFS 和 OS。但目前仍不明确，在基于蒽环类的方案中如何加入紫杉醇能有效提高 IBC 预后，基于此，本试验回顾分析 1973-2000 年 240 例炎性乳腺癌分为 2 组，结果显示两组中位 OS 和 PFS 无明显统计学意义。ER 阴性 IBC 亚组中，紫杉醇联合基于蒽环类药物化疗后，第 2 组中位 PFS 和 OS 均优于第 1 组。

研究者介绍：

Massimo Cristofanilli, 美国西北大学 RH Lurie 综合癌症中心血液学和肿瘤科医学教授。

编者按：

明确了在以蒽环类药物化疗的基础上加入紫杉醇治疗 IBC 的临床意义。

参考文献：

CRISTOFANILLI M,GONZALEZ-ANGULO A M,BUZDAR A U,et al.Paclitaxel Improves the Prognosis in Estrogen Receptor-Negative Inflammatory Breast Cancer:The M. D.Anderson Cancer Center Experience[J].Clin Breast Cancer,2004,4(6):415-419.

◆ 13-1-9 研究概况 ◆

研究名称	Beyond Palliative Mastectomy in Inflammatory Breast Cancer-A Reassessment of Margin Status
研究类型	病例对照研究
入组时间	1970 年～ 1995 年
入组患者	90 例 IBC
分组情况	第 1 组（n=33）：新辅助治疗 第 2 组（n=57）：无新辅助治疗
研究结果	中位随访时间：第 1 组 28.9 月，第 2 组 17.6 月
	3 年 OS：第 1 组 40%，第 2 组 24.7%（P=0.10）
	3 年 OS：ⅢB 期 41.3%，Ⅳ期 12.5%（P=0.006）
	3 年 OS：切缘阴性 47.4%，切缘阳性 0%（P=0.002）

IBC: Inflammatory breast cancer, 炎性乳腺癌；OS: Overall Survival, 总生存期；LC: Locoregional control, 局部控制；DFS: Disease free survival, 无病生存期。

研究简介：

炎性乳腺癌（IBC）被认为是无法手术和治愈的疾病，放射治疗成为主要治疗方式，单用放射治疗的平均生存期为 4-20 月。在过去 20 年，在局部晚期乳腺癌中进行的多项研究已明确了诱导或新辅助化疗所带来的益处。应用类似方案治疗 IBC 同样显示出相似结果，IBC 的手术治疗也成为可能。该试验评估手术和化疗是否获得更好的局部控制（LC）和总生存（OS），确定提高 OS、无病生存（DFS）和 LC 相关的临床和病理因素。从 1970 到 1995 年 90 例 IBC 分为新辅助治疗组和非新辅助治疗组对比研究，结果显示新辅助治疗组较非新辅助治疗组延长患者 OS，两组 LC 和 DFS 相当，无统计学差异；亚组分析显示ⅢB 期较Ⅳ期 OS 明显延长。IBC 患者手术切缘阴性较切缘阳性 OS 明显延长。研究明确了手术在 IBC 中的作用，以及手术切缘状态对 OS 的影响。

研究者介绍：

Lisa D. Curcio，拉古纳山乳腺外科主任，曾担任密西西比州 Biloxi Keesler 医疗中心首席手术肿瘤学家。

编者按：

该研究为回顾性研究，明确了 IBC 手术和化疗可获得更好局部控制和总生存，并确定其相关的临床和病理因素。

参考文献：

CURCIO L D,RUPP E,WILLIAMS W L,et al.Beyond Palliative Mastectomy in Inflammatory Breast Cancer-A Reassessment of Margin Status[J].Ann Surg Oncol,1999, 6(3):249-254.

◆ 13-1-10 研究概况 ◆

研究名称	炎性乳腺癌和其他浸润性乳腺癌的发病风险
研究类型	嵌入式病例对照研究
入组时间	1994 年～ 2009 年
入组患者	125975 例浸润性乳腺癌
分组情况	第 1 组（n=617）：IBC（炎性乳腺癌） 第 2 组（n=1151）：LABC（局部晚期乳腺癌） 第 3 组（n=7600）：BC（非炎性乳腺癌，无胸壁 / 乳房皮肤受累）
研究结果	具有 1 级乳腺癌家族史和高密度乳腺 X 线照射增加 IBC、LABC 和 BC 发病风险（P<0.001） 无论绝经状态和 ER 表达如何，BMI 均增加 IBC 发病风险（P<0.001） IBC 发病风险： 绝经前 BMI ≥ 30 或 BMI<25：RR=3.90，95％ CI，1.50-10.14 绝经期或绝经后不确切使用内分泌治疗：RR=3.70，95％ CI，1.98-6.94 BMI ≥ 30 增加 ER 阳性乳腺癌风险：RR=1.40，95％ CI，1.11-1.76

BC: breast cancer，乳腺癌；IBC: Inflammatory breast cancer，炎性乳腺癌；LABC: Locally advanced breast cancer，局部晚期乳腺癌；ER: Estrogen receptor，雌激素受体；BMI: Body mass index，体重指数；HR: Hazard ratio，风险比；CI: Confidence interval，置信区间；RR: Rate ratio，率比

研究简介：

本试验应用嵌入式病例对照研究评估标准乳腺癌危险因素与 IBC 的关系。纳入 1994-2009 年间 BCSC 数据库 125975 例浸润性乳腺癌，617 例 IBC、1151 例 LABC 和浸润性乳腺癌 7600 例。结果显示具有 1 级乳腺癌家族史和高密度乳腺 X 线照射增加 IBC、LABC 和 BC 发病风险。无论绝经状态和 ER 表达水平，BMI 均增加 IBC 发病风险。绝经前 BMI ≥ 30 或 BMI<25 和绝经期或绝经后不确切使用内分泌治疗增加 IBC 发病风险。BMI ≥ 30 增加 ER 阳性 BC 发病的风险比，研究明确了 IBC 和其他浸润性 BC 的发病风险因素。

研究者介绍：

Catherine Schairer，2011 年起担任 NCI 特殊研究机构审查委员会主席，是乳腺癌检测示范项目主要研究员。

编者按：

该研究明确了超重对炎性乳腺癌的不良影响。

参考文献：

SCHAIRER C,LI Y,FRAWLEY P,et al.Risk Factors for inflammatory Breast cancer and Other invasive Breast cancers[J].J Natl Cancer Inst,2013,105(18):1373-1384.

◆ 13-1-11 研究概况 ◆

研究名称	NOAH
研究类型	随机对照研究
试验分期	Ⅲ期
入组时间	2002 年 6 月 20 日～ 2005 年 10 月 12 日
入组患者	HER2 阳性 LABC 或 IBC HER2 阴性 LABC
分组情况	第 1 组 (n=235)：新辅助化疗 + 曲妥珠单抗 第 2 组 (n=99)：新辅助化疗
治疗方法	多柔比星 60mg/m² + 紫杉醇 150mg/m² q3w×3 周期→紫杉醇 175mg/m² q3w×4 周期 环磷酰胺 600mg/m² + 氨甲喋呤 40mg/m² + 氟尿嘧啶 600mg/m² d1,8 q4w ×3 周期 曲妥珠单抗首次 8mg/kg，维持 6mg/kg q3w×1 年 他莫昔芬 20mg/d ×5 年
研究结果	中位随访 3.2 年 HER2 阳性 3 年 OS：第 1 组 87%，第 2 组 79% (P=0.114) HER2 阳性 bpCR：第 1 组 43%，第 2 组 22% (P =0.0007) tpCR：第 1 组 38%，第 2 组 19% (P =0.001) HER2 阳性 3 年 EFS：第 1 组 71%，第 2 组 56% (P =0.013)

IBC: Inflammatory breast cancer,炎性乳腺癌; LABC: Locally advanced breast cancer,局部晚期乳腺癌; HER2: Human epidermalgrowth factor receptor-2, 人表皮生长因子受体 -2; bpCR: pathological complete response in breast tissue, 乳腺组织病理完全缓解率; tpCR: total pathological complete response , 总病理完全缓解率; OS: Overall Survival, 总生存期; EFS: Event-free survival, 无事件生存期; ORR: Objective Response Rate, 客观缓解率。

研究简介：

本试验旨在评估曲妥珠单抗在 HER2 阳性 LABC 或 IBC 的疗效。从 2002 年 6 月 20 日到 2005 年 10 月 12 日 235 例 HER2 阳性 LABC 或 IBC 及 99 例 HER2 阴性 LABC，随机分为新辅助化疗 + 曲妥珠单抗和新辅助化疗组，主要终点为 EFS，次要终点为 bpCR、tpCR、ORR、OS 及心脏安全性。结果显示新辅助化疗 + 曲妥珠单抗较单独新辅助化疗的 3 年 EFS 明显提高；新辅助化疗 + 曲妥珠单抗较单独新辅助化疗的 bpCR、tpCR 明显提高。

研究者介绍：

Luca Gianni，意大利 San Raffaele 癌症中心医学肿瘤学系主任，实体肿瘤新药与创新疗法开发项目负责人，NCI 临床药理学分科生物化学药理科研究员，ASCO、ESMO 和 AACR 等专业期刊编委。2011 年被美国临床肿瘤学会授予 Gianni Bonadonna 乳腺癌奖。

编者按：

该试验通过对 HER2 阳性 LABC 或 IBC 患者是否应用曲妥珠单抗作对比研究，明确了曲妥珠单抗在 HER2 阳性 LABC 或 IBC 中的应用价值。

参考文献：

GIANNI L,EIERMANN W,SEMIGLAZOV V,et al.Neoadjuvant chemotherapy with trastuzumab followed by adjuvant trastuzumab versus neoadjuvant chemotherapy alone, in patients with HER2-positive locally advanced breast cancer (the NOAH trial):a randomised controlled superiority trial with a parallel HER2-negative cohort[J].Lancet,2010,375(9712):377-384.

◆ 13-1-12 研究概况 ◆

研究名称	炎症性乳腺癌的发病和生存趋势
研究类型	病例对照研究
入组时间	1988 年～ 2000 年
入组患者	IBC 组（n=3648 例） LABC 组（n=3636 例） NT4-BC 组（n=172940 例）
研究结果	1988-1990 年，1997-1999 年 IBC 发病率从 2.0/10 万增加到 2.5/10 万（P<0.001） LABC 从 2.5/10 万下降到 2.0/10 万（P=0.0025）低于非 T4 乳腺癌从 108/10 万下降到 101/10 万（P =0.0084） 黑人女性 IBC 发病率高于白人（P<0.001） IBC 生存率显著低于 LABC 或非 T4 乳腺癌（P<0.001） 中位生存：IBC 组 2.9 年，LABC 组 6.4 年，非 T4 乳腺癌组 >10 年（P<0.001） IBC 或 LABC 的黑人患者较白人患者预后差（P<0.001）

IBC: Inflammatory breast cancer,炎性乳腺癌; LABC: Locally advanced breast cancer,局部晚期乳腺癌; NT4-BC: non T4-breast cancer, 非 T4 乳腺癌。

研究简介：

炎性乳腺癌特点主要有年龄较小，激素受体阴性以及预后不良等。虽然 IBC 与大多数形式的乳腺癌很容易区分，但可能会与非炎性局部晚期乳腺癌相混淆。一些研究者将 IBC 分 3 组：①仅具有临床特征的 IBC，②具有临床和病理特征的 IBC，③仅具有病理特征的 IBC。然而，这似乎不能完全覆盖疾病的所有独特的临床或病理特征。本研究主要是确定 IBC 真正发病率以及评估特别是种族方面 IBC 发病率和生存时间的变化。1988 到 2000 年共纳入了 180224 例乳腺癌，IBC 3648 例，LABC 3636 例，NT4-BC 172940 例。结果显示：从 1988 年到 1990 年，1997 年和 1999 年，IBC 发病率从 2.0/10 万增加到 2.5/10 万，LABC 从 2.5/10 万下降到 2.0/10 万，非 T4 乳腺癌从 108/10 万下降到 101/10 万。研究期间，黑人女性的 IBC 发病率高于白种人。IBC 生存率显著低于 LABC 或非 T4 乳腺癌。IBC 或 LABC 的黑人较白人预后差。IBC 中位生存时间低于 LABC 和非 T4 乳腺癌。研究明确了 IBC 患者的发病率呈逐年上升趋势，且黑人女性的 IBC 发病率高于白种人，但生存率却显著低于 LABC 或非 T4 乳腺癌。

研究者介绍：

Kenneth W. Hance，美国国家癌症研究所研究员，葛兰素史克公司的免疫治疗、肿瘤免疫和性能研究组主任。

编者按：

该研究为回顾性研究，提供了炎性乳腺癌发病及生存情况的流行病学数据。

参考文献：

HANCE K W,ANDERSON W F,DEVESA S S,et al.Trends in Inflammatory Breast Carcinoma Incidence and Survival:The Surveillance,Epidemiology,and End Results Program at the National Cancer Institute[J].J Natl Cancer Inst,2005,97(13):966–975.

◆ 13-1-13 研究概况 ◆

研究名称	UNICANCER-PEGASE 07
研究类型	随机对照研究
试验分期	Ⅲ期
入组时间	2001 年 1 月～ 2005 年 5 月
入组患者	174 例非转移 IBC
治疗方法	第 1 组（n=87） 表柔比星 150mg/m² + 环磷酰胺 4000mg/m² q3w×4 周期→ 乳房切除及腋窝淋巴结清扫→放疗 第 2 组（n=87） 表柔比星 150mg/m² + 环磷酰胺 4000mg/m² q3w×4 周期→ 乳房切除及腋窝淋巴结清扫→放疗→ 多西他赛 85 mg/m² d1 + 5- 氟尿嘧啶 750 mg/m² d1-5 q3w×4 周期 后续：激素受体阳性乳腺癌接受内分泌治疗
研究结果	中位随访时间： 第 1 组 59.6 月（95%CI, 58.4-60.3） 第 2 组 60.5（95%CI, 58.3-61.4） 5 年 DFS：A 组 55%，B 组 55.5%（P=0.81） 5 年 OS：A 组 70.2%，B 组 70%（P=0.814） 加用密集剂量 EC 诱导化疗，乳内或乳内加淋巴结 PCR 分别为 28.9%（95% CI, 22.6%-36%）和 20.1%（95% CI, 14.8%- 26.6%）

IBC: Inflammatory breast cancer, 炎性乳腺癌；OS: Overall Survival, 总生存期；DFS: Disease free survival, 无病生存期；HR: Hazard ratio, 风险比；CI: Confidence interval, 置信区间；pCR: Pathologic complete response, 病理完全缓解率。

研究简介：

目前 IBC 标准治疗主要以蒽环类化疗为主，但目前尚无 IBC 特异性比较试验，缺乏细胞毒性药物应用于IBC 的有效数据。研究报道在 IBC 中应用剂量密集方案治疗较传统治疗方案在 pCR、DFS 和 OS 等方面得到令人鼓舞的结果。PEGASE 02 研究是针对 IBC 的Ⅱ期临床试验，发现乳腺内 pCR 率为 32%，但复发率却较高，3 年 DFS 为 44%。随后的 PEGASE 05 试验加入紫杉醇作为研究对象，但结果显示 pCR 率未见明显提高，并且由于存在不能接受的细胞毒作用，不得不过早结束试验。但研究提出假设认为在最佳局部治疗后应用细胞毒药物维持治疗可能会得到满意结果。因此，本试验目的是评估最佳局部治疗和连续密集剂量的表柔比星联合环磷酰胺后加入多西他赛以及 5- 氟尿嘧啶治疗后的效果。174 例非转移的 IBC，随机分为 A 和 B 组，结果显示 A 组和 B 组的 5 年 DFS 分别为 55% 和

55.5%，5 年 OS 分别为 70.2% 和 70%，无统计学意义。加用密集剂量 EC 诱导化疗后，乳内或乳内加淋巴结的 pCR 率分别为 28.9% 和 20.1%。表明术前行密集剂量 EC 诱导化疗和标准放疗后加用多西他赛和 5- 氟尿嘧啶未改善 IBC 无病生存期。

研究者介绍：

Patrice Viens，艾克斯马赛大学肿瘤学教授，抗癌中心联合会主席，Paoli Calmettes 研究所总裁兼首席执行官。

编者按：

在 IBC 增加化疗次数和加大化疗剂量并未提高生存获益。

参考文献：

GONÇALVES A,PIERGA J Y,FERRERO J M,et al.UNICANCER-PEGASE 07 study:a randomized phase Ⅲ trial evaluating postoperative docetaxel - 5FU regimen after neoadjuvant dose-intense chemotherapy for treatment of inflammatory breast cancer[J].Ann Oncol,2015,26(8):1692-1697.

第 14 章 老年乳腺癌

中国逐渐步入人口老龄化社会,随着全球性老年人群不断增加,老年乳腺癌也越来越多。老年乳腺癌是一个特殊群体,往往并发多种慢性疾病,为手术及综合治疗带来困难,绝大多数高证据级别的随机对照临床试验将这部分患者排除在外,最终导致对老年乳腺癌诊疗缺乏高级别循证医学证据。老年患者生理状况评估,肿瘤临床生物学特点,对治疗耐受情况,及其生存预期都与年轻患者不同。努力为这些患者提供全面治疗,同时最大程度地降低对生活质量影响,并避免对预期寿命已经有限的患者的功能状态造成损害至关重要。

◆ 14-1-1 研究概况 ◆

研究名称	他莫昔芬辅助治疗老年早期乳腺癌
研究类型	非随机同期对照研究
入组时间	1997 年 3 月～ 1999 年 11 月
入组患者	689 例年龄≥ 65 岁,临床分期Ⅰ - ⅢA,病理证实乳腺癌
分组情况	第 1 组（n=519）: 行他莫昔芬治疗 第 2 组（n=170）: 未行他莫昔芬治疗
研究结果	随访 67 月 5 年乳腺癌特异性生存率: 第 1 组 93%,第 2 组 89%（P=0.03） 5 年总 OS: 第 1 组 81%,第 2 组 70%（P=0.0005）

OS: Overall survival, 总生存。

研究简介:

临床中约一半乳腺癌患病年龄大于 65 岁,针对老年乳腺癌没有代表性的临床试验,缺乏有效数据来支持老年乳腺癌辅助内分泌治疗。而针对绝经后乳腺癌应用他莫昔芬治疗的数据主要来自早期乳腺癌试验者协作组（EBCTCG）,但年龄大于 70 岁老年乳腺癌中却只有 5% 被纳入了荟萃分析。一些对 70 岁以上老年乳腺癌对比应用 5 年他莫昔芬治疗的回顾性研究,发现辅助他莫昔芬治疗有效,但存在样本量不足等相关问题。因此,针对老年乳腺癌应用他莫昔芬辅助治疗是否与年轻乳腺癌一样,以及临床试验证据是否适用于有并发症的老年乳腺癌等问题开展研究。该研究回顾性分析 689 例,年龄≥ 65 岁, Ⅰ - Ⅲ a 期,病理证实的乳腺癌,分为他莫昔芬组和非他莫昔芬组,观察 5 年乳腺癌特异性生存率和OS,结果显示他莫昔芬组和非他莫昔芬组 5 年乳腺癌特异性生存率分别为 93% 和 89%, OS为 81% 和 70%。他莫昔芬能提高早期老年乳腺癌特异性生存和 OS。

研究者介绍:

Cynthia Owusu,美国 Seidman 癌症中心肿瘤内科医生,凯斯西储大学医学院医学系血液学和肿瘤学系助理教授。

编者按：

该研究为回顾性研究，循证级别相对低下，为老年乳腺癌应用他莫昔芬辅助治疗提供相对可靠证据。

参考文献：

OWUSU C,LASH T L,SILLIMAN R A,et al.Effectiveness of Adjuvant Tamoxifen Therapy among Older Women with Early Stage Breast Cancer[J].The Breast Journal,2007,13(4):374-382.

◆ 14-1-2 研究概况 ◆

研究名称	辅助化疗在老年和年轻淋巴结阳性乳腺癌的应用
研究类型	非随机同期对照研究
入组时间	1975 年～ 1999 年
入组患者	回顾分析 4 个临床试验 6487 例淋巴结阳性女性乳腺癌 542 例年龄≥ 65 岁 159 例年龄≥ 70 岁
	4 个临床试验 CALGB 7581 CALGB 8082 CALGB 8541 CALGB 9344
研究结果	中位随访 9.6 年
	DFS 和 OS 延长相关因素： 较小肿瘤直径、较少阳性淋巴结、较多化疗及他莫昔芬应用（P<0.001）
	年龄≥ 65 岁的患者 OS 显著降低（P<0.001）
	33 例因治疗而死亡，老年患者治疗相关死亡率较高； 无论是老年患者还是年轻患者在死亡率和复发率方面均能在更强的化疗方案中获益

OS: Overal survival，总生存期；DFS: Disease free survival，无病生存期；RFS: Recurrence free survival，无复发生存期。

研究简介：

系统的辅助化疗能有效提高 50 ～ 69 岁之间早期乳腺癌 RFS 及 OS，但年龄在 70 岁以上老年乳腺癌缺乏相关数据。现有数据表明，在老年乳腺癌中全身辅助化疗未得到充分应用，或即使应用，也因剂量减少而影响药物疗效。一些小型试验数据和大型试验的回顾性分析表明，健康老年乳腺癌同年轻乳腺癌一样，具有良好化疗耐受性，包括应用蒽环类药物化疗，并且所引起的相关毒性作用也无明显差别。但老年乳腺癌是否在辅助化疗中获益，目前仍不明确，因此，CALGB 组回顾 4 个随机临床试验，试验纳入了 1975 到 1999 年间的 6487 例淋巴结阳性的女性乳腺癌，其中年龄≥ 65 岁的 542 例，年龄≥ 70 岁的 159 例。对比辅助化疗在年龄小于 50 岁、51-64 岁和 65 岁以上乳腺癌中应用的疗效及毒副作用。结果显示较小的肿瘤直径、较少的阳性淋巴结、较多的化疗及他莫昔芬的使用与 DFS 和 OS 的延长明显相关。年龄≥ 65 岁乳腺癌 OS 显著降低。无论是老年患者还是年轻患者在死亡率和复发率方面均能在更强的化疗方案中受益。老年乳腺癌治疗的相关死亡率较高。

研究者介绍：

Hyman B. Muss，北卡罗来纳大学医学教授，教堂山医院、罗伯特综合癌症中心老年肿瘤科主任。CALGB 癌症联合主席，美国临床肿瘤学会（ASCO）委员，并担任老年肿瘤学专家组的主席。曾任美国内科医学肿瘤学委员会主席。

编者按：

该研究明确了辅助化疗可降低老年乳腺癌死亡率和复发率，高龄不作为是否使用化疗药物的禁忌。

参考文献：

MUSS H B,WOOLF S,BERRY D,et al.Adjuvant Chemotherapy in Older and Younger Women With Lymph Node-Positive Breast Cancer[J].JAMA,2005,293(9):1073-1081.

◆ **14-1-3 研究概况** ◆

研究名称	CALGB 9342 和 CALGB 9840 联合分析
研究类型	病例对照研究
入组患者	1048 例乳腺癌
分组情况	第 1 组（n=470）：年龄 <55 岁（45%） 第 2 组（n=306）：年龄 55 ～ 64 岁（29%） 第 3 组（n=272）：年龄 ≥ 65 岁（26%）
用药方法	CALGB 9840 紫杉醇 80mg/m² qw，175mg/m² q3w CALGB 9342 紫杉醇 175mg/m² q3w，210mg/m² q3w，250mg/m² q3w
研究结果	不同年龄组肿瘤反应率相似，较高的肿瘤反应率与一线治疗和较高的 PS 评分显著相关（P=0.0001，P=0.018）。 年龄与 OS 和 PFS 无明显相关性（P = 0.73，P = 0.31） 一线治疗、更好的 PS、ER 阳性状态和较少数量的转移部位与 OS 和 PFS 改善显著相关 与年龄呈线性增加的 3 级毒副反应有白细胞减少、粒细胞减少、厌食、胆红素升高和神经毒性 65 岁以上患者接受二线治疗发生神经毒性的时间最短

OS：Overal survival，总生存；PFS：Progression free survival，无进展生存；RFS：Recurrence free survival，无复发生存。

研究简介：

研究证实全身辅助化疗不仅可改善早期乳腺癌 RFS 和 OS，而且对转移性乳腺癌同样具有显著疗效，但研究数据主要集中在 50 ～ 69 岁年龄段，在年龄 ≥ 75 岁的患者中研究却很少。一些研究发现，老年乳腺癌常出现化疗剂量的减少，因此可能造成化疗功效降低。但是，从一些小型试验的数据以及较大回顾性试验的分析结果发现，健康和具有良好化疗耐受性的老年乳腺癌，对一些包括蒽环类药物化疗方案的应用，所致毒性作用同年轻乳腺癌无明显差异。紫杉醇是乳腺癌治疗常用药物，本研究回顾分析了紫杉醇在转移性乳腺癌的两项大型临床试验，以确定其在不同年龄段人群中的作用及不良反应。研究结果显示不同年龄组的肿瘤反应率相似，较高的肿瘤反应率与一线治疗和较好的 PS 显著相关；年龄与

OS 和 PFS 无明显相关性；一线治疗、更好的 PS、ER 阳性状态和较少的转移部位与延长 OS 和 PFS 显著相关；与年龄呈线性增加的 3 级不良反应有白细胞减少、粒细胞减少、厌食、胆红素升高和神经毒性。65 岁以上的患者接受二线治疗发生神经毒性的时间最短。

研究者介绍：

S. M. Lichtman，威尔康奈尔医学院医学教授。ASCO 委员，老年肿瘤学临床肿瘤学杂志特刊的客座编辑，曾荣获 ASCO 在老年肿瘤学领域的杰出领导和贡献奖。

编者按：

该研究明确了老年乳腺癌应用紫杉醇的疗效，以及不良反应的风险。

参考文献：

LICHTMAN S M,HURRIA A,CIRRINCIONE C T,et al.Paclitaxel efficacy and toxicity in older women with metastatic breast cancer:combined analysis of CALGB 9342 and 9840[J].Ann Oncol,2012,23(3):632–638.

◆ **14-1-4 研究概况** ◆

研究名称	CALGB 9343
研究类型	随机对照研究
入组时间	1994 年 7 月～ 1999 年 2 月
入组患者	636 例年龄 ≥ 70 岁，临床分期 I 期，ER 阳性乳房肿瘤切除术的乳腺癌
分组情况	第 1 组（n=317）：他莫昔芬 + 放疗 第 2 组（n=319）：他莫昔芬
用药方法	他莫昔芬 20mg po qd×5 年
研究结果	中位随访 12.6 年 10 年局部复发率：第 1 组 98%，第 2 组 90%（P<0.001）
	两组在乳房切除时间、远处转移时间、乳腺癌特异性生存时间及 OS 无明显差别（P>0.05）
	10 的 OS：第 1 组 67%；第 2 组 66%（P=0.64）

OS: Overal survival，总生存；ER: Estrogen receptor，雌激素受体。

研究简介：

乳腺癌保乳手术后行放射治疗能有效降低同侧乳房复发风险，但有研究表明，放射治疗可能对某些人群无法达到整体效果，包括 ER 阳性并应用内分泌治疗的老年乳腺癌。基于这样的假设，CALGB 9343 研究纳入 636 例年龄 ≥ 70 岁，临床分期 I 期，ER 阳性行乳房肿瘤切除术的乳腺癌，随机分为他莫昔芬 + 放疗组与单药他莫昔芬治疗组，主要终点为局部或区域复发时间、乳房切除时间、乳腺癌具体生存时间、远处转移时间和总生存。结果显示：他莫昔芬 + 放疗组与单药他莫昔芬治疗组 10 年的局部复发率为 98% 和 90%，10 年 OS 分别为 67% 和 66%。两组在乳房切除时间、远处转移时间、乳腺癌具体生存时间及 OS 无明显差别。通过长期随访，以前观察到的增加放疗后局部复发的小幅改善仍然存在。然而，这并未转化为在 OS、远端无病生存或乳房保留方面的优势。根据对局部复发的重视程度，对于年龄 ≥ 70 岁的 ER 阳性早期乳腺癌女性来说，他莫昔芬仍然是一个合理选择。

研究者介绍：

Kevin S. Hughes，美国哈佛医学院外科副教授，马萨诸塞州总医院综合性乳房评估

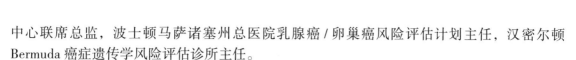

中心联席总监，波士顿马萨诸塞州总医院乳腺癌 / 卵巢癌风险评估计划主任，汉密尔顿 Bermuda 癌症遗传学风险评估诊所主任。

编者按：

在充分考量患者的伴随基础疾病及其对预计生存期的影响，尊重自身意愿，合理地选择适合患者予以考虑豁免保乳术后放疗。CALGB 9343 明确了一个局部复发风险极低的群体，其特征是：年龄 70 以上、肿块小于 2cm、ER 阳性。对于符合这些特征的患者，保乳术后单纯他莫昔芬治疗，豁免放疗是一个现实选择。

参考文献：

HUGHES K S,SCHNAPER L A,BELLON J R,et al.Lumpectomy Plus Tamoxifen With or Without Irradiation in Women Age 70 Years or Older With Early Breast Cancer:Long-Term Follow-Up of CALGB 9343[J].J Clin Oncol,2013,31(19):2382-2387.

◆ **14-1-5 研究概况** ◆

研究名称	CALGB49907
研究类型	随机对照试验
试验分期	Ⅲ期
入组时间	2001 年 9 月～ 2006 年 11 月
入组患者	633 例年龄 ≥ 65 岁，PS 0-2 分，肿瘤直径 >1cm，已行手术或病理证实乳腺癌（ER、PR、HER2 阳性与否不作为入组条件）
分组情况	第 1 组：卡培他滨单药治疗 第 2 组：标准联合治疗（CMF 或 AC）
用药方法	卡培他滨 2000mg/m² d1-14 q3w×6 周期，无毒副反应后增至 2500mg/m² CMF：环磷酰胺 100mg/m² d1-14+ 甲氨蝶呤 40mg/m² + 氟尿嘧啶 600mg/m² d1,8 q4w×6 周期 AC：多柔比星 60mg/m² + 环磷酰胺 600mg/m² d1 q3w×4 周期
研究结果	第 1 组死亡和复发的风险比（HR=2.09，P<0.001） 第 1 组复发和死亡患者是第 2 组的 2 倍（P=0.02） 3 年 RFS：第 1 组 68%，第 2 组 85%（P<0.001） 3 年 OS：第 1 组 86%，第 2 组 91%（P=0.02） 第 1 组有 2 例死于治疗相关并发症

HR：Harzard ratio, 风险比；OS：Overal survival, 总生存；RFS：Recurrence free survival, 无复发生存；ER：Estrogen receptor, 雌激素受体；PR：Progestrogen receptor, 孕激素受体；HER2：Human growth factor epidermal receptor 2, 人表皮生长因子受体 2。

研究简介：

美国乳腺癌平均诊断年龄约为 63 岁，乳腺癌死亡大多发生在 ≥ 65 岁。尽管辅助化疗提高早期乳腺癌生存率，但既往研究分析的数据显示，因 70 岁以上患者数量太少，因此不能准确评估辅助化疗对该年龄组的影响。健康状况好的老年乳腺癌可以同年轻患者一样耐受化疗。CALGB 49907 研究纳入 633 例年龄 ≥ 65 岁，PS 0-2 分，肿瘤直径 >1cm 的老年乳腺癌，随机分为 2 组，卡培他滨单药治疗或标准联合治疗（环磷酰胺 + 甲氨蝶呤 + 氟尿嘧啶或多柔比星 + 环磷酰胺），试验主要终点为 RFS，次要终点为 OS。结果显示 3 年时单药卡培他滨治疗与标准联合治疗的 RFS 为 68% 和 85%，OS 为 86% 和 91%。中至重度不良反应为 33% 和 64% 有显著差异，试验结果支持在老年乳腺癌中应用联合治疗方案。2019 年报道随访 11.4 年的结果显示标准辅助化疗组的 RFS 依旧优于卡培他滨，特别是激素受体阴性患者。老年人群的其他风险稀释了总生存获益。65 岁以上早期乳腺癌随机接受标准辅助化疗（CMF 或 AC）或卡培他滨化疗。首要终点是 RFS，标准化疗可显著延长 RFS。在第 10 年，标准化疗组和卡培他滨组的 RFS 率分别是 56% 和 50%（HR=0.80，P = 0.03）；乳腺癌特异性生存率分别是 88% 和 82%（HR=0.62，P=0.03）；OS 率分别是 62% 和 56%（HR=0.84，P = 0.16）。随访时间延长，在激素受体阴性患者中标准化疗 RFS 依旧优于卡培他滨（HR=0.66，P=0.02），但受体阳性患者则不同（HR=0.89，P=0.43）。43.9% 患者死亡，其中 13.1% 死于乳腺癌，16.4% 死亡其他疾病，14.1% 死因未知。

研究者介绍：

Hyman B. Muss，北卡罗来纳大学医学院的医学教授，综合癌症中心的老年肿瘤学组主任。曾担任 CALGB 的乳腺委员会主席，NCI 老年癌症委员会主席及医学肿瘤学主席，美国内科医学委员会董事会成员，美国临床肿瘤学会（ASCO）和抗癌基金会董事会成员。被 ASCO 授予老年人肿瘤学 BJ 肯尼迪奖，2012 年被授予苏珊 G. Komen 治疗临床研究科学界的治疗 Brinker 奖。

编者按：

2009 年中位随访 2.4 年初步分析结果表明，术后标准辅助化疗与卡培他滨相比，无复发生存和总生存显著提高。老年早期乳腺癌卡培他滨治疗十年结局显示：经过长期随访，术后标准辅助化疗与卡培他滨相比，老年早期乳腺癌女性的无复发生存仍然较好，尤其对于激素受体阴性乳腺癌。不过，该老年人群的乳腺癌以外死亡原因竞争风险（例如心脑血管风险）削弱了术后标准辅助化疗的总生存获益。

参考文献：

MUSS H B,BERRY D A,CIRRINCIONE C T,et al.Adjuvant Chemotherapy in Older Women with Early-Stage Breast Cancer[J].N Engl J Med,2009,360(20):2055-2065.

MUSS H B, POLLEY M C, BERRY D A,et al.Randomized Trial of Standard Adjuvant Chemotherapy Regimens Versus Capecitabine in Older Women With Early Breast Cancer:10-Year Update of the CALGB 49907 Trial[J].J Clin Oncol,2019,37(26):2338-2348.

◆ 14-1-6 研究概况 ◆

研究名称	不同剂量卡培他滨在治疗老年晚期乳腺癌的安全性和有效性
研究类型	随机对照研究
试验分期	Ⅱ期
入组时间	1999 年 5 月～2003 年 2 月
入组患者	73 例年龄在 65～89 岁（中位年龄 73 岁）转移性乳腺癌
分组情况	第 1 组 (n=30)：卡培他滨标准剂量 第 2 组 (n=43)：卡培他滨低剂量
用药方法	卡培他滨标准剂量：1250 mg/m^2 po bid d1-14 q3w 卡培他滨低剂量：1000 mg/m^2 po bid d1-14 q3w

（续表）

研究结果	第1组：30%患者降低剂量
	第2组：95%患者未降低剂量
	两组G3/4不良反应发生率低
	总反应率：
	第1组36.7%（95%CI，19.9%-56.1%），7例稳定期≥24周
	第2组34.9%（95%CI，21%-50.9%），15例稳定期延长
	两组中位TTP均为4月

TTP: Time of tumor progression，肿瘤进展时间；CI: Confidential interval，置信区间。

研究简介：

年龄是乳腺癌主要危险因素，研究发现年龄≥65岁乳腺癌有着更高的死亡率，同时老年晚期乳腺癌往往不能选择最佳化疗方案，可能是造成老年乳腺癌死亡率增高的主要原因。因此，整合低毒性及有效性的化疗药物是近年研究重点。卡培他滨是经口给药的氟嘧啶核苷类类似物，Ⅱ期临床试验显示该药在蒽环和紫杉为基础的化疗后的转移性乳腺癌中具有较好疗效。在所有临床试验中，卡培他滨单药化疗显示出良好耐受性，药物相关不良反应主要为手足综合征、恶心及腹泻，大多具有可逆性。为了评估卡培他滨在老年晚期乳腺癌的安全性和有效性。本试验纳入73例年龄在65～89岁的转移性乳腺癌，分为卡培他滨标准剂量组和低剂量组。结果显示标准治疗组有30%进行剂量降低，低剂量组95%没有降低剂量，3-4级不良反应发生率低，10%出现常见不良反应包括疲乏、腹泻、呼吸困难和恶心。标准治疗组反应率36.7%，7例患者疾病稳定≥24周；低剂量组反应率34.9%，15例患者稳定期延长。两组中位TTP为4月。

研究者介绍：

Emilio Bajetta，卡塔尼亚大学医学学院教授，担任意大利全国肿瘤医学的秘书，新英格兰癌症协会成员。2003年10月被任命为意大利肿瘤内科协会（AIOM）主席。

编者按：

该研究明确了卡培他滨在老年乳腺癌中应用是安全和有效的，并且强调若无肾功能损伤，老年乳腺癌应用1000 mg/m^{2}的卡培他滨更安全和有效。

参考文献：

BAJETTA E,PROCOPIO G,CELIO L,et al.Safety and Efficacy of Two Different Doses of Capecitabine in the Treatment of Advanced Breast Cancer in Older Women[J].J Clin Oncol,2005,23(10):2155-2161.

◆ 14-1-7 研究概况 ◆

研究名称	Congestive Heart Failure in Older Women Treated With Adjuvant Anthracycline Chemotherapy for Breast Cancer
研究类型	病例对照研究
入组时间	1992 年 1 月～ 2002 年 9 月
入组患者	43338 例，年龄在 66～80 岁，临床分期 I-Ⅲ期乳腺癌
分组情况	第 1 组 (n=34705)：未行辅助化疗 第 2 组 (n=4712)：蒽环类药物辅助化疗 第 3 组 (n=3912)：其他药物辅助化疗
研究结果	第 2 组：患者年龄较小、合并症和晚期疾病发病率更低（p<0.001）。 66～70 岁患者中，第 2 组与第 3 组相比患 CHF 风险比（HR=1.26，95% CI, 1.12-1.42） 71～80 岁患者接受辅助化疗类型与 CHF 发生无关 CHF 预测因子： 年龄（HR=1.79，95% CI, 1.66-1.93） 黑种人（HR=1.40，95% CI, 1.30-1.50） 曲妥珠单抗治疗（HR=1.46，95% CI, 1.21-1.77） 高血压（HR=1.45，95% CI, 1.39-1.52） 糖尿病（HR=1.74，95% CI, 1.66-1.83） 冠状动脉疾病（HR=1.58，95% CI, 1.39-1.79） 左侧放疗并未导致 CHF 风险升高（HR=1.04，95% CI, 0.98-1.11）

CHF：Congestive heart failure，充血性心力衰竭；HR：Harzard ratio，风险比；CI：Confidential interval，置信区间。

研究简介：

充血性心力衰竭（CHF）是蒽环化疗的最严重并发症，发生率 5%～48%，主要取决于所接受的累积剂量。低于 500mg/m² 剂量被认为是更安全的。在老年乳腺癌中蒽环类药物所致心脏毒性方面的数据很少，主要由于 65 岁以上的患者，其年龄相关并发症可能导致蒽环类药物所致心脏毒性的发生风险较高，因此常被排除在临床试验之外。本研究纳入 43338 例，年龄在 66～80 岁，临床分期 I-Ⅲ期乳腺癌。评估这部分人群中 CHF 发生率和预测因子。结果显示接受蒽环类药物治疗的乳腺癌年龄较小，接受非蒽环类药物治疗或不化疗的患者的合并症和晚期疾病发病率更低；66～70 岁乳腺癌中应用蒽环类药物治疗与接受其他化疗相比患 CHF 的风险比 HR=1.26；71～80 岁的乳腺癌，接受辅助化疗类型与 CHF 的发生无关；CHF 预测因子有年龄、黑种人、曲妥珠单抗治疗、高血压、糖尿病、冠状动脉疾病。

研究者介绍：

Sharon H. Giordano，ASCO 教育委员会成员，任 ASCO 临床实践指导委员会成员和主席、德克萨斯大学 MD 安德森癌症中心研究部主任以及 NCCN 指南委员会委员。

编者按：

该试验以蒽环类药物辅助治疗老年乳腺癌为研究对象，来观察充血性心力衰竭的发生率，明确了 66～70 岁的乳腺癌接受蒽环类药物辅助治疗 CHF 发生率较高。因此强调老年乳腺癌在应用蒽环类药物化疗时需密切监测和长期随访可能发生 CHF 的风险。

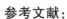

参考文献：

PINDER M C,DUAN Z,GOODWIN J S,et al.Congestive Heart Failure in Older Women Treated With Adjuvant Anthracycline Chemotherapy for Breast Cancer[J].J Clin Oncol,2007,25(25):3808-3815.

◆ 14-1-8 研究概况 ◆

研究名称	FASG-08
研究类型	随机对照研究
试验分期	Ⅲ期
入组时间	1991.3-2001.4
入组患者	338 例，年龄 ≥ 65 岁，组织学证实腋窝淋巴结受累，已行乳腺癌根治术或乳房切除术及腋窝淋巴结清扫的乳腺癌 激素受体状态未作具体要求
分组情况	第 1 组 (n=164)：他莫昔芬 第 2 组 (n=174)：表柔比星 + 他莫昔芬
用药方法	他莫昔芬 30mg po qd×3 年 表柔比星 30mg d1,8,15，q4w×6 周期
研究结果	6 年 DFS：第 1 组 69.3%，第 2 组 72.6%（P =0.14） 6 年 SpOS：第 1 组 79.1%，第 2 组 79.8%（P=0.41） 第 1 组与第 2 组相比，相对复发风险为 1.93（P<0.005） 亚组分析： HR 阳性 6 年 DFS：第 1 组 74.3%，第 2 组 76.2%（P=0.29） HR 阴性 6 年 DFS：第 1 组 20.8%，第 2 组 51.2%（P =0.01）

OS：Overall survival，总生存；SpOS：Specific overall survival，特异性总生存；DFS：Disease free survival，无病生存期。

研究简介：

恶性肿瘤在老年人较为常见，数据显示，有超过 60% 新发恶性肿瘤病例发生在 65 岁以上人群，但纳入临床试验的老年患者却较少，缺乏老年患者相关恶性肿瘤标准治疗的有效性数据。这一现状在乳腺癌临床试验中尤为显著。分析 1993 年至 1996 年西南肿瘤研究组数据库发现，只有 9% 的乳腺癌临床试验涉及 65 岁以上患者。在临床实践中老年早期乳腺癌比年轻乳腺癌接受辅助化疗频率低，因此，推测大于 75 岁的老年乳腺癌 5 年生存率较差部分原因可能是由于化疗使用率低。2000 年美国国家卫生研究院的共识发展会议的声明和 2003 年圣加仑国际共识小组推荐他莫昔芬用于所有雌激素受体阳性老年乳腺癌。自 1986 年以来，法国辅助研究组（FASG）使用基于表柔比星的化疗作为乳腺癌的辅助治疗。本试验为了评估他莫昔芬加每周单剂表柔比星与单独使用他莫昔芬的有效性，并确定其在老年乳腺癌中的耐受性和可行性。试验纳入了 338 例，年龄 ≥ 65 岁，组织学证实腋窝淋巴结受累，已行根治性乳房切除术或乳房切除术及腋窝淋巴清扫的乳腺癌。随机分为他莫昔芬组和表柔比星 + 他莫昔芬组，6 年 DFS 分别为 69.3% 和 72.6%，6 年 OS 分别为 79.1% 和 79.8%；他莫昔芬组相对复发风险为 1.93；两组急性不良反应均较轻。

研究者介绍：

Pierre Fargeot (1947-2008)，乔治－弗朗索瓦·勒克莱尔肿瘤科医生。

编者按：

该研究发现在淋巴结阳性老年乳腺癌，当 HR 阴性时，应用表柔比星周疗方案可显著提高患者 DFS，并且在血液学、非血液学和心脏毒性方面较为安全，确立表柔比星在老年乳腺癌应用的地位。

参考文献：

FARGEOT P,BONNETERRE J,ROCHÉ H,et al.Disease-Free Survival Advantage of Weekly Epirubicin Plus Tamoxifen Versus Tamoxifen Alone As Adjuvant Treatment of Operable,Node-Positive,Elderly Breast Cancer Patients:6-Year Follow-Up Results of the French Adjuvant Study Group 08 Trial[J].J Clin Oncol,2004,22(23):4674-4682.

◆ 14-1-9 研究概况 ◆

研究名称	EORTC-10968 和 EORTC-10993 联合分析
研究类型	观察性研究（回顾性）
入组患者	136 例转移性乳腺癌，其中 65 例年龄 ≥ 70 岁
分组情况	A 治疗组（n=77）：脂质体多柔比星 60mg/m² q6w B 治疗组（n=69）：脂质体多柔比星 50mg/m² q4w ≥ 70 岁：A 治疗组（n=36），B 治疗组（n=29）
研究结果	B 治疗组：年轻和老年患者毒副作用无明显差异 A 治疗组：老年患者血液毒性，厌食，乏力和口腔炎发生率较高 老年患者优选方案：B 治疗组 在老年患者中，G3/4 毒性或抗肿瘤活性发生率与患者并发症的数量和严重程度、PS、联合药物数量无关（P>0.05） 中位 PFS：<70 岁组 5.9 月，≥ 70 岁组 5.6 月（P=0.408）

PS: Performance status，体力活动状态；PFS: Progression free survival，无进展生存期。

研究简介：

随着年龄增加，老年乳腺癌各项机体功能储备呈逐步下降趋势，对标准治疗方案耐受性差。因此，对这部分人群需更好评估具有良好安全性的给药方案和药物制剂。既往研究显示，脂质体多柔比星与多柔比星疗效相当，而心脏毒性、脱发、恶心和呕吐等不良反应较低。这些发现为老年乳腺癌应用脂质体多柔比星提供依据。在乳腺癌治疗中，脂质体多柔比星的经典给药剂量为每 4 周 50mg/m²，鉴于该药半衰期长，以确定 6 周间隔给药的最佳剂量，EORTC 10968 和 EORTC 10993 针对每 6 周 60mg/m²，进行了 I 期和 II 期试验。为明确在老年乳腺癌中的安全性和有效性，本研究回顾性地分析两个 EORTC 试验。纳入了 136 例转移性乳腺癌，其中 65 例年龄 ≥ 70 岁，随机分为 A 治疗组：脂质体多柔比星 60mg/m² 每 6 周 1 次；B 治疗组：脂质体多柔比星 50mg/m² 每 4 周 1 次。使用 4 周治疗方案的年轻患者和老年患者在不良反应方面没有差异，而使用 6 周治疗方案时，老年患者血液学毒性、厌食、乏力和口腔炎的发生率更高。抗肿瘤活性不受年龄影响。在老年患者中未发现 3-4 级毒性或抗肿瘤活性的发生率与患者的基线表现状态、合并症的数量和严重程度或伴随药物的数量之间存在依赖性。每 4 周 1 次方案的治疗指数较高，在所分析的两种剂量方案中是老年人首选方案。

研究者介绍：

Laura Biganzoli，意大利普拉托医院乳腺中心主任，获米兰国家癌症研究所和布鲁塞尔的 Jules Bordet 研究所奖学金。曾担任 Jules Bordet 研究所医学肿瘤诊所的高级工作人员。2009 年至 2011 年，担任伦敦国王学院医学院癌症研究科高级讲师。EORTC 乳腺癌研究药物分所的主任。国际乳腺癌研究组（IBCSG），美国临床肿瘤学会（ASCO），欧洲医学肿瘤学会（ESMO），国际老年人肿瘤学学会（SIOG）和欧洲乳腺癌专家协会（EUSOMA）成员。

编者按：

该回顾性分析以 70 岁为界，评估年龄对脂质体多柔比星的安全性和有效性的影响，发现 4 周方案 50mg/m^2 为优选方案。

参考文献：

BIGANZOLI L,COLEMAN R,MINISINI A,et al.A joined analysis of two European Organization for the Research and Treatment of Cancer (EORTC) studies to evaluate the role of pegylated liposomal doxorubicin (Caelyx TM) in the treatment of elderly patients with metastatic breast cancer[J].Critical Reviews in Oncology/Hematology,2007,61(1):84-89.

◆ 14-1-10 研究概况 ◆

研究名称	老年 HR 阴性乳腺癌辅助化疗
研究类型	病例对照研究
入组时间	1992 年～ 1999 年
入组患者	5081 例，年龄 ≥ 66 岁，HR 阴性非转移性乳腺癌，其中 1711 例 HR 阴性乳腺癌明确诊断 6 月内实行化疗
研究结果	辅助化疗提高淋巴结阳性老年乳腺癌 OS (P<0.001)
	辅助化疗使患者死亡率下降 15% (P<0.001)
	中位 OS：7.7 年（95%CI，7.2-8.2）。

HR: Hormone receptor，激素受体；OS: Overall survival，总生存；CI: Confidential interval，置信区间。

研究简介：

传统治疗方案试验以及新药的个体化试验均已证实辅助化疗能带来生存获益，但由于缺乏 70 岁以上老年乳腺癌代表性的临床试验，所以，辅助化疗指南对这部分人群没有明确定义。对淋巴结阳性乳腺癌进行的四项随机试验的荟萃分析发现，年龄与无病生存期无明显相关性，但该研究并没有确定何种化疗方案，以及化疗是否使老年乳腺癌获益。本试验纳入 5081 例，年龄 ≥ 66 岁，HR 阴性的非转移乳腺癌，其中有 1711 例 (34%)HR 阴性乳腺癌实施化疗，评估辅助化疗与生存的关系。结果显示辅助化疗提高淋巴结阳性的老年乳腺癌的 OS；辅助化疗使患者死亡率下降约 15%；明确辅助化疗使 HR 阴性老年乳腺癌获益。

研究者介绍：

Elena B. Elkin，威尔康奈尔医学院教授。2007 年至 2012 年获国家癌症研究所职业发展奖。

编者按：

该研究证实 HR 阴性老年乳腺癌应用辅助化疗后生存获益情况，明确了辅助化疗在老年乳腺癌的价值。

参考文献：

ELKIN E B,HURRIA A,MITRA N,et al.Adjuvant Chemotherapy and Survival in Older Women With Hormone Receptor-Negative Breast Cancer:Assessing Outcome in a Population-Based,Observational Cohort[J].J Clin Oncol,2006,24(18):2757-2764.

◆ 14-1-11 研究概况 ◆

研究名称	ICE
研究类型	前瞻性、多中心、随机、对照研究
试验分期	Ⅲ期
入组时间	2004 年 6 月 -2008 年 8 月
入组患者	1409 例，年龄≥65 岁，中位年龄71 岁，淋巴结阳性或高危淋巴结阴性（肿瘤直径≥2cm，二级以上，和／或ER、PR 阴性）的单侧或双侧女性乳腺癌，CCI ≤ 2；激素敏感性根据指南接受内分泌治疗
分组情况	第 1 组 (n=702)：伊班膦酸 第 2 组 (n=668)：伊班膦酸 + 卡培他滨
用药方法	伊班膦酸 50mg/ 天 po qd 或 6mg iv q4w×2 年 卡培他滨 2000mg/m² po d1-14 q3w×6 周期
研究结果	2 组 3 年 iDFS 或 5 年 iDFS 差异无统计学差异 第 2 组 G3/4 不良反应发生率高

iDFS：Invasive disease free survival，无浸润性疾病生存期。

CCI：Charlson Comorbidity Index，查尔森合并症指数

研究简介：

卡培他滨是美国 FDA 最早批准用于治疗蒽环和紫杉类药物耐药的乳腺癌，常用于不能耐受传统蒽环 + 紫杉联合治疗的老年乳腺癌。第 37 届圣安东尼奥乳腺癌大会公布了一项在老年乳腺癌进行的样本量最大的临床试验，ICE 试验是一项前瞻性的、多中心随机对照试验，研究对象为淋巴结阳性或高危的淋巴结阴性乳腺癌。平均年龄71 岁，其中 1/4 年龄超过 75 岁，10% 有不同程度身体虚弱（查尔森合并症指数为 2），15% ～ 17% 存在身体机能下降或残疾。所有患者都不适合应用传统蒽环和紫杉联合化疗，所有患者都接受伊班膦酸盐治疗 2 年。1358 例中，约一半被随机分配应用卡培他滨治疗 6 周期，另一半则未接受细胞毒药物治疗。主要终点是无浸润性癌生存率（iDFS），结果发现应用卡培他滨治疗和对照组的 3 年 iDFS 为 85.4% 和 84.3%，5 年 iDFS 为 78.8% 和 75.0% 无显著差异。卡培他滨治疗的 G3/4 不良反应发生率更高。

研究者介绍：

Gunter von Minckwitz，德国法兰克福大学女性医院妇产科中心教授，德国乳腺癌研究所（GBG）研究所主席。杜塞尔多夫乳腺中心肿瘤科副主任，德国法兰克福大学女性教授和顾问。2001-2006 年建立并领导了 AGO 国家乳腺癌治疗指南的制定。早期乳腺癌试验者合作组织（EBCTCG）的成员。2009 年获得 Wertheim 奖，2012 年获得 Claudia-Schilling 奖。

编者按：

ICE 研究选取的是一般情况较差的老年患者，1/4 年龄大于 75 岁，10% 患者 CCI 为 2，15% ～ 17% 存在身体机能下降或残疾，不能耐受蒽环联合紫杉的化疗方案。研究结果提示

卡培他滨在部分高危耐受性差的老年患者中未能进一步降低复发风险。从入组人群基线特征来看，激素受体阳性患者比例较高，大约70%使用过AI。激素受体阳性患者预后较好，内分泌还是化疗存在争议，低危ER阳性老年患者可能更适宜内分泌治疗。研究事件发生率不足，5年DFS事件数341，未达到该研究在统计学上检测两组差异估计需要的事件数497。此外，入组时激素受体阳性和阴性患者比例失衡，研究期间数据删失较多。以上这些因素都可能与ICE阴性结果相关。

参考文献：

MINCKWITZ G,REIMER T,POTENBERG J,et al.Abstract S3-04:The phase Ⅲ ICE study:Adjuvant Ibandronate with or without capecitabine in elderly patients with moderate or high risk early breast cancer[J].Cancer Research,2015,75(9 Supplement) :S3-04.

◆ 14-1-12 研究概况 ◆

研究名称	老年乳腺癌死亡率下降程度比较
研究类型	病例对照研究
入组时间	1980 年～ 2007 年
入组患者	219,024 例，年龄 >20 岁的女性乳腺癌
分组情况	第 1 组 (n=53,438)：20 ～ 49 岁 第 2 组 (n=70,135)：50 ～ 64 岁 第 3 组 (n=51,797)：65 ～ 74 岁 第 4 组 (n=43,654)：≥ 75 岁
研究结果	与 1990 年相比，死亡率每年下降 第 1 组 2.5% 第 2 组 2.1% 第 3 组 2.0% 第 4 组 1.1%
	1980 年～ 1997 年在新诊断的乳腺癌中调整死亡风险后（P<0.001） <75 岁患者死亡率每年下降 3.6% ≥ 75 岁患者死亡率每年下降 1.3 %
	1）1980-1997 期间，10 年死亡风险： 第 1 组下降 10.1% 第 2 组下降 15.3 % 第 3 组下降 12.5% 第 4 组下降 7.5% 2）10 年乳腺癌死亡风险： 1980 年～ 1984 年 29.6%，1995 年～ 1997 年 20.1%（P<0.001）

研究简介：

由于早期发现和治疗改善，乳腺癌死亡率有所下降。但并不明确老年乳腺癌和年轻乳腺癌死亡率下降是否相似。因此对一般人群乳腺癌死亡率和新诊断乳腺癌死亡风险这两方面内容进行研究，随时间变化比较老年乳腺癌与年轻乳腺癌在这两方面变化情况。结果显示：与1990年相比，年龄在20 ～ 49岁之间的乳腺癌死亡率每年下降2.5%，年龄在50 ～ 64岁之间的死亡率每年下降2.1%，年龄在65 ～ 74岁之间的死亡率每年下降2.0%，年龄≥ 75岁的死亡率每年下降1.1%；1980年～ 1997年在新诊断乳腺癌调整死亡风险后，<75

岁的患者死亡率每年下降3.6%，≥75岁的患者死亡率每年下降1.3%；1980年～1997年期间，年龄在50～64岁的乳腺癌10年死亡绝对风险下降15.3%，年龄在≥75岁仅仅下降7.5%。因此，年龄≥75岁老年乳腺癌死亡率下降幅度较年轻乳腺癌低。

研究者介绍：

Benjamin D. Smith，德克萨斯大学放射肿瘤学系副教授，安德森癌症中心乳腺放射肿瘤科主任，美国辐射肿瘤学会（ASTRO）临床事务和质量委员会的副主席，曾任威尔福德霍尔医学中心首席放射肿瘤学家。

编者按：

该研究报告了不同年龄段乳腺癌治疗效果的差异，年轻女性治疗效果超过了老年女性。需要进行研究以了解老年人对筛查和治疗的偏好，并确定最佳的辅助治疗方案，这些方案在老年女性的体质状况、合并症和社会支持的情况下既有效又能耐受。

参考文献：

SMITH B D,JIANG J,MCLAUGHLIN S S,et al.Improvement in Breast Cancer Outcomes Over Time:Are Older Women Missing Out[J].J Clin Oncol,2011,29(35):4647-4653.

◆ 14-1-13 研究概况 ◆

研究名称	Predictors of Long-Term Outcomes in Older Breast Cancer Survivors: Perceptions Versus Patterns of Care
研究类型	病例观察研究
入组时间	1997.9- 1998.3
入组患者	1812例年龄≥67岁，临床分期Ⅰ—Ⅱ期，治疗后3、4和5年乳腺癌
研究结果	腋窝淋巴结切除手术增加手臂问题的4倍风险（95%CI，1.56-10.51）
	存在手臂问题会对预后产生影响（P<0.001）
	护理过程与生活质量和满意度相关

CI：Confidential interval，置信区间。

研究简介：

在美国，每年新发乳腺癌中老年女性占到一半以上，是增长最快的群体。但目前对于这部分人群的治疗缺乏有效的数据支持。本研究观察手术和辅助治疗对未来生活质量和满意度影响，研究纳入1812例，临床分期Ⅰ-Ⅱ期，治疗后3、4和5年乳腺癌，评估治疗对身体和心理健康功能减退的影响，732例中检测手臂问题、癌症本身带来的影响及治疗满意度。结果显示腋窝淋巴结切除术增加4倍的手臂问题风险；存在手臂问题会对预后产生持续负面影响；护理过程与生活质量和满意度相关。因此，除腋窝淋巴结切除术及治疗本身外，护理过程是老年乳腺癌长期生活质量提高的最重要决定因素。

研究者介绍：

Jeanne S. Mandelblatt，伦巴第综合癌症中心副主任,华盛顿哥伦比亚特区的老年病医生,PORT首席研究员。

编者按：

该研究发现除腋窝淋巴结切除术及治疗本身外，护理过程是老年乳腺癌长期生活质量提高的最重要决定因素，将老年乳腺癌治疗后的后期护理提到新高度。

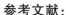

参考文献：

MANDELBLATT J S,EDGE S B,MEROPOL N J,et al.Predictors of Long-Term Outcomes in Older Breast Cancer Survivors:Perceptions Versus Patterns of Care[J].J Clin Oncol,2003,21(5):855-863.

◆ 14-1-14 研究概况 ◆

研究名称	PRIME Ⅱ
研究类型	随机对照研究
试验分期	Ⅲ期
研究编号	SRCTN95889329
入组时间	2003.4.16-2009.10.22
入组患者	1326 例，年龄 ≥ 65 岁，早期，低危，已行保乳术和内分泌治疗的老年乳腺癌
分组情况	第 1 组 (n=658)：全乳腺放疗 第 2 组 (n=668)：未接受放疗
用药方法	放疗 40-50Gy/15-25f，2.66-2.00Gy/f 他莫昔芬 20mg/d po×5 年
研究结果	两组局部复发、远处转移、对侧乳腺癌、新发乳腺癌比较无明显差异 5 年生存率无明显差别（P=0.34） 中位随访 5 年 同侧乳腺肿瘤复发率：第 1 组 1.3%，第 2 组 4.1%（P=0.0002） 肿瘤复发风险比率：与第 1 组相比，第 2 组为 5.19（P=0.0007）

OS：Overall survival，总生存；DFS：Disease free survival，无病生存。

研究简介：

传统临床试验常将 70 岁以上人群排除在外，因此尚无直接证据证明老年乳腺癌行保乳术和辅助内分泌治疗后再行放疗能降低乳腺癌复发转移。多数老年乳腺癌的临床数据是根据年轻乳腺癌试验结果推导得出，往往缺乏准确性。年龄是否为保乳手术后局部复发的因素一直是争论的焦点，在一些临床试验中发现，随年龄增加单侧乳腺肿瘤复发下降或无明显影响。为了评估他莫昔芬联合放疗能否降低肿瘤复发，PRIME Ⅱ 试验入组 1326 例，年龄 ≥ 65 岁的低风险、激素受体阳性、淋巴结阴性、老年乳腺癌保乳手术后内分泌治疗联合全乳放疗对比不联合放疗来评估对肿瘤复发的影响。首要终点为单侧乳腺肿瘤复发，次要终点为局部复发、对侧乳腺癌、远处转移、DFS、OS。2020 年 SABCS 报告 10 年随访结果：未接受放疗 10 年后局部复发率依然很高（9.8% vs. 0.9%），但术后放疗对其他临床结局无显著影响。10 年后，未放疗和放疗组远处转移率（1.4% vs. 3.6%）、对侧乳房复发率（1.0% vs. 2.2%）和总生存率（80.4% vs. 81.0%）都是相似的。大多数死亡是由乳腺癌以外原因造成。

研究者介绍：

Ian H Kunkler，爱丁堡大学癌症中心临床肿瘤学顾问。谢菲尔德临床肿瘤学顾问，曾任英国肿瘤学会会长。国际原子能机构（IAEA）放射肿瘤学质量保证小组的成员，欧盟委员会资助的罕见癌症 RARECARE 项目成员。

编者按：

该研究发现减免术后放疗不会减少生存或增加远处转移风险。对于接受辅助内分泌治疗且符合某些临床病理标准、HR 阳性早期老年乳腺癌，保乳术后可考虑豁免放疗。

参考文献：

KUNKLER I H,WILLIAMS L J,JACK W J,et al.Breast-conserving surgery with or without irradiationin women aged 65 years or older with early breast cancer (PRIME Ⅱ):a randomised controlled trial[J].Lancet Oncol,2015,16(3):266-273.

◆ 14-1-15 研究概况 ◆

研究名称	50 岁及以上早期乳腺癌接受他莫昔芬治疗后是否联合乳腺放疗
研究类型	随机对照研究
入组时间	1992 年 12 月～ 2000 年 6 月
入组患者	769 例，年龄 ≥ 50 岁，肿瘤直径 ≤ 5cm，病理分期 T1 或 T2，淋巴结阴性，已行保乳术的女性浸润性乳腺癌
分组情况	第 1 组 (n=383)：他莫昔芬 第 2 组 (n=386)：他莫昔芬 + 放疗
用药方法	他莫昔芬 20mg/d po×5 年 放疗：40Gy/16f + 瘤床 12.5Gy/5f
研究结果	5 年局部复发率：第 1 组 7.7%，第 2 组 0.6%（P<0.001） 5 年腋窝复发率：第 1 组 2.5%，第 2 组 0.5%（P=0.049） 远处复发率：第 1 组 4.0%，第 2 组 4.5%（P=0.69） 5 年 DFS：第 1 组 84%，第 2 组 91%（P=0.004） 5 年 OS：第 1 组 93.2%，第 2 组 92.8%（P=0.83） T1 和 HR 阳性亚组分析： 5 年局部复发率：第 1 组 5.9%，第 2 组 0.4%（P<0.001）

OS: Overall survival, 总生存；DFS: Disease free survival, 无病生存。

研究简介：

研究发现在多数乳腺癌，保乳术加局部放疗可降低同侧乳腺复发风险，并且与乳房切除术一样具有相似生存获益。同样研究已证实单药他莫昔芬辅助治疗同样可降低乳腺癌局部复发风险。目前由于乳腺肿瘤检查技术的提高，以及乳腺癌复发后解救治疗的成功，低风险的乳腺癌是否可避免放疗成为争论焦点。NSABP B-06 研究发现 50 岁乳腺癌乳房切除术后接受放射治疗局部复发的风险会降低。基于上述研究结果，本研究通过比较 50 岁以上早期乳腺癌接受他莫昔芬单药治疗与他莫昔芬 + 乳房放疗，以确定应用辅助放疗的作用。769 例年龄 ≥ 50 岁，肿瘤直径 ≤ 5cm，病理分期 T1 或 T2，淋巴结阴性，已行保乳术的浸润性女性乳腺癌。随机分为他莫昔芬和他莫昔芬 + 放疗组，主要终点为 DFS，次要终点为乳腺和腋窝复发的发生率及 OS。结果显示 5 年 DFS 率分别为 84% 和 91%；五年腋窝淋巴结复发率差异有统计学意义，远处复发率或 OS 差异无统计学意义。

研究者介绍：

Anthony W. Fyles，多伦多大学放射肿瘤学教授、妇产科教授，临床癌症研究组（CCRU）、玛格丽特皇后癌症中心医师。

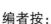

编者按：

该试验明确肿瘤直径 ≤ 5cm，淋巴结阴性、激素受体阳性和行乳腺切除术的 50 岁以上乳腺癌行放射治疗 + 他莫昔芬治疗可显著降低乳腺和腋窝淋巴结复发的风险，但对远处转移及 OS 无明显影响。

参考文献：

FYLES A W,MCCREADY D R,MANCHUL L A,et al.Tamoxifen with or without Breast Irradiation in Women 50 Years of Age or Older with Early Breast Cancer[J].N Engl J Med,2004,351(10):963–970.

◆ **14-1-16 研究概况** ◆

研究名称	Use and Outcomes of Adjuvant Chemotherapy in Older Women With Breast Cancer
研究类型	病例观察研究
入组时间	1991 年～ 1999 年
入组患者	41390 例，年龄 ≥ 65 岁，临床分期 Ⅰ—Ⅲ 期，原发乳腺癌
研究结果	4500（10.9%）例乳腺癌接受化疗
	接受辅助化疗：1991 年 7.4%，1999 年 16.3%（P<0.0001）
	年龄较小，白种人，合并症分数较低，晚期和雌激素受体阴性乳腺癌更易接受化疗
	化疗与 LN 阴性或 ER 阳性 LN 阳性乳腺癌生存改善无关（HR=1.05，95%CI，0.85-1.31）
	化疗可降低 LN 阳性 ER 阴性乳腺癌死亡率（HR=0.72，95%CI，0.54-0.96）。
	年龄 ≥ 70 岁乳腺癌同样可从化疗中获益（HR=0.74，95%CI，0.56-0.97）

ER：Estrogen receptor，雌激素受体；LN：Lymphonode，淋巴结；HR：Harzard ratio，风险比；CI：Confidential interval，置信区间。

研究简介：

研究证实辅助化疗可显著提高早期乳腺癌生存率。50-69 岁乳腺癌接受辅助化疗可降低 20% 复发风险和 11% 死亡风险。年龄大于 70 岁以上老年乳腺癌相应数据却非常有限。研究发现老年乳腺癌同年轻乳腺癌一样可从化疗获益，说明辅助化疗可能在健康老年乳腺癌治疗中发挥重要作用。在 St Gallen 及 NCCN 治疗指南中推荐接受化疗不设定年龄限制。但由于存在多种因素考量，包括数据缺乏、并发症和化疗不良反应，老年乳腺癌往往不太容易接受辅助化疗。为明确辅助化疗在老年原发性乳腺癌中治疗策略和疗效。本试验纳入 41390 例，年龄 ≥ 65 岁，临床分期 Ⅰ—Ⅲ 期原发乳腺癌（包括保乳术、乳腺切除术或乳腺切除术 + 腋窝淋巴结清扫术患者，不包括新辅助化疗、既往有癌症以及排除诊断后一年内再次患癌）。结果显示 4500（10.9%）例患者接受化疗，1991 年接受辅助化疗的患者有 7.4%，1999 年接受辅助化疗的患者有 16.3%。年龄较小，白种人，合并症分数较低，晚期和雌激素受体阴性的乳腺癌更易接受化疗。化疗对 LN 阴性或 ER 阳性 LN 阳性患者生存率改善无关；LN 阳性、ER 阴性乳腺癌患者，化疗可降低其死亡率。年龄 ≥ 70 岁的乳腺癌可同样从化疗中获益。

研究者介绍：

Sharon H. Giordano，任德克萨斯大学医学院安德森癌症中心癌症预防与人口科学系主任。

编者按：

明确了化疗在 ER 阴性、LN 阳性老年乳腺癌的意义，化疗可降低 ER 阴性、LN 阳性老年女性乳腺癌死亡率。

参考文献：

GIORDANO S H,DUAN Z,KUO Y F,et al.Use and Outcomes of Adjuvant Chemotherapy in Older Women With Breast Cancer[J].J Clin Oncol,2006,24(18):2750-2756.

◆ 14-1-17 研究概况 ◆

研究名称	OMEGA
研究类型	多中心、随机、对照临床试验
试验分期	Ⅲ期
入组时间	2007 年 4 月 ~ 2011 年 8 月
入组患者	计划入组 154 例实际入组 78 例 65 岁以上晚期一线化疗乳腺癌
分组情况	第 1 组（n=40）：脂质体多柔比星（PLD） 第 2 组（n=38）：卡培他滨
用药方法	PLD 45mg/m² q4w×6 周期 卡培他滨 1000mg/m² po bid d1-14 q4w×8 周期期
研究结果	有效性： 中位 PFS：第 1 组 5.6 月，第 2 组 7.7 月（P=0.11） 中位 OS：第 1 组 13.8 月，第 2 组 16.8 月（P=0.59）

PLD: Pegylated liposomal doxorubicin,脂质体多柔比星; MBC: Metastatic breast cancer,晚期乳腺癌; PFS: Progression-free survival,无进展生存期; OS: Overall survival,总生存期。

研究简介：

关于老年转移性乳腺癌（MBC）化疗的前瞻性研究较少。该多中心Ⅲ期临床试验比较脂质体多柔比星（PLD）和卡培他滨作为一线化疗方案单药治疗年龄 >65 岁 MBC 的疗效和安全性。最终纳入 78 例，由于 PLD 获益较慢和药物供应问题而提前结束。中位剂量强度分别为 PLD 为 85% 和卡培他滨为 84%。大多数患者完成至少 12 周治疗（PLD 73%，卡培他滨 74%）。中位随访 39 月，77 例进展，62 例死于 MBC。PLD 和卡培他滨的中位 PFS 分别为 5.6 和 7.7 月（P=0.11），中位 OS 分别为 13.8 和 16.8 月（P=0.59）。两种治疗方案都可耐受，3 级不良反应包括疲劳（两组均 13%），手足综合征（PLD：10%；卡培他滨：16%），口腔炎（PLD：10%；卡培他滨 3%）、皮疹（PLD：5%）和腹泻（PLD：3%；卡培他滨：5%）。10 例年龄 ≥ 80 岁患者中 1 例完成化疗，其他患者因不良反应（3 例）或疾病进展（6 例）停止治疗。

研究者简介：

Carolien H Smorenburg，荷兰癌症研究所 -Antoni van Leeuwenhoek 医院，肿瘤内科医生。

编者按：

单药 PLD 或卡培他滨作为一线化疗方案，对老年 MBC 患者（即使是身体条件稍差患者或 75 岁患者）均体现出较好的耐受性和疗效，而 80 岁以上的患者难以完成全部化疗周期。

参考文献：

SMORENBURG C H,DE GROOT S M,VAN LEEUWEN-STOK A E,et al.A randomized phase Ⅲ study comparing pegylated liposomal doxorubicin with capecitabine as first-line chemotherapy in elderly patients with metastatic breast cancer:results of the OMEGA study of the Dutch Breast Cancer Research Group BOOG[J].Ann Oncol,2014,25(3):599-605.

第15章 乳腺癌患者的妊娠与生育

随着乳腺癌发病的低龄化，越来越多乳腺癌患者面临妊娠、生育等问题，在妊娠及哺乳期间新发乳腺癌病例也越来越多，本章将对这类特殊群体的相关临床研究进行汇总，明确目前治疗的原则及面临的问题。

第1节 妊娠期患者的治疗

◆ 15-1-1 研究概况 ◆

研究名称	Chemotherapy for breast cancer during pregnancy:an 18-year experience from five London teaching hospitals
研究类型	描述性研究
入组时间	1986 年～2003 年
入组患者	28 例乳腺癌在妊娠期期间接受化疗 24 例分期为 Ⅰ～ⅢB 期，4 例为Ⅳ期 中位年龄 33 岁，中位孕周为 17 周
用药方法	11 例多柔比星 + 环磷酰胺化疗 5 例表柔比星 + 环磷酰胺化疗 12 例环磷酰胺 + 甲氨蝶呤 + 氟尿嘧啶化疗 所选方案化疗药物剂量均为标准量。 1 例妊娠早期化疗，22 例妊娠中期化疗，5 例妊娠晚期化疗
研究结果	中位随访 40.5 月 接受化疗的中位孕周为 20 周 妊娠早期化疗发生自然流产 妊娠中期和晚期化疗均分娩活婴，中位分娩孕周为 37 周 1 例新生儿发现腹部血管瘤，考虑与化疗无关，未见其他新生儿异常及畸形 新生儿中位体重 3.0 kg 5 例新生儿出生后转至重症监护室观察，2 例出现呼吸窘迫 Ⅰ～ⅢB 期生存率 67%，DFS 为 63% Ⅳ期 2 例在诊断后 3 年内死亡，另 2 例在随访第一年死亡

DFS：Disease free survival，无病生存期。

研究简介：

随着生育年龄的推迟及绝经前乳腺癌的增加，妊娠期乳腺癌发病率也在逐年增长。这一趋势对乳腺癌治疗提出挑战，既要尽可能延长患者生存，又要同时尽量减小对胎儿的影响。妊娠期乳腺癌治疗需要更多临床数据支持，以明确治疗药物及方案对母体和胎儿的安全性。该描述性研究集合了五家大型医院的乳腺癌数据库，从中筛选了1986年~2003年间妊娠期乳腺癌化疗者28例，对其临床特征、化疗方案、患者预后及胎儿情况进行全面描述。其中24例分期为Ⅰ~ⅢB期，4例为Ⅳ期。中位年龄33岁，中位孕周为17周。9例接受AC方案化疗；3例接受EC方案化疗；12例接受CMF方案化疗，所选方案化疗药物剂量均为标准量。1例妊娠早期接受化疗，22例在妊娠中期接受化疗，5例妊娠晚期接受化疗。28例病理学特征与既往妊娠期乳腺癌研究结果具有一致性，高侵袭性比例较高。产科特点上除了妊娠早期化疗者发生自然流产，妊娠中期和妊娠晚期化疗者均分娩活婴，中位分娩孕周为37周。胎儿方面未见化疗相关性异常及畸形，中位新生儿体重为3.0kg。中位随访40.5月，患者生存率为67%，DFS为63%，与非妊娠期乳腺癌预后存在一致性。

研究者介绍：

Paul A Ellis，1997年被任命为英国国王学院医院顾问。

编者按：

妊娠期乳腺癌本身发病率低，很大一部分患者选择结束妊娠后治疗，导致临床研究多为小样本数据，治疗缺乏统一规范。该研究通过详尽的数据描述，表明妊娠中晚期化疗对患者及胎儿是安全的，为妊娠期乳腺癌治疗提供临床数据支持。但是该试验存在数据较少的缺陷，且未对婴儿进行长期随访，以明确有无化疗远期不良反应。

参考文献：

RING A E,SMITH I E,JONES A,et al.Chemotherapy for breast cancer during pregnancy:an 18-year experience from five London teaching hospitals[J].J Clin Oncol,2005,23(18):4192-4197.

◆ **15-1-2 研究概况** ◆

研究名称	Treatment of breast cancer during pregnancy:an observational study
研究类型	病例对照研究
试验编号	NCT00196833
入组时间	2003年4月~2011年12月
入组患者	来自447例妊娠期初诊乳腺癌
分组情况	根据是否接受治疗分为治疗组和未接受治疗组 接受治疗组根据接受治疗时间分： 妊娠期接受治疗组（n=197） 妊娠后接受治疗组（n=171）
用药方法	妊娠期接受治疗组，90%使用蒽环类，8%合用环磷酰胺、甲氨蝶呤和氟尿嘧啶，7%使用紫杉类 无患者在妊娠期接受曲妥珠单抗、内分泌治疗或放疗
研究结果	妊娠期接受化疗和妊娠后接受化疗，DFS无统计学差异（P=0.539）
	调整胎龄后 出生体重受化疗影响（P=0.018） 不受化疗周期数影响（P=0.71）

OS: Overall survival, 总生存期；DFS: Disease free survival, 无病生存期。

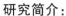

研究简介：

欧洲妊娠期乳腺癌发病率占乳腺癌总发病率 1%。由于妊娠期乳腺癌发病率较低，多基于小数据试验，目前尚无循证医学支持的妊娠期乳腺癌管理措施。对妊娠期乳腺癌研究始于 1999 年，Berry 等总结了 24 例妊娠期乳腺癌的治疗及预后特点（研究结果在 2012 年再次被更新），这一研究奠定了妊娠期乳腺癌研究的基石，有研究假说表明，对妊娠期乳腺癌进行治疗对母亲和胎儿来说都是安全的，因此妊娠期乳腺癌应接受和非妊娠期乳腺癌同等治疗。为验证这一假说，本研究从 2003 年开始发起，旨在系统性研究妊娠期乳腺癌，评估患者及其婴儿的治疗安全性及预后。2003 年 4 月至 2011 年 12 月，447 名患者登记，其中 413 例早期乳腺癌。中位年龄 33 岁（22 ~ 51 岁）。在诊断时，中位孕龄 24 周（5-40 周）。413 例女性中 197 例（48%）在孕期接受化疗。178 例接受蒽环类，15 例接受环磷酰胺、甲氨蝶呤和氟尿嘧啶，14 例接受紫杉类。调整胎龄后，出生体重受化疗影响（P=0.018），不受化疗周期数影响（P=0.71）。386 名婴儿中有 40 名（10%）出现不良反应、畸形或新生儿并发症，这些事件在妊娠 37 周前出生的婴儿中比在 37 周或以后出生的婴儿更常见（31/191，16% vs. 9/195，5%，P=0.0002）。在已知母体接受过治疗的婴儿中，与未接触化疗的婴儿相比，子宫内接受化疗的婴儿不良反应更常见（31/203，15% vs. 7/170，4%，P=0.00045）。妊娠期接受化疗的不良反应发生率高于妊娠后接受化疗者。然而，这一差异缘于妊娠期暴露于化疗组早产和胎膜早破发生率较高。两名婴儿死亡，都接触过化疗并早产，但都被认为与治疗无关。妊娠期化疗的早期乳腺癌 DFS 为 70.6 月，妊娠后化疗的为 94.4 月（未经调整 HR=1.13，95%CI，0.76-1.69，P=0.539）。

研究者介绍：

Sibylle Loibl，法兰克福大学教授，德国乳腺癌组织委员会（GBG）成员，ASCO、EORTC-TRAFO 及 ESGO 的成员。

编者按：

该研究结果表明蒽环类为基础的化疗在孕中晚期是可行的，但是如何选择最佳细胞毒药物仍不确定。未来研究不仅需要探讨妊娠期化疗的不良反应，还应探讨细胞毒性药物在孕产妇体内药代动力学，因为妊娠生理改变可显著影响药物分布。对此类人群，是否应增加剂量尚不确定，因为这么做可能会导致重度血小板减少、中性粒细胞减少和感染，并对母亲和婴儿产生潜在不良影响。

参考文献：

LOIBL S,HAN S N,VON MINCKWITZ G,et al.Treatment of breast cancer during pregnancy:an observational study[J].Lancet Oncol,2012,13(9):887-896.

◆ 15-1-3 研究概况 ◆

研究名称	Treatment of breast cancer with trastuzumab during pregnancy
研究类型	个案报道
患者情况	30 岁初诊乳腺癌，浸润性导管癌，组织学 Ⅱ—Ⅲ 级，T1N1M0，Ⅱ A 期，ER、PR 均为阴性，HER2 未检测。乳腺改良根治术后，给予密集型 AC-T 方案术后辅助化疗。DFS 为 2 年。肺及颈部淋巴结转移。重新检测原发肿瘤行 HER2 检测免疫组化 3+
曲妥珠单抗使用	紫杉醇单药化疗联合曲妥珠单抗靶向治疗 8 月，疗效评价 CR，曲妥珠单抗单药靶向维持治疗 3 月后，检测发现妊娠 14 周，继续应用曲妥珠单抗至分娩
研究结果	患者自妊娠 25 周时开始出现羊水减少，32 周羊水严重减少后选择分娩 新生儿出生体重 1810g，出生后 Apgar 评分、尿量及肌酐、肾脏超声及心脏超声均正常 5 年随访期间，婴儿生长发育正常

HER2: Human growth factor epidermal receptor 2, 人表皮生长因子 2；CR: Complete response, 完全缓解；ER: Estrogen receptor, 雌激素受体；PR: Progestrogen receptor, 孕激素受体；DFS: Disease free survival, 无病生存。

研究简介：

曲妥珠单抗的心脏毒性已成为共识，但其对胎儿的影响报道有限，多局限于个案报道。该个案报道与以往最大不同在于，曲妥珠单抗的治疗开始于妊娠之前并贯穿患者整个妊娠过程。妊娠期间曲妥珠单抗使用引起羊水进行性的减少，超声检测中胎儿在子宫内发育正常。妊娠 32 周早产一女婴，新生儿 Apgar 评分、尿量及肌酐、肾脏超声及心脏超声均正常。5 年随访期间，生长发育未见异常。

研究者介绍：

Charles L Shapiro，俄亥俄州立大学肿瘤学专家，詹姆斯癌症医院索洛夫研究所、西奈山医院和俄亥俄州立大学医院。

编者按：

2000 年后曲妥珠单抗在孕期使用的安全性问题开始引起关注，由于病例数较少，仅局限于个案报道。与其他研究不同在于，本研究中曲妥珠单抗的治疗开始于妊娠之前并贯穿整个妊娠过程，并没有因为羊水减少而停药。曲妥珠单抗使用对胎儿的宫内发育以及出生后的生长发育没有影响，与其他个案报道一致。本研究提示我们曲妥珠单抗的使用对于胎儿是安全的，且羊水减少不一定是停药的指征。该研究提示曲妥珠单抗在妊娠期乳腺癌中对于患者和婴儿相对安全的个案报道，需要谨慎看待该研究结果，这一结果的可靠性有待大数据的临床试验来验证。

参考文献：

PANT S,LANDON M B,BLUMENFELD M,et al.Treatment of breast cancer with trastuzumab during pregnancy[J].J Clin Oncol, 2008,26(9):1567-1569.

第 2 节　生育功能保护

◆ 15-2-1 研究概况 ◆

研究名称	PROMISE-GIM6
研究类型	随机对照研究
试验分期	Ⅲ期
入组时间	2003 年 10 月～ 2008 年 1 月
入组患者	281 例绝经前初诊乳腺癌，Ⅰ-Ⅲ期，激素受体阳性或阴性，拟行辅助或新辅助化疗，18 ～ 45 岁绝经前女性 排除标准：曾行化疗或放疗；证实有远处转移；过去 5 年内患有皮肤基底或鳞状细胞癌或治疗后宫颈原位癌以外的其他恶性肿瘤；怀孕或哺乳期
分组情况	试验组（n=148）：化疗 + 曲普瑞林 对照组（n=133）：单纯化疗
用药方法	试验组：在化疗前 1 周皮下注射 3.75mg 曲普瑞林，之后化疗期间每 4 周注射一次曲普瑞林，剂量均为 3.75mg 对照组：单纯化疗 注：两组 HR 阳性患者均在化疗后接受 5 年内分泌治疗。两组患者在化疗后 12 月内或 5 年随访期间恢复月经的，再接受至少 2 年曲普瑞林治疗
研究结果	中位随访 7.3 年 5 年月经恢复率：试验组 72.6%，对照组 64.0%（P=0.07） 5 年怀孕患者：试验组 2.1%，对照组 1.6%（P=0.14） 5 年 DFS：试验组 80.5%，对照组 83.7%（P=0.52）

DFS: Disease free survival, 无病生存；CI: Confidential interval, 置信区间；LHRH: Luteinizing hormone releasing hormone, 黄体生成素释放激素。

研究简介：

卵巢功能丧失以及无法生育作为抗肿瘤治疗后遗症，给年轻乳腺癌正常生活带来消极影响。PROMISE-GIM6 规模大，随访时间长，旨在评估 LHRHa 卵巢功能抑制对年轻乳癌卵巢功能保护的可行性。281 例激素受体阳性或阴性绝经前乳腺癌，年龄 24 ～ 45 岁（中位年龄 39 岁）。148 例女性随机接受化疗 + 曲普瑞林，133 例接受单纯化疗。结果提示与对照组相比，试验组月经恢复比例 72.6%，其后期患者怀孕比例为 2.1%，均高于对照组，经年龄调整后的月经恢复风险比具有统计学差异（HR=1.48，95%CI，1.12-1.95，P=0 .006），但在怀孕比例和 DFS 上两组无统计学差异。与 POEMS 试验最大不同，在于本试验同时纳入了激素受体阳性以及激素受体阴性患者，数据显示曲普瑞林的卵巢保护作用不仅对激素受体阴性患者安全有效，对超过 65% 的激素受体阳性人群依然有效，同时不影响化疗疗效。

研究者介绍：

Lucia Del Mastro，意大利圣玛帝诺奥兹达奥斯配里亚大学肿瘤内科副主任，意大利乳腺联盟 GIM 副组长。

编者按：

这项Ⅲ期研究展示了 LHRHa 在预防化疗导致闭经和保护生育功能方面的潜在益处，为临床应用 LHRHa 提供一定程度循证依据，由于样本量限制，研究结果在数值上有差异，尚未达到统计学显著性水平，但为今后研究提供临床思路。PROMISE-GIM6 试验结果与 POEMS/S0230 研究结果基本一致，通过长期随访表明 LHRHa 治疗与月经恢复情况相关。

参考文献：

DEL MASTRO L,BONI L,MICHELOTTI A,et al.Effect of the gonadotropin-releasing hormone analogue triptorelin on the occurrence of chemotherapy-induced early menopause in premenopausal women with breast cancer:a randomized trial[J].JAMA,2011,306(3):269-276.

LAMBERTINI M,BONI L,MICHELOTTI A,et al.Ovarian Suppression With Triptorelin During Adjuvant Breast Cancer Chemotherapy and Long-term Ovarian Function,Pregnancies,and Disease-Free Survival:A Randomized Clinical Trial[J].JAMA,2015,314(24):2632-2640.

◆ 15-2-2 研究概况 ◆

研究名称	POEMS/S0230
研究类型	随机对照研究
试验分期	Ⅲ期
入组时间	2004 年 2 月 ~ 2011 年 5 月
入组患者	257 例绝经前Ⅰ—ⅢA 期激素受体（HR）阴性早期乳腺癌，拟行环磷酰胺为基础化疗，中位年龄 38 岁（18 ~ 49 岁），可评价者 218 例
分组情况	第 1 组（n=105）：戈舍瑞林 + 化疗 第 2 组（n=113）：单纯化疗 并根据年龄（<40 岁，40 ~ 49 岁）、化疗周期数（3 ~ 4 或 6 ~ 8）、化疗方案（蒽环类或非蒽环类）进行随机化分层
用药方法	戈舍瑞林组：在化疗前 1 周开始皮下注射 3.6mg 戈舍瑞林，每 4 周一次，应用至最后一次化疗结束的前后两周内 对照组：接受含环磷酰胺标准化疗方案不联合戈舍瑞林 HER2 阳性允许接收曲妥珠单抗治疗
研究结果	卵巢衰竭发生率：第 1 组 8%，第 2 组 22% （OR=0.30，95% CI，0.09-0.97，P=0.04） 妊娠率：第 1 组 21%，第 2 组 11%（P=0.03） DFS：第 1 组 89%，第 2 组 78%（P=0.04） OS：第 1 组 92%，第 2 组 82%（P=0.03）

OS: Overall survival, 总生存；DFS: Disease free survival, 无病生存；OR: Odd ratio, 优势比；CI: Confidential interval, 置信区间；HR: Hormone receptor, 激素受体；HER2: Human epidermal growth factor receptor 2, 人表皮生长因子 2；POF: Premature ovarian failure, 卵巢早衰；LHRH: Luteinizing hormone releasing hormone, 黄体生成素释放激素。

研究简介：

卵巢早衰（POF）是乳腺癌常见化疗不良反应。对于生育能力的考虑可能影响年轻乳腺癌治疗方式的选择。治疗过程中的卵巢功能保护问题对年轻女性乳癌尤为重要。当时部分研究者已经认识到戈舍瑞林和类似的促黄体激素 – 释放激素（LHRH）类似物会暂时关闭卵巢功能，让患者进入绝经后状态，这可能会保护卵泡免受化疗损伤。POEMS 是对早期乳腺癌化疗联合 LHRH 类似物给药是否会降低卵巢早衰进行评估。共入组 257 例绝经前初诊早期乳腺癌，不包括入组前 1 月内服用雌激素、抗雌激素、选择性雌激素受体调节剂、芳香化酶抑制剂或激素避孕药，1 : 1 随机分为戈舍瑞林 + 化疗组，单纯化疗组，91% 接受蒽环为主的化疗。戈舍瑞林使用时间为开始化疗前 1 周至最后一次化疗前后 2 周，每 4 周一次，中位随访 4.1 年。主要观察终点是 2 年 POF，定义为停经 6 个月及以上和 FSH 水平达到绝经后。其他终点包括妊娠和生存期。终点通过对分层因素（年龄和化疗方案）进行多变量回归调整来分析。结果发现，LHRH 类似物 + 化疗与较少的 POF 和更多的妊娠具有相关性。在探索性分析中，绝经前 ER 阴性乳腺癌给予戈舍瑞林与 DFS 和 OS 提高相关。

研究者介绍：

Halle C.F. Moore，克利夫兰州立大学肿瘤学专家，在希尔克雷斯特医院和克利夫兰临床医院任职，克利夫兰临床基金会医学研究组成员，癌症预防控制和人口研究计划的临床成员，担任北俄亥俄州乳腺癌联盟董事会成员。

编者按：

S0230/POEMS 研究发现，戈舍瑞林对早期激素受体阴性乳腺癌女性是一种保留生育能力的有效方法，并被更新入指南。我国女性乳腺癌发病率从 20 ～ 25 岁开始增加，到 45 ～ 50 岁达高峰，比西方女性足足提前 10 岁，生育保护问题在我国女性乳癌中尤显重要。从 POEMS 研究结果看，戈舍瑞林能够保护患者的卵巢功能，在化疗时给药似乎可以防止卵巢衰竭，减少早期绝经危险，并改善生育前景。然而该项研究人群为 HR 阴性乳腺癌，对于其他分子分型及亚洲人群是否同样可以受益还需要进一步观察和研究。

参考文献：

MOORE H C,UNGER J M,PHILLIPS K A,et al.Goserelin for ovarian protection during breast–cancer adjuvant chemotherapy[J].N Engl J Med,2015,372(10):923–932.

◆ 15-2-3 研究概况 ◆

研究名称	Randomized trial using gonadotropin-releasing hormone agonist triptorelin for the preservation of ovarian function during (neo) adjuvant chemotherapy for breast cancer
研究类型	随机对照试验
入组时间	2003 年 7 月 ～ 2007 年 1 月
入组患者	49 例绝经前初诊早期乳腺癌，年龄 <45 岁，中位年龄 39 岁 Ⅰ - Ⅲ期，FSH<40Miu/mL，既往 6 月内至少 2 次月经周期
分组情况	第 1 组（n=27）：曲普瑞林 第 2 组（n=22）：对照组
用药方法	曲普瑞林组：曲普瑞林 + 化疗 对照组：单纯化疗 化疗方案包括：AC、AC-T、FEC/FAC

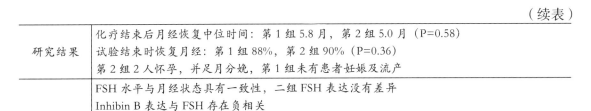

（续表）

研究结果	化疗结束后月经恢复中位时间：第 1 组 5.8 月，第 2 组 5.0 月（P=0.58）
	试验结束时恢复月经：第 1 组 88%，第 2 组 90%（P=0.36）
	第 2 组 2 人怀孕，并足月分娩，第 1 组未有患者妊娠及流产
	FSH 水平与月经状态具有一致性，二组 FSH 表达没有差异
	Inhibin B 表达与 FSH 存在负相关

FSH: Follicle stimulating hormone，卵泡刺激素；GnRH: Gonadotropin releasing hormone，促性腺激素释放激素。

研究简介：

不同研究发现乳腺癌化疗诱导闭经发生率不同，范围可达 10% ~ 90%，闭经率差异较大的原因可能在于试验设计不同、随访时间差异、化疗方案不同。考虑到化疗诱导闭经发生率的较大差异，该研究主要目的在于探索短期应用曲普瑞林对于化疗引起卵巢早衰的保护作用，化疗诱导闭经发生率，其次研究血液中 FSH、Inhibin A、Inhibin B 表达情况。该研究原计划入组 124 例，排除标准：妊娠或哺乳期，既往接受过化疗，双侧卵巢切除或接受过卵巢放疗，有其他恶性肿瘤史，个人或其一级亲属卵巢功能早衰，计划两年内行卵巢切除或子宫切除，口服避孕药。根据既往类似研究预期曲普瑞林组闭经率 10%，对照组闭经率 30%。并根据年龄、化疗方案、他莫昔芬使用情况进行严格分层研究。中位随访 18 月，曲普瑞林组闭经率 12%，对照组闭经率 10%，试验组与对照组月经恢复率及时间均无统计学差异，该研究计划随访五年，但因为两组试验结果没有统计学差异，遂提前停止，中位随访时间 18 月。同期的 ZORO 及 OPTION 研究结果与该研究类似，均为阴性结果，提示 GnRH 激动剂的卵巢保护作用尚存在争议。该研究相关血清学检测提示 FSH 水平与月经状态具有一致性，试验组和对照组 FSH 表达没有差异。Inhibin B 表达与 FSH 存在负相关。

研究者介绍：

Pamela N Munster，加利福尼亚大学血液学和肿瘤学专家，加州大学海伦迪勒家族综合癌症中心早期临床试验主要负责人。

编者按：

年轻乳腺癌发病率逐年增高，卵巢功能保护的问题不断引起关注，多个临床试验用来探索 GnRH 激动剂对于化疗诱导的卵巢早衰的保护作用，试验结果存在争议。前期研究结果显示，化疗诱导的闭经对于患者来说是一种生存获益，闭经时间的延长在一定程度上可提高总生存。GnRH 激动剂临床应用需进一步探索，以平衡生存获益和患者生活质量。

参考文献：

MUNSTER P N,MOORE A P,ISMAIL-KHAN R,et al.Randomized trial using gonadotropin releasing hormone agonist triptorelin for the preservation of ovarian function during (neo) adjuvant chemotherapy for breast cancer[J].J Clin Oncol, 2012,30(5):533-538.

◆ 15-2-4 研究概况 ◆

研究名称	GBG 37 ZORO
研究类型	随机对照研究
试验分期	Ⅱ 期
入组时间	2005 年 3 月～ 2007 年 12 月
入组患者	60 例年龄小于 46 岁，HR 阴性原发乳腺癌，卵巢功能正常，既往月经周期规律，月经周期卵泡期 FSH 数值小于 15mlU/mL
分组情况	试验组（n=30）：AC 为基础新辅助化疗 + 戈舍瑞林 对照组（n=30）：AC 为基础新辅助化疗
用药方法	戈舍瑞林至少于化疗前两周开始应用，3.6mg 皮下注射，每 4 周 1 次，卵巢抑制被证实后方可开始第 1 次化疗 戈舍瑞林应用持续至最后 1 次化疗结束 化疗方案采取 AC 为基础的化疗，q3w，6 或 8 周期
研究结果	化疗结束后 6 个月内月经恢复比例： 试验组 70.0%，对照组 56.7%（P=0.284）
	59 例在化疗后 2 年均恢复月经周期 化疗结束后月经恢复时间： 试验组 6.8 月，对照组 6.1 月（P=0.304）
	53 例发生暂时性闭经，暂时闭经发生率： 试验组 93.3%，对照组 83.3%

HR：Hormone receptor，激素受体；FSH：Follicle stimulating hormone，卵泡刺激素。

研究简介：

相当多激素不敏感型乳腺癌在接受辅助化疗后会出现卵巢衰竭，既往观察性研究提示，戈舍瑞林有助于预防卵巢衰竭。GBG 37 ZORO 研究纳入 60 例绝经前的激素不敏感型乳腺癌，排除标准：对试验药物过敏；既往任何原因接受过化疗；远处转移；原发或继发的卵巢功能障碍。实施以蒽环类 / 环磷酰胺为基础的新辅助化疗，部分患者同时随机加用戈舍瑞林治疗。结果显示，53 例发生暂时性闭经，暂时闭经发生率分别为 93.3% 和 83.3%。化疗结束后 6 月内试验组月经恢复的比例为 70.0%，对照组为 56.7%，无统计学差异。59 例在化疗后 2 年均恢复月经周期。试验组化疗结束后月经恢复时间为 6.8 月，对照组 6.1 月，无统计学差异。该研究不同于以往的研究结果，对戈舍瑞林的卵巢保护作用提出异议。

研究者介绍：

Sibylle Loibl，法兰克福大学教授，德国乳腺癌组织委员会（GBG）成员。

编者按：

该研究为Ⅱ期前瞻性随机对照研究，旨在探明 LHRH 的卵巢功能保护作用，所得研究结果为阴性。试验中戈舍瑞林组年龄低于对照组，戈舍瑞林组化疗周期数少于对照组，分组存在偏倚；入组患者例数较少，有待进一步增加病例数进行研究。

参考文献：

GERBER B,VON MINCKWITZ G,STEHLE H,et al.Effect of luteinizing hormone-releasing hormone agonist on ovarian function after modern adjuvant breast cancer chemotherapy:the GBG 37 ZORO study[J].J Clin Oncol,2011,29(17):2334-2341.

◆ 15-2-5 研究概况 ◆

研究名称	Helping Ourselves, Helping Others:The Young Women's Breast Cancer Study
入组时间	2006 年 11 月～ 2012 年 12 月
入组患者	620 例初诊小于 40 岁的早期乳腺癌（年龄 <40，分期 Ⅰ - Ⅳ，确诊乳腺癌时间和入组时间间隔小于 6 个月）
研究结果	患者中位年龄 37 岁，68% 初诊患者会向医生咨询生育能力问题，38% 患者对生育能力比较关心，26% 患者会因对生育能力的考虑而影响其后续抗癌治疗方式选择
	10% 患者采取措施来降低不孕的风险，包括胚胎冷冻，卵母细胞冷冻和注射 GnRH-a

GnRH：Gonadotropin releasing hormone，促性腺激素释放激素。

研究简介：

乳腺癌是育龄期女性最常见恶性肿瘤之一。绝经前乳腺癌无论是化疗还是内分泌治疗都会损坏生育能力。卵巢储备功能会随着年龄逐年下降，化疗在一定程度加速卵巢衰老进程。抗肿瘤治疗潜在的不育风险，进一步增加年轻乳腺癌痛苦。辅助和新辅助化疗会导致患者停经或提前进入更年期，即使停止化疗后月经恢复，生育功能也已受到损害。手术和放疗在一般意义上来说不会影响生殖能力。内分泌治疗具有一定致畸性，因此接受内分泌治疗往往会推迟生育时间。许多年轻乳腺癌要先后接受化疗和内分泌治疗。有研究提示，尽管年轻肿瘤女性在初诊时关注生育能力，但大部分并未得到需要的关于抗肿瘤治疗所面临的生育风险及可能的生育能力保护策略。本研究以此为切入点，明确年轻女性接受抗肿瘤治疗过程中，生育能力保护问题对她们的影响。该研究进一步证实和阐明了前期研究的一些重要发现。在早期网上调查问卷中，75% 患者治疗前会向医生咨询生育问题，57% 患者在确诊时会关心后续生育能力，29% 患者表示对生育能力的担心会影响治疗方式选择。本研究中发现对生育能力的关注与接受化疗、年轻、非白种人、没有生育存在相关性。需要接受化疗的患者对生育能力的关注反映出患者对化疗药生殖腺毒性的了解程度。至于为什么非白种人更关注生育能力或许需要进一步研究。本研究未发现对生育能力的关注程度是否与接受内分泌治疗或 HR 阳性存在相关性。在本研究中关注生育能力的人群中超过 75% 并未采取措施保护卵巢功能，反映出相关人群可能对于卵巢保护技术的安全性和可靠性存在质疑，卵巢保护的相关技术还未被大众广泛了解。临床医生和患者存在担心，抗肿瘤治疗过程中的卵巢抑制、抗肿瘤治疗后怀孕或者延迟化疗会不会导致肿瘤复发。迄今为止有限的证据表明乳腺癌抗肿瘤治疗后怀孕反而预后更好。也许这一结果和所谓的健康母亲效应（Health mother effect）相关。胚胎冷冻技术、卵母细胞冷冻技术和注射 GnRH-a 是常见的三种卵巢功能保护手段。本研究中采取胚胎冷冻技术比例最高，选择注射 GnRH-a 是选择卵母细胞冷冻技术人群的两倍。

研究者介绍：

Kathryn J Ruddy，罗切斯特市梅奥诊所癌症中心教育委员会委员。

编者按：

本研究探索对年轻乳腺癌生育能力保护，对年轻乳腺癌治疗具有重要意义。同时该研究又存在一定缺陷，如样本偏差、无法预测的混杂因素和回忆偏差。本研究着重观察对年轻乳腺癌患者生育能力的关注及为此采取的措施，对抗肿瘤治疗结束后妊娠对生存的影响没有涉及，值得后期进一步研究，为乳腺癌患者妊娠提供具体指导意见。

参考文献：

RUDDY K J,GELBER S I,TAMIMI R M,et al.Prospective study of fertility concerns and preservation strategies in young women with breast cancer[J].J Clin Oncol,2014,32(11):1151-1156.

第 3 节　乳腺癌后妊娠及哺乳

◆ 15-3-1 研究概况 ◆

研究名称	Prognostic impact of pregnancy after breast cancer according to estrogen receptor status:a multicenter retrospective study
研究类型	回顾性队列研究
入组时间	欧洲 5 家医院乳腺癌数据库 2007 年 12 月 31 号之前的患者
入组患者	入组标准：初诊为非转移性乳腺癌，初诊年龄 <50 岁，ER 状态已知 排除标准：妊娠期间确诊乳腺癌；在治疗后妊娠前乳腺癌复发。
分组情况	根据患者是否妊娠分为妊娠组与非妊娠组。将 ER 状态、淋巴结情况、辅助化疗方式、辅助内分泌治疗方式、年龄及初诊年龄相似，妊娠组与非妊娠组以 1:3 比例配对 333 例确诊乳腺癌后妊娠患者入选，874 例非妊娠患者与之配对分析，两组共 686 例 ER 阳性
研究结果	DFS: ER 阳性妊娠组和非妊娠组无统计学差异 (HR=0.91，95% CI，0.67-1.24，P=0.55) ER 阴性妊娠组和非妊娠组无统计学差异 (HR=0.75，95% CI，0.51-1.08，P =0.12)
	妊娠组 OS 优于非妊娠组 (HR=0.72，95% CI，0.54-0.97，P=0.03)，与 ER 状态无关
	乳腺癌复发风险不受妊娠结局和确诊乳腺癌与妊娠时间间隔长短的影响

ER: Estrogen receptor, 雌激素受体；DFS: Disease free survival, 无病生存；OS: Overall survival, 总生存；HR: Harzard ratio, 风险比；CI: Confidential interval, 置信区间。

研究简介：

随着局部及系统治疗手段的进步，乳腺癌复发风险及死亡风险逐年降低。乳腺癌面临长期带瘤生存问题。年轻乳腺癌越来越关注乳腺癌治疗后生活质量及后续妊娠问题。出于对妊娠是否会增加乳腺癌复发风险的担心，尤其是激素敏感性乳腺癌，只有较少部分年轻乳腺癌治疗后选择妊娠。为研究妊娠是否会增加乳腺癌复发风险，该研究综合欧洲 5 家大型研究中心乳腺癌数据，挑选符合标准的确诊乳腺癌后妊娠患者 333 例，为减少偏倚，将 ER 状态、淋巴结情况、辅助化疗方式、辅助内分泌治疗方式、年龄及初诊年龄相似，以 1:3 的比例配对挑选出 874 例乳腺癌后未妊娠患者，以 DFS 及 OS 为主要研究目的。结果发现，无论 ER 状态，妊娠组 DFS 与非妊娠组无统计学差异，妊娠组 OS 优于非妊娠组。进一步亚组分析中发现，乳腺癌复发风险不受妊娠结局和确诊乳腺癌与妊娠时间间隔长短的影响。

研究者介绍：

Hatem A Azim Jr，布鲁塞尔朱尔茨博尔代研究所乳腺数据中心副主任。

编者按：

本研究为多中心回顾性队列研究，为减少研究偏倚采用妊娠组与非妊娠组从多方面进行严格配对，并进一步进行亚组分析，表明乳腺癌治疗后妊娠不会影响患者预后及生存，对年轻乳腺癌是否选择妊娠具有一定参考意义。

参考文献：

AZIM HA J R,KROMAN N,PAESMANS M,et al.Prognostic impact of pregnancy after breast cancer according to estrogen receptor status:a multicenter retrospective study[J].J Clin Oncol,2013,31(1):73-79.

◆ 15-3-2 研究概况 ◆

研究名称	Breast cancer and breastfeeding: collaborative reanalysis of individual data from 47 epidemiological studies in 30 countries, including 50302 women with breast cancer and 96973 women without the disease
研究类型	荟萃分析
入组试验	选取来自30个国家的47项关于乳腺癌的流行病学研究 入选条件：病例对照研究或队列研究，最少有100例浸润性乳腺癌且有关于其生育及母乳情况的详细记录
分组情况	50302例为浸润性乳腺癌,96973例为对照,对所搜集数据进行年龄、胎次、生育第一胎的年龄、绝经状态因素分层分析
研究结果	乳腺癌生育数量（2.2 vs. 2.6）、母乳喂养比例（71% vs. 79%）及母乳喂养时间（9.8 vs 15.6月）均低于对照组
	1次生育可以降低7.0%（5.0%－9.0%，P <0.0001）乳腺癌发病风险 母乳喂养可以降低4.3%(95% CI，2.9%－5.8%，P<0.0001)发病风险 母乳喂养可以降低乳腺癌发生风险，与年纪、绝经状态、种族、生育数目及生育第1胎时间均无关
	发达国家女性增加生育次数和母乳喂养时间，乳腺癌发病风险由6.3%降到2.7%

CI: Confidential interval, 置信区间。

研究简介：

生育可降低乳腺癌发生风险。母乳喂养在生育过程中有重要作用，生育意味着可能母乳喂养，生育次数越多意味着母乳喂养时间越长。母乳喂养在降低乳腺癌发病风险所起的作用，未有单独试验验证。乳腺癌内分泌因素协作组收集了来自30个国家47项乳腺癌流行病学研究的数据（50302例浸润性乳腺癌，96973例对照），数据采集上除了详细的乳腺癌数据，还包括每位患者生育数目，生育时间及生育后情况、是否母乳喂养及母乳喂养时间及次数。采用荟萃分析方法，揭示母乳喂养与乳腺癌发病风险的关系。结果显示，每次生育可降低7.0%乳腺癌发病风险，每年母乳喂养可以降低4.3%发病风险。母乳喂养可降低乳腺癌发生风险，与年纪、绝经状态、种族、生育数目及生育第一胎时间均无关。发达国家女性增加生育次数和母乳喂养时间，乳腺癌发病风险由6.3%降到2.7%。该研究揭示母乳喂养次数越多、时间越长则意味着乳腺癌发病风险越低。

研究者介绍：

Valerie Beral，牛津大学格林坦普顿学院院士，英国癌症研究中心和牛津大学肿瘤流行病学部门负责人。

编者按：

本研究选取了 47 个流行病学研究所收集的数据，涵盖了全球关于乳腺癌和母乳喂养临床数据的 80%，第一次以大数据的形式揭示了母乳喂养与乳腺癌发病率之间的关系，分析结果可信度较高，具有较高的公共卫生价值，揭示了发达国家 20 世纪乳腺癌发病率高速增长可能与其家庭规模较小及母乳时间较短有关。尽管如此，由于混杂因素较多，难以做到充分细化分层分析，数据偏倚难以避免。由于部分试验研究时间较长，入选人群提供的母乳时间并不准确，发达国家和发展中国家在母乳喂养的时间上存在很大差异，在一定程度上可能影响母乳喂养与乳腺癌发病风险之间的关系。母乳喂养可以降低乳腺癌发病风险，其潜在机制需要后续临床研究。

参考文献：

COLLABORATIVE GROUP ON HORMONAL FACTORS IN BREAST CANCER.Breast cancer and breastfeeding:collaborative reanalysis of individual data from 47 epidemiological studies in 30 countries,including 50302 women with breast cancer and 96973 women without the disease[J].Lancet,2002,360(9328):187-195.

第 16 章　男性乳腺癌

男性乳腺癌发生率占男性全部恶性肿瘤的 0.2% ~ 1.5%，占所有乳腺癌 1%，并且呈逐年上升趋势。由于男性乳腺腺体较少，易发生浸润转移，加之男性皮下脂肪层较薄，往往较早侵犯皮下淋巴网。因此一般认为男性乳腺癌预后较女性乳腺癌差。

◆ 16-1-1 研究概况 ◆

研究名称	Male breast cancer according to tumor subtype and race：a population based study
研究类型	回顾性分析
入组时间	2005 年 ~ 2009 年
入组患者	606 例
分组情况	根据 ER、PR、HER2 状态和种族分组
研究结果	男性乳腺癌诊断中位年龄 68 岁
	ER 阳性和 / 或 PR 阳性和 HER2 阴性：81.5% HER2 阳性：14.9% 三阴性：3.6%
	HR 阳性乳腺癌中，与非西班牙裔白人相比，非西班牙裔黑人和西班牙裔更容易患 PR 阴性乳腺癌 不同分子分型生存率无统计学差异（P=0.08）

ER：Estrogen receptor，雌激素受体；PR：Progestrogen receptor，孕激素受体；HER2：Human epidermal growth factor 2，人表皮生长因子 2。

研究简介：

男性乳腺癌发病率极低，发病机制、危险因素、预后因素、分子分型等并不很清楚。以往研究显示男性乳腺癌与女性乳腺癌相似，表达激素受体，也有研究表明男性乳腺癌 HER2 过表达高于女性乳腺癌。目前关于 HER2 阳性和不同分子分型男性乳腺癌的发病率的研究尚未见报告。本研究分析不同种族间男性乳腺癌分子分型及预后。回顾性分析了加州癌症登记处登记的从 2005 年至 2009 年间 606 例男性乳腺癌，结果发现与以往报告不同，不同种族的男性乳腺癌与女性乳腺癌的分子分型并不同，非西班牙裔黑人与白人相比更易患三阴性和 ER 阳性 /PR 阴性乳腺癌。

研究者介绍：

Mariana Chavez Mac Gregor，德克萨斯大学 MD 安德森癌症中心癌症医学部乳腺肿瘤内科副教授，终身教授。

编者按：

是本领域较大样本的评估男性乳腺癌亚型分布的研究。

参考文献：

CHAVEZ-MACGREGOR M,CLARKE C A,LICHTENSZTAJN D,et al.Male breast cancer according totumor subtype and race:A population-based study[J].Cancer, 2013 ,119(9):1611-1617.

◆ 16-1-2 研究概况 ◆

研究名称	Male Breast Cancer in the Veterans Affairs Population： a comparative analysis
研究类型	回顾性分析
入组时间	1995 年～ 2005 年
入组患者	3025 例
分组情况	612 例男性乳腺癌，2413 例女性乳腺癌
研究结果	中位发病年龄：男性乳腺癌 67 岁，女性乳腺癌 57 岁（P<0.005） 大部分男性乳腺癌是黑人，分期较晚、淋巴结阳性更多，男性乳腺癌病理类型主要为导管癌 与女性乳腺癌相比，男性乳腺癌 ER 阳性和 PR 阳性更常见 乳腺癌中位 OS：男性 7 年，女性 9.8 年（P<0.005） Ⅰ、Ⅱ期男性乳腺癌与女性乳腺癌的中位生存期有差异 Ⅲ、Ⅴ期无明显差异 淋巴结阴性男性乳腺癌中位生存 6.1 年，女性 14.6 年（P<0.005） 淋巴结阳性时生存期无明显差异 年龄、性别、临床分期、淋巴结状态可作为生存的独立预后因素，而种族、组织类型、分级则不能

ER: Estrogen receptor，雌激素受体；PR: Progestrogen receptor ，孕激素受体。

研究简介：

男性乳腺癌发病率逐年增加，越来越受研究者关注。本研究回顾性分析 3025 例乳腺癌中男性与女性的发病年龄、分子分型以及生存期等差异。结果显示男性乳腺癌发病年龄比女性乳腺癌晚，男性乳腺癌生存期比女性乳腺癌短。

研究者介绍：

Zeina Ahmad Nahleh，佛罗里达威斯顿市肿瘤学家。

编者按：

本研究回顾性分析 3025 例乳腺癌，初步探讨男性乳腺癌与女性乳腺癌之间的差异，为第一个关于男性乳腺癌长期生存的研究。

参考文献：

NAHLEH Z A,SRIKANTIAH R,SAFA M,et al.Male breast cancer in the veterans affairs population:a comparative analysis[J].Cancer,2017,109(8):1471-1477.

◆ 16-1-3 研究概况 ◆

研究名称	Male Breast Cancer: A Population-Based Comparison With Female Breast Cancer
研究类型	回顾性分析
入组时间	1973 年～ 2005 年
入组患者	5494 例男性乳腺癌（0.7%）；835805 例女性乳腺癌（99.3%）
研究结果	在所有乳腺癌中，男性乳腺癌占比不到 1%
	男性乳腺癌与女性乳腺癌相比，具有发病年龄晚、分化程度低以及 ER 阳性率高的特点
	随时间推移，乳腺癌死亡率在下降，这种趋势在女性乳腺癌更明显
	调整年龄、分期和分级后，1996-2005 诊断为乳腺癌的患者与 1976-1985 的相比，男性乳腺癌死亡原因特异性危险率下降 28%（P=0.03），女性下降 42%（P 值约等于 0）

ER: Estrogen receptor，雌激素受体。

研究简介：

本研究是男性与女性乳腺癌较大的比较研究。通过调整随机对照队列模型以及根据年龄、分期和分级进行生存分析调整补充了标准描述性流行病学。结果显示：特定年龄段发病率模式显示，男性乳腺癌较女性乳腺癌发病年龄晚。男性和女性中类似的乳腺癌发病趋势表明，存在影响两性的共同乳腺癌风险因素，特别是雌激素受体阳性乳腺癌。随时间推移，男性和女性乳腺癌死亡率和存活率都有明显改善，但男性改善情况落后于女性。

研究者介绍：

William F. Anderson，美国国立癌症研究所流行病学和遗传学研究室、美国国立卫生研究所的肿瘤学、血液学、流行病学专家。

编者按：

男性乳腺癌治疗和预后等一直以女性乳腺癌的标准被推广，本研究发现男性乳腺癌与女性乳腺癌相比，具有发病年龄晚、分化程度低以及 ER 阳性率高的特点。

参考文献：

ANDERSON W F,JATOI I,TSE J,et al.Male breast cancer:a population-based comparison with female breast cancer[J].J Clin Oncol,2010,28(2):232-239.

◆ 16-1-4 研究概况 ◆

研究名称	Pre-diagnostic Sex Steroid Hormones in Relation to Male breast Cancer Risk.
研究类型	嵌套巢式病例对照
入组时间	2009 年～ 2012 年
入组患者	101 例男性乳腺癌与 217 例匹配对照
研究结果	年龄、种族、BMI、雄激素受体在很大程度上与乳腺癌发生风险无关
	血液中雌二醇水平与乳腺癌发生风险密切相关
	年轻男性乳腺癌（小于 67 岁）雌二醇水平与其发生风险相关性比年老男性乳腺癌大

研究简介：

一直以来女性乳腺癌发生与雌激素水平相关，但是在男性乳腺癌中雌激素水平是否与女性乳腺癌类似并无具体研究，以往研究显示男性乳腺癌发生与激素水平相关，但是并没

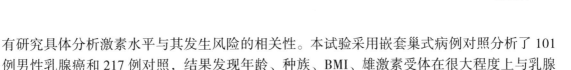

有研究具体分析激素水平与其发生风险的相关性。本试验采用嵌套巢式病例对照分析了 101 例男性乳腺癌和 217 例对照，结果发现年龄、种族、BMI、雄激素受体在很大程度上与乳腺癌发生风险无关，但血液雌二醇水平与乳腺癌发生风险密切相关；在年轻男性乳腺癌（小于 67 岁）雌二醇水平与其发生风险的相关性要比年老男性乳腺癌大。

研究者介绍：

Louise A. Brinton，美国流行病学家，高级研究员，激素与生殖流行病学部主席，美国国家癌症研究所癌症流行病学和遗传学部国际活动的首席科学顾问。

编者按：

结果支持雌二醇在男性乳腺癌病因中发挥重要作用，与女性乳腺癌相似。

参考文献：

BRINTON L A,KEY T J,KOLONEL L N,et al.Prediagnostic sex steroid hormones in relation to male breast cancer risk[J].J Clin Oncol,2015,33(18):2041-2050.

◆ 16-1-5 研究概况 ◆

研究名称	Racial Disparities in Treatment and Survival of Male Breast Cancer
研究类型	回顾性分析
入组时间	1991 年～ 2002 年
入组患者	510 例Ⅰ～Ⅲ期男性乳腺癌（456 例白人，34 例黑人）
研究结果	94% 行乳房切除术，28% 接受术后辅助化疗，29% 接受放疗
	化疗与年轻、临床分期高及激素受体阴性相关
	放疗与年轻及临床分期高相关
	黑人比白人男性乳腺癌特异性死亡风险比增加三倍多（HR=3.29，95% CI，1.10-9.86）

研究简介：

男性乳腺癌发病率低，关于男性乳腺癌研究不多，很多方面仍存在争议。比如男性乳腺癌是否像女性乳腺癌一样存在种族差异，本研究回顾性分析 510 例男性乳腺癌病例，结果显示黑人男性乳腺癌死亡风险比白人男性乳腺癌高三倍多，与女性乳腺癌类似。

研究者介绍：

Katherine D. Crew，纽约哥伦比亚大学医学中心的流行病学副教授。

编者按：

以往研究发现黑人女性乳腺癌生存预后要比白人女性差，但是关于男性乳腺癌的种族差异知之甚少，本研究弥补了男性乳腺癌有关种族差异的空白。

参考文献：

CREW K D,NEUGUT A I,WANG X,et al.Racial disparities in treatment and survival of male breast cancer[J].J Clin Oncol,2007,25(9):1089-1098.

第17章 乳腺癌治疗不良反应处理

第1节 骨髓抑制

一、白细胞及中性粒细胞减少

◆ 17-1-1 研究概况 ◆

试验名称	Lenograstim Prevents Morbidity From Intensive Induction Chemotherapy in the Treatment of Inflammatory Breast Cancer.
研究类型	随机对照试验
试验分期	Ⅲ期
入组时间	1990 年 3 月～1992 年 8 月
入组患者	120 例使用 FEC 高剂量方案新辅助化疗的炎性乳腺癌
分组情况	第 1 组（n=61）：来格司亭 第 2 组（n=59）：安慰剂
用药方法	FEC-HD 化疗方案： 氟尿嘧啶 750mg/m^2 d1-4 + 环磷酰胺 400 mg/m^2 d2-4+ 表柔比星 35 mg/m^2 d2-4 q3w×4 周期 来格司亭 5μg /kg/d ih qd 化疗后 d6-15
研究结果	中性粒细胞减少中位持续时间： PNN<0.5×10^9/ L：第 1 组 2 天，第 2 组 5 天（P<0.001） PNN<1×10^9 / L：第 1 组 3 天，第 2 组 7 天（P<0.001）
	ORR：第 1 组 93%，第 2 组 89.6%

PS: Performance status, 体力活动状态；PNN: polynuclear neutrophil, 多核中性粒细胞。

研究简介：

　　粒细胞减少和常见感染是肿瘤患者优化治疗的常见障碍，一项双盲、平行、对照研究意在评估粒细胞集落刺激因子预防炎性乳腺癌新辅助化疗相关不良反应的疗效。法国 9 家中心入组 120 例，年龄小于 65 岁；PS 评分≤ 2 分；既往无恶性肿瘤病史；没有其他部位转移。不包括存在其他侵袭性肿瘤病史；存在严重伴随疾病；不受控制的持续感染。受试者在每个周期诱导化疗后第 6-15 天，每天给予 5μg/kg/d 来格司亭或安慰剂。试验组较安慰剂组，患者中性粒细胞减少持续时间显著降低。试验组小于 0.5×10^9/ L 以下，及小于 1×10^9 / L 以下的中位持续时间为 2 和 3 天，而安慰剂组为 5 和 7 天（P<0.001）。试验组感染发生概率降低，减少因感染使用抗生素导致再入院的情况。粒细胞集落刺激因子最常见的不良反应是轻度暂时性骨和注射部位疼痛，骨髓炎和白细胞增多，程度较轻。

研究者介绍：

Bernard Chevalier，法国抗癌联盟（CRLCC）委员。

编者按:

来格司亭能安全有效,可显著降低炎性乳腺癌 FEC-HD 新辅助化疗导致的中性粒细胞减少症。

参考文献:

CHEVALLIER B,CHOLLET P,MERROUCHE Y,et al.Lenograstim Prevents Morbidity From Intensive Induction Chemotherapy in the Treatment of Inflammatory Breast Cancer[J].J Clin Oncol,1995,13(7):1564-1571.

◆ 17-1-2 研究概况 ◆

试验名称	聚乙二醇化非格司亭与非格司亭的对比研究
研究类型	随机对照试验
试验分期	Ⅲ 期
入组时间	2000 年～ 2001 年
入组患者	310 例接受 TE 方案化疗,年龄 >18 岁,ECOG 评分 0-2 分,血液学心脏功能及肝功达标,Ⅱ 期或Ⅲ / Ⅳ期乳腺癌
分组情况	第 1 组 (n=154) : 聚乙二醇化非格司亭 第 2 组 (n=156) : 非格司亭
用药方法	化疗方案: 多柔比星 60mg/m² d1+ 多西他赛 75mg/m² d1 q3w×4 周期 聚乙二醇化非格司亭:100μg/kg 每化疗周期单次皮下注射,化疗后 24 小时使用 非格司亭:5μg /kg/d,每日单次皮下注射至 ANC ≥ 10×10⁹/ L 或连续 14 天
研究结果	中性粒细胞减少平均持续时间 第 1 组 1.73 天,第 2 组 1.76 天,相差 0.03 天 (双侧 95% CI,-0.36 ～ 0.30 天)

CI: Confidential interval,置信区间。

研究简介:

中性粒细胞减少是肿瘤患者在化疗中常见不良反应,且中性粒细胞减少引起的并发症给患者带来严重风险。本研究为比较长效非格司亭较短效非格司亭有效性和耐受性。62 个中心参与入组 310 例接受 TE 方案化疗的高危Ⅱ期或Ⅲ / Ⅳ期乳腺癌,最多 4 周期,排除标准:不包括曾使用过聚乙二醇化非格司亭;怀孕或哺乳期;在化疗后 72 小时内接受全身抗生素治疗;入组 4 周内接受过放射治疗骨转移灶放疗除外;曾行骨髓或干细胞移植;先前累积量多柔比星超过 240mg/m² 或表柔比星超过 600mg/m²。310 例随机分 2 组,聚乙二醇化非格司亭(100μg/kg 每周期)组,非格司亭(5μg /kg/d)组。研究终点为中性粒细胞减少持续时间,以及全化疗周期 ANC 最低点。研究结果,聚乙二醇化非格司亭与非格司亭组的中性粒细胞减少平均持续时间差小于 1 天,两者疗效相当,耐受性相当。

研究者介绍:

Frankie A. Holmes,美国德克萨斯州休斯顿肿瘤专家。

编者按:

化疗每周期单次注射聚乙二醇化非格司亭与每日连续注射非格司亭疗效相当,能安全有效降低化疗导致的中性粒细胞减少及其并发症。

参考文献：

HOLMES F A,O'SHAUGHNESSY J A,VUKELJA S,et al.Blinded,Randomized,Multicenter Study to Evaluate Single Administration Pegfilgrastim Once per Cycle Versus Daily Filgrastim as an Adjunct to Chemotherapy in Patients With High-Risk Stage Ⅱ or Stage Ⅲ / Ⅳ Breast Cancer[J].J Clin Oncol, 2002,20(3):727-731.

◆ 17-1-3 研究概况 ◆

试验名称	聚乙二醇重组人粒细胞刺激因子Ⅲ期临床试验
研究类型	多中心、随机、开放、阳性药物平行对照研究
试验分期	Ⅲ期
研究编号	NCT01611051
入组时间	2012 年 3 月～ 2012 年 11 月
入组患者	331 例未接受过化疗的初治乳腺癌
分组情况	试验组 1（n=111）：硫培非格司亭 100μg/kg 试验组 2（n=110）：硫培非格司亭 6mg 固定剂量 对照组（n=110）：G-CSF 5μg/kg/d
给药方法	试验组 1 和试验组 2 在每周期第 3 天（即化疗结束后 48h），分别接受 100 μg/kg 或 6mg 的硫培非格司亭皮下注射 对照组第 1 周期第 3 天开始皮下注射 G-CSF 5μg/kg/d，至 2 次 ANC $\geqslant 10 \times 10^9$/ L 或 ANC $\geqslant 15 \times 10^9$/ L 或连续 14 天 AT：表柔比星 75mg/m² + 多西他赛 75mg/m² ivd q3w × 4 周期 AC：表柔比星 100 mg/m² + 环磷酰胺 600mg/m² ivd q3w × 4 周期 化疗药物实际用总量控制在理论用总量 95% ～ 105%
研究结果	第 1 周期 3 度以上 ANC 减少持续时间： 试验组 1：1.06 天（95% CI，0.65 ～ 1.26） 试验组 2：1.23 天（95% CI，0.84 ～ 1.88） 对照组：2.06 天（95% CI，1.66 ～ 2.46） 第 1 周期 3 度以上 ANC 减少发生率 试验组 1：50.45%，试验组 2：50.91%，对照组：66.36% 试验组 1 vs. 对照组（P=0.0147），试验组 2 vs. 对照组（P=0.0064）试验组 1 vs. 试验组 2 （P=0.9470） 第 1 周期 4 度 ANC 减少发生率 试验组 1：33.33%，试验组 2：30.00%，对照组 46.36% 试验组 1 vs. 对照组（P=0.0454），试验组 2 vs. 对照组（P=0.0036），试验组 1 vs. 试验组 2 （P=0.5688） 第 1 周期 4 度 ANC 减少的持续时间 试验组 1：0.61±0.96 天 试验组 2：0.54±0.88 天 对照组：1.02±1.24 天 第 1 周期 FN 发生率 试验组 1：4.50%；试验组 2：0%；对照组 1.82% 第 2 ～ 4 周期均未发生 FN

G-CSF: Granulocyte colony-stimulating factor, 粒细胞集落刺激因子；ANC: absolute neutrophil count, 中性粒细胞绝对计数 ；CI: Confidence interval, 置信区间。

研究简介：

聚乙二醇重组人粒细胞刺激因子Ⅲ期临床试验是一项多中心、开放性、阳性药物平行对照的随机临床试验。主要目的在于比较单次皮下注射 100μg/kg 或 6mg 固定剂量硫培非格司亭与每日注射 G-CSF 在乳腺癌化疗的临床有效性和安全性。试验入组未接受过化疗的初治乳腺癌，受试者接受 4 周期化疗，21 天 1 周期。按 1：1：1 随机分为试验组 1（硫培非格司亭 100μg/kg）、试验组 2（硫培非格司亭 6mg）与对照组（G-CSF）分别给药，第 1 个周期第 3 天（即化疗结束后 48 h），患者随机接受不同剂量的硫培非格司亭或 G-CSF 皮下注射。每周期对有效性评价指标进行评估；对安全性评价指标于每周期治疗前以及治疗结束时进行评估，试验全程记录不良反应。主要终点是化疗第 1 周期各组受试者 3 度以上 ANC 减少的持续时间，次要终点包括第 2-4 周期各组受试者 3 度以上 ANC 减少的持续时间及第 1-4 周期中 ≥ 3 级中性粒细胞减少症的持续时间，≥ 3 级中性粒细胞减少症和发热性中性粒细胞减少症的发生率，还评估安全性。结果显示，硫培非格司亭 100μg/kg 组 ≥ 3 级中性粒细胞减少症的平均持续时间为 1.06 天，硫培非格司亭 6mg 为 1.23 天，G-CSF 组为 2.06 天。硫培非格司亭 100μg/kg 和 G-CSF 之间的平均差异为 −1.00 (95% CI：−1.52，−0.48)，硫培非格司亭 6mg 和 G-CSF 之间的平均差异为 −0.83（95% CI：−1.36，−0.30）。硫培非格司亭和 G-CSF 之间差异的 95% CI 上限均 <1 天（预定义的非劣效性界限）。对于 ≥ 3 级和 4 级中性粒细胞减少的发生率，4 级中性粒细胞减少的平均持续时间，硫培非格司亭组要优于 G-CSF 组。对于 FN 发生率，硫培非格司亭与 G-CSF 治疗的患者之间没有明显差异。就安全性而言，两个剂量组的硫培非格司亭均耐受良好。与 100μg/kg 相比，6mg 硫培非格司亭在 4 周期内表现出相当的疗效和安全性。

研究者简介：

江泽飞，中国人民解放军总医院肿瘤医学部副主任，中国临床肿瘤学会（CSCO）副理事长兼秘书长，CSCO 乳腺癌专家委员会主任委员。

编者按：

该研究证实硫培非格司亭两个剂量组（100μg/kg 和固定剂量 6mg）均能有效缩短化疗所引发的 3 度及以上的 ANC 持续时间，疗效非劣于标准治疗药物 G-CSF，并能缩短 4 度 ANC 减少的持续时间，减少 3 度以上、4 度 ANC 减少的发生率，耐受性良好、依从性更高。新型长效集落细胞刺激因子硫培非格司亭为临床预防化疗导致的中性粒细胞减少提供了新的选择。

参考文献：

XU F, ZHANG Y, MIAO Z,et al.Efficacy and safety of mecapegfilgrastim for prophylaxis of chemotherapy-induced neutropenia in patients with breast cancer:a randomized,multicenter,active-controlled phase Ⅲ trial[J].Annals of translational medicine,2019,7(18):482-482.

二、血小板减少

◆ 17-1-4 研究概况 ◆

试验名称	重组人白介素 -11 预防剂量密集化疗诱导的血小板减少
研究类型	随机对照试验
试验分期	Ⅲ期
入组时间	1996 年
入组患者	77 例接受剂量密集型 AC 方案化疗的进展期乳腺癌，≥ 18 岁，Ⅱ - Ⅳ期，ECOG 评分 0-2 分
分组情况	第 1 组（n=40）：重组人白介素 -11 第 2 组（n=37）：安慰剂
治疗方法	rhIL-11：50μg/kg/d，连续用药 10 或 17 天
研究结果	未输注血小板率：第 1 组 68%，第 2 组 41%（P=0.04）

G-CSF：Granulocyte colony stimulating factor，粒细胞集落刺激因子；rhIL-11：Recombinant Human Interleukin 11，重组白介素 11；ITT：Intention to treat，意向性治疗。

研究简介：

血小板减少症可能会影响肿瘤治疗，导致化疗减量，周期改变或者需要输注血小板。本研究评估重组人白介素 -11（rhIL-11）用于减少接受剂量密集型化疗的患者血小板输注。晚期乳腺癌接受环磷酰胺（3200 mg /m²）和多柔比星（75 mg / m²）加粒细胞集落刺激因子（G-CSF 5μg / kg / d）。在前两个周期后，患者随机分配至安慰剂或 rhIL-11 50μg/kg/d 盲法治疗 10 或 17 天。77 例被随机分组，构成意向治疗（ITT）人群。67 例（可评估小组）在没有主要方案违反（n=62）的情况下完成了两周期，或者在第一周期停止治疗前接受血小板输注。在 ITT 人群中 rhIL-11 显著降低血小板输注需求，40 例（68%）接受 rhIL-11，27 例无需输血，安慰剂组 37 例（41%）中 15 例无需输血（P=0.04）。rhIL-11 治疗显著降低可评估亚组所需的血小板输注总数（P = 0.03），以及降低了第二周期血小板恢复至 50000/mL 以上的时间（P = 0.01）。rhIL-11 相关不良反应大多可逆，轻度至中度，可能与体液潴留有关。

研究者介绍：

Claudine Isaacs，乔治城大学伦巴第综合癌症中心（LCCC）的乳腺癌计划联合主任，Lombardi 癌症中心（LCC）乳腺癌计划的长期成员和 LCC 癌症和评估风险评估（CARE）的医学主任。

编者按：

乳腺癌进行剂量密集型化疗，rhIL-11 在预防化疗相关性血小板减少症和降低血小板输注方面安全有效。

参考文献：

ISAACS C,ROBERT N J,BAILEY F A,et al.Randomized placebo-controlled study of recombinant human interleukin-11 to prevent chemotherapy-induced thrombocytopenia in patients with breast cancer receiving dose-intensive cyclophosphamide and doxorubicin[J].J Clin Oncol,1997,15(11):3368-3377.

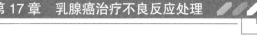

三、贫血

◆ 17-1-5 研究概况 ◆

试验名称	促红细胞生成素治疗癌性贫血		
研究类型	随机、双盲、对照试验		
试验分期	Ⅲ期		
入组时间	1998 年 12 月～ 2001 年 9 月		
入组患者	344 例患有贫血（男性 ≤ 11.5g/ dL，女性 ≤ 10.5g /dL）需要接受骨髓抑制性化疗的恶性肿瘤		
分组情况	第 1 组（n=174）：EPO 组 第 2 组（n=170）：安慰剂组		
治疗方法	EPO 每周皮下注射 40,000U，共计 16 周		
研究结果	血红蛋白升高：第 1 组 2.8g/dL，第 2 组 0.9g/dL（P<0.0001）		
	血红蛋白增加率（≥ 2g/dL）：第 1 组 72.7%，第 2 组 31.7%（P<0.0001）		
	输血率：第 1 组 25.3%，第 2 组 39.6%（P=0.005）		

EPO：Erythropoietin，促红细胞生成素；HGB：Hemoglobin，血红蛋白。

研究简介：

为确定是否每周注射促红细胞生成素能提高血红蛋白水平，减少红细胞输注，提高晚期癌性贫血患者在接受化疗后的生活质量（QOL）。这项双盲安慰剂对照试验将患者随机分成两组，分别连续 16 周每周注射 40000 U 促红细胞生成素和 40000 U 的安慰剂。每次试验前以及每月都会测量患者生活质量（QOL）、血红蛋白和红细胞输血指征。344 例符合下述要求的患者接受了治疗：年龄大于 18 岁；预期寿命 ≥ 6 月；ECOG 评分为 0-1 分；铁蛋白正常或升高；不包括在入组 2 周内接受任何 RBC 输血；不受控制的高血压；继发于维生素缺乏症（维生素 B_{12}，叶酸或铁）或胃肠道出血或溶血性贫血；原发性或化疗引起的骨髓增生异常综合征；急性白血病；试验入组 1 年内接受过 EPO 治疗；正在进行干细胞救援高剂量治疗。治疗后 330 例治疗有效，305 例生活质量得到提高。安慰剂组血红蛋白质量平均提高 0.9g/dL，促红细胞生成素组患者平均提高 2.8g/dL（P<0.0001）；安慰剂组 31.7% 患者血红蛋白增加了 ≥ 2g/dL，促红细胞生成素组有 72.7%；安慰剂组红细胞输血指征为 39.6%，促红细胞生成素组为 25.3%（P=0.005）；两组不良反应发生率相似；从基线到结束的平均生活质量指数也相同；血红蛋白反应者 (不考虑治疗器材的情况下) 平均在恶性肿瘤治疗功能评估疲乏量表中与基线相比提高了 5.1；血红蛋白无反应者降低了 2.1（P=0.006）。EPO 可以显著提高癌性贫血患者的血红蛋白并减少输血。按周注射 EPO 可用作癌性贫血的改良剂。

研究者介绍：

Thomas E. Witzig，血液和肿瘤学教授，艾奥瓦大学讲师，2011 年被评为美国最佳医生。2009 年至今是美国癌症研究所淋巴瘤委员会成员，是淋巴瘤研究基金会执行委员会成员。2014 年至今就任于梅奥诊所癌症中心副主任，梅奥诊所的研究合规委员会会员。

编者按：

促红细胞生成素可增加癌性贫血患者血红蛋白，同时减少红细胞输注。

参考文献：

WITZIG T E,SILBERSTEIN P T,LOPRINZI C L,et al.Phase Ⅲ ,randomized,double-blind study of epoetin alfa compared with placebo in anemic patients receiving chemotherapy[J].J Clin

Oncol,2005,23(12):2606-2617.

◆ 17-1-6 研究概况 ◆

试验名称	20030125 Study Group Trial
研究类型	开放性、多中心、随机、对照试验
试验分期	Ⅲ期
入组时间	2003 年
入组患者	1220 例患有贫血（Hb ≤ 11g/dL）拟行 8 周化疗的年龄 ≥ 18 岁非骨髓恶性肿瘤
分组情况	第 1 组（n=613）：达依泊汀 α（DA 组） 第 2 组（n=607）：依泊汀 α（EA 组）
治疗方法	第 1 组 DA 200μg q2w 第 2 组 EA 40000 单位 qw 最终达到 16 周有同样的药量调整规则
研究结果	输血率：第 1 组 21%，第 2 组 16% 由于组间差异 95%CI 上限（10.8%）低于预先指定的非劣效边缘，因此得出非劣效结论

HB：Hemoglobin，血红蛋白；CI；Confidential interval，置信区间；RBC：Red blood cell，红细胞。

研究简介：

化疗诱导的贫血症通常使用达依泊汀 α（DA）或依泊汀 α（EA）治疗。通过使用临床实践中常用剂量和时间表，非劣效性研究系统比较 DA 和 EA 的功效和安全性。1220 例患者入组，不包括既往因其他任何原发血液疾病非骨髓肿瘤引起的贫血；在入组前 4 周内接受 DA 或 EA 治疗；不受控制的心功能障碍；明显的感染性疾病，患者随机分配 1∶1 至 DA 200μg 每两周（q2w）或 EA 40000 单位每周（qw）长达 16 周与相同的剂量调整规则。疗效通过 RBC 输血的发生率进行评估。非劣性的定义是，组间 RBC 输注观察到差异的上限 95% CI 限制在 11.5% 以下，这种非劣效性边际是基于在安慰剂对照 EA 研究中观察到的治疗效果。随机分配的 1220 例患者中 1209 例接受 ≥ 1 种剂量的研究药物。常见肿瘤类型有肺（26%），乳腺（21%）和胃肠（18%）。从第 5 周到治疗阶段结束时输血发生率 DA 组为 21%，EA 组为 16%。因为组间差异的上限 95% CI（10.8%）低于预先指定的非劣效率，因此得出 DA 组非劣于 EA 组。使用替代统计方法和分析集的灵敏度分析产生类似结果。血红蛋白，生活质量和安全终点进一步支持了红细胞生成疗法的等同性。这个大型的Ⅲ期研究显示 DA Q2W 和 EA QW 的疗效相当。不频繁给药可为患者、护理人员和医护人员提供潜在益处。

研究者介绍：

John Glaspy，就职于约翰逊综合癌症中心，加利福尼亚大学医学院医学教授。

编者按：

每两周注射一次 200μg 的 DA 和每周注射一次 40000IU 的 EA 对化疗后贫血治疗的功效的安全性无统计学差异。相对大剂量来说，安全性的低剂量为患者提供更多潜在的益处。该研究对延长给药间隔进行了亚组分析，为患者提供了新的给药方式。

参考文献：

GLASPY J,VADHAN-RAJ S,PATEL R,et al.Randomized comparison of every-2-week darbepoetin alfa and weekly epoetin alfa for the treatment of chemotherapy-induced anemia:the 20030125 Study Group Trial[J].J Clin Oncol,2006,24(15):2290-2297.

第 2 节 消化道反应

一、恶心与呕吐

◆ 17-2-1 研究概况 ◆

试验名称	Oral Ondansetron for the Control of Cisplatin-Induced Delayed Emesis： A Large, Multicenter, Double-Blind,Randomized Comparative Trial of Ondansetron Versus Placebo
研究类型	随机对照试验
试验分期	Ⅲ 期
入组时间	1993 年～ 1994 年
入组患者	538 例首次接受顺铂 ≥ 70mg/m^2 化疗，KPS 评分 ≥ 60 分
分组情况	所有患者在化疗第 1 天接受静脉注射昂丹司琼（0.15mg/kg，q4h×3）以控制急性呕吐 第 1 组（n=107）： 安慰剂 d2-6 第 2 组（n=218）： 昂丹司琼 d2-3，安慰剂 d4-6 第 3 组（n=211）： 昂丹司琼 d2-6
用药方法	急性期：昂丹司琼 0.15mg/kg ivd q4h×3 延迟期：昂丹司琼 8mg po bid
研究结果	无呕吐率 第 2-3 天：昂丹司琼组 56％，安慰剂组 37％（P = 0.001） 第 4 天：昂丹司琼组 94％，安慰剂组 85％（P = 0.005） 第 5 天：昂丹司琼组 98％，安慰剂组 88％（P = 0.006）

研究简介:

既往研究表明昂丹司琼能控制化疗 24 小时内急性期恶心呕吐，本研究在探讨昂丹司琼对延迟期恶心呕吐控制的安全性和有效性。入组患者为 588 例接受顺铂剂量 ≥ 70mg/m^2 化疗，且未发生急性期呕吐的患者，随机分为 3 组，入组患者不包括研究开始前 24 小时发生不受控制的恶心呕吐；不允许在研究前 24 小时及研究过程中服用以下止吐药物: 吩噻嗪，丁酰苯，大麻素，抗组胺药，抗抑郁药，甲氧氯普胺， 皮质类固醇，三苯甲酰胺，劳拉西泮（其他苯二氮䓬类药物可用于治疗失眠和焦虑）和 5-HT3 受体拮抗剂（除研究药物外）；研究开始前 48 小时及研究期间接受腹部或盆腔放射治疗也排除在外 。研究结果显示口服昂丹司琼组较之安慰剂组在第 2,3 天和第 4 天和第 5 天的呕吐发作次数明显减少（P ≤ 0.002）。另外，昂丹司琼组无呕吐反应率明显高于安慰剂组，分别在第 2-3 天（56％ vs.37％，P = 0.001），第 4 天（94％ vs.85％，P=0.005）和第 5 天（98％ vs.88％，P = 0.006）。口服昂丹司琼对于控制顺铂引起的延迟呕吐和恶心具有显著效果，尤其在未行挽救止吐治疗的急性呕吐期患者。延迟恶心呕吐的控制在顺铂给药后 2 天最为显著，随后治疗组临床差异缩小。

研究者介绍:

Rudolph M. Navari，美国福瑞德哈金森癌症研究中心血液和肿瘤学研究员。 1999 年加入巴黎圣母院瓦尔特癌症研究中心并担任主任。2000 年被任命为科学学院副院长。2005 年担任印第安纳大学医学院南本德医学院助理教授和主任。

编者按：

口服昂丹司琼对于抑制顺铂引起的延迟呕吐和恶心具有显著效果，尤其在首次挽救止吐治疗的急性呕吐期患者中疗效最为显著。

参考文献：

NAVARI R M,MADAJEWICZ S,ANDERSON N,et al.Oral Ondansetron for the Control of Cisplatin-Induced Delayed Emesis:A Large,Multicenter,Double-Blind,Randomized Comparative Trial of Ondansetron Versus Placebo[J].J Clin Oncol,1995,13(9):2408-2416.

◆ 17-2-2 研究概况 ◆

试验名称	Palonosetron plus dexamethasone versus granisetron plus dexamethasone for prevention of nausea and vomiting during chemotherapy
研究类型	双盲、随机、对照试验
试验分期	Ⅲ期
研究编号	NCT00359567
入组时间	2006 年 7 月 5 日～ 2007 年 5 月 31 日
入组患者	1143 例首次接受高致吐化疗方案(顺铂 ≥ 50mg/m² 或 AC/EC)的年龄 ≥ 20 岁,ECOG 评分 0-2 分，恶性肿瘤
分组情况	第 1 组（n=572）：帕洛诺司琼 第 2 组（n=571）：格拉司琼
用药方法	帕洛诺司琼：化疗第 1 天 0.75mg ivd（化疗前 30 分钟） 格拉司琼：化疗第 1 天 40μg/kg ivd（化疗前 30 分钟） 地塞米松： 化疗第 1 天 16mg iv（帕洛诺司琼或格拉司琼前 40 分钟） 化疗第 2-4 天：8mg iv qd（顺铂方案）或 4mg po qd（AC/EC 方案）
研究结果	完全反应率（即无呕吐发作及未行挽救治疗）： 急性期：第 1 组 75.3%，第 2 组 73.3% 延迟期：第 1 组 56.8%， 第 2 组 44.5%(P<0.0001)

CI: Confidential interval, 置信区间；WBC: White blood cell, 白细胞；ALT: alanine transaminase, 谷丙转氨酶；AST: Aspartate transaminase, 谷草转氨酶；CINV: Chemotherapy-induced nausea and vomiting, 化疗诱发恶心呕吐。

研究简介：

帕洛诺司琼是一种 5-HT3 受体拮抗剂，在之前的研究中，帕洛诺司琼预防化疗引起的恶心呕吐效果优于昂丹司琼。本研究是一项随机、双盲、多中心、阳性对照试验，以评估帕洛诺司琼联合地塞米松较格拉司琼预防高致吐化疗药物化疗引起的恶心呕吐的有效性和安全性，纳入 1143 例首次接受高致吐化疗方案（顺铂 ≥ 50mg/m² 或 AC/EC）的年龄 ≥ 20 岁，ECOG 评分 0-2 分的恶性肿瘤患者。未曾化疗或仅使用过一种低致吐化疗药物；WBC ≥ 3 × 10⁹/L；AST < 100 IU/L ； ALT < 100 IU/L ；肌酐清除率 ≥ 60 mL/min。不包括严重不受控制的并发症；无症状脑转移； 需要抗惊厥药控制的癫痫发作，临床稳定除外；胃反流或肠梗阻；任何呕吐或 2 级以上恶心； 任何已知对帕洛诺司琼，格拉司琼或其他 5-HT3 受体拮抗剂或地塞米松成分过敏。主要研究终点为急性期及延迟期的完全反应率（即无呕吐发作且未使用解救药物）。帕洛诺司琼组 555 例中 418 例（75.3%）完全反应，格拉司琼组 559 例中 410 例（73.3%）完

全反应，无统计学意义。延迟期帕洛诺司琼组 56.8%，格拉司琼组 44.5%（P<0.0001）。主要不良反应为便秘，血清转氨酶升高等，无 4 度严重不良反应报告。

研究者介绍：

Mitsue Saito，日本顺天堂大学乳腺和内分泌外科教授。

编者按：

对于预防急性期高致吐化疗药物引起的恶心呕吐，帕洛诺司琼非劣于格拉司琼，在延迟期帕洛诺司琼疗效优于格拉司琼，两者药物安全性相似。

参考文献：

SAITO M,AOGI K,SEKINE I,et al.Palonosetron plus dexamethasone versus granisetron plus dexamethasone for prevention of nausea and vomiting during chemotherapy:a double-blind,double-dummy,randomised,comparative phase Ⅲ trial[J].Lancet Oncol,2009,10(2):115-124.

◆ **17-2-3 研究概况** ◆

试验名称	The Aprepitant Protocol 052 Study
研究类型	多中心、随机、双盲、安慰剂对照试验
试验分期	Ⅲ 期
入组时间	2001 年～ 2002 年
入组患者	530 例首次接受含顺铂 ≥ 70mg/m² 方案化疗，年龄 ≥ 18 岁；KPS 评分 ≥ 60 分，组织学证实实体恶性肿瘤
分组情况	第 1 组（n=266）：昂丹司琼 + 地塞米松 第 2 组（n=264）：阿瑞匹坦 + 昂丹司琼 + 地塞米松
用药方法	第 1 组： 昂丹司琼：化疗第 1 天 32mg，ivd（化疗前 30 分钟） 地塞米松：化疗第 1 天 20mg，po（化疗前 30 分钟）；化疗第 2-4 天，8mg po bid 第 2 组： 阿瑞匹坦 125mg po d1（化疗前 1 小时），80mg po d2-3 昂丹司琼：化疗第 1 天，32mg ivd（化疗前 30 分钟） 地塞米松：化疗第 1 天，12mg po（化疗前 30 分钟）；化疗第 2-4 天，8mg po qd
研究结果	无呕吐率： 总疗程（化疗第 1-5 天）第 1 组 52.3%，第 2 组 72.7% (P<0.001) 急性期：第 1 组 78.1%，第 2 组 89.2% (P<0.001) 延迟期：第 1 组 55.8%，第 2 组 75.4% (P<0.001)

PLT: Platelet, 血小板；ANC: absolute neutrophil count, 中性粒细胞绝对计数；WBC: White blood cell, 白细胞；ALT : Alanine transaminase, 谷丙转氨酶；AST: Aspartate transaminase, 谷草转氨酶；ULN: Upper limit of normal, 正常上限值。

研究简介：

早期临床试验显示，在顺铂为基础的化疗多周期中，神经激肽（neurokinin-1，NK1）受体拮抗剂阿瑞匹坦能改善现有最佳治疗（即 1 种 5-HT3 受体拮抗剂 + 地塞米松）对化疗所致恶心呕吐的预防作用。为进一步评估阿瑞匹坦的止吐有效性和耐受性进行本项多中心、随机、双盲、安慰剂对照研究。接受顺铂（ ≥ 70mg/m²）为基础的化疗第 1 周期的恶性肿瘤患者随机分至昂丹司琼 + 地塞米松组，阿瑞匹坦 + 昂丹司琼 + 地塞米松组。主要终点为使用顺铂后第1-5天完全缓解（无呕吐和未进行挽救治疗）情况。与标准治疗组相比，阿瑞匹坦组第1-5天完全缓解的患者比例明显较高（72.7% vs. 52.3%）。在接受顺铂为基础的高致吐化疗方案中，与标准双药联合方案相比，加用阿瑞匹坦通常耐受性良好，并可持续更好地保护此类患者免于发生化疗导致恶心呕吐。

研究者介绍：

Paul J. Hesketh，塔夫茨大学医学院医学教授，血液学和肿瘤学专家，研究方向为肺癌的治疗及支持护理。

编者按：

与标准的昂丹司琼和地塞米松二联方案相比，联用阿瑞匹坦有良好耐受性，同时能更好预防高致吐化疗方案引发恶心呕吐的发生。

参考文献：

Hesketh P J,Grunberg S M,Gralla R J,et al.The Oral Neurokinin-1 Antagonist Aprepitant for the Prevention of Chemotherapy-Induced Nausea and Vomiting:A Multinational,Randomized,Double-Blind,Placebo-Controlled Trial in Patients Receiving High-Dose Cisplatin-The Aprepitant Protocol 052 Study Group[J].J Clin Oncol,2003,21(22):4112-4119.

◆ 17-2-4 研究概况 ◆

试验名称	卡索匹坦预防化疗引起的恶心呕吐
研究类型	随机对照试验
试验分期	Ⅲ期
入组时间	2007年～2008年
入组患者	1933例未曾化疗，拟接受AC/EC中致吐方案（环磷酰胺500-1500mg/m² +EPI ≥ 60mg/m²或多柔吡星 ≥ 40mg/m²）化疗，年龄 ≥ 18岁，ECOG评分0-2分，实体恶性肿瘤
分组情况	第1组（n=483）：昂丹司琼+安慰剂组 第2组（n=483）：昂丹司琼+卡索匹坦单剂量口服组 第3组（n=483）：昂丹司琼+卡索匹坦3天口服组 第4组（n=484）：昂丹司琼+卡索匹坦（注射/口服）组
用药方法	昂丹司琼：第1-3天，8mg bid po 卡索匹坦： 第2组：150mg po d1 第3组：150mg po d1，50mg po d2-3 第4组：90mg ivd d1，50mg po d2-3 地塞米松8mg ivd d1
研究结果	完全反应率（即无呕吐发作及挽救治疗）： 第1组59%，第2组73%，第3组73%，第4组74%（P<0.0001）

NK1：Neurokinin-1，神经激肽 -1。

研究简介：

恶心呕吐是肿瘤患者最恐惧的化疗不良反应。CINV发生由多种递质参与，最主要的有两种受体即5-HT3受体和NK-1受体。卡索匹坦是一种NK-1受体拮抗剂，Ⅱ期临床试验证实卡索匹坦预防中致吐化疗药物引起CINV的有效性，本研究意在探索卡索匹坦在更大规模人群的安全性和有效性，以及更合理给药方式。1933例使用AC方案化疗，年龄 ≥ 18岁，

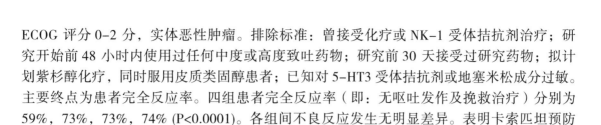

ECOG 评分 0-2 分，实体恶性肿瘤。排除标准：曾接受化疗或 NK-1 受体拮抗剂治疗；研究开始前 48 小时内使用过任何中度或高度致吐药物；研究前 30 天接受过研究药物；拟计划紫杉醇化疗，同时服用皮质类固醇患者；已知对 5-HT3 受体拮抗剂或地塞米松成分过敏。主要终点为患者完全反应率。四组患者完全反应率（即：无呕吐发作及挽救治疗）分别为 59%，73%，73%，74% (P<0.0001)。各组间不良反应发生无明显差异。表明卡索匹坦预防化疗引起的恶心呕吐完全反应率显著高于对照组，且耐受性良好。

研究者介绍：

Jørn Herrstedt，欧登塞大学医院肿瘤科教授，欧登塞大学医院肿瘤科门诊肿瘤科首席顾问，老年癌症研究学院精英研究中心主任。

编者按：

卡索匹坦组预防化疗导致的恶心呕吐疗效确切，且耐受性良好。

参考文献：

HERRSTEDT J,APORNWIRAT W,SHAHARYAR A,et al.Phase Ⅲ Trial of Casopitant,a Novel Neurokinin-1 Receptor Antagonist, for the Prevention of Nausea and Vomiting in Patients Receiving Moderately Emetogenic Chemotherapy[J].J Clin Oncol,2009,27(32):5363-5369.

◆ 17-2-5 研究概况 ◆

试验名称	Olanzapine for the Prevention of Chemotherapy-Induced Nausea and Vomiting
研究类型	随机对照试验
试验分期	Ⅲ 期
研究编号	NCT02116530
入组时间	2014 年 4 月 15 日～ 2016 年 12 月 7 日
入组患者	380 例首次接受高度致吐方案（包括顺铂≥ $70mg/m^2$ 或蒽环类 $60\ mg/m^2$ + 环磷酰胺 600mg/m^2）化疗；年龄≥ 18 岁；ECOG 评分为 0-2 分恶性肿瘤患者
分组情况	第 1 组（n=192）：奥氮平 +5-TH3 受体拮抗剂 + 地塞米松 + 阿瑞匹坦 / 福沙匹坦 第 2 组（n=188）：安慰剂 +5-TH3 受体拮抗剂 + 地塞米松 + 阿瑞匹坦 / 福沙匹坦
用药方法	奥氮平：化疗当天 10mg po，化疗后第 2,3,4 天 10mg po 选择性 5-HT3 受体拮抗剂：化疗当天，昂丹司琼（8mg po/ivd）或格拉司琼（1mg ivd 或 2mg po）或帕洛诺司琼（0.25mg ivd） 地塞米松（化疗当天 12mg po，化疗后 2,3,4 天 8mg po） 福沙匹坦（化疗当天 150mg ivd）或阿瑞匹坦（化疗当天 125mg po，化疗后第 2-3 天 80mg po）
研究结果	化疗 24 小时内： 无恶心率：第 1 组 74%，第 2 组 45%（P=0.002） 完全缓解率：第 1 组 86%，第 2 组 65%（P<0.001） 化疗后 25 小时至 120 小时： 无恶心率：第 1 组 42%，第 2 组 25%（P=0.002） 完全缓解率：第 1 组 67%，第 2 组 52%（P=0.007） 化疗后 120 小时期间： 无恶心率：第 1 组 37%，第 2 组 22%（P=0.002） 完全缓解率：第 1 组 64%，第 2 组 41%（P<0.001）

CNS: Central Nervous System，中枢神经系统。

研究简介：

化疗引起恶心呕吐严重影响患者的生活质量。使用 5-HT3 受体拮抗剂联合 NK1 受体拮抗剂、地塞米松预防高致吐化疗药物引起的恶心呕吐取得了很好的疗效，而恶心对于许多患者来说仍是一个很严重的问题。本研究评估了奥氮平预防高致吐化疗药物引起的恶心呕吐。在此项随机、双盲、Ⅲ 期临床试验中，奥氮平与安慰剂对照联合 5-HT3 受体拮抗剂、NK1 受体拮抗剂、地塞米松用于高致吐化疗方案患者（既往未接受顺铂 ≥ 70mg/m² 或 AC 方案），380 例首次接受高度致吐方案（包括顺铂 ≥ 70mg/m² 或蒽环类 60 mg/m²+ 环磷酰胺 600mg/m²）化疗；年龄 ≥ 18 岁；ECOG 评分为 0-2 分恶性肿瘤患者。不包括已知的 CNS 疾病史（例如脑转移，癫痫发作）；在入组前 30 天或治疗期间使用其他抗精神病药物如利培酮，喹硫平，氯氮平，吩噻嗪或丁酰苯胺治疗；慢性吩噻嗪给药作为抗精神病药；同时使用氨磷汀；腹部放疗；使用喹诺酮类抗生素治疗；慢性酒精中毒；已知的奥氮平超敏反应；在 6 月内已知的心律失常；不受控制的充血性心力衰竭或急性心肌梗死；不受控制的糖尿病史。两组第 1-4 天接受每日 10mg 奥氮平口服或匹配安慰剂。首要终点是恶心的预防，次要终点是无恶心率。380 例中奥氮平组无恶心率明显高于安慰剂组，分别为：化疗 24 小时内 (74% vs. 45%, P=0.002)，化疗后 25 小时至 120 小时 (42% vs. 25%, P=0.002)，和整个 120 小时期间 (37% vs. 22%, P=0.002)。奥氮平组在 3 个时间段完全缓解率明显提高，分别为 86% vs.65% (P<0.001)， 67% vs. 52% (P=0.007)，64% vs. 41% (P<0.001)。虽然没有 5 级不良反应，一些接受奥氮平的患者在第 2 天发生镇静增强的不良反应 (严重比例为 5%)。在首次接受高度致吐方案化疗的患者中，奥氮平较安慰剂可更好地预防化疗导致恶心的发作，同时提高完全缓解率。

研究者介绍：

Rudolph M. Navari，弗雷德 – 哈钦森癌症研究中心担任血液学和肿瘤学研究员。1999 年加入圣母大学，担任 Walther 癌症研究中心主任。2000 年，他被任命为理学院副院长。2005 年成为印第安纳大学南本德医学院医学教授、助理院长和院长。

编者按：

老药新用，奥氮平作为精神科广谱药物，具有拮抗多种呕吐相关受体的作用。该研究提示，奥氮平联合 NK1 受体拮抗剂、5-HT3 受体拮抗剂和地塞米松可预防高致吐风险化疗药导致的恶心呕吐，无论是在化疗后初期、后期还是全程其有效率均显著高于安慰剂组，为预防恶心呕吐的药物组合方案的选择提供了新思路。但其镇静等不良反应也应引起关注。

参考文献：

NAVARI R M,QIN R,RUDDY K J,et al.Olanzapine for the Prevention of Chemotherapy-Induced Nausea and Vomiting[J].N Engl J Med,2016,375(2):134-142.

◆ 17-2-6 研究概况 ◆

试验名称	J-FORCE
研究类型	随机双盲安慰剂对照
试验分期	Ⅲ期
入组时间	2017 年 2 月 9 日～ 2018 年 7 月 13 日
入组患者	主要纳入标准为计划接受顺铂（≥ 50 mg /m²）治疗的恶性肿瘤患者（不包括血液恶性肿瘤患者），年龄 20 ～ 75 岁，ECOG 为 0 - 2
分组情况	710 例符合条件的患者按 1：1 随机分配 第 1 组（n=356）：奥氮平组 第 1 组（n=354）：安慰剂
用药方法	在化疗 1-4 天每天口服奥氮平 5mg 或安慰剂一次，联合阿瑞匹坦、帕洛诺司琼和地塞米松
研究结果	在延迟期完全缓解率： 奥氮平组 79%，安慰剂组 66%（p<0.0001）

CNS: Central Nervous System，中枢神经系统。

研究简介：

　　奥氮平 10mg 联合标准止吐方案（阿瑞匹坦、帕洛诺司琼及地塞米松）已被推荐用于预防高致吐风险化疗所致恶心呕吐，而指南同时也提出有镇静风险的患者可考虑使用奥氮平 5mg。既往 Ⅱ 期试验奥氮平 5mg 显示出同样止吐效果且嗜睡副作用更小。因此，日本学者进行一项随机，双盲，安慰剂对照的 Ⅲ 期临床研究评估奥氮平 5mg 联合标准止吐方案预防顺铂化疗所致恶心呕吐的疗效。在日本 26 家医院进行，主要纳入标准为计划接受顺铂（≥ 50mg/m²）治疗的恶性肿瘤（不包括血液恶性肿瘤）。符合条件的患者按 1：1 随机分配，在 1-4 天每天每天口服奥氮平 5 mg 或安慰剂一次，联合阿瑞匹坦、帕洛诺司琼和地塞米松。主要终点为完全缓解的患者比例，定义为在延迟期（24-120h）不呕吐且不使用急救药物。710 例患者参与研究，其中奥氮平组 356 例，安慰剂组 354 例。顺铂治疗后进行随访观察 120h。奥氮平组 1 例，安慰剂组 3 例未接受治疗，因此被排除在所有分析之外。奥氮平组 1 例在第 1 天停药，并从疗效分析中排除。结果在延迟期奥氮平组 354 例中 280 例（79%）实现完全缓解，安慰剂组 351 例中 231 例（66%）（p<0.0001）。奥氮平组 1 例患者出现 3 级便秘，1 例发生与治疗相关的 3 级嗜睡。表明 5 mg 奥氮平联合阿瑞匹坦、帕洛诺司琼和地塞米松可作为接受顺铂化疗的患者新的标准止吐方案。

研究者介绍：

Masakazu Abe，日本静冈癌症中心妇科部教授。

编者按：

　　尽管在过去 10 年中止吐研究取得了重大进展，但与化疗相关的恶心和呕吐仍然是患者未满足的需求。将奥氮平加入标准三联止吐方案可显著改善 CINV，但剂量为 10 mg 还是 5 mg 仍存争议。该试验 5 mg 剂量奥氮平可有效控制 CINV，并且无镇静作用，奥氮平在晚餐后口服有助于减少副作用，改善睡眠和食欲。

参考文献：

HASHIMOTO H,ABE M,TOKUYAMA O,et al.Olanzapine 5 mg plus standard antiemetic therapy for the prevention of chemotherapy-induced nausea and vomiting (J-FORCE):a multicentre,randomised, double-blind,placebo-controlled,phase 3 trial[J].Lancet Oncol,2020,21(2):242-249.

二、腹泻

◆ **17-2-7 研究概况** ◆

试验名称	CONTROL
研究类型	随机对照研究
试验分期	Ⅱ 期
研究编号	NCT02400476
入组时间	2015 年 2 月 25 日～2019 年 10 月 21 日
入组患者	来自美国、加拿大、澳大利亚和西班牙 50 个中心的 501 例 HER2 阳性乳腺癌
分组情况	L 组（n=137）：洛哌丁胺单药 BL 组（n=64）：布地奈德＋洛哌丁胺 CL 组（n=136）：考来替泊＋洛哌丁胺 DE 组（n=60）：考来替泊单药＋奈拉替尼剂量递增＋洛哌丁胺
给药方法	奈拉替尼 240mg po qd×1 年 奈拉替尼剂量递增： 奈拉替尼 120mg po qd×d1-7 → 160mg d8-14 → 240mg d15-364 奈拉替尼 160mg po qd×d1-14 → 200mg d15-28 → 240mg d29-364 洛哌丁胺 4mg 起始→ 4mg tid d1-14 → 4mg bid d15-56 布地奈德 9mg qd×1 周期 考来替泊 2g bid×1 周期
研究结果	均未发生 G4 腹泻，所有组 G3 腹泻率低于 ExteNET L 组 31%，B 组 28%，CL 组 21%，CL-PRN 组 32%，DE 组 15% G3 腹泻中位次数为 1 G3 腹泻的中位持续时间为 1-2 天 G3 腹泻发生、腹泻相关导致治疗中断均发生在第一月 腹泻相关治疗中断率在 DE 组最低 L 组 20%，BL 组 8%，CL 组 4%，CL-PRN 组 8%，DE 组 3%
研究意义	奈拉替尼的耐受性可以通过预先预防或逐渐增量的手段得到改善。经过上述手段，腹泻发生的频率、严重程度以及 Grade3 级以上的腹泻的持续的时间相较 ExteNET 试验，均明显改善

研究简介：

奈拉替尼是一种不可逆的泛 HER 酪氨酸激酶抑制剂，根据 Ⅲ 期 ExteNET 研究，被批准用于早期 HER2 阳性乳腺癌的延长辅助治疗。这些研究没有强制要求使用止泻预防药物，40% 出现 3 级腹泻，17% 出现腹泻导致治疗中断。CONTROL 试验是一项开放性、序贯队列、Ⅱ 期临床研究，旨在研究通过不同手段提高奈拉替尼耐受性。纳入完成曲妥珠单抗辅助治疗的患者，接受奈拉替尼 240mg/ 天，共 1 年，结束后洛哌丁胺预防（第 1-28 天或第 1-56 天）或连续队列评估额外的布地奈德或考来替泊预防（第 1-28 天）奈拉替尼剂量递增（DE；进行中）。主要终点是 ≥ 3 级腹泻。洛哌丁胺单药 (L)、布地奈德＋洛哌丁胺 (BL)、考来替泊＋洛哌丁胺 (CL)、考来替泊单药、奈拉替尼剂量递增＋洛哌丁胺（DE）。共入组来自美国、加拿大、澳大利亚和西班牙 50 个中心 501 例，均未发生 G4 腹泻，所有组 G3 级腹泻率低于 ExteNET。G3 腹泻中位次数为 1；G3 级腹泻中位持续时间为 1~2 天；G3 级腹泻发生、腹泻相关导致治疗中断均发生在第 1 个月。腹泻相关治疗中断率在 DE 组最低。

编者：

CONTROL 试验揭示，在治疗第 1 月通过预防治疗，可减低奈拉替尼相关性腹泻发生率、严重程度和持续时间，从而降低腹泻导致的治疗终止发生率和改善患者长期依从性，最终使更多患者由于较少不良反应而能够完成治疗。

参考文献：

BARCENAS C H,HURVITZ S A,DI PALMA J A,et al.Improved tolerability of neratinib in patients with HER2-positive early-stage breast cancer:the CONTROL trial[J].Ann Oncol,2020,31(9):1223-1230.

第 3 节　心脏毒性

一、化疗药物心脏毒性

◆ 17-3-1 研究概况 ◆

试验名称	右雷佐生在蒽环类化疗中的心脏保护作用	
研究类型	随机对照试验	
试验分期	Ⅲ期	
入组时间	2000 年 12 月～ 2003 年 9 月	
入组患者	164 例既往接受过蒽环类治疗且停药 6 月以上，LVEF 正常，18 岁以上，晚期 / 转移女性乳腺癌 注：不包括 1 年前发生过心肌梗死；不受控制的心绞痛病史；CHF 或症状性瓣膜性心脏病	
分组情况	第 1 组（n=85）：右雷佐生 + 蒽环类化疗 第 2 组（n=79）：蒽环类化疗	
治疗方法	右雷佐生在蒽环类药物用药前 30 分钟静脉输注，推荐剂量比为 10/1(右雷佐生 / 表柔比星) 或 20/1(右雷佐生 / 多柔比星)	
研究结果	心脏不良反应发生率：第 1 组 13%，第 2 组 39%（P <0.001）	
	充血性心力衰竭发生率：第 1 组 1%，第 2 组 11%（P <0.05）	

CHF: Congestive heart failure, 充血性心力衰竭；LVEF: Left ventricular ejection fraction, 左室射血分数。

研究简介：

蒽环类药物导致心脏毒性可能限制患者从持续使用蒽环类药物获益。研究显示右雷佐生可降低蒽环类相关心脏毒性的风险。164 例女性乳腺癌，接受蒽环类药物治疗联合右雷佐生或无联合，最多 6 周期。与单独接受蒽环类药物相比，接受右雷佐生治疗组心脏事件发生率明显降低（39% vs. 13%，P <0.001），充血性心力衰竭发生率较低（11% vs. 1%，P <0.05）。肿瘤反应率不受右雷佐生治疗影响。组间不良反应频率相似，剂量修改或中断次数组间无统计学差异。既往使用蒽环类治疗而导致心脏功能障碍风险升高患者中，右雷佐生能显著降低

继续使用蒽环类诱发的心脏毒性事件发生和严重程度，但不会影响化疗方案的抗肿瘤功效。

研究者介绍：

Michel Marty，巴黎大学医学肿瘤学教授，肿瘤治疗研究机构主任，国际癌症合作研究小组主席。药物审批委员会的成员，法国卫生部国家药物局抗肿瘤药物工作组的主席。

编者按：

该研究证实右雷佐生对蒽环类药物引起的亚临床心肌损伤的保护作用。研究患者包括既往蒽环类药物暴露和右雷佐生作为心脏保护药之间的时间差距在几月或几年，右雷佐生仍可显著降低心血管不良反应发生率。

参考文献：

MARTY M,ESPIÉ M,LLOMBART A,et al.Multicenter randomized phase Ⅲ study of the cardioprotective effect of dexrazoxane (Cardioxane) in advanced/metastatic breast cancer patients treated with anthracycline–based chemotherapy[J].Ann Oncol,2006,17(4):614–622.

二、抗体药物心脏毒性

◆ 17-3-2 研究概况 ◆

试验名称	Persephone
研究类型	随机非劣效试验
试验分期	Ⅲ期
入组时间	2007 年～ 2015 年 7 月
入组患者	2500 例 HER2 阳性Ⅰ～Ⅲ a 期乳腺癌 注：病理诊断侵袭性乳腺癌；无转移性疾病；已知激素受体状态 HER2 受体过表达，双侧乳腺癌中有一侧 HER2 受体过表达
分组情况	第 1 组 （n=1251）：12 月曲妥珠单抗 第 2 组 （n=1249）：6 月曲妥珠单抗
用药方法	曲妥珠单抗首次 8mg/kg →维持 6mg/kg ivd q3w
研究结果	心脏毒性延迟治疗：第 1 组 6%，第 2 组 4% （P=0.01） 心脏毒性停止治疗：第 1 组 8%，第 2 组 4% （P<0.0001） 7 月～ 12 月 LVEF<50% 发生率：第 1 组 8%，第 2 组 5% （P=0.004） 7 月～ 12 月心脏事件：第 1 组 6%，第 2 组 3% （P=0.0002）

NYHA: New York Heart Association, 美国纽约心脏病协会；LVEF: Left ventricular ejection fraction, 左心室射血分数；HER2: Human epidermalgrowth factor receptor-2, 人表皮生长因子受体 -2；DFS: Disease free survival, 无病生存期。

研究简介：

1 年曲妥珠单抗已成为 HER2 阳性乳腺癌的标准治疗，而心功能障碍和左心室射血分数减少被认为是主要不良反应，有研究发现曲妥珠单抗持续暴露时间和心脏功能障碍发生率有明确关系。如果在不牺牲临床疗效的前提下，将曲妥珠单抗使用时间缩短到 6 月或更短，那么降低心功能的风险是否有明显优势？ Persephone 是英国Ⅲ期随机非劣效性试验，主要比较 6 月和标准 12 月曲妥珠单抗的辅助治疗效果。入组标准：病理诊断 HER2 阳性的Ⅰ～Ⅲ a 期早期乳腺癌。主要终点是 DFS，次要终点是心脏功能。当发生临床心脏功能障碍时，患者要进行全心脏评估。如果 LVEF 低于 50%，建议 6 周间隔后 LVEF 恢复至 50% 以上，可以继续使用曲妥珠单抗；由于心脏毒性永久停止曲妥珠单抗之前，只允许两次延迟，每次最多 3 个月；而发生纽约心脏协会（NYHA）Ⅲ / Ⅳ级心力衰竭症状时，即使停止曲妥珠单抗治疗后，LVEF 恢复正常也要永久停药。2007 年～2015 年 7 月，入组 2500 例，分层包括激素受体状态、化疗类型、化疗时间和曲妥珠单抗治疗时间。随机分为曲妥珠单抗治疗 6 月组和 12 月组，93% 接受蒽环类，49% 接受紫杉类。心脏毒性导致的延迟治疗，12 月组发生率是 6%，6 月组 4%（P=0.01）。心脏毒性导致的早期中止治疗，12 月组发生率 8%，6 月组 4%（P<0.0001）。在 7 月～12 月中发生 LVEF<50% 事件，12 月组多于 6 月组（8% vs. 5%，P=0.004）。LVEF 改变随着时间变化，6 月组更易恢复（P=0.02）。研究人员分析发现，曲妥珠单抗 6 月组无心脏事件是 12 月组的两倍，心脏相关事件发生率 3% vs. 6%（P=0.0002）。研究还发现使用 >3 周期蒽环类药物只与 12 月组的患者（OR=1.41，1.04-1.90）心脏事件风险相关，而不是 6 月组患者（OR=1.28，0.91-1.79）。

研究者简介：

Helena M Earl，英国剑桥大学肿瘤系医生。

编者按：

Persephone 试验结果早期分析强有力证明：与 12 月相比，持续使用 6 月的辅助曲妥珠单抗心脏事件明显减少。

参考文献：

EARL H M, VALLIER A L, DUNN J, et al. Trastuzumab-associated cardiac events in the Persephone trial[J]. Br J Cancer, 2016, 115(12):1462-1470.

◆ 17-3-3 研究概况 ◆

试验名称	Trastuzumab in Human Epidermal Growth Factor Receptor 2 - Positive Early Breast Cancer: Results of a Prospective, Noninterventional Study on Routine Treatment Between 2006 and 2012 in Germany
研究类型	观察性研究
入组时间	2006 年 9 月～2011 年 7 月
入组患者	4027 例 HER2 阳性早期乳腺癌（3940 例进行分析）
用药方法	1 年曲妥珠单抗
研究结果	3 年、5 年 RFS 分别为 90%、82.8% 3 年、5 年 OS 分别为 96.8%、90% pT1N0 3 年、5 年 RFS 分别为 95.8%、91.1% pT1a 3 年、5 年 RFS 分别为 100%、96% pT1b 3 年、5 年 RFS 分别为 95%、90% pT1c 3 年、5 年 RFS 分别为 95%、91%

RFS: Relapse-free survival, 无复发生存期；IHC: Immunohistochemistry, 免疫组化；CI: Confidence interval, 置信区间；HER2: Human epidermalgrowth factor receptor-2, 人表皮生长因子受体 -2。

研究简介：

早期四个大型临床试验证实 1 年曲妥珠单抗成为 HER2 阳性乳腺癌的标准治疗，由于严格的筛选条件，在特殊的亚组人群中缺乏有效可靠的数据，特别是老年患者、小肿瘤、低复发风险肿瘤或伴有重大疾病的患者。此外，由于个别患者的需要，临床使用曲妥珠单抗治疗过程中可能出现各种情况，比如化疗、内分泌治疗等用药的顺序，以及持续的时间和剂量。后续复查、随访过程中也会各项问题。这项前瞻性、长期非干预性研究，以获得未经选择早期 HER2 阳性乳腺癌数据情况。入组 HER2 阳性，定义为免疫组化（IHC）染色 3＋、IHC 2＋而 FISH 阳性，对既往接受新辅助治疗、内分泌治疗或化疗没有限制。患者按照各中心机构的常规方法治疗并对病例报告进行前瞻性记录。主要计算 RFS 和 OS。2006 年 9 月至 2011 年 7 月入组 4027 例，3940 例进行分析。其中 65 岁以上患者 26%（一半年龄大于 70 岁），pN0 患者 53%，pTis 患者 8%，pT1、pT2 患者各 40%。大多数患者（3703（94%））接受了曲妥珠单抗联合化疗，78% 为辅助治疗，14% 为新辅助治疗，2% 患者两者都进行。87% 患者使用蒽环类药物（主要是表柔比星），66% 使用紫杉类药物（主要为多西他赛）。曲妥珠单抗过早停止使用的占 9%（心脏毒性原因占 3.5%）。中位随访 39 月，共记录 453（11.5%）RFS 事件。根据 Kaplan-Meier 估计，3 年和 5 年的 RFS 分别为 90%（95%CI，88.9-91.1%）、82.8%（95%CI，81.2-84.4%），相对应的 OS 率分别为 96.8%（95%CI，96.1%-97.6%）、90%（95%CI，88.6-91.4%）。单因素和多因素分析时，年龄对整体影响较小，原发肿瘤大小、淋巴结受累状态、激素受体状态是相对独立预后因素。≥ 2 和 ≥ 3 级的心脏毒性发生率分别为 2.5% 和小于 1%。

研究者简介：

Peter Dall，就职于 Klinikum Lüneburg 医院乳腺癌中心。

编者按：

大型关键的Ⅲ期试验结果，往往排除老年患者、合并症患者等特殊群体。德国这项研究提供了一个更广泛、未经选择的患者人群（其中包括 1000 多例Ⅰ期患者），这个真实世界的数据，为临床诊疗提供重要信息。

参考文献：

DALL P,KOCH T,GÖHLER T,et al.Trastuzumab in Human Epidermal Growth Factor Receptor 2-Positive Early Breast Cancer:Results of a Prospective,Noninterventional Study on Routine Treatment Between 2006 and 2012 in Germany[J].The Oncologist,2017,22(2):131-138.

第4节　肝损伤

◆ 17-4-1 研究概况 ◆

试验名称	Magic-301
研究类型	多中心、随机、对照试验
试验分期	Ⅲ期
入组时间	2013 年 2 月 28 日～ 2015 年 12 月 31 日
入组患者	1220（1146）例拟使用含顺铂（≥ 60mg/m²）、奥沙利铂（≥ 85mg/m²）、环磷酰胺（≥ 600mg/m²）或吉西他滨（≥ 2000mg/m²）四种细胞毒药物中任意一种或数种进行化疗的恶性肿瘤

（续表）

分组情况	第 1 组 （n=766）：异甘草酸镁 + 化疗
	第 2 组 （n=380）：化疗
用药方法	第 1 组：化疗开始前 1 天，异甘草酸镁 200mg ivd qd，连续用药至 1 个化疗疗程结束后，异甘草酸镁用药 ≥ 5 天
	第 2 组：予抗肿瘤常规化疗，未使用异甘草酸镁
研究结果	化疗后肝损伤发生率：第 1 组 52.81%，第 2 组 62.63%（P=0.0004）
	化疗后 2 级以上肝功能异常率：第 1 组 10.07%，第 2 组 12.37%（P=0.0008）
	化疗后 ALT 异常率：第 1 组 8.63%，第 2 组 16.58%（P<0.0001）
	化疗后 AST 异常率：第 1 组 10.72%，第 2 组 20.05%（P<0.0001）
	解救用药率：第 1 组 1.3%，第 2 组 9.2%（P<0.0001）

ALT: Alanine transaminase, 谷丙转氨酶；AST: Aspartate transaminase, 谷草转氨酶；ULN: Upper limit of normal, 正常上限值。

研究简介：

肝脏作为药物代谢的主要器官和药物损伤的主要靶器官，特别容易受到抗肿瘤化疗药物的损伤。异甘草酸镁注射液是新一代的甘草酸制剂，由 α - 构型甘草酸与镁离子结合形成的立体异构体镁盐。本研究旨在观察和评价在大样本恶性肿瘤患者人群中采用异甘草酸镁注射液预防抗肿瘤化疗相关性急性肝损伤的有效性和安全性。纳入 1220 例拟使用含顺铂（ ≥ 60mg/m^2）、奥沙利铂（ ≥ 85mg/m^2）、环磷酰胺（ ≥ 600mg/m^2）或吉西他滨（ ≥ 2000mg/m^2）四种细胞毒药物中任意一种或数种化疗的恶性肿瘤患者。入组标准： 年龄 18~75 岁； 预计生存期 ≥ 3 月； 肝肾功能： 血清总胆红素、ALT 和 AST ≤ 1.0 × ULN（正常值上限），三大常规（血、尿和便常规）和心电图基本正常；距末次化疗结束至少 2 周。

注：不包括曾经进行过肝脏局部放疗；乙肝或丙肝病毒感染，病毒处于活跃复制状态，需要进行抗病毒治疗者；严重心脏病、肝肾疾病及其他严重器质性病变；正在联合细胞免疫治疗；2 周内应用过或正在应用可能影响本研究观察的药物（如多烯磷脂酰胆碱、还原型谷胱甘肽及硫普罗宁等其他保肝药）；哺乳期和妊娠期女性；对甘草酸类药物有过敏史 。

试验组于随机化疗前 1 天起，予异甘草酸镁注射液 200mg/d，静脉滴注，连续使用 ≥ 5 天；对照组仅给予常规化疗。至 1 个化疗疗程结束，参照 NCI-CTC AE 4.0 版标准，严格观察和比较患者化疗前、后肝损伤的发生情况，包括发生率和严重程度，必要时给予解救性保肝方案治疗。化疗后对照组的肝损伤发生率 62.63%，试验组为 52.81%（P=0.0004）；根据肝损伤严重程 NCI 分级分析显示，化疗后，对照组 2 级以上肝功能异常率为 12.37%，而试验组为 10.07%（P=0.0008），且对照组有 32.37% 上升至少 1 个肝损伤等级，相较于试验组高出 11.17%（P<0.0001）。 分别统计含铂类、含环磷酰胺和含吉西他滨的不同化疗方案，试验组肝损伤发生率较对照组分别降低 7.11%（P=0.0188）、22.36%（P=0.0033）和 18.71%（P=0.0380）。化疗后肝功能指标 ALT 和 AST 的异常率，试验组也显著低于对照组；化疗第 2 周（13 ~ 15 天）试验组的 ALT 及 AST 异常率较对照组均降低近 50%（ALT 异常率：8.63% vs. 16.58%，P<0.0001；AST 异常率：10.72% vs. 20.05%，P<0.0001）。在整个试验过程中，试验组发生解救用药情况 1.3%，对照组高达 9.2%（P<0.0001）。两组其他不良反应和不良反应的发生率基本相当。

研究者介绍：

秦叔逵，国家药物临床试验机构主任，亚洲临床肿瘤学会（ASCO）理事，中国临床肿瘤学会（CSCO）秘书长。

编者按：

在抗肿瘤化疗前，尤其在使用易引起肝损伤的化疗药物之前，预防性使用异甘草酸镁具有良好应用前景，为化疗的预防性保肝治疗提供了临床数据。

参考文献：

秦淑奎，杨柳青，王科明，等．异甘草酸镁注射液预防抗肿瘤化疗相关性急性肝损伤的随机对照、全国多中心临床研究 [J]. 临床肿瘤学杂志,2017,22(2):97-106.

第5节　外周神经病变

◆ 17-5-1 研究概况◆

研究名称	Evaluation of the effect of compression therapy using surgical gloves on nanoparticle albumin-bound paclitaxel-induced peripheral neuropathy
试验分期	Ⅱ 期
研究编号	UMIN 000014064
入组时间	2013 年 8 月～ 2016 年 1 月
入组对象	43 例初发或复发接受 260mg/m² 白蛋白结合型紫杉醇方案的乳腺癌
研究结果	外科手套加压保护的手较对照侧手而言，2 级不良反应或感觉与运动性周围神经病变的发生率显著降低（感觉神经病变 21.4% vs.76.1%，周围神经病变 26.2% vs. 57.1%） 经外科手套加压保护后，指尖温度较化疗前温度相比能够显著降低 1.6-2.2℃（P<0.0001）

研究简介：

化疗所致双手疼痛麻木等周围神经病变，是许多常用化疗药物（包括紫杉类和铂类）常见而难以治疗的不良反应，并且可能持续数年、影响生活质量。目前尚无明确预防化疗所致周围神经病变的有效疗法。这项Ⅱ期多中心临床试验拟评估外科手套加压疗法预防白蛋白结合型紫杉醇引起的周围神经病变的功效。研究纳入 43 例 20 ～ 75 岁乳腺癌，接受白蛋白结合型紫杉醇化疗方案，每 3 周静脉输注 260mg/m² 白蛋白结合型紫杉醇，每次 30 分钟，共 4 周期。每次化疗患者在优势手上佩戴比紧绷尺寸小一号的医用乳胶手套 90 分钟（分别于化疗前，化疗中以及化疗后），在非优势手上不佩戴外科手套以及任何其他物品。外科手套加压保护的手较对照侧手而言，2 级不良反应或感觉与运动性周围神经病变的发生率显著降低（感觉神经病变 21.4% vs. 76.1%，周围神经病变 26.2% vs. 57.1%）。同时，经外科手套加压保护后，指尖温度较化疗前温度相比能够显著降低 1.6 ～ 2.2℃（P<0.0001）。

研究者简介：

Shigeru Tsuyuki，日本大阪市红十字会医院乳腺外科医生。

参考文献：

TSUYUKI S,SENDA N,KANNG Y,et al.Evaluation of the effect of compression therapy using surgical gloves on nanoparticle albumin-bound paclitaxel-induced peripheral neuropathy:a phase Ⅱ multicenter study by the Kamigata Breast Cancer Study Group[J].Breast Cancer Res

Treat,2016,160(1):61-67.

编者按：

通过佩戴医用乳胶手套压迫手部，包括手指，减少血液从微血管流向指尖，可预防化疗所致周围神经病变。该研究利用常见的外科手套解决临床实际难题，思路新颖，疗效确切。

◆ 17-5-2 研究概况 ◆

研究名称	Effects of Cryotherapy on Objective and Subjective Symptoms of Paclitaxel-Induced Neuropathy
研究类型	前瞻性自身交叉对照
研究编号	UMIN000013398
入组时间	2014 年 5 月～ 2015 年 8 月
入组对象	44 例 ECOG 评分为 0-1 分的乳腺癌，40 例患者计划接受每周紫杉醇治疗（80mg/m²，1 小时），共 12 周、960mg/m² 的累积剂量。
分组情况	干预组（n=44） 对照组（n=44）
治疗方法	所有患者惯用侧肢体均在紫杉醇化疗前 15 分钟至化疗后 15 分钟（共 90 分钟）穿戴冰冻手套和袜子（干预组），非惯用侧不穿戴（对照组）， 每周期化疗前评估患者是否出现 CIPN 相关症状，由预处理基线的触觉敏感性的变化评估的 CIPN 发生率 通过患者神经病变问卷(Patient Neuropathy Questionnaire, PNQ)评估热敏感缺陷、主观症状、四肢灵巧度、事件发生时间和风险比。最终 4 例未达到累积剂量（由于发生肺炎，严重疲劳，严重肝功能不全和黄斑水肿），对剩余 36 例进行分析
研究结果	应用冷冻疗法侧肢体（干预组）较对照侧（对照组），周围神经病变发生率显著降低 手部触觉灵敏度降低比率：27.8% vs. 80.6%（P<0.001） 足部部触觉灵敏度降低比率：25.0% vs. 63.9%（P<0.001） 手部温觉异常发生率：8.8% vs. 32.4%（P=0.02） 足部温觉异常发生率：33.4% vs. 57.6%（P=0.04） 手部冷觉异常发生率：2.8% vs. 13.9%（P=0.13） 足部冷觉异常发生率：12.6% vs. 18.8%（P=0.69） 手足 CIPN 的 PNQ A-E 级， 手部严重 CIPN（PNQ C-E 级） 干预组 2.8%，控制组 41.7%（P<0.001） 足部严重 CIPN（PNQ C-E 级） 干预组 2.8%，控制组 36.1%（P<0.001） 冷冻疗法耐受性良好，整个试验过程中，无患者因不能耐受不良反应而退出试验组，最常见疼痛（8.2%）、感觉寒冷（4.2%）、感觉异常（0.4%），经干预均可好转

PNQ, Patient Neuropathy Questionnaire，患者神经病变问卷

研究简介：

周围神经病变是一种化疗常见不良反应，通过损伤四肢神经，导致疼痛、麻木和刺痛，使平衡和使用手或手指感到困难。本研究发现对手脚进行简单冷包裹或能改善。40 例中 4 例未达到 960mg/m² 紫杉醇累积剂量（由于发生肺炎、严重疲劳、严重肝功能不全和黄斑水肿），无患者因冷冻不耐受而退出试验。化疗期间研究人员给每位患者一侧手脚都戴上冷

冻手套和冷冻袜子，另一侧作为对照。患者戴冷冻手套的手部只有不到 27.8% 出现麻木，而 80.6% 无手套保护的手部受到影响。近 63.9% 患者在无保护足部出现麻木，穿冷冻袜子足部 25% 感到麻木。在灵巧测试中，相比于有手套保护，无手套保护的手表现出较大的与治疗相关的下降趋势。接受紫杉醇治疗的乳腺癌，冷冻疗法是一种预防周围神经病变的简单、安全、有效的策略。冷冻治疗对于预防 CIPN 的客观和主观症状以及由此产生的功能障碍都是有用的。

研究者简介：

Akiko Hanai，就职于日本京都大学。

参考文献：

HANAI A,ISHIGURO H,SOZU T,et al.Effects of Cryotherapy on Objective and Subjective Symptoms of Paclitaxel-Induced Neuropathy:Prospective Self-Controlled Trial[J].J Natl Cancer Inst,2018,110(2):141-148.

编者按：

没有新颖复杂的技术，研究使用的是市面上普通的冷冻包，简单 90 分钟冷冻疗法大大降低患神经病变症状的风险。但该研究规模较小，仅考察使用紫杉醇治疗患者，尚不清楚冷疗法是否对使用其他化疗药物的患者有获益。

◆ 17-5-3 研究概况 ◆

研究名称	神经节苷脂对紫杉类引起的乳腺癌周围神经病变的作用
研究类型	双盲安慰剂随机对照
试验分期	Ⅲ期
研究编号	NCT02468739
入组时间	2015 年 5 月～ 2016 年 11 月
入组对象	206 例 18-75 岁接受 4 周期紫杉类药物辅助化疗早期乳腺癌
分组情况	第 1 组（n=103）：神经节苷脂（GM1） 第 2 组（n=103）：安慰剂
治疗方法	神经节苷脂 80mg ivd qd×3 天 在紫杉类化疗前一天开始
研究结果	最终纳入分析 183 例经 4 周期化疗后 FACT-Ntx 评分：第 1 组 43.27，第 2 组 34.34（P<0.001） CTCAE v4.0 评价标准，≥ 1 级外周神经毒性患者比例： 第 1 组 14.3%，第 2 组 100%（P<0.001） ENS ≥ 1 级感觉性神经毒性： 第 1 组 26.4%，第 2 组 97.8%（P<0.001） 运动性神经毒性：第 1 组 20.9%，第 2 组 81.5%（P<0.001）

TIPN, Taxane-induced peripheral neuropathy, 紫杉类药物引起的周围神经病变

研究简介：

紫杉类药物引起的周围神经病变是一种剂量限制性不良反应，可导致治疗中断。研究纳入 206 例 18 ～ 75 岁接受 4 周期紫杉类药物辅助化疗的早期乳腺癌，患者均接受乳房改良根治术或保乳手术，且未接受过新辅助化疗。患者被 1:1 随机分为神经节苷脂（GM1）

组与安慰剂组。GM1（80mg）或安慰剂在紫杉类化疗的前一天开始输注，每天一次，共 3 天。研究结果显示，在最终纳入分析 183 例，经 4 周期化疗，GM1 组的肿瘤治疗神经毒性功能评价量表评分（Functional Assessment of Cancer Treatment Neurotoxicity, FACT-Ntx）显著优于安慰剂组（43.27，95%CI，43.05-43.39 vs. 34.34，95%CI，33.78-34.89；平均差异 8.96，95%CI，8.38-9.54，P<0.001）。GM1 组 1 级或更高周围神经病变的发生率较安慰剂组显著降低（14.3% vs. 100%，P<0.001）。根据东部合作肿瘤小组感觉神经病变量表与运动神经病变量表的评估，GM1 组 1 级或更高周围神经病变的发生率同样较安慰剂组显著降低（感觉神经病变量表 26.4% vs. 97.8%，P<0.001；运动神经病变量表 20.9% vs. 81.5%，P<0.001）。

研究者简介：

袁中玉，中山大学附属肿瘤医院主任医师，主要从事肿瘤内科治疗的临床工作及抗癌药物研究，主要研究方向为乳腺癌的内科治疗。

参考文献：

YANHONG S U,JIAJIA HUANG,SHUSEN WANG,et al.The Effects of Ganglioside-Monosialic Acid in Taxane-Induced Peripheral Neurotoxicity in Patients with Breast Cancer:A Randomized Trial[J].J Natl Cancer Inst,2020,112(1):55-62.

编者按：

神经节苷脂能够降低紫杉类引起乳腺癌外周神经病变的严重程度与发生率。

◆ 17-5-4 研究概况 ◆

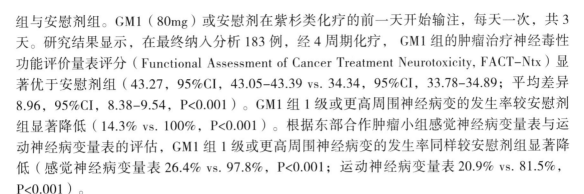

研究名称	度洛西汀对化疗引起的周围神经病变的疗效
研究类型	随机双盲对照试验
试验分期	Ⅲ期
研究编号	NCT00489411
入组时间	2008 年 4 月～ 2011 年 3 月
入组对象	231 例至少具有 1 级感觉疼痛的 25 岁及以上肿瘤患者
分组情况	度洛西汀组（n=115） 安慰剂组（n=116）
给药方法	第 1 周患者每天服用 30mg 度洛西汀或安慰剂，剩余 4 周每天服用 60mg 度洛西汀或安慰剂
研究结果	在接受度洛西汀治疗 5 周后，度洛西汀组平均疼痛减轻 1.06（95%CI，0.72-1.40），安慰剂组平均疼痛减轻 0.34（95%CI，0.01-0.66，P=0.003）。度洛西汀组与安慰剂组之间的平均疼痛评分平均差为 0.73（95% CI，0.26-1.20）
	接受度洛西汀治疗，59% 有不同程度疼痛减轻，接受安慰剂治疗，38% 不同程度疼痛减轻

研究简介：

20% ～ 40% 接受神经毒性化疗（例如紫杉烷类、铂类、长春生物碱等）的癌症患者会产生因化疗引起的周围神经病变。有临床试验结果显示，度洛西汀是治疗糖尿病性神经病变的有效方法。这项随机、双盲Ⅲ期临床试验研究度洛西汀对化疗引起的周围神经性病变的疗效。231 例至少具有 1 级感觉疼痛的 25 岁及以上的患者，不限肿瘤类型，随机 1:1 分为度洛西汀组与安慰剂组。在接受度洛西汀治疗 5 周后，度洛西汀组平均疼痛减轻 1.06（95%CI，0.72-1.40），安慰剂组平均疼痛减轻 0.34（95%CI，0.01-0.66，P=0.003）。度洛西汀组与安慰剂组之间的平均疼痛评分平均差为 0.73（95% CI，0.26-1.20）。接受度洛西汀治疗，59% 患者有不同程度的疼痛减轻，接受安慰剂治疗，38% 患者有不同程度疼痛减轻。与安慰剂相比，度洛西汀能够减轻化疗引起的周围神经性病变的疼痛。

研究者简介：

Ellen M Lavoie Smith，就职于美国密歇根大学安阿伯分校护理学院。

参考文献：

SMITH E M,PANG H,CIRRINCIONE C,et al.Effect of duloxetine on pain,function, and quality of life among patients with chemotherapy-induced painful peripheral neuropathy:a randomized clinical trial[J].JAMA,2013,309(13):1359-1367.

编者按：

2014 年美国临床肿瘤学会（ASCO）指南报道了 48 个化疗药物相关的周围神经毒性的随机临床研究结果，仅度洛西汀研究得到微弱阳性结果。尽管 ASCO 指南强烈建议将度洛西汀用于治疗疼痛性 CIPN，但基于临床试验原始数据，患者临床实践的获益可能极为有限。

第6节　手足综合征

◆ 17-6-1 研究概况 ◆

试验名称	Topical Silymarin Administration for Prevention of Capecitabine-Induced Hand-Foot Syndrome
研究类型	前瞻性、随机、双盲、安慰剂对照试验
研究编号	IRCT2016110730621N1
入组时间	2016 年 2 月 ～ 2016 年 12 月
入组患者	61 例首次使用卡培他滨，年龄18 ～ 70 岁之间的胃肠道恶性肿瘤患者（包括结肠癌和食管癌患者） 排除标准：不包括肝衰竭（LFT > 正常上限的 5 倍，或 > 正常上限和症状的 3 倍）；肾衰竭（肾小球滤过率 <30mL/min）；严重感染需要抗生素治疗；有水飞蓟素史过敏史；自身免疫性疾病；糖尿病；使用非甾体抗炎药物（NSAIDs）、糖皮质激素和其他免疫抑制药物。
分组情况	第 1 组（n=32）：水飞蓟素凝胶组 第 2 组（n=29）：安慰剂组
治疗方法	XELOX 方案 奥沙利铂：130 mg/m² ivd d1, 21, 42, 63 卡培他滨 1000mg po bid，连续使用 3 周（食管癌） 卡培他滨 1500mg po bid 连续使用 2 周后休息 1 周（结直肠癌），休息结束后继续 在此期间，患者不应接受其他任何药物或积极的 HFS 预防措施。 水飞蓟素：外用 1% 水飞蓟素凝胶，bid（在接受卡培他滨化疗后的第 1 天，将半指尖量的凝胶用于脚掌，一指尖的量用于手掌）一直持续 9 周 安慰剂：不含水飞蓟素凝胶，使用方法同水飞蓟素组
研究结果	第 9 周末中位 WHO HFS 评分：第 1 组 0（0-4），第 2 组 2（0-4）（P=0.03）

HFS: Hand foot syndrome，手足综合征。

研究简介：

手足综合征（HFS）是卡培他滨在胃肠恶性肿瘤患者中常见的剂量限制性不良反应。水飞蓟素是从水飞蓟属提取的多酚类黄酮，具有强烈的抗氧化和抗炎活性。在这项研究评估了水飞蓟素在胃肠恶性肿瘤中预防卡培他滨导致的 HFS 的功效。该研究是一项前瞻性、随机，双盲，安慰剂对照临床试验，评估在 HFS 发生时从化疗第 1 天至 9 周施用于手掌和脚底两次 / 天的 1% 水飞蓟素效果。40 例符合水飞蓟素或安慰剂组的纳入标准。在基线和每三周记录 WHO HFS 量表评分。第 9 周末，水飞蓟素组的中位 WHO HFS 评分较对照组显著降低（p <0.05）。在化疗期间，安慰剂组和水飞蓟素组的得分均显著升高，但水飞蓟素组 HFS 发生和发展有所延迟。通过在胃肠肿瘤预防性使用水飞蓟素局部制剂 9 周，可显著降低卡培他滨导致的 HFS 的严重程度并延迟其发生。

研究者介绍：

Gholamreza Karimi，马什哈德医科大学教授，2000-2002 年度药理学与毒理学系主任，2000 年至 2012 年马什哈德药物和毒物信息中心经理，2005 年至 2012 年马什哈德大学食品和药物组织副主任。

编者按：

这项研究表明，水飞蓟素凝胶可能降低由于卡培他滨诱导的 HFS 发生率，并且会延缓 HFS 发生。因此需要大样本的水飞蓟素研究，特别是研究不同含量水飞蓟素局部制剂，以此证实水飞蓟素的潜在作用。

参考文献：

ELYASI S,SHOJAEE F S R,ALLAHYARI A,et al.Topical Silymarin Administration for Prevention of Capecitabine-Induced Hand-Foot Syndrome:A Randomized,Double-Blinded, Placebo-Controlled Clinical Trial[J].Phytother Res,2017,31(9):1323-1329.

第 7 节　口腔炎

◆ 17-7-1 研究概况 ◆

试验名称	SWISH
研究编号	NCT02069093
研究类型	多中心、单臂试验
试验分期	Ⅱ期
入组时间	2014 年 5 月 28 日～ 2015 年 10 月 8 日
入组患者	92 例激素受体阳性 HER2 阴性，年龄为 18 岁以上，绝经后，经组织学或细胞学病理确诊转移性乳腺癌 注：不包括活动性口腔炎，口腔粘膜炎或口腔溃疡；接受其他抗癌疗法（除二膦酸盐或地舒单抗以外）；严重或者不受控制疾病包括糖尿病；需要皮质类固醇或免疫抑制药物治疗
分组情况	单臂：地塞米松组

（续表）

用药方法	依维莫司 10mg po qd 依西美坦 25mg po qd 10mL 地塞米松漱口水（0.5mg/5ml）漱口 2 分钟后吐出，每日 4 次，持续 8 周
研究结果	85 例可评价疗效，2 级或更差的口腔炎发生率为 2 例（2%），较之前 BOLERO-2 研究发生率（33%）明显降低

HER2: Human epidermal growth receptor 2，人表皮生长因子 2。

研究简介：

依维莫司治疗乳腺癌可能引起口腔炎发生，严重口腔炎可导致依维莫司减量或中断治疗。之前有报道使用地塞米松口服预防口腔炎发生，本研究旨在评估地塞米松漱口剂预防口腔炎的疗效。这是一项多中心，单臂，Ⅱ期临床研究，入组 92 例 18 岁以上、绝经后的、有组织学或细胞学确认的、激素受体阳性、HER2 阴性的转移性乳腺癌。从第 1 周期第 1 天开始，患者接受每日依维莫司 10mg 加依西美坦 25mg，10mL 漱口水无酒精地塞米松（漱口 2 分钟后吐出，每日 4 次，持续 8 周）。主要终点是在完整分析组（接受至少一剂依维莫司和依西美坦地塞米松漱口水的患者）与 BOLERO-2 的历史对照相比（依维莫司和依西美坦治疗激素受体阳性晚期乳腺癌未给予地塞米松漱口剂预防口腔炎），评估 ≥ 2 级口腔炎的发生率。2014 年 5 月 28 日至 2015 年 10 月 8 日，招募 92 例，85 例可评估疗效。8 周后，85 例 2 级或更差的口腔炎发生率为 2 例（2%，95% CI，0.29%–8.24%），在 BOLERO-2 研究期间 482 例患者有 159 例（33%，95% CI，28.8%–37.4%）发生口腔炎。因此，预防性使用地塞米松口服液可显著降低接受依维莫司和依西美坦治疗患者的口腔炎的发病率和严重程度，可作为接受依维莫司和依西美坦治疗患者口腔护理新标准。

研究者介绍：

Hope S. Rugo，见前。

编者按：

预防性使用地塞米松口服液可显著降低接受依维莫司 + 依西美坦治疗患者的口腔炎的发病率和严重程度，可作为接受依维莫司和依西美坦治疗的患者口腔护理的新选择。

参考文献：

RUGO H S,SENEVIRATNE L,BECK J T,et al.Prevention of everolimus–related stomatitis in women with hormone receptor–positive,HER2–negative metastatic breast cancer using dexamethasone mouthwash (SWISH):a single–arm,phase 2 trial[J].Lancet Oncol,2017,18(5):654–662.

◆ 17-7-2 研究概况 ◆

试验名称	粒 - 巨噬细胞集落刺激因子预防口腔炎
研究类型	随机对照试验
试验分期	Ⅲ 期
入组时间	1999 年 10 月～ 2001 年 4 月
入组患者	40 例接受术后放疗的头颈部肿瘤患者 注：WHO PS 评分 ≤ 2 分；既往未行放化疗；口腔及口咽粘膜放疗总剂量 ≥ 50Gy
分组情况	第 1 组（n=21）：GM-CSF 漱口液组 第 2 组（n=19）：硫糖铝漱口液组

（续表）

用药方法	GM-CSF 组：GM-CSF 37.5μg 干粉溶解于 25ml 无菌水中，清洁口腔后含漱溶液 3 分钟后吞下溶液，放疗期间每日 4 次 硫糖铝组：1g 硫糖铝溶解于 25ml 无菌水中，清洁口腔后含漱溶液 3 分钟后吞下溶液，放疗期间每日 4 次
研究结果	粘膜炎完全及部分愈合率： 第 1 组 5/21(24%)，第 2 组 0/19(0%)，P=0.049 使用阿片类药物止痛：第 1 组 0/21，第 2 组 4/19，P=0.042 放疗中断：第 1 组 0/21，第 2 组 4/19，P=0.042

PS: Performance status, 体力活动评分；GM-CSF: Granulocyte-Macrophage Colony-Stimulating Factor, 粒 - 巨噬细胞集落刺激因子。

研究简介：

口腔黏膜炎是头颈部肿瘤放疗中常见不良反应，影响患者生活质量，严重时影响治疗。本研究比较粒 - 巨噬细胞集落刺激因子（GM-CSF）漱口液与硫糖铝漱口液在防治放疗引起的口腔黏膜炎的作用。入组 40 例头颈部手术后放疗患者，随机分为 GM-CSF 组（n=21）与硫糖铝组（n=19）。使用 GM-CFS 37.5μg，或硫糖铝溶液漱口，每日 4 次从放射治疗开始到放疗结束。每周监测放射性黏膜炎症状、体重、血清前白蛋白水平和血象变化。试验结果，GM-CSF 组口腔粘膜炎严重程度较轻 (P=0.072)。GM-CSF 组完全愈合 (n=1) 和部分愈合 (n=4) 发生，硫糖铝组中没有 (P=0.049)。GM-CSF 组口腔黏膜炎疼痛较少，较少使用阿片类药物止痛（P=0.042）。硫糖铝组有 3 例患者放疗期间需住院治疗口腔黏膜炎，GM-CSF 组无。硫糖铝组有 4 例患者放疗中断，GM-CSF 组无（P=0.042）。两组间在体重、前白蛋白水平、血细胞计数上无明显差异，漱口液均耐受。GM-CSF 漱口液较之硫糖铝漱口剂更能有效预防放疗导致粘膜炎和粘膜炎相关疼痛，其应用可能减少因黏膜炎导致的放疗中断。

研究者介绍：

KAUKO SAARILAHTI，任职于赫尔辛基大学中央医院癌症中心。

编者按：

GM-CSF 漱口液较之硫糖铝漱口剂更能有效预防放疗导致黏膜炎和黏膜炎相关疼痛，其应用可能减少因黏膜炎导致的放疗中断。

参考文献：

SAARILAHTI K,KAJANTI M,JOENSUU T,et al.Comparison Of Granulocyte-Macrophage Colony-Stimulating Factor And Sucralfate Mounthwashes In The Prevention Of Radiation-Induced Mucositis:A Double-Blind Prospective Randomized Phase III Study[J].Int J Radiat Oncol Biol Phys,2002,54(2):479-485.

第8节 骨关节疼痛

◆ **17-8-1 研究概况** ◆

试验名称	SWOG S1202
研究类型	多中心、安慰剂对照、随机、双盲试验
试验分期	Ⅲ期
入组时间	2013年5月～2015年10月
入组患者	299例接受芳香酶抑制剂治疗的绝经后Ⅰ—Ⅲ期女性乳腺癌，接受AI治疗时间为3周至36月；患者在接受AI治疗后新发疼痛或疼痛加重，采用简明疼痛量表（Brief Pain Inventory, BPI）评分平均疼痛评分≥4分（10分制）；无度洛西汀治疗禁忌证
分组情况	第1组（n=127）：度洛西汀 第2组（n=128）：安慰剂
用药方法	度洛西汀30mg qd×7天→60mg qd×11周→30mg qd×7天 总计14周
研究结果	度洛西汀治疗组与安慰剂组的平均关节疼痛评分相比： 12周时：降低0.82分（P=0.0002） 13周后：停药 14周时：降低0.76分（P=0.0004） 24周时：降低0.07分（P=0.80） 平均关节疼痛评分降低≥2分比例： 2周时：第1组52%，第2组40%（P=0.07） 6周时：第1组68%，第2组49%（P=0.003） 12周时：第1组68%，第2组59%（P=0.18） 13周后：停药 24周时：第1组60%，第2组59%（P=0.89） 度洛西汀组任何等级不良反应发生率更高（78% vs. 50%）

AI: Aromatase Inhibitor, 芳香转化酶抑制剂。

研究简介：

芳香化酶抑制剂（AI）用于早期乳腺癌的治疗，但由于AI相关的肌肉骨骼症状（AIMSS）而使其应用受到限制。度洛西汀，5-羟色胺和去甲肾上腺素再摄取抑制剂，属于抗抑郁药、神经病理性疼痛用药，2004年和2007年先后被美国食品药品监督管理局（FDA）批准用于治疗抑郁症、严重抑郁状态、纤维肌痛、糖尿病性周围神经病性疼痛和广泛性焦虑症。美国西南肿瘤协作组（SWOG）开展多中心、安慰剂对照、随机、双盲Ⅲ期临床研究（S1202），比较了度洛西汀与安慰剂治疗芳香酶抑制剂所致早期乳腺癌肌肉骨骼症状的有效性和安全性。该研究于2013年5月～2015年10月入组接受芳香酶抑制剂治疗的早期乳腺癌绝经后女性299例，平均关节疼痛评分≥4分，芳香酶抑制剂治疗开始后出现或恶化，按1：1随机分配接受13周度洛西汀或安慰剂。主要终点为12周时的平均关节疼痛评分，使用多变量线性混合模型进行统计学分析，根据分层因素（基线疼痛评分：4～6、7～10，既往是否使用紫杉类）进行校正。临床显著变化定义为12周时与0周相比平均关节疼痛评分降

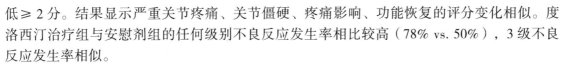

低≥2分。结果显示严重关节疼痛、关节僵硬、疼痛影响、功能恢复的评分变化相似。度洛西汀治疗组与安慰剂组的任何级别不良反应发生率相比较高（78% vs. 50%），3级不良反应发生率相似。

研究者介绍：

N. Lynn Henry，密歇根大学、犹他大学亨斯迈癌症研究所研究员，西南肿瘤学组（SWOG）委员兼 SWOG 症状控制和生活质量委员会共同主席。

编者按：

目前推荐的芳香酶抑制剂标准疗程长达 5 年以上，患者的服药依从性非常重要，影响患者依从性的主要原因为药物不良反应。这一研究关注了 AI 治疗过程中常见不良反应，显示度洛西汀的耐受性好，尤其是抑制肌肉骨骼症状的效果较好，为临床提高患者用药依从性提供了新思路。

参考文献：

HENRY N L,UNGER J M,SCHOTT A F,et al.Randomized,Multicenter,Placebo-Controlled Clinical Trial of Duloxetine Versus Placebo for Aromatase Inhibitor-Associated Arthralgias in Early-Stage Breast Cance:SWOG S1202[J].J Clin Oncol,2018,36(4):326-332.

第 9 节　潮　热

◆ 17-9-1 研究概况 ◆

试验名称	NCCTG Trial N05C9.
研究类型	随机对照试验
试验分期	Ⅲ期
入组时间	2006 年 11 月 3 日～ 2007 年 4 月 13 日
入组患者	254 例在过去 1 月每周至少有 14 次潮热发作的绝经后女性 注：不能进行任何抗肿瘤治疗或接受雌激素或睾酮治疗；没有恶性肿瘤活动的证据；不能接受其他对抗潮热的治疗方法或不能使用其他抗抑郁药。
分组情况	第 1 组 （n=83）：安慰剂 第 2 组 （n=57）：西酞普兰 10mg 第 3 组 （n=57）：西酞普兰 20mg 第 4 组 （n=57）：西酞普兰 30mg
用药方法	西酞普兰 10mg/d, 20mg/d, 30mg/d, po 治疗周期 6 周
研究结果	潮热评分减少值： 第 1 组 2.0 (23%)，第 2 组 7.0(49%)，第 3 组 7.7 (50%)，第 4 组 10.7 (55%)（P ≤ 0.002）

研究简介：

多达 75% 女性经历过潮热，对生活质量产生一定的影响。因为潮热没有被确切的理解，不能有效应对，需严格评估以被有效控制。这项随机，双盲试验评价西酞普兰剂量分别为 10、20 或 30mg/d 与安慰剂 6 周治疗对于潮热的疗效。254 例女性随机分入 4 组，主要终点是从基线到 6 周的潮热评分变化，通过每日潮热发作实时记录报告汇总分析。研究显示西酞普兰较安慰剂明显改善潮热症状,剂量分层间没有显著差异。在安慰剂、10mg组、20mg组和30mg组比较中,潮热评分分别减少2.0 (23%)、7.0(49%)、7.7 (50%)和10.7 (55%)(P ≤ 0.002)。研究中西酞普兰耐受性良好,没有明显不良反应。西酞普兰是一种有效的耐受性好治疗潮热的药物,在10mg/d以上似乎无明显剂量反应,当剂量大于20mg/d时,改善作用更明显。

研究者介绍:

Debra L. Barton,密歇根大学护理学院,Mary Lou Willard French肿瘤护理学教授。

编者按:

西酞普兰是一种有效的耐受性好的抑制潮热的药物。研究显示高剂量组(>20mg/d)较低剂量组(<20mg/d)疗效更为显著,具有一定剂量依赖性。

参考文献:

BARTON D L,LAVASSEUR B I,SLOAN J A,et al.Phase Ⅲ,Placebo-Controlled Trial of Three Doses of Citalopram for the Treatment of Hot Flashes:NCCTG Trial N05C9[J].J Clin Oncol,2010,28(20):3278-3283.

第10节 双膦酸盐不良反应

◆ 17-10-1 研究概况 ◆

试验名称	BIG01/04
试验分期	Ⅲ期
入组时间	2003年9月~2006年2月
入组患者	AZURE试验中完成口腔QoL评估的患者486例
分组情况	第1组(n=242):标准辅助治疗 第2组(n=244):标准辅助治疗+唑来膦酸
治疗方法	唑来膦酸4mg 初始1次/3-4周×6次→1次/3月×8次→1次/6月×5次
研究结果	中位随访73.9月下颌骨坏死: 第1组0;第2组33例可疑,26例证实,累积发生率2.1% 两组患者口腔QoL发生率和严重性均无显著性差异

ONJ: osteonecrosis of the jaw, 下颌骨坏死; Oral-QoL: Oral health-related quality of life, 口腔健康相关生活质量; CI: Confidence interval, 置信区间。

研究介绍:

唑来膦酸与偶发下颌骨坏死有关(ONJ)。AZURE试验入组3360例Ⅱ/Ⅲ期乳腺癌,随机分配接受标准治疗联合/不联合唑来膦酸,比较两组疗效及安全性。所有潜在ONJ事件均报告为严重不良事件,并进行中心审查。邀请486例研究参与者完成口腔健康影响量表14(OHIP-14),评估5年治疗后患者口腔健康相关生活质量(Oral-QoL)。研究结果显示,中位随访73.9月,报告33例可疑ONJ,均为唑来膦酸治疗组;26例经证实符合ONJ诊断,唑来膦酸组累积发生率2.1%(95% CI,0.9%-3.3%)。362例(74%)返回

OHIP-14 问卷。唑来膦酸组和对照组患者口腔 QoL 发生率和严重性的影响均无显著性差异。在 AZURE 试验中，使用唑来膦酸与 ONJ 的较低发生率相关，但似乎不会对 QoL 产生不利影响。

研究者介绍：

Rathbone EJ，就职于英国谢尔菲尔德韦斯顿公园医院临床肿瘤科。

编者按：

本研究表明唑来膦酸引起下颌骨坏死发生率较低，似乎不会对口腔健康相关生活质量产生不利影响。

参考文献：

RATHBONE E J,BROWN J E,MARSHALL H C,et al.Osteonecrosis of the jaw and oral health-related quality of life after adjuvant zoledronic acid:an adjuvant zoledronic acid to reduce recurrence trial subprotocol (BIG01/04) [J].J Clin Oncol,2013,31(21):2685-2691.

◆ 17-10-2 研究概况 ◆

研究名称	不同双膦酸盐在视觉系统不良反应
研究类型	病例回顾分析
研究结果	帕米膦酸二钠： 非特异性结膜炎 72，葡萄膜炎 66，异常或视力模糊 24，巩膜炎 19，眼痛 16，畏光 14，巩膜炎外层炎 10
	阿仑膦酸钠： 视力异常或模糊 94，眼痛 33，非特异性结膜炎 30，葡萄膜炎 19，巩膜炎 4
	依替膦酸二钠： 异常或视力模糊 18，非特异性结膜炎 3
	利塞膦酸钠： 非特异性结膜炎 7，异常或视力模糊 2，巩膜炎 1
	氯膦酸钠： 视力异常或模糊 5，畏光 1

FDA: Food and drug administration，美国食品药品监督管理局。

研究简介：

由于帕米膦酸二钠用药后视觉系统反应的独特性，本研究回顾了其他双膦酸盐的研究数据。结果表明，在极少数情况下，这类药物会引起严重眼部不良反应。研究中涉及的不同双膦酸盐的眼部不良反应多样性可能反映了个体对于不同双膦酸盐的选择，以及 FDA 批准药物上市的先后。一项特别重要的发现是，患者发生的单侧或双侧巩膜炎无论采用何种方法都无法得到解决，直至停用双膦酸盐。建议接受双膦酸盐患者护理参考以下指南：视力丧失或眼部疼痛患者应转给眼科医生；非特异性结膜炎很少需要治疗，随后暴露于双膦酸盐期间通常强度降低；可能同时发生多种眼部副作用，如：巩膜结膜炎可合并葡萄膜炎；在某些情况下，可能需要停药才能解决眼部炎症；为治疗巩膜炎，即使在需要充分药物治疗期间，也必须停用双膦酸盐。

研究者介绍：

Frederick W. Fraunfelder，就职于美国俄勒冈州波特兰凯西眼科研究所。

编者按：

本文回顾分析了双膦酸盐药物对视觉系统的不良反应，特别是双膦酸盐的长期使用，值得临床医生重视。

参考文献：

FRAUNFELDER F W.Bisphosphonates and ocular inflammation[J].N Engl J Med,2003,348(12):1187–1188.

◆ **17-10-3 研究概况** ◆

试验名称	Zometa
入组患者	5例多发性骨髓瘤患者、1例Paget病，均接受肾活检
分组情况	所有患者均接受唑来膦酸盐4mg每月静脉滴注
研究结果	6例患者应用唑来膦酸治疗后出现肾功能衰竭、血肌酐升高、肾活检显示急性肾小管坏死改变 停止使用唑来膦酸治疗后，所有6例患者肾功能均有改善

ATN：Acute tubular necrosis，急性肾小管坏死

研究简介：

多种药物使用过程中会出现肾衰竭和急性毒性肾小管坏死（ATN）。该研究首次报道了与该药物相关的肾毒性的临床病理学研究。研究包含6例患者（4例男性和2例女性），其中5例为多发性骨髓瘤，1例为Paget病，平均年龄69.2岁。所有患者均接受唑来膦酸盐4mg每月静脉滴注，输注时间不少于15分钟，平均治疗持续时间为4.7月（3~9月）。结果显示所有患者均发生肾功能衰竭，血肌酐升高由平均基线水平的1.4 mg/dL升高至3.4 mg/dL。肾活检显示有ATN，具有肾小管细胞变性、刷状缘消失和细胞凋亡的特征。免疫组织化学染色显示参与细胞周期的细胞（Ki-67阳性）显著增加，肾小管Na^+，K^+-ATP酶表达紊乱。重要的是，虽然所有患者在应用唑来膦酸之前均已使用过帕米膦酸盐治疗，但活检未显示帕米膦酸盐的肾毒性表现，未观察到局灶性节段性肾小球硬化症的特征改变。肾活检后停止使用唑来膦酸治疗，所有6例患者肾功能均有改善（随访1~4月，平均终末血清肌酐为2.3 mg/dL）。

研究者介绍：

Markowitz GS，美国纽约哥伦比亚医学与外科医学学院病理学系。

编者按：

唑来膦酸给药后发生肾功能衰竭、停药后肾功能部分恢复，提示应高度重视双膦酸盐药物使用中发生急性毒性肾小管坏死（ATN）的可能。

参考文献：

MARKOWITZ G S,FINE P L,STACK J I,et al.Toxic acute tubular necrosis following treatment with zoledronate (Zometa) [J].Kidney Int,2003,64(1):281–289.

第18章 乳腺癌生物标志物

精准医学时代，大型生物数据库、不断更新的检测分析技术和计算辅助系统等可以及时准确地预测肿瘤患者从特定治疗中的获益程度；同时特定的分子标志物检测有助于预测药物在临床实践的疗效，在发现最合适患者的同时，使肿瘤患者最大限度获益。本章就乳腺癌分子标志物相关试验进行回顾总结。

◆ 18-1-1 研究概况 ◆

试验名称	Association Between the 21-Gene Recurrence Score Assay and Risk of Locoregional Recurrence in Node-Negative, Estrogen Receptor–Positive Breast Cancer：Results From NSABP B-14 and NSABP B-20
试验分期	回顾性分析
入组时间	NSABP B-14：1982 年 1 月～ 1988 年 1 月 NSABP B-20：1988 年 10 月～ 1993 年 3 月
入组患者	1674 例绝经后淋巴结阴性、ER 阳性的乳腺癌
分组情况	第 1 组（n=895）：他莫昔芬 第 2 组（n=355）：安慰剂 第 3 组（n=424）：他莫昔芬 + 化疗 低危组（RS<18） 中危组（RS 18 ～ 30） 高危组（RS>30）
用药方法	第 3 组根据化疗方案分 2 组 化疗组 1（n=221）：环磷酰胺 + 甲氨蝶呤 + 氟尿嘧啶 化疗组 2（n=203）：甲氨蝶呤 + 氟尿嘧啶 + 甲酰四氢叶酸 详见 NSABP B-20（第 7 章 7-2-2-24）
研究结果	他莫昔芬组 LRR 与 RS 分组显著相关（P< 0.001） 10 年 LRR： 低危组 4.0%（95% CI，2.3%-6.3%） 中危组 7.2%（95% CI，3.4% -11.0%） 高危组 15.8%（95% CI，10.4%-21.2%） 安慰剂组 LRR 与 RS 有显著的相关性（P=0.022） 10 年 LRR： 低危组 10.8%（95% CI，5.8%-15.8%） 中危组 20.0%（95% CI，9.9%-30.0%） 高危组 18.4%（95% CI，9.5%-27.4%）

（续表）

研究结果	他莫昔芬 + 化疗组：LRR 与 RS 显著相关 (P = 0.028)
	10 年 LRR：
	低危组 1.6% (95% CI，0%-3.5%)
	中危组 2.7% (95% CI，0%-6.4%)
	高危组 7.8% (95% CI，2.6%-13%)

RS: Recurrence Score，复发评分；ER: estrogen receptor，雌激素受体；

LRR: locoregional recurrence，局部复发。

研究简介：

NSABP B-14、NSABP B-20 研究证实，淋巴结阴性、ER 阳性乳腺癌能从内分泌治疗和化疗中获益。由于单用他莫昔芬治疗后 10 年复发风险仅约 15%，若对所有患者行辅助化疗，远期疗效来看至少有 85% 的患者有过度治疗之嫌。2004 年 Paik 等人对 NSABP B-14 研究（他莫昔芬单药治疗组）在内的临床试验共 477 例乳腺癌，采用高通量 RT-PCR 技术检测这些病例石蜡切片中的基因表达，分析复发率与 250 个候选基因表达相关性，最后筛选出 21 个基因。本研究根据已有的数据（包括 B-14 和 B-20 研究）在内的临床试验共 1674 例可获得肿瘤标本乳腺癌病例。使用 21 基因检测（Oncotype DX）对所有患者复发风险进行评分（RS），研究采用的 RS 风险分层与以往的低中高危有所不同：低危 <18 分，中危 18-30 分，高危 > 30 分。在他莫昔芬治疗的患者中，LRR 与 RS 风险组明显相关（P < 0.001）。低 RS（<18）患者的 10 年 LRR 为 4.0%（95%CI，2.3% 至 6.3%），中 RS（18-30）患者为 7.2%（95%CI，3.4% 至 11.0%），高 RS（>30）患者为 15.8%（95%CI，10.4% 至 21.2%）。在 B-14 安慰剂治疗患者（P=0.022）和 B-20 的化疗加他莫昔芬治疗患者（P=0.028）中，RS 和 LRR 之间也有明显的关联。在多变量分析中，RS 与年龄和初始治疗类型一样，是 LRR 的独立预测因素。

研究者介绍：

Eleftherios P. Mamounas，西奈山医院、加拿大多伦多大学临床生物化学、病理学和检验科负责人。

编者按：

本研究在原有数据基础上（合并 B-14、B-20 研究）进行分析，扩大样本后再一次证实：RS 能够比临床病理指标更为准确地预测淋巴结阴性、ER 阳性乳腺癌复发转移风险。

参考文献：

MAMOUNAS E P, TANG G, FISHER B, et al. Association Between the 21-Gene Recurrence Score Assay and Risk of Locoregional Recurrence in Node-Negative, Estrogen Receptor‐Positive Breast Cancer: Results From NSABP B-14 and NSABP B-20[J]. J Clin Oncol, 2010, 28(10): 1677-1683.

◆ 18-1-2 研究概况 ◆

试验名称	SWOG-8814
试验分期	回顾性分析
入组时间	1989 年 6 月～ 1995 年 7 月
入组患者	367 例 ER 阳性和 / 或 PR 阳性绝经后乳腺癌术后
分组情况	第 1 组（n=148）：TAM 组：单用 第 2 组（n=219）：CAF-T 组：CAF 化疗 6 周期后予他莫昔芬 5 年 低危组：RS<18；中危组：RS（18-30）；高危组：RS ≥ 31
治疗方法	第 1 组：他莫昔芬 5 年 第 2 组：CAF 化疗 6 周期→他莫昔芬 5 年
研究结果	RS 是单用他莫昔芬治疗组中 DFS 高度预测因子 10 年 DFS 率：低危组 60%、中危组 49%、高危组 43% （HR=2.64，95% CI，1.33-5.27，P=0.006） 10 年 OS 率：低危组 77%、中危组 68%、高危组 51%， （HR =4.42，95% CI，1.96-9.97，P < 0.001） RS 是 CAF 化疗组 DFS 获益与否的一个强有力预测因子 高危组，CAF-T 比单用他莫昔芬有显著优势 （HR=0.59，95% CI，0.35-1.01） 10 年的 DFS 率： 低危组，CAF-T 组 64%，他莫昔芬组 60% 高危组，CAF-T 组 55%，他莫昔芬组 43% 10 年的 OS 率： CAF-T 组对比他莫昔芬组， 在低、中危组无显著差异 在高危组分别为 68% 和 51%

RS：Recurrence Score，复发评分。

研究简介：

　　他莫昔芬是绝经后激素受体阳性乳腺癌标准辅助治疗药物，本研究为 SWOG 8814 研究的子研究。原研究共 1477 例患者，前期研究发现他莫昔芬和 CAF 同时联合的疗效较差，因此排除他莫昔芬和 CAF 同时联合组，保留他莫昔芬单药组和 CAF 序贯他莫昔芬组，共 367 例可行 RT-PCR 分析，进行 21 基因检测。复发评分在他莫昔芬单药组中具有预后作用（P=0.006；复发评分相差 50 分，HR=2.64，95%CI，1.33-5.27）。对于复发分数低的患者（RS <18，log-rank P=0.97，HR=1.02，0.54-1.93），CAF 未见获益，对于复发分数高的患者（RS ≥ 31；log-rank P=0.033；HR=0.59，0.35-1.01），调整阳性淋巴结数目，无病生存率有所改善。尽管累积获益在 10 年时仍然存在，复发评分与治疗获益在前 5 年显著相关（P=0.029），5 年后相关性不显著（P=0.58）。总生存率和乳腺癌特异性生存率的结果相似。

研究者介绍：

　　Kathy S. Albain，芝加哥洛约拉大学特里奇医学院，红衣主教伯纳德癌症中心，血液学、肿瘤学终身教授，美国国家癌症研究所及西南肿瘤学研究组的主席。

编者按：

　　在雌激素受体阳性、淋巴结阳性乳腺癌，RS 同样可预测辅助化疗获益程度。21 基因

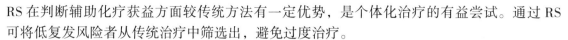

RS 在判断辅助化疗获益方面较传统方法有一定优势，是个体化治疗的有益尝试。通过 RS 可将低复发风险者从传统治疗中筛选出，避免过度治疗。

参考文献：

ALBAIN K S,BARLOW W E,SHAK S,et al.Prognostic and predictive value of the 21-gene recurrence score assay in postmenopausal women with node-positive,oestrogen-receptor positive breast cancer on chemotherapy:a retrospective analysis of a randomised trial[J].Lancet Oncol,2010,11(1):55-65.

◆ 18-1-3 研究概况 ◆

试验名称	TAILORx
研究类型	前瞻性回顾性试验
试验分期	Ⅲ期
研究编号	NCT00310180
入组时间	2006 年 4 月～ 2010 年 10 月
入组患者	10273 例年龄 18 ～ 75 岁，HR 阳性 HER2 阴性无淋巴结转移 NCCN 指南推荐或考虑接受辅助化疗的浸润性乳腺癌 肿瘤大小 1.1 ～ 5.0cm 或 0.6 ～ 1.0cm 伴中高组织学分级 同意接受化疗或愿意根据 RS 随机接受化疗或不化疗
分组情况	所有患者行 21 基因检测复发风险评分（RS）
	低危组（≤ 10 分）： A 组单纯内分泌治疗（n=1619）
	中危组（11 ～ 25 分）：随机分组（n=6711） B 组单纯内分泌（n=3399） C 组内分泌 + 化疗（n=3312）
	高危组（≥ 26 分）： D 组内分泌 + 化疗（n=1389）
研究结果	随访 5 年（2015 年） iDFS：总 93.8%，低危组 95.8%，中危组 93.6%，高危组 91.3% DRFI：总 99.3%，低危组 99.8%，中危组 99.0%，高危组 100% RFS：总 98.7%，低危组 99.8%，中危组 98.2%，高危组 98.7% OS：总 98.0%，低危组 98.7%，中危组 97.9%，高危组 97.3%
	随访 9 年（2018 年） iDFS：B 组 83.3%，C 组 84.3% DRFI：B 组 94.5%，C 组 95.0% OS：B 组 93.9%，C 组 93.8%

（续表）

研究结果	二次分析（2019 年） 基因风险中等，临床风险较高 vs. 临床风险较低： 内分泌治疗的远处复发风险高 1.73 倍（95%CI，1.93-3.87） 化疗的远处复发风险高 1.41 倍（95%CI，1.66-3.48） 基因风险较高，临床风险较高 vs. 临床风险较低： 化疗的远处复发风险高 2.17 倍（95%CI，1.94-5.19） >50 岁基因风险中等，内分泌 vs. 化疗： 临床风险较低 9 年远处复发风险相似（4.0±0.7% vs. 3.5±0.6%） 临床风险较高 9 年远处复发风险相似（8.3±1.5% vs. 9.3±1.9%） 年龄 ≤ 50 岁基因风险中等，内分泌 vs. 化疗： 临床风险较低 9 年远处复发风险相似（3.9+1.0% vs. 4.7±1.0%） 临床风险较高 9 年远处复发风险较低（6.1±1.8% vs. 12.3±2.4%） ≤ 50 岁基因风险较低，内分泌治疗的 9 年远处复发风险极低（≤ 1.8±0.9%） 年龄 >50 岁基因风险较高，临床风险较高 vs. 临床风险较低： 化疗的 9 年远处复发风险较高（19.8±3.9%vs. 7.0±2.4%）。 年龄 ≤ 50 岁基因风险较高，临床风险较高 vs. 临床风险较低： 化疗的 9 年远处复发风险较高（15.2±3.3%vs. 6.2±2.5%）
	高风险组分析（2020 年） 化疗 + 内分泌的 RS 评分 26 ~ 100 5 年无远处复发率 93%（SE=0.8%） 远处 / 局部复发率 91.0%(SE=0.8%) IDFs 为 87.6%(SE=1.0%) 总生存率为 95.9%(SE=0.6%) 内分泌治疗 RS 评分 26 ~ 100 的 10 年远处复发率约为 30%

iDFS: invasive disease free survival, 无浸润性疾病生存期；RFS: Recurrence free survival, 无复发生存；DRFI: Freedom from Distant Recurrence, 无远处复发间期；OS: Overall survival, 总生存；HR: Hormone receptor, 激素受体；ER: Estrogen receptor, 雌激素受体；HER2: Human epidermal growth factor 2, 人表皮生长因子 2。

研究简介：

该研究使用前瞻性回顾性试验设计，比较 HR 阳性 /HER2 阴性 / 腋结阴性，Oncotype DX21 基因复发风险评分（Recurrence score, RS）中等的早期浸润性乳腺癌患者接受单纯内分泌治疗是否非劣于化疗 + 内分泌治疗，探讨基于 21 基因评分个性化指导早期乳腺癌辅助治疗的决策。2006 年 4 月 -2010 年 10 月入组 10 273 例，分 4 组：RS ≤ 10 分只接受内分泌治疗（A 组）；RS ≥ 26 分接受化疗 + 内分泌治疗（D 组）；RS 为 11~25 分的中等风险患者随机分配接受单独内分泌治疗（B 组）或化疗 + 内分泌治疗（C 组）。主要终点在中等风险人群中为 iDFS，低风险人群为 DRFI。前者事件包括远处转移、局部复发、对侧乳腺癌、其他浸润性第二原发肿瘤及无复发死亡等情况；后者仅包括远处转移。根据 RS 分组，10 273 例中，低风险 17%，中等风险 69%，高风险 14%。

2015 年报道整体人群 5 年 iDFS 为 93.8%，5 年 DRFI 为 99.3%，5 年 RFS 为 98.7%，5 年 OS 为 98.0%。基于符合推荐辅助化疗的临床病理特征 HR 阳性 /HER2 阴性 / 腋结阴性乳腺癌，具有良好基因表达谱，仅采用内分泌治疗 5 年复发率非常低。

2018 年报道 9719 例符合条件的随访患者，6711 例（69%）中等 RS 评分 11-25，被随机分配为内分泌治疗组或化学联合内分泌治疗组。在 9 年随访时间内，两组 iDFS 相似（83.3%

vs. 84.3%），DRFI（94.5% vs. 95.0%）及总生存率（93.9% vs. 93.8%）也相近。≤ 50 岁女性，复发分数为 16-25 可从化疗获益。尽管 ≤ 50 岁亚组人群可能从辅助化疗获益，在总体人群中，单独辅助内分泌治疗与化疗联合内分泌治疗相比具有相似疗效。

2019 年二次分析。整合肿瘤大小、组织学分级和 RS 评分来预测化疗获益。同时分析 RS 为 16-25 分，年龄 <50 岁，接受化疗的绝对获益。9427 例（9719 例有符合条件的随访信息）中，6615 例（70.2%）临床低风险（589/6615，8.9% 的 RS 评分高风险（26-100），2812 例（29.8%）临床高风险（770/2812，27.4% 的 RS 评分高风险（26-100）。通过多因素比例风险回归模型，计算内分泌治疗 ± 化疗的远处复发风险比，对临床风险的影响进行评估。结果发现，根据基因风险（较低 0 ~ 10 分，中等 11 ~ 25 分，较高 26 ~ 100 分）和临床风险，临床风险分层提供了预后信息，将其添加到 21 基因复发评分之后，可用于识别可从更有效治疗中获益的绝经前女性。

2020 年对多中心随机临床试验数据二次分析，9719 例合格女性中有 1389 例（14%）复发得分 26-100，其中 598 例（42%）RS 得分 26-30，791（58%）RS 为 31-100，高 RS 被前瞻性地分配到除内分泌治疗外接受辅助化疗。接受辅助化疗 + 内分泌治疗的 RS 评分 26~100 患者的预计 5 年无远处复发生存率为 93%，优于仅接受内分泌治疗方案组。接受内分泌治疗的 RS 评分 26~100 患者的 10 年远处复发率约为 30%，化疗可有效降低 RS 评分 26~100 患者的远处复发风险。这项研究进一步为 RS 评分指导 HR 阳性 /HER2 阴性 / 腋窝淋巴结阴性乳腺癌患者的辅助化疗提供证据。

研究者介绍：

Joseph A Sparano，ECOG 乳腺癌委员会前副主席，ECOG-ACRIN 乳腺癌委员会主席。

编者按：

21 基因复发风险评分模型（Oncotype Dx）和临床病理学指标相结合，开启大规模乳腺癌治疗获益人群筛查分析，并写入多种指南，为乳腺癌带来更加有效精准化的个体治疗。

参考文献：

SPARANO J A,GRAY R J,MAKOWER D F,et al.Prospective Validation of a 21-Gene Expression Assay in Breast Cancer[J].N Engl J Med,2015,373(21):2005-2014.

SPARANO J A,GRAY R J,MAKOWER D F,et al.Adjuvant Chemotherapy Guided by a 21-Gene Expression Assay in Breast Cancer[J]. N Engl J Med,2018,379(2): 111-121.

SPARANO J A,GRAY R J,RAVDIN PETER M, et al. Clinical and Genomic Risk to Guide the Useof Adjuvant Therapy for Breast Cancer[J].N Engl J Med,2019,380(25): 2395-2405.

SPARANO J A,GRAY R J,MAKOWER D F,et al.Clinical Outcomes in Early Breast Cancer With a High 21-Gene Recurrence Score of 26 to 100 Assigned to Adjuvant Chemotherapy Plus Endocrine Therapy:A Secondary Analysis of the TAILORx Randomized Clinical Trial[J].JAMA Oncol,2020,6(3):367-374.

◆ 18-1-4 研究概况 ◆

试验名称	WSG-Plan B
试验分期	平行对照随机前瞻性试验
试验分期	Ⅲ B 期
入组时间	2009 年 3 月～2011 年 6 月
入组患者	3198 例激素受体阳性，HER2 阴性早期乳腺癌术后
分组情况	第 1 组（n=348）：RS ≤ 11，内分泌治疗 第 2 组（n=1371）：RS=12-25，随机入组化疗 第 3 组（n=456）：RS>25，随机入组化疗
用药方法	均接受内分泌治疗 两种化疗方案： 环磷酰胺 + 多西他赛 q3w×6 周期 表柔比星 + 环磷酰胺 q3w×4 周期→多西他赛 q3w×4 周期
研究结果	3 年 DFS 率：第 1 组 98%，第 2 组 98%，第 3 组 92% 多变量分析：淋巴结、组织学分级、RS 是 DFS 独立预后因素

RS: Recurrence Score, 复发评分；DFS: Disease free survival, 无病生存期；HR: Hormone receptor, 激素受体。

研究简介：

从 2009 年到 2011 年招募了 3198 例患者，中位年龄 56 岁；41.1% 为淋巴结阳性，32.5% 组织学 3 级。348 例（15.3%）因 RS ≤ 11 而放弃化疗。中位随访 35 月，RS ≤ 11 单纯内分泌治疗的 3 年 DFS 为 98%，RS>25 和 12-25 的化疗组分别为 92% 和 98%。淋巴结状态、组织学分级、编码 Ki-67 的 MKI67 基因、ER、PR、肿瘤大小和 RS 是 DFS 的单变量预后因素；淋巴结状态、组织学分级及 RS 是独立的多变量因素。组织学分级在中心和地方实验室之间不一致占 44%。RS 与 MKI67 基因编码的 Ki-67 蛋白和分级呈正相关，与 PR 和 ER 呈负相关。在这项前瞻性试验中，在 RS ≤ 11 的基础上放弃化疗的临床风险增高的患者具有良好的 3 年生存率。

研究者介绍：

Dr. Oleg Gluz，2007 年加入西德科学研究组，致力于分子标志物和早期治疗反应的随机 Ⅱ～Ⅲ 期临床研究。2011 年就任莱茵 / 门兴格拉德巴赫乳腺中心高级医生，于科隆大学从事教学活动。

编者按：

传统的预后标志物和 RS 之间观察到的较大不一致强调了重新标准化评估的必要性，并支持标准化的、经充分验证的基因组检测（如：RS）与临床病理预后因素整合，用于早期激素受体阳性乳腺癌化疗豁免评估。

参考文献：

GLUZ O, NITZ U, CHRISTGEN M, et al. West German Study Group Phase Ⅲ PlanB Trial: First Prospective Outcome Data for the 21-Gene Recurrence Score Assay and Concordance of Prognostic Markers by Central and Local Pathology Assessment[J]. J Clin Oncol, 2016, 34(20): 2341-2349.

◆ 18-1-5 研究概况 ◆

试验名称	ATAC 回顾分析
入组时间	1996 年 7 月～ 2000 年 3 月
入组患者	1017 例 ER 阳性绝经后早期乳腺癌患者
分组情况	淋巴结阴性（n=739） 淋巴结阳性（n=268） HER2 阴性（n=888） HER2 阴性 / 淋巴结阴性（n=649）
用药方法	内分泌治疗：阿那曲唑或他莫昔芬
研究结果	ROR 比临床治疗评分（CTS）、21 基因评分 RS 增加更多预后信息 ROR 比 RS 识别更多高风险，减少中级风险患者 在 HER2 阴性 / 淋巴结阴性亚组，C 指数（一致性指数）在 CTS、CTS+RS 和 CTS+ROR 分别为 0.73、0.76 和 0.78 ROR 和免疫组化预后模型（IHC4）相比提供相似预后信息，ROR 在 HER2 阴性 / 淋巴结阴性组能提供较多预后信息

HER2: Human epidermal growth factor receptor-2, 人表皮生长因子受体 -2；ER: Estrogen receptor, 雌激素受体；ROR: Risk of recurrence, 复发风险；CTS: Clinical Treatment Score, 临床治疗评分；RS: Recurrence Score, 复发评分；IHC4: an index of DR risk derived from immunohistochemical assessment of ER, progesterone receptor, human epidermal growth factor receptor 2 (HER2), and Ki-67, 免疫组化预后模型；PR: Progesterone receptor, 孕激素受体。

研究简介：

ER 阳性早期乳腺癌远期复发风险（DR）是决定能否建议化疗的主要因素，经常使用 Oncotype DX 复发评分（RS）评估。PAM50 复发风险（ROR）评分提供另一种方法识别乳腺癌内在亚型。对 1017 例在 ATAC 试验中接受阿那曲唑或他莫昔芬治疗的 ER 阳性乳腺癌 mRNA 进行 ROR 评估。概率比（LR）测试和一致性指数（C 指数）被用来评估 RS、ROR 或 IHC4 所提供的预后信息，IHC4 是一个 DR 风险指数，由 ER、PR、HER2 和 Ki-67 的免疫组织化学评估得出。在所有患者（Δ LR- $\chi 2$ = 33.9; P <0.001）和所有四个亚组（淋巴结阴性、淋巴结阳性、HER2 阴性和 HER2 阴性 / 淋巴结阴性）中，ROR 比 CTS 增加重要预后信息；ROR 比 RS 增加更多信息。在 HER2 阴性 / 淋巴结阴性亚组中，CTS、CTS+RS 和 CTS+ROR 的 C 指数分别为 0.73、0.76 和 0.78。与 RS 相比，更多患者被 ROR 评分为高风险，更少的患者被评分为中度风险。在所有患者中，ROR 和 IHC4 增加了相对相似的预后信息，但在 HER2 阴性 / 淋巴结阴性组中，ROR 增加得更多。

研究者介绍：

Mitch Dowsett，英国皇家马斯登医院生物化学及分子病理中心负责人，伦敦乳腺癌研究中心转化医学教授。

编者按

PAM50 复发风险（ROR）评分相比 21 基因检测评分对于内分泌治疗的 ER 阳性淋巴结阴性乳腺癌提供更多预后信息，可以更好地区分中高级风险组。

参考文献：

DOWSETT M,SESTAK I,LOPEZ-KNOWLES E,et al.Comparison of PAM50 risk of recurrence score with oncotype DX and IHC4 for predicting risk of distant recurrence after endocrine therapy[J].J Clin Oncol,2013,31(22):2783-2790.

◆ 18-1-6 研究概况 ◆

试验名称	Prediction of late distant recurrence after 5 years of endocrine treatment: a combined analysis of patients from the Austrian Breast and Colorectal Cancer Study Group 8 and arimidex, tamoxifen alone or in combination randomized trials using the PAM50 risk of recurrence score.
入组时间	ATAC：1996 年 7 月～ 2000 年 3 月 ABCSG 8：1996 年 1 月～ 2004 年 6 月
研究编号	NCT00291759
入组患者	2137 例来自 ABCSG 8 和 ATAC 研究的绝经后激素受体阳性早期乳腺癌
分组情况	低危组（n=855）：ROR=0-26 中危组（n=216）：ROR=26-68 高危组（n=68）：ROR ＞ 68
用药方法	阿那曲唑或他莫昔芬内分泌治疗
研究结果	5-10 年内远处复发的风险： 高危组为 16.6% (95% CI，13.1%-20.9%) 中危组 8.3% (95% CI，6.1%-11.2%) 低危组为 2.4% (95% CI，1.6%-3.5%)

ROR：Risk of recurrence，复发风险；CTS：Clinical Treatment Score，临床治疗评分。

研究简介：

合并 ATAC 研究中应用他莫昔芬、阿那曲唑单药治疗组以及 ABCSG 8 研究中的患者，均为绝经后激素受体阳性的早期乳腺癌术后患者。2137 例诊断后 5 年内未复发。根据 10 年远期复发风险小于 10%、10%-20% 和大于 20%，将 ROR 评分分为低（ROR=0-26）、中（ROR=26-68）、高危组（ROR ＞ 68）。高危组在 5-10 年内远处复发风险为 16.6% (95% CI，13.1%-20.9%)，中危组 8.3% (95% CI，6.1%-11.2%)，低危组 2.4% (95% CI，1.6%-3.5%)。ROR 高危组远处复发风险是低危组 6.9 倍 (HR=6.90，95% CI，4.54-10.47)，中危组远处复发风险是低危组 3.3 倍 (HR=3.26，95% CI，2.07-5.13)。临床治疗评分（CTS）是较强的 5 年内复发预测因子。ROR 评分可显著预测 5 到 10 年复发。特别在淋巴结阴性/HER2 阴性亚组，ROR 评分联合 CTS 能够对远期预后评估。

研究者介绍：

Ivana Sestak，伦敦大学玛丽皇后学院癌症预防中心教授。

编者按：

ROR 评分可筛选出远期复发高风险乳腺癌，进而从延长内分泌治疗获益。

参考文献：

SESTAK I,CUZICK J,DOWSETT M,et al.Prediction of late distant recurrence after 5 years of endocrine treatment:a combined analysis of patients from the Austrian Breast and Colorectal Cancer Study Group 8 and arimidex,tamoxifen alone or in combination randomized trials using the

PAM50 risk of recurrence score[J].J Clin Oncol,2015,33(8):916-922.

◆ **18-1-7 研究概况** ◆

试验名称	MINDACT
研究编号	NCT00433589
试验分期	Ⅲ期
入组时间	2007 年～ 2011 年
入组患者	6693 例早期浸润性乳腺癌，年龄 18 ～ 70 岁 T1 或 T2 或可手术的 T3 试验开始时要求淋巴结阴性，2009 年 8 月后，标准扩大到 ≤ 3 个淋巴结阳性，无远处转移
干预措施	基因风险：70 基因检测确定 临床风险：Adjuvant! Online v8.0 临床病理系统确定 1. 基因检测与 Adjuvant! Online 均提示低危，不予辅助化疗 2. 两种检测都判断高危，推荐术后化疗 3. 远处转移风险判断不一致，基因高危（G-High）临床低危（C-Low），基因低危（G-Low）临床高危（C-High），随机接受或不接受化疗
分组情况	C-low/G-Low：n=2745 C-low/G-High：n=592 C-High/G-Low：n=1550 C-High/G-High：n=1806
研究结果	2016 年 C-High/G-Low 组 不化疗乳腺癌 5 年 DMFS 为 94.7%（95%CI, 92.5- 96.2） 化疗组较不化疗组 5 年 DMFS 获益增加约 1.5%（95.9% vs. 94.4%，校正后 HR=0.78，95% CI 0.50-1.21，P=0.27）
	2020 年 中位随访 8.7 年 C-High / G-Low 组 8 年 DMFS：辅助化疗组 92.0%，未辅助化疗组 89.4% 8 年 OS：辅助化疗组 95.7%，未辅助化疗组 94.3%
	ITT 人群 HR 阳性 /HER2 阴性按年龄分层 ≤ 50 岁 8 年 DMFS：辅助化疗组 93.6%，未辅助化疗组 88.6% >50 岁 8 年 DMFS：辅助化疗组 90.2%，未辅助化疗组 90.0%

DMFS: Distant metastasis-free survival, 无远处转移生存。C-low: 临床低风险，C-High: 临床高风险，G-Low: 基因低风险，G-High: 基因高风险。

研究简介：

2002 年荷兰癌症研究院开发了一套乳腺癌多基因检测系统。运用 cDNA 芯片技术筛选 70 个与乳腺癌增殖、侵袭、转移、血管新生等相关基因，组成 MammaPrint 检测系统。经回顾性数据验证具有良好预后预测价值，可将淋巴结阴性或有限淋巴结阳性（转移数目 1-3 枚）分为预后好组与预后差组。为前瞻性验证 70 基因的准确性，开展 MINDACT 临床试验，确认临床与基因指标指导临床策略的孰优孰劣。6693 例早期乳腺癌患者，对临床风险（基于改良的 Adjuvant！ Online 工具）和基因风险（根据 70 基因检测）不一致的患者（高临床风险、低基因风险的患者或低临床风险、高基因风险的患者）随机进行辅助化疗或不化疗。

由于两种检测结果提示高风险的患者应接受辅助化疗，被指定接受辅助化疗的患者可以被随机分配接受含蒽环类药物方案或多西他赛 / 卡培他滨治疗方案。激素受体阳性可进一步随机分配接受他莫昔芬 + 来曲唑或单药来曲唑。

主要研究终点是研究临床高危（C-High）/ 基因低危（G-Low）不化疗组 5 年 DMFS，以 DMFS 的 95% 置信区间下界高于 92% 为阳性结果；次要终点包括临床高危（C-High）/ 基因低危（G-Low）化疗与不化疗之间的差别等。2016 年报道该研究首要终点，在 C-High/G-Low 组不化疗的患者中，5 年 DMFS 为 94.7%，95% 置信区间为 92.5% 到 96.2%，置信区间下界大于 92%，故首要终点研究目标达到。对于次要终点，在 C-High/G-Low 组中，化疗组较不化疗组的 5 年 DMFS 获益增加约 1.5%（95.9% vs. 94.4%，校正后 HR=0.78，95% CI，0.50-1.21，P=0.27）。对于 C-Low/G-High 组，化疗带来 DMFS 获益更小（95.8% vs. 95.0%，校正后 HR=1.17，P=0.66）。临床高危（C-High）3356 例（1550 例基因低危 +1806 例基因高危）；3356 例临床高风险患者，采用 70 基因检测指导化疗，将减少 46.2%（n=1550）化疗，明确了 70 基因工具对临床高危乳腺癌具有规避化疗的价值。

中位随访 8.7 年，C-High/G-Low 组接受辅助化疗与未接受辅助化疗的 8 年 DMFS 率分别为 92.0%（95%CI，89.6-93.8）vs. 89.4%（95%CI，86.8-91.5）；8 年 OS 率分别为 95.7%（95%CI，93.9-97.0）vs. 94.3%（95%CI，92.2-95.8）。

研究者介绍：

Fatima Cardoso，葡萄牙里斯本 Champalimaud 临床中心乳腺科主任。

编者按：

本研究彰显基因检测所带来的重大影响，拓展了对所谓临床高风险乳腺癌豁免化疗的可行之路。临床医生在判断乳腺癌预后时，多将肿瘤大小、淋巴结转移状态、组织学分级、激素受体、HER2 状态等因素纳入考量，而 70 基因检测希望独立于上述肿瘤临床病理因素，从基因组水平判断肿瘤复发转移的可能性，选出化疗不获益的患者。

参考文献：

CARDOSO F,VAN'T VEER L J,BOGAERTS J,et al.70-Gene Signature as an Aid to Treatment Decisions in Early-Stage Breast Cancer[J].N Engl J Med, 2016,375(8):717-729.

MINDACT:Long-term results of the large prospective trial testing the 70-gene signature MammaPrint as guidance for adjuvant chemotherapy in breast cancer patients[C].(ASCO 2020Abstract:506)

◆ 18-1-8 研究概况 ◆

试验名称	TransATAC
试验分期	前瞻性队列研究
入组时间	2002 年开始
入组患者	绝经后 ER 阳性乳腺癌
检测项目	BCI: Breast cancer index，乳腺癌指数
	RS: 21 基因复发风险评分
	ROR: Prosigna（PAM50）检测 50 个乳腺癌相关基因，计算复发风险评分 ROR
	EP: EndoPredict 检测结果 EPclin 评分由 12 基因评分、肿瘤大小及淋巴结状态三者综合得出
	IHC4: 4 指标免疫组化评分（检测 ER、PR、HER2 和 Ki-67）
	CTS: Clinical Treatment Score，临床治疗评分
研究结果	2013 年分析 665 例 使用两种 BCI 模型：立方（BCI-C）和线性（BCI-L）进行分析 一级分析显示：BCI-C 是远期复发预测因子，10 年以上远处复发风险有显著性差异（P<0.0001） 低危组为 6.8%，中间组为 17.3%，高危组为 22.2%
	二次分析显示：与 BCI-C 相比，BCI-L 是总体（0-10 年）远期复发的更强预测因子（P<0.0001）；与 BCI-L 相比，21 基因复发评分的预测性较低（P=0.0002），IHC4 也类似（P<0.0001）。所有进一步分析用 BCI-L 模型进行
	多变量分析，所有检测方法对早期远处复发都有显著预后能力（BCI-L，P<0.0001；21 基因复发评分，P<0.0001；IHC4，P<0-0001）。只有 BCI-L 对远期远处复发有意义（BCI-L，P=0.0048；21 基因复发评分，P=0.47；IHC4，P=0.20）
	2018 年分析 774 例 提供预后信息特征从多到少排序 ROR（HR=2.56，95%CI，1.96-3.35） BCI（HR=2.46，95%CI，1.88-3.23） EPclin（HR=2.14，95%CI，1.71-2.68） CTS（HR=1.99，95% CI，1.58-2.50） 复发评分（HR=1.69，95% CI，1.40-2.03） IHC4（HR=1.95，95% CI，1.55-2.45）
	183 例 1-3 个淋巴结阳性，所有 6 种分子检测提供信息大大减少，BCI（ΔLR $\chi2$ = 9.2）和 EPclin（ΔLR $\chi2$ = 7.4）提供额外预后信息多于其他
	2020 年分析 785 例 RS 与雌激素指标成反比（P=-0.79），与其增殖指标成正比（P=0.36） 增殖指标占 RS 与 ROR 复发风险不一致的 72.5%，雌激素指标占 0.6% EP 和 BCI 与 RS 的不一致大部由增殖指标带来（分别占 50.0% 和 54.3%），由雌激素指标带来不一致较小（分别占 20.2% 和 2.7%）

ER: Estrogen receptor，雌激素受体；BCI: Breast Cancer Index，乳腺癌指数；RS: Recurrence Score，复发评分；IHC: Immunohistochemistry，免疫组化。DR: distant recurrence，远处复发。

研究简介：

TransATAC 是 ATAC 研究的转化分析。临床上使用 RS、ROR、EP 和 BCI 来评估接受内分泌治疗的乳腺癌远期复发风险，这些检测在远期复发风险评估上有不一致之处，本研究旨在明确导致这些差异的分子特征。对 ATAC 研究中 ER 阳性 /HER2 阴性乳腺癌进行多基因检测工具检测，评价各种检测工具的一致性。

乳腺癌指数 BCI（breast cancer index）是一项由 11 个基因表达组成的多基因检测工具，包含两部分，一是由 5 个与肿瘤增殖相关的基因评分构成 (MGI)，二是 HOXB13 和 IL17BR 这 2 基因表达比例 (H/I)，与雌激素信号传导相关。BCI 的预后指数是 H/I 和 MGI 的算法整合，提示个体 0-10 年总体以及 5 年后远期远处转移风险。通过与其他一些多基因检测工具相比较，BCI 本身的价值在于远期复发风险的预后评判。

2013 年的 TransATAC 研究中比较 BCI、Oncotype DX RS、IHC4 对绝经后 ER 阳性 /HER2 阴性乳腺癌远期远处转移预测效果。结果发现尽管 3 个标记物均能有效预测 5 年内的早期远处转移风险，但是只有 BCI 能够显著预测 5-10 年的远期远处转移风险。

2018 年 TransATAC 二次分析中进一步比较 BCI、RS、PAM50 ROR、EP、CTS 和 IHC4 对于 0-10 年和 5-10 年的远处复发风险预测价值，结果得出对于淋巴结阴性乳腺癌，ROR、BCI、EP 对总体和远期远处转移预测价值更高，对淋巴结 1-3 枚转移，各项指标提供信息均有限，BCI 和 EP 较其他标志物能够提供更多预后信息。

2020 年通过对 785 例 ER 阳性 /HER2 阴性的未经化疗病例进行分析，RS 与其雌激素模块呈强负相关（P=-0.79），与其增殖模块呈中度正相关（P=0.36）。增殖模块对 EP 和 BCI 的影响最大（分别为 50.0% 和 54.3%），雌激素模块对 EP 和 BCI 的影响较小（分别为 20.2% 和 2.7%）。显示 RS 更多地取决于雌激素相关特征，EP 指数、BCI 和 PAM50 ROR 评分更多地取决于增殖特征。这一结果与通常理解刚好相反，理清这些关系将更有助于解释患者临床预后表现的差异。

研究者介绍：

Dennis C Sgroi，哈佛大学医学院，马萨诸塞州总医院病理学教授，达纳法贝尔 / 哈弗癌症研究中心乳腺癌研究组成员、癌症遗传学研究组成员。

编者按：

Oncotype DX 复发评分（RS）、PAM50 复发风险（ROR）、EndoPredict（EP）、乳腺癌指数（BCI）等多基因检测分子评分已被临床用于评估 HR 阳性 /HER2 阴性早期乳腺癌内分泌治疗的复发风险。然而，这几种检测方法的评估结果经常不一致。TransATAC 研究为找出导致这些检测方法差异的分子特征提供了线索，明确了各类检测工具的敏感群体。

参考文献

SGROI D C,SESTAK I,CUZICK J,et al.Prediction of late distant recurrence in patients with oestrogen-receptor-positive breast cancer:a prospective comparison of the breast-cancer index (BCI) assay,21-gene recurrence score,and IHC4 in the TransATAC study population[J].Lancet Oncol, 2013,14(11):1067-1107.

◆ 18-1-9 研究概况 ◆

研究名称	NeoALTTO
研究类型	随机对照
试验分期	Ⅲ期
入组时间	2008 年 1 月 5 日～ 2010 年 5 月 27 日
入组患者	455 例 HER2 阳性乳腺癌，其中 355 例 (78%) 成功进行 PIK3CA 基因分型
分组情况	曲妥珠单抗组（n=149） 拉帕替尼组（n=154） 曲妥珠单抗 + 拉帕替尼组（n=152）
研究方法	质谱分析法检测组织样本 PIK3CA 突变
研究结果	HER2 阳性乳腺癌检测 PIK3CA 突变率 23% PIK3CA 突变型相比 PIK3CA 野生型获得 pCR 概率更低 每个治疗组 PIK3CA 突变患者 pCR 率低于野生型，联合组差异显著（P=0.012），拉帕替尼组（P=0.51）和曲妥珠单抗组均无显著差异（P=0.44）
	曲妥珠单抗 + 拉帕替尼组 pCR 率： PIK3CA 野生型 53.1%，PIK3CA 突变型 28.6%（P =0.012） PIK3CA 突变与否并不影响 OS 及 DFS

OS: Overall survival, 总生存；DFS: Disease free survival, 无病生存；HER2: Human epidermal growth factor receptor 2，人表皮生长因子 2；CI: Confidential interval, 置信区间；pCR: Pathological complete response, 病理完全缓解。

研究简介：

该研究探索编码磷脂酰肌醇 3- 激酶（PI3K）催化亚基（PIK3CA）的基因突变是否与乳腺癌对 HER2 靶向治疗反应相关。基线组织活检来自 NeoALTTO 试验 HER2 阳性早期乳腺癌，使用基于质谱的基因分型鉴定 PIK3CA 的激活突变。HER2 阳性乳腺肿瘤发现 23% 的 PIK3CA 突变，突变与所有治疗方案中的较差结果相关。曲妥珠单抗 + 拉帕替尼组的野生型 PIK3CA 患者获得 53.1% 总 pCR 率，PIK3CA 激活突变中该比率下降至 28.6%（P =0.012）。

研究者介绍：

Jose Baselga（1959‑2021），西班牙瓦勒德希伯伦大学医院首席医学官，美国麻萨诸塞州总医院和纪念斯隆·凯特琳（Sloan Kettering）医院首席内科医师，2015 至 2016 年任 AACR 主席，2017 年获 ESMO 终身成就奖。

编者按：

PIK3CA 突变会影响 HER2 阳性乳腺癌联合抗 HER2 新辅助治疗的 pCR 率；HER2 阳性且 PIK3CA 突变乳腺癌，PI3KCA 抑制剂联合抗 HER2 的新组合有待进一步研究。PIK3CA 活化突变成为预测 HER2 阳性乳腺癌靶向治疗敏感性的分子标志物。

参考文献：

MAJEWSKI I J, NUCIFORO P, MITTEMPERGHER L,et al.PIK3CA mutations are associated with decreased benefit to neoadjuvant human epidermal growth factor receptor 2-targeted therapies in breast cancer[J].J Clin Oncol,2015,33(12):1334-1339.

◆ 18-1-10 研究概况 ◆

试验名称	SUCCESS
研究类型	前瞻性随机研究
试验分期	Ⅲ期
入组时间	2005 年 9 月～ 2013 年 9 月
入组患者	pT1-T4, pN0-N3,M0, R0 切除术后早期乳腺癌
分组情况	2026 例辅助化疗前检测 CTC 1492 例化疗后检测 CTC
用药方法	FEC → T 方案 5-FU 500mg/m² + EPI 100mg/m² + CTX 500mg/m² q3w×3 周期 序贯 TXT 100mg/m² q3w×3 周期 FEC → G → T 方案 5-FU 500mg/m² + EPI 100mg/m² + CTX 500mg/m² q3w×3 周期 序贯 GEM 1000mg/m² d1,8 q3w×3 周期 序贯 TXT 75mg/m² q3w×3 周期 完成化疗后随机予以 2 或 5 年唑来膦酸治疗 激素受体阳性患者接受内分泌治疗
研究结果	辅助化疗前 CTC 检出率 21.5% 淋巴结阳性组 22.4%，淋巴结阴性组 19.6%（P<0.001） 随访 36 月 DFS：CTC 阳性组 88.1%，CTC 阴性组 93.7%（P<0.0001） OS：CTC 阳性组 93.2%，CTC 阴性组 97.3%（P=0.0002） DDFS：CTC 阳性组 87.9%，CTC 阴性组 94.2%（P<0.001） BCSS：CTC 阳性组 94.4%，CTC 阴性组 97.5%（P=0.008） 预后与 CTC 数目相关，每 30mL 血 CTC ≥ 5 的预后更差 复发率：CTC ≥ 5 组 28.1%，CTC<5 组 7.1%（P<0.0001） 死亡率：CTC ≥ 5 组 14.3%，CTC<5 组 3.4%（P=0.005） 化疗后 CTC 检出率 22.1%

CTC: Circulating tumor cells, 循环肿瘤细胞；DFS: Disease free survival, 无病生存期；OS: Overall survival, 总生存期；DDFS: Distant disease free survival, 无远处转移生存期；BCSS: Breast cancer-specific survival, 乳腺癌特异生存

研究简介：

本研究纳入 2026 例 R0 切除术后早期乳腺癌，放疗根据指南进行。期间行辅助化疗（FEC×3 周期，序贯多西他赛 ×3 周期或 FEC×3 周期，序贯吉西他滨 ×3 周期，序贯多西他赛 ×3 周期）后随机予 2 或 5 年唑来膦酸治疗。HR 阳性接受内分泌治疗。在辅助化疗前、化疗后采集外周血血样。

在辅助化疗前 21.5%(435/2026) 检出 CTC，淋巴结阴性者 19.6% (136/692)，淋巴结阳性者 22.4%(299/1334) 检出 CTC (P<0.001)。淋巴结阳性比淋巴结阴性 CTC 检出率更高。化疗后 22.1%(330/1493) 检出 CTC。CTC 与肿瘤大小、分级和激素受体状态无关。治疗前 CTC 可作为 DFS、OS 独立预测因子，仅次于肿瘤大小、分级、淋巴结受累和激素受体状态。化疗后 CTC 持续存在对 DFS 和 OS 均有不良影响。此外，患者转归也与 CTC 数目相关，每

30mL 血中 CTC ≥ 5 的患者预后更差，在 36 月时，28.1% 出现复发，14.3% 死亡，CTC<5 的复发率为 7.1%，死亡率 3.4%（P<0.0001 和 P=0.005）。

研究者介绍：

Brigitte Rack，德国慕尼黑大学特拉恩斯坦临床中心、德国杜塞尔多夫海因里希－海涅大学妇产科教授。

参考文献：

RACK B,SCHINDLBECK C,JÜCKSTOCK J,et al.Circulating tumor cells predict survival in early average-to-high risk breast cancer patients[J].J Natl Cancer Inst,2014,106(5):dju066.

编者按：

早期乳腺癌辅助治疗前 CTC 预后价值的大型前瞻性研究提示 CTC 检测可作为临床上有用的治疗监测工具。

◆ 18-1-11 研究概况 ◆

研究名称	TBCRC 005
研究类型	多中心前瞻性研究
入组患者	≥ 18 岁组织学证实的复发转移性乳腺癌，具有可测量病灶 ECOG 评分为 0 ～ 2 分，正要开始接受新的系统治疗；在参与试验的 7 家美国医学中心接受治疗。可测量的病灶是指在 CT 或 MRI> 1 cm 或者表浅的 / 可触及的 > 2 cm 病灶。5 年内被诊断出第二原发肿瘤是试验的排除条件（不包括基底或皮肤鳞状细胞癌和 / 或宫颈原位癌）
检测方法	借助 CMethDNA 法在 300 微升血清复样中检测之前发表的 10 基因组中的基因甲基化。此外，还有占总样本大约 5% 的一组相同质量控制标本集合，被插入每一批次中来评估组内和组间的重复性。同一位患者的样本都在同一批次内检测，将试验内部稳定性造成的偏移最小化。 单个基因的甲基化（M）被换算成甲基化指数（MI） MI= 甲基化拷贝数 /（甲基化数目 + 基因标准拷贝数） 每个样品的 MI 是所有重复中的平均值。累计甲基化指数（CMI）是所有基因 MI 的总和。7.5 ml 全血中的 CTC 基于 Janssen Diagnostic Cell Search System 进行分离和计数。
分组情况	分别检测 141 例复发转移性乳腺癌在基线、治疗第 4 周以及首次再分期时血清标本中 10 个基因的甲基化含量
研究结果	治疗第 4 周 中位 PFS：高 CMI 组 2.1 月，低 CMI 组 5.8 月 HR=1.79，95%CI，1.23-2.60，P=0.002
	中位 OS：高 CMI 组 12.3 月，低 CMI 组 21.7 月 HR=1.75，95%CI，1.21-2.54，P=0.003

OS: Overall survival, 总生存；PFS: progression free survival, 无进展生存；CMI: cumulative methylation index, 累积甲基化指数。

研究简介：

TBCRC 005 研究是第一个前瞻性生物标志物研究，它以血液中 DNA 甲基化水平预测乳腺癌疾病进展和生存作为首要研究终点。收集 141 例乳腺癌在基线、第 4 周和首次再分期时的血清样本，检测 10 个基因。累计甲基化指标 CMI 是以所测的 10 个基因中的 6 个为基础产生的。选择 log-rank 统计最有意义的甲基化界值，并用交叉验证获得无偏移点评估。用 logistic 回归或 COX 比例风险模型检测 CMI 与无病生存（PFS）、总生存（OS）和首次再分期时疾病状态的相关性。评价 CMI 在预测预后方面的附加值并和循环肿瘤细胞相对比。与 CMI 值低的患者相比，CMI 值高的乳腺癌中位 PFS 和 OS 都显著缩短。两组 PFS 与 OS 分别为：高 CMI 组 PFS 为 2.1 月，OS 为 12.3 月，低 CMI 组 PFS 为 5.8 月，OS 为 21.7 月。在多变量模型中，MBC 第 4 周 CMI 值高与较差的 PFS（HR=1.79，95%CI，1.23–2.60，P=0.002）和 OS（HR=1.75，95%CI，1.21–2.54，P=0.003）独立相关。从基线水平到第 4 周的 CMI 升高与较差的 PFS（P<0.001）和首次再分期时疾病进展（P<0.001）相关。即使在循环肿瘤细胞存在的情况下，第 4 周的 CMI 仍是 PFS 有力的预测因子（P=0.004）。

研究者介绍：

Kala Visvanathan，美国约翰霍普金斯大学彭博公共卫生学院流行病学部门癌症流行病学主任。

编者按：

这是第一个前瞻性研究证明血清甲基化有潜在临床实用性，指导乳腺癌临床治疗。6 个基因的 CMI 值和 CMI 水平的改变都是独立的预后因素。本研究缺少统一的疗效判定，虽然这些结果都与死亡这个客观结局一致。

参考文献：

VISVANATHAN K,FACKLER M S,ZHANG Z,et al.Monitoring of Serum DNA Methylation as an Early Independent Marker of Response and Survival in Metastatic Breast Cancer:TBCRC 005 Prospective Biomarker Study[J].J Clin Oncol,2017,35(7):751–758.

附录 1　乳腺癌临床试验机构

一、主要研究机构

（一）美国乳腺与肠道外科辅助治疗研究组

NSABP（National Surgical Adjuvant Breast and Bowel Project）成立于 1971 年，是一个进行大规模乳腺癌和结直肠癌临床试验的合作团体。现在 NSABP 成员包括美国、加拿大和澳大利亚的近 1000 个医学中心及医疗组织。NSABP 有关乳腺癌的临床试验包括治疗性试验和预防性试验。NSABP 乳腺癌临床试验是世界上最有代表性的乳腺癌临床试验之一，NSABP 的历史同样也是乳腺癌综合治疗的发展史，它的结果为乳腺癌的综合治疗提供了有力的参考和指导。Bernard Fisher 是 NSABP 首任主席，通过对乳腺癌生物学行为的深入研究，在一系列 NSABP 试验结果的有力支持下，Bernard Fisher 提出了对乳腺癌研究意义重大的理论：乳腺癌自发病开始即是一种全身性疾病，单纯扩大手术范围并不能降低其转移风险和死亡率（1980 年）。基于该理论，缩小手术范围，加强术后综合辅助治疗目前已成为乳腺癌治疗领域的共识。从而终结了 Halsted 乳腺癌根治术理论（1894 年）八十余年的统治地位。

（二）早期乳腺癌临床试验协作组

EBCTCG（The Early Breast Cancer Trialists Collaborative Group）总部设在英国，是目前国际上研究早期乳腺癌治疗的权威组织。该组织旨在通过准确的 Meta 分析对于既往早期乳腺癌治疗的主要争议给出一个明确的指导。20 世纪 80 年代以前，为探讨乳腺癌各种治疗方法的临床疗效，世界各国先后开展了数百项临床随机治疗试验。然而，早期的试验绝大多数规模较小，因此，研究结果往往不准确，而且有时同类研究所得出的结论相互矛盾，给临床治疗造成了很多不利影响。20 世纪 80 年代中期（1984 年～ 1985 年），由英国牛津大学临床试验研究中心（CTSU）发起，组织了全球早期乳腺癌临床试验协作组，收集全世界各国开展的临床试验的资料，每 5 年（1985、1990、1995、2000 年等）对同类数据进行一次全面、系统、客观的分析。

（三）米兰国家肿瘤研究所

INT（Istituto Nazionale dei Tumori di Milano）成立于 1925 年，位于米兰市，是意大利国立肿瘤研究所，著名的米兰试验，乳腺癌辅助化疗 CMF 方案由该所的 Gianni Bonadonna 设计并完成，从而奠定了辅助化疗在乳腺癌治疗中的作用和重要地位，开创乳腺癌术后辅助化疗之先河。

（四）美国西南肿瘤协作组

SWOG（Southwest Oncology Group）成立于 1956 年，是美国国家癌症研究所支持的癌症研究组织，成员约 6000 名医师，这些医师来自超过 6 个国家的 950 个机构。其目标是通过改变医疗实践以延长肿瘤患者的生命。SWOG 的研究者在成人和青少年多种类型的肿瘤方面均有所研究，包括：肺癌、乳腺癌、前列腺癌、皮肤癌、结直肠癌、胃癌、胆囊癌、肝癌、肾癌、胰腺癌、血液系统肿瘤和淋巴瘤等。

（五）癌症与白血病协作组B

CALGB（Cancer and Leukemia Group B）是美国的癌症研究组织，CALGB的研究主要集中在七大癌种：白血病、淋巴瘤、乳腺癌、肺癌、胃肠恶性肿瘤、泌尿生殖系统恶性肿瘤、黑色素瘤。其总部设在芝加哥大学。近年来，CALGB关于成人实体瘤的多模式治疗方案数量逐渐增加，尤其侧重外科介入手术和术前新辅助治疗。20世纪70年代，CALGB发起了用免疫学方法研究白血病和淋巴瘤，后来又发展到用分子基因标记白血病、淋巴瘤和实体瘤。CALGB倡导采用电话访问对肿瘤患者生活质量进行数据收集。

（六）意大利南部肿瘤研究组

GOIM（Gruppo Oncologico Italia Meridionale）由普通学者和荣誉学者组成，普通成员来源于医学、生物学、化学以及对肿瘤有兴趣的人，是一个非营利性组织，目的是培养那些在肿瘤预防、诊断和治疗以及各种肿瘤临床与试验研究有兴趣的人。基本任务是根据成员自己的能力开展试验，开创自己的专业领域，组织国家和区域会议，促进意大利南部肿瘤研究的发展，保持与其他国家和国际肿瘤协会的联系。

（七）肿瘤转化研究组织

TRIO（Translational Research in Oncology）成立于1997年，总部位于加拿大的埃德蒙顿，是一个非营利的学术临床肿瘤研究机构，与45个国家中超过700个肿瘤中心合作，在全球范围内开展临床研究，可以及时有效地传递精确的临床试验结果。通过临床试验测试创新性抗癌药物在各种类型肿瘤的应用。大多数临床试验由临床前数据研究实验室（TORL）加州大学洛杉矶分校进行。TRIO已成功进行了超过25项国际研究，包括：多西他赛在早期乳腺癌的应用，曲妥珠单抗联合非蒽环类疗法在早期HER2阳性乳腺癌的应用，这些研究改变了抗癌药物或疗法在临床中的应用。

（八）国际乳腺癌国际研究组

BCIRG（Breast Cancer International Research Group）是根据比利时法律于1977年成立的一个非营利性组织，自成立以来进行过多次有关可手术乳腺癌的辅助治疗临床试验。它不是传统意义上的临床研究机构，而是一个联系网络，其成员为欧洲、澳大利亚、拉丁美洲和加拿大的合作组织，在世界各地拥有附属中心。开展的比较著名的试验如BCIRG 001、BCIRG 007试验等。

（九）美国肿瘤东部协作组

ECOG（Eastern cooperative oncology group）是1955年由公共资金资助成立的肿瘤研究协作组，进行多中心临床试验。包括多个私人和公共医疗机构构成的网络机构，为有效治疗肿瘤提供各种治疗指南，机构成员包括大学、医疗中心、政府和其他合作组织。这些机构的共同目标是最终治愈肿瘤。研究的结果往往是通过科学出版物提供给全世界的医学界，ECOG与制药企业合作紧密，推动具有潜在抗癌活性的药物临床试验，根据其官网报道，目前有超过90项临床试验正在运行，每年纳入6000例患者，随访中有20000例患者。其协调中心位于波士顿，主席办公室设在费城。主要科研项目有：肿瘤预防、治疗研究、分子标志物研究。是美国国家癌症研究所支持的肿瘤研究组织。

（十）乳腺国际研究组

BIG (Breast International Group) 是一个非营利组织，创立于1999年，由来自世界各地

的乳腺癌学术研究组织构成，总部设在比利时的布鲁塞尔。旨在加速国际层面的乳腺癌研究，通过促进其 56 个成员组和其他学术网络之间合作。通过大规模合作，与超过 3000 家医院合作，致力于乳腺癌研究。专注领域为学术研究，国际合作，发展科学人才。著名的试验如 BIG 1-98 试验。

（十一）国际癌症协作组

ICCG（International Collaborative Cancer Group）是一个欧洲的协作试验组织。与医药行业保持着密切合作关系。成立于1981年，主席为 Charles Coombes，首先发起 FAM 方案 (5FU/多柔比星 / 丝裂霉素）辅助治疗胃癌的研究。1984 开展第一项乳腺癌研究（C/2/84：绝经前淋巴结阳性原发性乳腺癌 CMF vs. FEC），从此 ICCG 进行了多项有关乳腺癌和胃癌的多中心国际临床相关研究，取得了许多成果。其数据中心位于英国的萨顿。

（十二）奥地利乳腺癌与结直肠癌研究组

ABCSG（Austrian Breast and Colorectal Cancer Study Group）主要在乳腺癌和结直肠癌中进行对照临床试验研究和合作的机构。致力于肿瘤问题研究，促进科学家与其他人之间的交流及相关知识的传播。成立于1984 年，为非营利组织，研究领域为乳腺癌、胰腺癌、大肠癌、肝转移。目标是为乳腺癌和结直肠癌患者提供统一、最佳、最新的治疗建议。它所开展的临床试验非常透明，每个阶段的研究都有伦理委员会和主管部门的监督。其研究如 ABCSG-12，ABCSG-14，ABCSG-18 等研究。

（十三）美国中北部癌症治疗组

NCCTG（North Central Cancer Treatment Group）是一个由美国国家癌症研究所资助的国际临床研究组织，成员由美国、加拿大、墨西哥的医院、医疗中心、社区医院的肿瘤专家组成。其研究基地位于罗切斯特和明尼苏达的梅奥诊所。

（十四）加拿大国立癌症研究所临床试验组

NCIC CTG（National Cancer Institute of Canada Clinical Trials Group）总部位于加拿大金斯顿的女王大学，是一个肿瘤合作研究组织，在加拿大和国际上进行肿瘤治疗、支持性护理和预防的临床试验。属于加拿大癌症协会研究所网络（CCSRI），由加拿大癌症协会支持。其著名试验如 NCIC CTG MA.31。

（十五）欧洲癌症治疗研究组织

EORTC（European Organisation for Research and Treatment of Cancer）成立于 1976 年，总部位于比利时布鲁塞尔，是一个独立的研究机构，其目的是发展、实施、协调和促进转化医学和临床研究，以延长肿瘤患者生存期、改善生活质量，提高欧洲的肿瘤管理水平。通过开展大量多中心、前瞻性、随机性的Ⅲ期临床试验，加速新药和治疗新方法的研发。

（十六）国际乳腺癌研究组

IBCSG（International Breast Cancer Study Group）总部位于瑞士，致力于乳腺癌创新性临床研究，以提高患者预后。患者的福利和生活质量是其最重要的研究课题。1977 年开始乳腺癌临床试验研究，其目的是：希望给患者拥有一个更长的生存期，如果不能治愈，通过治疗获得一个较长的无进展生存期，并最终提高患者生活质量。

（十七）中国抗癌协会

CACA（Chinese Anti-Cancer Association）于 1984 年 4 月 28 日在天津成立，第一届理事会由天津市肿瘤医院金显宅任名誉主席，中国医学科学院肿瘤医院吴桓兴任主席。是中国科学技术协会主管、中华人民共和国民政部注册登记、具有独立法人资格的肿瘤学科国家一级学会。中国抗癌协会现有个人会员 4 万余人，团体会员单位遍布全中国。在 31 个省、市、自治区建立了地方抗癌协会，在全国范围内组建了 45 个专业委员会。总会和办公室设在天津市，设 8 个工作部和办公室、科技奖励工作办公室作为其常设办事机构。是亚洲地区抗癌组织联盟（APFOCC）理事单位和七个常务理事之一，同时也是国际抗癌联盟（UICC）的正式会员，并与美国 ASCO、AACR、ACS 建立了良好的协作伙伴关系。

（十八）中国抗癌协会临床肿瘤学协作专业委员会

CSCO（Chinese Society of Clinical Oncology）是由临床肿瘤专业工作者和有关的企事业单位自愿组成的全国性专业学术团体。1997 年 4 月 28 日在北京成立，CSCO 进步迅速、成就卓越，为我国临床肿瘤学事业做出了积极贡献，已成为国内、外有关领域内最为活跃和具有广泛影响力的学术组织。

（十九）国际乳腺癌干预性研究组

IBIS（International Breast Cancer Intervention Study）是主要进行乳腺癌预防性干预试验的组织。总部设在欧洲，在全球拥有多个研究中心。进行的试验大多为在多个国家进行的大样本多中心乳腺癌预防性试验，主要有 IBIS- Ⅰ、IBIS- Ⅱ Prevention、IBIS- Ⅱ DCIS 等。IBIS- Ⅰ旨在探讨他莫昔芬在预防罹患高风险乳腺癌女性中的应用，IBIS- Ⅱ 旨在研究阿那曲唑在预防乳腺癌中的作用。

（二十）西班牙乳腺癌研究协作组

GEICAM（Spanish Breast Cancer Research Group）是一个非营利性组织，1995 年成立，总部位于西班牙，其专业领域涉及乳腺癌临床试验、观察性研究、临床研究等。主要进行有关乳腺癌的大型临床试验，拥有一支综合管理专业的团队。其目标是促进乳腺癌临床和流行病学研究进展，教育和普及乳腺癌治疗。经过近些年发展，已经成为预防、诊断和治疗乳腺癌的国际合作组织。其成员包括大学毕业生或医生，大多为医学肿瘤学专业。其牵头开展了许多有关乳腺癌的临床以及流行病学研究，在乳腺癌领域影响重大。

（二十一）美国癌症服务公司

US Oncology 是一家癌症治疗及研究的网络公司。该公司成立于 1992 年，总部位于休斯顿，是一家私人控股公司。该公司与 1300 多位肿瘤医生有业务往来，在癌症研究领域与健康护理行业进行合作。US Oncology 主要透过美国 32 个州的 875 名医生提供癌症治疗服务。其治疗服务占据了美国每年新发肿瘤患者约 15% 的市场。致力于加强在全国各地客户、医院和学术机构的合作，加强以社区为基础的肿瘤学实践，致力于推进高品质，以循证为基础的癌症护理。2010 年 12 月被保健服务及信息技术供应商麦克森公司收购。麦克森与 US Oncology 的业务高度互补，使客户能够获得更多的服务和解决方案，从而提高他们的晚期肿瘤护理能力。比较著名的研究如 US Oncology 9735 研究，关于乳腺癌 TC 与 AC 方案的比较。

（二十二）德国乳腺癌协作研究公司

GBG (The German Breast Group) 是一家专业针对乳腺癌研究的德国公司。成立于 2004 年。为目前德国最大的乳腺癌研究组织。该公司以英语为平台，从事面向乳腺癌的临床和学术研究。GBG 研究有限责任公司是一个独立和中立的学术研究组织。研究项目资助来源广泛如德国研究基金，金融支持，公共资源等。其研究的目标是通过开展学术研究，改善乳腺癌的治疗。遵循国际学术研究的原则，对出版物以及各种数据库进行评价。通过 30 多年的研究，GBG 研究公司现在拥有超过 35000 例乳腺癌的临床数据。成为全球领先的乳腺癌研究机构之一，进行了许多有关乳腺癌新辅助治疗的研究。

二、乳腺癌研究相关的重要会议

（一）ASCO 年会

一年一度的 ASCO 年会汇聚了全球临床肿瘤学研究的精英，被公认为全球最重要的肿瘤学术会议。ASCO (American Society of Clinical Oncology，美国临床肿瘤学会) 是全球领先的肿瘤专业学术组织，宗旨是预防癌症及改善癌症服务。学会规模日益壮大，有来自 100 多个国家约 21500 多名会员。ASCO 对美国医疗服务有相当大的影响，其设有公关部门，负责向国会议员提出建议，推荐有关医疗政策及意见。ASCO 关注肿瘤患者生存，促进研究成果转化到临床应用，并不断改善医疗质量。ASCO 最具有影响的工作是建立了 ASCO 实践指南。ASCO 临床实践指南针对不同临床表现，为临床医师提供正确的处理步骤和流程，使患者获得最佳临床诊治效果：目前的指南涵盖乳腺癌、胃肠道肿瘤、生殖泌尿系统肿瘤、头颈部肿瘤、血液系统恶性肿瘤和肺癌等领域，包括支持治疗和提高生活质量的指南、肿瘤患者指南以及关于预后评价指标的指南，指南相关临床试验和各种研究证据也可在 ASCO 网站上获得。每位患者和医师都可以找到制定某一指南所依据的循证医学证据。

（二）ESMO 会议

ESMO（European Society for Medical Oncology，欧洲肿瘤内科学会）会议是全世界最前沿的多学科肿瘤学术活动之一，不止为欧洲肿瘤学者，也为全世界的肿瘤学者提供了一个舞台，共同展示近年来肿瘤学研究的飞速进展。是欧洲的一个非营利性的专业医学肿瘤学协会。ESMO 于 1975 年成立，提供临床肿瘤治疗和研究培训，并产生循证医学推荐的肿瘤治疗共识。ESMO 目前已包含 130 余个国家和地区逾 13000 多名会员，大部分会员是临床肿瘤学家，包括放射、肿瘤外科、肿瘤内科以及其他医疗保健专业人士，积极参与肿瘤的治疗和护理。

（三）SABCS

自 1977 以来，SABCS（San Antonio Breast Cancer Symposium，圣安东尼奥乳腺癌会议）的使命是提供最先进的乳腺癌研究信息。从一个为期一天的区域会议发展到五天，由来自 90 多个国家的学术研究人员和医疗工作者参加。研讨会旨在实现临床转化研究，提供互动论坛。

（四）St Gallen 国际乳腺癌会议

St Gallen 国际乳腺癌会议（St.Gallen International Breast Cancer Conference）自 1978 年始定期在瑞士 St Gallen 召开，旨在以循证医学为依据、专家意见为基础，为早期乳腺癌综合治疗提供更为科学及规范的临床建议，每届会议所提出的专家共识都会成为年度乳腺癌专业领域最为期待和最为重要的诊治参考依据。

三、国际著名多中心协作组织与协会缩略语

AACR American Association for Cancer Research 美国癌症研究协会

ACCP American College of Clinical Pharmacy 美国临床药学协会

ACS American Cancer Society 美国癌症学会

ACOSOG The American College of Surgical Oncologists Group 美国肿瘤外科医师协会

AICR American Institute for Cancer Research 美国癌症研究所

AJCC American Joint Committee on Cancer 美国癌症联合委员会

AMA American Medical Association 美国医师协会

ASCO American Society of Clinical Oncology 美国临床肿瘤学会

BCCA British Columbia Cancer Agency 英国哥伦比亚癌症研究所

BCIRG Breast Cancer International Research Group 乳腺癌国际研究组

CALGB Cancer and Leukemia Group B 癌症与白血病协作组

CCO Cancer Care Ontario 加拿大安大略癌症治疗中心

CCS Canadian Cancer Society 加拿大癌症协会

CACA Chinese Anti-Cancer Association 中国抗癌协会

CSCO Chinese Society of Clinical Oncology 中国抗癌协会临床肿瘤学协作专业委员会

CNCCG Coalition of National Cancer Cooperation Groups 国家癌症协作组联盟

CSCO Chinese Society of Clinical Oncology 中国临床肿瘤学会

CTRC Cancer Therapy & Research Center 美国癌症治疗与研究中心

DSHNHL German High Grade Non-Hodgkin's Lymphoma Study Group 德国高度恶性淋巴瘤研究组

ECCO European CanCer Organisation 欧洲癌症组织

ECOG Eastern Cooperative Oncology Group 东部肿瘤协作组

ESMO European Society for Medical Oncology 欧洲肿瘤内科学会

EORTC European Organization for Research and Treatment of Cancer 欧洲癌症研究与治疗组织

ESPAC The European Study Group for Pancreatic Cancer 欧洲胰腺癌研究组

ESTRO European Society for Therapeutic Radiology and Oncology 欧洲放射治疗学会

GELA the Groupe d'Etudes des Lymphomes de l'Adulte 欧洲成人淋巴瘤研究组

GEICAM Spanish Breast Cancer Research Group 西班牙乳腺癌研究协作组

GERCOR Groupe Coopérateur Multidisciplinaire en Oncologie 多学科治疗肿瘤协作组（法语）

GHSG German Hodgkin Study Group 德国霍奇金淋巴瘤研究组

HOG Hoosier Oncology Group 印第安肿瘤学会

IACR The International Association of Cancer Registries 国际癌症注册协会

IARC International Agency for Research on Cancer 国际癌症研究机构

IASLC International Association for the Study of Lung Cancer 国际肺癌研究学会

ICCG The International Cancer Collaborative Group 国际癌症协作组

ICRF Imperial Cancer Research Fund 英国皇家癌症研究基金

IUAC The International Union Againt Cancer 国际抗癌联盟

JCOG Japan Clinical Oncology Group 日本临床肿瘤协会

KCSG Korean Cancer Study Group 韩国癌症研究组

LLS The Leukemia & Lymphoma Society 白血病与淋巴瘤协会

MRC UK Medical Research Council 英国医学研究理事会

NCCTG North Central Cancer Treatment Group 北部中心肿瘤治疗协助组

NCIC National Cancer Institute of Canada 加拿大国立癌症研究所
NCCN National Comprehensive Cancer Network 美国国立综合癌症网络
NFCR National Foundation for Cancer Research 美国国家癌症研究基金会
OCOG Ontario Clinical Oncology Group 加拿大安大略省临床肿瘤协作组
OECI Organization of European Cancer Institutes 欧洲癌症研究所组织
PTCOG Proton Therapy Cooperative Group 质子治疗协作组
RTOG Radiation Therapy Oncology Group 放射治疗协作组
SEG South-Eastern Cancer Study Group 东南肿瘤研究协作组
SMAC Sarcoma Meta-Analysis Collaboration 肉瘤荟萃分析协作组
SSO Society of Surgical Oncologists 肿瘤外科学家学会
StiL Study Group Indolent Lymphomas, Germany 德国惰性淋巴瘤研究组
SWOG Southwest Oncology Group 西南肿瘤协作组
UICC Union Internationale Contre le Cancer (French) 国际抗癌联盟（法国）
USPSTF The U.S. Preventive Services Task Force 美国疾病预防工作组

附录 2 临床研究分类

根据临床研究方法分两大类。第一类临床研究是原始研究，是目前最主要的研究类型。根据研究时有无设计干预因素，分为实验性研究（有干预）和观察性研究（无干预）。观察性研究根据有无对照组，分为描述性研究（无对照组）和分析性研究（有对照组）。后者又根据研究的时间方向，分为队列研究、病例对照研究和横断面研究。实验性研究根据是否随机，分为随机对照试验（RCT）和非随机对照试验（nRCT）。所有研究类型中，从提供证据等级排序从低到高依次为：描述性研究→横断面研究→病例对照研究→队列研究→随机对照试验，大规模多中心随机对照试验研究所获得的证据水平是最高级、最有说服力的。到目前为止，随机对照试验仍然是临床研究中的金标准。第二类是二次研究，包括荟萃分析（meta 分析）、系统和非系统综述、评论、指南、决策分析等。将单个临床研究的结果进行合并，得出更可靠、更综合的结论。

临床研究分类			
原始研究	实验性研究	随机对照试验	
		非随机对照试验	
	观察性研究	描述性研究	个案研究
			病例报告
			成组病例分析
			纯粹描述性横断面研究
		分析性研究	队列研究
			病例对照研究
			横断面研究
二次研究	荟萃分析		
	系统和非系统综述		
	评论、指南、决策分析		

一、实验性研究

是临床研究中的金标准，分随机对照试验与非随机对照，它超越观察性研究，目的是测试干预。实验性研究的核心元素包括三大要素：对象、干预、结局；五大原则：随机、对照、重复、均衡、盲法。

1. 随机对照试验（Randomized Controlled Trial，RCT）。将研究对象随机分组，对不同组实施不同的干预，以比较效果的不同。随机对照试验优势：组间可比性好，防止选择偏倚，用于评估治疗的最佳研究设计，研究对象诊断确切，随机分组以盲法衡量，结果真实可靠，是评估治疗措施的金标准；高质量的 RCT，是系统综述的可靠来源；劣势：费时，人力与财力支出大，结果的代表性与外推性有局限，主要问题必须与临床受益相关，否则可能会违背伦理与医德。

2. 非随机对照试验（Non-randomized Controlled Trial，nRCT）。是指试验组和对照组的受试对象不是采用随机的方法分组，而是由患者或医生根据病情及有关因素人为纳入试验组或对照组，并进行同期的对照试验。非随机对照试验优点：可行性好，易为临床医生和患者接受，依从性较好；劣势：由于受选择性偏倚和测量性偏倚的影响，结果的真实性下降，结论的论证强度减弱。

二、描述性研究

主要用来描述人群中疾病或健康状况及暴露因素的分布情况，目的是提出病因假设，为进一步调查研究提供线索，是分析性研究的基础；还可以用来确定高危人群，评价公共卫生措施的效果等。用一句话概括就是"描述一个事件"。描述性研究没有对照组，不能为病因分析提供直接证据（即不能建立因果关系）。包括：个案研究、病例报告、成组病例分析、纯粹描述性的横断面研究。

三、分析性研究

1. 队列研究（Cohort Study）。是将某一特定人群按是否暴露于某可疑因素或暴露程度分为不同的亚组，追踪观察两组或多组成员结局（如疾病）发生的情况，比较各组之间结局发生率的差异，从而判定这些因素与该结局之间有无因果关联及关联程度的一种观察性研究方法。还可细分为前瞻性队列研究、历史性队列研究、双向性队列研究。队列研究的优势：因为存在明确的时间发生先后，能研究发病率和预后，比 RCT 有更强的外部效应；但其有局限性：时间长，花费高，存在混杂因素。

2. 病例对照研究（Case-Control Study）。是一种探索病因的流行病学研究方法。它是以一组患有某种疾病的人与未患这种病的人相对照，调查他们过去是否暴露于可疑致病因子及暴露程度，通过比较，推断某种因子作为病因的可能性。因此，病例对照研究在某种意义上相当于"回顾性"研究。病例对照研究优势：用于研究少见疾病，比队列研究费用低；局限性：很容易受到偏倚的影响，不能评估患病率，发病率或预后，只能提供优势比，而不是相对风险度。

3. 横断面研究（Cross-sectional study）。也叫横断面调查或患病率调查。是在某一时点或在一个较短时间区间内收集的描述性资料进行分析，得出这一时点的疾病分布以及人们的某些特征与疾病之间的关联。横断面研究的优势：用于公共卫生调查，用于资源配置，操作相对简单，成本低；局限性：时间关系没有定义，不能确定因果关系；存在幸存者偏倚，不能评价预后，不能评价治疗效果。

病例 - 对照与横断面研究的区别：病例对照研究，是首先按照入组标准获得了具有结局的一组病例，然后选择条件匹配的一组对照组，再倒回去分析影响结局的因素。是先确定结局、再分析因素。

附录 3 缩略词表

缩写	全称	中文
25（OH）D$_3$	25（OH）vitamin D$_3$	25-羟维生素 D$_3$
3DCRT	three dimensional conformal radiation therapy	三维适形放疗
5-FU	5-Fluorouracil	五氟尿嘧啶
AACR	American association of cancer research	美国癌症研究协会
AAP	Association of American physicians	美国医师协会
ADMs	Acellular dermal matrices	去细胞真皮基质
AE	Adverse Event	不良事件
AESI	Adverse event of special interest	特别关注的不良事件
AH	Atypical hyperplasia	非典型增生
AI	Aromatase Inhibitors	芳香化酶抑制剂
AIs	Aromalase inhibitors	芳香化酶抑制剂
ALND	Axillary lymph node dissection	腋窝淋巴结清扫术
ALT	alanine transaminase	谷丙转氨酶
ANA	anastrozole	阿那曲唑
ANC	absolute neutrophil count	中性粒细胞绝对计数
APBI	Accelerated partial breast irradiation	加速部分乳腺照射
AR	Androgen receptor	雄激素受体
ASCO	American Society of Clinical Oncology	美国临床肿瘤学会
AST	Aspartate transaminase	谷草转氨酶
ATN	Acute tubular necrosis	急性肾小管坏死
BCFI	breast cancer-free interval	无乳腺癌间隔
BCI	Breast Cancer Index	乳腺癌指数
BCRFS	Breast cancer recurrence - free survival	无乳腺癌复发生存期
BCS	Breast conserving surgery	保乳术
BC-SS	Breast cancer-specific survival	乳腺癌特异性生存
BIG	Breast international group	乳腺癌国际组织
BI-RADS	Breast Imaging Reporting and Data System	乳腺影像报告数据系统
BMD	Bone mineral density	骨密度
BMI	Body mass index	体重指数
BMM	Bone marrow micrometastasis	骨髓微转移
bpCR	pathological complete response in breast tissue	乳腺组织病理完全缓解率
BRCA	BReast CAncer gene	乳腺癌基因
BRCA1	BReast CAncer gene 1	乳腺癌基因 1

BRCA1/2	BReast CAncer gene 1/2	乳腺癌基因 1/2
BRIOS	Breast Reconstruction in One Stage	一期乳房重建研究
BSBM	Basic score for brain metastases	脑转移基本评分
BSE	Breast self-examination	乳腺自我检查
CA	chemotherapy-induced amenorrhea	化疗诱导停经
CA IX	Carbonic anhydrase IX	碳酸酐酶 IX
CAP	College of American Pathologists	美国病理学会
CBC	Contralateral breast cancer	对侧乳腺癌
CBE	Clinical breast examination	临床乳腺检查
CBR	Clinical benefit rate	临床获益率
CCI	Charlson Comorbidity Index	查尔森合并症指数
cCR	Clinical complete response	临床完全缓解
CHF	Congestive heart failure	充血性心力衰竭
C-High	Clinical-high	临床高风险
CHMP	Committee for medical production for human use	人用医药产品委员会
CI	Confidence interval	置信区间
CIA	Chemotherapy-induced amenorrhea	化疗所致提早绝经
CID	Chemotherapy-induced diarrhea	化疗引起的腹泻
CINV	Chemotherapy-induced nausea and vomiting	化疗诱发恶心呕吐
CIPN	Chemotherapy-induced peripheral neuropathy	周围神经病变
CLBC	Contralateral breast cancer	对侧乳腺癌
C-low	Clinical-low	临床低风险
CL	Confidence limits	置信界限
CMI	Cumulative methylation index	累积甲基化指数
cNR	Clinical no response	临床无缓解
CNS	Central Nervous System	中枢神经系统
cPR	Clinical partial response	临床部分缓解
CR	Complete response	完全缓解
CRP	C-reactive protein	C 反应蛋白
CRUK	Cancer Research UK	英国癌症研究中心
CSCC	Council for the Study of Central Clinical	中心临床科学协调委员会
CTC	Circulating tumor cells	循环肿瘤细胞
CTIBL	Cancer Treatment – Induced Bone Loss	癌症治疗引起的骨丢失
CTS	Clinical Treatment Score	临床治疗评分
DBCG	Danish Breast Cancer Cooperative Group	丹麦乳腺癌协作组
DCIS	Ductal carcinoma in situ	导管原位癌
DCIS-IBTR	Ductal carcinomain situ ipsilateral breast tumorrecurrence	同侧导管原位癌复发
DCR	Disease control rate	疾病控制率
DDFS	Distant disease free survival	无远处转移生存期
DFI	Disease free intervals	无病间期
DFS	Disease free survival	无病生存期

DM	Distant metastases	远处转移
DMFS	Distant metastasis-free survival	无远处转移时间
DNA	Deoxyribonucleic acid	脱氧核糖核酸
DoCB	Duration of clinical benefit	临床效益持续时间
DOR	Duration of Response	缓解持续时间
DOX	Doxorubicin	多柔比星
DRFI	Distant recurrent-free interval	远处无复发间隔
DRR	Durable tumor response rate	持久肿瘤反应率
DSS	Disease Free Survival	疾病特异性生存期
EBC	Early breast cancer	早期乳腺癌
EBRT	External beam radiation therapy	外照射放疗
EC	European Commisson	欧盟委员会
ECOG	Eastern Cooperative Oncology Group	美国东部肿瘤协作组
ECP	Endothelial cell proliferation	内皮细胞增殖
EFS	Event free survival	无事件生存率
EHR	Electronic health record	电子健康记录
EPO	Erythropoietin	促红细胞生成素
ER	Estrogen receptor	雌激素受体
ErbB-1	Receptor Tyrosine Kinase 1	酪氨酸激酶受体1
ErbB-2	Receptor Tyrosine Kinase 2	酪氨酸激酶受体2
ES	Endocrine Subscale	内分泌分量表
ESMO	European society for medical oncology	欧洲肿瘤内科学大会
ESR1	Estrogen receptor1	雌激素受体α
EXE	exemestane	依西美坦
FACT-B	Functional assessment of breast cancer treatment	乳腺癌治疗功能评价
FACT-B TOI	functioned assessment of cancer therapy-breast	乳腺癌患者生命质量测定
FDA	Food and drug administration	美国食品药品管理局
FFDM	Full-field digital mammography	全视野数字乳腺X线
FISH	Fluorescence in situ hybridization	荧光原位杂交
FNR	False negative rate	假阴性率
FQ	the Chalder Fatigue Questionnaire	疲乏量表
FSH	Follicle-stimulating hormone	促卵泡激素
G-CSF	Granulocyte colony stimulating factor	粒细胞集落刺激因子
G-High	Gene-high	基因高风险
G-Low	Gene-low	基因低风险
GM-CSF	Granulocyte-Macrophage Colony-Stimulating Factor	粒-巨噬细胞集落刺激因子
GnRH	Gonadotropin releasing hormone	促性腺激素释放激素
GPA	Graded prognostic assessment	分级预后评估
HB	Hemoglobin	血红蛋白
HCFA	Health Care Finance Administration	卫生保健财政管理局
HCM	Hypercalcemia of malignancy	恶性高钙血症

HD	High dose	高剂量
HDR	High-dose-rate	高剂量率
HER2	human epidermalgrowth factor receptor-2	人表皮生长因子受体 -2
HE 染色	Hematoxylin-eosin staining	苏木精 - 伊红染色法
HFS	Hand foot syndrome	手足综合征
HGB	Hemoglobin	血红蛋白
HIP	Health insurance plan of New York	美国纽约健康保障计划
HR	Hazard ratio	风险比
HR	Hormone receptor	性激素受体
HRT	Hormone replacement therapy	激素替代治疗
IBBR	Implant-based breast reconstruction	假体植入乳房重建
IBC	Inflammatory breast cancer	炎性乳癌
IBCSG	International Breast Cancer Study Group	国际乳腺癌研究小组
IBE	Ipsilateral breast recurrence of events	同侧乳腺复发事件
IBIS	International Breast Cancer Intervention Study	国际乳腺癌干预研究
IBR	Immediate breast reconstruction	即刻乳房再造
IBTR	Ipsilateral breast tumorrecurrence	同侧乳腺癌复发
IDC	Invasive ductal carcinoma	浸润性导管癌
IDFS	Invasive disease free survival	无浸润性疾病生存期
IHC	Immunohistochemistry	免疫组化
I-IBTR	Invasive ipsilateral breast tumorrecurrence	同侧浸润性乳腺癌复发
IMPC	Invasive micropapillary carcinoma	浸润性微乳头状癌
IMRT	intensity modulated radiation therapy	调强放疗
IQR	Inter quartile range	四分位间距
ISH	In situ hybridization	原位杂交
ITT	Intention to treat	意向性治疗
Ki-67	Nuclear Associated Antigen Ki-67	细胞增殖核抗原 Ki-67
KPS	Karnofsky Performance Status	KPS 评分
LABC	Locally advanced breast cancer	局部晚期乳腺癌患者
LAR	Long-acting release octreotide	长效释放奥曲肽
LC	Locoregional control	局部控制
LCIS	Lobular carcinoma in situ	小叶原位癌
LE	Local excision	局部切除
LH	Luteinizing Hormone	黄体生成素
LHRH	Luteinizing hormone releasing hormone	促黄体生成素释放激素
LN	Lymph node	淋巴结
LO	Lumpectomy only	乳腺肿瘤切除术
L-PAM	L-Phenylalanine mustard	美法仑
LPFS	Local progression free survival	局部无进展生存期
LR	Local recurrence	局部复发
LRDFS	loco-regiona Disease free survivall	无孤立局部区域疾病生存期

LRR	Locoregional recurrence	局部复发
LRT	Lumpectomy followed by radiotherapy	乳腺肿瘤切除术后行放疗
LS	Lumber spine	腰椎
LVEF	Left ventricular ejection fraction	左室射血分数
LVSD	Left ventricular diameter	左心室收缩末期内径
MA	megestrol acetate	醋酸甲地孕酮
MAF	a biomarker for bone metastasis	骨转移生物标记物
MBC	Metastatic breast cancer	晚期乳腺癌
mCRPC	Metastatic Castration-Resistance Prostate Cancer	转移性去势抵抗性前列腺癌
MDR	Multiple drug resistance	多重耐药
MFS	Metastasis-free survival	无转移生存期
MIC	Minimally invasive cancer	微浸润性癌
MORE	The Multiple Outcomes of Raloxifene Evaluation	雷洛昔芬评价的多重成果
mPFS	Median Progression-free survival	中位无进展生存期
MRI	Magnetic resonance imaging	磁共振成像
MRM	Modified radical mastectomy	乳腺癌改良根治术
MVD	Microvessel density	微血管密度
NAC	Neoadjuvant chemotherapy	新辅助化疗
NCCN	National Comprehensive Cancer Network	美国国立综合癌症网络
NCCTG	North central cancer treatment group	美国中部癌症治疗组织
NCI	National Cancer Institute	美国国立癌症研究所
NET	Neoadjuvant endocrine therapy	新辅助内分泌治疗
NIBC	Non-Inflammatory breast cancer	非炎性乳癌
NK1	Neurokinin-1	神经激肽 -1
NoIBR	No immediate breast reconstruction	非即刻乳房再造
NOS-IDC	NOS-invasive ductal carcinoma	非特殊型浸润性导管癌
NRS	Numeric rating scales	疼痛强度评分
NSAI	Nonsteroidal Aromalase inhibitors	非甾体类芳香化酶抑制剂
NSAIDs	Nonsteroidal antiinflammatory drugs	非甾体类抗炎药
NSM	Nipple-sparing subcutaneous mastectomy	保留乳头的皮下腺体切除术
NT4-BC	non T4-breast cancer	非 T4 期乳腺癌
NYHA	New York Heart Association	美国纽约心脏病协会
NYR	Not yet reached	未达到
OBC	Operable Breast Cancer	可操作的乳腺癌
ONJ	Osteonecrosis of the jaw	下颌骨坏死
OR	Odds ratio	比值比
Oral-QoL	Oral health-related quality of life	口腔健康相关生活质量
ORR	Objective response rate	客观缓解率
OS	Overall survival	总生存期
PARP	Poly ADP ribose polymerase	聚腺苷二磷酸核糖聚合酶
PBL	Primary breast lymphoma	原发性乳腺淋巴瘤

pCR	Pathologic complete response	病理完全缓解
PD	Proliferative breast disease	无增生性乳腺疾病
PDR	Pulsed-dose-rate	脉冲剂量率
PEPI	Preoperative endocrine therapy prognosis index	术前内分泌治疗预后指数
pINV	cCR with residual invasive cancer on pathologic examination	病理检查有残留浸润性癌的 cCR
PLD	Pegylated liposomal doxorubicin	脂质体多柔比星
PLT	Platelet	血小板
PNN	polynuclear neutrophil	多核中性粒细胞
POF	Premature ovarian failure	卵巢早衰
PPV	Positive predictive value	阳性预测值
PR	Progesterone receptor	孕激素受体
PR	Partial response	部分缓解
PS	Performance status	体力活动状态
PTX	Paclitaxel	紫杉醇
QOL	Quality of life	生活质量
RBC	Red blood cell	红细胞
RCT	Randomized controlled trial	随机对照临床试验
RFI	Recurrent-free interval	无复发间期
RFS	Relapse-free survival	无复发生存期
rhIL-11	Recombinant Human Interleukin 11	重组白介素 11
RM	Radical mastectomy	乳腺癌根治术
RMH	Royal Marsden Hospital	英国皇家马斯登医院
ROR	Risk of recurrence	复发风险
RPA	Recursive Partitioning Analysis	递归分区分析
RR	Relative risk	相对危险度
RS	Recurrence score	复发评分
RT	Radiotherapy	放疗
SAE	Severe Adverse Event	严重不良事件
SBC	Secretory carcinoma of breast	分泌型乳腺癌
SD	Standard deviation	标准差
SERD	selective estrogen receptor degrader	选择性雌激素受体下调剂
SFM	Screen-film mammography	屏幕胶片乳腺 X 线
SLN	Sentinel lymph node	前哨淋巴结
SLNB	Sentinel lymph node biopsy	前哨淋巴结活检
SLND	Sentinel lymph node dissection	前哨淋巴结切除术
SLNM	Supraclavicular lymph node metastasis	锁骨上淋巴结转移
SLNMM	Sentinel Lymph node micrometastases	前哨淋巴结微转移
SMR	Skeletal Morbidity Rate	骨骼并发症发病率
SNR	Sentinel Lymph Node resection	前哨淋巴结切除术
SNR/SLND	Sentinel Lymph Node resection/Sentinel lymph node dissection	前哨淋巴结切除术
SpOS	Specific overall survival	特异性总生存

SRE	skeletal-related events	骨相关事件
SRS	Stereotactic surgery	立体定向术
ST	Systemic therapy	系统治疗
STILs	Stromal tumor-infiltrating lymphocytes	间质肿瘤浸润淋巴细胞
STn-KLH	sialyl-TN keyhole limpet hemocyanin	唾液酸 -TN 锁孔帽贝血蓝蛋白
TAM	Tamoxifen	他莫昔芬
TARGIT	Targeted intraoperative radiotherapy	靶向术中放疗
TCGA	The cancer genome atlas	癌症基因图谱
TH	Total hip	全髋
TM	Total mastectomy	单纯切除术
TMR	Total mastectomy with postoperative regional radiation	乳腺单纯切除术后再行区域淋巴结放疗
TN	Triple-negative	三阴
TNBC	Triple-negative breast cancer	三阴性乳腺癌
tpCR	total pathological complete response	总病理完全缓解率
TRAM	Transverse rectus abdominis myocutaneous flap	横型腹直肌肌皮瓣
TRSS	Tumor relative symptoms and signs	肿瘤相关体征和症状
TTD	Time to death	至死亡时间
TTDR	Time to Distant Recurrence	至远处复发时间
TTF	Time to faliure	治疗失败时间
TTP	Time to progression	疾病进展时间
TTR	Time to recurrence	复发时间
ULN	Upper limit of normal	正常上限值
US	Ultrasound	超声
VEGF	Vascular endothelial growth factor	抗血管内皮生长因子
VNB	Vinorelbine	长春瑞滨
VNPI	Van Nuys Prognostic Index	预后指数
WBC	White blood cell	白细胞
WBRT	Whole brain radiation therapy	全脑放疗
WHO	World Health Organization	世界卫生组织
ZOL	Zoledronic Acid	唑来膦酸

附录 4 临床研究名称索引

后　记

　　历时五载终成书，满纸文字构建起乳腺癌预防、诊断、治疗的宏大建筑。书籍名字几经更改，最初是《乳腺癌临床试验手册》，编辑过程中发现书籍内容不局限于治疗乳腺癌的药物临床试验，遂改为《乳腺癌临床研究集萃》；临床研究包括乳腺癌诊断、治疗、预后、病因和预防等，同时涵盖临床试验，为突出简单明了的编写宗旨，书名又改为《简明乳腺癌临床研究》；在稿件交付编辑部的时候，编辑部审阅后，发现该书内容涉及时间跨度久远，应突出历史感，经再三斟酌，正式更名为《简明乳腺癌临床研究百年循证》。一百年来的不懈追求成就了乳腺癌循证医学这个宏伟大厦。需要指出，本书虽以乳腺癌为题，但部分章节由于普适性及单病种病例稀少的原因，如化疗不良反应、脑转移治疗等，研究对象不仅限于乳腺癌，特此澄清。在即将完稿交付编辑审校印刷之际，欣喜看到参与专门章节编写的同仁们随着对自己负责主题的深入挖掘，逐渐确定了在日后临床实践工作中的研究方向，在该领域开始深耕细作，亦有产出。感谢所有参与编写的作者，每个人的付出是股清泉，积小流以成江海。感谢天津医科大学肿瘤医院"十四五"高峰学科计划的支持，正所谓齐心协作、众志成城，汗水与泪水浇灌出了丰硕的果实。值得指出的是，后期在梳理乳腺癌临床研究历史脉络时，又增加了以贾晓晨、何洋、孙维昕、单丽芳为主力的突击小分队，他们查漏补缺，为后续工作的完善付出了艰辛汗水。时间仍在流逝，研究依旧继续，封笔最后一刻，还在不断增加最新研究成果。统计下来，全书收录大约500余项临床研究，由于章节编排设计原因，同一临床研究会出现在不同章节，但是侧重点却截然不同。横看成岭侧成峰，远近高低各不同，这才是临床研究的真实面目。由于编者水平所限，错讹在所难免，尽量做到全面收录，但仍会遗漏重要的临床研究，希望得到同行谅解，读者的批评和建议必将成为我们的前进动力。

图书编写证明

《简明乳腺癌临床研究百年循证》一书为我社出版的正式出版物，2022 年 7 月 1 版 1 次面向全国发行，2022 年 11 月 1 版 2 次面向全国发行。该书由佟仲生、贾勇圣主编，ISBN 978-7-5576-9371-8，中国版本图书馆 CIP 数据核字 (2021) 第 105295 号。在本书编写、出版过程中，有多位作者参与其中，现就每位参编作者的编写情况证明如下：

姓名	工作单位	供稿字数
白桂颖	天津医科大学肿瘤医院临床试验病房	3 万字
陈星宇	日照市人民医院肿瘤一科	6 万字
陈钰沁	厦门医学院附属第二医院胸部肿瘤三科	5 万字
崔 璨	天津医科大学肿瘤医院乳腺肿瘤内科	11 万字
单丽芳	普洱市中医医院药剂科	3 万字
董国雷	天津医科大学肿瘤医院乳腺肿瘤内科	18 万字
韩有明	天津医科大学总医院滨海医院肿瘤内科	11 万字
何 洋	天津医科大学肿瘤医院空港医院乳腺肿瘤内科	13 万字
贾晓晨	天津医科大学肿瘤医院空港医院乳腺肿瘤内科	15 万字
贾 岩	天津医科大学肿瘤医院乳腺肿瘤内科	20 万字
贾勇圣	天津医科大学肿瘤医院乳腺肿瘤内科	50 万字
靳肖寒	济宁市第一人民医院肿瘤内科	5 万字
李芷君	天津医科大学肿瘤医院	2 万字
李军楠	天津医科大学肿瘤医院乳腺影像诊断科	10 万字
刘宣辰	天津医科大学肿瘤医院	2 万字
刘婷婷	泰安市中心医院乳腺外科	5 万字
刘晓东	天津医科大学肿瘤医院乳腺肿瘤内科	10 万字
陆 宁	天津医科大学肿瘤医院乳腺肿瘤内科	13 万字

姓名	工作单位	供稿字数
路　灿	北京市大兴区妇幼保健院乳腺科	5 万字
孟文静	天津医科大学肿瘤医院乳腺肿瘤内科	11 万字
乔　柱	济宁医学院附属医院肿瘤科	8 万字
邱梅清	枣庄市立医院肿瘤科	8 万字
任玉琳	河南省肿瘤医院肿瘤内科	4 万字
孙维昕	天津医科大学肿瘤医院乳腺肿瘤内科	11 万字
孙琳琳	天津医科大学肿瘤医院	1 万字
佟仲生	天津医科大学肿瘤医院乳腺肿瘤内科	60 万字
王　芳	河南省肿瘤医院乳腺科	5 万字
王　岩	天津医科大学肿瘤医院滨海医院肿瘤内一科	3 万字
王　静	天津医科大学肿瘤医院放疗科	10 万字
王淑玲	天津医科大学肿瘤医院乳腺肿瘤内科	12 万字
王晓蕊	天津医科大学肿瘤医院乳腺肿瘤内科	13 万字
魏雪晴	天津医科大学肿瘤医院超声诊疗科	10 万字
谢晓娟	厦门医学院附属第二医院肿瘤内科	10 万字
于　倩	成都市第二人民医院肿瘤科	7 万字
张继博	邢台市人民医院肿瘤内二科	6 万字
张　杰	天津医科大学肿瘤医院乳腺肿瘤内科	13 万字
张　杰	天津市肿瘤医院空港医院乳腺肿瘤内科	3 万字
张菊萍	邢台市人民医院肿瘤内二科	2 万字
张　丽	天津医科大学肿瘤医院乳腺肿瘤内科	12 万字
张志影	天津医科大学肿瘤医院空港医院血液科	3 万字
赵伟鹏	天津医科大学肿瘤医院乳腺肿瘤内科	18 万字
赵晓辉	锦州医科大学附属第一医院消化道肿瘤二病房	5 万字